제13판

안과학

제13판

안과학

OPHTHALMOLOGY

대표집필

곽상인 김영훈 김찬윤 송종석

일조각

제13판을 내면서

1986년에 첫 출간된 『안과학』의 열세 번째 개정판을 내놓습니다. 안과 전 분야에 걸친 폭넓은 정보와 입문자를 위한 기본 지식을 충실하게 담은 『안과학』은 우리나라 대표 학술서이자 독보적인 안과 교육서로 자리매김하게 되었습니다.

이번 개정판에서는 새롭게 참여한 집필진 14명을 포함하여, 모두 55명의 안과학 각 분야 최고 전문가들이 단원 저자로 수고해 주셨습니다. 안과 분야의 최신 검사법 및 치료법에 대한 내용을 보강하고, 새롭게 분류되거나 주목받는 여러 질환들을 사진과 함께 수정 및 보완하였습니다. 그리고 안과 관련 여러 질환의 진단과 치료가 임상 현장에서 어떻게 이루어지는지 쉽게 이해할 수 있도록 단원 말미에 '흥미로운 증례' 이야기를 신설하였습니다. 임상에서 많이 쓰이는 용어를 사용하였고, 사진과 그림을 대폭 교체하고 추가하였습니다. 본문과 그림의 배치도 바꾸어 읽기 편하고 내용이 한눈에 들어오도록 수정하였습니다.

최근 인터넷과 인공지능의 비약적인 발전으로 많은 양의 정보를 쉽게 검색할 수 있게 되었지만, 한편으로 제대로 정리된 지식과 균형 잡힌 정보에 접하기는 더욱 어려워졌습니다. 이에 저희 『안과학』 저자와 편집자는 독자들에게 올바른 정보를 전달한다는 무거운 책임감을 느끼고 있습니다. 아무쪼록 이 책이 여러분을 위한 유익한 학술서이자 교육서가 되면 좋겠습니다.

연구와 진료로 시간에 쫓기면서도 훌륭한 원고를 만들어 주신 저자 여러분과 개정을 위한 실무 작업에 수고를 아끼지 않은 편집위원들께 무한한 감사를 드립니다.

독자 여러분의 지속적인 관심과 성원에 힘입어 앞으로도 계속 발전하는 『안과학』이 되겠습니다.

2023년 2월

곽상인 · 김영훈 · 김찬윤 · 송종석

제13판 집필진

명예 대표집필 故 윤동호 · 故 이상욱 · 최억 · 이진학 · 이하범 · 허원 · 홍영재 · 김현승 · 김효명 · 성공제 · 유영석

대표집필 곽상인 · 김영훈 · 김찬윤 · 송종석

편집위원 권진우 · 김성준 · 노영정 · 엄영섭 · 유정권 · 이형근 · 정진욱 · 한진우

고재웅	조선의대
김나래	인하의대
김성수	연세의대
김용연	고려의대
김유철	계명의대
김은철	가톨릭의대
김태기	경희의대
김현웅	인제의대
김형준	대구가톨릭의대
김형찬	건국의대
나경선	가톨릭의대
문정일	가톨릭의대
박규형	서울의대
박기호	서울의대
박상우	전남의대
박성표	한림의대
박우찬	동아의대
백세현	고려의대
백혜정	가천의대
변익수	부산의대
서경률	연세의대
서종모	서울공대
신재필	경북의대
안재홍	아주의대
양석우	가톨릭의대
양연식	원광의대
양재욱	인제의대
오재령	고려의대
우경인	성균관의대
유승영	경희의대
유형곤	서울의대
윤경철	전남의대
윤진숙	연세의대
이상준	고신의대
이연희	충남의대
이정규	중앙의대
이종수	부산의대
이주용	울산의대
이형우	건국의대
임기환	이화의대
전연숙	중앙의대
정소향	가톨릭의대
정인영	경상의대
정태영	성균관의대
조남천	전북의대
조희윤	한양의대
진희승	인하의대
차순철	영남의대
차흥원	울산의대
최경식	순천향의대
최미영	충북의대
최시환	충남의대
한승한	연세의대
현준영	서울의대
황정민	서울의대

차례

3 CHAPTER 유전

4 CHAPTER 검사

8

CHAPTER

결막

9 CHAPTER

각막

10 CHAPTER

공막

14

CHAPTER

망막

15
CHAPTER

녹내장

16
CHAPTER

굴절·광학

17 CHAPTER

외안근과 사시

18 CHAPTER

시신경

19 CHAPTER

신경안과

20 CHAPTER

전신질환과 눈

21 CHAPTER

안외상

22 CHAPTER

생체조직과 인공조직

23 CHAPTER

증상에 따른 감별진단

OPHTHALMOLOGY

1
구조와 기능

눈은 크게 안구*eyeball*와 눈의 부속기관으로 나뉜다.

안구는 안와*orbit*의 앞부분에 위치하고 지방과 결합조직에 둘러싸여 외부의 충격으로부터 보호받으며 앞쪽만 공기에 노출되어 있고 외막*outer coat*, 중막*middle coat*, 내막*inner coat*과 눈의 내용물로 이루어진다. 외막은 앞쪽 1/6을 차지하는 투명한 각막*cornea*과 뒤쪽 5/6를 차지하는 흰색의 공막*sclera*으로 구성된다.[1] 중막은 외막의 내면에 있는 혈관성 조직으로서 포도막*uvea*이라고 하며, 홍채*iris*, 섬모체*ciliary body*, 맥락막*choroid*으로 구성된다. 내막은 안구의 가장 안쪽에 있는 막으로 망막*retina*이라 부르는데, 망막은 투명한 신경조직으로서 시신경을 통해 뇌와 연결되어 있다. 눈의 내용물에는 방수*aqueous humor*, 수정체*lens*, 유리체*vitreous body*가 있다.

눈의 부속기관은 안와, 눈꺼풀*eyelid*, 결막*conjunctiva*, 눈물기관*lacrimal apparatus*, 외안근*extraocular muscle*, 신경, 혈관조직으로 이루어져 있다(그림 1-1, 1-2). 눈을 안전하게 보호하기 위하여 안와는 단단하고, 눈꺼풀은 적절히 깜박거려 눈물이 마르는 것을 막아 각막 표면을 균일하게 유지하는 역할을 한다.

눈은 시각정보를 수집하여 뇌로 전달하는 기능을 한다. 예를 들어 움직이는 차를 보았다고 가정하자. 눈은 차가 있다는 사실과 차의 색상, 종류, 움직이는가, 정지해 있는가, 어느 정도의 속도로 움직이는가, 어느 방향으로 달리는가, 멀어져 가는가, 다가오는가, 주변이 어두운가, 밝은가, 차가 기울어져 있는가, 똑바로 있는가 등의 수많은 정보를 짧은 순간에

1 동양인의 경우 홍채 색소가 많아서 눈동자가 검은색이나 갈색으로 보이기 때문에 일반적으로 각막을 검은자위라고 부른다.

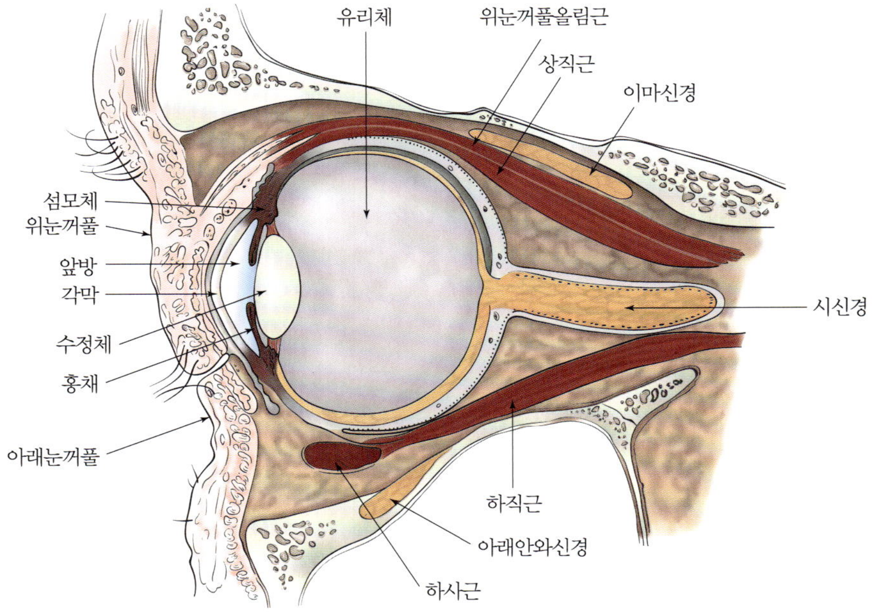

그림 1-1 안구와 주위 조직의 단면도

받아들여 뇌로 전달한다. 흔히 눈을 카메라에 비유하지만 실제로는 그보다 훨씬 정교하고 복잡한 과정을 통해 그 기능을 수행한다.

눈이 다양한 정보를 수집해서 시신경이라는 통로를 거쳐 뇌로 전달하려면 다음과 같이 모든 기능이 올바르게 수행되어야 한다.

첫째, 정확한 상이 망막에 맺히도록 적절한 조절(수정체가 두꺼워지고 얇아지는 일)이 이루어져 먼 곳을 볼 때와 가까운 곳을 볼 때 조절에 따라 정확한 상이 망막에 맺혀야 한다. 둘째, 빛이 적당하게 눈에 들어가도록 동공의 수축과 확대가 적절히 이루어져야 한다. 셋째, 시선이 정확히 물체에 맞도록 안구가 움직여야 한다. 상하, 좌우로 두 눈이 함께 움직일 수 있어야 하며, 가까운 물체를 보려면 두 눈이 동시에 안쪽으로 몰리고, 멀리 보려면 두 눈이 동시에 벌어져야 한다. 또 머리가 흔들려도 눈은 한 물체를 주시하기 위해 머리와는 별개로 한 물체에 시선을 고정할 수 있어야 한다. 갑자기 옆에 물체가 나타났을 때 눈이 순식간에 그쪽으로 향하는 홱보기*saccade* 운동능력이 필요하고, 서서히 움직이는 물체를 보려면 따라보기*pursuit* 운동능력도 필요하다. 이러한 기능의 대부분이 자동적으로, 불수의적으로 그리고 매우 짧은 순간에 이루어진다. 망막에 상이 맺힐 때 주변부에 맺히는 상은 정확히 인식되지 않기 때문에 작은 물체나 글자를 보려면 상이 망막 중심부에 맺혀야 한다. 망막 중심부는 주로 밝은 곳에서 기능하고 주변부는 어두운 곳에서 기능한다.

I 안구

안구의 형태는 구형이다. 각막 전면의 중앙을 전극*anterior pole*, 공막 뒷면의 중앙을 후극*posterior pole*이라고 하며, 이 양극을 잇는 가상의 선을 안축*axis of the eye*이라 한다. 성인의 안축 길이는 평균 24mm이며, 안구의 용적은 약 6.5mL이다.

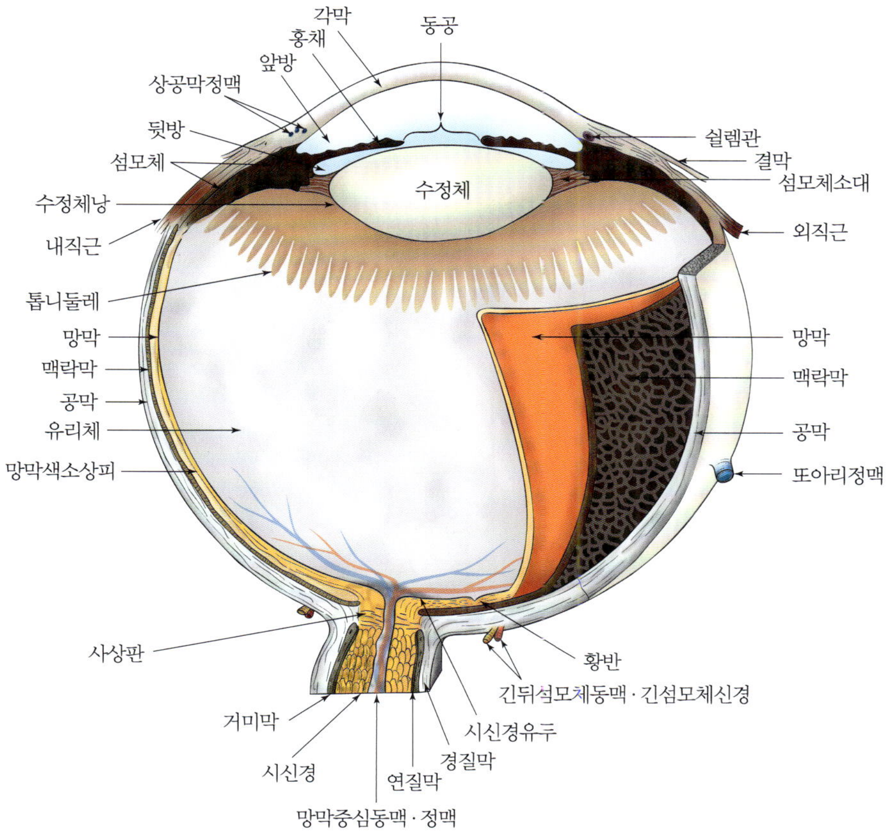

그림 1-2 안구의 내부구조

1. 외막*outer coat*

외막은 안구의 가장 바깥쪽에 있는 무혈관성 섬유층이다.

(1) 각막*cornea*

각막은 안구의 외막 중 앞쪽 1/6을 차지하는 투명한 무혈관성 조직으로 각막가장자리*corneal limbus*에서 공막과 연결되며, 각막상피*corneal epithelium*는 결막상피와 연결된다.[2] 각막은 안구를 보호하는 역할과 빛을 굴절시켜 망막에 이르게 하는 창*window* 역할을 하며, 굴절력은 약 +43디옵터의 렌즈와 같다. 성인의 각막 두께는 보통 중심부가 0.5mm이고 주변부가 0.7mm로 약간 두꺼우며, 오전에 가장 두껍고 낮에는 얇아진다. 우리나라 정상 성인의 각막 지름은 가로 11.4mm, 세로 10.8mm이다.

각막은 5개 층으로 이루어진 무혈관성 조직으로, 앞쪽에서부터 각막상피, 보우만층*Bowman layer*, 각막기질*corneal stroma*, 데스메막*Descemet membrane*, 각막내피*corneal endothelium*의 순서로 구성된다(그림 1-3). 각막 앞쪽의 상피세포는 눈물, 뒤쪽의 내피세포는 방수와 접해 있다.

각막상피는 5~6층의 세포가 규칙적으로 배열된 구조로 이루어져 있고 안구결막*bulbar conjunctiva*의

[2] 각막에서 주위의 공막과 연결되는 부분에 있는 약 1mm 폭의 회색대를 각막가장자리라고 부른다. 각막가장자리의 위쪽과 아래쪽이 안쪽과 가쪽보다 약간 넓다.

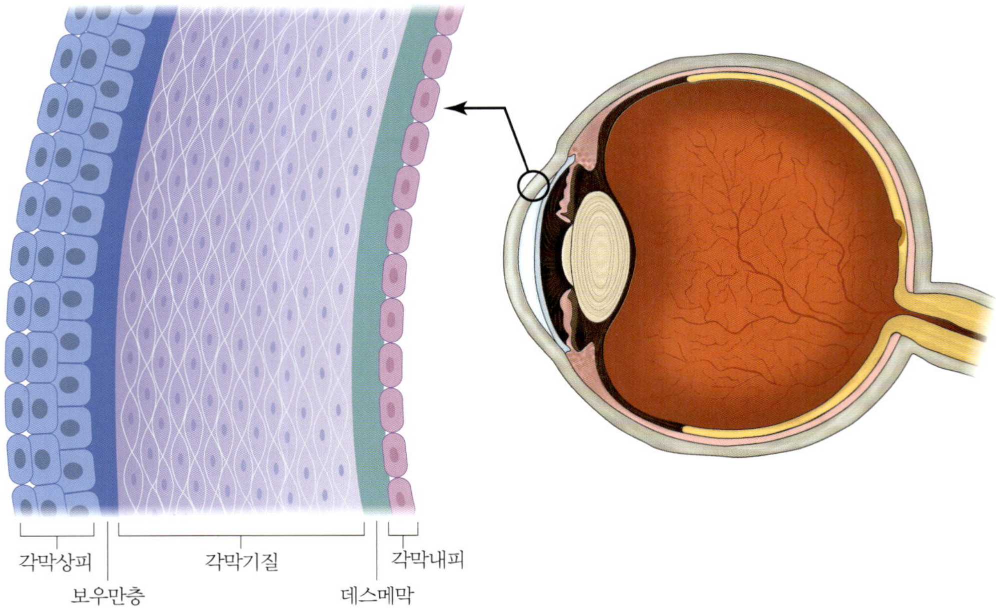

그림 1-3 각막의 단면도

상피세포와 연결되어 있다. 각막가장자리에 존재하는 줄기세포가 분열, 분화하여 바닥세포*basal cell*가 형성되고, 새로 생성된 바닥세포는 각막 중심부로 이동한다. 그 후 세포는 바닥세포층에서부터 점점 편평해지면서 표층으로 밀려 나와 7일 후 탈락한다.

보우만층은 아교질섬유*collagen fiber*와 프로테오글리칸*proteoglycan*으로 이루어진 막이다. 각막기질이 변형된 일부로 생각되며 세포가 없고 투명하다. 일단 파괴되면 재생되지 않고 흉터가 남는다.

각막기질은 각막 두께의 약 90%를 차지하는 결합조직이다. 아교원섬유*collagen fibrils*로 구성된 너비 0.5~250μm, 두께 0.2~2.5μm인 층판*lamella*이 40~60층으로 차곡차곡 쌓인 구조로 이루어져 있고 투명하다.

데스메막은 투명하고 탄력 있는 막이다. 주로 미세원섬유*microfibrils*로 이루어지며 각막내피의 바닥막*basement membrane*으로 생각된다.

각막내피는 각막 맨 안쪽의 편평한 육각형 단층세포로서 세포 수는 나이가 들면서 감소한다. 각막내피세포는 손상되기 쉬우며 극히 제한적으로만 재생되기 때문에 손상 시 정상적인 이웃세포가 커지거나 이동하여 손상 부위를 메우게 된다. 내피세포가 너무 심하게 손상되어 기능하지 못하면 각막부종이 발생한다.

각막이 투명한 것은 구조가 균일하고 혈관이 없으며 조직이 상대적으로 탈수*dehydration*되어 있기 때문이다.[3]

각막은 각막가장자리의 풍부한 혈관망과 방수, 눈물을 통해 영양을 공급받으며, 각막 표면을 통해 대

❸ 각막조직의 탈수 상태는 내피와 상피의 Na^+, K^+ 펌프와 각막의 해부학적 완전성에 의해 유지된다. 각막이 상대적 건조함을 유지하는 데는 상피보다 내피의 역할이 중요하므로 내피의 물리적·화학적 손상이 상피의 손상보다 각막에 더 큰 영향을 미친다. 즉 내피세포가 파손되면 각막에 현저한 부종을 초래하고 투명성이 없어지지만 상피세포가 손상됐을 때는 일시적이고 국소적인 부종만 일어난다.

기에 있는 산소를 공급받는다. 각막상피에는 말이집 *myelin sheath*이 없는 신경말단*nerve ending*이 풍부하게 분포해 있어서 외부 자극에 민감하게 반응하여 안구를 보호하고, 조그만 손상에도 이물감과 통증을 일으킨다. 각막신경은 각막가장자리에서 각막기질로 들어가 각막중심을 향해 방사상의 일직선으로 연결되어 보우만층을 뚫고 상피세포 바로 밑에 신경층을 형성한다. 각막의 감각은 삼차신경의 제1분지인 눈신경*ophthalmic nerve*의 지배를 받는다.[4]

(2) 공막*sclera*

공막은 안구 뒷부분의 5/6를 차지하는 치밀한 섬유조직이다. 하얗고 단단하며 앞쪽은 각막, 뒤쪽은 시신경집*optic nerve sheath*과 연결되어 있다. 직근*rectus muscle*이 부착된 부위가 약 0.3mm로 가장 얇고, 가장 두꺼운 곳은 시신경 주위로 약 1mm이다.

안구에서 시신경이 나오는 곳은 공막이 얇아지고 작은 구멍이 많이 뚫려 있어 체 같은 모양을 이루는데, 이 사이를 시신경섬유가 통과한다. 이 체 같은 모양을 사상판*lamina cribrosa*이라 한다. 시신경 주위 사상판 부근에서 긴뒤섬모체동맥*long posterior ciliary artery*과 짧은뒤섬모체동맥*short posterior ciliary artery*, 긴섬모체신경*long ciliary nerve*과 짧은섬모체신경*short ciliary nerve*이 공막을 뚫고 지나간다(그림 1-10 참조). 적도의 약 4mm 뒤쪽에서는 4개의 또아리정맥*vortex vein*이 공막을 통해 나가고, 각막가장자리 뒤쪽 4mm에서 7개의 앞섬모체동맥*anterior ciliary artery*과 앞섬모체정맥이 지나간다.

공막의 바깥쪽은 상공막*episclera*이라는 미세한 탄력성 조직의 얇은 층으로 덮여 있고, 여기에는 공막에 영양을 공급하는 혈관이 많이 분포해 있다. 공막의 기질은 전형적인 아교질섬유의 다발*bundle*로 이루어져 있다.[5]

공막의 가장 안쪽은 갈색판*lamina fusca*으로, 멜라닌세포*melanocyte* 때문에 갈색으로 보이며 맥락막과 연결되어 있다. 공막은 상공막의 혈관과 맥락막의 혈관망에서 영양을 공급받는다. 공막에는 섬모체신경에 연결된 신경이 풍부하게 분포해 있기 때문에 염증이 발생하면 통증이 심하다.

2. 중막*middle coat*

중막은 혈관성 조직으로 포도막이라 불리며 많은 색소를 함유하고 있다. 포도막은 홍채, 섬모체, 맥락막으로 구성된다.

(1) 홍채*iris*

홍채는 섬모체 앞쪽이 연장된 것으로서 구조가 편평하다. 홍채 중앙에 있는 구멍을 동공*pupil*이라 하며, 동공은 눈으로 들어가는 광선의 양을 조절하는 조리개 역할을 한다. 홍채는 각막과 수정체 사이에 위치하여 각막 뒷면과 앞방*anterior chamber*을, 수정체 앞면과 뒷방*posterior chamber*을 형성한다.

홍채의 주변부는 홍채뿌리*iris root*라 한다. 홍채 구조물 중 섬모체에 부착된 홍채뿌리가 가장 얇기 때문에 외상을 입으면 찢어져 섬모체로부터 해리된다(홍채해리*iridodialysis*). 홍채의 앞면은 매끄럽지 않고 울퉁불퉁하다. 동공가장자리*pupillary margin* 가까이에는 이와 평행하게 융기된 원형의 잔고리*collarette*가 있는데 이는 혈관 때문에 나타난다. 이 잔고리보다 동공에 더 가까운 쪽을 동공 부위*pupillary zone*라 하고, 뿌리 쪽을 섬모체 부위*ciliary zone*라 한다. 홍채 뒷면은 흑갈색으로 편평하고 그 일부가 동공가장자

❹ 각막상피는 이온과 미생물에 대한 주된 장벽으로 작용한다. 각막상피는 세포막이 지단백으로 구성되어 있기 때문에 지용성 물질을 쉽게 통과시킨다. 그러나 각막기질과 내피세포는 수용성 물질만을 통과시킨다. 따라서 지용성과 수용성을 모두 가진 물질만이 각막을 통과할 수 있다.

❺ 각막과 상당히 유사한 구조로 이루어진 공막이 불투명하고 하얗게 보이는 것은 아교질섬유의 크기가 다양하고 배열이 불규칙하기 때문이다. 공막의 수분 함량은 65~70%이다.

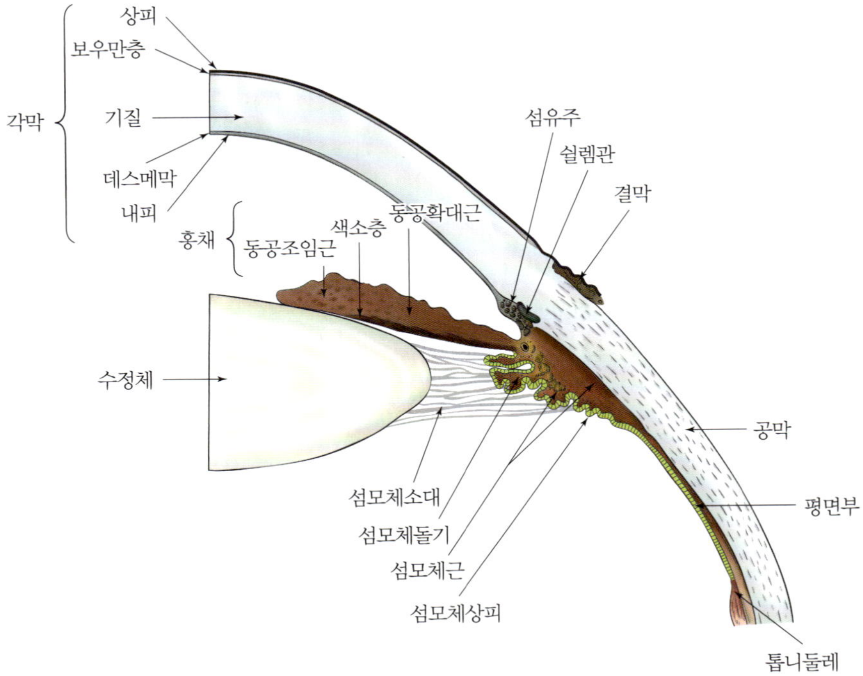

그림 1-4 홍채와 섬모체의 구조

리로 나타나 보이기도 한다. 홍채의 색은 인종별, 개인별 차이가 많고, 동일인에서도 두 눈에 차이가 있을 수 있으며, 한쪽 눈에서도 부위에 따라 달라지기도 한다. 홍채의 색소 함량이 적으면 검은자위가 청색으로 보이고, 많으면 갈색으로 보인다.

홍채는 앞쪽부터 앞경계층*anterior border layer*, 기질, 동공확대근*dilator pupillae muscle*, 뒤상피층*posterior epithelium*의 순으로 이루어져 있다.[6]

홍채의 혈액은 섬모체에 형성된 홍채큰동맥고리*major arterial circle of iris*로부터 홍채기질로 뻗어 나오는 방사상의 작은 혈관들에서 공급된다. 홍채큰동맥고리는 눈동맥의 분지인 2개의 긴뒤섬모체동맥과 7개의 앞섬모체동맥으로 형성된다. 홍채의 혈관들은 동공가장자리를 향해 코르크따개 모양*corkscrew pattern*의 방사상으로 나가며, 잔고리에서 서로 합쳐져 홍채작은동맥고리*minor arterial circle of iris*를 형성한다. 홍채의 정맥혈은 앞섬모체정맥과 또아리정맥*vortex vein*을 통해 나간다.

홍채에는 감각신경, 운동신경, 자율신경섬유를 모두 동반한 긴섬모체신경과 짧은섬모체신경이 분포해 있다. 동공확대근은 교감신경의 지배를, 동공조임근은 부교감신경의 지배를 받는다.

❻ 앞경계층은 홍채기질의 멜라닌세포와 결합조직이 치밀하게 농축되어 이루어진 불연속적인 층이다. 홍채기질은 섬유아세포와 멜라닌세포, 아교질섬유로 이루어져 있으며, 혈관이 많이 분포해 있다. 동공가장자리에 있는 동공조임근*sphincter pupillae muscle*은 폭이 약 1mm인 동공을 둘러싼 평활근으로서 수축하면 동공이 축소된다(동공수축*miosis*). 동공확대근*dilator pupillae muscle*은 색소상피층의 앞부분이 변형된 것으로 평활근이며 홍채뿌리와 동공가장자리 사이에 방사상으로 배열되어 있다. 이 근육이 수축하면 동공이 열린다(동공확대*mydriasis*). 뒷면의 상피는 두 층으로 구성되고 멜라닌색소가 많으며, 태생기에 눈술잔*optic cup*의 가장 앞부분으로 이루어진다.

(2) 섬모체*ciliary body*

섬모체는 맥락막의 앞쪽 끝에서부터 홍채뿌리까지 걸친 직각삼각형 모양의 조직으로서 평활근과 혈관으로 구성되어 있다(그림 1-4).

섬모체는 섬모체근*ciliary muscle*의 작용으로 수정체를 변형하여 조절력을 변화시킨다. 섬모체돌기*ciliary process*는 두 층의 상피세포로 싸인 혈관핵에서 방수를 생산한다. 섬모체는 육안으로 볼 때 두 부분으로 나뉘는데, 앞쪽 약 2mm 폭의 부분은 주름이 많아 주름부*pars plicata*라 부르며, 뒤쪽 약 4mm 폭의 부위는 평평해서 평면부*pars plana*라 부른다.[7]

섬모체근은 가장 바깥쪽의 세로섬유*longitudinal fibers*, 가운데의 방사상섬유*radial fibers*, 가장 안쪽의 원형섬유*circular fibers*로 이루어지며 근섬유의 배열방향이 각기 다르다. 섬모체근이 수축하면 쉴렘관*Schlemm's canal*이 열리고, 섬모체소대가 늘어져 수정체가 두꺼워진다(조절). 섬모체의 혈액은 홍채큰동맥고리에서 공급하며 또아리정맥으로 유출된다. 감각신경은 긴섬모체신경에서 나오고, 운동신경은 동안신경*oculomotor nerve*의 분지인 짧은섬모체신경에서 나온 부교감신경의 지배를 받는다.

(3) 맥락막*choroid*

맥락막은 망막과 공막 사이에 있는 두께 0.1~0.2mm의 혈관으로 이루어진 막으로, 시신경유두가장자리*optic disc margin*에서 시작하여 망막의 주변부 끝인 톱니둘레*ora serrata*에서 섬모체로 바뀐다. 맥락막은 망막 바깥쪽 1/3 부분의 혈액 공급 및 대사를 주관하며 공막을 통해 들어오는 광선을 풍부한 색소로 차단하여 암실을 만들어 준다.

맥락막혈관층은 안으로는 브루크막*Bruch's membrane*, 밖으로는 맥락막위공간*suprachoroidal space*과 접해 있다. 브루크막은 망막색소상피*retinal pigment epithelium*의 외벽면에 놓여 있으며, 브루크막 바로 바깥쪽에는 망막색소상피세포와 시세포의 영양공급원인 맥락막모세혈관*choriocapillaris*이 있다. 망막 쪽으로 갈수록 혈관이 가늘어져 가장 안쪽에서 하나의 모세혈관층을 형성한다. 맥락막의 혈액은 여러 개의 짧은뒤섬모체동맥과 2개의 긴뒤섬모체동맥, 7개의 앞섬모체동맥이 공급한다. 맥락막에는 섬모체신경절*ciliary ganglion*을 통과하는 짧은섬모체신경에 동반된 교감신경이 분포해 있다.

3. 내막*inner coat*

내막은 안구의 막성 구조 중 가장 안쪽에 위치한 막으로, 망막이 이에 해당한다. 망막은 안구 뒤쪽 2/3의 맥락막 안쪽을 덮고 있는 투명한 신경조직이다. 망막 두께는 톱니둘레에서는 0.1mm, 후극부에서는 0.23mm이고, 앞쪽은 톱니둘레, 뒤쪽은 시신경유두*optic disc*와 단단히 붙어 있다.

(1) 망막의 조직학적 구조

망막은 바깥쪽에서부터 안쪽으로 다음과 같은 10개 층으로 구성되어 있다(그림 1-5).

색소상피층은 육각형의 단층세포로 맥락막과 밀착해 있다. 세포 내에 멜라닌 과립이 많지만 주로 광수용세포층과 접한 부분에 밀집해 있다. 이 층은 홍채 뒷면까지 연결되며 광수용세포층*photoreceptor cell layer*과의 유착은 그리 강하지 않고 광수용세포 사이에 색소돌기가 있다.

광수용세포층은 빛을 감지하는 부분으로 원뿔세포*cone cell*와 막대세포*rod cell*의 두 가지 시세포로 이루어져 있다. 원뿔세포는 비교적 밝은 빛에 반응하고

7 섬도체 주름부에는 약 70개의 섬모체돌기가 안구 안으로 돌출해 있고, 이 돌기 사이의 함몰부에서 시작된 섬모체소대가 수정체에 부착되어 있다. 섬모체의 상피세포는 바깥쪽의 색소상피층*pigment epithelial layer*과 안쪽의 무색소상피층*non-pigment epithelial layer*으로 이루어지며, 홍채의 색소상피와 연결되어 있다.

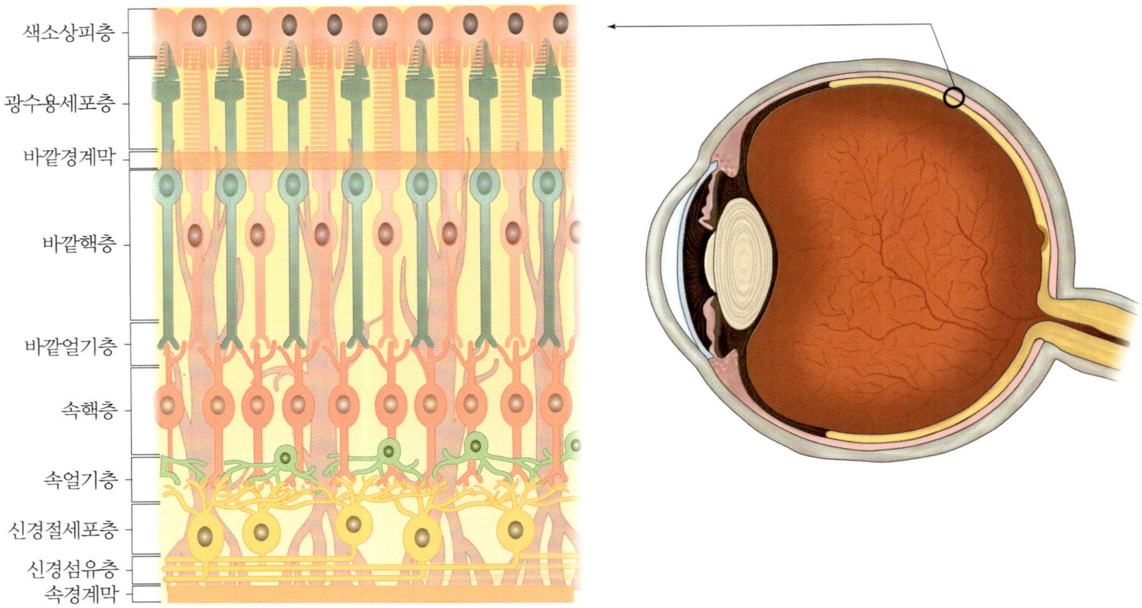

그림 1-5 망막의 10개 층

빛의 여러 파장을 탐지할 수 있다. 막대세포는 어두운 빛에서 기능하며 초록색(505nm) 파장에서 최대로 반응한다.[8]

바깥경계막*external limiting membrane*은 작은 구멍이 많이 있는 그물 모양으로 시세포의 바깥조각*outer segment*이 이 구멍을 통과한다.

바깥핵층*outer nuclear layer*은 시세포의 핵으로 구성되어 있다.

바깥얼기층*outer plexiform layer*은 시세포의 축삭*axon*, 두극세포*bipolar cell*, 수평세포*horizontal cell*의 가지돌기*dendrite*와 뮐러섬유*Müller fiber*로 구성된 얼기조직이다.

8 사람의 망막은 약 1억 개의 막대세포와 600만 개의 원뿔세포를 함유하고 있다. 시신경유두에는 광수용세포가 없어 시야에서 생리적 맹점으로 나타난다. 중심오목에는 원뿔세포가 150,000개/mm^2 정도 있고, 그 외의 망막에는 4,500개/mm^2 정도가 있다. 막대세포는 중심오목으로부터 약 3mm 떨어진 부위에 가장 많고, 주변부로 갈수록 점점 감소하여 귀쪽 주변부에는 35,000개/mm^2, 코쪽 주변부에는 60,000개/mm^2 정도가 있다.

9 원뿔세포, 막대세포와 색소상피의 접합 부위에 있는 광수용체

속핵층*inner nuclear layer*은 주로 두극세포의 핵으로 구성되며 그 밖에 수평세포, 무축삭세포*amacrine cell*, 뮐러세포의 핵이 있다. 또한 이 층에는 망막혈관이 있다.

속얼기층*inner plexiform layer*은 두극세포의 축삭, 신경절세포의 가지돌기와 무축삭세포의 섬유, 뮐러섬유로 구성된다.

신경절세포층*ganglion cell layer*에는 신경절세포의 핵이 있고 뮐러세포와 신경아교세포*neuroglia*도 분포해 있다.

신경섬유층*nerve fiber layer*에는 주로 신경절세포의 축삭이 있으며, 그 밖에 각종 신경아교세포가 있다. 신경섬유는 망막 내면과 나란히 주행하여 시신경유두로 향한다.

속경계막*internal limiting membrane*은 망막 내면에 있는 막으로 뮐러세포의 기저막에 해당하며, 망막의 속경계막과 유리체막은 서로 접해 있다고 알려져 있다.[9]

막대세포는 낮은 조명도에 반응하고(암소시*scotopic vision*), 원뿔세포는 높은 조명도에 반응하며(명소시

photopic vision) 색각*color vision* 기능을 갖고 있다.

원뿔세포는 중심오목*fovea*에 집중되어 있으며, 망막 주변부에는 막대세포가 밀집해 있다. 이 광수용세포의 바깥조각은 망막색소상피의 탐식작용으로 제거되기 때문에 바깥조각은 속조각*inner segment*에 의해 지속적으로 합성되어야 한다. 원뿔세포원반*cone disk*은 주로 밤에 합성되고 막대세포원반*rod disk*은 주로 낮에 합성된다. 원뿔세포와 막대세포는 바깥조각에 시색소*visual pigment*를 함유한 원형질막원반*plasma membrane disk*을 약 700~1,000개씩 가지고 있다. 원뿔세포와 막대세포의 축삭은 수평세포, 두극세포와 연접*synapse*한다.

수평세포는 막대세포를 서로 연결해 주며, 두극세포는 무축삭세포, 신경절세포와 연결된다. 이후 신경절세포의 축삭은 합쳐져서 시신경을 형성하고 뇌로 연결된다. 중심오목에는 약 15만 개의 원뿔세포가 이보다 2배 정도 많은 신경절세포와 연결되어 있으며, 망막 주변부에서는 1만 개 정도의 막대세포가 같은 수의 신경절세포와 연결되어 있다.

가시광선(380~770nm)이 망막의 광수용체원반*photoreceptor disk*의 색소에 흡수되면 전기적 전위*electrical potential*가 발생하고, 이 전위는 다시 망막 내층에서 증폭, 변조되어 뇌로 전달된다. 로돕신*rhodopsin*은 막대세포의 시색소로서 약 507nm에서 가장 높은 흡수도를 나타낸다. 원뿔세포는 3개의 시색소를 갖고 있는데, 이들은 440nm(파란색, 짧은 파장), 505nm(초록색, 중간 파장), 570nm(빨간색, 긴 파장)에서 각각 가장 높은 흡수도를 보인다. 빛에너지가 시각적 정보를 전하는 전기적 신호로 전환되는 과정은 원뿔세포의 경우 아직 명확하게 밝혀지지 않았지만 막대세포에서는 바깥조각의 원반을 둘러싼 막의 과분극*hyperpolarization*에 의해 이루어진다. 이러한 과분극이 접합포*synaptic vesicle*를 자극하여 시자극을 전달하는 것이다.[10]

시력은 주변시력과 중심시력으로 나뉜다. 주변시력은 주변망막의 자극으로 인해 나타나며 공간에 관한 정보를 제공한다. 중심시력은 주로 망막중심오목의 자극으로 인해 나타나며 형태와 색상을 인지하고 주시하는 기능을 한다. 빛에 자극된 광수용체에서 발생한 신호가 신경절세포, 시신경, 가쪽무릎체*lateral geniculate body*, 시각부챗살*optic radiation*을 통해 시피질까지 전달되어 뇌가 사물을 인식하게 된다.

가시광선이 막대세포와 원뿔세포의 시색소로 흡수

사이바탕질*interphotoreceptor matrix*은 광수용체사이레티노이드결합단백*interphotoreceptor retinoid binding protein*을 함유하고 있다. 이것은 원시눈술잔*primitive optic cup* 두 층의 접촉을 유지하고 시전도*visual transduction* 역할을 담당한다. 감각신경망막의 바깥쪽에서 나오는 모든 대사물질은 망막색소상피를 통해 배출된다. 망막색소상피는 밀착접합을 이루고 있는데 이 때문에 혈액망막장벽*blood retinal barrier*을 형성한다. 망막색소상피의 기저부에는 레티놀결합단백*retinol-binding protein*의 연결부가 있어서 비타민 A를 혈장에서 망막 안으로 운반한다.

감각신경망막의 안쪽에 필요한 포도당과 산소는 망막혈관을 통해 공급되며, 망막색소상피와 광수용세포의 영양은 맥락막모세혈관층에서 공급한다. 혈액내 포도당은 포도당수송체에 의해 세포 내르 들어가며, 세포내 헥소키나아제에 의해 포도당-6-인산으로 변환된다. 포도당-6-인산은 당분해*glycolysis*를 통해 2분자의 피루브산*pyruvate*으로 전환된다. 산소가 풍부한 상태에서 피루브산은 사립체*mitochondria*로 운반되어 아세틸*CoA*로 산화되고, 아세틸은 삼카르복실산회로*tricarboxylic acid cycle*를 통해 이산화탄소로 분해되며 산화된다. 전자는 전자전달계 *electron transport chain*를 통해 산소와 반응하여 물로 되고, 산화성인산화*oxidative phosphorylation*를 통해 아데노신삼인산*adenosine triphosphate; ATP*이 생성된다. 생산된 ATP는 Na+, K+ ATPase 펌프를 통해 Na+을 속조각에서 배출하는데 사용된다. 또한 ATP는 축삭수송*axon transport*, 바깥조각재생*outer segment renewal*, 세포막 합성에 필요한 에너지를 공급한다.

⑩ 망막에서의 시냅스전달*synaptic transmission*은 신경전달물질*neural transmitter*을 통하는 것과 신경접합부가 직접 접촉하는 것의 두 가지 방법으로 이루어진다. 망막 내에 있는 신경전달물질 중 도파민*dopamine*, 감마아미노부티르산*gamma aminobutyric acid; GABA*, 글리신*glycine*, 타우린*taurine*은 망막신경세포*retinal neuron*에 대해 진정작용을 하는 반면, 글루탐산염*glutamate*과 아스파트산*aspartate*은 농도에 따라 망막신경세포를 자극하거나 억압한다. 망막신경세포로 전달된 신호는 축삭형질운반*axoplasmic transport*을 통해 신호를 뇌로 전달하게 되는데, 이는 대사물질이 신경세포체로부터 축삭을 통해 흐르는 것을 의미한다. 이러한 흐름에는 두 가지가 있다. 하나는 하루에 1mm 비율로 흐르는 느린 요소이며, 다른 하나는 이보다 100배 빠른 속도의 요소이다.

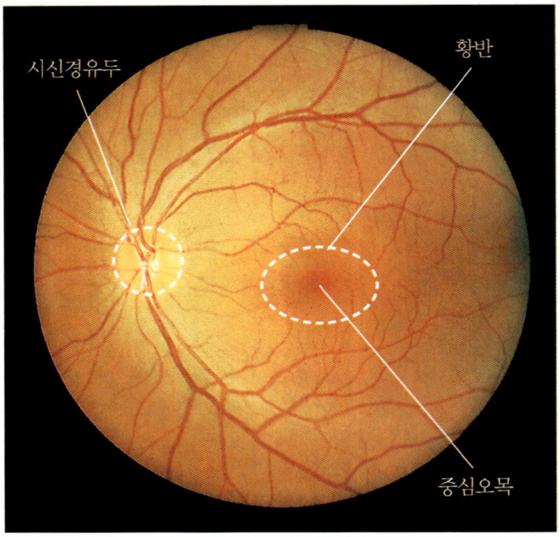

그림 1-6 정상 안저소견

되면 신경자극은 뇌로 전달되어 주관적인 시각을 일으킨다. 조명이 희미할 때에는 색상을 지닌 물체가 색상이 없는 물체로 보이는데, 조명이 강할수록 물체가 색상을 띠게 된다. 이는 암소시에서 명소시로의 변화에 따라 나타나는 현상이다. 이러한 조명의 강도에 따른 변화를 푸르키네이동*Purkinje shift*이라 한다.

색상을 인지하는 과정에는 물리적·생리적·심리학적 기전이 포함된다. 380~770nm의 파장을 가진 가시광선은 시각에 자극을 주는데, 사람의 원뿔세포에는 다른 형태의 세 가지 시색소가 있고 각기 특이한 파장에 민감하게 반응한다. 그 결과 눈은 자극하는 빛의 파장과 자극 강도, 망막순응의 정도에 따라 색상을 특정하게 인지한다.

(2) 망막의 특수 부위

1) 황반*macula*

시신경유두로부터 약 3mm(유두 지름의 약 2배 거리) 귀쪽 약간 아래에 있는 타원형의 함몰부를 황반이라 한다(그림 1-6).

황반은 망막이 얇고 색소상피층의 색소가 다른 부위보다 많으며 엽황소*xanthophyll*라는 색소가 있어서 갈색으로 보이고, 주위에 황반고리반사*macular reflex*가 나타난다. 황반 중앙에 가장 깊이 함몰되어 점모습반사가 나타나는 부위를 중심오목*fovea*이라 한다(그림 1-6, 1-7). 이 부분에는 뮐러세포나 혈관이 없으며, 중앙의 지름 0.5~0.6mm 부위에는 막대세포가 없고 원뿔세포만 존재한다. 중심오목에는 망막속층이 없고 바깥얼기층의 시세포돌기가 기울어지면서 내층으로 연결되어 헨레신경섬유층*Henle fiber layer*이 되므로 빛이 직접 원뿔세포에 이른다(그림 1-7).[11]

2) 시신경유두*optic disc*(그림 1-6)

시신경섬유로만 구성되며 사상판, 맥락막과 밀착해 있다. 이 부위에는 시세포가 없으므로 시야검사*visual field test*에서 생리적 암점*physiologic blind spot*(마리오트 맹점*Mariotte blind spot*)으로 나타난다.

3) 톱니둘레*ora serrata*

망막의 앞쪽 끝부분이며 부분적으로 톱니 모양을 띤다. 이 부분에는 시세포가 없으며 망막은 톱니둘레에서 섬모체상피가 되어 홍채 뒷면까지 계속된다.

해부학적으로 톱니둘레는 쉬발베선*Schwalbe line*에서부터 귀쪽으로 6.5mm, 코쪽으로 5.7mm에 위치해 있다.

(3) 망막의 혈관과 신경

눈동맥*ophthalmic artery*의 분지인 망막중심동맥*central retinal artery*이 시신경유두의 중앙에서 위·아래로 분지하면서 다시 각각 코쪽과 귀쪽으로 갈라져 위·아래 귀쪽동맥*superior & inferior temporal artery*과 위·아래 코쪽동맥*superior & inferior nasal artery*이 된다.

망막의 바깥쪽 1/3은 맥락막모세혈관에서만 혈액을 공급받고, 안쪽 2/3는 망막중심동맥의 분지에서 혈액을 공급받는다. 그러나 중심오목은 맥락막모세

⑪ 황반 시세포와 연결되는 신경섬유는 전체 신경섬유의 1/3을 차지하며, 시신경유두로 직행하고 유두의 귀쪽을 차지한다(유두황반다발*papillomacular fiber*).

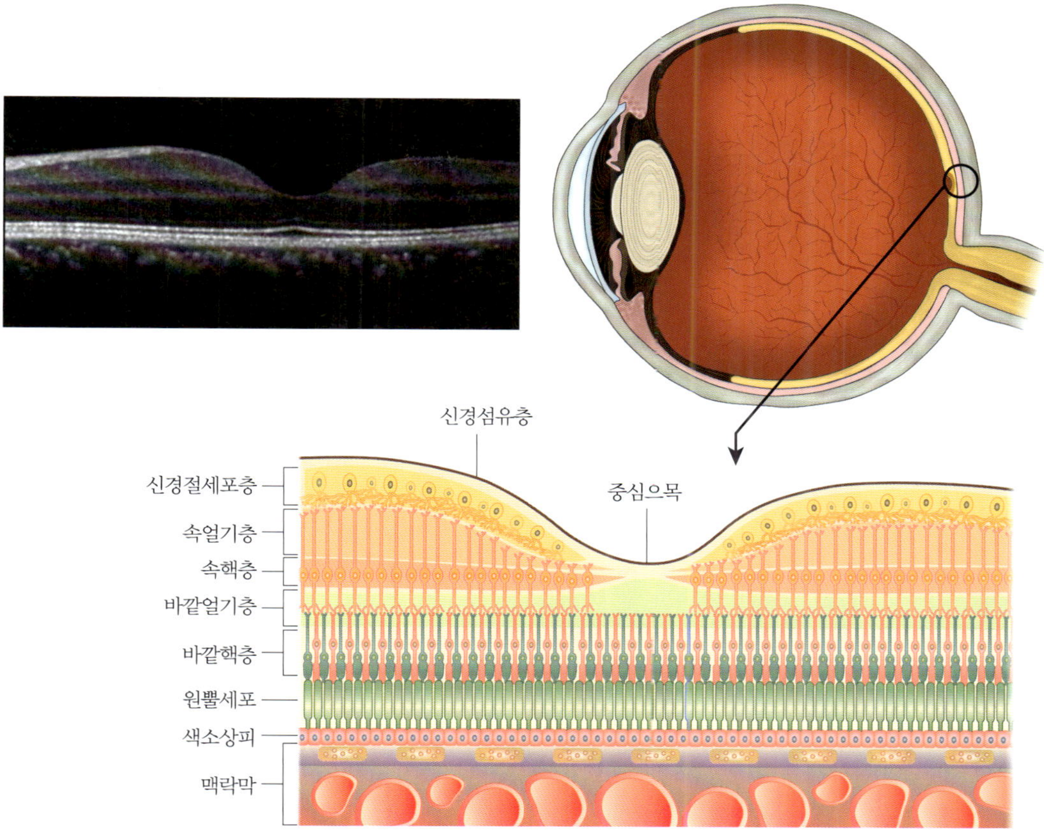

그림 1-7 황반부의 해부학적 구조

혈관에서만 혈액을 공급받기 때문에 망막박리가 생기면 대사에 필요한 영양물질을 공급받지 못하여 비가역적 손상을 초래할 수 있다. 망막의 혈류는 자가조절*autoregulation*로 지배되며 교감신경은 분포해 있지 않다. 자가조절이란 망막혈관 내 관류압력의 변화로 일정한 혈류를 유지하는 기능을 말한다. 따라서 혈압이 변해도 망막의 혈류는 일정하게 유지된다.

(4) 망막의 대사

광수용세포와 망막색소상피가 맥락막모세혈관으로부터 영양을 공급받는 반면, 감각신경망막의 내층은 망막혈관으로부터 포도당과 산소를 공급받는다. 이 둘의 기능이 모두 완전해야 망막의 정상 기능이 유지된다.[12]

4. 눈의 내용물

(1) 수정체*lens*

수정체는 양면이 볼록한 원반 모양을 띠며, 혈관이 없고 무색투명하다. 두께는 4mm, 지름은 9mm이며 굴절력은 약 20디옵터이다. 수정체는 홍채 뒤에 위치하고 섬모체소대에 의해 섬모체에 연결되어 있으며 앞에는 방수, 뒤에는 유리체가 있다. 수정체 앞면의

⑫ 망막세포 대사의 특징은 산소가 풍부한데도 불구하고 당분해 과정이 매우 활성화되어 있다는 것이다. 산소가 풍부하지만 피루브산이 사립체로 운반되지 않고 젖산탈수소효소*lactate dehydrogenase*에 의해 젖산*lactate*으로 많이 변화된다. 산화성인산화와 당분해 과정에서 생성된 ATP는 망막의 광수용세포*photoreceptor cell*의 속조각 막에 존재하는 Na^+/K^+-ATPase가 작동하는 데 필요한 어너지원으로 작용하며, Na^+를 세포 밖으로, K^+를 세포 안으로 운반하여 막전위를 유지하는 데 기여한다.

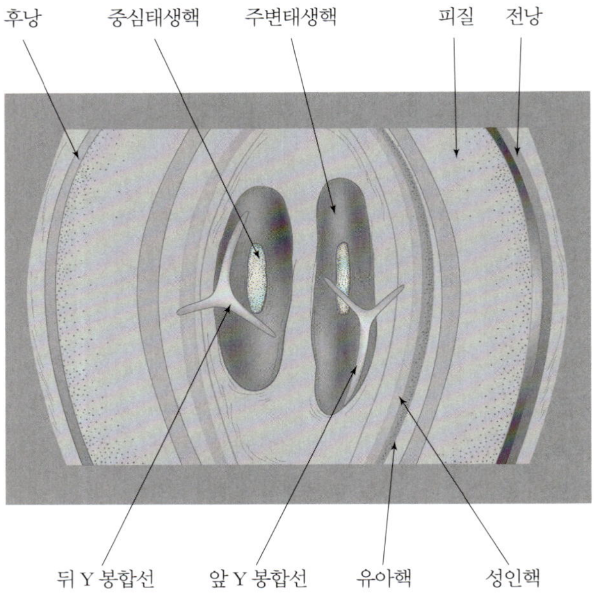

그림 1-8 수정체의 구조(단면)

중앙은 전극이라 하고, 뒷면의 중앙은 후극이라 한다. 앞면과 뒷면의 이행부를 적도라 하며 섬모체소대가 이곳에 부착되어 있다.

수정체는 수정체낭*lens capsule*, 앞상피(세포)*anterior epithelium*, 수정체섬유세포*lens fiber cells*(=lens fiber)로 구성된다. 수정체낭은 반투과성 막으로 수분과 전해질이 투과하고, 주변부가 두껍고 중심부가 얇으며 앞면이 뒷면보다 두껍다.

앞상피(세포)는 수정체전낭에만 있으며 낭의 바로 밑에 있는 단층의 정육면체 모양 세포이다. 영양물질과 노폐물은 확산*diffusion*과 앞상피의 능동운반을 통해 수정체낭을 통과한다. 앞상피의 기능이 저하되어 영양물질과 노폐물 이동이 만성적으로 방해를 받으면 백내장 발생이 가능하다. 또한 백내장 수술 후에 발생하는 후낭 혼탁에도 앞상피의 역할이 중요한데, 앞상피가 증식하거나 또는 상피간엽이행*epithelial to mesenchymal transition*을 통해 상피세포가 섬유모세포로 분화하여 아교질 침착을 유발하여 발생하게 된다.

수정체섬유는 양파껍질 모양으로 층을 이루고, 절단면은 거친 오각형이며 세포 사이에는 세포액이 거의 없다. 이로 인해 수정체가 투명하게 유지되는 것으로 생각된다. 수정체섬유의 끝부분이 서로 만나서 봉합선*suture*을 형성하는데 세극등현미경검사에서는 Y 모양으로 보인다. 봉합선은 수정체 앞쪽에서는 바르게 선 Y 모양으로 보이고, 뒤쪽에서는 거꾸로 된 Y 모양으로 나타난다.

수정체섬유는 적도부에서 만들어지며 오래된 섬유 표면에 점차 겹쳐지므로 동심성의 여러 층을 만든다. 중심부 섬유는 점차 단단해지는데 이 단단한 부분을 핵*nucleus*이라 하고 그 밖의 유연한 섬유층을 피질*cortex*이라 한다(그림 1-8).

수정체는 약 65%의 수분과 35%의 단백질로 이루어지며 적은 양의 광물질을 포함하고 있는데 신체의 다른 어느 부위보다 K^+을 많이 함유하고 있다. 아스코르빈산*ascorbic acid*과 글루타티온*glutathione*은 산화 형태와 환원 형태로 존재한다. 수정체에는 혈관과 신경이 없으며 방수와 유리체에서 영양을 공급받는다.

각막과 함께 눈의 주된 굴절기관인 수정체는 탄력

성이 있어서 섬모체근이 수축하여 섬모체소대가 이완되면 좀 더 통통한 둥근 모양으로 변하면서 굴절력이 증가하게 되는데, 이를 조절이라 한다. 수정체는 눈으로 들어오는 빛의 거의 80%를 투과시키는데, 이는 수정체 단백분자 사이에 형성된 공간의 구조가 특이하기 때문이다.[13]

사람의 수정체는 전 생애를 통해 천천히 성장하고 나이가 들면서 서서히 노란색을 띠게 되는데, 이 때문에 망막에 이르는 빛에서 파란색과 보라색의 양이 감소한다. 이러한 현상은 사람과 영장류에만 존재하는 트립토판*tryptophan* 때문으로 추정된다. 수정체섬유단백*lens fiber protein*은 수용성으로, 나이가 들면 높은 분자량과 많은 칼슘을 함유한 단백질이 만들어지고, 이러한 고분자 단백질 집적물로 인해 빛이 산란되어 혼탁(백내장)을 유발하게 된다. 70세 정상인의 수정체에서 고분자단백질의 양은 수정체 총 단백질량의 10~15%를 차지한다.

나이가 들면 수정체의 탄력성이 떨어질 뿐만 아니라 수정체 내의 수분 함량도 감소한다. 결정단백*crystalline protein*이 감소하는 동시에 불용성 단백질인 알부미노이드*albuminoid*가 상대적으로 증가한다. 칼륨, 글루타티온, 아스코르빈산 함량이 줄어들고 산소 소모량도 감소한다. 빛이 잘 통과하려면 수정체가 투명해야 하는데, 이 투명도를 상실하고 혼탁한 상태를 백내장*cataract*이라 한다. 이는 수정체 단백질의 변성으로 인해 나타나고, 다른 요인들도 복합적으로 관여한다.

(2) 섬모체소대*zonule of Zinn*

수정체낭의 바깥층과 연결된 섬모체소대는 섬모체와 수정체 적도 주변부를 연결하는 섬유다발로서, 조절에 관여한다.

(3) 유리체*vitreous body*

유리체는 안구에서 용적이 가장 큰 구조물로서 투명한 겔*gel* 상태로 안구의 중심부에 있다. 투명하고 질긴 유리체막*hyaloid membrane* 속에 물과 히알루론산*hyaluronic acid*, 아교질이 젤리 형태로 차 있다.

유리체가 투명한 것은 혈관조직이 없기 때문인데 인접한 섬모체, 맥락막, 망막에서 영양을 공급받는다. 유리체 내의 액체는 클로케관*Cloquet canal*이나 망막중심혈관 주위의 공간을 통해 배출된다.

유리체 앞쪽에는 수정체, 섬모체소대, 섬모체가 닿아 있고, 뒤로는 망막과 시신경유두가 닿아 있다. 따라서 이 조직들에 병변이 생기면 유리체가 큰 영향을 받는다.

(4) 방수*aqueous humor*

방수는 각막의 형태를 유지시키고, 안압*intraocular pressure*을 일정하게 유지하여 망막과 맥락막, 공막이 부드럽게 접촉할 수 있도록 하며, 혈관이 없는 수정체와 각막에 영양분을 공급한다. 방수의 생성량은 2~3μL/분이고 방수의 용적은 200~300μL(약 0.2mL)

⓭ 외면의 굴곡도, 두께, 각층의 굴절률로 추정할 수 있는 수정체 전체 굴절력이 높은 이유는, 전체적으로 구조가 균일하지만 부위마다 굴절률이 달라서 가장 오래된 수정체 중심부의 굴절률이 좀 더 나중에 만들어진 주변부의 굴절률보다 높기 때문이다.

수정체의 당은 확산을 통해 계속해서 수정체로 유입된다. 대부분의 당은 헥소키나아제에 의해 포도당-6-인산으로 전환되고, 이 중 85% 정도는 혐기성 당분해작용*anaerobic glycolysis*을 통해 최종적으로 젖산으로 변한다. 이 과정을 거쳐 ATP가 만들어지고 수정체의 대사에 이용된다. 나머지 15%는 호기성 당분해작용(aerobic pathway)과 오탄당/육탄당일인산단락*pentose/hexose monophosphate shunt*을 통해 대사되어 리보오스-5-인산*ribose-5-phosphate*과 탄산이 만들어지는데, 리보오스-5-인산은 핵산 합성에 이용된다. 수정체는 방수나 유리체에 비해 높은 K^+ 농도를 유지하는데, 이는 전면의 수정체 상피세포가 Na^+, K^+ ATPase 펌프를 이용해 Na^+을 수정체 밖으로 능동수송하기 때문이다. 방수 내의 당이 어느 정도 증가하더라도 수정체 내의 당 농도는 변화하지 않는다. 그러나 방수 내의 당 농도가 175mg/dL 이상으로 높아지면 수정체 내의 당 농도가 증가하는데, 초과된 당은 알도스환원효소*aldose reductase*에 의해 당알코올*sugar alcohol*로 전환된다. 당알코올은 수정체낭을 통해서 자유롭지 확산되지 않아 수정체 내의 수분 함량을 증가시켜 당뇨백내장을 일으킨다.

이다. 방수의 80%는 앞방에, 20%는 뒷방에 있다. 투명한 액체로서 삼투압은 혈청보다 약간 높고 pH는 혈청보다 낮다. 섬모체에서 분비된 방수는 두 가지 방법으로 배출되는데, 대부분은 뒷방에서 동공을 통해 앞방으로 빠져나간 후 앞방각*anterior chamber angle*의 섬유주*trabecular meshwork*와 쉴렘관을 통과하여 방수정맥*aqueous vein*으로 배출되고, 일부는 섬모체를 거쳐 포도막-공막을 통해 배출된다.[14]

방수는 각막 뒷면과 수정체, 섬유주에 대사물을 공급한다. 뒷방으로 한 번 분비된 방수는 섬모체의 재흡수, 수정체나 각막의 포도당, 지방산, 아미노산의 흡수, 이 조직들의 대사산물 배설 같은 여러 인자의 조성을 조정한다.

5. 눈의 생리적 기능*physiology of the eye*

(1) 조절*accommodation*

조절이란 수정체 앞면의 굴절력을 증가시켜 근거리 물체의 상이 망막에 정확히 맺히게 하는 과정을 말한다. 섬모체근이 수축하여 섬모체소대가 이완되면 이에 따라 수정체가 두꺼워지면서 앞면 중심만곡이 커져 굴절력이 증가한다. 반대로 섬모체근이 이완되어 섬모체소대가 팽팽해지면 수정체 두께가 얇아져 굴절력이 감소한다.

수정체가 노화되면 수정체의 탄력성이 없어지고 핵이 점점 단단해져 섬모체소대가 이완되어도 수정체가 덜 둥글어져 조절력이 점점 약해진다. 이 과정은 태어남과 동시에 시작되어 60세가 되면 조절력이 1디옵터 정도만 남게 된다(노안*presbyopia*). 이는 주로 수정체의 변화로 인한 현상이지만 나이가 들면서 섬모체 탄력의 감소 역시 중요한 요인이다.

(2) 굴절면*refractive surface*

눈으로 들어가는 빛은 각막에서 굴절된 후 방수를 지나 다시 수정체에서 굴절된다. 각막의 앞면이 주된 눈의 굴절면이며, 각막의 굴절력은 43디옵터 정도이다. 수정체의 앞면과 뒷면은 모두 볼록하지만 양면이 모두 굴절률이 유사한 액체에 잠겨 있기 때문에 공기와 접촉한 각막보다 수정체 앞면의 굴절력이 낮다. 수정체는 일련의 농축된 단백질들로 구성되기 때문에 광학적으로 굴절의 총 지수는 각각의 단백질보다 더 크다. 젊은 사람의 경우 눈의 조절로 수정체의 두께와 만곡도를 변화시켜 굴절력을 19~33디옵터까지 조절할 수 있다.

(3) 굴절이상*refractive error*

굴절이상은 두 가지 요소, 즉 각막과 수정체의 굴절력, 안축장*axial length*으로 결정되며, 굴절력과 안축장은 상호 관련이 있다. 우리의 눈은 눈 안으로 들어오는 평행한 빛의 초점을 망막에 맞추는 데 필요한 굴절력을 갖고 있다. 안축장은 22~27mm이며, 휴식기 정상 눈의 굴절력은 52~63디옵터이다.

굴절이상은 안축장과 눈의 굴절력 간의 불일치 때문에 일어나는 현상이다.

(4) 안압*intraocular pressure*

안구의 형태를 유지하려면 안압이 대기압보다 높아야 한다. 정상 안압은 대기압보다 높은 10~20 mmHg이다. 안압은 심장박동으로 인한 맥락막 혈류량 변화에 따라 지속적으로 변한다. 자세, 복압 상승, 심리적 요인에 의해서도 안압이 변할 수 있는데, 정상적으로 하루 중 2~5mmHg 정도 변동한다.

⑭ 쉴렘관은 관 주위의 섬유주와 쉴렘관 내피의 내막에 있는 공포*vacuoles*를 여과하여 방수를 배출한다. 공포는 쉴렘관의 내강*lumen*으로 통한다. 방수는 쉴렘관뿐만 아니라 홍채뿌리에 있는 섬모체근 사이의 공간을 통해 맥락막위공간으로도 배출되는데(포도막공막유출*uveoscleral outflow*), 약 20%의 방수가 이 경로를 통해 배출된다.

(5) 시각기전*visual mechanism*

전자기선*electromagnetic radiation*은 망막의 바깥쪽에 있는 광수용체원반의 색소에 의해 흡수되는데, 색소 분자의 모양을 변화시켜 신경을 자극한다. 우리가 볼 수 있는 빛(가시광선)의 파장은 380~770nm이다. 파장이 이보다 더 길거나 짧은 전자기방출은 각막에 흡수되거나 흡수되지 않고 눈을 통과한다.

(6) 눈에 대한 빛의 작용

파장이 다른 방사에너지*radiant energy*는 동일한 양이라도 동일한 시각을 일으키지 못한다. 예를 들어 0.001W의 초록색은 밝게 보이지만 0.001W의 파란색은 어둡게 보인다.

(7) 암순응*dark adaptation*

어두울 때 빛을 감지하려는 노력, 즉 눈의 민감도가 증가하는 것을 암순응이라고 한다. 이때 동공은 확대되고 망막은 신경-생화학적으로 변화한다.[15]

(8) 명순응*light adaptation*

암순응된 눈이 밝은 빛에 노출되면 민감도가 크게 감소하는데, 이때 두 가지 변화가 나타난다. 약 0.05초 내에 완전히 이루어지는 신경과정*neural process*과, 약 1분 내에 일어나는 로돕신이 레티날*retinal*과 옵신*opsin*으로 나누어지는 느린 생화학과정이다. 신경과정은 자극을 받은 망막영역과 관계없이 일어나는 반면, 생화학과정은 자극을 받은 부위에서만 일어난다.

명순응 때는 로돕신이 하얗게 되고 동공이 수축하며, 가장 민감한 광도가 빛스펙트럼의 황적색 쪽으로 이동·전이*shift*하고 망막의 pH는 7.3에서 7.0으로 낮아진다.

(9) 색각*color vision*

색을 식별하는 것은 물리적·생물학적·심리학적 기전이 관여하는 복잡한 눈의 생리이다. 색각은 물체에 반사된 광선에 자극을 받아 이루어지며, 빛의 강도와 주위 색깔에 따라 달라진다. 광선에는 색깔이 없지만 파장이 380~770nm인 가시광선은 망막원뿔세포를 자극하여 색을 감지하게 만든다.[16]

(10) 시냅스전달*synaptic transmission*

망막에서 시냅스전달은 직접 접촉 그리고 가지돌기*dendrite*와 축삭 사이의 신경물질 전달을 통해 이루어진다. 망막의 신경전달물질은 도파민*dopamin*, 베타아미노부티르산*β-aminobutyric acid*, 글리신*glycin*, 망막신경세포를 억제하는 타우린*taurine*, 농도에 따라 흥분기능과 억제기능을 동시에 하는 글루탐산염*glutamate*, 아스파트산*aspartate* 등이다.

(11) 휴지전위*resting potential*

각막의 전위도는 눈의 뒤쪽에 비해 양성이며 몇 mV

⑮ 어두운 곳에서 밝은 빛에 노출된 후에는 시색소가 하얗게 되고 지수적 시간과정*exponential time course*에 따라 초기에는 민감도가 100배 증가하며 5~9분 후에 평형에 도달한다. 이 단계는 원뿔세포에서 광민감색소가 재생되면서 이루어진다. 그 후에는 느린 지수적 시간과정*slower exponential time course*에 따라 민감도가 1,000~100,000배 증가하여 30~45분 후에는 평형에 도달하는데 이 단계는 막대세포에서 로돕신이 재생되면서 이루어진다. 로돕신의 재생과 더불어 망막의 합계와 억제 변화는 민감도를 더욱 증강한다.

⑯ 토머스 영*Thomas Young*(1801)은 망막에는 색각을 맡는 세 가지 기본요소가 있다고 하였다. 삼원색에 대한 색각은 망막에 있는 세 가지 원뿔세포를 자극함으로써 얻어진다. 가장 긴 파장에 반응하는 원뿔세포(빨간색 감지 원뿔세포)는 570nm에서, 중간 파장에 반응하는 원뿔세포(초록색 감지 원뿔세포)는 505nm에서, 짧은 파장에 반응하는 원뿔세포(파란색 감지 원뿔세포)는 440nm에서 민감도가 최고에 달한다. 색각은 이 세 가지 원뿔세포에 각각 다른 자극이 가해져서 생겨난다. 흰색은 이 세 가지 원뿔세포에 각각 특정한 자극이 동시에 가해짐으로써 감지된다. 노란색은 초록색에 반응하는 원뿔세포와 빨간색에 반응하는 원뿔세포를 자극할 때 감지된다. 빨간색과 초록색 그리고 노란색과 파란색이 혼합되면 그 중간색을 느끼는 것이 아니라 흰색으로 느끼게 되는데 이러한 쌍의 색을 보색이라 한다. 삼원색 이론은 빨간색과 초록색이 혼합될 때 노란색이 나타나는 것을 설명하는 이론이지만 파란색과 노란색이 혼합될 때 흰색이 나타나는 현상을 설명하지는 못한다.

정도 전위차가 있다. 휴지전위는 각막이 양성인 양극성으로 망막색소상피에 의해 결정되며 암순응된 눈보다 명순응된 눈에서 약 2배 더 높다.

II 시신경과 시각경로

1. 시신경*optic nerve*

우리가 눈을 통해서 사물을 보게 되는 과정은 망막에 맺힌 상이 시신경을 통해 뇌로 전달됨으로써 이루어진다. 망막에 도달한 빛은 시세포에서 전기자극으로 바뀌어 망막의 신경절세포로 전달된다. 신경절세포의 축삭들은 신경섬유층을 형성하고 시신경은 약 100만 개의 신경절세포축삭으로 이루어진다.

망막의 신경섬유층이 모여 시신경유두를 형성한 후 안구를 빠져나온다. 안구를 둘러싼 안와의 뒤쪽 끝에는 시신경이 지나가는 시신경구멍*optic foramen*이 있다. 이곳을 지난 시신경은 시신경관*optic canal*을 지나 두개강 안으로 들어가고, 양쪽 눈에서 나온 시신경이 만나 시신경교차부*optic chiasm*를 형성한다.

시신경의 섬유들이 여러 개의 다발로 나뉘어 공막을 통과하기 때문에 시신경이 공막을 통과하는 부분에는 체 같은 작은 구멍들이 있는데 이를 사상판이라 한다. 공막 내부의 길이는 약 0.7mm이다. 사상판 내에는 말이집*myelin sheath*이 없으며 사상판의 지름은 약 1.5mm이다. 사상판을 통과한 시신경은 말이집에 싸여 있으며 지름이 3.0mm 정도이다.

안와 내부의 시신경은 S자 모양이며 길이는 25~30mm로, 공막과 시신경구멍 사이의 직선거리인 18mm보다 길어 안구가 움직일 때 시신경도 여유 있게 움직일 수 있다.

시신경관 내부에 있는 시신경의 길이는 약 4~9mm로, 시신경을 싸고 있는 경질막*dura*은 골막에 단단히 붙어 있다.

두개강 내부의 시신경 길이는 약 10mm로, 아래쪽에는 안장가로막*diaphragma sellae*과 해면정맥굴*cavernous sinus*이 있으며, 위쪽에는 앞대뇌동맥*anterior cerebral artery*, 후각신경*olfactory nerve*이 있고, 바깥쪽에는 속목동맥*internal carotid artery*이 있다.

시신경집*optic nerve sheath*은 뇌막이 연장된 것으로, 경질막은 시신경관에서 골막과 유착되어 있고 안구에서는 공막으로 이행한다(그림 1-9). 거미막*arachnoid membrane*은 섬세한 섬유주로 시신경구멍의 두개강 끝부분에서 시신경과 만난다. 연질막*pia mater*은 시신경과 붙어 있고 혈관이 가장 많다. 경질막밑공간*subdural space*은 두개 내부와 연결되지 않으나 거미막밑공간*subarachnoid space*은 시신경 아래쪽에서 두개 내부와 연결되어 감염, 혈액, 종양세포 등이 전파되는 경로가 된다(그림 1-10).

시신경섬유는 80%의 시섬유*visual fiber*와 20%의 동공섬유*pupillary fiber*로 이루어져 있다. 시신경섬유는 중추신경계이므로 신경집*Schwann sheath, neurilemma*이 없고 한 번 손상되면 재생되지 못한다. 시신경 내부를 망막중심동맥과 망막중심정맥이 통과한다. 망막중심동맥은 시신경구멍 근처에서 눈동맥으로부터 나와 시신경의 밑을 지나고 안구 뒤 10~12mm 안쪽 아래에서 시신경 내부로 들어가 사상판을 통과하여 망막에 분포한다. 망막중심정맥은 사상판에서 동맥과 나란히 시신경 내부를 지나 동맥보다 뒤쪽에서 시신경 밖으로 나와서 일부는 위눈정맥*superior ophthalmic vein*과 합류하고 일부는 직접 해면정맥굴로 간다.

2. 시각경로*visual pathway*

양쪽 눈에서 나온 시신경은 두개강 안에서 서로 만나 시신경교차를 이루는데, 이 시신경교차는 중두개와*middle cranial fossa*에서 시상하부*hypothalamus*의 앞쪽 끝 중간에 있으며 제3뇌실의 앞쪽 벽을 형성한다. 시

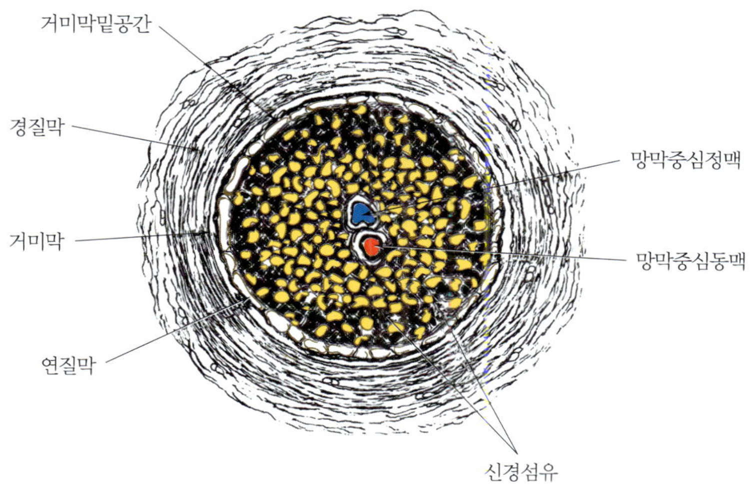

그림 1-9 시신경의 단면도

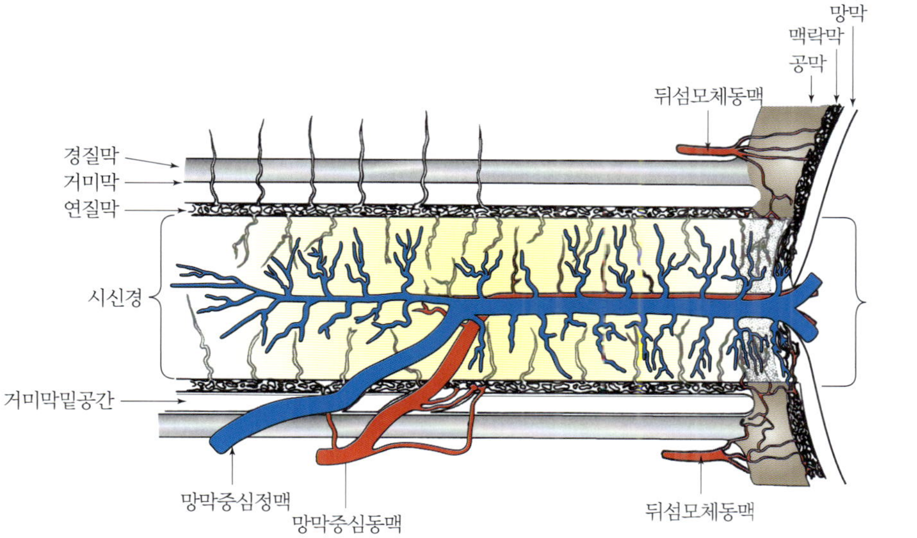

그림 1-10 시신경의 혈관 분포

신경교차의 아래쪽에는 뇌하수체가 있다. 시신경교차의 둘레에는 윌리스고리*circle of Willis*가 있으며 앞대뇌동맥이 위쪽에, 뒤교통동맥*posterior communicating artery*이 시각로*optic tract*의 아랫부분에 있다. 망막의 코쪽 부위에서 나온 시신경섬유는 시신경교차에서 반대쪽 시각로로 교차하고, 귀쪽 망막에서 나온 섬유는 같은 쪽 시각로로 직행한다.

시신경교차를 지난 시신경섬유는 양쪽 시각로를 이루어 뒤쪽 바깥으로 주행한다. 그중 80%는 가쪽무릎체*lateral geniculate body*에 이르고 나머지 20%는 가쪽무릎체를 거치지 않고 중간뇌*midbrain*로 가서 동공대광반사*pupillary light reflex*에 관여한다. 시각부챗살은

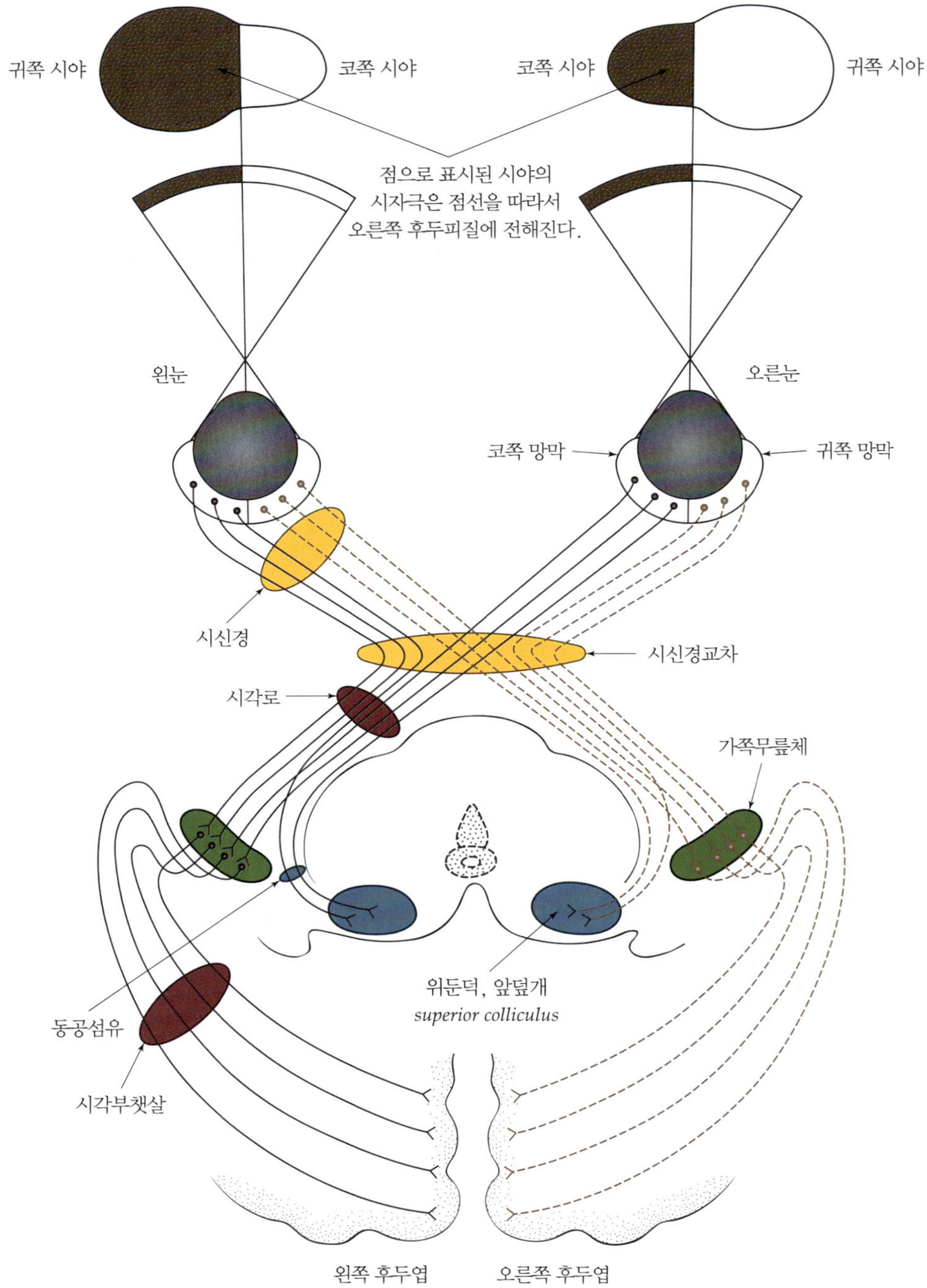
귀쪽 시야
코쪽 시야
코쪽 시야
귀쪽 시야
점으로 표시된 시야의
시자극은 점선을 따라서
오른쪽 후두피질에 전해진다.
왼눈
오른눈
코쪽 망막
귀쪽 망막
시신경
시신경교차
시각로
가쪽무릎체
위둔덕, 앞덮개
superior colliculus
동공섬유
시각부챗살
왼쪽 후두엽
오른쪽 후두엽

그림 1-11 시각경로

가쪽무릎체에서 시작하여 후두엽 내면에서 부채같이 퍼져서 끝나는데, 이 부위가 시피질*visual cortex*이며 브로드만*Brodmann* 제17영역에 해당한다(그림 1-11).

Ⅲ 눈의 부속기관

1. 안와*orbit*

안와는 안구가 들어 있는 뼈로서 코의 양쪽에 있다. 앞면을 기저로 한 안팎과 위아래의 4면을 가진 피라미드 모양이지만 뒤쪽은 3개 면으로 되어 있다. 안와를 구성하는 뼈는 이마뼈*frontal bone*, 광대뼈*zygomatic bone*, 위턱뼈*maxilla*, 눈물뼈*lacrimal bone*, 나비뼈*sphenoid bone*, 벌집뼈*ethmoid bone*, 입천장뼈*palatine bone* 등 7개이다(그림 1-12).

양쪽 안와의 안쪽 벽은 서로 평행하며 각 안와의 안쪽·바깥쪽 벽은 45°를 이루고 있으므로 두 외벽은 직각을 이룬다. 안와 앞면의 둘레를 안와가장자리*orbital rim*라 하며, 그 지름은 바로 안쪽 부위의 안와 지름보다 약간 짧다. 안와가장자리는 이마뼈와 광대뼈 돌출부를 따라 두꺼워지기 때문에 외상으로부터 눈을 보호할 수 있다.

안와의 네 벽은 안와 내용물과 중요한 관계가 있다. 안쪽 벽에는 눈물주머니오목*lacrimal sac fossa*이 있어서 이곳에 눈물주머니가 놓이고, 코안*nasal cavity*과 통하는 코눈물관*nasolacrimal duct*이 연결되어 있다(그림 1-12). 뒤쪽으로 갈수록 벽이 얇아지고 벌집굴*ethmoid sinus*, 나비굴*sphenoid sinus*, 코안과 접한다. 중증 코곁굴염*paranasal sinusitis*의 경우 안와 안쪽 벽을 뚫고 나와 안와연조직염*orbital cellulitis*의 원인이 되는 농양을 형성하기도 한다. 위벽은 뒤쪽으로 약 45°의 각으로 점점 낮아지며 비교적 얇다. 위눈꺼풀*upper eyelid*을 통해 예리한 물체로 외상을 입으면 뇌막염이 발생할 수도 있다. 위벽의 바깥쪽에는 눈물샘*lacrimal gland*이 자리 잡은 눈물샘오목*lacrimal fossa*이 있다. 안와의 아래벽은 수평이며 그 밑에 위턱굴*maxillary sinus*이 놓여 있다. 벽이 얇기 때문에 안구의 외상을 받으면 골절될 수 있다. 아래벽이 깨지고 안와 내용물이 위턱굴 내로 탈출되고 하직근과 하사근이 골절 사이에 끼이는 파열골절*blowout fracture*이 생길 수 있다.[17] 바깥벽은 가장 두꺼우며 안와를 수술할 때 수술 통로로 이용된다.

안와의 용적은 약 30mL이며 주위에는 코곁굴*paranasal sinus*들이 인접해 있는데 위로는 이마굴*frontal sinus*, 아래로는 위턱굴, 안쪽에는 벌집굴과 나비굴이 있다.

(1) 안와의 개구부

위안와틈새*superior orbital fissure*는 안와첨단*orbital apex*과 가까운 위벽과 바깥벽 사이에 있다. 나비뼈의 작은날개*lesser wing*와 큰날개*greater wing* 사이에 있는 두개강의 중요한 통로로서 동안신경, 활차신경*trochlear nerve*, 외향신경*abducens nerve*, 삼차신경*trigeminal nerve*의 제1가지인 눈신경, 섬모체신경절의 교감신경지, 위눈정맥 등이 이곳을 통과한다.

아래안와틈새*inferior orbital fissure*는 바깥벽과 아래벽 사이에 있으며, 이곳으로 삼차신경의 제2가지인 위턱신경*maxillary nerve*, 아래눈정맥, 안와아래정맥*infraorbital vein*이 지나간다.

시신경구멍은 안와첨단에 있는 달걀 모양의 구멍으로서 지름이 약 6mm 정도인 시신경관이 되어 두개강으로 연결된다. 시신경, 눈동맥, 교감신경섬유가 이곳을 통과한다(그림 1-13).

⑰ 안와하벽에 파열골절이 발생하면 눈이 위쪽으로 움직이지 않고 수직복시가 생긴다. 방사선촬영을 해보면 위턱굴 안에서 출혈로 인한 공기액체수평선*air-fluid level*이 관찰된다.

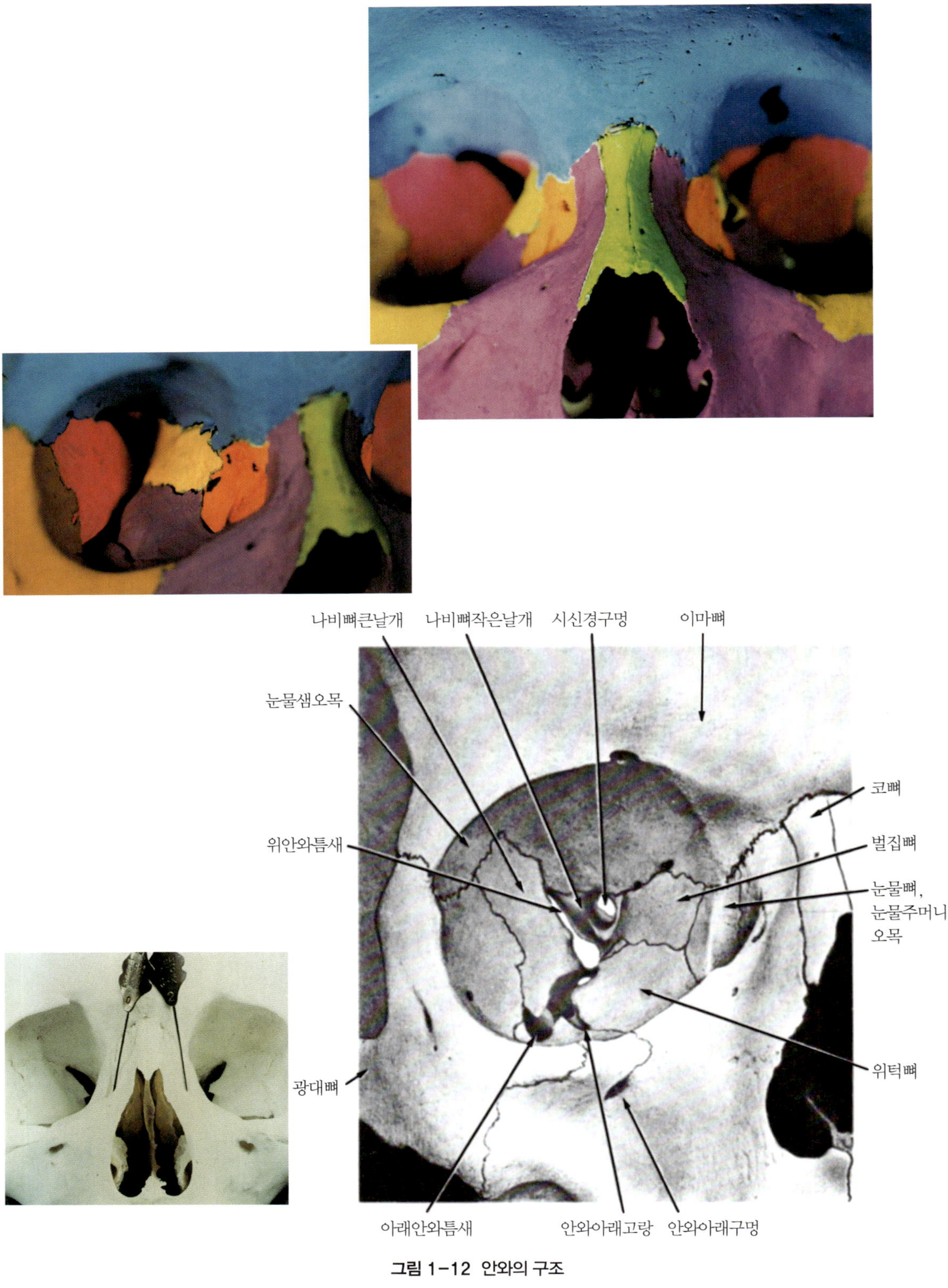

나비뼈큰날개
나비뼈작은날개
시신경구멍
이마뼈
눈물샘오목
코뼈
위안와틈새
벌집뼈
눈물뼈,
눈물주머니
오목
위턱뼈
광대뼈
아래안와틈새
안와아래고랑
안와아래구멍

그림 1-12 안와의 구조

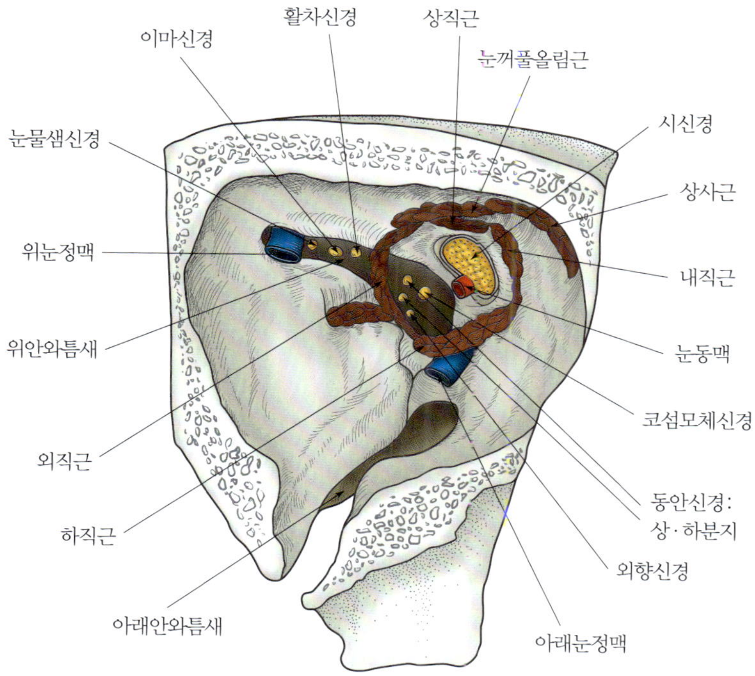

그림 1-13 오른쪽 안와의 개구부

(2) 안와의 내용물

안와의 내용물로는 안와 용적의 1/5을 차지하는 안구를 비롯해 외안근, 신경, 혈관, 눈물샘, 눈물주머니 *lacrimal sac*, 골막, 테논낭*Tenon capsule*과 지방, 결합 조직 등이 있다.

안와격막*orbital septum*은 안와가장자리의 골막에서 시작하여 위눈꺼풀과 아래눈꺼풀의 눈꺼풀판*tarsus*까지 퍼져 있는 얇은 막으로서, 안와의 앞쪽 경계를 이루며 안와 내용물을 보호하는 방어벽 구실을 한다. 테논낭은 안구 주위를 둘러싼 섬유막으로서, 뒤로는 시신경의 공막부착부에서부터 앞으로는 각막가장자리에서 2mm 떨어진 곳까지 이르며 공막, 시신경집과 유착되어 있다.

2. 눈꺼풀*eyelid*

눈꺼풀은 외부 자극으로부터 눈을 보호하고, 눈으로 들어가는 광선의 양을 차단하거나 제한하며, 안구 표면에 눈물을 분포시키는 조직으로서 피부층, 근육층, 눈꺼풀판, 결막의 4개 층으로 구성된다. 눈꺼풀 피부는 인체의 피부층 중 가장 얇고 피하조직이 느슨하기 때문에 쉽게 부어오르지만 그만큼 빠르게 정상으로 회복된다.

위눈꺼풀은 눈썹이 경계이며 아래눈꺼풀은 뚜렷한 경계가 없다. 위·아래눈꺼풀은 안와부와 눈꺼풀판부로 나뉜다. 위눈꺼풀의 주름(쌍꺼풀선)*crease*은 서양인에게는 뚜렷하지만 우리나라 사람에게는 없는 경우가 많다. 이 주름은 눈꺼풀올림근*levator palpebrae muscle*의 널힘줄*aponeurosis*이 피부에 부착되어 생긴다.

눈을 뜨면 위·아래눈꺼풀 사이에 타원형의 공간이 생기는데 이것을 눈꺼풀틈새*palpebral fissure*라 한다. 눈꺼풀틈새의 안쪽을 안쪽눈구석*medial canthus*, 바깥쪽을 가쪽눈구석*lateral canthus*이라 하며, 눈꺼풀틈새를 이루는 위·아래눈꺼풀의 테두리 부분은 눈꺼풀테 *lid margin*라고 한다(그림 1-14).

안쪽눈구석에서 5mm 정도 바깥쪽에 있는 위·아

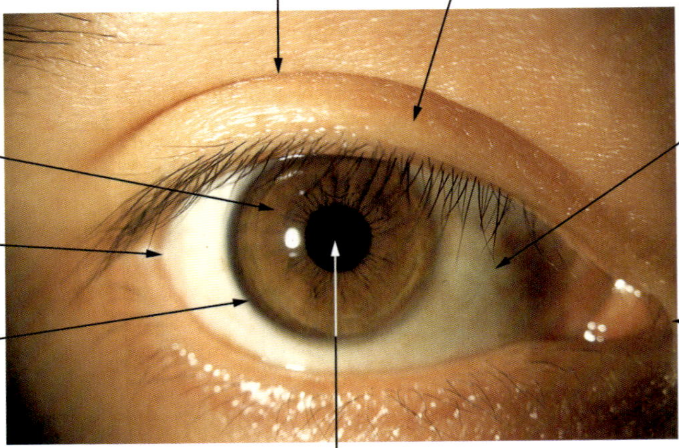

그림 1-14 눈의 앞면

래눈꺼풀테가 약간 튀어나온 부분에 눈물점*lacrimal punctum*이 있다. 눈꺼풀테에는 눈꺼풀테 전체에 걸쳐 회백색 선이 있는데, 이 선을 따라 절개하면 눈꺼풀을 눈꺼풀판과 결막으로 이루어진 안쪽 층과 피부와 눈둘레근으로 이루어진 바깥층으로 쉽게 분리할 수 있기 때문에 눈꺼풀수술을 할 때 중요한 곳이다. 이 선의 앞쪽으로는 속눈썹이 나 있고 뒤쪽으로는 마이봄샘*meibomian gland*의 배출구멍이 있다.

눈꺼풀의 근육에는 피부에서 눈꺼풀판 쪽으로 눈둘레근, 눈꺼풀올림근, 뮐러근*Müller muscle* 등이 있다.

눈둘레근은 얇은 수의근으로 눈꺼풀틈새와 평행하게 배열된 동심성 근섬유로 구성되고, 안쪽눈꺼풀인대*medial palpebral ligament*에서 시작하여 가쪽눈꺼풀인대에 붙는다. 이 근육은 두 부분으로 나눌 수 있는데 주변에 있는 안와부*peripheral orbital portion*는 눈을 질끈 감을 때 작용하고, 중앙에 있는 눈꺼풀부*central palpebral portion*는 무의식적으로 눈을 감을 때 사용된다.

눈둘레근의 눈꺼풀부는 격막앞부*preseptal part*와 눈꺼풀판앞부*pretarsal part*로 나뉘며, 눈물주머니 가쪽벽에 시작 부위가 있으므로 수축하면 눈물주머니가 확장되어 눈물이 눈물주머니 안으로 흘러들어 가게 된다.

눈꺼풀올림근은 안와첨단에서 상직근 시작 부위의 바로 위에서 시작하여, 안와의 앞쪽에서 부채 모양으로 넓게 퍼진 널힘줄이 되어 위눈꺼풀의 피부, 눈꺼풀판의 앞면과 윗면, 안쪽과 가쪽눈꺼풀인대 등에 넓게 부착된다(그림 1-15).

뮐러근은 눈꺼풀올림근의 근섬유가 끝나는 부위에서 시작하여 눈꺼풀판 윗부분에 부착하는 근육으로, 결막과 단단히 유착되어 있고 교감신경의 지배를 받는다.

눈꺼풀판은 단단한 결합조직으로 눈꺼풀의 형태를 유지해 준다. 눈꺼풀판의 뒷면은 결막과 단단히 붙어 있고, 앞면에는 느슨한 결합조직이 눈둘레근과의 사이에 있다. 눈꺼풀에는 눈꺼풀판 내에 있는 마이봄샘을 포함하여 여러 다른 눈꺼풀샘이 있다.[18]

눈꺼풀의 혈액은 눈물샘동맥*lacrimal artery*의 분지인 가쪽눈꺼풀동맥*lateral palpebral artery*과, 눈동맥으로부터 오는 안쪽눈꺼풀동맥*medial palpebral artery*이 만드는 동맥연속활*arterial arcade*에서 공급받는다. 삼

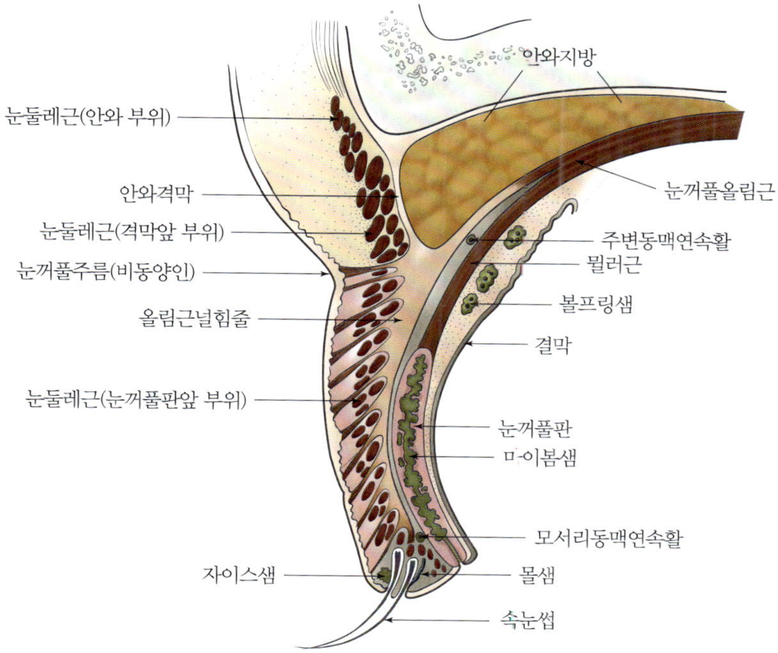

그림 1-15 눈꺼풀의 구조

차신경의 제1가지인 눈신경이 감각을 맡고 운동신경으로서 얼굴신경이 눈둘레근에, 동안신경이 눈꺼풀올림근에, 교감신경이 뮐러근에 분포한다.

림프샘은 두 군의 림프관*lymphatic vessel*으로 배출되는데 안쪽군은 아래눈꺼풀의 안쪽 2/3와 위눈꺼풀의 안쪽 1/3에 분포해 턱밑림프절*submandibular lymph node*에 연결되고, 가쪽군은 나머지 부분에서 귓바퀴림프절*preauricular lymph node*에 연결된다.

3. 결막*conjunctiva*

결막은 얇고 투명한 점막으로 눈꺼풀판 뒷면과 단단히 붙어 있는 눈꺼풀결막*palpebral conjunctiva*, 안구의 앞쪽 공막을 덮고 있는 안구결막*bulbar conjunctiva*, 이 두 부분을 연결하는 구석결막*fornix conjunctiva* 등 세 부분으로 나뉜다.

눈꺼풀테에서 약 2mm 떨어진 눈꺼풀결막에 눈꺼풀테와 평행한 홈이 있는데, 이것을 눈꺼풀판밑고랑*subtarsal sulcus*이라고 하며 이곳에 이물이 잘 낀다.

구석결막은 결막아래조직과 느슨히 붙어 있고 주름이 많으며 잘 이동한다. 또 정맥얼기*venous plexus*가 발달해 있다.

안구결막은 적도 앞의 공막을 덮으며 각막가장자리를 제외한 부위에서 테논낭과 공막에 느슨하게 부착된다. 안쪽눈구석에는 황색 융기물인 눈물언덕*caruncle*과 반달주름*semilunar fold*이 있다.[19] 결막은 다른 부위의 점막과 마찬가지로 다층원주상피세포층과 고유층*lamina propria*으로 이루어져 있다.

상피의 원주세포는 2개 층 이상이지만 각막가장자

⑱ 각 눈꺼풀판에는 피지샘*sebaceous gland*인 마이봄샘이 있는데 이들은 눈꺼풀판에 수직으로 나란히 한 줄로 배열되어 있으며, 위·아래눈꺼풀판에 각각 20~30개씩 있다. 마이봄샘은 모낭과 연결되지 않으나 변형된 피지샘인 자이스샘*gland of Zeis*은 모낭과 연결된다. 기타 눈꺼풀샘으로는 땀샘인 몰샘*Moll gland*, 덧눈물샘*accessory lacrimal gland*인 크라우제샘*gland of Krause*과 볼프링샘*gland of Wolfring*이 있다.

⑲ 조직학적으로 눈물언덕은 피부이며 반달주름은 결막이다.

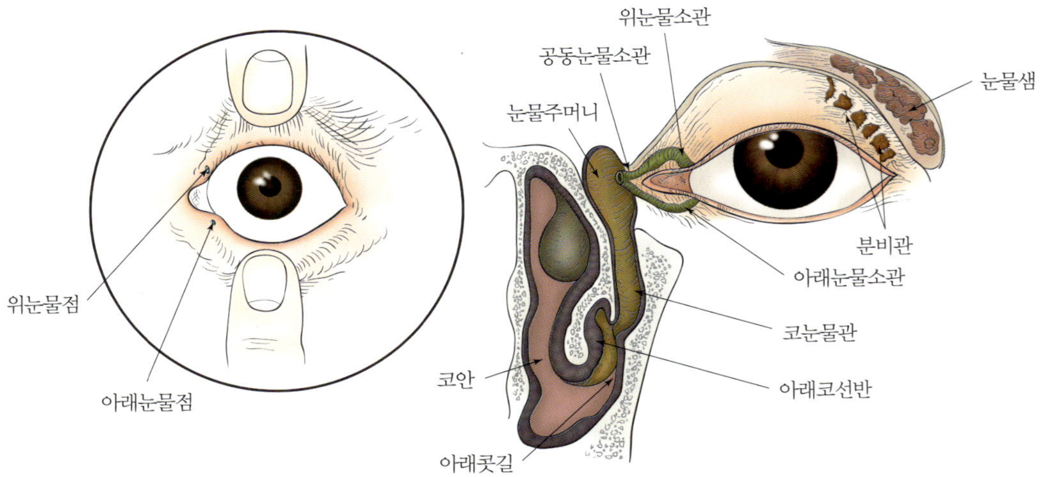

그림 1-16 눈물길의 구조

리에서는 5~7개 층이 된다. 상피세포층에는 점액을 분비하는 술잔세포*goblet cell*들이 있고, 각막가장자리 근처의 바닥세포층*basal cell layer*이 색소를 함유하는 경우도 있다. 결막의 기질은 아데노이드층*adenoid layer*과 섬유층*fibrous layer*으로 나뉜다. 아데노이드층에는 림프조직이 있고 덧눈물샘인 크라우제샘과 볼프링샘이 있다.

결막에 분포하는 동맥은 위눈꺼풀판 상단에 있는 위눈꺼풀판동맥연속활*superior tarsal arcade*, 눈꺼풀판 앞면에서 눈꺼풀테 가까이에 있는 아래눈꺼풀판동맥연속활*inferior tarsal arcade*과 앞섬모체동맥*anterior ciliary artery* 등이다. 삼차신경의 제1가지인 눈신경이 분포하며, 결막에는 림프샘이 풍부하다.

4. 눈물기관*lacrimal apparatus*

눈물기관은 눈물을 분비하는 눈물샘과 이를 배출하는 눈물길*lacrimal passage*로 구성된다.

주눈물샘*main lacrimal gland*은 안와 위벽 가쪽의 눈물샘오목 속에 있으며, 눈꺼풀올림근 널힘줄에 의해 안와부와 눈꺼풀부로 나뉜다. 덧눈물샘은 위·아래구석결막에 있는 크라우제샘과 볼프링샘으로 이루어진다. 주눈물샘과 덧눈물샘에서 분비되는 눈물은 눈물점, 눈물소관*lacrimal canaliculus*, 눈물주머니, 코눈물관을 차례로 지나서 아래콧길*inferior meatus*로 배출된다(그림 1-16).

눈물점은 지름이 약 0.3mm인 작은 구멍으로 안쪽눈구석에서 약 5mm 떨어진 위·아래눈꺼풀테에 각각 위치한다.

눈물소관은 위·아래눈꺼풀에 각각 있으며, 눈물점에서 수직으로 2mm, 수평으로 8mm 정도 주행하여 위·아래눈물소관이 합쳐져 공동눈물소관*common canaliculus*을 형성한 후 눈물주머니의 바깥벽으로 연결된다.

눈물주머니는 눈꺼풀테의 코쪽, 앞·뒤눈물능선*anterior & posterior lacrimal crest* 사이의 눈물주머니오목 내에 있는 주머니로, 길이는 15mm, 폭은 5mm이다. 바깥벽으로 눈물소관에 연결되고 아래쪽으로는 급격히 좁아지면서 코눈물관이 된다.

코눈물관의 길이는 약 15~24mm이며 아래콧길의 바깥벽으로 열린다. 이 관의 방향은 안쪽눈구석과 같은 쪽의 콧방울*alar nasi*을 연결하는 선과 일치한다. 아래콧길로 열리는 부위에 하스너판*Hasner valve*이 있는데 대부분의 경우 태어날 때 이곳이 열린다. 눈물

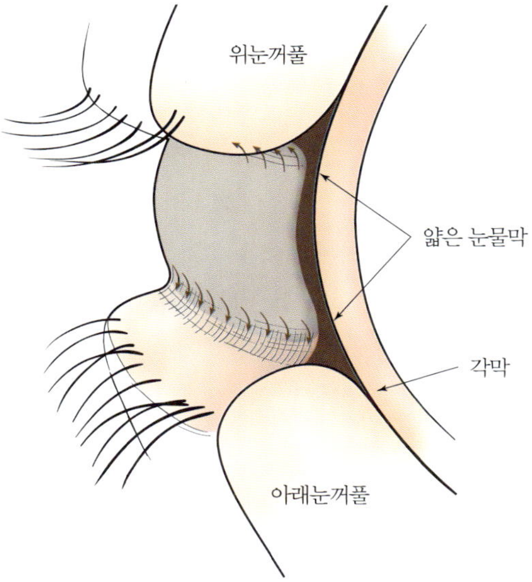

그림 1-17 눈물막

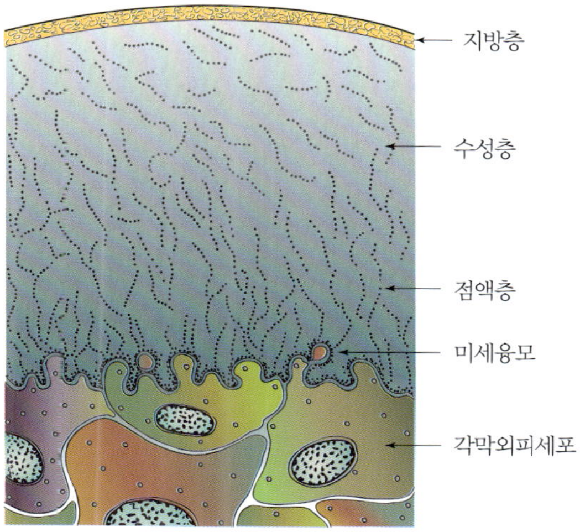

그림 1-18 눈물층

샘에는 눈물샘동맥, 눈물주머니에는 안쪽눈꺼풀동맥, 안쪽눈구석동맥 등의 혈관이 분포한다. 눈물분비를 조절하는 것은 부교감신경이며 그 핵은 제4뇌실의 바닥에 있다.

안구의 앞면은 크라우제샘(67%)과 볼프링샘(33%)의 덧눈물샘에서 분비되는 눈물로 인해 항상 촉촉한 상태를 유지한다. 눈물샘은 주로 상처나 질병으로 인한 삼차신경의 자극이나 울음과 같은 정신적 자극으로 인해 눈물을 분비한다. 덧눈물샘은 눈물샘 부피의 10% 정도를 차지한다.

눈의 눈깜박운동은 눈물점을 코쪽으로 향하게 하고 눈물소관을 짧게 하며, 눈물을 눈물주머니 쪽으로 흐르게 한다. 눈둘레근이 수축하면 눈물주머니가 확장되어 부분적 음압을 만들어서 눈물이 빨아들여진다. 눈둘레근의 배출작용은 정상적인 눈물 배출에 필수적이다.

각막상피는 상대적으로 정체된 눈물막*tear film*으로 덮여 있다(그림 1-17, 1-18).[20]

눈물의 단백질은 전기영동법*electrophoresis*을 사용하여 세 가지가 발견되는데 알부민*albumin*, 글로불린*globulin*, 리소자임*lysozyme*이다. 감마글로불린*gamma globulin*과 리소자임에 의해 눈물의 항균작용이 일어난다. 정상 눈물의 감마글로불린은 IgA, IgG, IgE이며 그중에서도 IgA가 주로 많은데, 혈청 IgA와 달리 농축되어 있다. 알레르기결막염*allergic conjunctivitis* 같은 과민성 질환이 생기면 눈물의 IgE 농도가 증가한다. 리소자임은 IgA와 협동으로 작용하여 세균을 용해한다.

정상 상태의 눈물은 등장성이며, pH는 평균 7.4, 삼투압은 300mOsm/L이다. 눈물의 포도당 농도는

20 정상 상태에서 눈물은 약 7~10μm 두께의 얇은 층으로 각막과 결막을 덮고 있다. 눈물막은 크게 3개 층으로 나뉜다. 첫째는 표면의 지방층*lipid layer*으로, 마이봄샘과 자이스샘의 분비액으로 단층의 막을 이루어 눈물 증발을 막고 눈꺼풀테에서 눈물이 피부 쪽으로 넘치는 것도 막는다. 둘째는 중간의 수성층*aqueous layer*으로, 눈물샘과 덧눈물샘의 분비액으로 이루어지며 세 층 중에서 가장 두껍다. 셋째는 점액층*mucous layer*으로 가장 안쪽에 있으며, 소수성*hydrophobic* 각막과 결막상피 표면에 흡착하여 상피를 친수성*hydrophilic*으로 만들고 눈물의 표면장력을 낮춤으로써 상피 표면에 눈물을 골고루 퍼뜨리는 매우 중요한 역할을 한다. 점액층은 눈꺼풀의 눈깜박임*blinking*을 통해 상피 표면에 퍼지고, 그때마다 눈물층이 끊임없이 새롭게 형성된다.
정상적인 눈물의 양은 각각의 눈에서 약 6μL로 추정되며, 평균 1.2μL/분가량씩 새로 바뀐다고 한다.

표 1-1 외안근의 신경지배

뇌신경	외안근
제3뇌신경(동안신경)	내직근, 상직근, 하직근, 하사근
제4뇌신경(활차신경)	상사근
제6뇌신경(외향신경)	외직근

평균 2.5mg/100mL이며, 요소 농도는 평균 0.04mg/100mL이다. K^+, Na^+, Cl^- 농도는 혈장보다 높다.

눈물 분비는 눈물샘의 주된 작용이다. 평소에는 덧눈물샘, 술잔세포와 지방분비샘만으로도 충분한 눈물층을 유지할 수 있어 눈 건조 증상이 나타나지 않는다. 삼차신경의 눈분지*ophthalmic division*가 눈물의 반사자극에 가장 민감하다. 각막과 결막 질환, 코점막*nasal mucosa*의 자극이 반사자극의 전형적인 예이다.

5. 외안근

안구는 안와 내에서 6개의 외안근으로 움직이는데, 4개의 직근과 2개의 사근이 있다. 4개의 직근은 공동힘줄고리*common tendon ring, annulus of Zinn*에서 시작한다. 공동힘줄고리는 안와의 시신경구멍 주위에 있는 4개의 직근 힘줄로 이루어진 난원형 구조를 띠며, 안와의 골막, 시신경집과 연결되어 있다. 직근의 길이는 약 40mm이고 각막가장자리로부터 5~8mm 떨어진 곳에 부착하며, 부착부의 너비는 약 10mm이다.

외안근*extraocular muscle*은 눈동맥에서 분지되는 근육동맥에서 혈액을 공급받으며, 눈물샘동맥과 안와아래동맥의 분지도 일부 외안근에 분포한다.[21] 외직근*lateral rectus muscle*에서는 하나의 앞섬모체동맥이 분지되고 내직근*medial rectus muscle*, 상직근*superior rectus muscle*, 하직근*inferior rectus muscle*에서는 앞섬모체동맥이 2개씩 갈라져 나와 모두 7개의 앞섬모체동맥이 섬모체와 홍채에 혈액을 공급한다.

내직근, 상직근, 하직근, 하사근*inferior oblique muscle*은 모두 제3뇌신경인 동안신경의 지배를 받는다. 외직근은 제6뇌신경인 외향신경, 상사근*superior oblique muscle*은 제4뇌신경인 활차신경의 지배를 받아 안구를 움직인다(표 1-1).

내직근은 공동힘줄고리의 코쪽에서 시작하여 안구의 안쪽, 각막가장자리에서 5mm 떨어진 공막에 부착한다(그림 1-19).

외직근은 공동힘줄고리의 귀쪽에서 시작하여 안구의 가쪽, 각막가장자리에서 7mm 떨어진 공막에 부착한다.

상직근은 공동힘줄고리의 위쪽에서 시작하여 눈꺼풀올림근 밑의 바깥쪽 위로 진행하여, 안구 위쪽의 각막가장자리에서 8mm 떨어진 공막에 부착한다.

하직근은 공동힘줄고리의 아래쪽에서 시작하여 가쪽 아래로 전진한 후 안구 아래쪽의 각막가장자리에서 6mm 떨어진 공막에 부착한다. 상직근과 하직근은 안구의 광축*optical axis*과 23°를 이룬다(그림 1-20).

상사근은 안와첨단의 시신경구멍 바로 안쪽에서 시작해 안와의 위벽과 안쪽 벽 사이를 진행해서 안와가장자리 부근의 도르래*trochlea*를 통과한 후, 바깥쪽 뒤로 꺾여서 상직근의 밑을 지나 안구 적도 뒤 바깥쪽 위의 공막에 부착한다. 근육의 길이는 60mm로 외안근 중에서 가장 길다. 시신경구멍 바로 안쪽부터 도르래까지의 길이는 약 40mm이고 도르래를 지나기 10mm 전에 힘줄이 되어 도르래를 통과한다. 안구의 광축과 도르래를 떠난 상사근의 힘줄이 이루는 각도는 51°이다(그림 1-21).

하사근은 눈물주머니 바깥쪽 아래에서 시작해 바

㉑ 안와아래동맥*infraorbital artery*은 하직근과 하사근에, 눈물샘동맥은 내직근에 분포한다.

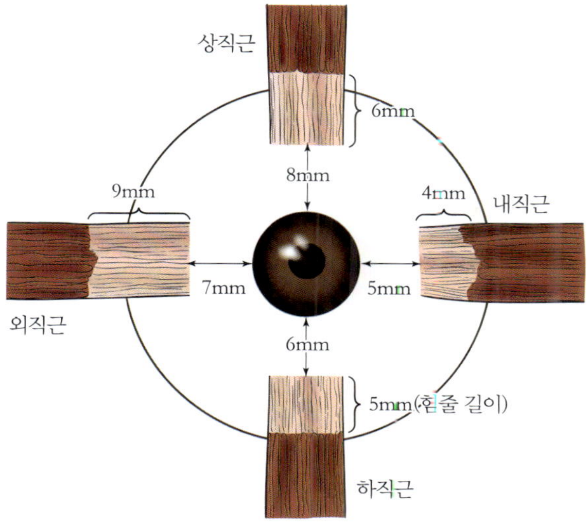

그림 1-19 직근의 부착 부위와 힘줄 길이(오른눈)

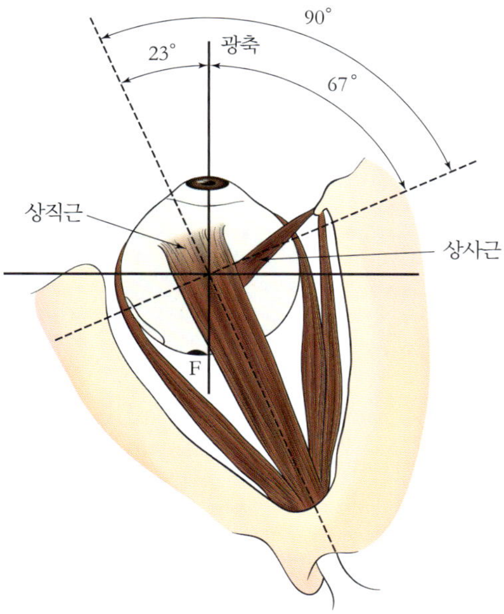

그림 1-20 상직근과 광축(왼눈)

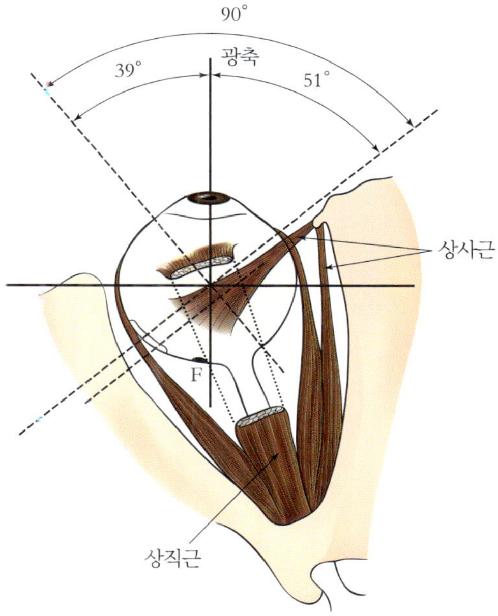

그림 1-21 상사근과 광축(왼눈)

깥쪽 뒤로 하직근 밑을 지나 안구 뒷부분의 외직근 밑에 부착한다. 근육의 길이는 37mm이고 이 근육의 부착 부위에는 힘줄이 없다. 안구의 광축과 이루는 각도는 51°이다. 4개의 직근이 안구에 부착하는 부위를 선으로 연결하여 정면에서 보면 나선형을 이루고 있는데, 내직근 부착부가 각막에 가장 가깝고 하직근, 외직근, 상직근의 순으로 멀다.

외안근이 공막에 부착되는 자리에서는 테논낭이 변해 근육집*muscle sheath*이 되어 안근의 시작 부위까지 근육을 둘러싼다. 근육집은 4개의 직근 사이로 연장되어 근사이막*intermuscular septum*을 형성하며, 이 막으로 둘러싸인 공간을 근원뿔*muscle cone*이라 한다.

내직근과 외직근 근막의 앞쪽 1/3에서부터 안와의 안쪽모서리와 가쪽모서리로 골막까지 부채처럼 퍼진 인대가 있는데, 이것을 제어인대*check ligament*라 한다. 이 인대는 안구의 과도한 운동을 제어하는 역할을 한다.

하직근과 하사근은 안구 아래쪽에서 서로 포개져 있고, 그 근육집과 테논낭이 안와의 내외벽까지 연장되어 그물침대 모양으로 안구를 밑에서 받치고 있는데, 이것이 록우드걸이인대*Lockwood suspensory ligament*이다.

안구는 6개의 외안근으로 움직이는데, 정상 상태에서 양안의 외안근은 민감하게 조정되어 작용하므로 각각의 눈이 같은 물체를 바라볼 수 있게 된다.

사람의 눈과 동물의 눈

전자파인 빛은 파장이 수천 미터에 이르는 장파부터 아주 짧은 X선, 감마선에 이르기까지 범위가 아주 넓습니다. 그중 생물의 눈을 자극하는 파장의 범위는 아주 좁으며, 이 범위 내에 있는 파장을 가시광선이라고 합니다.

가시광선 이내의 파장을 감지하는 감각기능을 '시각'이라 부릅니다. 고등동물일수록 대부분의 정보를 시각을 통해서 얻지만 사람처럼 뚜렷한 상이 맺히는 눈을 가진 동물은 많지 않습니다. 곤충의 눈은 홑눈이라는 별개의 눈들이 모여서 하나의 겹눈을 형성합니다. 겹눈은 수천 개의 홑눈으로 구성되며, 각각의 홑눈은 원통형 구조를 가지고 있어 그 원통의 축과 평행으로 들어오는 빛만을 받을 수 있기 때문에 물체의 어느 한 부위에 초점이 맞춰집니다. 곤충은 홑눈으로 얻은 상을 종합하여 하나의 전체적 상을 만드는데, 이는 조각들을 붙여 어떤 형체를 형성하는 모자이크 기법과 유사합니다.

새는 사람보다 더 넓고 또렷하게 세상을 볼 수 있습니다. 새의 뇌는 크지 않지만 시각이 차지하는 영역은 상대적으로 넓습니다. 특히 육식 조류의 시력이 좋은데, 공중에서 땅을 내려다보며 재빠르게 움직이는 동물을 사냥하려면 뛰어난 시력이 필수이기 때문입니다. 육식 조류의 눈은 물체의 상이 맺히는 황반에 시세포가 집중적으로 분포해 있습니다. 일반적으로 매의 황반에는 사람의 황반보다 시세포가 5배나 더 많다고 알려져 있습니다. 게다가 매는 황반이 2개여서 정면을 응시할 때 사용하는 황반과 좌우를 폭넓게 볼 때 사용하는 황반이 분리되어 있습니다. 포유류 중 눈이 얼굴 옆에 달린 초식동물은 시야가 넓고, 눈이 얼굴 정면에 달린 육식동물은 목표물을 집중해서 정확하게 볼 수 있는데, 매의 눈은 이 두 장점을 모두 갖추었다고 볼 수 있습니다. 하지만 매의 눈에도 단점은 있습니다. 매는 시세포 중에 밝은 곳에서 작동하는 원뿔세포가 많고 어두운 곳에서 작동하는 막대세포가 거의 없어 어두운 곳에서는 거의 아무것도 볼 수 없습니다.

영장류를 제외한 대부분의 포유류는 색깔을 잘 구별하지 못합니다. 사람과 가장 가까운 개가 그렇습니다. 하지만 많은 이들이 오해하듯이 개가 색을 전혀 구별하지 못하는 것은 아니며 '빨강-주황-초록'과 '파랑-보라'를 함께 인식합니다. 즉 빨강과 파랑은 구별하지만 빨강과 초록은 구별하지 못합니다. 사실 개가 보는 세계는 시각과 후각이 섞인 세계이며, 시각에 대부분의 감각을 의존하는 사람이 개가 보는 세계를 이해하기란 쉽지 않습니다.

2
태생

배아발생*embryogenesis*은 여러 단계가 연속적으로 일어나는 일련의 과정으로서, 유전 프로그램*genetic program*에 의해 특정한 순서로 특정한 세포가 활성화되면서 이루어진다.

I 눈소포의 형성

수정란은 분할*cleavage*하여 오디배*morula*, 주머니배*blastula*의 시기를 거치면서 발육한다. 주머니배의 바깥벽은 태반이 되고 안쪽 벽에서 배아*embryo*, 양막*amnion*, 난황주머니*yolk sac*가 형성된다. 그중 배아는 양막과 난황주머니 사이의 배아판*embryonic plate*에서 이루어진다.

배아판은 외배엽*ectoderm*, 중배엽*mesoderm*, 내배엽*endoderm*으로 나뉜다. 태생 2주에 외배엽 중앙에 홈이 파여 신경고랑*neural groove*이 만들어지고, 이것의 가장자리가 두터워져 신경주름*neural fold*이 된다. 이 시기에 눈 발생의 가장 초기 징후인 눈원기*optic primordium*가 신경주름의 앞뇌*forebrain* 부위에 나타난다. 양쪽의 신경주름은 합쳐져서 신경관*neural tube*이 되는데, 초기에는 양쪽 끝이 열려 있으나 발육하면서 점차 막힌다. 이 시기에 신경관을 둘러싼 신경외배엽*neural ectoderm*과 배아판의 가장 위쪽 표면을 덮는 표면외배엽*surface ectoderm*이 구별되고 그 사이에 중배엽이 있다. 신경능선세포*neural crest cell*는 신경관과 표면외배엽 사이에 중간대*intermediate zone*를 이루며 안구의 발육에 관여한다.

태생 3주에 양쪽 신경주름이 합쳐지면서 신경외배

엽의 중앙에 있던 앞뇌는 뒤로 이동하고 동시에 양쪽 원시눈은 좌우로 밀려 눈소포*optic vesicle*가 만들어진다. 눈소포는 신경관 앞쪽 끝의 양 옆면에서 주머니 모양으로 바깥을 향해 부풀어 올라 외부에서 관찰할 수 있게 된다. 이후 눈소포의 뒷부분이 잘록해져 눈소포줄기*optic stalk*가 되며 이것을 통해 안구와 앞뇌가 연결된다. 이 시기에 눈소포에 접해 있는 표면외배엽은 두꺼워져 수정체판*lens plate*이 되고(그림 2-1A), 점차 안쪽으로 함몰되어 수정체오목*lens pit*이 된다.

II 눈술잔의 형성

눈소포는 앞쪽이 두터워지면서 동시에 안쪽으로 함몰되어 이중벽을 가진 눈술잔*optic cup*이 되고(그림 2-1B), 이것의 바깥쪽 층은 망막색소상피로, 속층은 신경망막으로 장래에 분화한다(그림 2-1C). 앞쪽 눈소포벽이 점차 뒤쪽 눈소포벽 쪽으로 함입됨에 따라 눈술잔이 형성되면서 앞쪽과 뒤쪽 눈소포벽의 공간인 눈소포 내강이 점차 좁아지고 이 공간은 생후에 망막하공간인 잠재적 공간으로 남게 된다. 눈소포가 함입되면서 눈술잔이 형성됨과 동시에 수정체 근처의 눈술잔 표면부터 눈소포줄기까지 눈술잔의 하벽에 틈새가 생기게 되는데 이를 눈술잔틈새*choroidal fissure*라 한다. 같은 시기에 수정체판도 함몰되어 수정체소포*lens vesicle*가 형성되고, 태생 4주에 수정체소포가 표면외배엽에서 완전히 분리되어 눈술잔 앞에 놓이게 된다.

눈술잔틈새를 통해 혈관중배엽이 눈소포줄기 안쪽으로 자라 들어와서 유리체혈관망*hyaloid vascular system*을 만든다. 태생 6주에 눈소포줄기의 앞쪽 끝에 유리체동맥*hyaloid artery*이 지나가는 작은 개구부를 남긴 뒤 완전히 막힌다(그림 2-1C). 태생 4개월에 망막동맥과 망막정맥이 이 개구부를 통해 지나간다. 이

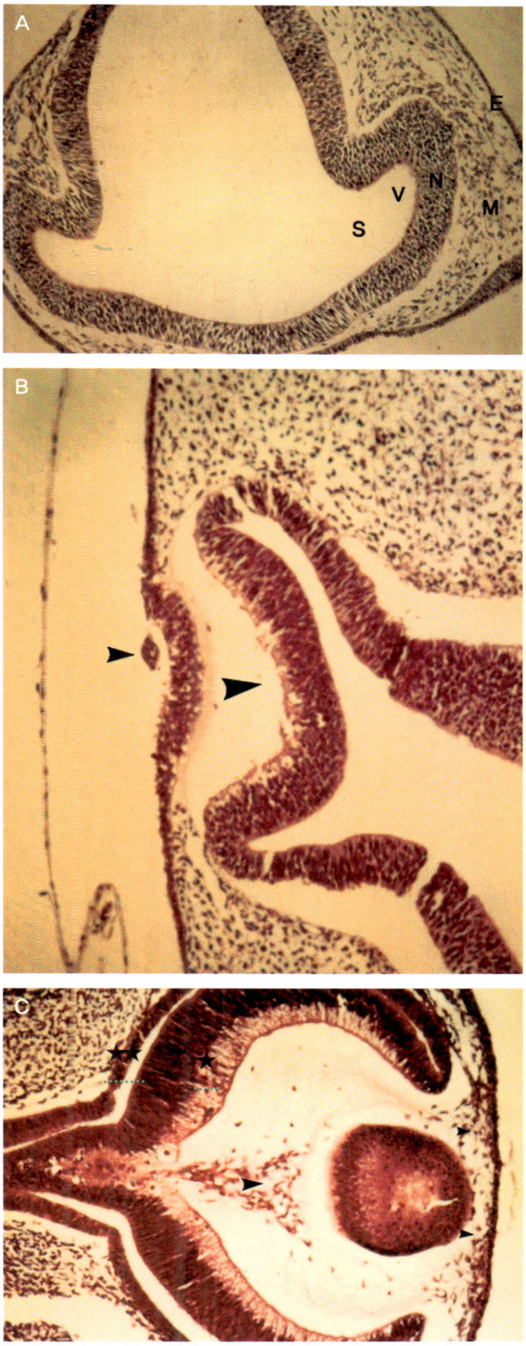

그림 2-1 눈구조의 태생학적 발생과정 **A.** 4mm 태생기의 앞뇌(E: 표면외배엽, M: 중배엽, N: 신경외배엽, V: 눈소포, S: 눈소포줄기). **B.** 5mm 시기. 함입으로 인한 눈술잔의 초기 형성. 표면외배엽(작은 화살촉)과 신경외배엽(큰 화살촉)의 함입이 시작되고 있다. **C.** 13mm 시기. 수정체소포의 일부와 동공막계(작은 화살촉), 유리체혈관망(큰 화살촉)이 보인다. 눈술잔의 안쪽 층인 신경망막(★)과 바깥쪽 층인 망막색소상피(★★)가 관찰된다.

시기에 눈의 기본구조가 대부분 결정되며 각 구조물은 계속 분화하며 발달한다. 일반적으로 임신 초기에는 안구의 뒷부분*posterior segment of eyeball*이 주로 분화하고, 후기에는 앞부분*anterior segment of eyeball*이 주로 분화한다.

Ⅲ 태생학적 기원

1. 표면외배엽

표면외배엽에서 발생하는 눈의 구조물은 수정체, 각막상피세포, 결막상피세포, 속눈썹, 마이봄샘, 몰샘, 자이스샘, 눈물샘, 덧눈물샘, 눈물길의 상피세포 등이다.

2. 신경외배엽

신경외배엽에서는 망막, 망막색소상피세포, 섬모체상피세포, 홍채상피세포, 동공조임근*sphincter pupillae*과 동공확대근*dilator pupillae*, 시신경섬유 등이 발생한다.

3. 중배엽

외안근과 안와, 쉴렘관의 내피세포, 안구의 혈관내피세포가 중배엽에서 발생한다.

4. 신경능선

신경능선은 신경외배엽 신경주름 근처에 있는 표면외배엽에서 생겨난다. 이곳에서는 각막기질세포, 각막, 섬유주의 내피세포, 데스메막, 홍채와 섬모체의 기질세포, 섬모체근, 안와골, 시신경집, 맥락막, 공막, 섬모체띠, 이차유리체 등이 발생한다.

Ⅳ 각 부분의 태생

1. 수정체

태생 4주에 생긴 수정체소포는 표면외배엽과 분리되어 눈술잔의 중앙 앞부분에 위치한다. 태생 7주에는 후부 수정체 상피세포로부터 증식한 원시 수정체섬유가 수정체소포 안쪽을 채우며, 수정체의 배아핵을 형성한다. 그 이후 나타나는 이차 수정체섬유는 수정체 적도부의 수정체 상피세포로부터 각각 앞뒤로 자라나 태생 7개월에 수정체 중앙부에서 서로 합쳐진다. 이차 수정체섬유는 출생 후에도 증식과 성장을 지속하여 수정체낭과 배아핵 사이로 양파껍질처럼 지속적으로 자라 들어간다. 이차 수정체섬유가 적도부 수정체 전극과 후극에서 합쳐지면서 전극에서는 Y봉합선, 후극에서는 역Y봉합선이 생겨난다.

2. 망막

눈술잔의 바깥층은 단층이며, 태생 5주(10mm 시기)에 색소가 나타나기 시작하여 망막의 색소상피세포가 된다. 속층은 신경망막으로 분화하여 9층으로 변하는데, 안쪽의 신경절세포층이 먼저 분화하고 시세포가 가장 늦게 분화한다. 태생 7개월에는 거의 성인과 같은 모양을 갖추게 된다.

황반은 태생 8개월까지는 망막의 다른 부분과 두께가 비슷하지만 중심오목에서 주변부로 신경요소들이 이동하여 생후 6개월에 오목한 형태가 완성된다.

3. 시신경

망막 신경절세포의 축삭돌기가 모여서 신경섬유층이 되며, 각각의 신경섬유가 모여서 눈소포줄기를 채우고 태생 7주에 시신경으로 발육한다. 시신경 주변으로 중배엽이 자라 들어가 시신경의 혈관사이막 *vascular septa*을 형성한다. 시신경을 둘러싸는 뇌막은 신경능선세포로부터 발생한다. 시신경의 말이집 형성*myelination*은 태생 8개월에 뇌의 시신경교차 부위에서 시작하여 시신경을 따라 안구 쪽으로 자라 나와 생후 1개월쯤에 사상판에 도달하면서 끝난다. 사상판은 시신경 말이집형성이 망막 쪽으로 진행하는 것을 막아 주지만 간혹 안저검사에서 시신경 근처의 망막 신경섬유층에서 말이집신경섬유들을 관찰할 수 있다.

4. 홍채와 섬모체

태생 3개월(50mm 시기)에 눈술잔 주변부에 2개 층의 상피세포가 형성되어 수정체 앞면에서 앞쪽으로 자라 나가고, 눈술잔 앞쪽 끝부분에 신경능선세포와 혈관이 많이 생겨서 홍채기질이 형성된다. 홍채에서는 2개 층의 상피층에 색소가 침착되지만 섬모체에서는 바깥층에만 색소가 침착된다. 또 섬모체의 상피층에 주름이 생겨 섬모체돌기*ciliary process*를 형성한다.

태생 5개월(150mm 시기)에는 동공조임근이 동공 근처 홍채 앞쪽에 색소가 침착되지 않은 상피층으로부터 발생하고, 동공확대근은 그보다 늦은 태생 6개월에 섬모체 근처 상피세포층에서 나타난다. 이 홍채의 두 근육은 신경외배엽에서 발생한 조직이다.

5. 맥락막

태생 3.5주(6mm 시기)에 모세혈관망이 눈술잔을 둘러싸서 맥락막을 형성하고 태생 6주(13mm 시기)에는 신경외배엽의 바깥층이 브루크막을 만든다. 태생 3개월에 맥락막의 큰 정맥층이 완성되면서 또아리정맥 *vortex vein*과 연결된다.

6. 유리체

유리체강은 태생 3.5주경에 원섬유물질*fibrillar material*, 중간엽세포*mesenchymal cell*, 유리체동맥*hyaloid artery*, 수정체혈관막*tunica vasculosa lentis* 등으로 이루어진 일차유리체*primary vitreous*로 형성된다. 태생 9주에 유리체관*hyaloid canal*만 남기고 일차유리체가 퇴화되며 유리체강은 이차유리체*secondary vitreous*로 채워진다. 이차유리체는 무혈관이며 유리체세포 *hyalocyte*를 제외하면 세포가 거의 없는 조직이다.

7. 혈관계

눈과 안와의 모든 혈관들은 중배엽으로부터 유래한다. 태생 6주에 유리체동맥으로부터 발생한 긴섬모체동맥*long ciliary artery*이 앞쪽으로 자라 나와 태생 7주에 수정체 앞쪽에서 홍채큰동맥고리를 형성한다. 이 동맥고리로부터 홍채기질로 혈관이 자라서 태생 7개월에 홍채혈관계가 완성된다. 유리체동맥은 일차유리체나 수정체혈관망 등을 만든 후 점차 퇴화한다. 태생 4개월 무렵에는 유리체혈관의 퇴화가 더욱 뚜렷해지고, 시신경유두에서는 망막혈관이 자라 나오기 시작한다. 망막혈관은 동맥과 정맥이 동시에 자라 나오며, 시신경유두로부터 망막 주변부로 자라 나가 태생 8개월에 코쪽 망막, 태생 10개월에 귀쪽 망막톱니둘레에 다다른다.

8. 각막

각막상피세포는 표면외배엽에서 발생하지만 각막의 다른 부분은 신경능선에서 발생한다. 데스메막은 각막내피세포의 분비물로 만들어지며 태생 13주에 완성된다. 태생 4개월에 각막상피세포층 아래에 있는 기질이 응집하여 보우만층을 만든다. 이 시기에는 각막과 공각의 경계가 뚜렷하게 구별된다.

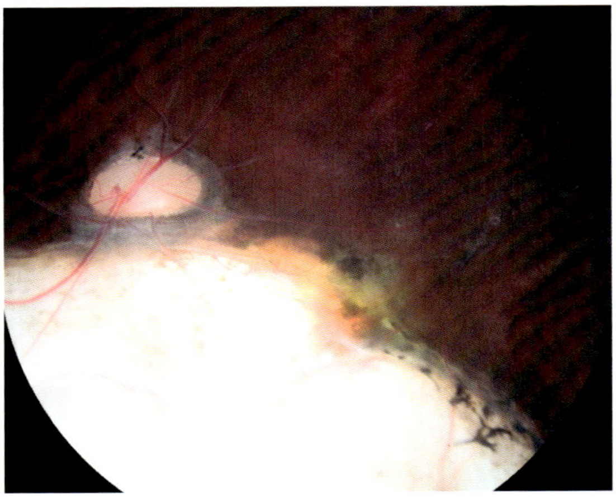

그림 2-2 망막결손 시신경 아래쪽으로 광범위한 망막결손 부위가 보인다.

9. 앞방

앞방은 태생 7주에 발생하지만 태어날 때까지는 매우 얕은 상태로 남아 있다. 쉴렘관은 태생 9주경에 발생한다. 홍채는 발생 초기에는 앞쪽에 위치하지만 앞방각이 발육하면서 점차 뒤쪽으로 밀려난다. 섬유주는 눈술잔가장자리 부근의 신경능선에서 발생한다. 방수유출로는 태어나기 전에 완성된다.

10. 공막과 외안근

공막은 중배엽과 신경능선세포에서, 외안근은 중배엽에서 태생 7주에 발생하며 태생 4개월까지 발달한다. 테논낭은 태생 3개월에 외안근이 안구에 부착하는 지점에서 발생하여 태생 5개월에 완성된다.

11. 눈꺼풀과 눈물기관

눈꺼풀 표피와 결막상피세포는 표면외배엽에서 발생하지만 그 밖의 눈꺼풀 조직은 중배엽에서 발생한다. 태생 6주에 표면외배엽에서 위·아래눈꺼풀이 발생하여 각각 위·아래 방향으로 자라나, 태생 8주에는 중간 지점에서 서로 합쳐진다. 합쳐진 눈꺼풀은 눈꺼풀 내부조직들이 완성될 때까지 닫혀 있다가 태생 5개월에 분리되기 시작하여 태생 7개월에 위·아래눈꺼풀로 완전히 분리된다.

눈물샘과 덧눈물샘은 태생 8주에 표면외배엽에서 발생한다. 눈물샘의 기능은 태어날 때는 완전하지 않으며, 보통 생후 3년에 완전해진다. 눈물길을 구성하는 눈물소관, 눈물주머니, 코눈물관 등도 눈물샘과 비슷한 시기에 발생해 태어나기 직전에 완성된다.

V 선천이상

태생기 안구의 발달 과정에서 장애가 일어나면 각 단계마다 다양한 선천이상이 나타날 수 있다.

1. 단안증*cyclopia*

두 눈이 발달 과정에서 융합되어 안구가 얼굴 중앙에 1개밖에 없는 선천기형이다.

2. 망막결손*coloboma of retina*

망막의 부분적 결손으로 주로 시신경 아래쪽에 발생한다. 눈술잔틈새가 제대로 막히지 못하여 발생한다 (그림 2-2).

3. 무안구증*anophthalmos*, 소안구증*microphthalmos*

태생 4주경에 눈소포가 형성되지 않으면 안구가 없는 무안구증이 되며, 눈소포가 형성된 이후에 성장이 멈추면 소안구증이 된다. 보통 태생 8주 이후에 성장이 멈출 경우 안구의 크기는 작지만 치명적 결함은 발생하지 않는다.

4. 홍채결손*coloboma of iris*

태생 6주경에 눈술잔틈새가 막히지 못하여 발생하는 선천기형으로, 주로 홍채 아래쪽이 없거나 홍채 테두리가 패인 듯한 모습을 보인다(그림 2-3).

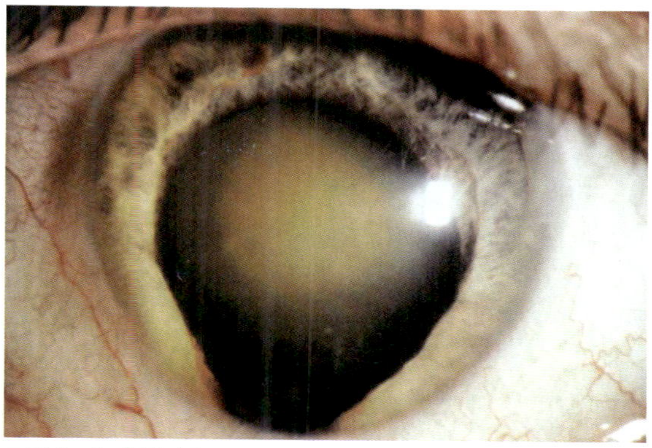

그림 2-3 홍채결손

5. 선천무수정체*congenital aphakia*

태생 4주경에 수정체판이 형성되지 못하거나 그 이후에 수정체 소포가 형성되지 않아 발생하는 선천기형이다.

6. 눈꺼풀결손*coloboma of eyelid*

태생 6주 이후에 눈꺼풀이 발생하는 과정에서 국소적 발달장애가 발생하여 생기는 기형이다. 주로 위눈꺼풀에 발생하며, 전체 눈꺼풀결손은 드물다.

7. 잔류동공막*persistant pupillary membrane*

동공막은 수정체에 혈액을 공급하기 위해 태생기에 존재하지만 출생 시기에 위축된다. 출생 후 위축된 동공막이 존재하는 경우 시력저하의 원인이 될 수 있다(그림 2-4).

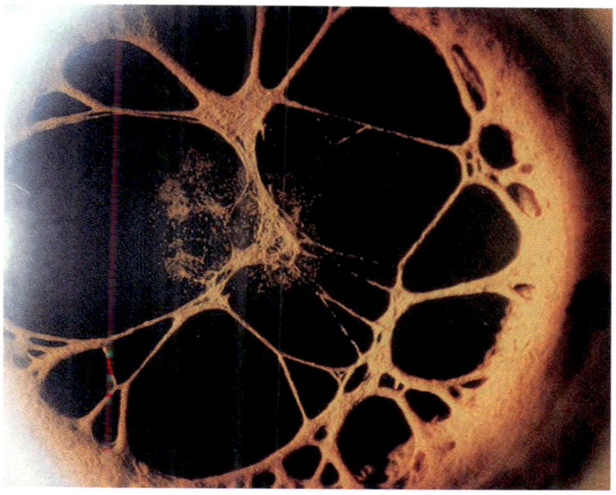

그림 2-4 잔류동공막

망막변성질환과 줄기세포 치료

실명의 주요 원인인 망막변성은 전 세계적으로 환자가 수백만 명에 이르는 질환이지만 마땅한 치료법은 아직 없습니다. 세포를 근간으로 하는 줄기세포 치료가 이러한 난치성 망막 질환에서 잠재적 가능성을 보여 주고 있습니다.

2011년에 쥐 배아줄기세포 덩어리가 속이 빈 구형에서 눈소포*optic vesicle* 형태로, 이어서 눈술잔*optic cup*의 3차원 구조로 발달하며, 이 눈술잔 조직은 망막색소상피와 체계화된 신경망막조직을 포함한다는 연구 결과가 발표되었습니다.

이후 인간배아줄기세포로도 3차원적 눈소포 형태를 만들 수 있음이 보고되어 망막변성 치료의 가능성이 열렸습니다. 기존 연구에 따르면 광수용세포를 만드는 줄기세포의 가능성이 있는 세포는 그 자체가 주요 배세포인 외배엽, 중배엽, 내배엽으로 분화 가능한 다능*pluripoteny*을 가진 배아줄기세포*embryonic stem cell; ESCs*와 성체세포에서 특별한 전사인자*transcription factors*(Oct-4, SOX2, NANOG, LIN28)를 이용하여 줄기세포로 유도된 유도만능줄기세포*induced pluripotent stem cell; iPSCs*입니다.

현재 건성 나이관련황반변성*dry age-related macular degeneration*과 스타가르트병에 인간배아줄기세포에서 유도된 망막색소상피*hESC-derived RPE*나 인간태반조직유도줄기세포*human umbilical tissue-derived stem cells* 등을 이용하는 임상시험이 진행 중입니다.

또한 망막색소상피이상을 동반한 망막색소변성*retinitis pigmentosa* 치료를 위해 골수에서 유도된 중간엽줄기세포*bone marrow-derived mesenchymal stem cell*를 이용하는 치료가 임상시험 중입니다.

분화가 잘된 줄기세포를 이용하더라도 이식과정과 이식 후 치료 관리가 중요합니다. 줄기세포 이식 후 생착률을 높이기 위한 면역반응 조절 여부, 적정한 줄기세포 투여량, 망막하*subretinal* 또는 유리체 내 주입 등의 적절한 투여 경로, 줄기세포 생착률을 높여 주는 매개체의 개발, 이식된 줄기세포의 시각경로 재건 확률을 높이기 위한 연구 등 여전히 풀어야 할 과제가 남아 있습니다. 난치성 망막변성 환자에서 장기 안정성과 시력 호전 효과를 얻기 위한 세포 치료 연구는 계속되고 있습니다.

황반의 중심오목은 왜 움푹 파인 모양이며 시력에 중요한 역할을 할까요?

황반*macula*은 망막 중심 부분에 있는 지름 5.5mm의 동심원 영역입니다. 황반의 한가운데 직경 1.5mm의 어둡게 보이는 부분을 중심오목*fovea*이라고 합니다. 이 부분은 아래 빛간섭단층촬영의 중심부처럼 오목한 모양의 단면을 보입니다(그림 1). 이 기관은 우리 시야에서 중심 시력을 담당하는 역할을 합니다. 중심오목에는 망막 내 혈관이 존재하지 않으며 시세포 이외의 세포는 거의 존재하지 않습니다. 즉 다른 부분의 망막에서 보이는 망막 내층에 원래 존재하는 구조물이나 세포가 중심오목에는 존재하지 않기 때문에 움푹 패인 모양을 띠며 이러한 구조로 인해 다른 방해물 없이 시세포에 빛이 도달할 수 있습니다.

망막의 시세포에는 막대세포*rod cell*와 원뿔세포*cone cell*가 있습니다. 한 눈의 망막에는 약 600만 개의 원뿔세포와 1억 2천만 개의 막대세포가 존재하며 이들은 양극세포를 통해 약 120만 개의 신경절세포와 연결된 구조를 갖습니다. 막대세포는 주로 어두운 빛에 반응하며 명암의 감각을 느끼게 해주고, 원뿔세포는 밝은 빛을 감지하며 색과 형태를 정확히 감지하게 해주는 역할을 합니다. 원뿔세포는 중심오목에서는 높은 밀도로, 주변부에서는 낮은 밀도로 존재합니다(그림 2). 막대세포는 주로 망막의 중심부보다 주변부에 많이 분포해 있습니다. 또한 중심부에서는 1개의 원뿔세포당 1개의 양극세포를 통해 1개의 신경절세포와 연결되는 반면, 망막 주변부에서는 여러 개의 막대세포가 1개의 신경절세포로 신호를 전달합니다. 따라서 중심와에서는 물체를 분별하는 변별력이 뛰어나 높은 시력을 유지할 수 있고 주변부로 갈수록 물체를 정확히 감지할 수 있는 능력이 떨어지게 되는 것입니다(대신 주변부 세포는 움직임과 명암을 구별하는 기능이 더 발달합니다).

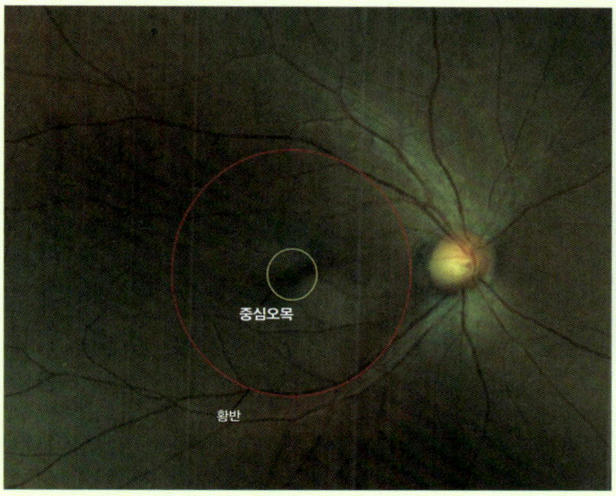

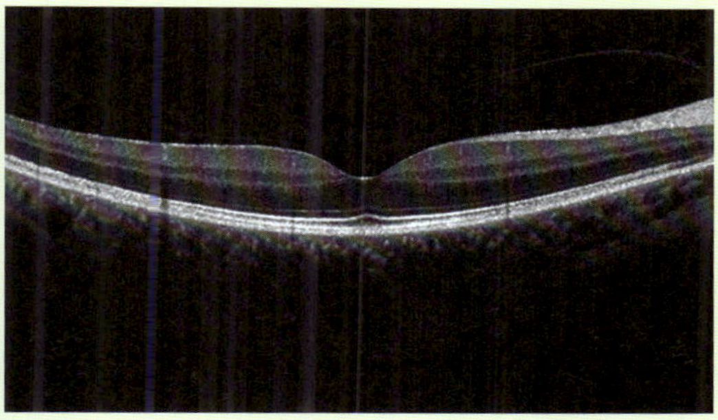

그림 1. 안저사진(왼쪽) 및 빛간섭단층촬영(오른쪽)에서의 황반과 중심오목

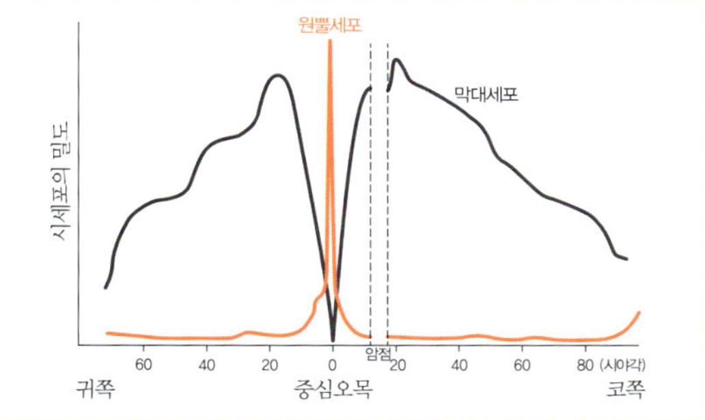

그림 2. 시야각에 따른 원뿔세포와 막대세포의 밀도

3

유전

유전학에 대한 이해는 발생, 발달, 나아가 개별 질환에 대한 이해를 증진하는 데에 필수적이다. 분자유전학의 발전으로 검사실 유전자검사*laboratory genetic test*를 통해 인간의 유전체*genome* 정보를 알게 되면서 현대의 유전학은 유전*inheritance*뿐 아니라 유전자의 기능에 대한 학문으로 발전하였다. 이 장에서는 흔한 안질환의 선천기형, 가계도 파악을 통해 다른 가족 구성원의 질환을 발견하기 위해 알아야 하는 유전 양상, 염색체 이상, 대사 이상에서의 눈 이상에 대해 다룬다. 아울러 이종 질환*heterogeneous disease*을 초래하는 유전적 변이 및 개인 환자 분석에 대해 알아본다.

핵 DNA 이상은 멘델의 유전방식을 따르며, 사립체 DNA(mitochondrial DNA; mtDNA) 이상은 세포질유전*cytoplasmic inheritance* 방식을 보인다. 다인자유전*multifactorial inheritance*은 환경적 요인과 유전적 요인이 복합적으로 작용하는 유전 형태이다. 유전성*hereditary*이란 개인의 특정 유전자 조합으로 한 세대에서 다른 세대로 유전적으로 전해지는 것을 말한다. 병을 정의할 때 유전질환*genetic disorder*이란 유전자 이상으로 질환이 생기는 것을 말하며 후천적*acquired*으로 또는 유전성*hereditary*으로 생길 수 있다. 가족성*familial*이란 가족 구성원 한 명 이상에서 나타나는 이상을 말한다. 선천성*congenital*이란 출생 시 나타나는 이상을 말한다.

I 보통염색체우성유전

이 유전의 특징은, 비정상적인 우성유전인자는 그 대

립유전자가 정상이더라도 비정상적인 유전형질이 표현된다는 것이다. 즉 대립유전자 중 하나에만 이상이 있어도 표현형은 이상으로 나타난다. 남성과 여성에게 똑같이 이환되며, 유전자형이 정상인 사람이 배우자라면 이환된 유전자가 각 자녀들에게 표현될 확률은 50%이다. 또한 이상형질은 세대를 건너뛰지 않고 각 세대에 나타나며 부모 중 한 사람이 이환되어 있다.

안과에서 볼 수 있는 보통염색체우성유전*autosomal dominant inheritance* 질환은 선천백내장, 무홍채증*aniridia*, 소아녹내장*juvenile glaucoma*, 각막이상증*corneal dystrophy*, 마르팡증후군*Marfan syndrome*, 모반증*phakomatosis*, 베스트병*Best disease*, 망막모세포종*retinoblastoma*, 망막색소변성*retinitis pigmentosa*, 불완전뼈발생*osteogenesis imperfecta*, 폰히펠-린다우병*von Hippel-Lindau disease*, 결절경화증*tuberous sclerosis*, 헌팅턴병*Huntington disease*, 가드너증후군*Gardner syndrome*, 스티클러증후군*Stickler syndrome* 등이 있다.

II 보통염색체열성유전

이 유전은 부모에게는 질환이 발현되지 않고, 자녀의 25%에서 이환되며 50%는 보인자*carrier*이고 25%는 유전학적으로 완전히 정상이라는 것이 특징이다. 이 유전이 이상을 나타내려면 보통염색체열성유전자가 쌍을 이루어야 한다. 근친결혼한 가계에 발생빈도가 높고 남녀 모두에게 나타나는데, 대부분의 유전성 효소결핍 질환이 이에 속한다.

보통염색체열성유전*autosomal recessive inheritance*을 나타내는 안과 질환으로는 로렌스-문-비들증후군*Laurence-Moon-Biedl syndrome*, 눈피부백색증*oculocutaneous albinism*, 갈락토키나아제결핍증*galactokinase deficiency*, 티로신혈증*tyrosinemia*, 레프숨증후군*Refsum syndrome*, 파브리병*Fabry disease*, 엘러스-단로스증후군*Ehlers-Danlos syndrome*, 테이-삭스병*Tay-Sachs disease* 등이 있다.

III 성연관유전

유전인자가 성염색체인 X 또는 Y염색체 내에 있어서 유전되는 것을 성연관유전*sex-linked inheritance*이라 한다. 성연관유전은 X염색체로 인한 성연관열성유전이 대부분이다.

X연관열성유전*X-linked recessive inheritance*은 남성에게만 증상이 나타나며, 이환된 남성은 모든 딸에게 유전자를 전달하고, 아들에게는 직접 유전되지 않는다. 어머니가 보인자인 경우 남아의 50%는 발병하고 여아의 50%는 보인자가 된다.

이에 속한 안과 질환은 색맹*color blindness*, 눈백색증*ocular albinism*, 망막층간분리*retinoschisis*, X연관망막색소변성*X-linked retinitis pigmentosa* 등이다.

IV 세포질유전

멘델의 유전방식을 보이는 핵 DNA 이상과 달리 사립체 DNA 이상은 세포질유전방식을 보인다.

사립체는 세포질 내에만 있고 핵에는 없다. 남성의 정자는 핵으로만 구성되고 세포질이 없으므로, 만약 남성이 사립체 DNA 이상으로 인한 환자이거나 보인자인 경우 후대에 유전자이상을 전하지 않는다. 반면 난자는 핵과 세포질로 이루어져 있으므로 사립체 DNA 이상을 후대에 100% 전한다. 따라서 여성이 환자이거나 보인자인 경우 아들과 딸을 포함한 모든 자녀는 사립체 DNA 이상이 있는 유전자를 갖게 된다. 단 사립체 질환은 유전자이상이 있다고 해서 모두 질병으로 발현되지는 않으며, 후대에 유전자만 전해 주고 질병이 평생 발현되지 않을 수도 있다. 대표적인 사립체 질환인 레버유전시신경병증*Leber's hereditary optic neuropathy*의 경우 남성의 발병률이 높고 여성의 발병률이 낮다. 즉 레버유전시신경병증이 있는 가계의 여성은 발병하지 않고 평생 보인자로 남을 가능성이 높지만 자녀에게는 100% 유전자이상을 전하고, 남성은 발병할 가능성이 높지만 후대에 유전자이상을 전하지 않는다. 이 외에 사립체 질환으로 만성진행바깥눈근육마비*chronic progressive external ophthalmoplegia*가 있다.

V 다인자유전

멘델의 유전방식과 달리 환경적 요인과 유전적 요인이 복합적으로 작용하여 유전형질을 결정하는 유전현상이 다인자유전*multifactorial inheritance*이다. 여러 가지 유전적, 환경적 요인으로 인해 질환의 양상이 매우 다양하다. 안과 질환으로는 나이관련황반변성*age-related macular degeneration*, 개방각녹내장*primary open angle glaucoma*, 근시*myopia* 등이 있다.

부모로부터 전해진 유전자들은 복합적으로 작용하여 역치*threshold*에 이르면 그 효과가 나타난다.

VI 염색체이상

인체 세포에는 보통염색체 44개와 XX 또는 XY로 표시되는 2개의 성염색체를 포함해 총 46개의 염색체가 있다. 1959년 다운증후군*Down syndrome* 환자의 염색체 수가 47개임이 밝혀짐으로써 염색체 수와 구조의 이상으로 인해 질환이 생길 수 있다는 사실을 알게 되었다. 세포유전학적 연구를 통해 염색체를 중심절*centromere*의 크기와 위치에 따라 7개군으로 분류할 수 있게 되었고, 염색체 수의 이상과 임상양상의 관계도 확립되었다. 염색체 구조의 이상도 여러 가지 질환을 일으키는데, 염색체의 결손*deletion*, 자리옮김*translocation*, 복제*duplication*, 역위*inversion*, 같은팔염색체*isochromosome* 등이 있다. 이 절에서는 염색체 이상으로 인해 나타나는 대표적 질환들을 소개한다.

1. 보통염색체 수의 이상

(1) 13번세염색체증후군*trisomy 13 syndrome*(파타우증후군*Patau syndrome*)

염색체 D군의 침범으로 발병하기 때문에 D증후군이라고도 부른다. 약 80%에서 작은안구증*microphthalmia*, 홍채결손*iris coloboma*, 망막형성이상*retinal dysplasia*, 두눈먼거리증*hypertelorism*이 나타난다. 대부분 6개월 이내에 사망한다.

(2) 18번세염색체증후군*trisomy 18 syndrome*(에드워즈증후군*Edwards syndrome*)

염색체 E군의 침범으로 일어난다. 눈의 이상으로는 작은안구증, 눈꺼풀처짐*blepharoptosis*, 안쪽눈구석주름*epicanthus*, 사시*strabismus*, 백내장, 각막혼탁, 녹내장, 시신경위축 등을 볼 수 있다.

(3) 21번세염색체증후군*trisomy 21 syndrome*(다운증후군, 몽골증*Mongolism*)

가장 흔하고 널리 알려진 질환으로 21번 염색체가 3개이며, D나 E군으로의 자리옮김도 볼 수 있다. 눈의 이상으로 비껴 올라간 눈꺼풀틈새, 두눈먼거리증, 안쪽눈구석주름 등이 나타난다. 브러시필드반점*brushfield spots*(90%)이 보이고 백내장(5%), 사시(30%), 눈떨림 등이 동반된다.

2. 성염색체 수의 이상

(1) 홑염색체*monosomy*(터너증후군*Turner syndrome*)

이환된 여성은 단 하나의 X염색체만을 가지며 남성을 나타내는 염색체를 볼 수 없기 때문에 염색체 수가 45개이다. 약 8%에서 색맹이 나타나며 남성과 빈도가 같다. 눈꺼풀처짐, 사시, 백내장, 각막혼탁, 선천녹내장 등을 볼 수 있다.

3. 염색체구조이상

(1) 4p결손증후군*4p deletion syndrome*(볼프-히르슈호른증후군*Wolf-Hirschhorn syndrome*)

부분적으로 4번 염색체의 짧은팔*short arm*에 결손이 있어 생기는 증후군이며 사시, 눈꺼풀처짐, 홍채결손 등을 볼 수 있다.

(2) 5p결손증후군*5p deletion syndrome*(고양이울음증후군*Cri du chat syndrome*)

5번 염색체의 짧은팔에 이상이 있을 때 발생하며 안쪽눈구석주름, 교대내사시 등을 나타낸다.

(3) 11p결손증후군*11p deletion syndrome*

11번 염색체의 짧은팔에 이상이 생겨 PAX6 유전자가 결손되어 발생하는 증후군으로, 무홍채증이 나타난다.

(4) 13q결손증후군*13q deletion syndrome*

13번 염색체의 긴팔*long arm*에 이상이 있을 때 발생하며, 안와의 이상, 두눈먼거리증, 안쪽눈구석주름, 눈꺼풀처짐이 동반될 수 있다.

Ⅶ 기타 유전 질환

용해소체 질환*lysosomal disorders*으로 인해 각막혼탁, 시신경위축, 앵두반점*cherry-red spot*, 망막변성 등이 나타난다. 스핑고리피드증*spingolipidosis*은 니만-피크병*Niemann-Pick disease*, 테이-삭스병, 고셰병*Gaucher disease* 등을 유발한다. 점액다당류증*mucopolysaccharidosis*은 헐러병*Hurler disease*, 헌터병*Hunter disease*을 일으킬 수 있다. 아미노산 대사이상으로 인해 알캅톤뇨증*alcaptonuria*, 호모시스틴뇨증*homocystinuria* 등이, 탄수화물 대사이상으로 인해 갈락토오스혈증*galactosemia*이 발생한다.

유전 질환 환자를 대할 때 고려해야 하는 사항은 다음과 같다. 유전 안질환이 의심되는 환자에서 출생병력, 가계도를 파악하고 눈, 눈 부속기 및 신체 검사를 수행하며, 필요 시 안과 영상검사, 시야검사, 망막전위도검사, 생화학적 검사 등을 수행한다. 분자유전학적 검사를 의뢰하고, 임상 진단과 종합하여 그 결과를 해석한다.

1. 유전 상담

다음 세대에 전해질 수 있는 유전적 질병에 관해 환자와 가족에게 효과적으로 설명해 주려면 기본적인 유전학적 지식과 상담이 필요하다.

먼저 가족력이 중요한데, 때로는 한 질병의 전달방식이 한 가지 이상인 경우도 있다. 예를 들면 망막색소변성은 보통염색체우성유전, 보통염색체열성유전, X연관열성유전의 세 가지 방식을 모두 취한다. 임신 중의 건강 상태 역시 중요하며, 선천백내장처럼 유전자이상과 무관하게 발생하는 질환도 있다.

2. 산전진단

일부 질환의 경우 임신 14~16주에 양수천자를 실시해 양수세포를 얻거나, 임신 8~12주에 융모막을 채취해 DNA 결합 또는 DNA 탐색자 방법으로 염색체 이상을 산전에 진단할 수 있다.

3. 유전 보인자 상태

유전 보인자 상태를 알고 있으면 질병의 전달을 정확하게 예측할 수 있고, 질병의 유전양상을 밝히는 데 도움이 된다.

(1) 보통염색체우성유전 질환

경미한 양상으로 나타나며, 이론적으로 유전될 확률이 50%이므로 유전 상담 시 보인자 진단이 매우 중요하다.

(2) 보통염색체열성유전 질환

부모가 모두 보인자일 때 25%에서 질병이 발현된다.

(3) X연관열성유전 질환

X연관열성유전 질환이 있는 여성 보인자에서 나타나는 미세한 임상 발현은 비보인자를 감별하는 데 도움이 된다.

4. 변이

변이를 일으킬 수 있는 외부 조건으로 열, 방사선, 활동방사선물질 등이 있다. 어떤 변이는 특정 유전자에 반복적으로 일어나 특별한 질병을 발현시킨다. 망막모세포종은 염색체 13q의 변이로 인해 발생한다.

5. 질병 유전자의 발굴

인간의 유전체에서 질병 원인 유전자를 찾아내기 위하여 질병 유전자의 영향력의 정도와 수에 따라 유전 연관분석*linkage analysis*이나 연관성 연구*association study*를 이용한다.

유전 연관분석에는 가계도를 통해 알아낸 3세대에 대한 유전정보와 임상정보가 필요하다. 유전 연관분석은 단일유전자 질병에 관련된 유전자 발굴에 활용되어 망막모세포종*retinoblastoma* 무홍채증*aniridia*의 원인 유전자를 밝히는 데 기여했다. 복합 질병에는 다수의 유전자가 관여하기 때문에 환자와 정상인 그룹에서 유전 마커의 빈도 차이를 조사하여 특정 유전자 또는 유전체 위치를 규명하는 연관성 연구를 이용한다.

유전 마커로 이용되는 단일염기다형성은 사람의 DNA 염기서열에서 하나의 염기서열 차이를 보이는 유전적 변이를 말한다. 한 개인의 유전체에는 인종에 따라 300만~400만 개 정도의 SNP가 있다고 알려져 있다. 최근에 인간 유전체의 정보가 밝혀지고 대량의 유전변이형을 조사할 수 있는 SNP chip이 상업적으로 이용 가능해짐에 따라 복합 질병의 유전자 발굴 연구가 급진전되었다. 전장유전체 연관성 연구*genome-wide association study; GWAS*는 인간 유전체의 대표적인 SNP 마커를 사용하여 다수의 유전자가 관련된 유전변이형을 발굴하는 유전분석법이다. 최초의 전장유전체 연관성 연구는 나이관련황반변성*age-related macular degeneration* 질환 유전자 발굴에 적용되어 보체인자*complement factor* H 유전자의 2개의 인트론의*intronic SNP*가 강하게 연관됨을 발견하고 보체인자 H의 모든 엑손*exon*의 염기서열을 분석하여 Tyr402His(exon 9 of CFH; rs1061170) 유전변이가 이 질환의 원인임을 규명하였다. 전장유전체 연관성 연구를 통해 나이관련황반변성의 원인을 성공적으로 규명함에 따라 이후에 많은 SNP 마커를 분석할 수 있는 고집적 SNP chip이 발전함으로써 다양한 질환의 원인 유전자 발굴이 가능하게 되었다.

유전체 검사*genomic test*는 많은 수의 유전 검사를 병렬로 수행하는 것으로, 유전자 검사 및 유전체 검사를 통해 안질환과 관련 있는 중요 유전자를 밝혀낼 수 있으며, 유전자 치료의 표적이 될 수 있는 생물학적 경로를 찾아낼 수 있다. 또 유전자 검사를 통해 질환의 발생 위험도를 예측하고, 특정 질환의 발생 위험도가 높은 환자군의 경우 위험인자 관리 등을 통해 해당 질환의 발생 및 진행을 예방할 수 있다.

유전자 치료

유전자 치료는 유전성*inherited* 혹은 후천성*acquired*으로 실명을 일으키는 망막질환에 적용될 수 있습니다. 망막질환을 일으키는 원인 유전자를 치료하기 위해 비교적 쉽게 유전자와 이들 유전자의 발현에 필요한 promotor 등을 포함한 조절 요소를 효과적으로 망막세포에 전달하기 위한 기술이 발전되고 있습니다.

유전정보를 포함한 핵산*nucleic acid*은 세포벽을 쉽게 투과할 수 없기 때문에 유전자 치료를 위해 핵 안으로 특정 유전자를 전달하려면 벡터*vector*를 이용해야 합니다. 아데노바이러스*adenovirus*나 렌티바이러스*lentivirus* 같은 바이러스 벡터나 전기천공법*electrophoration*, 이온이동법*iontophoresis* 같은 비바이러스 벡터가 주로 쓰이고 있습니다. 최근 20~30년간 망막질환과 관련된 유전자가 밝혀지고 있고, 벡터 조작 기술과 전달 과정의 발전으로 실제 인간을 대상으로 한 유전자 치료의 임상시험이 여럿 진행 중입니다.

RPE65 단백질 변이 레버선천흑암시*Leber congenial amaurosis*는 망막색소상피의 RPE65 단백 기능이 손실되어 발생하는 질환으로, 2007년부터 이 질환에 대하여 유전자 증대 치료를 시도하는 임상시험이 시행되고 있습니다. 아데노연관바이러스 혈청형 2 벡터*Adeno-associated virus serotype 2 vector*를 이용하여 인간 RPE65 cDNA를 망막 아래 망막색소상피*RPE*에 주입했는데, 초기 결과에서 광과민성, 시력, 시야가 모두 호전되는 효과를 확인했습니다.

현재 습성 황반변성의 주된 치료방법은 안내 항혈관내피성장인자*anti-VEGF* 주입입니다. 하지만 지속적으로 재주입해야 하므로 의료비 부담이라는 문제가 있어, 한 번 주입으로 오랫동안 약효가 지속되는 약물 개발이 필요한 상황입니다. 동물모델에서 아데노연관바이러스 전달 수용성 혈관내피성장인자 수용체*adeno-associated virus-carrying soluble VEGF receptor*를 유리체강 안에 주입했을 때 혈관신생 촉진을 저해하는 효과가 있음이 알려졌습니다. 그 외에도 혈관신생을 저해하는 효과가 있는 안지오스타틴*angiostatin*과 엔도스타틴*endostatin*을 렌티바이러스를 벡터로 하여 전달하는 RetinoStat®(Lentivirus vector delivering angiostatin and endostatin)을 망막 밑으로 주입하는 임상연구도 진행 중입니다. 또한 망막변성 환자를 대상으로 캡슐화된 세포를 이용하여 섬모향신경성인자*ciliary neurotrophic factor; CNTF*를 주입하는 연구를 시행하여 시력손실을 늦추는 결과를 얻었습니다.

많은 환자를 대상으로 하는 임상시험을 거쳐 가까운 미래에 임상 현장에서 유전자 치료가 활용되기를 기대합니다.

4

검사

I 타각적 검사

1. 외안부 검사

외안부란 밖으로 드러난 눈의 부위를 가리키며, 눈꺼풀, 눈썹, 속눈썹, 결막, 각막, 공막 등이 이에 포함된다.

일반적으로 안과 검사를 할 때 많은 기구가 필요하기 때문에 기구가 없으면 검사할 수 없다고 생각하기 쉬운데, 실제로는 간단한 손전등으로 주의 깊게 관찰하는 것만으로도 많은 사실을 알 수 있다.

눈을 전신상태와 연관지어 관찰하면 전신 건강 상태에 대해 상당히 많은 정보를 얻을 수 있다.[1] 따라서 눈을 검사할 때는 외모, 특히 얼굴 전체와 눈의 외관을 먼저 관찰한 다음 눈꺼풀부터 검사하기 시작한다.

(1) 일반적인 외안부 검사

1) 눈꺼풀과 눈꺼풀틈새

눈꺼풀의 모양과 색, 윤기 등을 관찰하고, 부종이나 국소적 종창이 있을 때는 촉진으로 크기, 단단한 정도, 주변과의 유착 여부 등을 확인한다. 눈꺼풀의 위치는 정상인지, 운동은 자유로운지 관찰한다. 눈꺼풀처짐*blepharoptosis*이 한쪽 눈에만 있으면 쉽게 발견할 수 있지만 경도의 눈꺼풀처짐이 양쪽 눈에 있으면 그냥 지나치기가 쉽다.[2]

❶ 안구돌출과 갑상샘 질환의 관계, 눈꺼풀처짐과 근무력증*myasthenia*, 눈떨림*nystagmus*과 뇌손상, 아르길-로버트슨동공*Argyll-Robertson pupil*과 매독의 관련성 등을 염두에 두고 검사하면 진단하는 데 많은 도움이 된다.

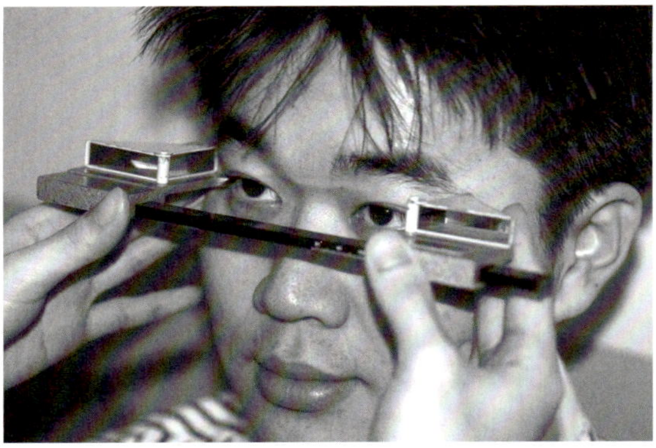

그림 4-1 안구돌출계

각막의 위아래, 특히 12시 방향의 각막은 정상인의 경우 위눈꺼풀로 2mm 정도 덮여 있고 눈꺼풀틈새의 수직 길이는 10mm 정도이다. 만약 12시 방향의 각막이 노출되거나(눈꺼풀뒤당김*lid retraction*) 눈꺼풀이 눈을 아래로 향할 때 잘 따라 내려오지 못하면(눈꺼풀내림지체*lid lag*) 그레이브스병*Graves disease*을 의심해야 한다.

2) 눈썹과 속눈썹

눈썹의 모양, 위치를 잘 살피면 눈꺼풀처짐 여부를 알 수 있다. 눈꺼풀처짐이 있을 때 환자는 이마의 근육을 이용하여 처진 눈꺼풀을 들어올리려고 노력하기 때문에 이마에 깊은 주름이 생기고 눈썹이 위로 올라간다.

눈꺼풀처짐이 한 눈에만 있으면 다른 쪽 눈과 비교하여 그 정도를 판단할 수 있으나, 두 눈에 다 있다면 환자에게 정면 주시를 하게 한 후 눈꺼풀틈새의 수직 길이, 각막반사로부터 위눈꺼풀 중앙까지의 거리, 눈꺼풀올림근 기능 등을 평가하여 진단할 수 있다.

옆에서 불빛을 비추어 속눈썹의 방향을 관찰하여 눈꺼풀속말림*entropion*, 눈꺼풀겉말림*ectropion*을 확인한다. 특히 어린이가 눈을 자주 비비고 눈물이 나고 눈곱이 잘 끼면 눈꺼풀속말림이나 덧눈꺼풀*epiblepharon*을 먼저 의심해야 한다. 속눈썹의 부분적 결손 유무도 관찰해야 하며, 속눈썹의 뿌리에 비듬이 끼어 있고 주변 눈꺼풀테가 충혈되어 있으면 눈꺼풀테염*blepharitis*을 의심해야 한다. 눈꺼풀테에 만성 염증이 있으면 모낭이 파괴되어 속눈썹이 빠지는 경우가 많다.

> ❷ 한쪽 눈에 갑자기 눈꺼풀처짐이 생기면 환자에게 아침과 저녁에 증세의 차이가 있는지를 물어보고 텐실론*Tensilon*(염화에드로포늄*edrophonium chloride*)검사나 네오스티그민*neostigmine*검사로 근무력증을 감별진단해야 한다.

3) 안구의 위치

안구의 돌출 여부는 안구돌출계를 사용하여 측정한다(그림 4-1). 안구돌출계가 없으면 환자에게 정면을 보게 하고, 밀리미터(mm) 눈금자를 귀쪽 눈구석 안와가장자리에 수직으로 놓고 안와가장자리부터 각막 정점까지의 거리를 잰다. 눈꺼풀틈새가 넓어 흰자위가 많이 드러나는 사람은 실제보다 안구가 돌출되어 보인다. 우리나라 사람의 표준치는 10~14mm이며, 두 눈의 차이가 2mm를 넘으면 이상이 있는 것으로 생각해야 한다. 안와종양, 안와연조직염, 갑상샘눈질환 등으로 인해 안와내용물이 증가하거나 안와정맥류, 목동맥해면굴샛길 등의 안와혈관 이상이 있으면 흔히 안구의 돌출 또는 편위가 나타나므로 검사 대상이 된다.

양쪽 눈의 방향이 똑바른지는 손전등으로 각막반사를 관찰하면 알 수 있다. 어린이의 경우 눈 안쪽의 눈꺼풀피부가 넓게 드리워져(안쪽눈구석주름) 눈이 안쪽으로 몰린 듯이 보여서 사시로 착각하기 쉬우므로 손전등을 비추어 불빛의 각막반사 위치를 보아야 한다. 사시가 의심되면 한눈가림검사, 가림안가림검사, 교대가림검사 등을 통하여 안구편위의 존재 유무 및 종류, 정도를 판단한다. 또한 티트무스검사*Titmus test*, 난점E검사*Random Dot E test*, 티엔오입체시검사*TNO stereo test*를 시행하여 입체시 유무 및 정도를 측정하면 사시 여부를 확인할 수 있을 뿐만 아니라 예상되는 사시치료 효과를 판단하는 데 도움이 된다.

4) 안구의 운동

외안근의 기능을 보려면 6개의 기본주시방향*cardinal direction of gaze*으로 눈운동이 원활한지 검사해 본다.[3] 정상적으로 양쪽 눈은 항상 나란히 움직여야 하며 복시가 일어나지 않아야 한다. 또 눈운동의 제한이 없는지, 있다면 어느 쪽을 볼 때 가장 심한지 자세히 관찰한다. 눈떨림*nystagmus*이 있다면 눈떨림의 방향, 폭이 가장 좁아지는 정지점*null point*이 있는지 관찰한다.

5) 눈물기관

눈이 마르는 느낌이 들거나 눈물이 자꾸 흐르면 먼저 쉬르머검사*Schirmer test*로 눈물분비량을 검사한 후 정상이면 눈물의 배출기능을 검사해야 한다(그림 4-2).[4] 눈물막의 안정성을 알아보기 위해 눈물막파괴시간*tear film break-up time; BUT*을 측정한다.[5] 이 외에 리사민그린염색*lissamine green staining*, 로즈벵갈염색*rose bengal staining*[6]과 눈물삼투압검사 등이 있다.

눈물흘림*epiphora*은 대개 배출기능의 장애 때문에 나타난다는 점에 유의하여 검사하면 도움이 된다. 눈물점의 위치가 정상인지, 눈물점이 폐쇄되었는지 등을 조사한다. 안쪽눈구석의 눈물주머니 부위를 손가락 끝으로 눌러 보아 점액이나 농성 분비물이 눈물점을 통해 결막낭 쪽으로 역류해 나오면 코눈물관막힘*nasolacrimal duct obstruction*이 있음을 뜻한다. 이때는 코눈물관관류, 더듬자검사, 눈물주머니조영술*dacryocystography*, 눈물길신티그래피*dacryoscintigraphy* 등의 방법으로 폐쇄 유무를 좀 더 자세히 검사해야 한다. 눈물흘림의 원인이 눈물주머니나 코눈물관의 기능적 이상 또는 부분적 막힘으로 인한 것인지 구별하기 위해 플루오레세인*fluorescein*을 결막주머니에 점안하여 눈에 남아 있는 색소의 정도를 보거나 색소가 코로 배출되는 모습을 보기도 한다.

6) 안구결막

눈꺼풀을 위아래로 잡아당긴 상태에서 눈을 상하, 좌우로 움직이게 하면 안구결막이 노출된다. 안구결막에는 굵은 상공막정맥이 보통 몇 개씩 있으므로 이를 보고 결막충혈*conjunctival injection*로 오해하면 안 된다. 공막은 정상일 때 흰색으로 보이지만 황달이나

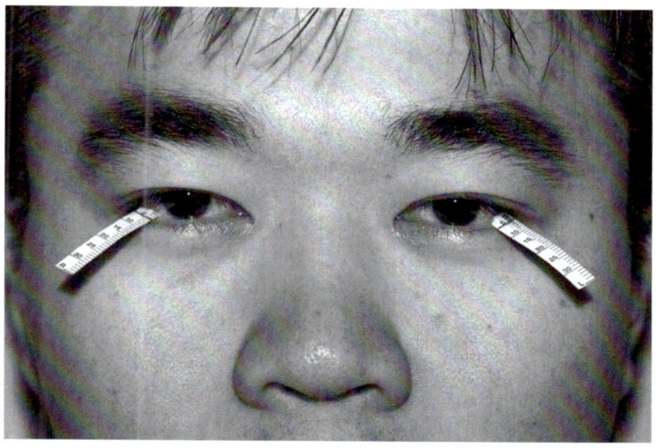

그림 4-2 쉬르머검사

❸ 오른쪽, 왼쪽, 오른쪽 위, 왼쪽 위, 오른쪽 아래, 왼쪽 아래의 6개 방향을 기본주시방향이라고 한다.

❹ 쉬르머 I 검사는 5×35mm 크기의 와트만*Whatman* 41번 여과지 끝을 5mm 접은 후 아래눈꺼풀 귀쪽 1/3 부위에 여과지의 접은 쪽을 아래결막낭에 닿도록 위치시키고 5분 후 눈물로 젖은 부분의 길이를 측정하는 검사방법이다. 젖은 부분의 길이가 10mm 이하면 분비 저하로 볼 수 있다. 이 검사법의 신빙성은 높지 않으나 경제적이고 쉽게 눈물 생성량을 측정할 수 있어서 건성안*dry eye*이 의심되는 환자에게 간단하게 할 수 있는 검사법이다. 기초눈물분비검사*basic secretion test*는 쉬르머 I 검사와 동일하되 검사 전에 결막에 점안 마취를 한다. 쉬르머 Ⅱ 검사는 코안을 자극해서 반사눈물분비*reflex secretion*의 정도를 검사하는 방법이다.

❺ 플루오레세인*fluorescein* 한 방울을 점안한 후 피검자에게 눈을 여러 번 깜박이게 하여 플루오레세인이 눈물과 함께 각막에 골고루 퍼지게 한 다음, 깜박임을 멈춘 시간부터 플루오레세인 막의 균열이 최초로 나타나는 시간을 측정한다. 세극등의 암청색*cobalt blue* 필터를 사용하여 막의 균열을 관찰하고 눈물막파괴시간이 10초 이하이면 비정상으로 간주한다. 우리나라 사람의 평균 눈물막파괴시간은 13초이다. 정상 눈에서 각막 표면이 마르지 않는 이유는 눈깜박임의 간격보다 눈물막파괴시간이 더 길기 때문이다.

❻ 1% 로즈벵갈은 생체염색 염료로, 플루오레세인과 달리 죽었거나 벗겨진 각결막상피세포, 필라멘트, 지질이 포함된 점액가닥 등에 염색되는 특성이 있다. 건성안의 경우 눈꺼풀틈새의 노출된 안구 결막이 각막가장자리 부위를 기저로 한 삼각형 모양으로 염색되며, 더 심한 경우에는 각막을 가로지르는 띠*band* 모양으로 염색된다.

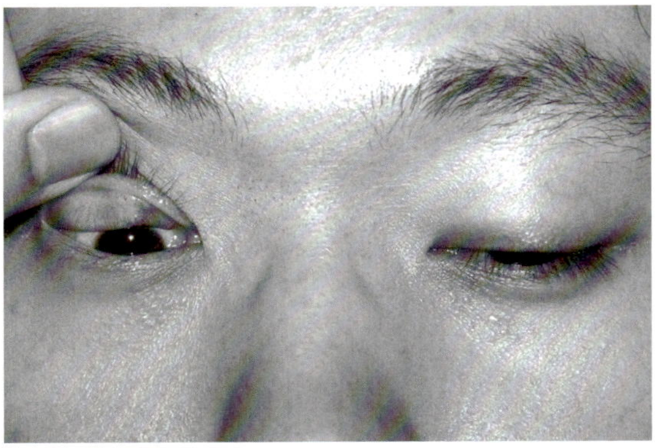

그림 4-3 위눈꺼풀 뒤집기

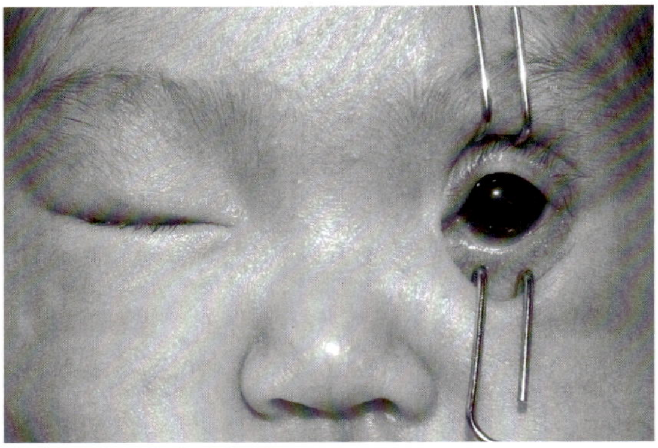

그림 4-4 유아에서 눈꺼풀을 벌리고 검사하는 모습

특수한 질환이 있으면 착색되어 보일 수 있다.

알레르기결막염이 생기면 결막부종*chemosis*이 심하게 나타날 수 있으며, 간혹 외상 후에 공기증*emphysema*과 결막밑출혈 등의 소견을 볼 수 있다.

황색의 작은 융기가 코쪽 각막가장자리 근처의 안구결막에서 보이면 이를 검열반*pinguecula*이라 하고, 크기가 커지면 제거수술을 하기도 한다. 이 밖에 안구결막에 반점이 있을 수 있다.

결막의 충혈은 이물, 세균 등이 원인이 되어 결막 자체에 염증이 생겨 나타나는 결막충혈과, 각막이나 눈 속에 염증이 있을 때 나타나는 섬모충혈*ciliary injection*로 나뉜다. 결막충혈은 결막 주변부인 결막낭 쪽으로 갈수록 더 심해지며, 심할 경우에는 눈 전체가 빨개지고 점출혈도 보인다. 이와 달리 섬모충혈은 각막가장자리에서 가장 심하고 결막충혈보다 정도가 심하다.

7) 눈꺼풀결막*palpebral conjunctiva*

손가락으로 아래눈꺼풀을 밑으로 잡아당기면서 환자의 눈을 위로 향하게 하면 아래눈꺼풀결막을 잘 볼 수 있다. 위눈꺼풀결막을 검사하려면 위눈꺼풀을 뒤집어야 한다. 환자의 시선을 아래로 향하게 한 후 엄지손가락과 집게손가락으로 위눈꺼풀판 상단부의 피부를 잡아, 집게손가락으로는 안구 쪽을 누르면서 엄지손가락으로 눈꺼풀테를 위로 비틀어 회전시키면 위눈꺼풀이 뒤집힌다. 그러고 나서 집게손가락을 뺀 후 엄지손가락으로 잡은 피부를 안와가장자리에 고정한다(그림 4-3).

잘 뒤집히지 않을 때는 엄지손가락과 집게손가락으로 속눈썹을 잡고 추켜올린 다음 다른 손으로 유리막대나 면봉을 사용하여 눈꺼풀을 눌러 뒤집는다. 이렇게 눈꺼풀결막이 드러나면 투명한 결막을 통해 마이봄샘이 보이거나, 결막결석 또는 결막이물을 발견할 수도 있다. 콩다래끼*chalazion*가 있을 때는 눈꺼풀결막이 약간 융기되어 보인다.

8) 각막

유아나 눈꺼풀연축*lid spasm*이 있는 환자, 외상으로 인해 눈꺼풀부종이 심한 환자는 눈을 잘 못 뜨기 때문에 각막을 검사하기가 어렵다. 이 경우에는 데마레*Desmarres*개검기나 구부린 클립을 소독해서 눈꺼풀을 벌리고 각막을 관찰한다(그림 4-4). 이때는 국소마취제를 점안해야 한다. 각막의 궤양이나 열상으로 안구가 파열될 위험이 예상될 때는 안구를 누르는 조작을 절대 피해야 한다.

각막을 볼 수 있게 되면 먼저 각막의 크기를 살펴본다. 각막 지름이 1세 이상에서 12mm 이상이거나, 신생아에서 11.5mm 이상이면 선천녹내장*congenital glaucoma*이나 거대각막을 의심해야 한다. 정상 각막 앞면은 매끈하고 고르며 윤기가 있어 거울처럼 반짝인다. 작은 손전등 불빛을 옆에서 비스듬히 비추면

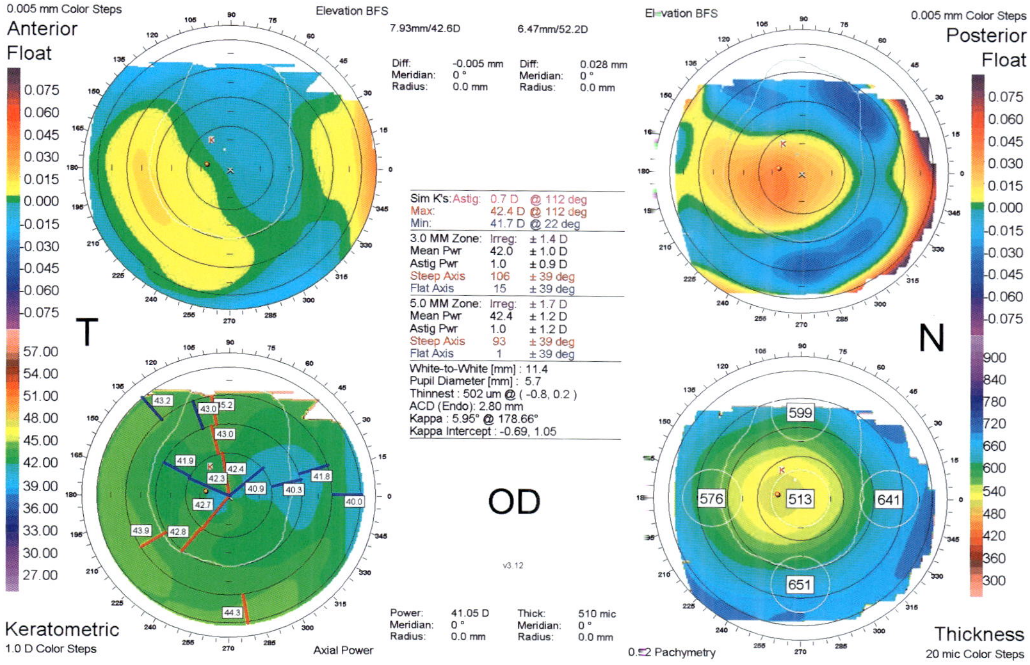

그림 4-5 각막형태검사

각막의 작은 혼탁이나 궤양을 좀 더 쉽게 찾아낼 수 있다. 정상 각막에는 혈관이 없으므로 혈관이 발견되면 그 원인을 찾아야 한다. 각막부종이 생기면 각막은 투명함을 잃고 우윳빛 유리같이 흐려 보인다. 플라시도*Placido*각막계를 사용해서 검사하면 각막만곡도가 불규칙한 것을 쉽게 찾을 수 있다. 각막두께는 각막두께측정계*pachymeter*를 이용하여 측정할 수 있고, 비디오각막경*videokeratoscope*이나 각막형태검사*corneal topography*(그림 4-5)로 각막의 전반적인 형태를 자세히 검사할 수 있다. 경면현미경*specular microscope*(그림 4-6)으로는 각막내피세포의 수, 형태, 크기를 측정할 수 있다.

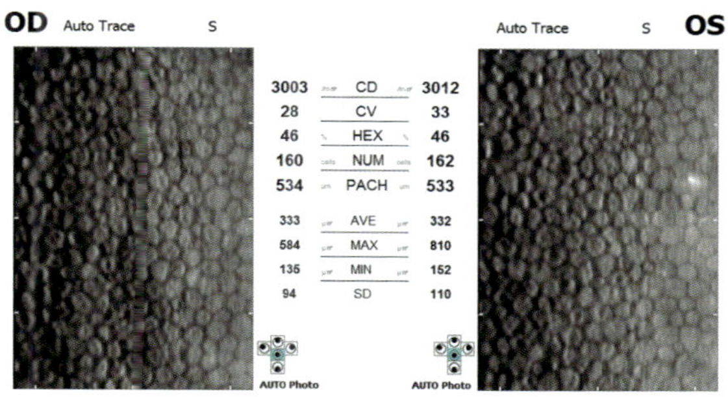

그림 4-6 경면현미경검사

9) 생체염색*vital staining*

각막과 결막의 상피세포가 결손된 경우에 플루오레세인 용액을 점안하면 상피세포가 결손된 부위의 기질이 착색되는데, 세극등의 청색 필터를 통해 보면 선명한 녹색으로 보인다(그림 4-7). 로즈벵갈은 손상된 세포나 점액에 잘 염색되며 붉은색을 띤다. 각막짓무름, 각막궤양, 각막이물, 건성안*dry eye* 등을 진단하는 데 생체염색이 도움이 된다.

10) 각막지각검사*corneal sensitivity test*

각막에는 삼차신경의 제1분지에서 갈라진 코섬모체신경*nasociliary nerve*이 풍부하게 분포해 있기 때문에 매우 예민한데, 각막지각*corneal sensitivity*이 감소했다면 병적 상태로 생각해야 한다.[7] 각막지각검사에서는

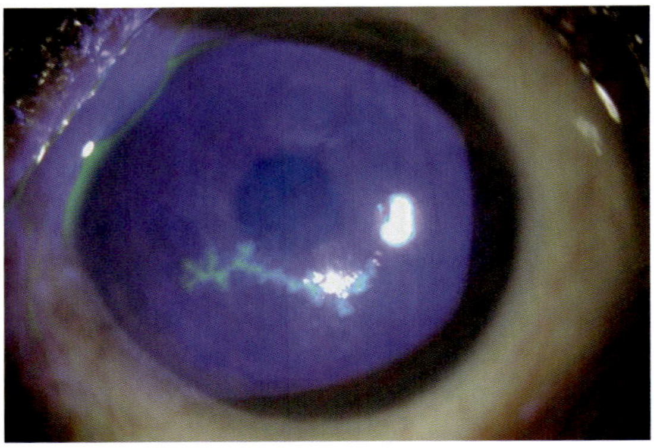

그림 4-7 플루오레세인 생체염색을 한 눈

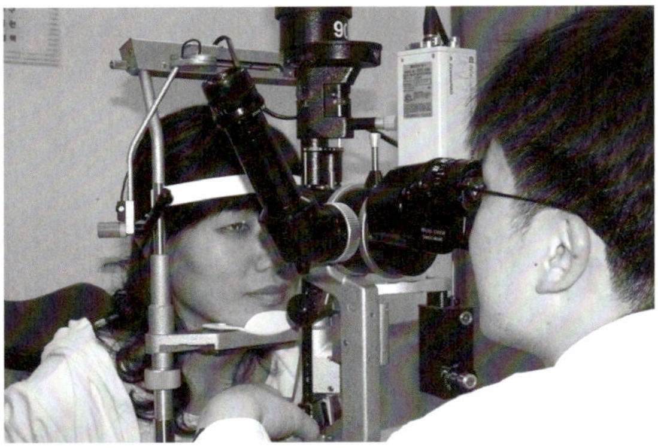

그림 4-8 세극등현미경검사

건강한 각막을 먼저 검사하고 병변이 있는 각막을 나중에 검사하여 비교하는데, 지각검사계*anesthesiometer*를 이용하면 지각이 얼마나 감소했는지를 알 수 있다. 환자에게 정면을 보게 하고 아주 가늘게 만든 무명실*cotton wisp*을 각막에 살짝 닿게 했을 때 즉각적으로 눈을 깜빡이면 감각이 있다는 것을 쉽게 알 수 있다. 이때 속눈썹을 건드리지 않게 조심해야 하고 환자가 무명실을 보지 못하게 옆에서 접근해야 한다.

❼ 각막지각은 단순포진*herpes simplex*, 대상포진*herpes zoster*, 아데노바이러스*adenovirus*로 인한 각막질환이나 각막변성이 있을 때 둔화된다. 소뇌다리뇌각종양*cerebellopontine angle tumor*의 한 증상으로 나타날 수도 있다.

(2) 세극등현미경검사*slit-lamp biomicroscopy*

세극등은 특수한 조명장치와 현미경으로 구성된 장치로, 주로 외안부와 전안부 검사에 이용되는 안과의 기본 장비이다. 보통 10배나 16배로 확대해서 관찰하지만 40배까지도 확대할 수 있으며, 조명장치에서 나오는 빛의 강도, 방향, 크기, 폭을 다양하게 조절할 수 있다. 가늘고 긴 빛을 눈에 비추고 이 빛이 각막, 수정체 등을 통과하여 지나가는 단면(광학절편)을 현미경으로 확대하여 관찰하는 것이 세극등현미경검사이다(그림 4-8).

빛이 들어가는 각도를 조절하고 초점을 이동시키면서 결막과 각막 부위부터 관찰한 후 차차 초점을 눈 뒤쪽으로 이동하면 앞방, 홍채, 수정체를 지나 유리체의 앞부분까지 관찰할 수 있다. 또 특수한 보조기구(렌즈)를 함께 사용하면 유리체의 뒷부분과 망막, 앞방각까지 상세하게 관찰할 수 있다. 광선을 관찰 부위보다 조금 뒷부분에 조사하면(역조명) 각막뒷면침착물*keratic precipitate*, 수정체혼탁 등을 자세히 관찰할 수 있다. 또한 세극등에 부착된 압평안압계를 이용하여 안압을 측정할 수 있다.

(3) 동공검사

동공검사에는 병력청취와 이학적 검사, 감별진단을 위한 약물검사가 포함된다. 포도막염을 앓았거나 외상 또는 수술을 받은 환자에서는 동공 모양이나 반응에 이상이 있을 수 있어 병력청취가 필요하다. 갑상샘 수술 같은 경부수술을 받은 경우, 항콜린에스테라아제*anti-cholinesterase*가 포함된 살충제나 농약 등에 노출된 경우, 아이에게 아트로핀 안약을 점안한 후 미량의 안약이 묻은 손으로 부모가 눈을 비빈 경우에도 동공에 이상이 생길 수 있다. 스코폴라민*scopolamine* 같은 부교감신경억제제가 함유된 멀미 억제제를 피부에 붙인 후 동공이 확대될 수도 있다.

이학적 검사로는 세극등으로 동공의 모양을 관찰하여 양쪽 동공 크기가 같은지 확인한다. 0.4mm 이상 차이 나는 경우를 동공부등*anisocoria*라고 한다. 동공 크기를 측정할 때에는 어두운 곳과 밝은 곳에서 각각 측정하고, 근접반사로 동공수축이 일어나는 것을 막기 위해 피검자에게 먼 곳을 보도록 한다. 하브동공계*Haab's pupillometer*에는 동공 크기와 그림이 표시되어 있어 쉽게 동공 크기를 측정할 수 있다.

동공반사에는 대광반사*light reflex*와 근접반사*near reflex*가 있다. 눈 속을 검사하기 위해 환자의 눈에 동공확대제*mydriatics*나 동공수축제*miotics*를 점안해야 할 경우에는 미리 동공의 크기, 모양, 빛이나 조절에 대한 반응을 검사한다.

약간 어두운 방에서 환자에게 먼 곳을 주시하게 하고 펜라이트 불빛을 동공에 비추면 동공이 즉시 축소되고(직접대광반사*direct light reflex*), 빛을 비추지 않은 반대편 눈의 동공도 축소된다(간접대광반사*indirect light reflex*). 한쪽 눈에 불빛을 비추다가 바로 반대편 눈에 비추었을 때 간접대광반사로 축소되었던 동공이 오히려 커지는 경우가 있는데, 이를 구심동공운동장애*afferent pupillary defect*라 한다. 이는 동공의 간접대광반사는 정상이지만 직접대광반사는 비정상인 상태로, 병터의 위치를 예측함에 있어 진단적 가치가 높고, 비정상 직접대광반사를 보인 눈 쪽의 시신경이나 시신경교차, 혹은 시각로에 병터가 있음을 시사한다.

눈앞 10cm 정도의 가까운 거리에 손가락을 놓고, 그보다 더 멀리 있는 물체와 손가락 끝을 교대로 보게 하면 먼 곳의 물체를 볼 때는 동공이 커지고 가까이 있는 손가락을 볼 때는 작아진다. 가까운 물체를 볼 때 조절이 일어나고 두 눈이 안으로 모이면서 동공이 작아지는데, 이를 근접반사라 한다.[8]

(4) 안압측정*tonometry*

안압측정을 할 때는 주로 안압계*tonometer*를 사용하지만 이 기구가 없는 경우에는 환자에게 눈을 감고 아래를 보게 한 상태에서 검사자가 양손의 집게손가락을 눈꺼풀 위에 놓고 안구를 촉진해 보면 안압을 짐작할 수 있다. 그러나 이는 부정확하며 상당한 경험이 필요한 방법이다.

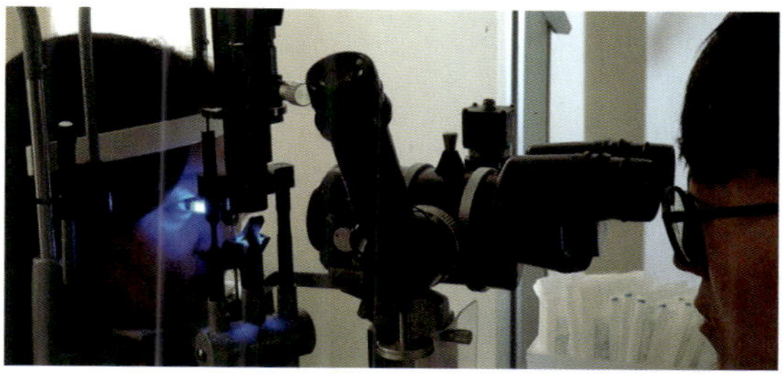

그림 4-9 골드만압평안압계

안압계는 각막을 눌러 각막을 변형하는 형식에 따라 기본적으로 함입안압계*indentation tonometer*와 압평안압계*applanation tonometer*의 두 가지 종류로 나뉜다. 각막에 안압계를 접촉해야 하므로 점안 마취가 필요하다.

압평안압계로는 골드만압평안압계*Goldmann applanation tonometer*가 가장 널리 쓰인다(그림 4-9). 이것은 각막의 일정한 면적을 편평하게 만드는 데 필요한 힘을 측정하여 안압을 재는 기계로, 세극등현미경에 부착되어 있어 앉은 자세에서 계측이 가능하며, 오차가 적어서 많이 이용되는 기구이다. 토노펜안압계*Tonopen tonometer*와 퍼킨스안압계*Perkins tonometer*도 압평안압계에 속한다. 이상의 접촉안압계*contact tonometer*로 안압을 측정할 때에는 안압계를 통해 유행각결막염 같은 전염성 눈 질환을 다른 사람에게 옮길 수 있으므로 항상 소독하는 것을 잊지 말아야 한다. 충격-반동안압계*rebound tonometer*는 전기로 작동하는 가벼운 일회용 탐침이 각막을 누르고 제자리로 돌아오는 시간을 측정하여 안압으로 환산한다(그림 4-10). 점안 마취가 필요 없고, 휴대가 가능하며, 다양한 자세에서 안압 측정이 가능하다.

비접촉안압계*non-contact tonometer*는 압축공기를

8 신경매독에서 나타나는 아르길-로버트슨동공은 근접반사는 정상이지만 직접·간접대광반사가 나타나지 않는다.

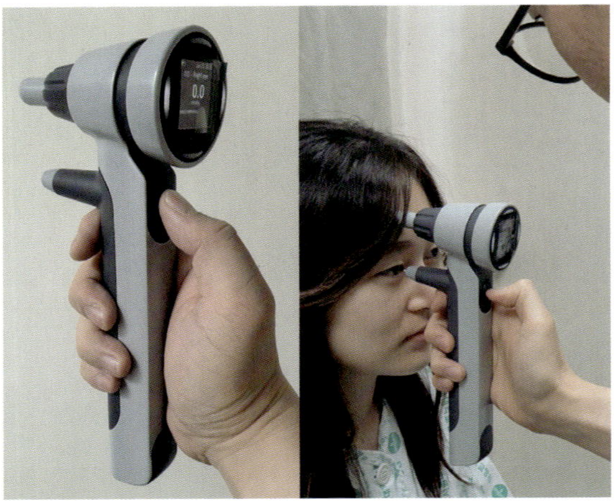

그림 4-10 충격-반동안압계

뿜어 각막의 표면 반사가 변화되는 것을 이용하여 안압을 측정하는 일종의 압평안압계로, 사용이 간편하고 결과가 비교적 정확하여 녹내장 선별이나 감시, 소아의 안압측정 등에 널리 이용되고 있다.

정상 안압은 10~21mmHg이다. 안압이 정상보다 지극히 낮을 때는 심한 탈수 상태(당뇨병의 경우), 안구위축, 망막박리, 맥락막박리, 안구천공상 등을 의심해야 하고, 21mmHg 이상이면 고안압증 또는 녹내장을 의심하며, 매우 높을 때는 급성 녹내장을 의심해야 한다.

2. 안저검사*fundus examination*

안저검사는 동공을 통해 안구 내의 유리체, 시신경유두, 망막, 맥락막을 관찰함으로써 단순한 안과 질환뿐만 아니라 전신질환으로 인한 안저의 이상소견을 검사할 수 있는 방법이다. 안저의 관찰방법으로 직상검안경검사*direct ophthalmoscopy*, 도상검안경검사*indirect ophthalmoscopy*, 세극등안저검사*slit-lamp ophthalmoscopy*가 있다. 정상 동공은 크기가 작아 시신경유두와 황반부 주위 이외에는 관찰하기 어려우므로 상세한 안저검사가 필요한 경우에는 동공을 확대해야 한다. 동공확대제로는 작용시간이 짧은 0.5~1% 트로픽아미드*tropicamide*와 2.5% 페닐에프린*phenylephrine*을 점안하는데, 앞방각이 좁은 눈을 확대할 경우 급성 폐쇄각녹내장*acute angle closure glaucoma*을 유발할 수 있으므로 유의해야 한다.

정상 안저의 색깔은 붉은색을 띠는데, 이는 망막색소상피세포와 맥락막색소의 양에 따라 달라질 수 있다. 시신경유두는 난원형으로 지름이 약 1.5mm이며 황적색으로 보인다. 유두 중심부에서 좀 더 밝으며 약간 함몰된 부분을 생리적 유두함몰이라고 한다. 정상인의 유두 지름에 대한 유두함몰비*cup-disc ratio*(C/D비)는 0.4 정도이며, 0.6 이상이면 녹내장을 의심해야 한다. 망막혈관은 시신경유두에서 갈라져 4개의 주요 줄기를 이루며, 이들은 위귀쪽, 위코쪽, 아래귀쪽, 아래코쪽 동맥·정맥이라고 불린다. 망막동맥은 정맥보다 가늘며 동맥과 정맥 지름의 비는 2:3 또는 3:4이다. 시신경유두에서 유두 지름의 2배만큼 귀쪽으로 가면 주변보다 좀 더 짙은 갈색이고 중심이 약간 함몰된 타원형 부위가 있는데, 이를 중심오목*fovea*이라 하며 임상적으로 황반*macula*이라고 한다. 중심오목을 검안경으로 관찰하면 점상의 강한 반사를 볼 수 있는데 이를 망막중심오목반사*retinal foveal reflex*라고 한다.

(1) 직상검안경검사*direct ophthalmoscopy*

직상검안경은 휴대가 간편하고 비교적 쉽게 검사법을 습득할 수 있어 모든 의사가 사용하기에 적당한 기구이다. 이 기구로는 약 15배로 확대된 직상을 관찰할 수 있으며, 해상력은 약 70μm이다.

방안의 조명을 어둡게 하고 환자에게 먼 곳을 주시하게 한 뒤 환자의 오른눈을 검사할 때에는 환자의 오른편에서 검안경을 오른손으로 쥐고 검사자의 오른눈을 통해 검사하며, 왼눈을 검사할 때에는 이와 반대로 시행한다(그림 4-11). 약 30cm 떨어진 곳에서 검안경을 통해 환자의 눈을 보며 동공에 광선을 비추면 안저반사로 인해 동공이 붉게 빛난다(적색안저반사 *red fundus reflex*). 이때 동공의 붉은 반사 속에 검은

혼탁이 있거나 붉은 반사가 보이지 않으면 각막, 수정체, 유리체 등에 혼탁이 있음을 의미한다. 붉은 반사를 따라 서서히 접근하면 시신경유두가 보인다. 이때 망막혈관이 보일 경우 혈관이 굵은 쪽을 따라가거나 혈관분지와 반대되는 방향을 따라가면 시신경유두를 볼 수 있다. 환자는 약간의 근거리 조절을 하게 되므로, 정시인 경우 렌즈회전반 초점을 -2~-3디옵터로 맞추었을 때 잘 보인다. 환자가 근시이면 렌즈회전반을 마이너스 쪽(붉은 숫자)으로, 원시이면 플러스 쪽(검은 숫자)으로 돌려 초점을 맞춘다.

시신경유두에서부터 안저를 관찰하는데, 시신경유두는 찾기 쉬울 뿐만 아니라 시세포가 없기 때문에 밝은 빛을 비추어도 동공이 심하게 수축되지 않는다는 장점이 있다. 안저를 관찰할 때는 먼저 시신경유두의 모양, 색깔, 유두함몰, 유두함몰비, 유두출혈, 정맥박동 등을 관찰한 다음, 여기에서 주변부로 뻗어가는 망막혈관을 따라 동정맥비, 동정맥교차 현상, 국소협세*focal narrowing*, 출혈, 혈관신생 여부 등을 본다. 그다음 안저 전반의 변화, 즉 출혈, 삼출반, 색소침착, 이상조직 유무, 신생혈관, 흉터조직 등을 관찰한다. 마지막으로 빛에 가장 예민한 황반부를 찾아 반사, 부종, 출혈, 삼출반 등의 유무를 관찰한다. 유두부종이나 종양 등으로 융기가 있을 때는 그 융기의 정도를 표시해야 한다. 먼저 편평한 주변 부위의 망막혈관에 초점을 맞춘 후 융기된 부위에 초점이 맞을 때까지 렌즈를 돌려 그 디옵터의 차이로 융기 정도를 표시한다.[9] 안저 병변의 크기나 위치는 시신경유두의 지름*disc diameter*을 단위로 하여 표시한다.

(2) 도상검안경검사*indirect ophthalmoscopy*

양안 도상검안경을 머리에 쓴 채 +14~+30디옵터의 볼록렌즈를 손에 들고 안저를 검사하는 방법으로, +20디옵터 렌즈를 가장 많이 사용한다(그림 4-12). 환

9 보통 3디옵터의 차이는 약 1mm의 융기를 의미한다.

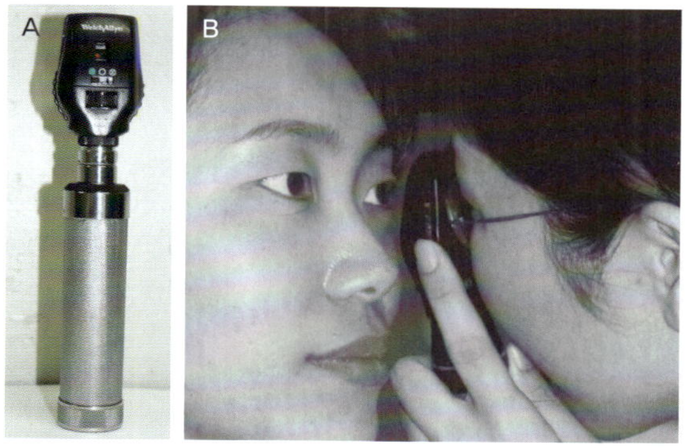

그림 4-11 직상검안경검사 A. 직상검안경 B. 검사하는 모습

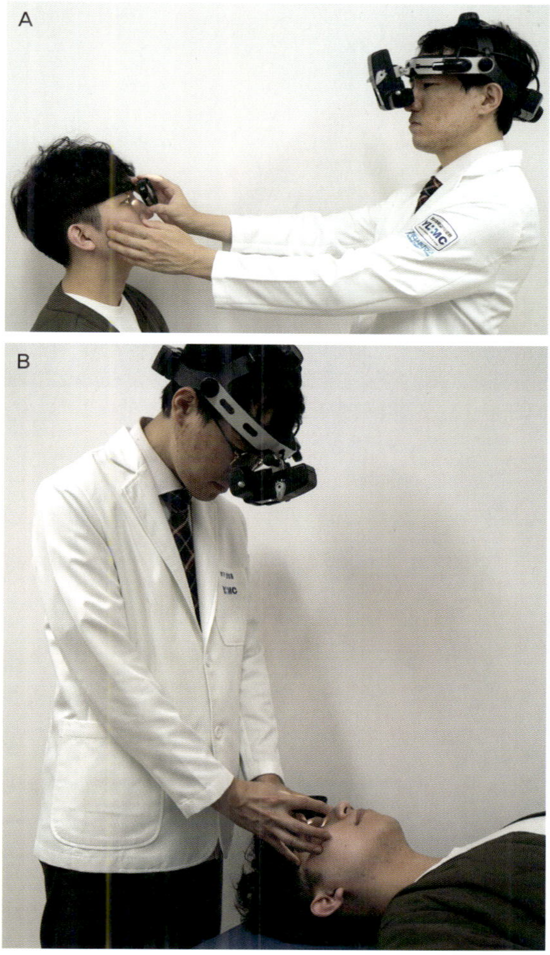

그림 4-12 도상검안경검사 A. 환자를 앉히고 정면에서 검사하면 망막의 상이 거꾸로 보인다. B. 환자를 눕히고 머리 위에서 거꾸로 검사하면 상하, 좌우가 바뀌지 않은 망막의 상을 관찰할 수 있다.

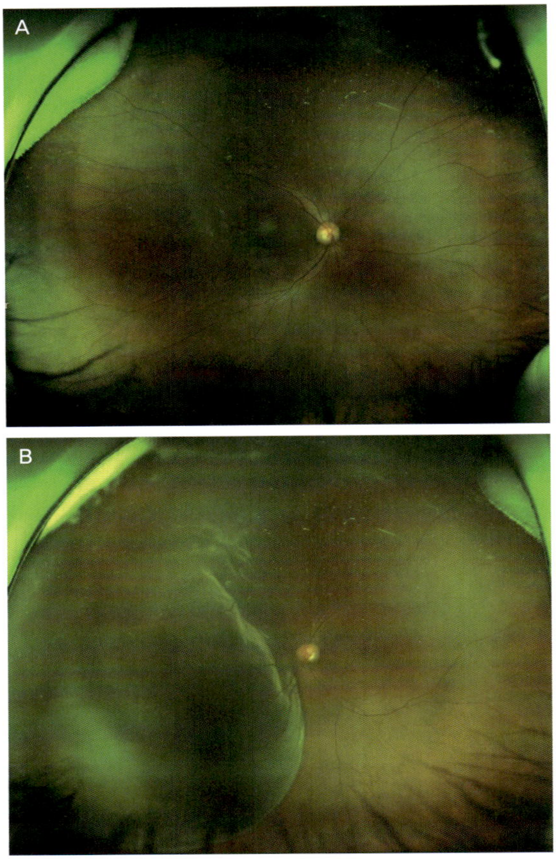

그림 4-13 초광각 안저사진 A. 정상안 B. 망막박리

자의 동공이 확대되어 있어야 정확하게 검사할 수 있다. 망막의 상이 상하, 좌우가 바뀌어 거꾸로 보이므로 검사자는 여기에 익숙해져야 한다. 도상검안경은 확대율이 약 3~5배로 직상검안경보다 확대율이 낮은 대신 더 넓은 부분의 안저를 관찰할 수 있고 입체시가 가능하다. 매체에 어느 정도 혼탁이 있어도 안저를 관찰할 수 있을 뿐만 아니라 소아나 눈떨림이 있어 협조하기 어려운 환자도 검사할 수 있다. 공막누르개*scleral depressor*를 사용하면 주변부 안저, 섬모체 평면부까지 관찰할 수 있다. 이를 통하여 주변부 망막변성, 망막원공, 망막 박리 및 해리 등을 관찰할 수 있다.

(3) 세극등안저검사*slit-lamp ophthalmoscopy*

세극등과 여러 종류의 보조렌즈를 이용하여 안저를 검사하는 방법이다. 보조렌즈로는 각막에 밀착시키는 접촉렌즈(골드만삼면경렌즈, 폴크안저렌즈*Volk fundus lens*, 로덴스톡범안저렌즈*Rodenstock panfunduscopic lens*)와 비접촉렌즈(루비렌즈*Hruby lens*, +60~+90디옵터 렌즈)가 있다. 해상력이 매우 우수하여 선명한 상을 얻을 수 있으며, 입체시가 가능하여 정밀한 안저 상태를 파악할 때 유용하고 망막 주변부도 관찰할 수 있다.

(4) 안저사진*fundus photography*

안저카메라로 천연색 안저사진을 찍는 방법으로, 입체사진을 찍으면 안저를 입체적으로 관찰할 수 있다. 사진을 확대하여 세밀히 관찰할 수도 있고 사진으로 보존하기 때문에 정기적으로 찍어서 경과를 상세히 추적관찰*follow-up*할 수 있다는 이점도 있다. 대개 30~60°로 안저를 촬영하므로 안저 전반을 보려면 여러 장을 찍어 모자이크로 합성해서 보아야 하지만 광각 안저카메라로 찍으면 한 장으로 안저 전반을 볼 수 있다. 안저사진은 형광안저촬영 판독에 꼭 필요하고 녹내장 환자에서 시신경유두와 망막신경층의 변화를 관찰하는 데도 쓰인다. 또 눈속종양이나 맥락막신생혈관막처럼 시간 경과에 따른 변화를 추적해야 하는 경우에도 필수적이다.

(5) 광각 안저사진*wide field fundus photography*

안저 촬영기술의 발달로 최근에는 망막의 50° 이상 영역의 촬영이 가능한 광각 이미징*wide field imaging* 기술과 200° 이상의 영역이 가능한 초광각 이미징*ultra-wide field imaging* 기술이 개발되어 널리 활용되고 있다. 무산동 안저 촬영이 가능하나, 동공 크기가 매우 작은 경우에는 주변부 촬영이 제한될 수 있어 산동이 필요하다. 기존의 안저 촬영방식으로는 확인이 불가능한 주변부 망막의 혈관 변화나 병변을 확인하는 데 도움이 될 수 있다(그림 4-13).

3. 특수검사

(1) 앞방각경검사*gonioscopy*

각막 주변부, 섬모체의 앞면과 홍채 앞면의 주변부가 서로 만나는 곳을 앞방각이라 하는데, 이곳의 중요한 구조물인 섬유주를 통해 방수가 배출된다. 이 배출로에 장애가 있으면 안압이 높아져 녹내장이 발생한다. 따라서 앞방각경검사는 녹내장 진단에 필수적인 검사의 하나로 녹내장의 종류와 치료원칙을 정하는 데 도움이 된다.

앞방각에서 나온 빛은 각막 안쪽 면에서 모두 내반사*internal reflection*되므로 세극등을 통해 직접 눈으로 관찰할 수 없다. 그러나 적당한 앞방각경렌즈를 각막에 부착하여 각막 표면과 렌즈를 연속된 광선굴절체로 만들면 앞방각을 볼 수 있다. 골드만삼면경과 자이스*Zeiss*사면경이 주로 사용된다.

정상인의 앞방각부를 보면 여러 띠*zone*가 나타난다(그림 4-14)(제15장 녹내장의 그림 15-1 참조). 각막 내피층이 끝나는 부위에 가는 흰 선(쉬발베선*Schwalbe line*)이 보이며, 이어서 회백색 섬유주가 관찰된다. 투명한 섬유주에서는 뒷부분에 다소 어두운 부위가 보이는데, 이것이 쉴렘관*Schlemm's canal*이다. 쉴렘관은 앞방각경검사 도중 상공막정맥압이 높아져서 혈류가 역류하면 혈액으로 충만해져 빨간색으로 보이기 때문에 확인하기 쉽다. 섬유주가 끝나는 부위에 공막돌기*scleral spur*와 섬모체가 깊숙이 있고 이들은 홍채로 이어진다. 이 띠들이 명백히 관찰될 경우 개방각녹내장*open angle glaucoma*, 앞쪽으로 밀린 홍채에 가려져 관찰하기 어려울 경우 좁은앞방각*narrow angle* 또는 앞방각부가 막힌 폐쇄각녹내장*closed angle glaucoma*으로 판별할 수 있다.

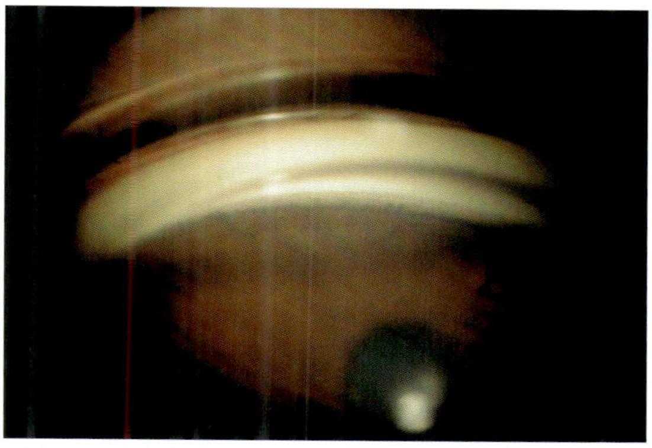

그림 4-14 앞방각경을 이용하여 관찰한 정상 앞방각

(2) 초음파검사*ultrasonography*

밀도가 다른 연성조직을 초음파가 통과할 때 경계면에서 반사가 일어나는데, 이 반사파를 합성하고 영상화하면 안구나 안와의 질환들을 발견하고 감별하는 데 도움이 된다. 눈초음파검사에서는 8~10MHz를 주로 사용하는데 20~25MHz의 고주파를 사용하면 해상력을 더 높일 수 있다. 초음파검사는 비침습적이며 통증이 없는 검사방법으로 검사실, 병실, 수술실 등 어느 곳에서나 쉽게 사용할 수 있으며, 컴퓨터단층촬영*computed tomography; CT*이나 자기공명영상*magnetic resonance imaging; MRI*보다 비용이 저렴하다.

검사방법에는 기본적으로 A스캔과 B스캔 두 가지가 있다(그림 4-15). A스캔은 초음파를 쏜 후 축방향의 반사만을 포착하여 오실로스코프*oscilloscope*에서 시간축 위에 진동*internal reflectivity*으로 나타나며, 반사가 강할수록 진폭이 커진다. 눈 내부 조직 간의 거리 측정에 매우 유리하므로, 백내장수술을 할 때 삽입하는 인공수정체의 도수를 결정하기 위해 안구 길이를 측정할 때 필수적인 검사이다. 또한 진폭의 특성을 분석하여 눈속종양의 조직학적 특성을 파악하면 감별진단에 도움이 되며, 종양의 크기 변화를 정기적으로 관찰하는 데도 유용하다.

B스캔으로는 조직 단면의 이차원 영상을 얻을 수 있는데 반사가 강할수록 음영이 흰색으로 밝게 나타난다. 초음파검사는 백내장과 유리체출혈 등의 매체혼탁 때문에 안저 관찰이 불가능한 경우에 눈 내부의 상태를 파악하는 데 큰 도움을 주며, 눈속종양의 감

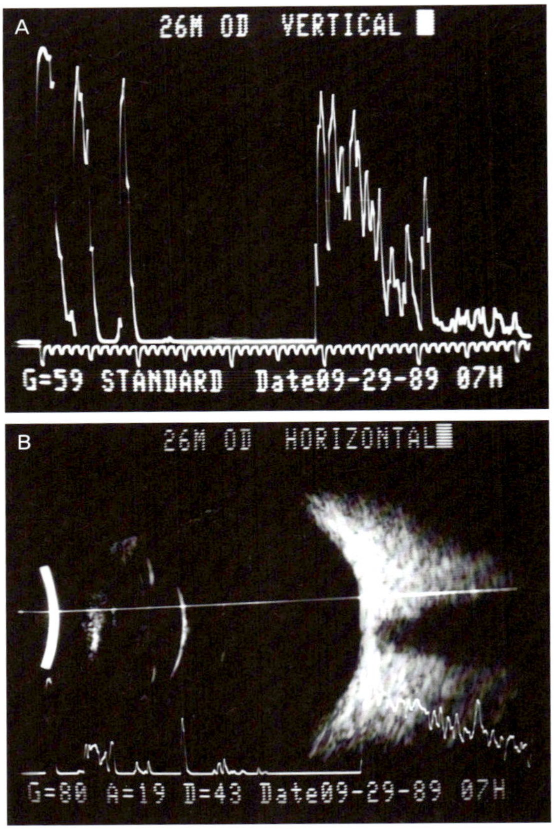

그림 4-15 초음파검사 소견 **A.** A스캔 **B.** B스캔

별진단, 망막박리나 눈속이물의 위치를 확인하는 데 이용된다.

최근에는 50～100MHz의 고주파를 사용하여 고해상도 화면을 얻는 고해상 초음파생체현미경검사법 *ultrasound biomicroscopy; UBM*도 개발되어 주로 전안부와 앞방각 검사에 이용된다.

(3) 전기생리학검사*electrophysiologic examination*

사람의 눈에는 일정한 전위가 있어서 각막이 양극, 안구 뒷면이 음극을 띤다. 이 전위를 상존전위*resting potential*라 하며 망막색소상피세포에서 발생한다. 사람 눈에서 이 전위차는 6mV이다.[10]

1) 망막전위도*electroretinogram; ERG*

광자극으로 인해 망막에서 발생하는 활동전위의 변화를 기록한 것을 망막전위도라고 한다. 콘택트렌즈 모양의 기록전극*recording electrode*을 각막에, 또 다른 기준전극*reference electrode*을 이마에 부착한 후 접지전극*ground electrode*을 귓불에 부착하고 광자극을 주어 전위 변화를 기록한다. 광자극 후 짧은 잠복기를 지나 음전위가 발생하며(a파), 곧이어 양전위(b파)가 나

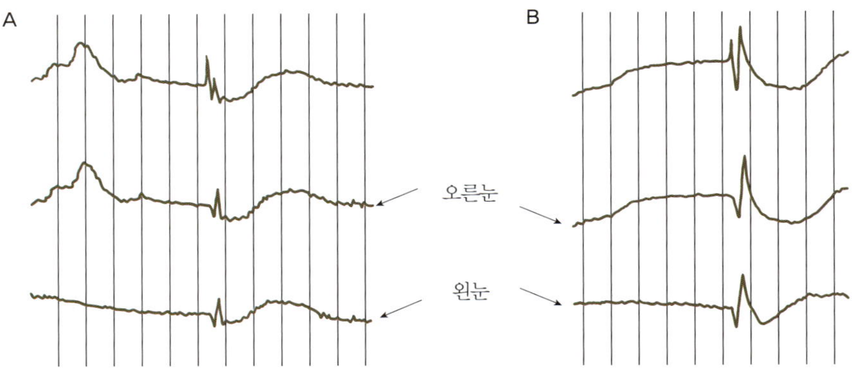

그림 4-16 정상 망막전위도 **A.** 명순응 **B.** 암순응

⑩ 상존전위는 명암의 변화에 따라 천천히 바뀐다. 망막이 광선의 자극을 받으면 급격한 전위 변화가 발생하는데, 이를 상존전위와 구별하여 망막활동전위*action potential of the retina*라고 한다. 망막에서 발생한 이 전위 변화는 신경절세포를 거쳐 대뇌의 시피질로 전달된다. 자극이 대뇌로 전달되면 시피질에서도 전위 변화가 관찰되는데, 물체를 봄으로써 유발된 전위이기 때문에 시유발전위*visual evoked potential*라고 부른다.

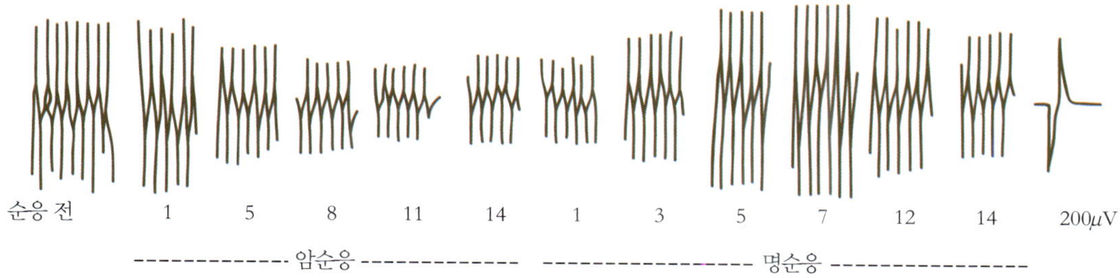

그림 4-17 정상 눈전위도

타난다(그림 4-16).[11] 망막전위도의 a파는 주로 광수용세포로 인해 생기고, b파는 주로 두극세포와 뮐러세포로 인해 생기므로 망막의 부위별 이상을 알 수 있다. 빛에 대한 순응 상태, 광자극의 세기와 색, 자극의 빈도 등을 변화시켜 원뿔세포, 막대세포와 망막색소상피세포의 이상을 구분할 수 있다.

망막전위도검사는 백내장, 유리체출혈 등의 매체 혼탁 때문에 안저검사가 어려운 경우에 망막의 기능 판정, 망막과 망막색소상피층의 진단, 감별진단, 망막기능 손상의 정도 판정, 유·소아의 시기능검사에 이용된다. 최근 들어 다국소망막전위도*multifocal ERG*검사가 더욱 활발히 응용되어 여러 망막 질환, 특히 황반부 기능 이상을 보이는 질환의 병리학적 기전을 이해하고 연구하는 데 기여하고 있다.

2) 눈전위도*electrooculogram; EOG*

눈전위도는 눈의 상존전위를 기록하는 검사이다. 상존전위의 90% 이상이 망막색소상피세포에서 발생하므로 눈전위도는 망막색소상피세포의 기능을 반영한다. 임상적으로 안구 앞뒤의 전위차를 직접 측정하기는 불가능하기 때문에 안쪽눈구석, 가쪽눈구석 부근에 전극을 부착하고 눈을 좌우로 교대로 반복하여 보게 하여 안구의 수평운동 시에 나타나는 양 전극 간의 전위 변화를 기록한다. 망막상존전위는 명암의 변동에 따라 변화하며(그림 4-17), 명순응의 최대 진폭과 암순응의 최저 진폭의 비를 아든비*Arden ratio*라고 한다. 아든비가 1.8 이상이면 정상이고, 망막색소상피에 이상이 있으면 감소한다. 임상적으로는 베스트병*Best disease* 감별에 유용한데, 망막전위도는 정상으로 나타날 수 있으나 눈전위도는 비정상으로 나타나는 특징이 있다.

3) 시유발전위*visual evoked potential or response; VEP, VER*

시유발전위는 망막이 시자극을 받을 때 대뇌의 시피질에서 일어나는 전위 변화를 말한다. 이를 통하여 중심 망막에서 시신경을 거쳐 시각겉질까지 이어지는 시각경로의 기능을 평가할 수 있다. 여러 가지 자극을 주어 반응을 볼 수 있는데, 대표적인 것은 섬광으로 주는 자극과 서양장기판 무늬의 흑백을 주기적으로 바꿔 주는 자극이다. 자극을 주기 시작해서 약 80~100msec 후에 양전위가 나타나는데, 그 시간이 정상보다 늦어지거나 전위진폭이 줄어들면 눈에서 시피질로의 전달과정에 이상이 있음을 의미한다(그림 4-18).[12] 임상적으로는 시신경병증의 감별에 대표적으

⓫ ERG의 파형은 빛에 대한 순응 상태, 광자극의 세기와 색, 지속시간, 망막 내의 자극 부위 등에 따라 다양하게 변화한다. 망막 내의 특정 부위나 망막 전체에 섬광자극을 주어 ERG 변화를 관찰하거나, 암순응 또는 명순응 상태에서 각각 섬광자극을 주어 ERG 변화를 구분해 검사한다. ERG의 c파는 망막색소상피세포의 기능을 나타낸다.

⓬ 시유발전위는 황반부에서 전달되는 자극에 특히 예민하게 반응하므로 서양장기판 무늬의 자극을 사용하면 시력의 상태를 검사할 수도 있다. 두 눈에 각각 자극을 주면 한쪽의 시신경 병변 유무를 알 수 있으며, 시신경교차 뒷부분에 병변이 생겼을 때는 그 부분의 반응이 감소한다.

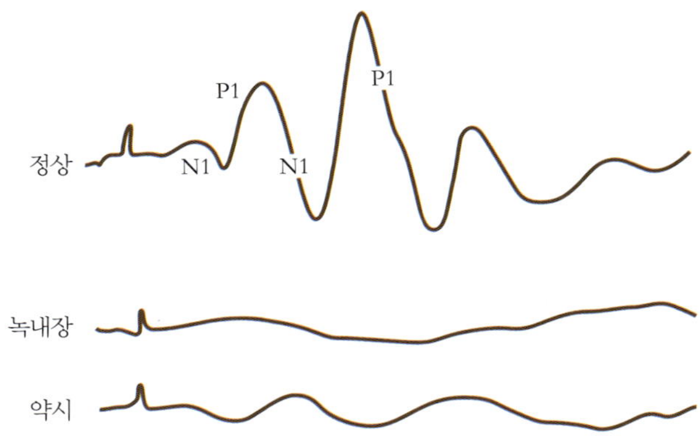

그림 4-18 시유발전위

로 사용된다.

(4) 형광안저혈관조영술*fluorescein fundus angiography*

안구의 혈류는 망막순환계와 맥락막순환계를 통해 공급된다. 망막순환계에서는 특징적으로 망막혈관 내피세포가 혈액망막장벽으로 작용하여 혈류와 망막조직 사이에 물질이동이 일어나지 않는다. 이로 인해 정맥에 주입한 형광색소는 정상 상태에서 망막조직으로 침투하지 못하는데, 망막혈관에 이상이 생기면 망막조직으로 확산되거나 착색된다. 맥락막모세혈관층의 혈관내피세포에는 구멍이 있어서 형광색소를 통과시키는데, 이때 맥락막순환계와 망막조직 사이에 있는 망막색소상피세포가 혈액망막장벽으로 작용하여 망막조직 쪽으로의 확산이나 착색을 막는다. 망막색소상피세포에 이상이 있거나 맥락막혈관이 망막 쪽으로 자라 들어간 경우에는 형광색소가 망막조직으로 확산된다. 이를 이용하여 혈관 병변의 유무, 위치와 특성 등을 알 수 있다.

형광안저혈관조영술(그림 4-19)에 사용되는 형광색소인 플루오레세인나트륨*fluorescein sodium*은 푸른색(490nm) 광선에 가장 잘 자극되어 초록색(505nm) 형광을 발하는 성질이 있으므로 푸른색 자극필터와 초록색만 받아들이는 차단필터를 설치하여 촬영한다. 형광색소를 정맥주사한 후 형광이 나타나는 부위와 시간에 따라 크게 맥락막기, 동맥기, 동정맥기, 정맥기, 재순환기, 후기로 나눈다.

1) 맥락막기

형광색소가 맥락막혈관으로 들어오는 시기로 망막동맥에 형광이 나타나기 전까지인 주사 후 10~15초에 해당된다. 초기의 맥락막형광은 희미하고 불규칙한 크기의 조각조각 나누어진 모양으로 후극부에 나타난다(맥락막홍조*choroidal flush*). 이후 맥락막이 충만한 부위와 충만하지 않은 부위가 확연히 구별되어 나타나며 이를 반점모양맥락막충만*patchy choroidal filling*이라고 한다. 시간이 지나면서 형광색소의 빠른 누출과 브루크막의 염색으로 인해 우윳빛 유리같이 균일한 형광으로 나타난다. 망막색소상피층 때문에 망막 쪽으로는 새어 나오지 않는다.

2) 동맥기

맥락막형광이 처음 나타나기 시작한 뒤 1~2초 내(주사 후 11~18초 후)에 망막중심동맥에 형광이 나타나기 시작한다.

3) 동정맥기

망막중심동맥에 형광이 나타나기 시작한 후 형광색소는 모세혈관을 거쳐 망막정맥으로 들어온다. 세정맥에서 정맥으로 형광색소가 들어갈 때 혈관 중심의 혈류가 주변부에 비해 빠르기 때문에 형광색소가 혈관 주변부를 먼저 채움으로써 형광색소가 혈관 벽에

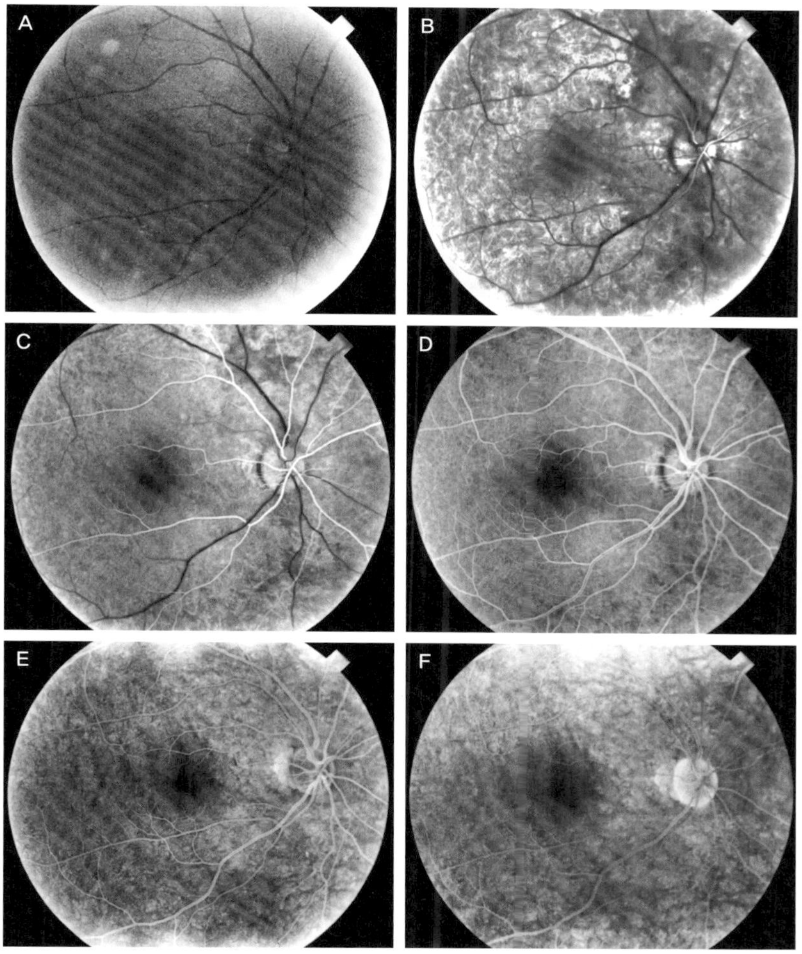

그림 4-19 형광안저혈관조영술 A. 조영제 투여 전 B. 맥락막기 C. 동맥기 D. 정맥기(직전) E. 재순환기(형광감소기) F. 후기

붙어 보이고 이로 인해 망막정맥형광이 결흐름*laminar flow*을 나타낸다.

4) 정맥기

형광색소가 망막정맥에 차면서 결흐름이 점점 두꺼워져서 결국 망막정맥이 형광색소로 충만해지는 시기이다(주사 후 20~30초). 매질이 깨끗한 젊은 환자에서 주사한 지 20~25초 후에 중심오목주위모세혈관망을 볼 수 있는데, 이때가 형광안저혈관조영술의 최고 단계이다.

5) 재순환기

주사 후 약 30초가 지나면 고농도의 형광색소가 맥락막과 망막순환에서 빠져나가기 시작한다. 이어서 낮은 농도의 형광색소가 안저 혈류에 다시 나타나기 시작하는데, 이 시기를 재순환기라 한다. 주사 후 3~5분부터 맥락막과 망막혈관에서 형광색소가 서서히 빠져나가 회색으로 변한다.

6) 후기

주사 후 약 10분이 지나면 거의 모든 형광색소가 망막혈관을 빠져나가고, 시신경유두와 그 주변 공막은 착색되어 과형광*hyperfluorescence*으로 남게 된다.

정상에서 볼 수 없는 부위에 형광이 나타나거나 정상보다 형광이 많이 나타나는 것을 과형광이라 하고,

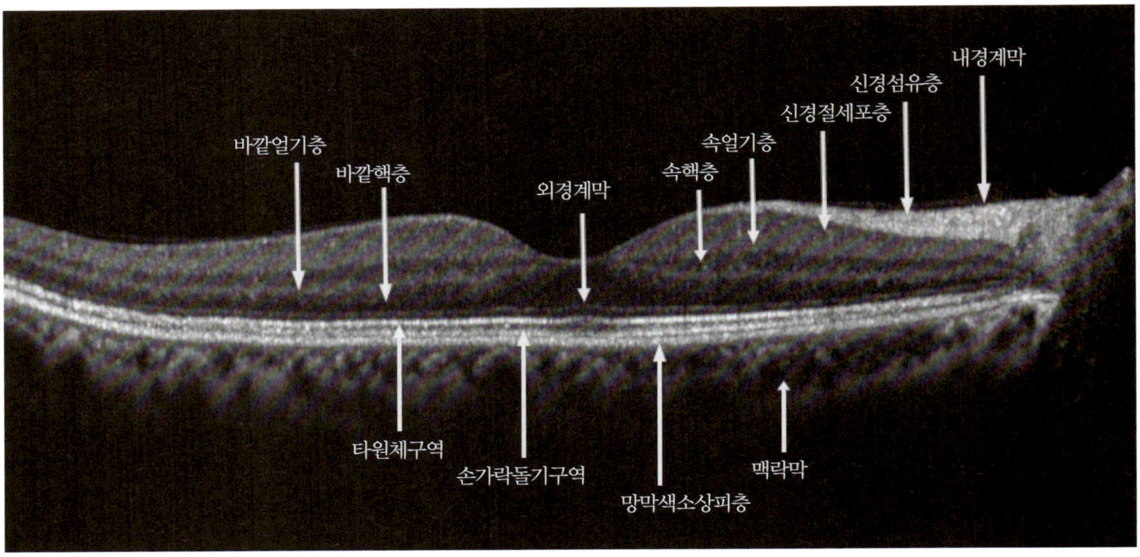

그림 4-20 정상 망막의 빛간섭단층촬영 소견 망막의 조직 슬라이드와 흡사한 단면을 보인다.

정상에서 보여야 할 형광이 보이지 않거나 정상보다 형광이 적게 나타나는 것을 저형광*hypofluorescence*이라고 한다. 과형광의 원인에는 정상적으로 맥락막의 형광을 차단하는 망막색소상피층의 결손 때문에 나타나는 창문비침*window defect*과, 혈관문합, 세동맥류, 신생혈관처럼 혈관이상이 있을 때 나타나는 형광누출이 있다. 저형광은 혈류장애가 있는 부위에 나타나거나, 정상 형광을 보이는 부위를 색소나 혈액이 가려서 나타난다.

앞팔꿈치정맥에 형광색소를 주사한 후 망막중심동맥에 형광이 나타날 때까지의 시간을 팔망막순환시간*arm to retina circulation time*이라고 하며, 보통 9~15초이다. 동정맥통과시간*arteriovenous transit time*은 귀쪽 망막동맥에 형광이 나타나기 시작할 때부터 귀쪽 망막정맥에 형광이 완전히 찰 때까지의 시간으로, 정상은 11초 이하이다. 망막중심동맥폐쇄가 있으면 특징적으로 동정맥통과시간이 길어진다.[13]

⑬ 형광안저혈관조영술로는 맥락막혈관을 볼 수 없을 뿐만 아니라 망막출혈, 망막삼출물, 망막아래출혈, 망막아래신생혈관 등이 있으면 이들로 인해 차단되어 맥락막형광이 관찰되지 않는다. 그러나 인도시아닌그린*indocyanine green*이라는 색소와 특수한 안저혈관조영술을 이용하면 이러한 문제점을 극복하고 맥락막을 잘 관찰할 수 있다. 인도시아닌그린 색소는 플루오레세인 색소와 달리 혈액 내 단백질과의 결합률이 높아서 맥락막혈관 밖으로의 유출이 적고, 적외선 파장 근처에서 흡수되고 방출되므로 투과성이 높아 맥락막 조영을 가능하게 한다. 이것을 인도시아닌그린혈관조영술이라고 한다.

(5) 빛간섭단층촬영*optical coherence tomography; OCT*

빛간섭단층촬영은 빛간섭현상을 이용한 새로운 영상진단 기법으로 적외선에 가까운 빛*near-infrared light beam*(820nm)을 이용해 눈 속 구조물의 단면을 보는 방법이다. 영상이 만들어지는 원리는 다음과 같다. 광원에서 나온 빛이 광선분리계*beam splitter*로 분리되어 일부는 기계 내의 거울에 반사되고 다른 일부는 안구 내로 보내져 안구조직에 반사되어 기계로 되돌아온다. 조직에서 반사된 빛과 기계 내의 거울에 반사된 빛이 서로 간섭을 일으켜서 파장에 변화가 생기고 이 파장의 변화를 감지하여 안구조직의 단면을 이차원 또는 삼차원 영상으로 나타낸다(그림 4-20).

빛간섭단층촬영계는 해상도가 3.5~10μm로 초음파검사의 100μm에 비해 훨씬 정밀하고, 안구와 기계를 접촉시키지 않아도 영상을 얻을 수 있다는 장점이

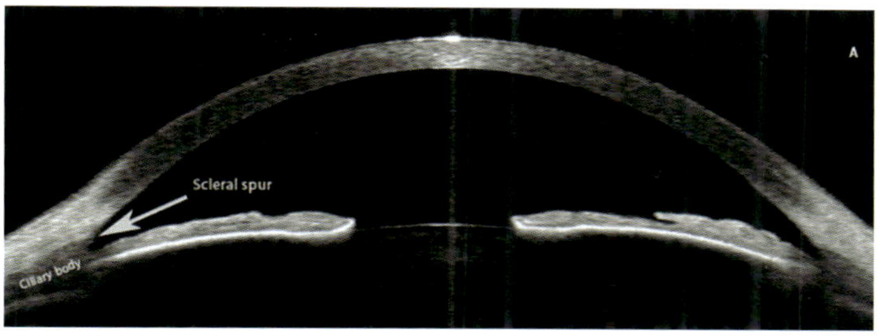

그림 4-21 전안부 빛간섭단층촬영 소견

있다. 그러나 빛의 통과를 가로막는 매체혼탁이 있는 경우, 즉 각막혼탁, 앞방염증, 백내장, 유리체출혈이나 혼탁이 있는 경우에는 빛이 안구 내로 잘 도달하지 못하고 반사되는 빛의 양도 제한되기 때문에 영상을 얻기 힘든 것이 단점이다. 또 세밀한 빛간섭현상을 이용하므로 협조를 얻기 힘든 환자나 안구가 잘 고정되지 않는 경우에는 좋은 영상을 얻기가 어렵다.

빛간섭단층촬영계는 이전까지는 불가능했던 눈속조직의 세밀한 생체영상과 실측치를 제공함으로써 안과 질환의 진단과 치료에 많은 변화를 가져왔다. 망막과 맥락막에서 각 층마다 다르게 나타나는 빛의 반사 정도에 따라 서로 다른 명암으로 표시해 주기 때문에 층별로 각각의 구조를 확인할 수 있다. 녹내장의 경우에는 다른 시신경유두 분석기에 비해 신경절세포층 두께와 시신경섬유층 두께의 실측치를 알 수 있어 유용하다.

또한 생체 안구조직을 생검하지 않더라도 마치 조직 슬라이드를 보는 것과 같은 영상을 제공한다는 장점이 있다. 최근에는 1310nm의 적외선을 이용한 전안부 빛간섭단층촬영장치*anterior segment OCT*(그림 4-21)가 개발됨에 따라 각막, 앞방, 홍채, 앞방각 등의 영상을 얻을 수 있게 되어 녹내장과 각막질환의 진단, 각막굴절 수술에 필요한 정보를 얻는 데 활용되고 있다.

(6) 빛간섭단층혈관조영술*optical coherence tomography angiography; OCTA*

빛간섭단층혈관조영술은 최근에 개발된 검사방법으로서 빛간섭단층촬영을 기반으로 망막혈관의 형태와 혈류의 흐름을 영상화하는 기술이다. 조영제를 사용하지 않으므로 비침습적이고 다양한 조영제 부작용을 피할 수 있다는 것이 장점이다. 또한 나이관련황반변성, 당뇨망막병증 등 혈관 형태의 경과를 자주 관찰해야 하는 질환에 손쉽게 적용할 수 있어서 현재 도입이 확산되고 있다.

(7) 컴퓨터단층촬영*computed tomography; CT*

컴퓨터단층촬영은 뼈조직뿐만 아니라 연부조직의 병변에 대해 자세한 단면을 제공하므로 안구, 안와의 종양을 비롯하여 안구돌출, 안와골절, 천공성 눈외상과 동반된 눈속이물 등을 진단하는 데 유용하다(그림 4-22). 이 부위의 양성종양으로는 혈관종이 가장 흔하고 그 밖에 신경종 등이 있다. 대개 경계가 명확하고 조영증강이 강한 둥근 종괴로 나타난다. 악성종양으로는 전이암, 악성림프종 등이 있으며, 경계가 불분명하고 주위 골파괴를 동반하는 것이 특징이다. 조직의 부종은 대개 저음영으로 나타난다. 혈종은 고음영이었다가 점차 시간이 지나면서 밀도가 감소한다. 조영증강은 염증이나 종양이 의심될 경우에 실시한다. 눈속이물 확인, 안와골절 유무와 위치 확인, 갑상샘기능항진이 있는 경우, 안구돌출검사, 외안근의 모양변화검사 등을 하는 경우에는 조영증강을 시행하지 않는다.

(8) 자기공명영상*magnetic resonance imaging; MRI*

자기공명영상은 유도된 자장 내에서 흥분되는 양성자의 농도와 전위 변화로 만들어지는 영상이다. 컴퓨터단층촬영에 비해 연부조직의 해상력이 훨씬 우수하고 환자가 방사능에 노출되지 않는다는 장점이 있다.[14] 이에 안구내 종양, 시신경염 등과 같은 질환의 진단과 평가에 사용된다. 영상이 뛰어나지만 자성이 있는 물질이나 장치들의 위치가 변동될 수 있고, 심장에 박동조율기*pacemaker*를 부착한 사람은 자장 내에서 박동조율기가 오작동할 수 있어 위험하다. 최근에는 비침투성으로 혈관을 촬영할 수 있는 자기공명혈관조영술*magnetic resonance angiography; MRA*이나 뇌기능을 알 수 있는 기능적 자기공명영상*functional MRI*도 사용되고 있다.

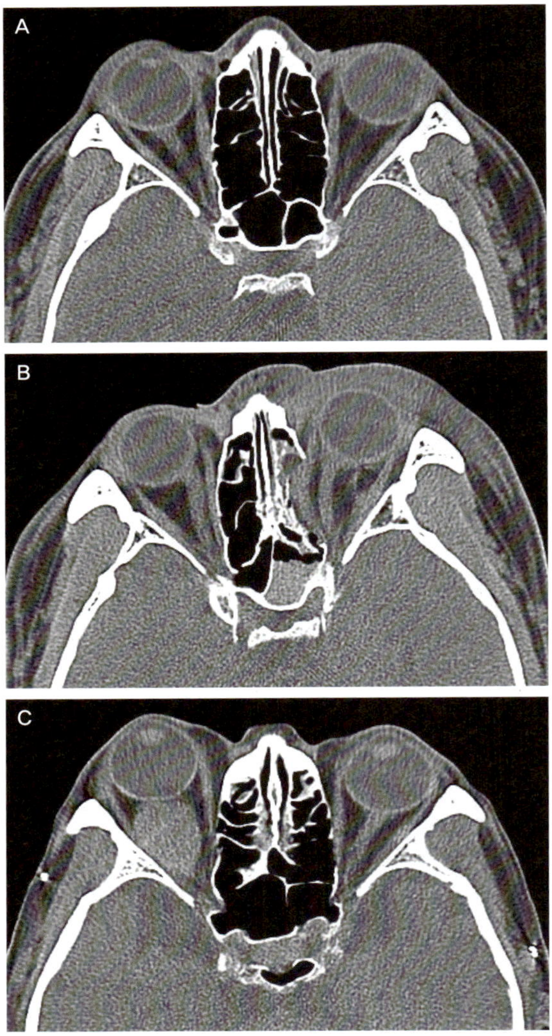

그림 4-22 안와 부위의 컴퓨터단층촬영 소견 A. 정상 안와 B. 안와골절 C. 안와종양

II 기능검사

1. 시력

물체의 존재와 형태를 인식하는 것은 눈의 가장 본질적인 기능이며 이 능력을 측정하면 눈 기능의 상태를 단적으로 파악할 수 있다. 시기능(시력)은 다음과 같은 여러 기능이 복합된 종합감각이라 할 수 있다.

① **최소가시시력***minimum visible acuity* 눈으로 느낄 수 있는 최소 광선량을 말하며, 광선에 대한 망막의 감도를 나타낸다.

② **최소분리시력***minimum separable acuity* 떨어진 두 점을 2개로 인식할 수 있는 점의 최소 간격을 말하며, 눈의 해상력이라고도 한다.

③ **최소가독시력***minimum legible acuity* 읽고 판단할 수 있는 문자나 형태의 최소 크기를 말하며, 여기에는

⑭ 자기공명영상에서 보이는 조직의 세부영상은 그 조직의 세 가지 생리학적 특성인 양자밀도*proton density*, T1·T2 이완시간*relaxation time*에 좌우된다. T1 강조영상*weighted image*은 짧은 TR(반복시간*repetition time* 1,000msec 이하)과 짧은 TE(에코시간*echo time* 20msec 이하)에서 얻어지며 해부학적 구조를 보는 데 유용하다. 안와지방은 밝게 보이고, 외안근과 유리체는 어둡게 보인다. 그 밖에 해면굴, 뇌하수체, 코곁굴의 점막도 밝게 보인다. T2 강조영상은 긴 TR(2,000msec 이상)과 긴 TE(40msec 이상)에서 얻어지며, T1 강조영상과 달리 안와지방은 어둡게 보이고 외안근과 유리체는 밝게 보인다. 부기, 탈수화, 종양 침윤 같은 병변을 진단하는 데 유용하다. 혈관은 T1이나 T2에서 모두 어둡게 보이는데, 이는 혈류로 인한 흐름공백*flow void* 때문이다.

눈의 생리적 기능 외에 심리적 요인(지능, 주의력) 등이 많이 관여한다.

물체의 상이 망막의 중심오목에 맺힐 때 가장 예민하므로 이를 중심시력이라 하고, 망막 주변으로 갈수록 시력이 저하된다(주변시력). 일반적으로 중심시력을 시력*visual acuity*이라고 한다. 중심시력을 갖는 황반 이외의 망막 부분은 시력이 불량하며 주변으로 갈수록 점차 저하된다. 중심시력이 1.0이라면 황반의 둘레, 즉 2.5° 떨어지면 시력은 절반으로, 7.5° 떨어지면 1/4로, 망막의 주변부에서는 1/40로 저하된다.

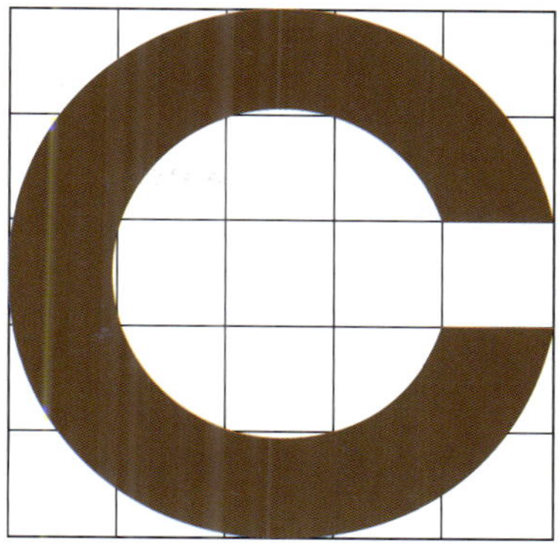

그림 4-23 란돌트 'C'(란돌트고리)

(1) 시각*visual angle*

시력은 눈에 맺히는 상의 크기에 따라 결정된다. 그러므로 큰 물체라도 멀리 있으면 작게 보이고 작은 물체라도 가까이 있으면 크게 보이기 때문에 물체의 크기가 시력의 객관적 기준이 되지 못하므로, 망막에 맺힌 상의 크기를 표시하는 적당한 방법이 필요하다. 시각은 주시하고 있는 물체의 양쪽 끝 두 점에서 안구의 교점*nodal point*으로 두 직선이 만드는 각도를 가리키며, 이 각도에 따라 망막상의 크기가 결정된다. 같은 크기의 물체는 눈에서 멀어질수록 시각이 작아지고 가까울수록 커지며, 같은 거리에서는 물체의 크기가 클수록 시각이 커진다. 시력은 최소시각의 역수로 표현한다.

눈앞에 2개의 점이 있을 때 이것을 두 점으로 인식할 수 있으려면 2개의 시세포가 각각 자극을 받고 또 그 중간에 자극을 받지 않은 세포가 최소한 하나는 있어야 한다. 황반원뿔세포의 지름은 평균 1.5μm이므로 두 점의 상이 적어도 1.5μm 이상 떨어져 있어야 하고, 이 거리는 약 20초의 시각을 만드는데 이를 이론상의 최소시각이라 할 수 있다. 그러나 눈의 여러 가지 광학적 결함 때문에 정상 눈이 식별할 수 있는 두 점의 최소시각을 1분으로 정하였다.

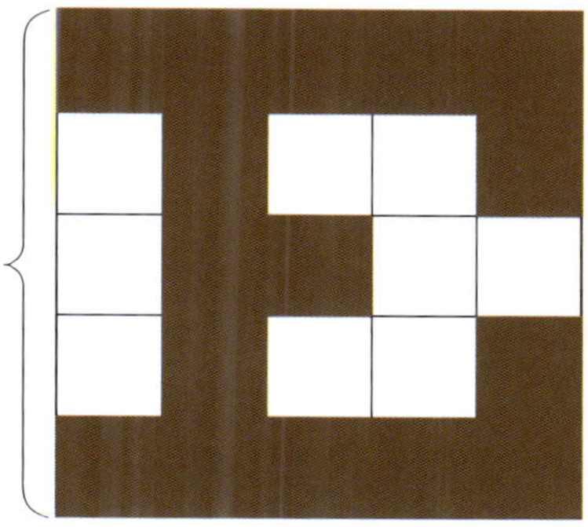

그림 4-24 스넬렌 'E'

(2) 시력의 단위와 시표

국제안과학회(1909년, 1929년)에서는 지름이 7.5mm, 폭이 1.5mm인 란돌트고리*Landolt ring*를 그리고 한쪽에 1.5mm 폭의 틈을 만들어(그림 4-23) 이를 표준 시표로 정하고, 5m 거리에서 그 간격의 방향을 알아맞히게 하여 이보다 작은 시표를 식별하지 못하는 시력을 1.0으로 정하였다(5m 거리에서 1.5mm의 간격은 1분의 시각이 된다). 5m에서 최소시각이 2분이 되는 눈(시표의 크기가 2배가 된다)의 시력은 0.5, 최소시각이 10분이면 0.1, 최소시각이 30초이면 2.0이 되는 식으로 판별한다. 따라서 시력은 최소시각에 반비례한다. 이 시표로 측정한 정상 시력은 1.0 이상이다. 이 소수는 정상 시력의 %를 표시하는 것이 아니며, 0.1

의 시력이 정상 시력의 10%라는 의미로 해석하면 안 된다.

스넬렌시표*Snellen letter*는 여러 가지 크기의 알파벳을 사용한 것으로, 측정거리는 20피트(약 6m)이다. 시표는 정사각형 내에 아랫변 길이의 1/5에 해당하는 폭으로 글씨를 쓴 것으로, 각 시표의 글씨 폭이 1분이 되는 거리를 미터 또는 피트로 표시하며 이를 시표번호로 삼는다(그림 4-24).

시력은 '검사거리/시표번호'와 같이 분수로 표시하거나 소수로 표시한다. 번호 20(또는 6)의 시표 문자 폭은 20피트에서 1분의 시각을 가지며, 이를 20피트 거리에서 알아보면 시력을 20/20(또는 6/6)으로 기록하거나 1.0이라 하여 이를 정상 시력으로 한다. 번호 100(또는 30)의 시표는 정상 눈이면 100피트 거리에서 알아볼 수 있는 크기의 시표인데, 이 시표를 20피트 거리에서 알아본다면 시력을 20/100(또는 6/30) 또는 0.2로 표시한다.

시력을 소수나 분수로 표시하는 방법 외에 근래에는 큰 시표와 작은 시표들 사이에 크기의 비가 일정한 비율로 배열된 대수시력(log MAR시력)이 사용되고 있다. 이 밖에 아라비아 숫자의 시표와 각국의 고유한 글자로 만든 시표가 있으며, 그림으로 된 시표도 이용되고 있다. 이러한 다양한 크기의 시표를 배열하여 여러 단계의 시력을 측정할 수 있게 한 표를 시시력표라 한다. 한글로 제작된 시시력표로는 한천석시시력표, 진용한시시력표가 있다.[15]

⑮ 시시력표의 종류에는 십진법에 따른 변화방법*arithmetical progression*과 크기의 변화에 중점을 둔 기하학적 변화방법 *geometric progression*이 있다. 십진법에 따른 변화방법은 한천석시시력표처럼 1.0, 0.9, 0.8 등과 같은 시표 크기의 역수를 십진법에 따라 변화시키는 방법으로, 0.9는 1.0 시표의 1.1배, 0.8은 1.25배 등의 순서로 변화해 간다. 이 표의 장점은 생각하기 편하고 표현이 간단하다는 것이지만 시표 간 크기 변화가 일정치 않다는 것이 단점이다. 기하학적 변화방법은 스넬렌시표처럼 크기를 일정한 비율로 변화시키는 방법으로, √2와 0.1 로그단위 *log unit*에 매우 가까운 1.25배의 크기 변화를 사용하는 추세이다. 예를 들어 20/20과 20/25는 1.25배, 20/30과 20/40은 1.33배이다.

(3) 측정방법

① 실내의 조명이 일정해야 한다. 시시력표의 조명은 200럭스가 표준이며 환자의 눈높이에 시시력표가 걸려 있어야 한다.

② 환자는 일정 거리(5m 또는 6m)까지 떨어져 표와 정면으로 대한다.

③ 왼눈을 적당한 가리개로 가리고 오른눈의 시력을 측정한 다음 왼눈의 시력을 같은 방법으로 측정한다.

④ 큰 시표부터 차차 작은 시표를 읽게 하고 더 이상 읽지 못할 때는 옆의 시표를 보게 하여 알아볼 수 있는 최소 크기의 시표를 측정한다.

⑤ 소수식 시시력표이면 알아볼 수 있는 가장 작은 시표에 표시된 숫자가 바로 시력이 된다. 스넬렌시표이면 그 숫자를 분모로 하고 20(피트식) 또는 6(미터식)을 분자로 한 분수가 시력이 된다.

⑥ 시력이 나빠서 0.1의 시표도 보지 못하면 시력표에 가까이 걸어가서 0.1 시표를 볼 수 있는 지점과 시력표 사이의 거리(m)를 측정한다. 이때 시력은 0.1×볼 수 있는 지점의 거리(m)÷5m(5미터식 시표인 경우)로 구한다. 예를 들어 2m에서 0.1 시표를 읽었다면 시력은 0.1×2÷5=0.04이다.

⑦ 시력표에 1m까지 접근해도 0.1 시표가 보이지 않는 경우에는 손가락 수를 알아맞히는 방법으로 알아본 거리와 함께 표시한다. 만약 50cm에서 식별했다면 '손가락세기*finger count* 50cm(F.C./50cm)'라고 기록한다.

⑧ 손가락도 셀 수 없고 눈앞에서 흔드는 손의 움직임만을 인식할 수 있다면 '손흔듦*hand movement; HM*'이라 기록한다.

⑨ 손흔듦도 알지 못하는 경우에는 암실에서 환자의 눈에 광선을 점멸하여 광선의 인지 여부를 묻는다. 이때의 시력을 '빛인지*light perception; LP*'라 한다. 동시에 광선이 어느 방향에서 오는지 물어보고

이것이 정확하면 '빛방향 알아보기*light projection*'가 좋다고 기록한다.

⑩ 빛인지도 없으면 시력은 0, 즉 엄밀한 의미의 '맹'이다.

교정안경을 사용하지 않고 측정한 시력을 나안시력이라고 한다. 굴절이상이 있으면 안경을 쓰게 하고 측정한 시력(교정시력)을 안경 도수와 함께 기록해야 한다.[16]

(4) 근거리 시력*near visual acuity*

원거리 시력(5m 이상이면 무한대 거리에 있는 물체를 볼 때와 마찬가지로 조절은 하지 않고 있는 것으로 간주한다)을 측정한 다음에는 근거리 시력(약 30cm)을 측정한다. 원거리 시력을 측정할 때와 마찬가지로 란돌트고리, 스넬렌시표 등의 시시력표를 사용한다. 근거리 시력 표시방법에는 소수식, 분수식, 예거*Jaeger*식 등이 있다. 노안으로 인한 조절장애, 원시, 약시, 거동이 불편한 환자 등이 대상이다. 근거리 시력표를 사용하여 30cm의 검사거리를 두고 측정한다. 시력표의 밝기는 밝은 실내 수준으로, 조도는 기준대로 400~800럭스가 필요하다. 최대시표를 읽지 못하면 검사거리를 좀 더 좁힌 후 다시 측정한다. 예를 들면 0.1의 시표를 15cm에서 읽으면 0.1×15/30으로 시력은 0.05가 되는데, 이것은 본래 의미의 근거리 시력이 아니고 최소 어느 정도 크기의 문자를 읽을 수 있는가를 나타내는 시력이다. 이때 시력기록을 검사거리로 표기한다면 0.1(15cm)이다. 그리고 최대시표로서 0.1 이하의 큰 시표가 준비되어 있어야 한다.

(5) 시력장애의 원인

1) 매체의 이상

각막, 앞방, 동공, 수정체, 유리체 등 광선 통로에 발생한 혼탁 등으로 인해 규칙적인 광선굴절 상태가 방해되는 경우를 말한다.

2) 시각경로의 이상

망막에서 후두엽에 이르는 시각전달경로에 종양, 외상, 염증, 변성, 출혈, 부기, 압박 등 여러 가지 원인으로 인해 장애가 생긴 경우를 말한다.

3) 녹내장

시신경의 녹내장성 손상과 이에 동반된 시야결손이 있는 경우를 말한다.

4) 굴절이상, 조절이상

근시, 원시, 난시, 노안, 조절연축, 조절마비 등이 있다.

5) 기능장애

히스테리, 신경증 등으로 인해 나타난다.

6) 약시

안구나 시각경로에 기질적 장애가 없는데도 시력저하를 보이는 경우이다. 사시 또는 양안 간 굴절력의 차이, 백내장이나 각막의 혼탁 등으로 정상적인 시자극이 전달되지 않아 시력발달이 저해되어 발생한다.

7) 일과성 흑암시*amaurosis fugax*

목동맥의 일시적 폐쇄 등으로 갑자기 심한 시력저하가 발생했다가 단시간 후에 다시 회복되는 경우를 말한다.

8) 망막의 손상

나이관련황반변성, 당뇨망막병증 등 망막에 발생하는 각종 질환이 시력장애를 유발할 수 있다.

(6) 맹 또는 실명

좁은 의미로는 시력이 0인 경우를 맹이라 하지만 넓은 의미의 맹이라면 시력의 한계가 일정하지 않다. 생계를 유지하지 못할 정도의 경제맹, 보통의 교육을 받지 못하는 교육맹 등 여러 가지 명칭이 있으며, 사

⑯ 시력을 측정할 때 불투명한 판에 뚫린 작은 구멍(바늘구멍)을 통해 시시력표를 읽게 하면 눈의 초점심도가 깊어져 굴절이상이 있는 눈은 물체를 더 선명하게 볼 수 있다. 따라서 만약 바늘구멍을 통해 보았을 때 시력이 증가한다면 교정안경으로 나안시력보다 더 좋은 시력을 얻을 수 있음을 뜻한다.

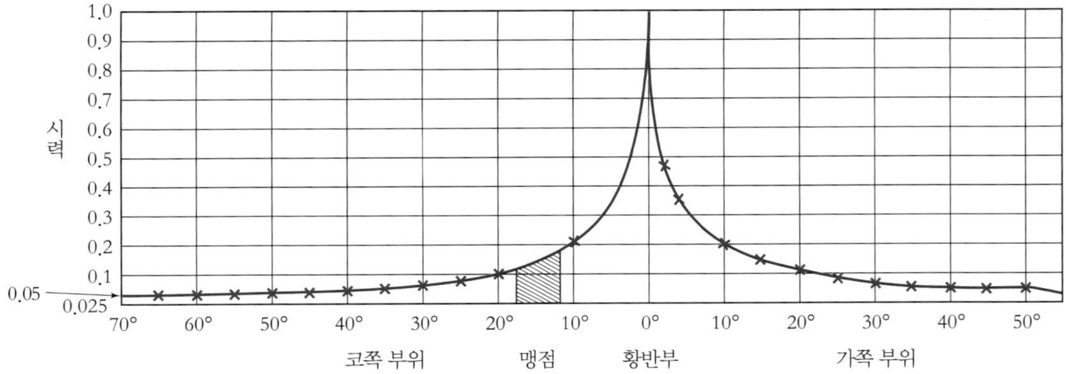

그림 4-25 망막 각 부위의 시력

회인으로서 사회생활을 하지 못할 정도를 사회맹이라고 한다. 맹의 정의는 각 나라마다 다르다. 미국·캐나다 등에서는 20/200(0.1에 해당) 이하, 영국·프랑스에서는 0.05 이하이며, 일본과 북유럽에서는 손가락세기 1m 이하를 맹으로 규정하고 있다. 따라서 각국의 맹인 수 역시 이 기준에 따라 달라 비교하기가 어렵다. 우리나라에는 교정시력 0.02 이하를 기준으로 한 시각장애인이 전 인구의 약 0.5%를 차지하고, 전체 등록 장애인의 10%에 해당하는 약 25만 명의 시각장애인이 있을 것으로 추정된다(2014년, 보건복지부 통계).

2. 시야*visual field*

정면에 있는 한 점을 주시하고 있을 때 눈이 볼 수 있는 눈앞의 범위를 시야라 한다. 이러한 주변시로 눈앞의 물체를 발견하고 그 상호 위치관계를 파악하기도 하므로 주변시는 중심시 못지않게 중요하다. 주변시는 물체의 형태와 색채를 선명하게 인지하지 못하지만 물체의 움직임에는 예민하다. 중심시가 양호해도 시야가 좁아지면 자신의 위치와 주변 사물이 잘 파악되지 않기 때문에 자유로운 신체활동을 할 수 없다. 시신경섬유는 망막에서 시피질에 이르기까지 일정한 위치로 배열되어 있으므로 신경섬유의 특정 부위에 병변이 발생하여 시각 전달을 방해하면 일정한 시야 변화를 유발한다. 이 시야 변화를 관찰함으로써 병변의 위치, 범위 등을 추측할 수 있기 때문에 그동안 시야검사가 중요하게 여겨져 왔지만 최근 CT, MRI 등으로 뇌 영상의학이 발전함에 따라 뇌질환에서 시야검사의 역할이 줄어들고 있어 현재에는 주로 녹내장의 진단과 경과를 살피는 데 이용되고 있다.

그림 4-25처럼 시력은 망막 중심에서 벗어날수록 감퇴되며, 망막의 기능 상태는 이 시력이라는 입장에서 고려하는 것이 가장 적합하다. 트라퀘어*H. M. Traquair*는 정상 시야를 어둠의 바다에 떠 있는 '시력의 섬'이라고 정의하였다. 이 섬의 정상은 주시점, 즉 중심오목의 시력을 나타내고 해안선은 주변시야의 한계를 나타내며, 섬의 여러 지점의 높이는 그 부분의 시력을 나타낸다고 한다. 이렇듯 한 시야 내에서 동등한 시력을 가진 점을 연결한 선을 이솝터*isopter*라고 하며, 이는 지도로 말하면 등고선에 해당한다. 이솝터의 크기는 사용하는 시표가 망막에 주는 자극의 강도에 따라 다르며 자극이 강하면 넓어진다.

(1) 정상 시야

원형의 시표로 측정하며 이 시표의 크기는 눈의 교점에서 만드는 시각으로 결정된다. 이를 표현하려면 시표의 지름(mm)/검사거리(mm)에 시표의 색채를 기입한다(예를 들어 3/330은 지름 3mm의 흰색 시표를 사용하여 330mm 거리에서 측정한 시야임을 나타낸다).

시야는 시표의 크기나 색채에 따라 달라진다. 여러 가지 크기의 흰색 시표로 측정한 정상인의 한눈시야 *monocular field* 범위는 표 4-1과 같다.[17]

두 눈이 정면의 한 점을 주시할 때에 보이는 범위를 두눈시야*binocular field*라 한다. 두 눈이 공통으로 볼 수 있는 부분은 반경이 약 60°인 원형이고, 한쪽 눈으로만 보이는 부분은 약 30~60°의 반달 모양이다.

(2) 시야측정법

1) 대면검사*confrontation test*

검사자와 환자가 50~100cm의 거리를 두고 마주 본다. 환자는 오른눈을, 검사자는 왼눈을 가리고, 환자는 검사자의 오른눈을, 검사자는 환자의 왼눈을 주시한다.

두 사람의 중간지점에서 적당한 물체(손가락, 연필 또는 시표)를 주변에서 중심으로 점차 이동시켜 시표를 두 사람이 거의 동시에 볼 수 있다면 환자의 주변시야는 정상이다(그림 4-26). 같은 방법으로 왼눈도 검사한다.

이 검사법은 검사자의 시야가 정상이라는 전제 아래 환자의 시야와 비교하는 방법으로 쉽고 빨리 측정할 수 있으나 정확하지 못하다. 만약 대면검사로 이상이 발견되면 시야계를 사용해서 검사해야 한다.

2) 동적시야측정*kinetic perimetry*

시야계 반구의 반지름은 330mm가 표준이고 그 반구의 중심에 눈이 오도록 되어 있다. 동적시야측정을 하는 대표적인 시야계는 골드만시야계이다(그림 4-27).

암실에서 일정한 조명(약 100럭스 정도)하에 검사하는 것이 좋다. 환자는 편하게 앉아 머리를 고정하고 한쪽 눈을 가린 다음 다른 눈으로는 정면의 점을 주시한다. 적당한 시표를 주변부에서 중심부로 움직여(1초 동안 5°가량) 환자에게 시표가 보일 때 신호하게 한다. 시표의 크기와 밝기를 다르게 하여 반복해서 측

표 4-1 정상인의 시야 범위

지름/검사거리	위쪽	안쪽	아래쪽	바깥쪽
5/330	55°	60°	65°	95°
1/330	45°	50°	50°	70°
1/1000	20°	25°	25°	35°
1/2000	15°	18°	18°	20°

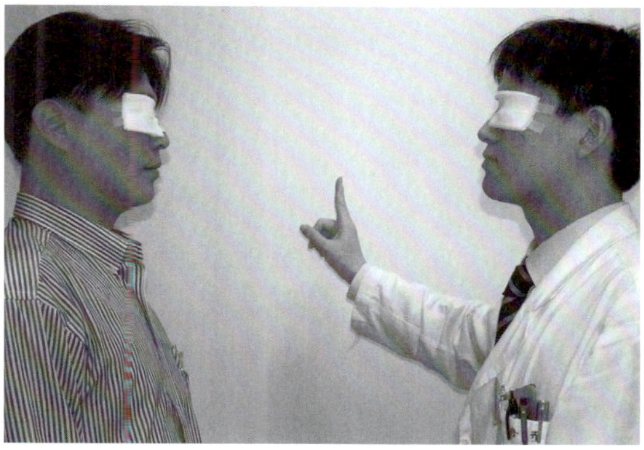

그림 4-26 대면검사

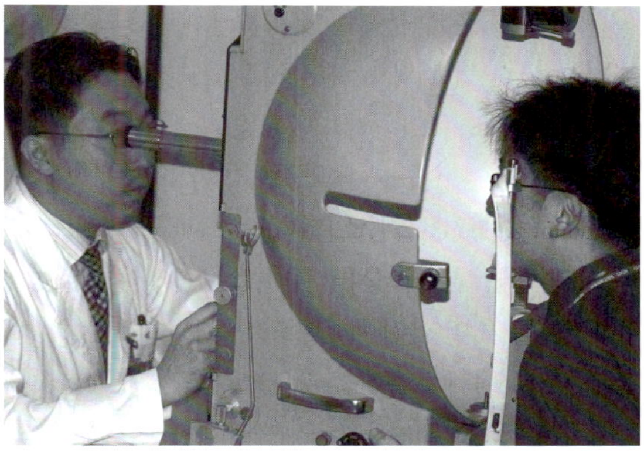

그림 4-27 골드만시야계

⑰ 시야의 중심인 주시점에서 귀쪽으로 약 15° 떨어진 곳은 물체를 느끼지 못하는데, 이곳을 마리오트맹점*Mariotte blind spot*이라 하며, 시야검사에서 난원형의 결손 부위로 나타난다. 이곳은 시신경유두에 해당하는 부분이며 시세포가 없으므로 시각이 전혀 없지만 반대편 눈에서 그곳을 보여 주기 때문에 환자 자신은 그 존재를 느끼지 못한다.

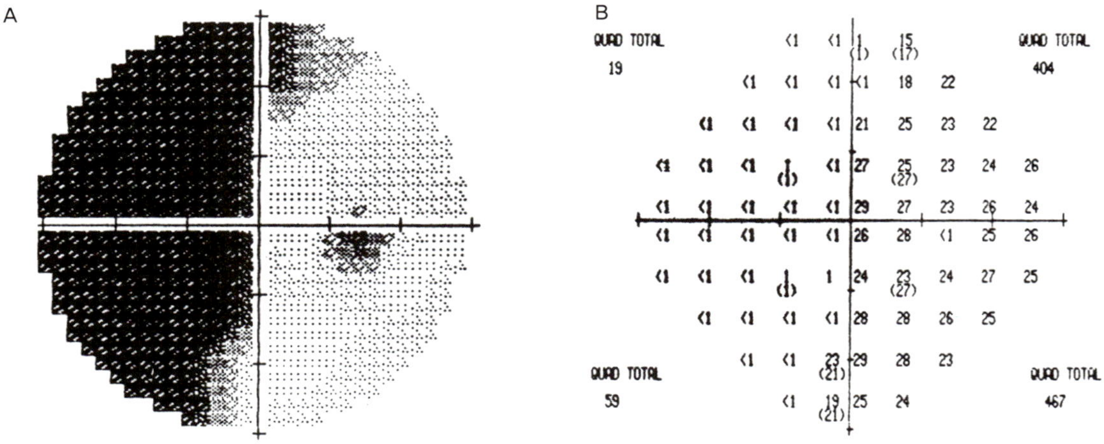

그림 4-28 자동시야계검사 **A.** 오른눈 코쪽반맹의 명암도 **B.** 망막 감도의 역치(dB)

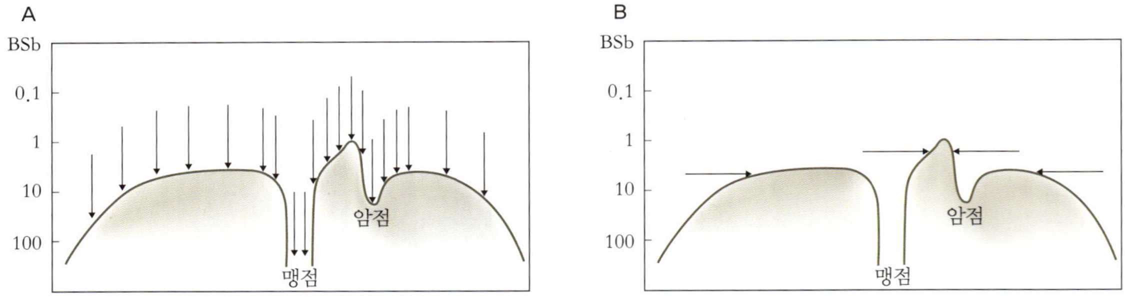

그림 4-29 정적시야검사와 동적시야검사 **A.** 정적시야검사. 미세한 암점을 훨씬 더 민감하게 검사할 수 있다. **B.** 동적시야검사

정한 뒤 검사용지에 이솝터를 그린다. 많은 시간이 소요되며 검사자의 숙련도에 따라 검사 결과에 차이가 많다는 단점이 있다.

3) 정적시야측정*static perimetry*

다양한 크기와 밝기의 시표를 정해진 자리에 비추어서 시표가 보이면 환자에게 신호하게 한다. 컴퓨터화된 자동시야계는 프로그램에 정해진 대로 환자가 예측하기 어렵도록 무작위 순서로 여러 부위에 검사시표를 보여 주고 환자의 반응 결과를 기록한다. 환자의 반응에 따라 검사 시표의 밝기를 자동적으로 조절하여 반복해서 검사함으로써 특정 시야에서 감도 역치*sensitivity threshold*를 찾아내어 그림 4-28과 같이 명암도나 망막 감도의 역치로 출력한다. 험프리*Humphrey*와 옥토퍼스*Octopus*가 대표적인 자동시야계이다.

자동시야계검사는 검사자의 숙련도에 크게 의존하지 않으며 재현성*reproducibility*이 뛰어나다. 검사 결과가 저장되어 다음 검사 결과와 비교 분석할 수 있으며, 동적시야검사에서 놓치기 쉬운 국소 암점을 더 잘 찾아낼 수 있다(그림 4-29). 위의 표준시야계를 이용한 녹내장 시야검사에서는 망막신경절세포가 20~40% 손상되어야 시야 변화가 나타나기 때문에 조기에 시야 변화를 알아볼 수 있는 SWAP(short-wavelength automated perimetry), FDTP(frequency doubling technology perimetry) 등의 시야계가 개발되어 사용되고 있다.

(3) 시야 변화

시야의 주변한계뿐만 아니라 전 시야 내의 감도가 정상 범위 안에 있어야 정상이다. 일반적으로 시야 변화를 측정할 때는 그 시야의 면적이 넓은지 좁은지보다는 그 형태가 어떻게 변하는가 또는 여러 이솝터의 상호관계가 어떻게 변하는가에 중점을 두어야 한다. 시야 변화가 경미할수록 망막에 가는 자극이 강한 시표로는 발견되지 않기 때문에 작은 시표를 사용하여 검사한다.

시야결손이 있을 때는 위치·형태·크기, 결손의 강약, 즉 완전히 시각이 상실되었는지 저하되었는지, 결손의 정도가 전반적인지 국소에 따라 다른지, 결손부의 경계선에서 급격히 변하는지 서서히 변하는지, 언제 시작되었고 경과는 어떠한지 등을 유의해서 본다.

망막에서 시피질에 이르는 시신경섬유가 어떠한 경로로 어떻게 배열되어 가는지를 정확히 이해해야 시신경섬유의 경로에 발생한 병변에 따른 시야 변화를 판단할 수 있다.

(4) 시야장애

시야검사 결과 협착, 감도저하, 암점 등으로 인한 시야결손이 나타나면 시야장애가 있다고 본다.

1) 협착*constriction*

협착은 시야의 주변부 경계를 이루는 이솝터들이 정상 시야의 것보다 좁아져서 중심 쪽으로 이동한 경우로, 좁아져서 보이지 않게 된 시야결손 부위에서는 시표의 색이나 크기에 관계없이 시표 자체가 보이지 않는다. 모든 방향에서 일어나 동심원같이 좁아진 동심협착과, 반맹에서처럼 부분협착의 두 종류가 있다.

2) 감도저하*depression*

시야장애의 대부분이 이에 속하며 시야의 어느 부위에서나 발생한다. 정상인이 볼 수 있는 시표가 환자에게 보이지 않고 이보다 크거나 강한 시표라야 보이게 된다.

감도저하는 전반적 저하*general depression*와 국소적 저하*local depression*로 나뉜다.

전반적 저하는 빛에 대한 감도가 중심부를 포함한 시야의 모든 곳에서 감퇴되어 모든 이솝터가 정상보다 좁아진 상태를 말한다. 각막혼탁, 백내장, 유리체혼탁 등 매체혼탁이 있을 때 발생하는 시야장애의 한 형태이다

국소적 저하는 시야장애의 가장 흔한 형태로서, 주변시야의 어느 한 부분에서 발생하면 해당 이솝터가 찌그러진 모습이 되고 시야 범위 내에서 발생하면 암점이 나타난다.

시자극의 전달경로를 따라 발생한 질환으로 인해 협착이나 감도저하를 보이는 시야결손의 형태는 다음과 같다(그림 19-14 참조).

① **전같은쪽반맹***total homonymous hemianopsia* 한쪽 눈은 귀쪽시야*temporal field*, 다른 쪽 눈은 코쪽시야*nasal field*가 완전히 결손된 상태로, 시야의 협착에 해당한다. 시각로*optic tract*에서 시각부챗살*optic radiation*까지의 시각경로에 혈관 질환이 있을 때 발생하는 경우가 많다.

② **부분적 같은쪽반맹***partial homonymous hemianopsia* 시각경로 질환으로 나타나는 시야장애 중 가장 흔하다. 두 눈의 동측시야가 절반보다 적게 결손되어 나타나며 전같은쪽반맹과 달리 맹과의 경계 부분이 완만하게 나타난다. 두눈시야결손의 크기, 모양, 위치, 이솝터가 같으면 두 시야가 일치한다고 한다(congruous partial homonymous hemianopsia).

③ **동측사분맹***homonymous quadrantanopsia* 상동측사분맹은 측두엽이나 새발톱고랑*calcarine fissure*의 아래쪽에 병변이 있을 때 흔히 나타난다. 하동측사분맹은 시각부챗살이나 새발톱고랑의 위쪽에 병변이 있을 때 나타난다.

④ **반대측반맹***heteronymous hemianopsia* 두 눈의 귀쪽 또는 코쪽 절반이 결손되는 것으로 이 중 바깥쪽 반

이 결손되는 양귀쪽반맹*bitemporal hemianopsia*이 많다. 이는 두눈시야의 귀쪽 전체의 감도저하가 나타난 것으로 시신경교차에 병변이 있을 때 나타나는데, 이 때 전형적으로 오른쪽 시야는 시계방향, 왼쪽 시야는 시계 반대방향으로 점차 결손이 나타난다.

⑤ **양코쪽반맹***binasal hemianopsia* 진정한 의미의 반맹이 아니며 2개 이상의 병변이 동반되어 나타난다. 시신경교차부의 바깥쪽 비교차섬유 양쪽 모두에 병변이 있거나 시신경염의 합병증으로 인한 시신경위축, 두 눈의 망막이상, 다발경화로 인한 눈뒤시신경염 등에서 볼 수 있다.

⑥ **교차사분맹***crossed quadrantanopsia* 아주 드문 시야장애로서 한쪽 시야장애는 위쪽 사분면에 있고 다른 한쪽의 시야장애는 아래쪽 사분면에 있다. 녹내장과 유두곁맥락막염*choroiditis juxtapapillaris*에서 볼 수 있다.

⑦ **수평반맹***altitudinal hemianopsia* 시야결손이 시야의 위쪽 또는 아래쪽에 있는 것을 말하며, 한쪽 또는 양쪽에 올 수 있다. 대부분 망막이나 시신경의 혈관이상으로 온다.

⑧ **중복같은쪽반맹***double homonymous hemianopsia* 비교적 드문 것으로 양쪽 후두엽에 병변이 있을 때 나타난다.

⑨ **황반보존***macular sparing* 같은쪽반맹에서 황반에 해당하는 시야가 남아 있는 것을 말하며 후두부피질*occipital cortex*에 질환이 있는 경우에 나타난다.

⑩ **기타** 그 밖에 특수한 시야장애로 히스테리 때 나타나는 시야 변화가 있다. 하나는 나선형시야*spiral field*로, 시야를 수직경선 위쪽에서 시작하여 차례차례 다음 경선으로 계속 측정하면 점차 시야가 협착되는 현상이다(반대로 점차 시야가 넓어지기도 한다). 또 하나는 관모양시야*tubular field*로, 측정거리를 여러 가지로 바꾸어 측정해도 시야의 넓이가 같다(기질적 병변에서 오는 시야협착은 보이는 시각이 일정하기 때문에 거리가 멀어지면 시야가 넓어진다).

3) 암점*scotoma*

정상 또는 비정상 시야 내에서 부분적 또는 완전한 맹이 있는 부위를 말한다.[18]

3. 광각*light sense*

광각이란 빛을 느끼는 능력, 즉 빛의 유무를 판단하며 빛의 강도 차이를 구별할 수 있는 능력이다. 빛의 강도를 점차 약하게 하여 어느 수준을 넘어서면 빛의 존재를 느끼지 못하게 된다. 즉 마치 빛이 없는 것같이 느껴지는데, 이 광선량의 한계를 최소광선량*light minimum*이라고 한다. 최소광선량은 광선의 절대량뿐만 아니라 검사할 때 주변 조명의 강도도 영향을 미치고 환자가 검사 전에 밝은 곳에 있었는지, 어두운 곳에 있었는지(즉 환자의 순응 상태*state of adaptation*)에 따라서도 달라진다. 이와 달리 2개의 광선을 놓고 어느 쪽이 더 밝은가를 간신히 구별할 수 있는 빛의 강도 차이를 최소광선차*minimum light difference*라고 한다. 비교하는 광선의 강도가 강할수록 차이가 커야 구분할 수 있다(베버의 법칙*Weber law*).

⑱ 암점의 분류는 다음과 같다.

① 시력 정도에 따라 시각이 전혀 없는 절대암점*absolute scotoma*, 같은 이솝터나 주변부보다 시력이 상대적으로 조금 떨어지는 상대암점*relative scotoma*으로 나눈다.

② 암점의 위치에 따라 주시점에 있는 중심암점*central scotoma*, 주시점 옆에 있는 중심부근암점*paracentral scotoma*, 맹점과 중심을 연결한 맹점중심암점*cecocentral scotoma*, 그 밖의 부분에 있는 주변암점*peripheral scotoma*으로 나눈다.

③ 암점의 형태에 따라 고리모양암점*ring scotoma*, 활모양암점*arcuate scotoma*, 신경섬유다발암점*nerve fiber bundle scotoma*, 원형암점*round scotoma*, 타원형암점*oval scotoma*으로 나눈다.

④ 두 눈 암점의 상호관계에 따라 반맹*hemianoptic*, 동측(동명*homonymous*), 반대측(이명*heteronymous*) 암점으로 분류한다.

그 밖에 특수한 것으로 섬광암점*scintillating scotoma*은 편두통 때 나타나는 증상으로서, 현기증*dizziness*에 이어 눈앞에 섬광성으로 자각되는 암점이 나타나며 차차 커지면서 중심부가 밝아진다. 암점이 불꽃 모양을 띠고 때로는 색광이 나타나기도 한다.

(1) 명순응*light adaptation*과 암순응*dark adaptation*

밝은 곳에 오래 있으면(명순응이 된 상태) 물체의 형태와 색채 등을 명확히 볼 수 있다. 이것은 황반의 기능 때문이며, 이때는 광수용세포 가운데 원뿔세포가 주로 활동하게 된다(명소시*photopic vision*). 이 상태에 있다가 갑자기 어두운 곳으로 들어가면 처음에는 광각이 매우 불량해서 물체를 전혀 구분하지 못하지만 차츰 시간이 지나면 광각이 회복되어 물체들이 조금씩 보인다. 이처럼 눈은 어두운 곳에 가면 그 상태에 적응하게 되는데, 이를 암순응이라고 한다.

눈에서는 원뿔세포가 먼저 암순응을 하고, 이어서 막대세포가 천천히 암순응을 한다. 따라서 처음 5~6분간 원뿔세포의 암순응이 이루어지고, 다음으로 막대세포의 암순응이 이루어져, 50~60분 만에 최고에 달한다. 따라서 암순응검사를 할 때는 피검자가 최소한 30~40분간 암실에 있어야 한다. 암순응 때는 시야의 중심부보다 주변부 광각이 더 예민해지며 물체의 형태가 뚜렷하지 않고 색채감각이 더 심하게 떨어진다(암소시*scotopic vision*). 여러 가지 색을 같은 강도로 비춰 보면 밝기가 다르게 보인다. 밝은 곳에서는(명순응 상태) 555nm(노란색)가 밝게 보이고, 어두운 곳에서는(암순응 상태) 505nm(초록색)가 가장 밝게 보인다(푸르키녜이동*Purkinje shift*). 어두운 곳에서 밝은 곳으로 가면 처음에는 눈이 부시지만 곧 괜찮아지는데(명순응) 이는 보통 30~40초 만에 이루어진다.

(2) 야맹*night blindness, nyctalopia*

밤눈이 어둡다고 표현되는 야맹은 암순응이 불량한 상태를 말한다. 정상인이 극장처럼 어두운 곳에 들어갔을 때 초반에 일시적으로 느끼는 불량한 광각을 야맹인 사람은 어두운 곳에서 내내 느껴야 하므로 생활에 막대한 지장이 있다. 원인은 여러 가지인데 선천성과 후천성, 진행성과 정지성으로 구별하며, 특발성 야맹*idiopathic night blindness*, 오구치병*Oguchi disease*, 망막색소변성, 비타민 A 결핍, 맥락막과 망막에 광범위한 병변이 있을 때 발생한다.

(3) 주간맹*day blindness, hemeralopia*

어두운 장소보다 밝은 장소에서 시력이 더 나쁜 상태를 주간맹이라고 한다. 축성 시신경염*axial neuritis*, 전색맹*total color blindness* 또는 각막, 수정체의 동공 중앙부에 혼탁이 있는 경우(어두운 장소에서 동공이 확대되면 혼탁이 없는 주변부를 통해 광선이 들어온다)에 나타난다.

4. 색각*color vision*

빛은 여러 가지 파장의 혼합체이며, 이 가운데서 우리가 볼 수 있는 부분을 가시광선이라고 한다. 이 가시광선 중 파장의 차이에 따라 물체의 색을 구별하고 인식하는 능력을 색각이라고 한다. 색각은 망막원뿔세포가 담당하므로 명순응 상태에서 잘 볼 수 있고 시야의 중심부에서 가장 예민하다.

(1) 색의 요소

우리가 눈으로 느낄 수 있는 가시광선은 약 380~770nm의 범위에 속하는 부분으로, 이 광선을 프리즘 등으로 분해하면 여러 색채의 빛스펙트럼*light spectrum*이 생긴다. 색은 다음과 같이 세 가지 요소로 구성된다.

1) 색상*hue*

색상이란 빛스펙트럼의 여러 단색광*monochromatic light*에서 보듯이 차이로 생기는 색채를 말한다. 장파장인 적색에서 단파장인 보라색에 이르기까지 색상은 연속해서 변화하나 사람이 명확히 구별할 수 있는 부분에 빨강*red*(650nm 주변 파장), 주황*orange*(600nm 주변 파장), 노랑*yellow*(575nm 주변 파장), 초록*green*(520nm 주변 파장), 파랑*blue*(460nm 주변 파장), 남색*indigo*(445nm 주변 파장), 보라*violet*(430nm 주변 파장) 같은 이름을 붙여 사용한다.

2) 밝기*luminosity, brightness*

같은 색에도 밝은 것과 어두운 것이 있는데 이를 밝기라고 하며, 이는 광선량의 차이에 기인한다.

3) 채도*saturation*

색의 순수한 정도를 채도 또는 포화도라고 한다. 모든 색은 순수하고 선명한 것에 다른 색을 조금씩 섞어 나가면 점점 더 흐려진다. 즉 채도가 떨어진다.

(2) 색의 혼합

빛스펙트럼의 여러 가지 색을 빨강, 주황, 노랑, 파랑, 보라의 순으로 배열하고 빨강과 보라 사이에 적자색을 끼워 연결하면 색고리*hue circle*가 만들어진다. 이 고리의 색채는 채도가 가장 높은 순색을 대표한다.

2개 또는 그 이상의 단색광을 혼합하거나, 서로 다른 두 가지 단색광이 동시에 망막의 동일한 장소를 자극하면 두 색과는 전혀 다른 제3의 색이 나타난다. 단색광 중에서 적당히 3개를 선택해서 혼합하면 흰색뿐만 아니라 모든 단계의 색광을 얻을 수 있다. 이러한 세 가지 색을 원색*primary color*이라 하는데 빨강, 초록, 파랑이 이에 해당한다. 모든 색광에서 다른 색광과 혼합하면 흰색이 되는 두 색을 보색*complementary color*이라 한다. 빨강과 초록색, 노랑과 남색 등이 이에 해당하며 이들은 색고리에서 서로 반대쪽에 위치해 있다. 보색보다 근접해 있는 두 색광을 혼합하면 그 중간 색광이 되며, 더 떨어져 있으면 적자색조의 색이 된다. 색채를 색의 이름으로 부르는 것은 너무 주관적이기 때문에 색상, 밝기, 채도를 숫자로 표시(먼셀*Munsell* 방법)하거나 좌표식으로 표시하여 색채를 표현한다.

여러 가지 색 가운데 우리 눈에 가장 밝게 보이는 것은 555nm(노랑 부분)이다. 각 파장에 대해 밝게 보이는 정도를 표시한 것을 비시감도곡선*relative luminosity curve*이라 한다.

(3) 색각이상

1) 후천색각이상

후천적으로 망막의 원뿔세포가 손상되거나 시피질까지의 경로에 이상이 생기면 시력저하와 함께 색각장애가 동반된다. 시신경위축이 있을 때는 전반적인 색각장애가 나타난다. 수정체핵이 착색되어 청색각이 장애를 받기도 한다. 맥락막, 망막 질환 때문에 광수용세포에 장애가 생기면 청색각이, 시신경섬유 질환이 있을 때는 적색각이 더욱 장애를 받는다.

2) 선천색각이상

정상인은 세 가지 원색을 적당히 혼합해서 표현되는 모든 색채를 볼 수 있는데, 이러한 색각을 삼색시*trichromatic vision*라 한다. 색각이상이 있어 두 가지 원색의 혼합으로 이루어진 색채만 볼 수 있는 경우를 이색시*dichromatic vision*라 하고, 한 가지 색광만 볼 수 있는 경우를 단색시*monochromatic vision*라 한다.

선천색각이상은 망막원뿔세포의 감광물질에 이상이 생겨 발생한다.[19] 색맹이라는 말이 색약을 포함하기도 하고, 때로는 색약과 구별하여 색약보다 더 정도가 심하다는 의미로 사용되기도 하여 혼동하기 쉽다. 게다가 색맹과 색약은 색맹표로 정확히 구별하기가 어렵기 때문에 색각장애를 경도부터 중증도에 이르는 몇 단계로 구분하는 방법이 더 적절하다.

이에 따라 색각이상을 다음과 같이 구분한다.

① 이상삼색형색각자*anomalous trichromat* 색채에 대한 감각은 모두 있으나 모든 색채를 재현하는 데 필요한 각 색광 혼합의 비율이 정상인과 다르다. 색채를 볼 때 조명이 강하고 채도가 높고 크기가 크면 정상으로 판단하지만, 그렇지 않으면 색을 정확하게 판단하지 못한다. 이는 다음과 같이 나뉜다.

ⓐ 적색약, 제1색약*protanomaly*

ⓑ 녹색약, 제2색약*deuteranomaly*

ⓒ 청색약, 제3색약*tritanomaly*

⑲ 장파장, 중간파장, 단파장에 민감한 시색소를 각각 제1(protos), 제2(deuteros), 제3(tritos) 감광물질이라고 한다.

② **이색형색각자**dichromat 시력은 정상이고 색각장애가 태어날 때부터 있으나 더 이상 심해지지 않는다. 모든 사물이 두 가지 원색의 혼합으로 이루어진 색채로 보인다. 적색맹과 녹색맹은 색의 혼동에 약간의 차이가 있을 뿐이고, 적색과 녹색의 색각에 모두 장애가 있다고 볼 수 있다. 청색맹은 극히 드물게 발견되며 대부분 후천적으로 나타난다. 이는 다음과 같이 나뉜다.

ⓐ 적색맹, 제1색맹*protanopia*

ⓑ 녹색맹, 제2색맹*deuteranopia*

ⓒ 청색맹, 제3색맹*tritanopia*

③ **단색형색각자**monochromat 단색형색각자는 한 종류의 원뿔세포만을 가지고 있기 때문에 한 가지 색깔의 명암으로만 보이는 원뿔단색형색각*cone monochromatism*과, 원뿔세포가 완전히 결손되어 색각을 전혀 인식하지 못하고 흑백으로만 인지되는 전색맹인 막대세포단색형색각*rod monochromatism*으로 나뉜다. 이들 모두 선천적으로 시력이 불량하여(0.1 이하), 눈떨림, 눈부심, 주간맹이 있고, 시야에 중심암점이 보인다. 암순응은 정상 수준까지 도달할 수 있다. 원뿔세포의 결손 또는 불완전발달에 기인한다고 생각된다.

(4) 색각검사법

색각검사의 목적은 색각장애의 본질을 파악하고 환자의 사회생활 지장 여부를 판정하여 올바른 직업을 선택할 수 있도록 돕는 것이다. 색각검사의 종류에는 물체의 색을 이용하는 방법과 색광을 사용하는 방법이 있다. 집단검진에는 거짓동색표*pseudoisochromatic plate*가 많이 쓰이고 등급 판정에는 색각경, 색각등, 색상분별법 등이 쓰인다.

1) 물체의 색을 이용하는 법

조명은 구름이 끼어 있을 때의 일광광선, 조도는 200~500럭스, 밝기는 백열전구에 코닝*corning* 주광필터 590호를 끼운 맥베스*Macbeth* 주광전구를 표준으로 한다.

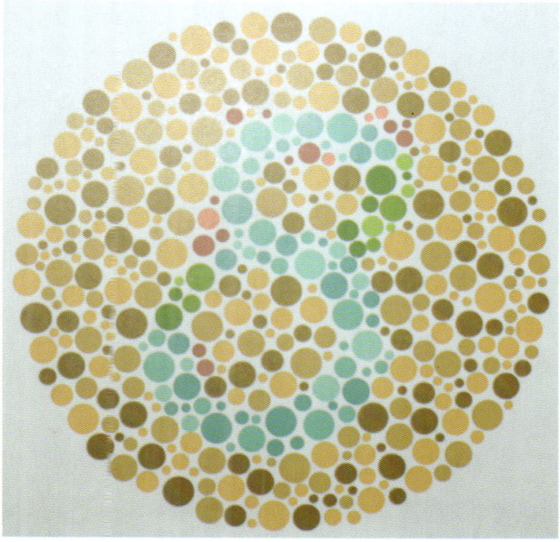

그림 4-30 거짓동색표

① **거짓동색표** 여러 가지 색채의 원형점 배경에 비슷한 형태의 점으로 문자와 숫자가 그려져 있으며, 배경과 문자를 구성하는 점은 색각이상자가 혼동하기 쉬운 색으로 되어 있다(그림 4-30). 빠르고 간편하게 이상과 정상을 감별할 수 있는 방법이다. 그러나 제1색각이상과 제2색각이상, 이색형색각자와 이상삼색형색각자를 감별하기가 힘들다. 조명으로는 북향 창에서 들어오는 자연광 또는 검사용 형광등을 사용하고, 밝기는 200럭스 정도, 거리는 75cm가 되도록 조정하며, 시선과 수직으로 마주 보게 사진을 1장씩 제시하여 검사표의 규정에 따라 검사를 진행한다. 사진 1장당 3초 이내로 보게 한다. 색각이 정상이면 1초도 안 되어 대답하므로, 제한시간을 다 소모한다면 정확한 답을 맞혀도 경미한 이상이 의심된다. 스틸링*Stilling*, 이시하라*Ishihara*, 드보린*Dvorine*, 랍킨*Rabkin*, 하디-랜드-리틀러*Hardy-Rand-Rittler*(H-R-R), 한천석의 표가 있다. 이시하라색각검사표는 건강자와 이상자를 가려내기 위해 널리 사용되며, H-R-R 색각검사표로는 경증·중등도·중증으로 색각이상 정도와 청색 및 황색 색각이상을 감별할 수 있다.

② **한식색각검사표** 제1부 색각이상 검출표 12매와 제

2부 색각이상 분류 및 정도 구분표 9매, 합계 21매로 구성된다.

ⓐ 아라비아 숫자를 약 3초 이내에 바로 읽고 곡선을 약 10초 이내에 바로 정확하게 따라 그리면 정답으로 간주한다.

ⓑ 표 1번부터 12번까지 검사하고 검출일람표를 사용하여 색각이상 유무를 판정한다.

ⓒ 색각이상이 있으면 숫자로 표시된 13~18번 표, 곡선으로 된 19~21번 표를 검사한 후 구분일람표를 보고 색각이상을 분류하고 정도를 결정한다.

③ **색상분별법** 후천적 색각이상 판별에 좋다. 판즈워스-먼셀 100색상검사*Farnsworth-Munsell 100-hue test*와 판즈워스 D-15검사*Farnsworth D-15 test*가 대표적이다. 이 검사법들은 색각이상의 정도와 변화를 추적관찰할 수 있으나, 색패를 늘어놓았다 치우는 번거로움과 긴 검사분석 시간, 색패 변색 등의 단점이 있다. 한식이중 15색상배열검사*Hahn's double 15-hue test*는 판즈워스 D-15검사를 기본으로 한 것으로, 시행하기 간편하여 색각이상의 분류와 정도 판정에 많이 이용되고 있다. 최근 컴퓨터를 활용하여 판즈워스-먼셀 100색상검사를 기본으로 국내에서 만든 서한컴퓨터85색각검사*Seohan computerized 85-hue test*는 간편하고 분석 속도도 빠른 장치이다.

2) 색광을 사용하는 법

① **나겔의 색각경***Nagel's anomaloscope* 노란색의 기준 단색광을 비춰 주고 피검자가 빨강과 초록의 두 단색광을 혼합하여 기준색과 같게 맞추게 하는 방법이다. 모든 색각이상의 종류와 정도를 가장 정확하게 알 수 있으나 조작방법이 복잡하다.

② **색각등** 피검사자에게 색등을 비추어 어떤 색으로 보이는지 말하게 한다. 등을 비추는 순서와 충분한 시간을 결정할 때 숙련자가 필요하다. 길스-아처*Giles-Archer*, 팔란트*FALANT*, 홈스-라이트*Holmes-Wright* 색각등 등이 있다.

(5) 색각이상의 빈도와 유전

우리나라에서 전체 남성 인구의 5.90%, 전체 여성 인구의 0.44%에서 색각장애가 나타나는 것으로 보고되었다. 이상삼원색시 환자 수가 이원색시 환자 수의 2배 정도 되며 대부분이 적록색약 또는 적록색맹자이다. 청색약 또는 청색맹자는 0.0001% 이하로 극히 드물며, 전색맹자는 약 0.003%이다. 색각이상은 유전성 질환이며, X염색체와 결합된 성연관열성유전의 형을 따른다. 색각이상 환자는 자신의 이상을 자각하지 못하므로 직업 선택을 위해서라도 검사를 받아 두어야 한다. 색맹 환자는 색채를 구별해야 하는 직업에는 부적당하다.

(6) 색시증*chromatopsia*

무색의 물체가 착색되어 보이는 현상이다. 강한 광선에 노출된 후에 적색시증*erythropsia*이 오거나, 백내장수술 후 황색의 수정체가 제거되어 청색시증*cyanopsia*이 생길 수 있다. 망막염이 있을 때도 이따금 청색시증이 나타난다. 산토닌*Santonin*중독이나 황달이 있으면 황색시증*xanthopsia*이 나타난다.

5. 대비감도검사*contrast sensitivity*

대비감도는 밝음과 어두움의 비율을 말한다. 완전 흰색과 완전 검은색 사이의 대비감도는 1(100%)이다. 흔히 이용되는 대비감도검사표는 원형시표*circular target*에 일정한 방향으로 줄*bar*을 그려 줄의 밝기에 따라 대비감도가 다른 시표를 일정하게 배열하여 만든 것이다. 줄 두께가 두꺼워 줄의 수가 적으면 공간주파수가 낮고 줄 두께가 얇아 줄의 수가 많으면 공간주파수가 높다. 대비검사표의 동일한 공간주파수에서 주어진 대비범위 내의 인지 가능한 가장 낮은 대비도를 공간주파수에 따라 차례로 검사하여 주어진 기록지에 표시하여 검사 결과를 얻는다(그림 4-31, 4-32).

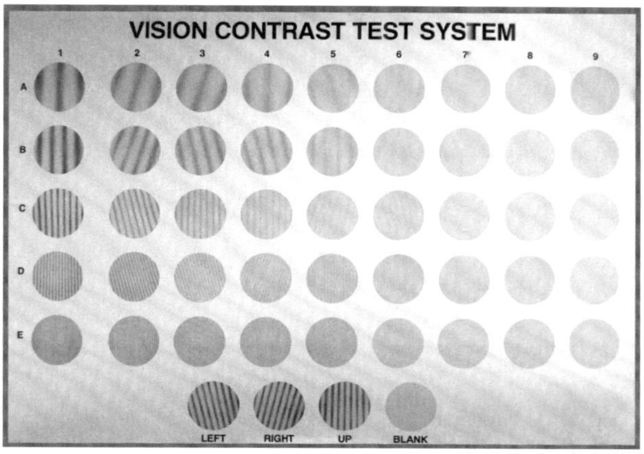

그림 4-31 대비감도검사표 아래로 내려갈수록 공간주파수가 높아진다. 각 공간주파수에서 대비감도를 측정하는데, 오른쪽으로 갈수록 대비도가 낮아진다. 환자의 대비감도가 높을수록 대비도가 낮은 줄무늬를 인식할 수 있다.

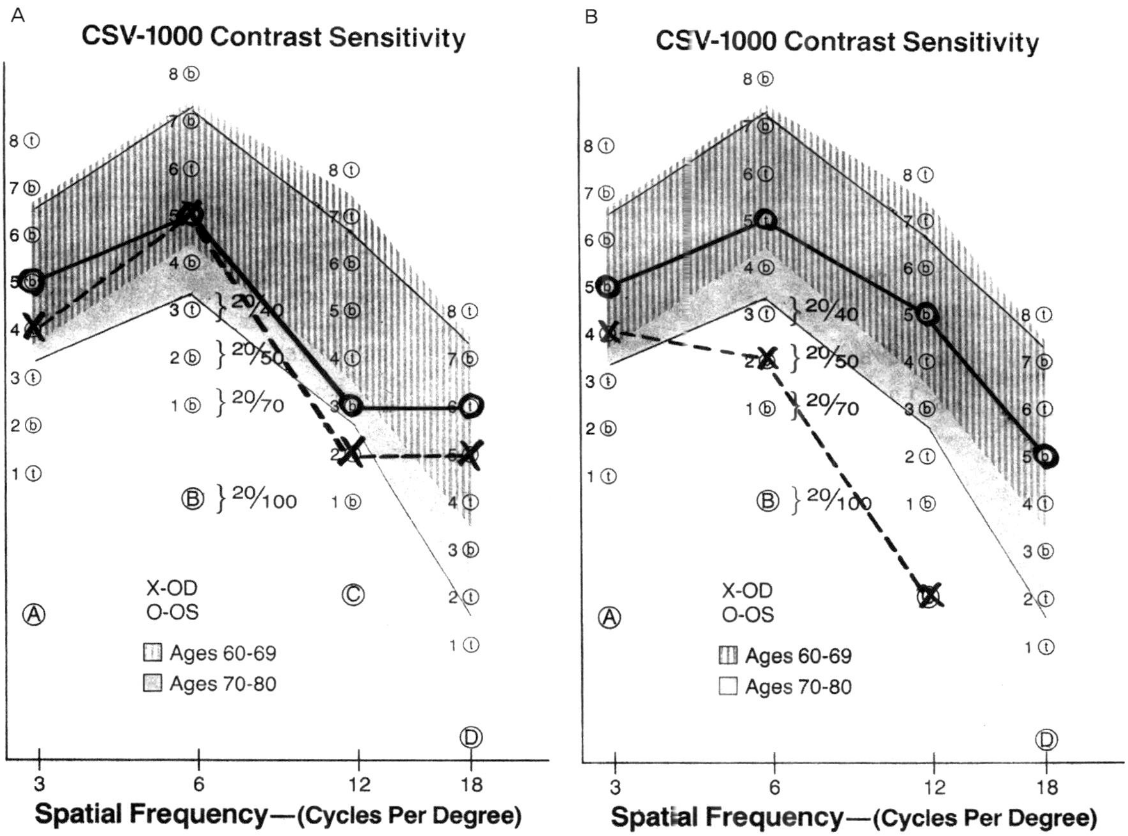

그림 4-32 대비감도검사 기록지 A. 녹내장 환자 B. 오른눈 백내장 환자

일상생활에서 대비감도가 1인 경우는 거의 없고, 보통 시행하는 시력검사는 시표의 경계가 뚜렷하고 대비도가 높아서 실제 일상생활에서 느끼는 시각과 질적으로 차이가 있다. 대비감도가 떨어지는 사람은 높은 대비도의 시표를 사용할 때에는 시력이 정상으로 나오더라도, 낮은 대비도의 시표(예를 들어 옅은 회색 바탕에 짙은 회색 시표)를 사용할 때에는 정상보다 낮은 시력을 보일 수 있다.

시력저하를 가져오는 모든 질환이 검사대상이다. 시력검사에서 찾을 수 없는 시력저하의 원인을 알아보는 것이 검사의 목적이다.

정상적인 사람의 대비감도를 측정해 보면, 시표의 공간주파수가 적은 쪽에서 낮았던 대비감도는 공간주파수가 증가함에 따라 높아지고, 중간 공간주파수에서 최고에 달한 이후에는 공간주파수가 증가하면서 다시 저하되는 형태를 보인다. 이러한 공간주파수 특성은 눈의 광학계, 망막내 처리계, 신경전달계 및 시각중추부의 정보 처리계의 영향 아래에 성립된다. 따라서 대비감도가 저하되는 공간주파수 영역으로 시각계상의 장애 부위를 어느 정도 추측할 수 있다. 예를 들면 고주파수 영역의 대비감도 저하는 시력 자체의 저하를 의미하며, 최고 높이의 저하는 망막 억제효과의 저하를 의미한다. 시력과 안저검사 결과가 모두 정상이면서 저주파의 대비감도가 감소되어 있다면 시신경염, 다발경화증, 파킨슨병 등 시각경로에 병변이 있다고 생각할 수 있다. 백내장 같은 매체혼탁이 있는 경우 주로 높은 공간주파수에서 대비감도가 저하하며, 녹내장 환자의 경우에는 중간 공간주파수에서 대비감도가 저하한다(그림 4-32). 이러한 원리를 이용하면 백내장과 녹내장이 동반된 경우 대비감도검사를 통해 백내장수술 후 시력 회복 정도를 어느 정도 예측할 수 있다. 그러나 공간주파수 특성으로 장애 부위를 정확히 진단할 수는 없다.

6. 눈부심검사*glare test*

눈부심이란 백내장 같은 매체혼탁이 있을 때 눈 안에서 빛이 산란되어 망막에서 대비감도가 저하되어 나타나는 증상이다. 환자는 눈이 부시다거나 통증이 있다고 호소하며, 강하고 밝은 빛에 노출된 시력은 일반적인 시력검사로 측정한 시력보다 나쁘기 때문에 심하면 책 읽기가 어려울 수도 있다.

눈부심검사는 백내장, 후발백내장, 각막혼탁 등의 수술 여부를 결정하거나 각막굴절교정수술 후 경과를 관찰하는 데 필요한 검사이다. BAT(Brightness Acuity Tester), VCT 8000, 밀러-내들러*Miller-Nadler* 눈부심검사 등으로 검사한다.

세극등검사와 빛간섭단층촬영

눈은 투명한 구조가 많아서 대부분의 조직을 직접 관찰할 수 있는 장기입니다.

눈의 투명한 구조물을 관찰하기에 최적화된 장비가 바로 세극등입니다. 조명장치와 현미경으로 구성된 세극등은 빛이 투과하는 구조물인 각막, 수정체 등을 광학절편을 통해 관찰합니다. 세극등은 전통적으로 안과의사에게는 내과의사의 청진기에 해당하는 도구라고 할 수 있습니다.

그런데 최근에 빛간섭단층촬영기라는 도구가 등장하여 그 역할을 점차 넓혀 가고 있습니다. 빛간섭단층촬영기는 적외선에 가까운 빛을 사용하여 눈 구조물의 단면을 관찰하는 기구입니다. 해상도가 3.5μm에 이르기 때문에 기존 방법으로 확인할 수 없었던 여러 가지 질환과 해부학적 구조를 관찰할 수 있게 되었습니다. 최근에는 혈관 상태까지 확인하는 기능이 추가되어 그 사용이 더욱더 늘어날 전망입니다. 그래서 혹자는 빛간섭단층촬영기가 세극등을 대치할지 모른다고 생각하고 있습니다. 기술의 발달로 안과 진료의 패러다임이 바뀔지는 두고 볼 일입니다.

전장유전체 연관분석(GWAS)이란?

미국의 주도 아래 1990년 시작하여 30억 달러를 투자한 인간유전체프로젝트*human genome project*가 2003년에 완성된 후 많은 시간이 흘렀습니다. 하지만 아직까지 유전자를 통해 많은 질병의 병인을 밝히지 못하고 있는 것 같습니다.

노년황반변성은 노인 인구의 실명 원인 질환 중 1위를 차지하고 있으며 아직까지 원인을 잘 모르는 질환입니다. 그렇다면 노년황반변성은 유전체와 관련이 있을까요?

GWAS(genome wide association study) 연구에 따르면 2005년 CFH(Complement Factor H) 유전자의 9번 exon의 Y402H(rs1061170) 변이가 노년황반변성과 연관이 있음이 처음 보고되었고, 2017년까지 16,144명의 환자와 17,832명의 대조군을 조사한 결과 34개의 유전자 위치에서 총 52개의 변이가 노년황반변성과 연관이 있다고 보고되었습니다. 최근에는 특정 유전자형이 노년황반변성의 치료에 쓰이는 혈관내피성장인자 항체의 치료반응과 연관이 있다는 발표가 나오고 있어, 추후 질환 발생을 예측하고 개개인에 따라 약제를 다르게 쓰는 맞춤의학 시대가 열릴 것으로 기대되고 있습니다. 그 외에도 당뇨, 고혈압 등의 질환과 연관이 있는 유전자 위치도 많이 보고되고 있습니다.

당신의 질병과 연관된 유전자가 궁금하시다고요? GWAS 목록(ebi.ac.uk/gwas/home) 홈페이지에서 질병명으로 검색하면 현재 연관성이 밝혀진 유전변이형의 전반적인 내용을 알 수 있습니다.

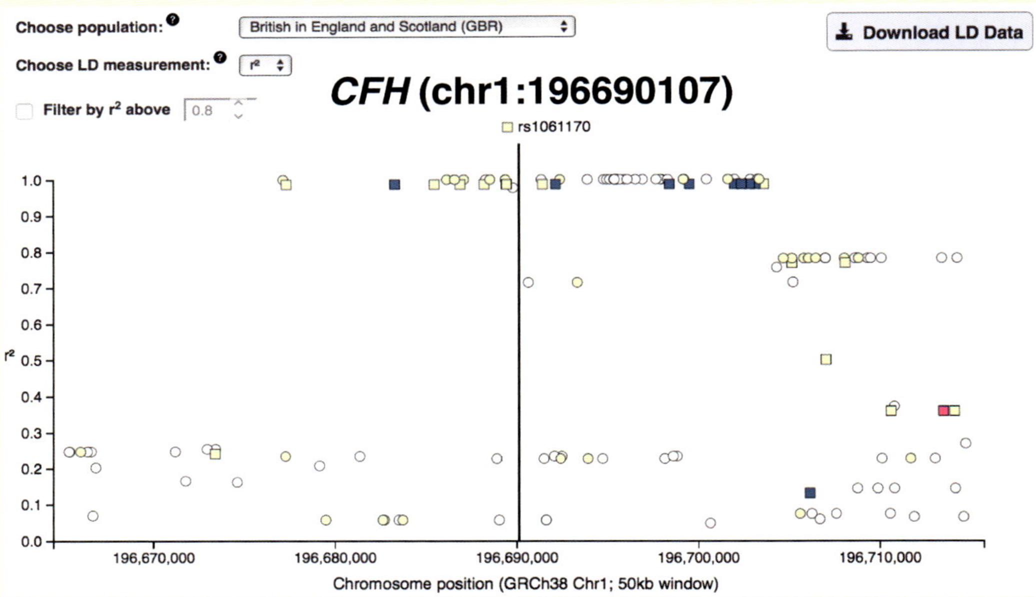

5

눈꺼풀

I 눈꺼풀 감염과 염증

1. 다래끼*hordeolum*

다래끼는 주로 포도알균이 원인이며, 눈꺼풀에 발생하는 급성 화농성 염증으로 눈꺼풀의 자이스샘*gland of Zeis*, 몰샘*Moll gland*에 발생하는 바깥다래끼*external hordeolum*와 마이봄샘*meibomian gland*에 발생하는 속다래끼*internal hordeolum*로 구분된다(그림 5-1).

바깥다래끼는 초기에는 발적, 소양감이 있다가 곧 붓고 통증이 생긴다. 압통이 심하고 경화*induration*된 결절이 생기고 4~5일 정도 지나면 통증이 감소하면서 농양이 형성되고 피부로 배농된다. 바로 인접한 속눈썹뿌리로 감염이 확대되면서 다발성으로 발생하는 경향이 있고 자주 재발하기도 한다.

대부분의 경우 저절로 좋아지며 피부 쪽으로 배농되어 낫지만 온찜질을 하면 더 빨리 치유된다. 눈꺼풀테에 항생제 눈연고를 바르면 주위 속눈썹뿌리로 감염이 퍼지는 것을 막을 수 있다. 농양이 형성되고 배농이 이루어지지 않은 경우에는 피부를 눈꺼풀테와 평행하게 절개하여 배농시킨다.

속다래끼*internal hordeolum*는 바깥다래끼보다 깊은 곳에 생기고 눈꺼풀판결막면에 노란 농양점이 나타나는 것으로 구별된다(그림 5-2). 때로는 콩다래끼와 유사하게 보인다. 바깥다래끼와 동일한 방법으로 치료하고, 배농이 필요할 때는 수직으로 배열된 주변 마이봄샘 손상을 줄이기 위해 눈꺼풀테와 직각으로 결막면을 절개한다.

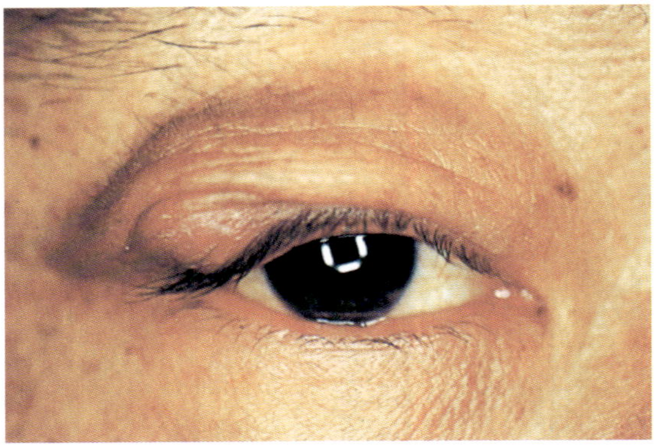

그림 5-1 위눈꺼풀에 생긴 바깥다래끼

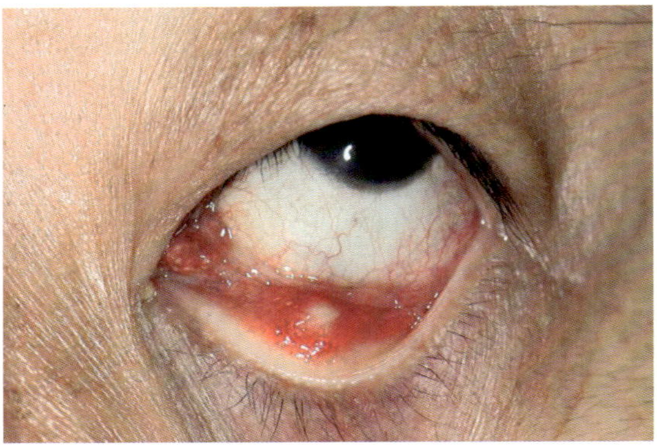

그림 5-2 아래눈꺼풀에 생긴 속다래끼

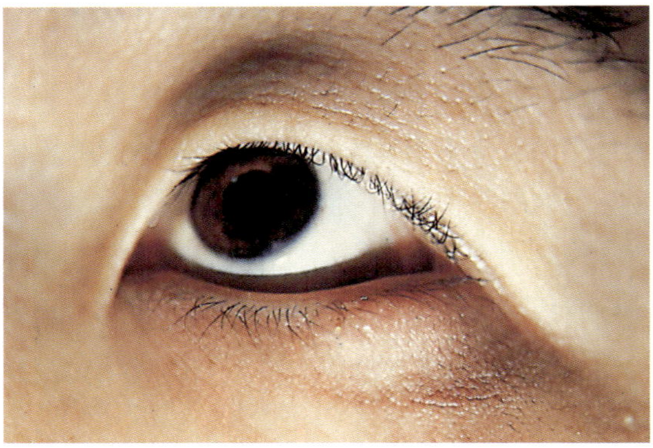

그림 5-3 아래눈꺼풀에 생긴 콩다래끼

2. 콩다래끼*chalazion*

콩다래끼는 마이봄샘의 배출구가 막히면서 축적된 피지가 눈꺼풀판과 주위 연부조직으로 침윤되어 생긴 만성 비감염성 지방육아종염증*lipogranulomatous inflammation*으로, 중심부에 샘분비물과 괴사조직이 섞인 지방물질이 있고 주위에는 침윤한 원형세포와 거대세포들이 있다.

눈꺼풀판이 있는 부위의 피부 밑에서 팥알 크기의 단단한 결절이 만져지는데 발적, 통증 같은 급성 화농성 염증이 없는 것이 특징이다(그림 5-3). 세균에 감염되면 속다래끼와 비슷한 양상을 띠게 된다. 오랜 시간이 지나면 작은 결절은 자연적으로 흡수되기도 하고, 큰 결절은 눈꺼풀판결막 쪽으로 내용물이 자연 배출되어 배출 부위에 육아종*granuloma*을 만들기도 한다. 급성 염증기에는 온찜질을 통해 피지 분비를 유도하고 콩다래끼가 만성적으로 낭종을 형성하면 눈꺼풀판결막을 눈꺼풀테와 직각으로 절개하여 괴사조직과 지방물질을 긁어내어 치료한다. 환자가 수술을 원하지 않을 경우 스테로이드 국소 주사를 시행하기도 한다. 성인에서 콩다래끼가 동일한 부위에 자주 재발하면 피지샘암종*sebaceous carcinoma*과 같은 악성 종양과 감별하기 위해 생검을 해야 한다.

3. 마이봄샘기능부전*meibomian gland dysfunction*

마이봄샘은 위눈꺼풀에 30~40개, 아래눈꺼풀에 20~30개 존재하고 눈꺼풀테를 따라 일렬로 위치한 배출구멍으로 지방을 분비한다. 분비된 지방은 안구 표면 눈물층의 바깥층을 형성하여 눈물의 증발을 지연시키고 안구 표면을 보호하는 데 중요한 역할을 한다. 마이봄샘의 지방분비 기능에 이상이 생긴 마이봄샘기능부전은 나이가 들수록 흔하게 나타난다. 양쪽에 발생하며, 대부분 눈꺼풀염*blepharitis*이나 결막염을 동반하고, 눈물 지방층의 이상으로 눈물의 증발이 증가하여 심한 안구건조증을 동반하기도 한다. 대개 증상이 비특이적이며 환자는 안구건조증과 비슷하게 작열감, 이물감, 가려움, 충혈, 시력저하와 시력변동을 주로 호소한다. 흰색 비누거품 같은 무균성 물질이 눈꺼풀테와 가쪽눈구석 부위에 모여 있고, 이 물질의 자극으로 인해 결막충혈을 일으킬 수 있다. 황백색 내용물이 배출되지 않고 모여 있는 마이봄샘이 눈꺼풀판결막을 통해 뚜렷이 비친다. 마이봄샘을 자주 마사지하고 온찜질을 하여 마이봄샘의 분비를 촉진하고, 눈꺼풀테의 이상 물질을 제거해 주고 눈꺼풀염과 결막염을 치료한다.

4. 눈꺼풀테염*marginal blepharitis*

눈꺼풀테염은 눈꺼풀테피부와 속눈썹뿌리에 발생하는 만성 염증으로 결막염, 표층각막염, 마이봄샘염이 합병되며 양쪽에 나타난다. 소년기 이후의 모든 연령층에서 흔히 볼 수 있는 질환이다. 눈 주위에 붉은 테를 두른 듯 눈꺼풀테가 충혈되어 있고 속눈썹에 비듬이 붙어 있으며 눈썹탈락증*madarosis*, 속눈썹증*trichiasis*이 나타난다. 환자는 가려움, 이물감, 자극 증상, 결막충혈을 호소한다. 눈꺼풀테염은 지루눈꺼풀염*seborrheic blepharitis*과 포도알균눈꺼풀염*staphylococcal blepharitis*으로 분류된다.

지루눈꺼풀염은 눈꺼풀테에 국한된 충혈이 나타나고 눈꺼풀테피부와 속눈썹에 비듬이 붙어 있다(그림 5-4). 연기, 먼지, 화학물질로 인해 쉽게 충혈되고 증상이 악화된다. 머리, 눈썹, 바깥귀에 지루피부염*seborrheic dermatitis*이 있는 경우가 많다.

포도알균눈꺼풀염은 주로 포도알균으로 인한 속눈썹뿌리와 부속샘의 화농성 염증이다. 눈꺼풀테가 충혈되고 가피*crust*가 덮인 농포와 궤양이 많이 생기며 속눈썹에도 가피가 붙어 있다. 다래끼, 콩다래끼가 자주 발생하고 눈꺼풀겉말림*ectropion*, 속눈썹증이 합병될 수 있다. 포도알균의 독소가 원인이며 결막비

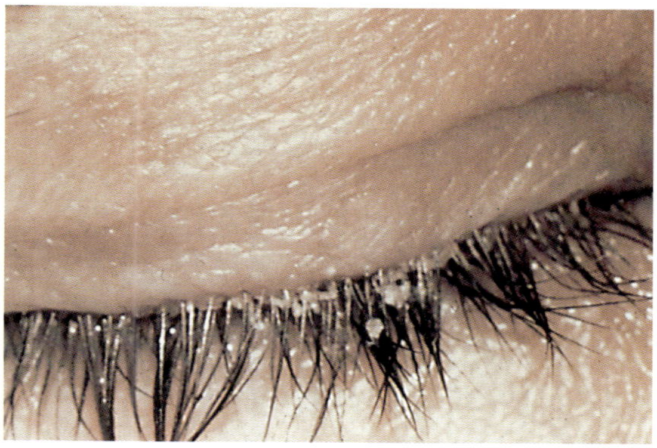

그림 5-4 지루눈꺼풀염

대, 표층점모양각막염, 플릭텐각막염, 가장자리각막 궤양이 관찰되면 포도알균 감염을 의심해야 한다.

치료를 위해 머리, 눈썹, 눈꺼풀테를 청결히 유지해야 한다. 모든 눈꺼풀테 염증은 눈꺼풀 위생의 개선을 통해 호전될 수 있으며 따뜻한 마사지와 충분한 세척이 치료의 바탕이다. 국소항생제는 포도구균종 같은 세균성 병인이 있는 경우 추가된다. 경구용 테트라사이클린(소아의 경우 에리스로마이신)은 주사*rosacea* 또는 마이봄샘염이 있는 경우 중요한 치료약물이다. 머리 쪽의 지루피부염은 황화셀레늄*selenium sulfide* 등으로 치료한다. 어린이용 샴푸를 적신 면봉이나 눈꺼풀세정제로 눈꺼풀테를 깨끗이 닦아 비듬을 제거하고 항생제를 국소투여한다. 최근에는 intense pulsed light(IPL)를 마이봄샘기능부전이 있는 환자들에게 적용하여 눈물막안정, 마이봄샘의 기능 호전 및 환자의 주관적 증상 호전이 보고된 바 있다. 그 기전은 여러 가지로 설명되는데, 비정상적인 혈관 확장의 개선, 마이봄샘에 가해지는 열로 인한 굳어 있는 분비선의 액화, 염증 분비 물질의 조절 등으로 설명되고 있다.

5. 구석눈꺼풀염*angular blepharitis*

구석눈꺼풀염은 눈구석*canthus*의 눈꺼풀피부가 충

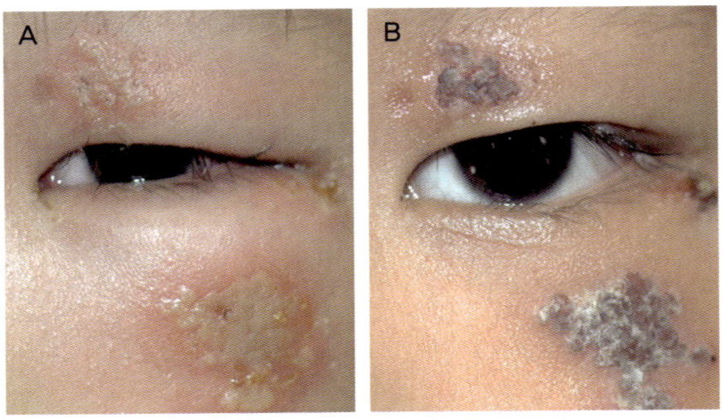

그림 5-5 눈대상포진 A. 대상포진 감염으로 눈꺼풀과 주위에 발생한 홍반과 물집 B. 피부염 발생 2주 후 물집이 가라앉고 딱지가 덮인 모습

혈, 습윤되어 짓무르고 가려운 증상을 나타내며, 특히 가쪽눈구석*lateral canthus*에서 심하다.

모락셀라*Moraxella*균과 포도알균이 원인인데 모락셀라균보다는 두 균에 동시에 감염되거나 포도알균 때문에 발생하는 경우가 더 많다. 적절한 항생제를 사용하여 치료한다.

6. 눈꺼풀피부염

눈꺼풀에는 각종 피부 질환이 발생할 수 있으며 인접한 결막, 각막, 눈속조직으로 확산되기도 한다.

눈대상포진*herpes zoster ophthalmicus*은 항상 한쪽에만 발생하며 삼차신경의 제1가지가 분포하는 부위에 주로 발생한다(그림 5-5). 홍반, 물집이 나타나며 흔히 결막염, 각막염, 포도막염을 유발하는 것이 특징이다. 치료제로 아시클로비르, 발라시클로비르, 팜시클로비르 등의 경구 항바이러스제와 각막이나 안구표면 합병증에 따라 국소 항바이러스 제제 또는 국소 스테로이드를 사용할 수 있다.

접촉피부염*contact dermatitis*도 눈꺼풀 주위에 생길 수 있다. 각종 화장품, 약제(특히 국소도포용 항생제, 아트로핀 점안약, 설폰아마이드*sulfonamide* 등), 안경테가 눈꺼풀에 직접 닿거나 손에 묻은 것이 간접적으로 접촉하여 발생하며 자주 재발한다. 홍반, 구진*papule*, 물집, 비듬, 가피 등이 나타나고 가렵다. 원인을 제거하고 스테로이드제제, 항생제 등을 사용한다.

II 눈꺼풀 구조이상

1. 속눈썹증*trichiasis*과 두줄속눈썹*distichiasis*

속눈썹증은 속눈썹이 자라 나온 모낭의 위치는 정상이지만 모낭의 방향 이상으로 속눈썹이 자라 나오는 방향이 안구 쪽을 향해 자라난 것을 가리키며(그림 5-6), 이로 인해 각막과 결막이 손상되고 이차 세균 감염의 위험이 있다. 환자는 눈이 부시고 눈물이 나며 이물감을 호소한다. 속눈썹을 뽑아 주면 일시적으로 치유되지만 근본적으로는 병적인 속눈썹의 수, 양상, 위치를 고려하여 냉동요법, 전기분해 또는 아르곤 레이저로 속눈썹뿌리를 파괴하여 속눈썹이 다시 나지 않게 해주거나 수술로 눈꺼풀테를 교정한다.

두줄속눈썹은 눈꺼풀테의 마이봄샘 배출구멍에서 비정상적으로 속눈썹이 나는 것을 가리킨다(그림 5-7). 선천이상 또는 후천적으로 발생하며 아주 가늘고 섬세한 솜털 같은 것에서부터 정상적인 속눈썹과 똑같은 것까지 형태가 다양하다. 속눈썹증보다 쉽게 재발해 완치가 어렵다. 그 범위가 눈꺼풀 전반에 걸쳐 있는 경우 눈꺼풀테의 회색선*gray line*에서 눈꺼풀을 반으로 가른 뒤 뒤층판의 마이봄샘에 위치한 속눈썹뿌리를 수술적으로 제거한다.

2. 눈꺼풀속말림*entropion*

눈꺼풀테가 안구 쪽으로 말려 들어간 상태를 눈꺼풀속말림이라 한다(그림 5-8). 속눈썹이 안구를 찔러 속눈썹증의 경우처럼 각막상피 손상, 결막의 국소적 충혈이 있으며 눈물이 나고 눈이 부시다. 원인은 눈꺼풀연축, 눈꺼풀판결막과 눈꺼풀판의 흉터, 선천이상, 노년(퇴행)변화 등이며, 아래눈꺼풀에 주로 발생하지만 흉터로 인한 것은 위눈꺼풀에도 발생한다.

연축눈꺼풀속말림*spastic entropion*은 눈둘레근이 지나치게 수축하여 발생하며 만성 결막염, 각막염, 눈수술 등의 자극으로 인해 눈둘레근이 수축해서 나타나기도 한다. 대개 일시적이며 안구자극이 없어지면 호전되나, 그렇지 못할 경우에는 수술치료를 한다.

화학외상, 열상, 수술, 방사선, 트라코마, 다형홍반, 아토피각결막염, 스티븐스-존슨증후군*Stevens-Johnson syndrome*, 흉터유사물집증*cicatricial pemphigoid* 등으로 인해 흉터가 눈꺼풀판결막과 눈꺼풀판에 생기면 눈꺼풀의 뒤층판이 수직방향으로 단축되어 눈꺼풀테가 안구 쪽으로 말려 들어간다. 이를 흉터눈꺼풀속말림*cicatricial entropion*이라 한다. 눈꺼풀의 뒤층판의 수직 길이를 늘려서 치료하며, 심한 경우 반흔조직의 제거 및 구강점막 또는 비중격연골점막 등을 이용한 이식수술이 필요하다.

선천눈꺼풀속말림*congenital entropion*은 매우 드물다. 눈꺼풀 전체가 안구 쪽으로 말려 있으며, 동양인 소아에게 많이 나타나는 덧눈꺼풀*epiblepharon*과 감별해야 한다. 아래눈꺼풀의 덧눈꺼풀은 아래눈꺼풀 당김기가 피부밑에 부착되지 않고 속눈썹 아래 피부와 눈둘레근이 과도하여 속눈썹이 눈쪽으로 밀려 각막과 결막을 자극하나 눈꺼풀테는 정상 위치에 있다는 점에서 선천눈꺼풀속말림과 구분된다.

노년(퇴행)눈꺼풀속말림*senile(involutional) entropion*(그림 5-8)은 안쪽·가쪽눈구석인대와 눈꺼풀판의 약화로 인한 눈꺼풀의 수평이완, 아래눈꺼풀당김기의 약화, 안와사이막앞눈둘레근*preseptal orbicularis*의 눈꺼풀판앞눈둘레근*pretarsal orbicularis* 위로의 이동, 노인성 안구함몰 등의 해부학적 원인 때문에 발생한다. 원인에 따라 수평이완을 교정하고 약화된 아래눈꺼풀당김기를 강화하는 수술 등을 시행한다.

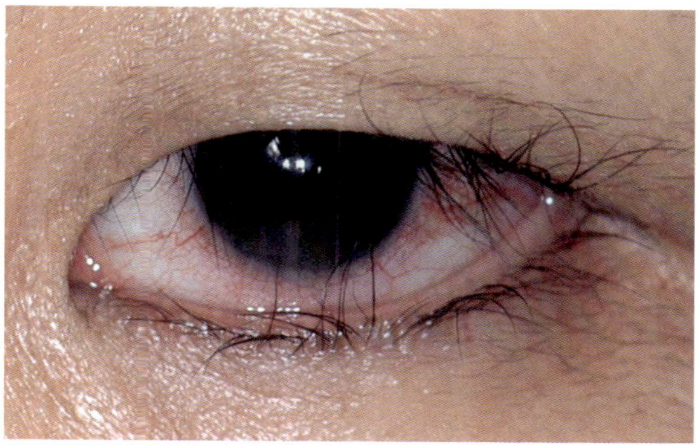

그림 5-6 속눈썹증

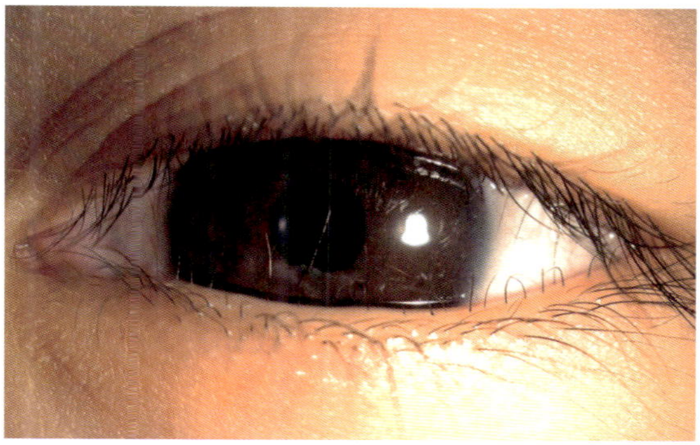

그림 5-7 선천두줄속눈썹

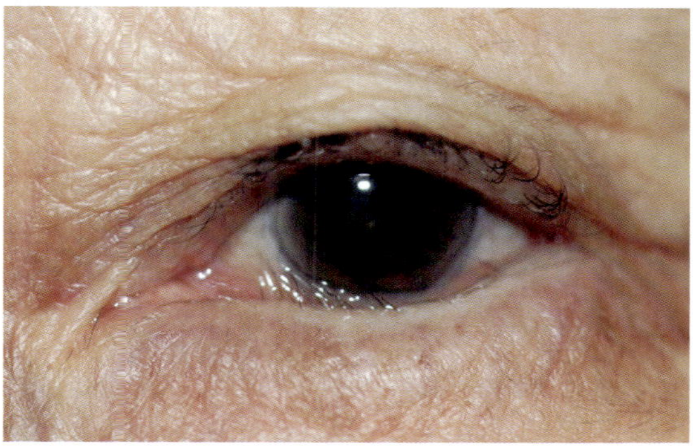

그림 5-8 아래눈꺼풀의 노년눈꺼풀속말림

3. 눈꺼풀겉말림*ectropion*

눈꺼풀속말림과 달리 눈꺼풀겉말림은 눈꺼풀테가 바깥쪽으로 젖혀져 결막이 노출된 상태를 말한다(그림

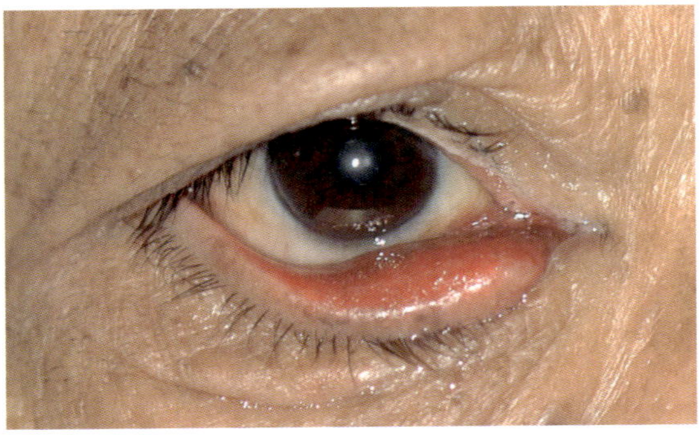

그림 5-9 아래눈꺼풀의 눈꺼풀겉말림

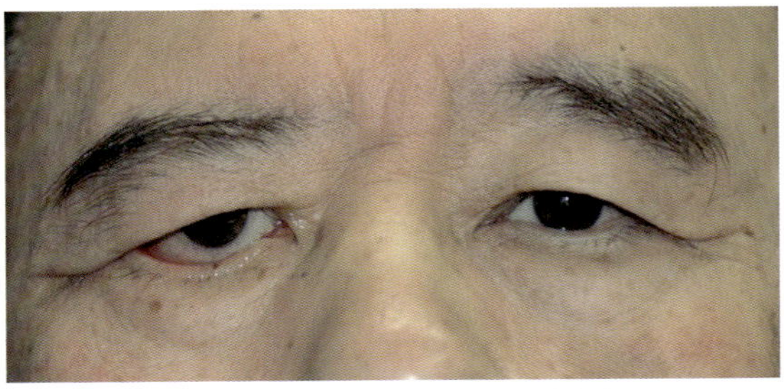

그림 5-10 안면바미로 인한 마비성 눈꺼풀겉말림

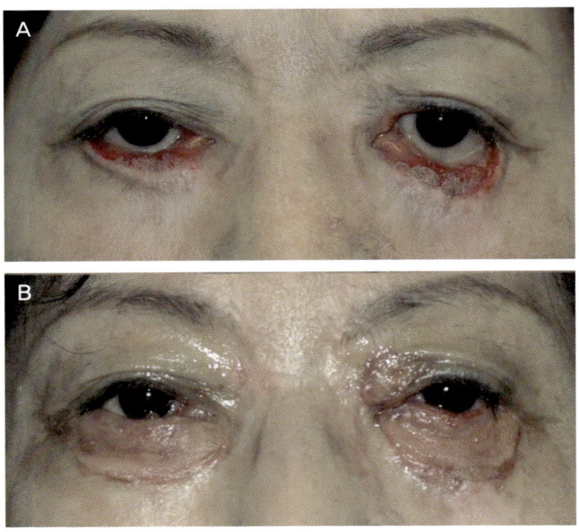

그림 5-11 피부이식에 의한 흉터눈꺼풀겉말림 교정 A. 이식 수술 전 B. 이식 수술 후

5-9). 아래눈꺼풀겉말림이 있으면 내측에 위치한 눈물점*lacrimal punctum*이 눈물층과 접촉하지 못하기 때문에 코눈물관*nasolacrimal duct*으로 정상적인 눈물 배출이 이루어지지 않아 눈물을 흘리게 된다. 눈꺼풀겉말림의 원인은 노년(퇴행)변화, 얼굴신경마비(그림 5-10), 눈꺼풀피부 흉터, 선천이상, 기계적 원인 등이다.

노출각막염이 발생할 수 있으며, 증상이 심하면 각막궤양으로 실명하기도 한다. 눈이 마르지 않도록 눈연고를 넣어 주며, 수술[1]로 교정한다.

4. 덧눈꺼풀*epiblepharon*

안쪽눈구석 근처 아래눈꺼풀의 속눈썹 주변에 피부나 눈둘레근이 과도하여 비정상적으로 주름이 잡히고, 이로 인해 속눈썹이 각막에 닿아 눈을 자극하고 염증을 일으키는 상태를 덧눈꺼풀이라 한다(그림 5-12). 아래눈꺼풀 당김기의 피부밑 부착 결손이 원인으로 알려져 있다. 특히 동양인 어린이에게 많이 나타난다. 성장하면서 없어지기도 하지만, 없어지지 않고 환자의 불편 증상이 심하거나 각막염이 심하면 수술해야 한다. 아래눈꺼풀에 발생한 덧눈꺼풀은 속눈썹 아래의 과도한 피부와 눈둘레근을 절제하는 수술로 교정하나, 과도하게 절제하면 눈꺼풀겉말림이 발생할 수 있으므로 주의해야 한다. 위눈꺼풀에 발생한 경우에는 쌍꺼풀 수술을 시행한다.

5. 안쪽눈구석주름*epicanthus*

몽고주름이라고도 불리는 안쪽눈구석주름은 안쪽눈구석 부위의 위눈꺼풀에서 아래눈꺼풀로 이어지며 안쪽눈구석에서 마치 피부가 접힌 것처럼 보인다. 심한 경우에는 눈의 안쪽 흰자위를 가려서 내사시처럼 보이는 거짓내사시*pseudoesotropia*를 일으키기도 한

[1] 수술방법으로 결막지짐술*cautery*, 눈꺼풀봉합*tarsorrhaphy*, 눈꺼풀의 수평단축*horizontal lid shortening*, 가쪽눈꺼풀판띠고정술*lateral tarsal strip* 등이 있다. 흉터눈꺼풀겉말림인 경우에는 피부이식을 해준다(그림 5-11).

다. 동양인에게 많고 성장하면서 점차 없어지는 경향이 있다.

6. 피부이완증*dermatochalasis*

노인에서 눈꺼풀피부가 탄력을 잃고 늘어져서 위눈꺼풀피부가 위눈꺼풀테를 가리면서 아래로 처지는 것을 피부이완증이라고 한다(그림 5-13). 눈꺼풀처짐*blepharoptosis*처럼 보이고 동공을 가리면 시야장애도 생길 수 있으나 늘어진 피부를 살짝 들면 정상 눈꺼풀테 높이와 시야 확보가 가능한 것이 감별점이다. 미용상의 이유와 상방 시야장애가 있는 경우 여분의 피부를 절제해 준다.

눈꺼풀피부뿐만 아니라 눈꺼풀의 다른 조직에도 반복적으로 눈꺼풀부종이 발생하고 그 결과 눈꺼풀 조직이 위축되고 늘어지는 경우를 눈꺼풀늘어짐*blepharochalasis*이라고 한다. 눈꺼풀늘어짐은 젊은 사람에게 드물게 나타난다(그림 5-14).

7. 눈꺼풀처짐*blepharoptosis*

위눈꺼풀올림근*levator palpebrae muscle* 이상이나 신경지배 이상으로 인해 위눈꺼풀이 처지고 눈꺼풀틈새가 작아진 상태를 눈꺼풀처짐이라고 한다. 병력이나 검사 결과에 따라 눈꺼풀처짐은 여러 가지 방법으로 분류할 수 있다. 발생 시기에 따라 선천성과 후천성으로 분류할 수 있으며, 후천성은 원인에 따라 널힘줄성*aponeurogenic*, 근성*myogenic*, 신경성*neurogenic*, 기계성*mechanical*, 외상성*traumatic*으로 재분류할 수 있다.[2]

선천눈꺼풀처짐은 태어날 때부터 나타나고 눈돌림신경 위가지*superior branch of oculomotor nerve*의 장애로 생기기도 하지만, 대부분 위눈꺼풀올림근의 발육이상 때문에 발생한다. 외안근 기능은 정상이나 상직근*superior rectus muscle* 기능이 약한 경우도 있다. 쌍

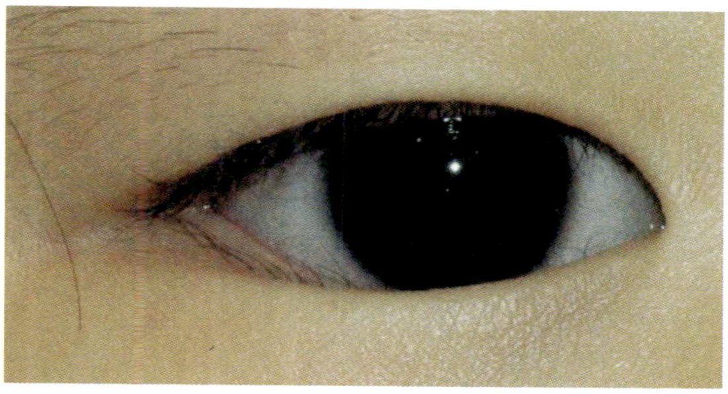

그림 5-12 아래눈꺼풀의 덧눈꺼풀

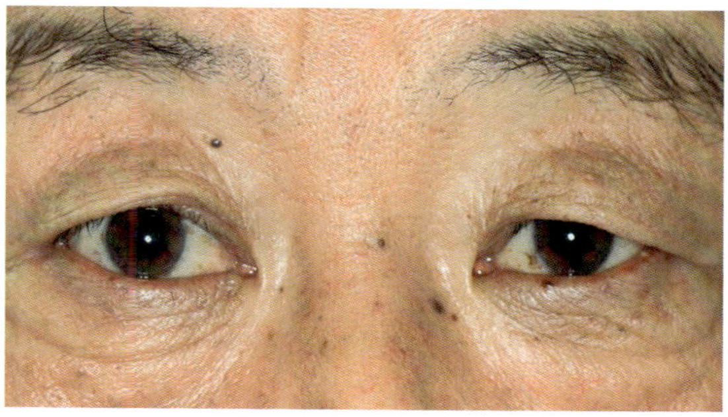

그림 5-13 위눈꺼풀피부이완증

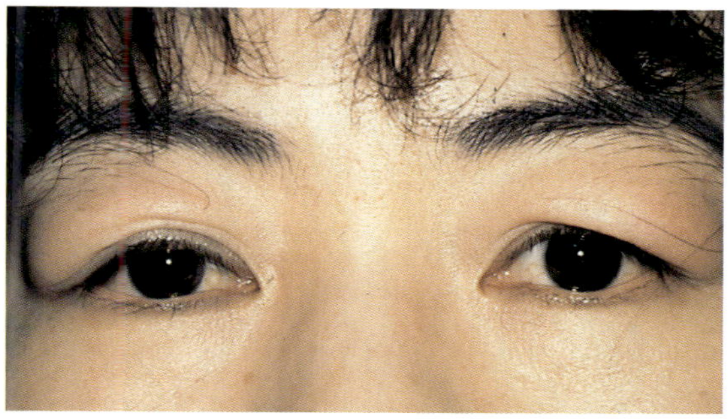

그림 5-14 젊은 사람에게 나타난 위눈꺼풀늘어짐

2 (1) 선천성
① 단순성*simple*: 주로 위눈꺼풀올림근의 발육이상
② 복합성*complicated*: 다른 눈증상과 동반
• 눈꺼풀틈새축소증후군*blepharophimosis syndrome*
• 마르쿠스-건 턱윙크*Marcus-Gunn jaw winking*(그림 5-15)
외안근마비
(2) 후천성
① 널힘줄성(노년) ④ 기계성
② 근성 ⑤ 외상성
③ 신경성

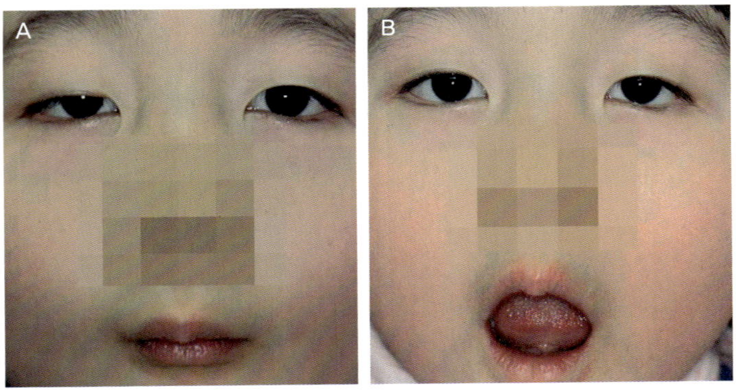

그림 5-15 마르쿠스-건 턱윙크 현상 젖을 빨거나 음식을 씹을 때 처진 눈꺼풀이 윙크하듯이 움직이는 현상이다. 이를 동반한 오른눈 눈꺼풀처짐 환자(**A**)에게 입을 크게 벌리게 하면 처진 오른눈 위눈꺼풀이 위로 올라간다(**B**).

꺼풀은 위눈꺼풀올림근의 널힘줄*aponeurosis*이 눈둘레근섬유 사이를 지나 위눈꺼풀피부에 부착되어 생기는데, 동양인은 널힘줄앞지방이 보다 아래까지 내려와 있고 피하지방조직이 더 두껍게 발달하여 널힘줄의 부착이 없거나 약해서 쌍꺼풀이 없는 경우가 많다. 한쪽 눈에는 쌍꺼풀이 있는데, 눈꺼풀이 처진 눈에 쌍꺼풀에 해당하는 피부주름의 흔적조차 없다면 선천눈꺼풀처짐으로 의심할 수 있다. 태어날 때부터 양쪽 눈이나 한쪽 눈의 위눈꺼풀이 아래로 처져 있으며 잘 치켜뜨지 못한다. 평소에 이마근을 이용하여 눈을 뜨려는 버릇으로 인해 이마에 주름이 많으며, 눈썹의 위치도 훨씬 위로 올라가 있고, 양쪽 눈이 처진 경우에는 턱을 들거나 머리를 뒤로 젖히고 다니기도 한다.

눈꺼풀이 시선을 가리면 시력 발달을 저해할 수 있으며, 특히 한쪽 눈에만 시선을 가리는 눈꺼풀처짐이 있는 경우에는 약시가 발생할 가능성이 높으므로 조기에 수술이 필요할 수도 있다. 영아의 경우 일단 위눈꺼풀을 들어올려 테이프로 이마에 고정해 주면서 시력 발달을 시도해 볼 수 있다. 시력 발달을 시도했음에도 불구하고 시력 발달 장애가 있으면 조기에 수술하고 그렇지 않은 경우에는 위눈꺼풀올림근의 기능을 측정할 수 있는 3~5세까지 기다린다. 이는 수술방법과 수술량을 결정하여 수술의 성공률을 높이기 위함이다.

후천눈꺼풀처짐은 위눈꺼풀올림근 널힘줄 이상이나 신경 이상으로 인해 발생하며, 눈꺼풀종양이 있는 경우 종양의 무게 때문에 발생한다. 눈돌림신경장애를 일으키는 원인은 두개강 내 동맥류, 머리 외상, 당뇨신경병증, 두개강 내 독성 또는 염증성 질환 등이다. 해면정맥굴 내 속목동맥의 동맥류는 완전안근마비*total ophthalmoplegia*를 초래할 수 있고, 호너증후군*Horner syndrome*[3]이 있으면 위눈꺼풀의 뮐러근*Müller muscle*에 분지하는 교감신경의 장애 때문에 1~2mm 정도의 가벼운 눈꺼풀처짐이 발생한다. 널힘줄성 눈꺼풀처짐은 후천눈꺼풀처짐 중 가장 흔한 형태로서 널힘줄이 늘어나거나 부착된 눈꺼풀판으로부터 떨어지는 널힘줄의 변화로 인하여 발생한다. 널힘줄 변화의 원인으로 가장 흔한 것은 나이가 들면서 나타나는 퇴행성 변화이며, 그 외에 외상, 눈수술, 반복된 눈꺼풀부종, 임신, 콘택트렌즈의 장기 착용 등이 있다. 부신피질호르몬제제의 안약을 장기간 사용한 후에도 발생할 수 있다.

연축퇴행위축*spastic dystrophy*, 중증근무력증*myas-*

❸ 호너증후군은 장애가 있는 쪽 눈의 위눈꺼풀처짐, 아래눈꺼풀의 융기*elevation*, 동공축소, 같은 쪽 얼굴의 땀없음증*anhydrosis*, 안압하강, 결막충혈 등의 증상을 나타낸다. 시상하부에서 동공확대근에 이르는 교감신경경로의 장애 때문에 발생한다. 동공부등이 어두운 곳에서 더 심하게 나타나면 일단 의심하고 1% 아프라클로니딘*apraclonidine* 점안액을 투여하여 동공이 확대되면 호너증후군으로 생각할 수 있다.

thenia gravis, 만성진행외안근마비*chronic progressive external ophthalmoplegia*가 있을 때도 후천눈꺼풀처짐이 발생하므로 감별진단이 필요하다.

중증근무력증의 초기 증상으로 위눈꺼풀올림근의 마비로 인한 눈꺼풀처짐이 나타날 수 있다(그림 5-16). 눈꺼풀처짐은 매우 다양하게 나타나며 시시때때로 변하는데 하루 중에도 아침보다 저녁 때 더 심하다. 많은 경우에 외안근마비로 사시와 복시가 나타날 수 있지만 눈꺼풀처짐만 나타날 수도 있다. 텐실론검사 *Tensilon test*,[4] 네오스티그민*neostigmine*검사,[5] 얼음검사*ice test*,[6] 수면검사*sleep test*, 신경반복자극검사, 아세틸콜린*acetylcholine*수용체 항체검사로 진단한다. 드물게 종격*mediastinum*의 가슴샘*thymus*이 어릴 때 퇴화하지 않았거나, 가슴샘종*thymoma*으로 인해 어른이 된 후에 눈꺼풀처짐을 동반한 근무력증이 발생하기도 한다. 이는 흉부 컴퓨터단층촬영으로 알 수 있다. 피리도스티그민*pyridostigmine*과 부신피질호르몬제의 약물요법으로 치료해야 하므로 눈꺼풀처짐 수술 전에 반드시 감별해야 한다.

눈꺼풀처짐 수술의 방법은 위눈꺼풀올림근의 기능 정도에 따라 다르다. 기능이 어느 정도 있으면 위눈꺼풀올림근의 일부를 절제하여 단축해 주는 눈꺼풀올림근절제술을 시행한다. 반면에 눈꺼풀올림근의 기능이 거의 없으면 대퇴근막이나 다른 재료(실리콘줄, 봉합사 등)를 사용하여 눈꺼풀판을 이마근에 연결해 눈꺼풀을 올려 주는 이마근걸기술을 시행한다(그림 5-17).

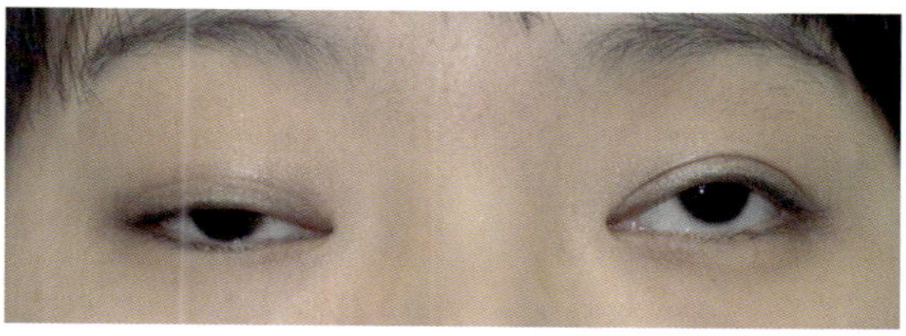

그림 5-16 중증근무력증에 의한 눈꺼풀처짐과 외안근마비

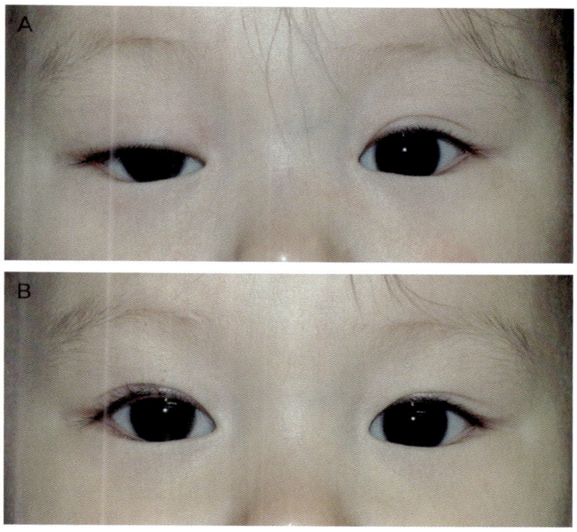

그림 5-17 이마근걸기술을 이용한 한눈 선천눈꺼풀처짐 교정
A. 이마근걸기술 수술 전 **B.** 수술 후

8. 토끼눈*lagophthalmos*

토끼눈은 눈을 감았을 때 완전히 감기지 않는 것을 말한다(그림 5-18). 안구의 일부가 계속 밖으로 노출되어 각막과 결막이 건조해지고 각막손상(주로 아랫부분), 결막염 등이 발생한다. 얼굴신경마비로 인한 눈둘레근의 마비, 갑상샘 질환, 안와종양으로 인한 안구돌출, 외상이나 흉터눈꺼풀손상 등의 경우에 나타날 수 있다.

노출각막염*exposure keratitis*을 예방하기 위해 인공눈물을 자주 점안하고 치료용 소프트콘택트렌즈를

❹ 눈꺼풀처짐 환자에게 텐실론(염화에드로포늄*edrophonium chloride*) 2mg(0.2mL)을 15초 이상 정주한 후 눈꺼풀처짐의 정도가 감소하면 양성 반응으로 보고 중증근무력증으로 확진한다. 30초 안에 반응이 없으면 5~7mg(0.5~0.7mL)을 더 정주한 후 관찰한다. 경미한 양성 반응은 신경성 마비가 있을 때에 발생할 수 있다. 이 검사는 과거에 많이 사용되었으나 현재는 약품이 단종되어 더 이상 시행할 수가 없다.
❺ 네오스티그민*neostigmine*을 근육주사하고 30분 후 눈꺼풀처짐의 정도가 감소하는지 관찰한다.
❻ 얼음주머니로 2분간 눈꺼풀 찜질을 한 후 눈꺼풀처짐의 정도가 2mm 이상 감소하면 양성 반응으로 판정한다.

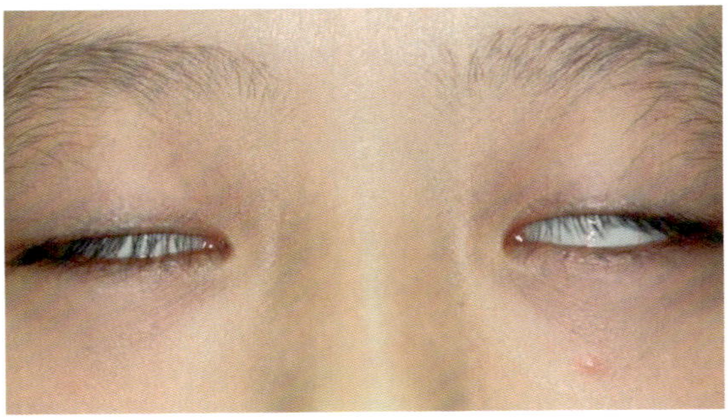

그림 5-18 토끼눈

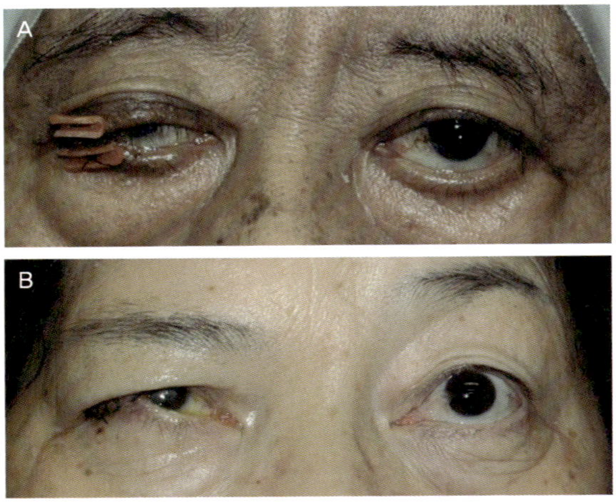

그림 5-19 눈꺼풀봉합술 A. 임시 눈꺼풀봉합술 B. 영구 눈꺼풀봉합술

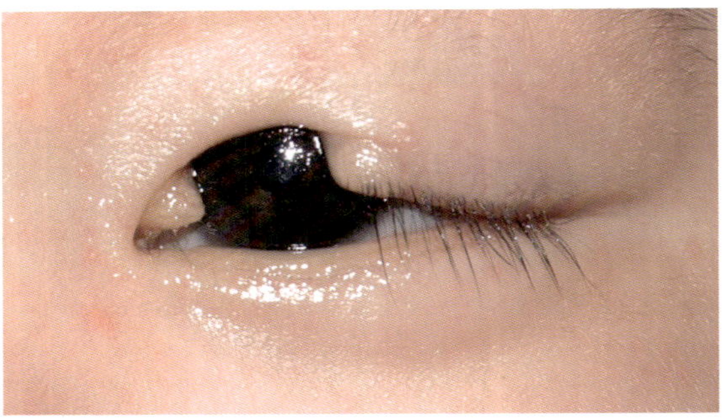

그림 5-20 눈꺼풀결손증

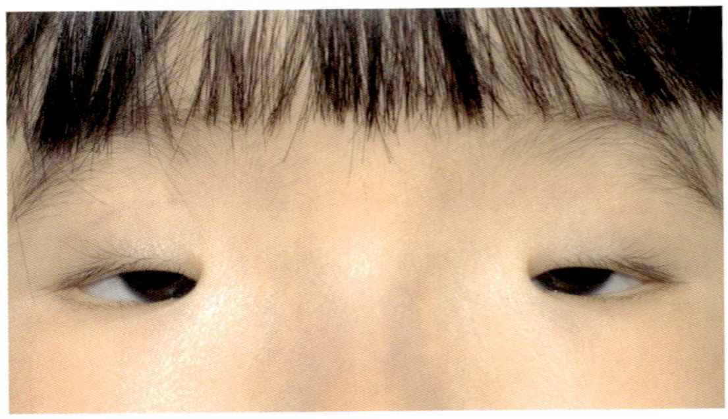

그림 5-21 눈꺼풀틈새축소

함께 사용할 수 있으며, 잘 때 눈연고를 점안하거나 피부 테이프로 위·아래눈꺼풀을 일시적으로 붙여 준다. 이러한 처치에도 불구하고 각막염이 심하게 발생하면 영구적 또는 일시적으로 위·아래눈꺼풀을 봉합하는 눈꺼풀봉합*tarsorrhaphy*을 시행한다(그림 5-19).

얼굴신경마비로 인한 토끼눈일 경우에는 위눈꺼풀에 금으로 만든 무게추나 스프링선을 삽입하여 눈꺼풀이 감기게 하는 방법도 있다.

9. 눈꺼풀 선천이상

눈꺼풀이 발생하지 않거나(눈꺼풀결여증), 위·아래눈꺼풀이 서로 완전히 분리되지 않고 붙어 있을 수 있고(눈꺼풀유착*ankyloblepharon*), 눈꺼풀의 일부가 V형으로 결손되어 있거나(눈꺼풀결손증*eyelid coloboma*)(그림 5-20), 눈꺼풀틈새가 정상 이하로 작은 경우(눈꺼풀틈새축소*blepharophimosis*)도 있다(그림 5-21).

III 눈꺼풀 종양

눈꺼풀피부와 눈꺼풀테에도 신체의 다른 부위에서 볼 수 있는 종양들이 모두 생길 수 있다.

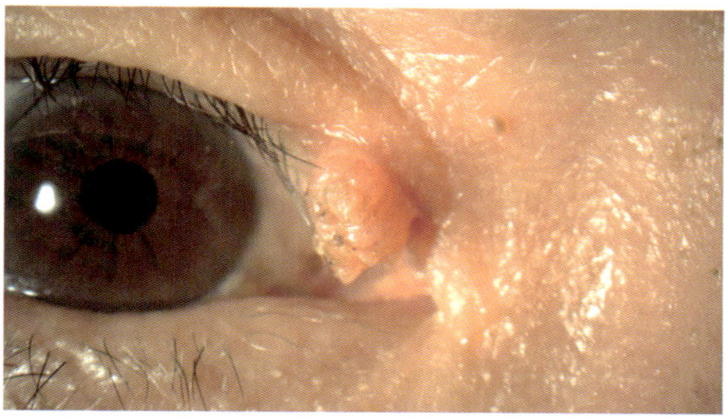

그림 5-22 사마귀

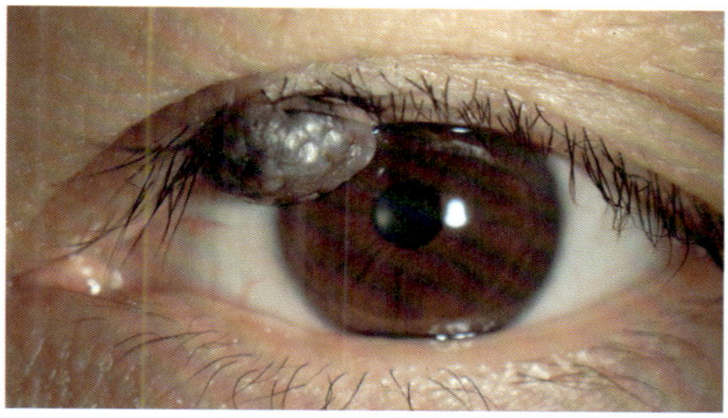

그림 5-23 위눈꺼풀테의 모반

1. 눈꺼풀 양성종양

눈꺼풀에는 바이러스가 원인인 사마귀*wart*(그림 5-22), 유두종*papilloma*, 모반세포가 모여서 생긴 흑갈색 또는 색소침착이 없는 모반*nevus*(그림 5-23) 등이 나타난다.

황색판종*xanthelasma*은 흔히 중년 여성에서 안쪽눈구석의 위눈꺼풀에 잘 생기는데 황색으로 편평하게 융기되어 있다(그림 5-24). 지방대사의 이상으로도 발생하지만 원인을 알 수 없는 경우가 대부분이다.

유피낭종*dermoid cyst*(그림 5-25)은 선천적으로 생기며 주로 위눈꺼풀의 가쪽눈구석 부위 피부 밑에서 동그랗게 만져진다.

해면혈관종*cavernous hemangioma*, 영아혈관종*infantile hemangioma*(그림 5-26), 불꽃모반*nevus flammeus*이 눈꺼풀이나 얼굴 피부에 발생할 수 있다. 스터지-웨버증후군*Sturge-Weber syndrome*은 한쪽 삼차신경이 분지하는 얼굴 피부에 불꽃모반이 있고, 두개강 내 혈관종 때문에 신경증상을 나타낼 수 있다. 위눈꺼풀과 결막에 혈관종이 있으면 안구 내 조직에도 종양이 있을 수 있고 녹내장이 합병될 수 있다. 신경섬유종*neurofibroma*이 단독으로 나타나거나 신경섬유종증*neurofibromatosis*의 눈증상으로 나타날 수 있다.

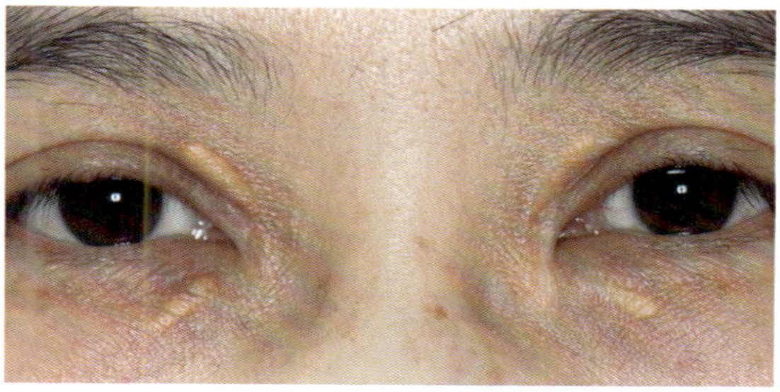

그림 5-24 황색판종

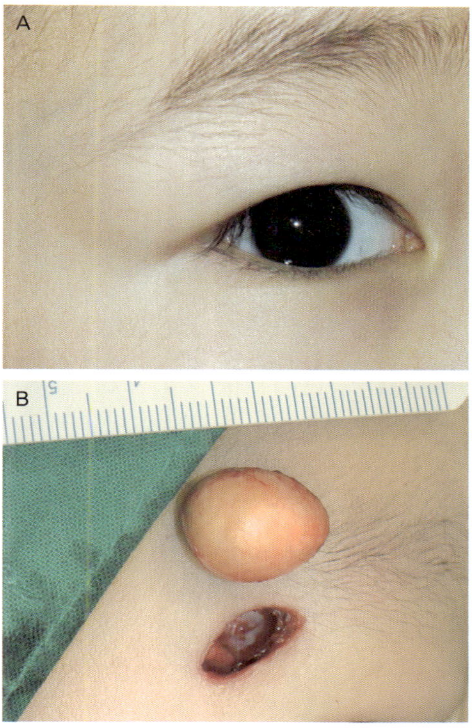

그림 5-25 **유피낭종** **A.** 위눈꺼풀 가쪽 피부 밑의 종괴 **B.** 수술 중 절제된 종괴의 모습

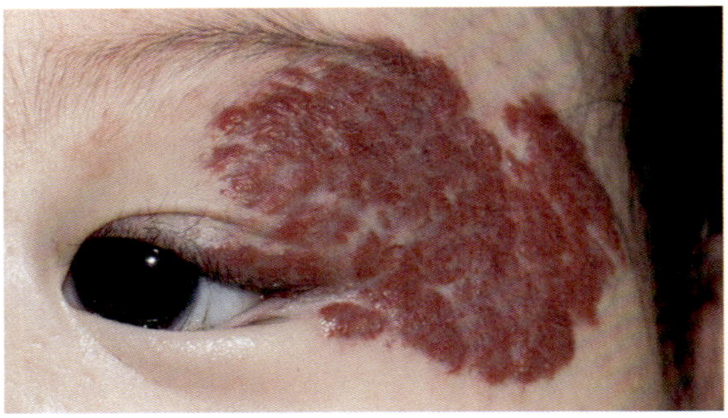

그림 5-26 영아혈관종

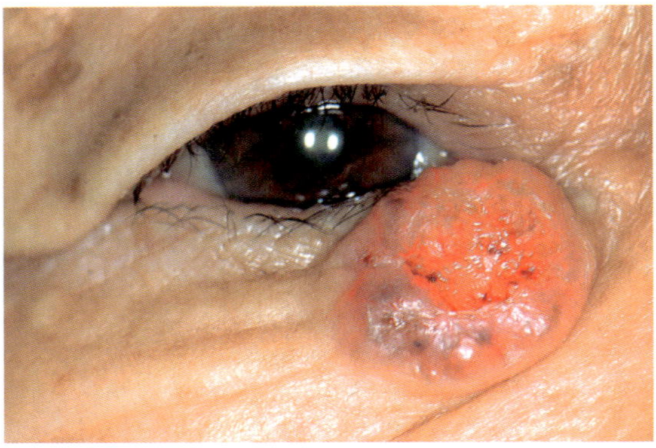

그림 5-27 아래눈꺼풀 바닥세포암종

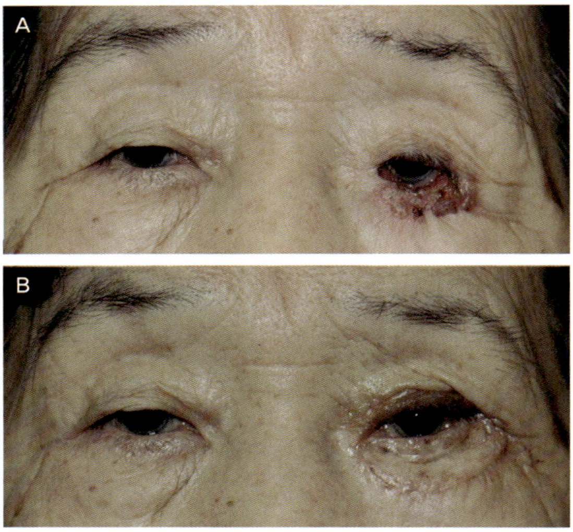

그림 5-28 아래눈꺼풀 바닥세포암종 A. 수술 전 B. 수술 후

2. 눈꺼풀 악성종양

눈꺼풀에 생기는 악성종양으로 바닥세포암종*basal cell carcinoma*, 편평세포암종*squamous cell carcinoma*, 피지샘암종*sebaceous gland carcinoma* 등이 있다. 종양의 발생빈도는 서양인과 한국인이 다르다. 서양인에서는 바닥세포암종이 약 90%를 차지하여 가장 흔한 악성종양이지만 한국인에서는 바닥세포암종이 약 35~45%, 피지샘암종이 약 40%로 보고되고 있다. 바닥세포암종과 편평세포암종은 결절 모양이 비슷하여 육안으로 명확히 구분할 수 없으나, 바닥세포암종은 경계 부위의 진주색 광택과 모세혈관확장이 특징적이며, 편평세포암종은 각화과다증을 동반한 결절 또는 경화가 특징적이다.

바닥세포암종의 중심부는 궤양을 형성하기도 하며 주로 아래눈꺼풀에 많다(그림 5-27). 통증이 없고 아주 천천히 진행되므로 환자 자신도 무시하고 지내는 경우가 많다. 원격전이는 드물고 눈꺼풀 주위조직이나 안와에 국소적으로 퍼진다. 종양 주변의 정상조직을 일부 포함하여 종양을 절제하고 동결절편*frozen-section*을 이용하여 종양 절제면에 종양세포가 남아 있지 않은지 확인한 후 적절한 눈꺼풀재건술을 실시하면 대부분 완치된다(그림 5-28). 환자의 전신 상태가 수술을 시행하기 어려운 경우 이미퀴모드 크림*imiquimod cream*을 바르거나 방사선치료나 냉동치료를 하기도 한다.

편평세포암종(그림 5-29)은 햇빛에 많이 손상된 피부를 가진 노년층에서 잘 발생한다. 바닥세포암종과 모양이 비슷하여 임상적으로는 감별하기가 힘들다. 편평세포암종 환자에서는 얇아진 피부, 깊은 피부주름, 전반적인 모세혈관확장, 색소성 반점 등 피부의 광선손상 소견이 관찰된다. 완전절제해야 하며, 주변 조직으로의 전이가 빠르기 때문에 예후가 바닥세포암종보다 나쁘다.

피지샘암종(그림 5-30)은 주로 눈꺼풀판의 마이봄샘

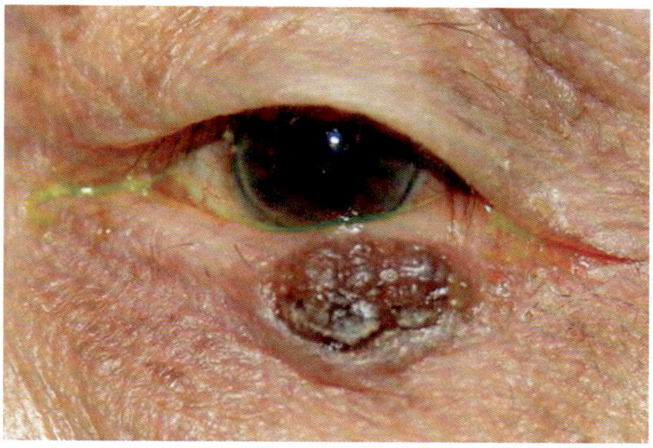

그림 5-29 아래눈꺼풀 편평세포암종

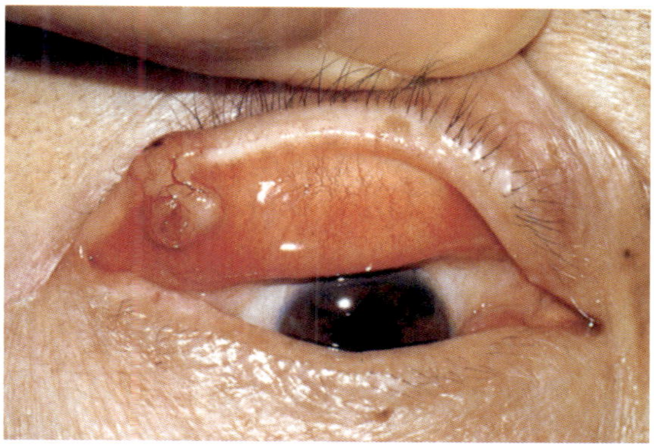

그림 5-30 피지샘암종

이나 자이스샘에서 발생한다. 초기에는 콩다래끼와 비슷한 모양이므로 같은 장소에 여러 번 재발하는 콩다래끼인 경우에는 조직검사를 해야 한다. 또한 미만성 피지샘암종은 만성 눈꺼풀염이나 결막염처럼 나타날 수도 있으므로 치료에 반응하지 않는 눈꺼풀염이나 결막염의 경우에도 조직검사를 하여 피지샘암종과 감별진단해야 한다. 초기에 완전절제를 하면 예후가 좋은 편이나 안와를 침범하거나 주변 림프절로 전이되면 예후가 좋지 않다. 안와 내에 혹은 위·아래 눈꺼풀과 결막에 미만성으로 모두 침범된 경우에는 안와내용물제거술을 해야 한다. 재발성, 전이성 피지샘암에서 시스플라틴*cisplatin*, 카보플라틴*carboplatin*, 탁센*taxanes*, 5-플루오로유라실*5-fluorouracil; FU* 등으로 항암치료를 해볼 수 있다.

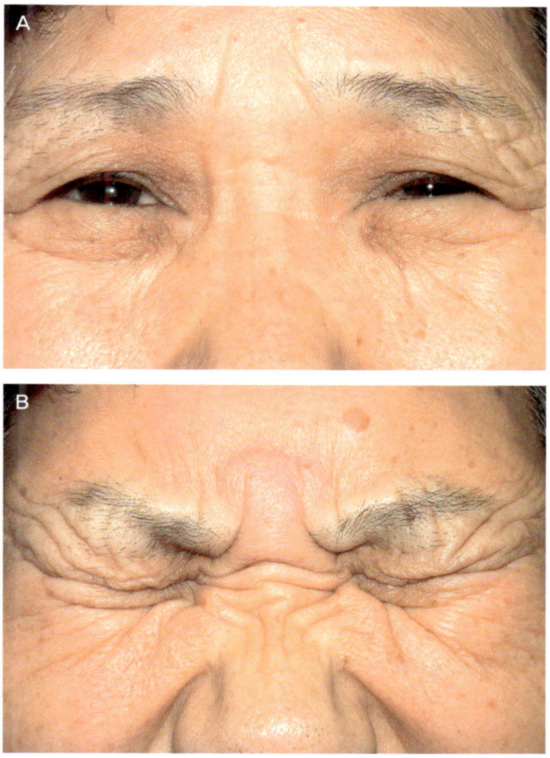

그림 5-31 본태눈꺼풀연축 A. 눈꺼풀연축이 나타나지 않을 때의 모습 B. 눈꺼풀연축이 나타났을 때의 모습

Ⅳ 본태눈꺼풀연축

본태눈꺼풀연축*essential blepharospasm*은 두 눈의 눈꺼풀을 감게 하는 근육들, 즉 눈둘레근*orbicularis oculi muscle*, 눈썹주름근*corrugator supercilii muscle*, 눈살근*procerus muscle*의 비자의적인 과도한 수축으로 인해 눈을 뜨기 힘들어지는 질환으로(그림 5-31), 이로 인해

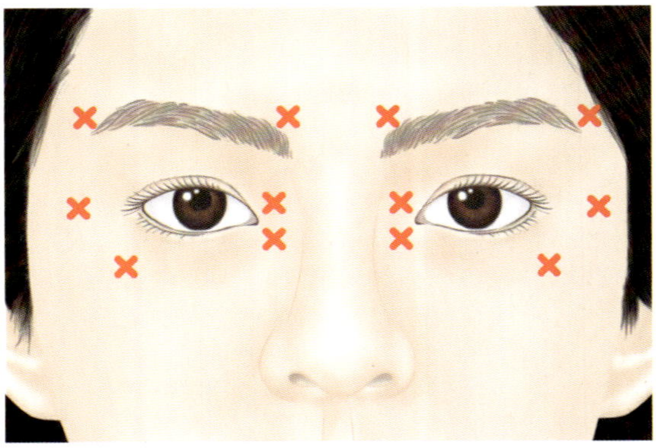
그림 5-32 본태눈꺼풀연축 치료를 위한 보툴리눔독소 주사 부위

환자의 일상생활이 많이 불편해진다.

원인은 정확히 알 수 없으나 눈깜박임과 관련한 신경회로의 결함으로 추정하고 있다. 남성에 비해 여성에서 3배 정도 많이 발병하며, 평균 발병 나이는 56세이고 35세 이전에 발병하는 경우는 드물다.

이 질환의 초기에는 눈부심, 눈물흘림, 불편감 등 눈의 자극증상과 함께 눈을 자주 깜빡이다 점차 진행하면서 나중에는 환자 스스로 조절할 수 없는 연축이 나타나게 된다. 증세가 악화되면 환자는 자신의 손으로 눈꺼풀을 벌려 앞을 볼 수밖에 없고 이로 인해 눈꺼풀의 조직들이 늘어나 피부이완증*dermatochalasis*, 눈썹처짐*brow ptosis*, 눈꺼풀처짐*blepharoptosis* 등이 이차적으로 발생하며 결국 기능적 실명 상태*functional blindness*에 이를 수 있다.

정해진 진단기준은 없으며 병력과 임상증상을 고려하고 반사눈꺼풀연축, 반쪽얼굴연축, 정신과적 문제 등을 감별한 후 진단한다. 파킨슨병, 헌팅턴병, 윌슨병, 크로이츠펠트야콥병*Creutzfeldt-Jakob disease* 같은 다양한 신경변성 질환들에서도 눈꺼풀연축이 발생할 수 있다.

보툴리눔독소*botulinum toxin*를 눈둘레근에 주사하는 것이 일차 치료법이다(그림 5-32). 보툴리눔독소는 신경근육연접부에서 아세틸콜린 유리를 억제함으로써 근육이 수축하지 않게 하며, 평균 3개월간 증상을 약화시킬 수 있다. 정신요법과 약물요법이 있으나 효과가 적으며, 보툴리눔독소 주사로 결과가 만족스럽지 못한 경우에 수술치료로 눈둘레근을 제거하는 근절제술*myectomy*을 시행할 수 있으나 효과가 한정적이다.

눈꺼풀처짐을 수술하면 정상 눈이 되나요?

위눈꺼풀올림근의 기능이 정상인 눈꺼풀처짐, 즉 위눈꺼풀올림근 널힘줄이 노화현상으로 약화되어 발생하는 노년 후천눈꺼풀처짐은 수술하면 대부분 눈 모양이 정상적으로 돌아옵니다. 그러나 위눈꺼풀올림근의 기능이 저하된 선천눈꺼풀처짐이나 후천눈꺼풀처짐은 수술해도 완벽한 정상 눈 모양을 만들 수 없습니다. 저하된 눈꺼풀올림근의 기능을 정상으로 회복시키는 수술방법은 없기 때문입니다.

차선책으로 기능이 저하된 눈꺼풀올림근의 근육 일부를 절제하여 처진 위눈꺼풀을 위로 당겨 주거나, 근막이나 다른 재료를 위눈꺼풀에 넣어 위로 당겨서 이마근에 걸어 주는 수술방법을 시행합니다. 따라서 수술 후 환자가 정면을 볼 때는 위눈꺼풀테가 정상 위치로 올라가 있어 정상처럼 보이지만 아래를 볼 때는 수술받은 위눈꺼풀이 안구가 아래로 움직이는 것만큼 따라 내려오지 않아 각막 위 흰자가 보이고 눈꺼풀틈새가 정상보다 오히려 크게 보입니다. 또 위를 볼 때는 안구가 올라가는 만큼 위눈꺼풀이 올라가지 않아 눈꺼풀틈새가 정상보다 작게 보입니다.

위눈꺼풀을 위로 당겨 놓았기 때문에 수술한 눈을 힘주어 감으면 눈이 완전히 감길 수도 있지만 무의식적으로 이루어지는 눈깜박임 중에는 눈이 완전히 감기지 않습니다. 특히 잠자는 동안에는 눈을 살짝 뜨게 되는데, 이러한 상황을 토끼가 잘 때도 눈을 뜨고 자는 것에 빗대어 토끼눈이라고 합니다.

눈깜박임은 왜 필요한가요?

눈깜박임에는 반사작용으로 일어나는 눈깜박임과 자연적으로 발생하는 눈깜박임이 있습니다. 반사작용으로 일어나는 눈깜박임은 외부에서 물체나 이물질이 눈에 갑자기 다가올 때 순간적으로 눈을 감는 행동으로서 눈의 손상을 막아 줍니다. 이것은 매우 빨리 순간적으로 일어나며 우리가 스스로 조절할 수 없는 것으로 눈깜박임반사(순목반사)라고 합니다. 자연적으로 발생하는 눈깜박임은 평소 2~10초마다 규칙적으로 눈을 깜박이는 행동을 말하는데, 이것은 눈물이 각막과 결막 표면에 골고루 퍼지게 하면서 안구 표면의 분비물이나 이물질을 세척하는 역할을 하게 합니다.

각막 표면 자체는 미세하게 보면 매끄럽지 않으며 여기에 눈물층이 덮여서 균일한 면이 만들어집니다. 이런 눈물층의 작용으로 빛이 균일하게 굴절되어 눈 속에 정확한 상이 맺히고 물체가 선명히 보이게 됩니다. 눈깜박임이 없거나 횟수가 감소하거나 눈이 완전히 감기지 않으면 각막 표면에 눈물층이 골고루 덮이지 않게 되고, 각막이 건조해지면서 손상이 발생합니다.

한편 눈물은 눈물배출관을 통하여 코안으로 빠져나가는데, 이 과정에서 콧물이 코 밖으로 흘러나오듯 눈물이 자연적으로 빠져나가는 것이 아니라 눈물배출관(눈물소관과 눈물주머니)의 펌프작용, 즉 눈물을 빨아들인 후 짜서 내보내는 작용으로 배출됩니다. 이러한 눈물배출관의 펌프작용은 눈깜박임이 반복될 때마다 동반되는 눈꺼풀근육의 수축과 이완이 눈물소관과 눈물주머니를 움직여서 작동하는 것입니다. 즉 눈깜박임은 눈물의 배출작용에도 관여합니다.

요약하면, 눈깜박임은 외부 자극이나 이물질 등에 의한 눈 손상을 예방하고, 안구 표면에 눈물이 고루 퍼지게 하여 세척작용, 광학작용, 각막보호작용을 하며, 눈물을 최종적으로 코안으로 배출시키는 작용을 하기 때문에 눈꺼풀의 매우 중요한 기능입니다.

6

눈물과 눈물기관

눈물은 각막 표면을 균일하게 하여 광학적으로 중요한 역할을 한다. 그리고 각막과 결막 표면에 붙은 세포의 노폐물이나 이물을 물리적으로 세척해 내고 무혈관조직인 각막에 산소와 영양을 공급해 주며, 항균작용까지 한다.

눈물기관*lacrimal apparatus*은 눈물을 분비하는 눈물샘과 분비된 눈물을 코안으로 배출하는 기관인 눈물점, 눈물소관, 눈물주머니, 코눈물길로 구성되어 있다.

I 눈물분비이상

1. 건성안*dry eye*

눈물양 부족, 눈물막의 과도한 증발, 눈물 구성성분의 불균형으로 안구 표면이 손상되고 눈에 불쾌감, 이물감, 건조감과 같은 자극증상을 일으키는 눈물막 질환을 모두 건성안이라 한다. 눈물이 부족하여 건성안이 되는 경우로는 노화현상으로 인한 눈물분비 감소, 쇼그렌증후군, 스티븐스-존슨증후군 등이 있다. 눈물막이 과도하게 증발하여 건성안이 되는 경우로는 눈꺼풀염*blepharitis*, 마이봄샘기능부전*meibomian gland dysfunction*, 눈깜박임장애 등이 있다.

병력, 임상검사, 검사실검사를 통해 진단한다. 주

로 세극등검사에서 각결막의 건조 상태, 눈물띠*tear meniscus*의 높이와 부유물*floater*, 점액가닥*mucous strand*, 각막실모양체*corneal filament*(그림 6-1)를 관찰하고, 눈꺼풀테의 염증 유무를 확인하며 눈물막파괴시간(그림 6-2)을 측정하고, 쉬르머검사를 통해 눈물분비량을 측정하여 주로 진단한다. 그 외 각막지각검사, 로즈벵갈염색검사 등을 시행해볼 수 있다. 검사실검사로는 결막의 찰과표본*scraping*에서 술잔세포*goblet cell*의 수를 측정하거나 락토페린*lactoferrin* 효소를 측정하는데, 건성안에서는 이 수치가 낮다.

증상의 정도에 따라 인공눈물을 사용하거나 원인질환을 치료한다. 염증이 주된 원인일 때에는 항염증치료를 우선 시행한다. 각막이 손상될 정도로 증상이 심한 경우에는 마개*plug*로 눈물점*lacrimal punctum*을 막아서 눈물 배출을 차단할 수도 있다. 그 외에 건조한 상태를 피하며, 가습기를 쓰거나 특수안경을 착용하여 눈물의 증발을 막는 등의 대증 치료도 도움이 될 수 있다.

2. 쇼그렌증후군*Sjögren syndrome*

쇼그렌증후군은 건성각결막염, 반복적인 침샘 종창, 입안마름증*xerostomia*과 류마티스관절염 등이 나타나는 자가면역질환이다. 30~40대 여성에게 많이 발생한다.

쇼그렌증후군에서의 건성각결막염의 주증상은 눈의 건조감이며, 그 밖에 환자에 따라 눈부심*photophobia*, 이물감*foreign body sensation*, 작열감*burning sensation* 등을 호소하기도 한다. 대개 증상이 심하지는 않으며 육안으로 볼 때 이상소견도 별로 없는 것이 특징이다.

세극등검사에서 가장 특징적인 점은 아래눈꺼풀테에 눈물띠가 전혀 없거나 군데군데 소실되어 보인다는 것이다. 점액가닥이 아래결막주머니에 나타나며, 안구결막은 본래의 광택을 잃고 비후되며 결막부종

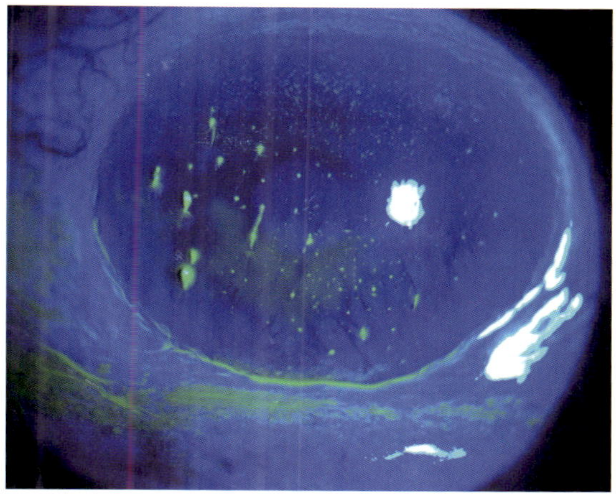

그림 6-1 실모양각막염

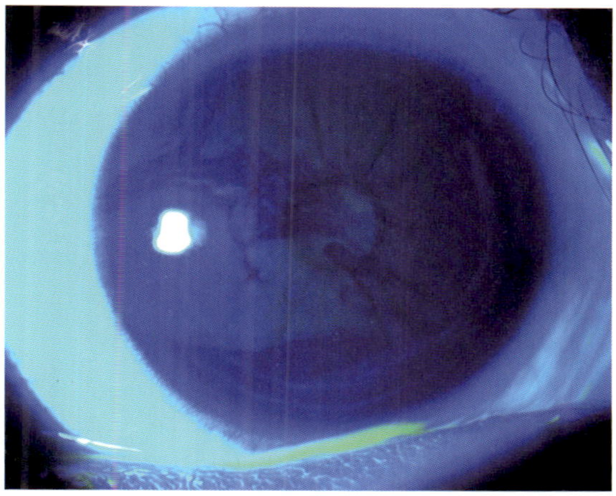

그림 6-2 눈물막파괴시간 측정 플루오레세인 색소를 점안한 후 각막 표면에 형성된 눈물막에 균열이 생길 때까지 걸린 시간을 측정한다.

과 충혈이 보인다. 병변이 진행하면 각막에 실모양각막염*filamentary keratitis*이 나타난다. 결막의 찰과표본에서 술잔세포들이 감소되어 있다. 그 밖에 쉬르머검사에서 눈물분비 감소가 보이고 눈물막파괴시간도 짧아진다.

합병증으로 처음에는 약한 시력장애가 있을 수 있고 나중에 각막궤양, 각막천공, 이차 세균감염도 올 수 있다. 각막흉터와 혈관신생*neovascularization* 등이 생기면 시력장애가 심해진다.

인공눈물의 점안이 주된 치료방법이다. 점액결핍

인 경우에는 고분자량의 점안액*ophthalmic vehicles*이나 환자 자신의 혈청을 사용해서 치료하기도 한다. 만일 점액의 점성이 너무 강하면 아세틸시스테인 *acetylcysteine* 같은 점액용해제를 사용하기도 한다. 그 밖에 소프트콘택트렌즈[1]를 착용시키거나 눈물점마개 *punctal plug*로 눈물점을 막는 방법도 있다.

3. 눈물분비저하*lacrimal hyposecretion*

중년 이후에는 노화에 따른 정상 생리현상의 하나로 눈물분비가 서서히 감소하며 눈물분비저하가 심하면 건성안이 온다.

눈물분비가 감소하는 질환은 쇼그렌증후군, 류마티스관절염, 전신홍반루푸스, 이식대숙주병*graft-versus-host disease*, 스티븐스-존슨증후군, 유사물집증*pemphigoid*, 비타민 A 결핍증 등이다.

4. 눈물분비과다*lacrimal hypersecretion*

눈물샘에서 눈물이 정상보다 많이 분비되는 것을 말한다. 눈물흘림*epiphora*은 눈물이 눈꺼풀테를 넘쳐흐르는 것을 말하는데, 눈물분비과다가 원인인 경우가 있지만 대체로 배출장애 때문에 발생한다. 눈물분비과다처럼 보이는 경우도 실제로는 눈물배출계 장애가 원인일 때가 많다.

눈물의 분비과다와 배출장애는 형광색소를 이용하면 효과적으로 감별할 수 있다. 결막주머니에 형광색소를 점안한 후 콧속에서 색소를 검출하여 눈물이 자연히 흘러나오는지 확인한다. 만일 콧속으로 색소가 흘러나오면 눈물배출계 장애를 배제할 수 있으므로 눈물분비과다로 진단한다.

눈물분비과다의 원인은 다양하다. 감정 변화, 정신적 문제, 중추신경계 질환이 있을 때 다리뇌*pons* 눈물핵이 자극되어 눈물분비가 증가한다. 눈의 국소적 질환, 특히 각막 질환, 눈속 질환, 눈 주위의 코곁굴, 코안에 알레르기성 질환이 반사적으로 눈물샘을 자극하거나 눈물샘이 염증이나 종양으로 인해 직접 자극을 받아 눈물분비과다가 일어날 수 있다.

가능하다면 원인을 제거하는 것이 가장 이상적인 치료방법이다. 증상이 심한 경우 결막경유 눈물샘에 보툴리눔독소 주사를 시행하면 눈물양을 일시적으로 줄일 수 있다.

5. 기타

(1) 피눈물*bloody tears*

눈물주머니에 악성종양이 있거나 고혈압 환자에게 코피가 났을 때 피가 코눈물관을 역류해서 눈물점으로 나올 수도 있다. 또 어떤 원인(외상, 출혈성 질환 등)으로 인해 결막출혈이 있을 때 이차 증상으로 올 수 있다.

(2) 악어눈물*crocodile tears*

얼굴신경마비의 후유증으로 발생한다. 마비되었던 얼굴신경섬유가 재생될 때 침샘을 지배하는 신경섬유가 눈물샘을 지배하는 신경으로 잘못 연결되어 식사할 때 눈물을 흘리는 경우로서, 보통 한쪽에 나타난다.

II 눈물샘의 질환

1. 눈물샘염*dacryoadenitis*

눈물샘염은 급성인 경우 어린이에서는 전신감염(볼거

1 수분 함량이 많은 콘택트렌즈는 각막에 있는 수분마저 빼앗아 더 큰 부작용을 일으킬 수 있으므로 수분 함량이 적은 재질의 콘택트렌즈를 사용해야 하며, 동시에 인공눈물을 반드시 보충한다.

리*mumps*, 홍역*measles*, 인플루엔자*influenza* 등)의 합병증으로, 어른에서는 임질*gonorrhea*과 함께 올 수 있다. 만성 염증은 결핵, 사르코이드증*sarcoidosis*에 의해 발생할 수 있다. 눈물샘이 위치하는 가쪽 위눈꺼풀에 통증, 부종, 발적이 발생하고 가쪽 위눈꺼풀처짐으로 위눈꺼풀테가 S자 모양을 보이기도 한다.

2. 눈물샘종양

안와의 가쪽위쪽에 발생한 종양은 대부분 눈물샘에서 발생한 것이다. 눈물샘종양의 약 50%는 상피종양*epithelial tumor*이며, 그중 70%는 양성이고 나머지는 악성이다.

눈물샘종양은 다음과 같이 나눌 수 있다.

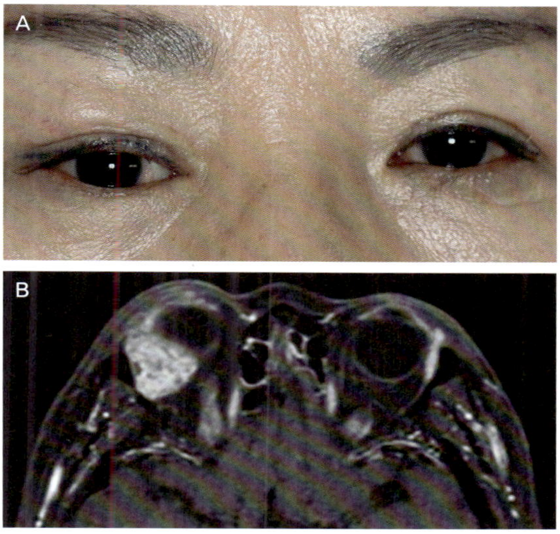

그림 6-3 오른눈 눈물샘 다형샘종 A. 오른눈의 하방편위와 돌출 B. 자기공명영상 사진

(1) 상피종양

1) 다형샘종*pleomorphic adenoma*, 양성혼합종*benign mixed tumor*

발생빈도가 가장 높은 눈물샘종양이다. 20~50대에 주로 발생하며 통증이나 염증반응 없이 서서히 자라 안구를 안쪽 아래로 편위시키면서 돌출시킨다. 종양벽이 터지지 않게 조심하면서 완전히 절제하는 것이 가장 좋은 치료법이다. 종양이 불완전하게 제거되거나 제거할 때 터지면 재발할 수 있으며 악성혼합종으로 이행될 수도 있다. 안와 컴퓨터단층촬영 영상과 자기공명영상으로 안구 상외측에서 경계가 분명한 종괴를 확인할 수 있으며, 심할 경우 주변 뼈의 재형성*remodeling*을 관찰할 수 있다(그림 6-3, 그림 7-13).

2) 샘낭암종*adenoid cystic carcinoma*

가장 흔한 눈물샘의 악성종양으로는 예후가 매우 불량하다. 임상적으로 다형샘종에 비해 안구돌출 등 증상의 진행속도가 빠르며 통증이 동반되는 경우가 많다. 치료로 안와골을 포함한 근치적 완전절제술 후 방사선치료를 하거나 안와내용제거술*orbital exenteration* 등을 시행한다.

3) 악성혼합종*malignant mixed tumor, pleomorphic adenocarcinoma*

임상적으로 다형샘종과 유사한 증상, 징후, 영상검사 소견을 나타내지만 조직학적으로 다형샘종과 분화가 나쁜 샘암종의 소견이 같이 존재한다. 광범위한 완전절제술 후 방사선치료를 주로 시행하며, 재발률이 높고 예후가 불량하다.

(2) 비상피종양

1) 염증거짓종양*inflammatory pseudotumor, idiopathic orbital inflammation*

안와의 여러 조직에 발생하는 특발성 비특이적 염증이 눈물샘에 발생한 것으로 전신적 스테로이드요법으로 치료한다.

2) 사르코이드증*sarcoidosis*

3) 림프종*lymphoma*

성인에게 가장 흔한 안와종양으로 안와에 국한된 경우 저용량 방사선치료를, 전신적인 경우 항암화학요법을 시행한다.

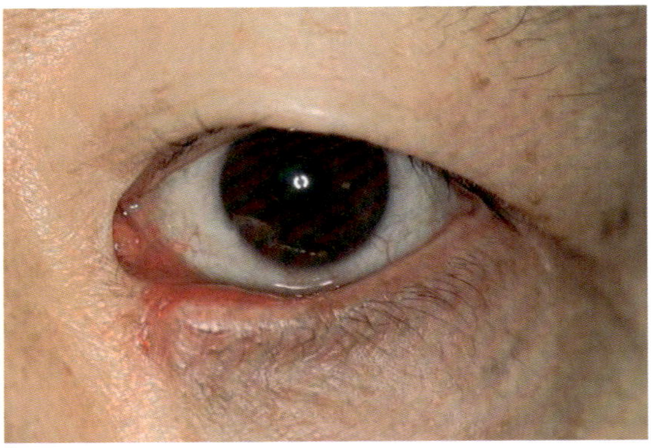

그림 6-4 외상성 눈꺼풀흉터로 인한 눈물점겉말림

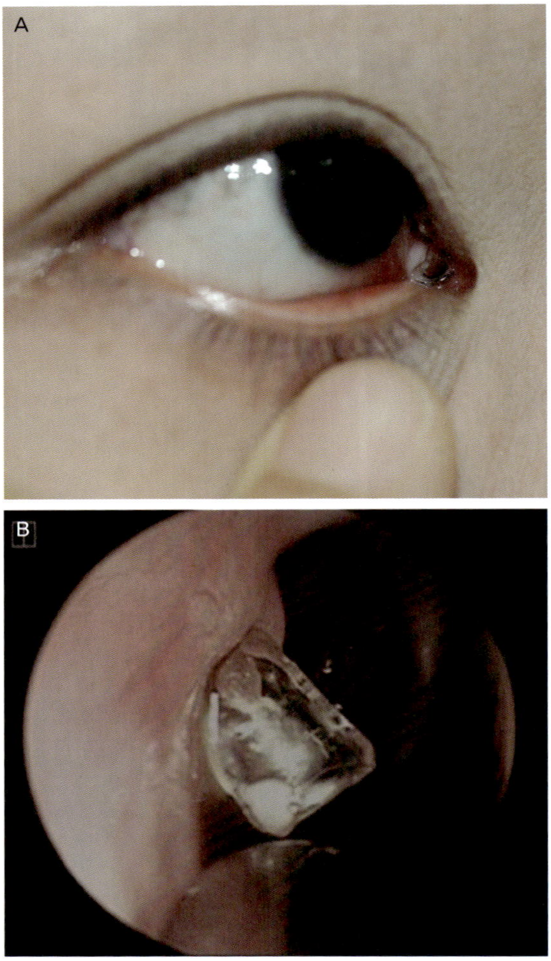

그림 6-5 존스관을 삽입하는 결막눈물주머니코안연결술 A. 내측 눈물언덕 결막 부위에 위치한 존스관 입구 B. 코내시경으로 관찰한 코안 존스관의 모습

III 눈물배출계의 이상

1. 눈물점겉말림*punctal ectropion*

눈물점겉말림은 눈둘레근마비, 외상성 눈꺼풀흉터(그림 6-4), 노인의 피부 탄력성 소실, 눈꺼풀피부염 등으로 인한 눈꺼풀겉말림이 있는 경우에 볼 수 있으며 눈물흘림이 주요 증상이다.

증상이 심한 경우에는 눈물점에 가까운 안쪽의 눈꺼풀결막에 지짐술이나 결막절제술*medial spindle operation*을 시행한다.

2. 눈물점막힘*occlusion of lacrimal punctum*

눈물점막힘은 선천적으로 흔적처럼 남아 있기도 하지만 대개 노인성 변화나 흉터로 인해 발생한다. 선천이상은 눈물점의 흔적이 남아 있는 경우가 많다.

눈물점만 막힌 경우에는 눈물점성형술*punctoplasty*로 치료할 수 있다. 눈물소관까지 막힌 경우에는 파이렉스*pyrex*유리로 만들어진 존스관*Jones tube*을 이용한 결막눈물주머니코안연결술*conjunctivodacryocystorhinostomy*을 시행한다(그림 6-5).

3. 눈물소관염*canaliculitis*

눈물소관염은 눈물소관과 눈물점 부위가 붓고 눈물점 안에 찐득찐득한 농(그림 6-6)이 보이는 질환으로 눈곱과 결막충혈을 동반하므로 종종 화농성 결막염으로 오인된다. 주로 혐기성 그람양성균인 바퀴살균 *Actinomyces israelii*에 의해 생긴다. 눈물소관 또는 눈물점을 절개하여 눈물소관 내로 큐렛을 집어넣어 그 안에 생긴 유황과립*sulfur granule*을 다 긁어내고 항생제 안약을 점안하여 치료한다.

4. 눈물소관막힘*canalicular obstruction*

눈물소관막힘은 외상, 대상포진*herpes zoster* 등에 의한 흉터결막염, 포스포린아이오다이드*phospholine iodide*, 항암치료약제인 5-플루오로유라실*5-fluorouracil*, 도세탁셀*docetaxel* 같은 약제, 반복적 더듬자 검사 등 여러 가지 원인에 의해 생길 수 있다. 치료로는 폐쇄부분을 재개통하여 실리콘관을 넣는 수술을 할 수 있다. 수술에도 반응하지 않는 심한 폐쇄에 대해서는 존스관을 이용한 결막눈물주머니코안연결술을 시행하여 눈물이 안쪽 결막구석에서 콧속으로 직접 빠지게 할 수 있다.

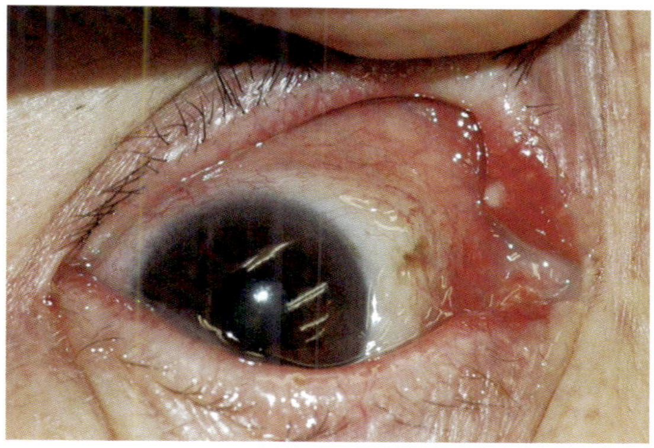

그림 6-6 오른눈 위눈물소관염 위눈꺼풀을 위로 당겨 위눈물점을 관찰한 모습으로 눈물점 안의 찐득한 농이 보인다.

5. 눈물주머니염*dacryocystitis*

눈물주머니염은 신생아에게 발병하는 선천코눈물관막힘에서 또는 40세 이후의 여성에게 많이 발생하는 원발성 후천코눈물관막힘 환자에서 눈물주머니에 분비물이 정체되면서 세균이 번식하여 발생한다. 눈물주머니염은 일단 눈물길폐쇄가 동반되어 있을 가능성이 높다.

(1) 급성 눈물주머니염

눈물주머니 부위의 피부에 발적과 종창이 갑자기 나타나며 눈물주머니에 농양이 생긴다(그림 6-7). 환자는 심한 통증과 발열감을 호소한다. 원인균으로 폐렴구균*Pneumococci*이 흔하고, 사슬알균*Streptococci*, 디프테리아*Diphtheroids*, 바퀴살균*Actinomyces* 등이 있다. 감별해야 할 질환은 눈물주머니 종양, 안와 앞쪽에 생긴 종양, 피부낭종이나 농양이다.

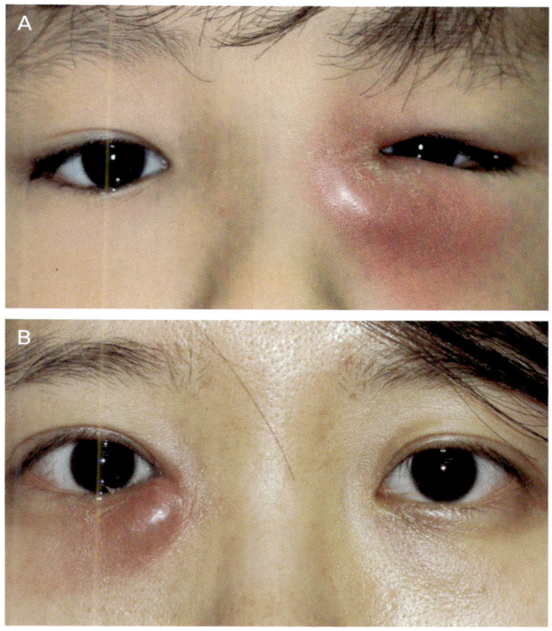

그림 6-7 급성 눈물주머니염 A. 소아의 급성 눈물주머니염 B. 성인의 급성 눈물주머니염

먼저 광범위항생제를 전신적 또는 국소적으로 투여한다. 눈물주머니농양이 커져 곧 터질 것 같으면 칼로 농양 부위의 피부를 절개하여 고름을 배출한다. 급성 눈물주머니염에 항생제 투여 같은 약물치료는 염증만 경감해 주는 일시적인 완화치료일 뿐이다. 근

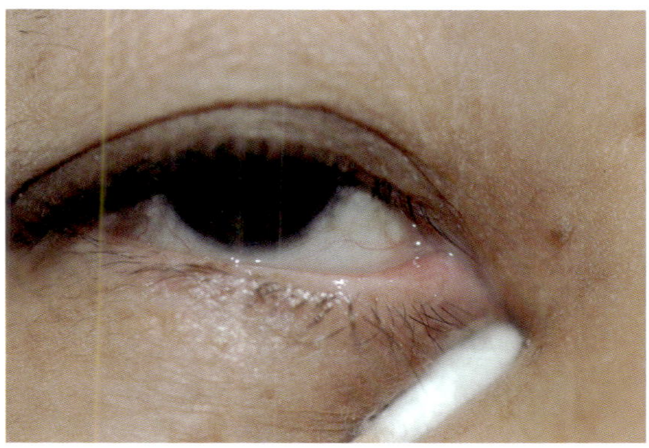

그림 6-8 만성눈물주머니염 면봉으로 눈물주머니 부위를 눌러 점액이 눈물점으로 역류한 모습

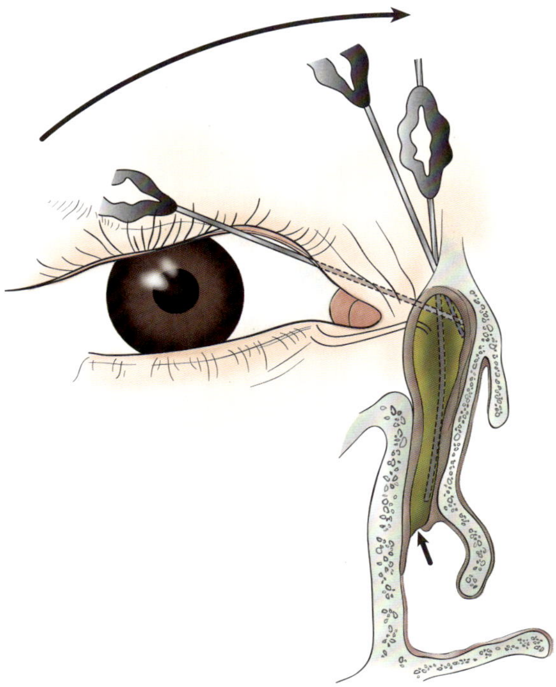

그림 6-9 코눈물관더듬자로 하스너판(화살표) 뚫기

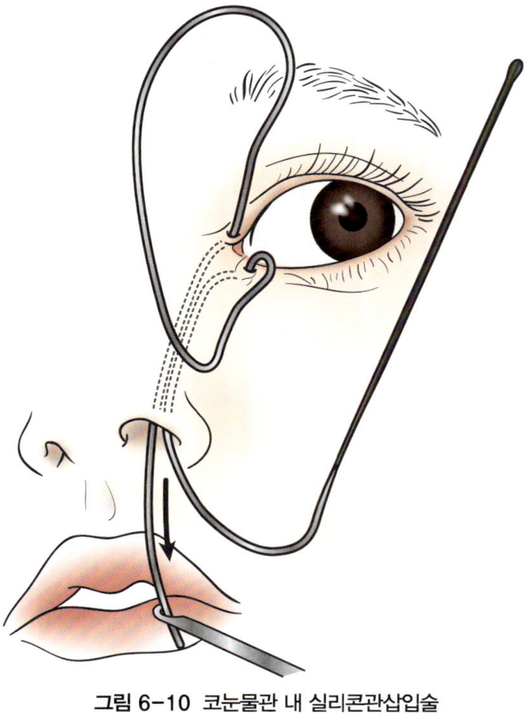

그림 6-10 코눈물관 내 실리콘관삽입술

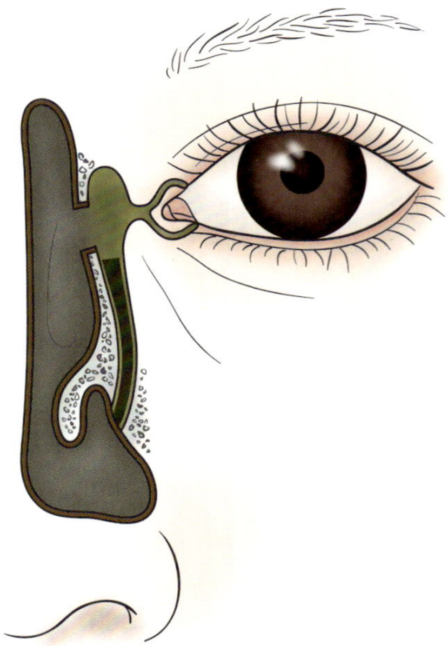

그림 6-11 눈물주머니코안연결술

본적이고 확실한 치료는 코눈물관막힘을 해결해 주는 것이며 눈물주머니코안연결술*dacryocystorhinostomy*을 시행한다.

(2) 만성 눈물주머니염

주요 증상은 눈물흘림과 눈곱이며, 눈물주머니 부위를 누르면 점액과 농의 혼합물이 눈물점을 통해 역류한다(그림 6-8). 눈물주머니 부위의 피부에 나타나는 변화는 드물며, 코눈물관막힘을 해결하면 증상이 소실된다.

6. 코눈물관막힘*nasolacrimal duct obstruction*

선천코눈물관막힘과 후천코눈물관막힘으로 구분한다. 선천코눈물관막힘은 코눈물관의 아랫부분이 코안으로 열리는 부위인 하스너판*Hasner valve*이 출생 후에도 열리지 않아서 생긴다. 정상 신생아의 6.25%가 태어날 때 하스너판이 열려 있지 않으나 이 중 80~90%는 생후 몇 개월 내에 하스너판이 저절로 뚫린다. 주요 증상은 눈물흘림과 눈곱이며, 급성 또는 만성 눈물주머니염이 합병되기도 한다.

치료로서 일차적으로 부모에게 눈물주머니 부위를 안쪽과 아래쪽으로 눌러 내리는 마사지 방법을 가르쳐 주고, 마사지를 하면서 생후 6~12개월까지 기다려 본다. 증상이 계속될 때는 코눈물관더듬자로 하스너판을 뚫어 준다(그림 6-9). 이 방법으로도 증상이 호전되지 않으면 코눈물관 내 실리콘관삽입술*silicone tube intubation*을 시행한다(그림 6-10).

후천코눈물관막힘은 간혹 코눈물관의 외상이나 종양 때문에 발생할 수도 있지만 대부분은 원인을 알 수 없는 원발 후천코눈물관막힘이다. 원발 후천코눈물관막힘은 40세 이후의 중년 여성에게 많이 발생한다. 주요 증상은 선천코눈물관막힘과 마찬가지로 눈물흘림과 눈곱이며 급성 또는 만성 눈물주머니염이 합병되기도 한다.

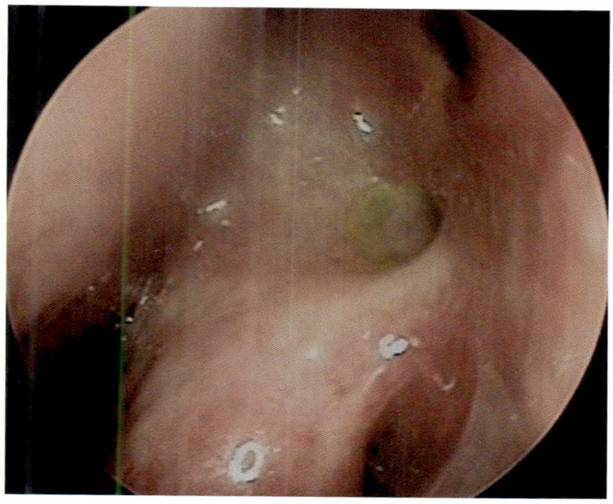
그림 6-12 눈물주머니코안연결술 후 좌측 코안 모습

코눈물관 내 점막의 만성 염증으로 생긴 흉터조직에 의한 막힘이므로 선천코눈물관막힘과 달리 코눈물관더듬자로 뚫는 방법이나 실리콘관삽입술은 치료 효과가 적다. 가장 효과적인 치료방법은 눈물주머니코안연결술로서 눈물주머니에서 코안으로 직접 통하는 통로를 만들어 준다(그림 6-11, 그림 6-12). 피부를 절개해 수술하거나 내시경을 이용하여 코안을 통해 수술한다. 눈물길미세내시경이 도입된 후 눈물점에서부터 눈물소관, 눈물주머니, 코눈물관, 하스너판까지 직접 확인할 수 있게 되어 막성 또는 부분 코눈물관폐쇄 시 눈물주머니코안연결술 대신 내시경 탐침자를 이용해 재개통하고 실리콘관삽입술을 대체해 시행하기도 한다.

안약을 넣으면 왜 쓴맛이 느껴지나요?

눈에 넣은 안약은 눈물이 배출되는 경로로 이동합니다. 즉 눈물은 안쪽 눈구석에 있는 눈물점으로 들어가 눈물소관-눈물주머니-코눈물관을 거쳐 코안으로 배출됩니다. 따라서 눈에 안약을 넣으면 안약이 코로 내려가고 목을 통하여 입으로 들어가 쓴맛을 느끼게 되는 것입니다. 눈물을 많이 흘릴 때 콧물이 같이 나오는 현상도 이 같은 경로 때문입니다.

7 안와

안와*orbit*는 7개의 뼈와 신경, 혈관, 근육, 지방 및 결체조직으로 구성되며 용적은 약 23~30mL이다. 우리나라 사람의 평균 안와용적은 남자 24.5mL, 여자 23.5mL로 보고된 바 있다. 안와는 일차적으로 안구를 보호하는 역할을 하며, 안와에 질환이 있는 경우에는 종류에 따라 증상이 다양하게 나타난다. 염증성 질환으로 인한 부종과 통증, 종양 등으로 인한 안구돌출이나 안구 위치 변화, 신경계 이상으로 인한 감각이상과 시력장애, 복시, 눈꺼풀처짐 등의 증상이 나타난다.

안와 질환이 의심될 경우 전신질환과의 관계를 알아보기 위해 혈액검사, 영상의학검사, 내분비계검사 등이 필요한 경우가 있고, 안와 질환의 진단을 위하여 안와 단순방사선촬영, 컴퓨터단층촬영, 자기공명영상, 혈관조영술, 정맥조영술, 초음파검사, 생검 등이 필요할 수 있다.

I 안구돌출

안구돌출계*exophthalmometer*를 사용하여 안구가 돌출된 정도를 검사한다. 동양인의 안구돌출 평균값은 16~18mm이며 두 눈의 차이가 2mm 이상이거나 두 눈 모두 심하게 돌출되었을 때에는 안와 질환 여부를 의심해야 한다.

안구돌출*exophthalmos*의 주요 원인은 갑상샘눈병증이나 안와종양, 염증으로 인한 안와내 조직 용적의 증대이다.[1] 안와 질환이 없으나 안구돌출같이 보이는 거짓안구돌출*pseudoproptosis*은 고도근시, 소눈

buphthalmos, 눈꺼풀뒤당김*lid retraction*, 반대편 안구함몰, 반대편 눈꺼풀처짐 등에서 볼 수 있다.

II 안구함몰

안구함몰*enophthalmos*의 가장 큰 원인은 사고로 인한 외상안구함몰이다(그림 7-1). 그 밖에 노년기의 퇴행변화, 선천이상(작은안구증, 안와골결손), 안와염증 발생 후의 흉터나 위축, 안와종양 제거 후 안구함몰이 생길 수 있다.

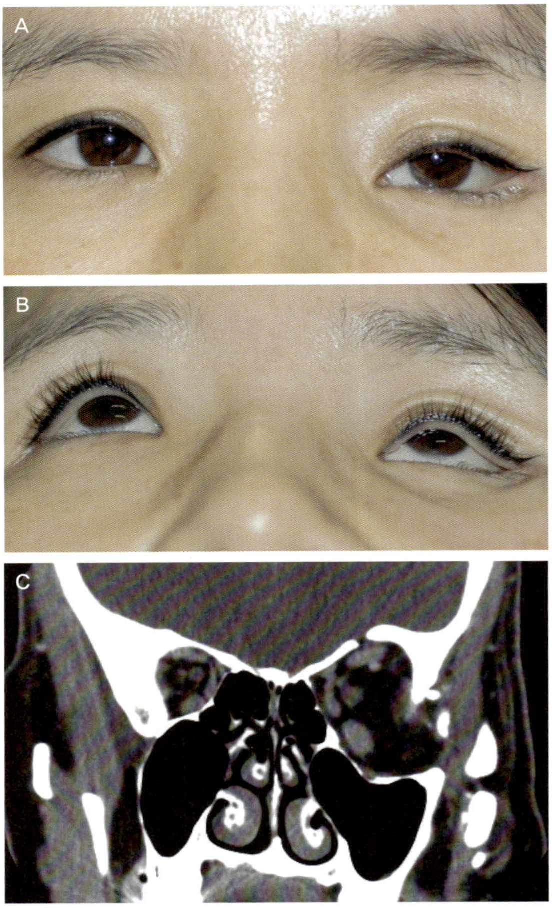

그림 7-1 왼쪽 안와하벽골절로 인한 왼눈 안구함몰 눈 위치가 아래로 처져 있다.

III 안와염증

1. 갑상샘눈병증*Graves' ophthalmopathy, thyroid eye disease*

갑상샘눈병증(그레이브스눈병증)은 갑상샘 질환과 연관되어 발생하는 안와의 염증 질환이며, 매우 다양한 병리생태학적 기전을 통하여 일어나고 임상소견도 매우 다양하다.

❶ 안구돌출의 주요 원인

(1) 한 눈인 경우

① 성인

- 갑상샘눈병증*dysthyroid ophthalmopathy*
- 특발안와염*idiopathic orbital inflammation*
- 해면정맥기형*cavernous venous malformation*
- 림프종*lymphoma*
- 속발종양*secondary tumors*
- 전이종양*metastatic tumors*

② 어린이

- 안와연조직염*orbital cellulitis*
- 유피낭종*dermoid cyst*
- 영아혈관종*infantile hemangioma*
- 횡문근육종*rhabdomyosarcoma*

(2) 두 눈인 경우

① 성인

- 갑상샘눈병증
- 림프종
- 특발안와염

② 어린이

- 갑상샘눈병증
- 백혈병*leukemia*
- 전이신경모세포종*metastatic neuroblastoma*
- 선천기형*congenital anomaly*

【발생기전】 병인이 정확하게 밝혀지지 않았지만 자가면역현상으로 인해 발생하는 것으로 생각된다. 이같이 추정하는 근거로 중증근무력증이나 루푸스와 같은 자가면역질환 동반 발생빈도가 높으며, 갑상샘자극호르몬수용체항체*TSH-receptor antibody*나 갑상샘자극항체*thyroid stimulating antibody*(TS Ab)가 대부분의 환자의 혈청에서 높게 나타난다는 점을 들 수 있다.

갑상샘자극호르몬수용체항체에 의한 체액면역*humoral immunity*과 T림프구에 의한 세포매개면역*cell-mediated immunity*으로 인해 안와섬유모세포가 자극되어 섬유모세포 증식, 과도한 염증성 사이토카인 생성, 지방세포로의 분화 등이 일어남으로써 안와 내 지방과 외안근 부피가 증가하는 등의 급성 및 만성 염증이 발생한다고 생각된다.

【병리소견】 외안근과 지방조직을 포함한 안와결체조직에 림프구*lymphocyte*, 형질세포*plasma cell*, 비만세포*mast cell* 등이 침윤하고 친수성 글리코사미노글리칸*glycosaminoglycan*인 히알루론산*hyaluronic acid*의 침착으로 인한 수분 흡수 때문에 외안근에 부종과 함께 비대가 나타난다. 염증세포나 부종이 가라앉으면 섬유화 과정이 나타나 정상적인 탄력조직*elastic tissue*이 교원질*collagen*로 대치된다.

【임상양상】 안구돌출, 눈꺼풀뒤당김, 안구운동장애 등의 다양한 임상소견을 보인다. 증세가 심한 경우에는 복시, 노출각막염, 시신경병증이 나타나며, 흡연자에서 훨씬 심하게 진행성으로 발생한다.

미국에서는 연간 10만 명당 약 16명의 여자 환자와 3명의 남자 환자가 발생한다고 보고되었으며 갑상샘질환 환자의 약 25~50%에서 눈병증이 동반된다고 알려져 있다. 국내에서는 1,986명의 갑상샘기능이상 환자를 대상으로 한 단면조사 결과, 환자의 18.7%에서 눈병증이 진단되었다.

다른 자가면역질환과 마찬가지로 갑상샘눈병증도 여자에서 더 호발하나 중증 눈병증의 발생 위험은 남자에서 더 많다고 알려져 있다. 가장 많이 발생하는 연령대는 40대와 60대이다. 소아의 갑상샘눈병증은 성인에게서 발생하는 대부분의 증상이 생길 수 있으나 그 정도가 성인에 비해 심하지 않고 예후가 좋다.

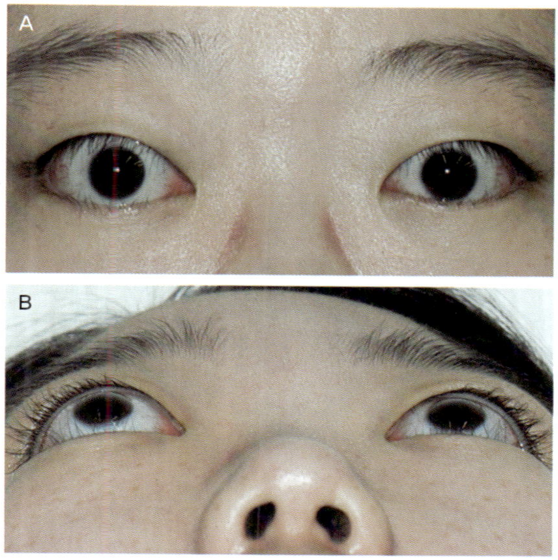

그림 7-2 갑상샘눈병증 환자의 두눈 안구돌출

갑상샘눈병증 환자의 대부분에서 갑상샘기능항진증(80~90%)이 동반되지만 정상 갑상샘기능(6~18%)이거나 갑상샘기능저하증(4~10%)인 경우도 있다. 발생시기는 갑상샘기능항진증이 먼저 온 후 1년 내에 눈병증이 오는 경우(60~70%)가 제일 많으나, 갑상샘기능항진증과 갑상샘눈병증이 동시에 나타날 수도 있으며(20~22%), 갑상샘눈병증이 먼저 온 후 갑상샘기능항진증이 1년 내에 오는 경우도 있다(8.3~20%). 그러므로 눈병증 진단 당시에 갑상샘의 기능이 정상일지라도 정기적인 갑상샘기능검사가 필요하다.

(1) 안구돌출(그림 7-2)

안와뼈로 둘러싸인 고정된 공간 내에서 지방조직 증식과 외안근 비대로 인해 안구가 밀려 나와 안구돌출이 발생하게 된다. 양쪽 눈에 생기는 경우가 많으며, 돌출 정도와 갑상샘기능 상태는 별로 연관성이 없다. 하지만 장기적으로 갑상샘기능항진증이 재발하여 지

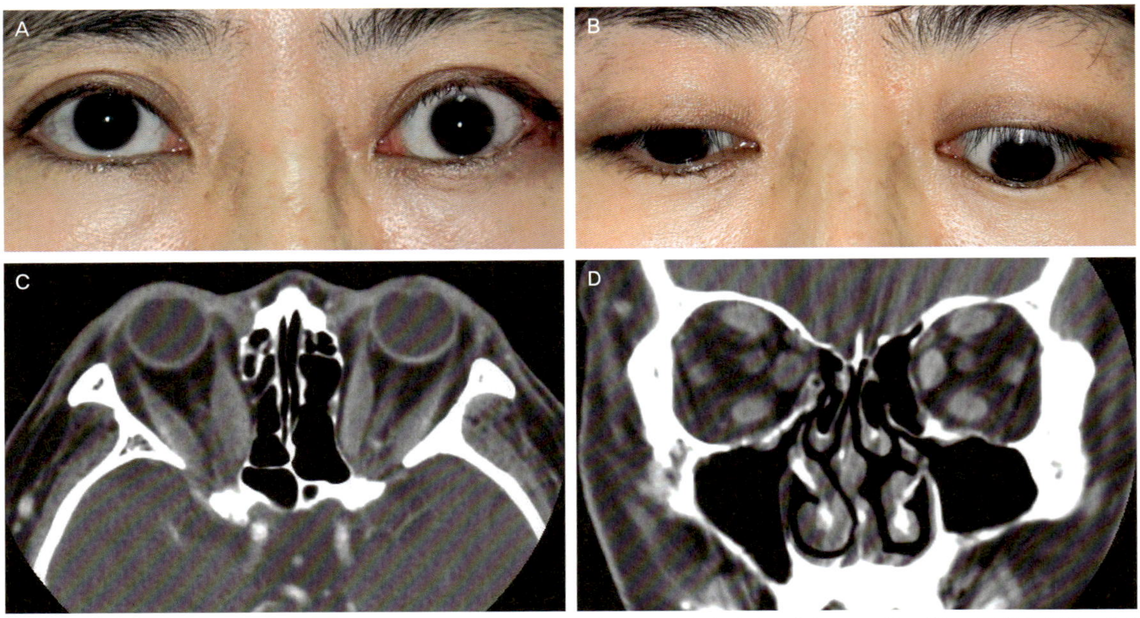

그림 7-3 갑상샘눈병증 환자의 눈꺼풀 증상과 외안근 비대 A. 왼눈 위눈꺼풀뒤당김(달림플징후). B. 왼눈 위눈꺼풀내림지체(그레페 징후). C · D. 컴퓨터단층촬영 사진. 양쪽 눈의 모든 외안근이 비대해져 있다. 특징적으로 힘줄 부착 부위를 제외한 근육 중간과 뒤쪽 1/3에서 방추형 비대를 보인다.

속되면서 조절이 잘 되지 않을 경우에는 안구돌출이 진행할 수도 있다.

(2) 눈꺼풀 증상(그림 7-3)

염증성 활동기에 눈꺼풀 부종이 나타날 수 있으며 아침에 더 심하게 나타난다. 위눈꺼풀이 위로 당겨져 정상인 경우에는 보이지 않는 각막 윗부분이 노출되는 위눈꺼풀뒤당김*upper lid retraction*이 가장 흔한 갑상샘눈병증 소견이다. 아래눈꺼풀뒤당김*lower lid retraction*도 발생할 수 있으며, 눈꺼풀뒤당김이 발생하면 눈꺼풀틈새가 확대되어 안구가 더 많이 돌출되어 보인다.

위눈꺼풀뒤당김의 발생기전은 위눈꺼풀올림근의 수축과 섬유화이며, 교감신경 항진에 의한 뮐러근의 과긴장도 관여하는 것으로 알려져 있다. 위눈꺼풀뒤당김은 주로 바깥쪽이 심하며*temporal flare*, 시선을 아래로 향할 때 위눈꺼풀이 안구운동을 따라가지 못하고 각막 윗부분의 공막이 넓게 드러나는 눈꺼풀내림지체*lid lag*를 동반한다.

(3) 안구운동장애와 복시

외안근의 비대, 섬유화와 수축으로 인한 이완장애로 발생하며, 침범된 근육의 반대방향을 볼 때 안구운동이 제한되고 복시가 나타난다. 강제당김검사*forced duction test*를 하면 안구 움직임의 제한이 느껴진다. 하직근, 내직근, 상직근, 외직근의 순서로 침범되며 사근도 침범될 수 있다(그림 7-3). 영상검사에서 외안근의 건부착 부위를 제외한 근육배부*belly*의 중간과 뒤쪽의 비대를 관찰할 수 있다.

(4) 시력장애

원인은 대부분 외안근 비후로 인해 안와첨단에서 시신경이 압박을 받아 생기는 압박시신경병증*compressive optic neuropathy*이다. 이 병증이 발생하면 시력저하, 색각이상, 시야장애 등이 나타난다. 압박시신경병증은 갑상샘눈병증 환자의 약 5%에서 발생하며 그

심각성을 고려할 때 신속한 진단과 치료가 필수적이다. 심한 안구돌출로 인한 노출각막염 때문에 시력이 저하되기도 한다.

(5) 그 밖의 증상

안구돌출과 토안으로 인한 눈의 불편함, 결막부종, 충혈, 눈물흘림 같은 증상이 특히 진행성 안구돌출에서 뚜렷하다. 그 밖에 눈물샘 크기 증가, 지방탈출, 시신경의 순환장애와 시신경유두부종, 이차녹내장도 나타날 수 있다.

【치료】 초기에 정확하게 진단하고 병의 경과에 따라 올바르게 치료하는 것이 가장 중요하다. 갑상샘이상이 동반된 경우에는 내과적 치료를 병행하며, 증상 악화 요인으로 잘 알려진 흡연은 중지하도록 한다. 안구돌출과 눈꺼풀틈새의 확대로 인한 건성안을 치료하기 위해 인공눈물을 점안한다. 위눈꺼풀뒤당김이 발생한 초기에는 트리암시놀론이나 보툴리눔독소를 위눈꺼풀에 주사하기도 한다. 급성으로 심한 안와염증이 나타날 때는 고용량 부신피질호르몬제를 전신투여하거나 방사선치료를 한다. 부신피질호르몬제에 잘 반응하지 않는 환자나 당뇨 환자에서 여러 가지 면역억제제가 시도되고 있으며 미코페놀레이트 모페틸*mycophenolate mofetil*, 사이클로스포린*cyclosporin*, 아자티오프린*azathioprine*, 메토트렉세이트*methotrexate*, 사이클로포스파미드*cyclophosphamide* 등이 대표적이다. 면역조절제*immunomodulating agent*로는 B세포의 CD20 길항제인 rituximab®, 인터루킨-6*interleukin-6* 길항제인 tocilizumab®, TNF-a 길항제인 etanercept®, adalimumab®, infliximab®, 그리고 인슐린유사성장인자수용체*insulin-like growth factor-1 receptor; IGF-1R* 억제항체인 Teprotumumab®이 치료로 사용되고 있다. Teprotumumab® 은 안구돌출에 대한 치료효과를 보여 2020년 2월 미국 FDA에서 갑상샘눈병증 치료제로 승인되었으나 상당히 고가라서 현재까지 국내 도입에 어려움이 있는 실정이다.

안구돌출로 노출각막염이 심하거나 압박시신경병증이 있을 때는 고용량 부신피질호르몬제를 전신투여하고 호전되지 않으면 안와감압술을 시행한다. 방사선치료는 활동기의 급성 염증으로 인한 부종 감소에 효과적이나 치료효과가 나타나는 데 수주에서 수개월까지 걸리며, 소아나 당뇨망막병증 환자에게는 시행하지 않는 것이 좋다. 다행히 갑상샘눈병증은 대부분의 경우 심각한 합병증 없이 회복되므로 시력저하처럼 환자의 상태가 심각하지 않은 한 병의 진행이 완전히 멈출 때까지 수술하지 않는 것이 원칙이다. 만성 단계에서 더 이상 증상이 호전되지 않는 안구돌출, 복시, 눈꺼풀뒤당김의 경우 병의 진행이 멈춘 후 안와감압술, 외안근수술, 눈꺼풀수술의 순서대로 수술한다.

2. 안와연조직염*orbital cellulitis*

【원인】 안와 내 조직의 급성 화농성 염증이 안와연조직염이다. 외상(특히 이물이 있는 경우)이나 수술로 인한 외인성 감염, 코곁굴*paranasal sinus* 또는 치아의 감염, 패혈증*septicemia*, 수막염, 얼굴의 단독*erysipelas* 등이 전파되어 발생할 수 있다. 대부분의 경우 소아에서는 얇은 벌집뼈*ethmoid bone*를 통해 코곁굴염이 전파되어 생기고, 성인에서는 이마굴염과 벌집굴염에서 발생한다. 안와연조직염은 소아 안구돌출의 가장 흔한 원인이다. 원인균은 급성 코곁굴염을 일으키는 병원균과 동일한 헤모필루스인플루엔자*Haemophilus influenzae*(소아), 폐렴사슬알균, 포도알균(성인) 등이다.

【증상】 주로 한쪽에 생기며 눈꺼풀부종, 발적, 국소발열, 압통, 안구운동장애와 복시, 안와통증(특히 눈을 움직일 때), 안구돌출, 두통, 안면통 등과 결막부종과 충혈이 일반적인 증상으로 나타난다(그림 7-4). 진행하면 시력저하, 색각이상, 구심동공운동장애 같은

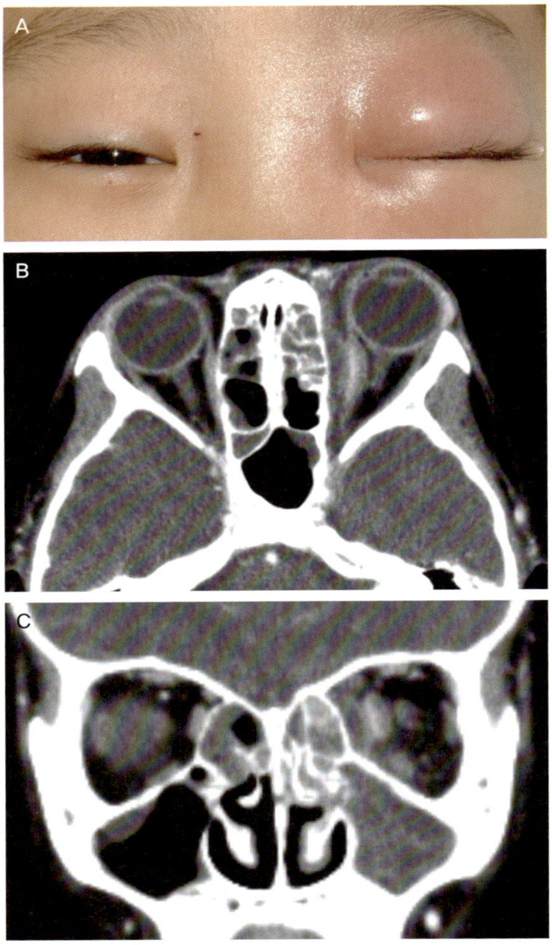

그림 7-4 안와연조직염 A. 왼쪽 위아래눈꺼풀의 심한 충혈과 부종 B · C. 벌집굴과 위턱굴, 왼쪽 안와 안쪽에서 염증소견이 보인다. 안와내벽에 경계가 분명하고 균일한 음영의 골막밑농양이 보인다.

시신경 기능이상이 나타날 수 있다. 발열이 동반될 수 있고 소아에서는 고열이 발생할 수 있다. 농양이 형성되면 안와가장자리 부위의 피부로 배농이 일어나기도 한다. 염증이 안구까지 파급되어 안구 전체에 염증이 발생할 수 있으며, 안와첨단 뒤쪽까지 퍼지면 두개강 내를 침범하여 수막염, 뇌농양, 해면정맥굴 혈전증이 합병되기도 한다.

【치료】 빨리 치료해야 하는 안과 응급 질환으로서 강력한 항생제를 전신적으로 투여하고 농양이 발생하면 수술적 배농을 고려한다. 골막하농양은 수술적 배농이 원칙이다.

3. 해면정맥굴혈전증*cavernous sinus thrombosis*

【원인】 얼굴·안와 내부·입 안·인두·귀·코·코곁굴이 감염되었을 때 안와의 정맥(주로 위안와정맥)을 통해 또는 전신감염이 전이되면 해면정맥굴에 혈전이 발생한다.

【증상】 안와연조직염과 달리 양쪽 눈에 오는 경우가 많다. 해면정맥굴을 통과하는 제3, 4, 5, 6뇌신경마비로 인한 외안근마비, 동공반사이상 등이 나타나며 안구돌출, 시신경유두부종, 시력장애 등도 나타날 수 있다.

【치료】 강력한 항생제치료를 하여야 하고 항응고요법을 병행할 수 있다.

4. 특발안와염*idiopathic orbital inflammation*

안와의 염증성 병변으로 안와의 모든 부분에 침윤이 나타날 수 있다. 외안근, 눈물샘만 침범하거나 안와의 앞부분과 뒷부분만 침범할 수도 있고, 안와 전체를 침범하기도 한다. 원인을 알 수 없는 경우가 대부분인데, 대개 면역반응의 일종으로 생각된다. 발생 부위에 따라 다양한 증상이 나타날 수 있다. 최근 특발안와염 중 일부가 면역글로불린G4*Immunoglobulin G4; IgG4*관련눈질환*IgG4-related ophthalmic disease*으로 분류되었다. IgG4관련질환*IgG4-related disease*은 섬유화된 종괴, IgG4 양성 형질세포가 풍부한 염증, 높은 혈장 내 IgG4를 특징으로 하는 전신 염증 질환이다. 주로 췌장, 눈물샘, 침샘 등과 같은 분비샘을 잘 침범하지만 담도, 후복막, 안와, 폐, 림프절의 침범 역시 보고되고 있다.

【증상】 증상 발현시기에 따라 급성, 아급성, 만성으로 나뉜다. 염증 부위에 따라 약간씩 달라지지만 심

한 통증, 안구돌출, 거짓눈꺼풀처짐, 눈꺼풀부종과 시력저하 등의 증상이 나타나며 외안근에 근염*myositis*이 있으면 안구운동장애에 의한 복시와 통증을 호소하기도 한다(그림 7-5). 일반적으로 한쪽 눈에 생기나 양쪽 눈에 발생할 수도 있고 여러 외안근을 침범하기도 한다. 감별진단할 질환은 갑상샘눈병증, 사르코이드증*sarcoidosis*, 육아종증다발혈관염*granulomatosis with polyangiitis*, 림프종 등이며 초음파, 컴퓨터단층촬영, 자기공명영상 등으로 병변의 위치와 양상을 확인하고 병력과 임상소견을 고려하여 진단한다. 이 질환은 안와염의 전신적 혹은 국소적 원인을 찾을 수 없을 때 내리는 일종의 배제진단*diagnosis of exclusion*이다. 안와 컴퓨터단층촬영 또는 자기공명영상 소견상 뒤쪽공막의 비후, 안와지방 침윤이나 눈물샘 비대 또는 힘줄을 포함한 외안근의 전반적인 비후가 관찰된다. 감별진단이 애매한 경우 생검을 통해 조직검사를 한다.

【치료】 항염증치료가 필요하다. 급성과 아급성의 경우 스테로이드제제 전신투여로 증상이 호전되지만 스테로이드제제를 감량하면 재발하기도 한다. 만성 중에서 경화성일 때는 치료에 반응하지 않는 경우가 많아 면역억제제 투여나 저용량 방사선치료를 하기도 한다.

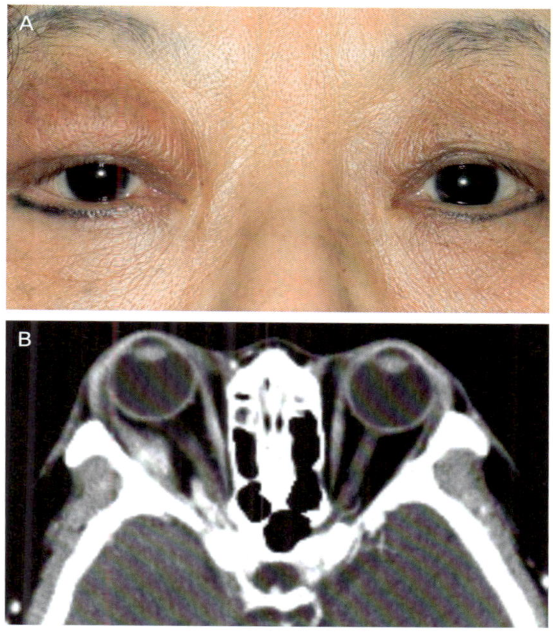

그림 7-5 특발안와염 A. 오른눈의 위눈꺼풀부종과 안구돌출이 관찰된다. B. 컴퓨터단층촬영 사진. 오른눈의 안구돌출과 외직근 비대가 관찰된다.

Ⅳ 안와의 혈관질환

안와의 혈관질환은 동맥, 정맥, 림프관 및 모세혈관의 이상에 의해 발생하며, 국제혈관이상연구학회*International Society for the Study of Vascular Anomalies*의 기준에 따라 종양과 기형의 범주로 나뉜다.[2]

1. 혈관종양

(1) 영아혈관종*infantile hemangioma*

이전에 모세혈관종*capillary hemangioma*이라고 불린 종양으로 소아에서 발생하는 가장 흔한 양성 안와종

❷ 안와 및 눈주위 혈관질환의 분류

(1) 종양
- ① 양성 혈관종양: 영아혈관종, 화농육아종
- ② 국소공격성 또는 경계성 혈관종양: 카포시육종
- ③ 악성 혈관종양: 혈관육종, 상피양 혈관내피세포종

(2) 기형
- ① 단순혈관기형
  - 모세혈관기형: 포도주양혈관종, 연어반
  - 림프관기형: 림프관종
  - 정맥기형: 해면정맥기형, 안와정맥류*varix*
  - 동정맥기형
  - 동정맥샛길
- ② 복합혈관기형: 정맥림프관기형
- ③ 증후군/전신적 연관이 있는 기형

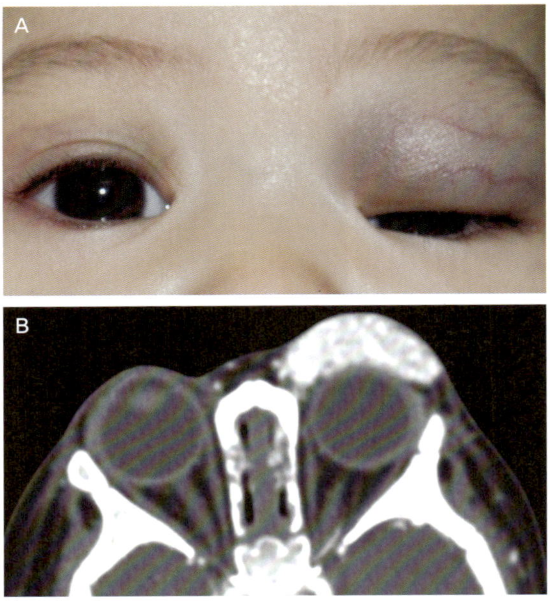

그림 7-6 영아혈관종 A. 생후 4개월 환아의 왼쪽 위눈꺼풀에서 푸르스름한 종괴가 보인다. B. CT 영상에서 왼쪽 눈꺼풀에 있는 종괴가 조영증강되어 보인다.

양이다(그림 7-6). 1/3이 출생 시 진단되며, 출생 후 첫 수주 내에 나타나 6개월에서 1년 이내에 급격히 자라다가 수년에 걸쳐 퇴행한다. 대부분의 경우 별 치료 없이 경과관찰을 하지만 크기가 큰 경우에는 약시를 유발할 위험이 있으므로 비선택적으로 작용하는 베타차단제인 프로프라놀롤*propranolol*경구투여(2~3mg/kg/day)를 우선 고려하며, 국소적으로 스테로이드를 병변에 주사하기도 한다(그림 7-7, 그림 7-8).

(2) 고립섬유종*solitary fibrous tumor*

예전에 혈관주위세포종*hemangiopericytoma*이라고 불린 중간엽 종양으로 40대에 주로 발생하며, 임상 또는 영상검사상 해면혈관기형과 유사하다. 경계가 명확하고 균일한 조영증강을 보이며, 자가공명영상에서 혈류 흐름이 비어 있는 큰 혈관통로가 보인다. 비멘틴*vimentin*, CD34 면역조직화학염색 양성이나

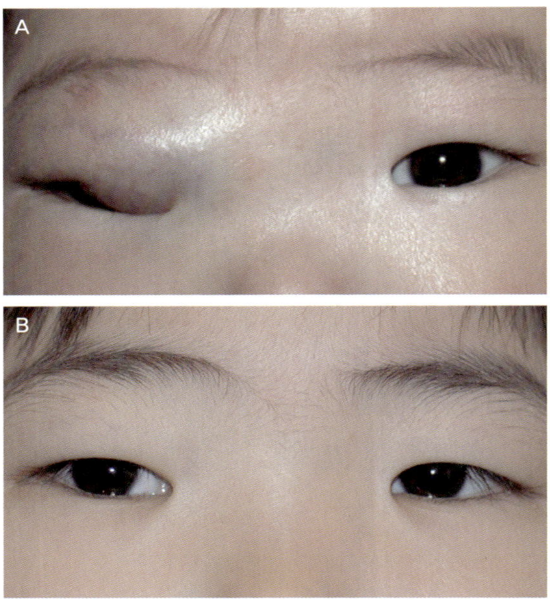

그림 7-7 영아혈관종의 치료 A. 생후 4개월 환아에서 오른눈 위눈꺼풀 안쪽의 종괴로 인해 동공이 가려진 모습 B. 스테로이드제제를 주사한 지 4년 후 대부분의 종괴가 없어진 모습

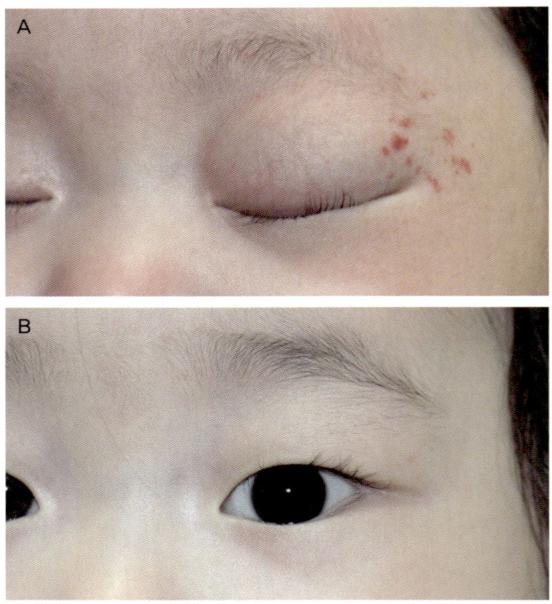

그림 7-8 영아혈관종의 치료 A. 생후 3개월 환아에서 왼눈 위꺼풀 피부와 피부 밑에 종괴가 관찰된다. B. 프로프라놀롤 전신투여 10개월 후 종괴가 없어진 모습

S-100단백질, a-SMA 및 데스민*desmin*은 음성이다. 재발이 흔하며 조직은 양성이지만 10~15%에서 전이가 나타날 수 있다.

2. 혈관기형*vascular malformation*

주로 정맥의 단순한 확장이나 기형을 가리킨다. 정맥계에서 기원하는 경우가 흔하며, 림프계와 혼합된 림프관종도 여기에 속한다. 선천동정맥기형은 매우 드물다.

(1) 해면정맥기형*cavernous venous malformation*

이전에 해면혈관종*cavernous hemangioma*이라고 알려진 질환으로 성인에서 가장 흔하다. 한쪽 눈에 통증 없이 서서히 진행하는 안구돌출이 특징이며, 주로 근원추내*intraconal space*에 발생하고 영아혈관종과 달리 자연 소멸되지 않는다. 컴퓨터단층촬영으로 근원추 내에서 경계가 분명한 원형 또는 타원형의 종양이 관찰된다(그림 7-9). 안구돌출이 심하거나 시력저하가 있으면 수술로 제거한다. 종양이 수술하기 어려운 위치에 있는 경우 감마나이프 방사선 수술을 시행할 수 있다.

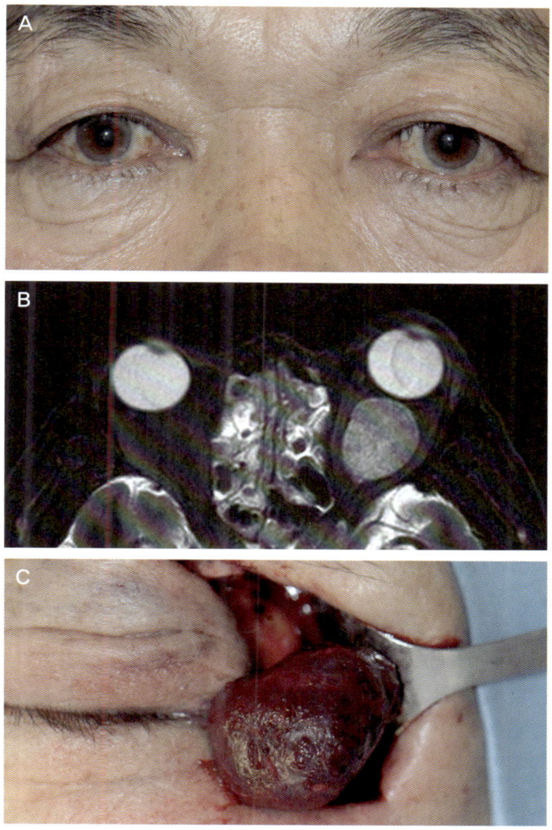

그림 7-9 해면정맥기형 A. 왼눈이 눈 뒤의 종양으로 인해 돌출되어 있다. B. 자기공명영상 사진. 눈 뒤에 경계가 명확한 큰 종양이 보인다. C. 수술 중 제거된 혈관으로 이루어진 종양의 모습.

(2) 정맥기형*venous malformation*

정맥기형은 팽창정맥기형과 비팽창정맥기형으로 나눌 수 있고 이 중 팽창정맥기형이 안와정맥류*varix*라고 불린다. 비정상 정맥계로 이루어진 종괴이나 혈관기형 형태가 혼합된 경우도 있다. 발살바*Valsalva* 등으로 정맥내압력이 증가할 경우 뚜렷한 안구돌출이 관찰되는데 주로 한쪽 안와에, 젊은 성인에서 나타난다. 유아기나 소아기에 처음 발견되며, 발생위치, 정맥혈의 속도에 따라 증상이 다양하다. 초음파검사상 정맥압 상승에 따라 병변이 확장되는 양상이 관찰된다. 치료가 어려워 보존적으로 경과를 관찰한다. 심한 안구돌출이 있거나 시신경을 압박하는 안와출혈이 발생한 경우 수술 전 정맥조영술을 통한 색전술을 시행한 후 수술적 제거를 고려할 수도 있으나 합병증이 많아 잘 시도되지는 않는다.

(3) 림프관기형*lymphatic malformation*

림프관종*lymphangioma*이라고 불린 질환으로 소아에서 두경부, 결막, 눈꺼풀, 안와에 발생한다. 대부분 10대에 나타나며 자연적으로 소실되지 않는다. 대개 서서히 진행하며, 상기도염이 있을 때 림프조직의 확산과 종괴내 출혈로 인해 갑자기 크기가 커지면서 안구돌출, 안구운동장애 및 시신경압박이 발생할 수 있다. 자기공명영상에서 특징적인 액체액체층*fluid-flu-*

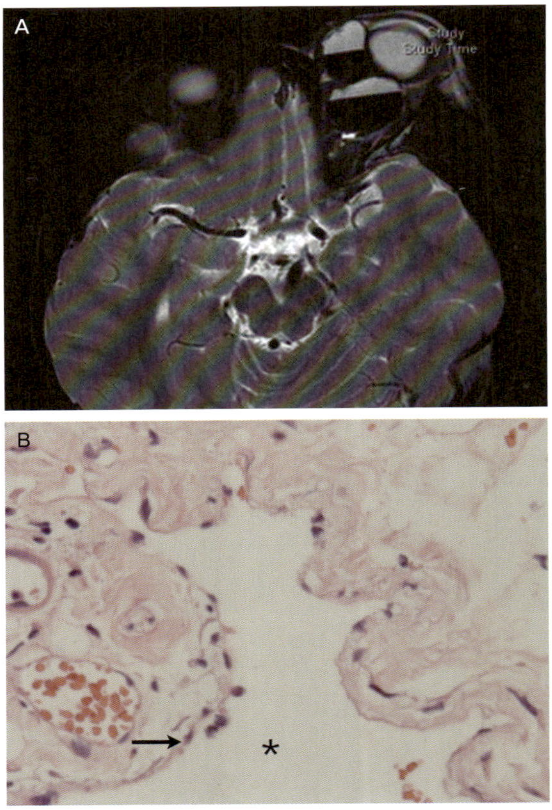

그림 7-10 왼쪽 안와의 림프관기형 A. 액체액체층의 포도 모양 낭포를 형성한 안와림프관종의 자기공명영상 사진 B. 조직검사상 확장된 낭포(꽃표)를 납작한 혈관내피세포(화살표)들이 둘러싸고 있다.

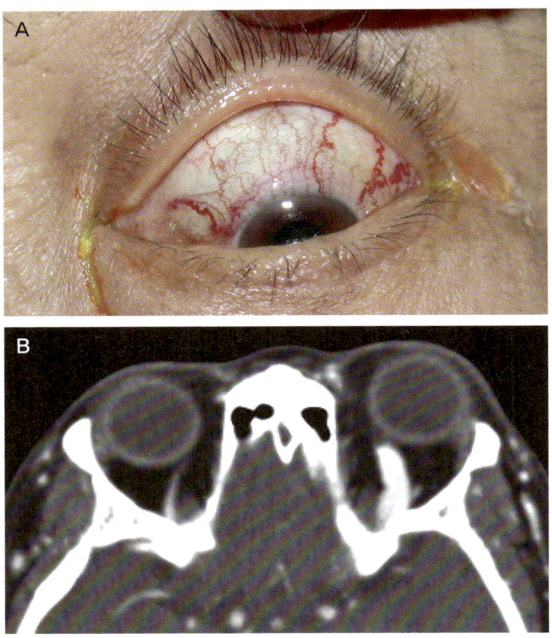

그림 7-11 경막동맥해면정맥굴샛길 A. 결막 혈관이 나선 모양으로 확장되어 있다. B. CT 영상에서 확장된 왼쪽 위안와정맥이 보인다.

*id level*을 가진 여러 개의 포도 모양 낭포를 보이며, 조직소견상 혈관내피세포로 둘러싸인 낭포와 출혈이 발견된다(그림 7-10). 병변의 크기가 작으면 경과를 관찰하나, 시력에 영향을 주거나 돌출이 심한 경우, 낭포 내 출혈을 주사기로 제거한 후에는 경화제를 병변에 주입하는 비수술적 치료를 우선 시행한다. 경화제로 블레오마이신*bleomycin*, OK-432(picibanil) 등을 사용한다.

(4) 목동맥해면굴샛길*carotid cavernous fistula; CCF*

목동맥해면굴샛길은 직접과 간접, 외상성과 자발성, 고혈류형*high flow*와 저혈류형*low flow*로 나눌 수 있다. 임상적으로는 크게 직접목동맥해면굴샛길*direct CCF, posttraumatic CCF*과 경막동맥해면정맥굴샛길*dural arteriovenous fistula of cavernous sinus, indirect CCF*로 나누어 생각한다.

직접목동맥해면굴샛길은 주로 두개저골절*basal skull fracture*이나 심한 머리외상, 해면굴 내의 목동맥을 천공시키는 외상으로 인해 발생한다. 임상양상은 복시, 안와잡음, 결막과 상공막정맥의 동맥화, 눈꺼풀과 결막의 부종, 안압 증가 등이다. 동맥혈 유입으로 인해 위눈정맥*superior ophthalmic vein*이 팽창하고 안와울혈로 안구돌출이 나타난다. 청진기를 통해 안와잡음*bruit*을 들을 수 있다.

경막동맥해면정맥굴샛길(그림 7-11)은 주로 중년 여성에서 외상에 관계없이 자발적으로 발생하는 동정맥지름길이며, 해면정맥굴 내 목동맥의 작은 뇌막분지에서 유래한다. 고혈압, 동맥경화로 인해 약해진 혈관벽이 파열되어 생긴다는 가설이 있다.

혈관조영술을 시행하여 확진하고 치료계획 수립에 도움을 받을 수 있다. 증세가 경미하거나 저혈류형인 경우에는 간헐적인 목동맥 부위 지압법을 시도해볼 수 있다. 고혈류형인 경우에는 정맥을 통해 폴리비닐알코올*polyvinyl alcohol*, 백금코일*platinum flower coil*을 이용한 색전술*embolism*이 최선의 치료방법이다.

V 안와종양

비록 크기는 작지만 안와에는 발생학적으로 인체를 이루는 모든 조직이 존재하므로 다양한 종양이 발생할 수 있다. 세계보건기구*World Health Organization; WHO*는 안와의 종양을 크게 원발종양과 속발·전이종양으로 분류한다.

1. 안와종양의 증상

종양의 종류에 관계없이 증상이 비슷하다.

① **안구돌출** 종양의 위치와 발육하는 방향에 따라 양상이 다르다. 시신경에 발생한 종양 외에 대부분의 종양은 발생 위치와 반대방향으로 돌출된다.

② **안구운동의 제한** 종양 쪽으로 운동이 많이 제한되며 복시가 발생한다.

③ **안저소견** 시신경위축, 유두부종, 망막정맥 확장 또는 망막주름이 관찰된다.

④ **촉진소견** 안구와 안와가장자리 사이에서 종양이 만져지기도 한다.

2. 안와종양의 종류

(1) 원발안와종양

1) 낭성종양

유피낭종*dermoid cyst*(그림 7-12)이 낭성종양의 약 50%를 차지하며, 주로 안와의 바깥쪽 위나 안쪽 위의 뼈봉합선 부위에 발생한다. 유소아기에 발생하는 무통성 종양이다. 수술적 제거 시 낭이 터지지 않도록 주의하며 낭피와 내용물을 완전히 제거해야 한다. 완전히 제거되지 않으면 재발할 수 있다. 그 밖에 표피포함낭*epidermal inclusion cyst*, 눈물길낭종*lacrimal ductal cyst* 등이 있다.

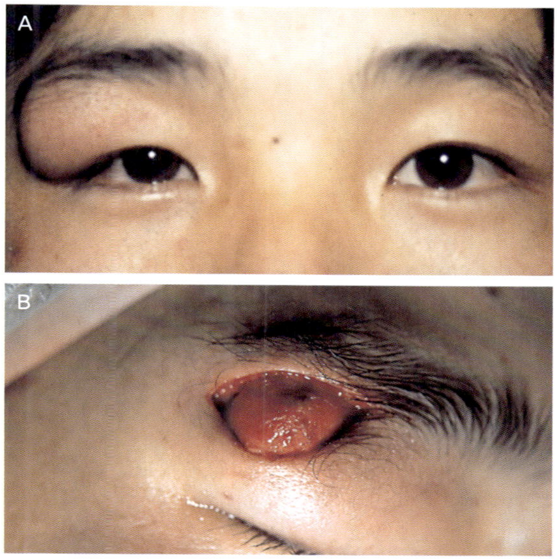

그림 7-12 유피낭종 A. 광대이마뼈봉합*zygomaticofrontal suture* 부위에 생긴 유피낭종 B. 수술 중에 관찰된 골막에 붙어 있는 유피낭종

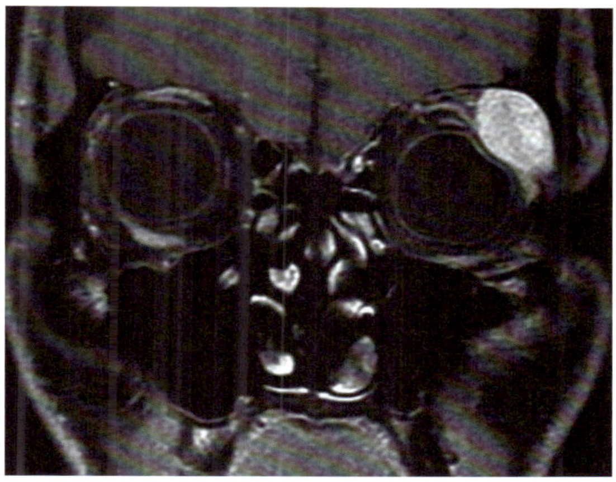

그림 7-13 눈물샘 다형샘종의 자기공명영상 사진

2) 눈물샘종양

눈물샘에 생기는 가장 흔한 종양은 다형샘종*pleomorphic adenoma*(양성혼합종*benign mixed tumor*)이다(그림 7-13). 주로 30~40대에 나타나며, 양성이지만 불완전하게 제거되면 재발하면서 악성으로 변할 수도 있으므로 수술할 때 완전히 제거해야 한다. 그 밖에 악성인 샘낭암종*adenoid cystic carcinoma*, 림프종 등이 눈

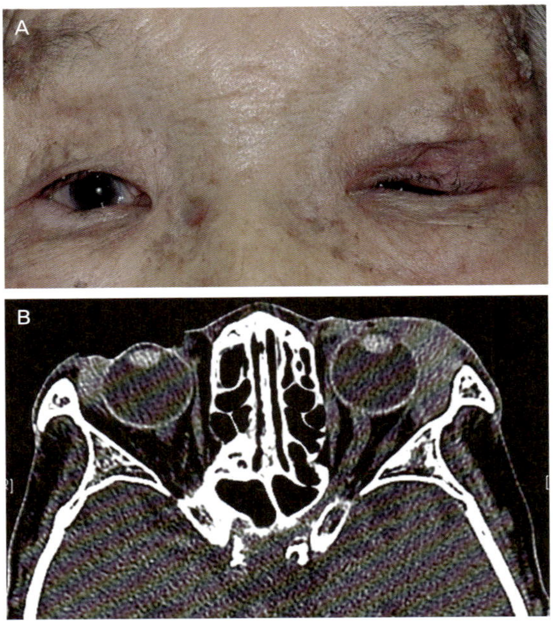

그림 7-14 눈물샘에 발생한 MALT림프종 **A.** 왼눈의 눈꺼풀 처짐과 만져지는 종괴가 보인다. **B.** 컴퓨터단층촬영에서 왼쪽 눈물샘 종괴가 보인다. 조직검사상 MALT림프종으로 진단되어 방사선치료를 시행하였다.

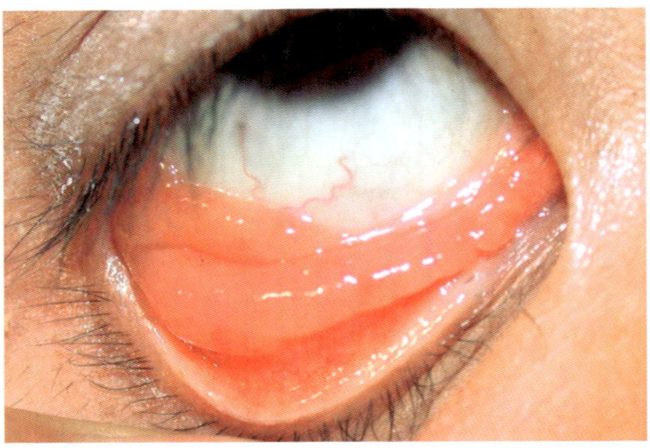

그림 7-15 결막림프종

물샘에 발생하며 샘낭암종은 예후가 극히 불량하다.

3) 림프종*lymphoma*

주로 중·장년층에서 결막, 눈꺼풀, 눈물샘, 눈물주머니, 외안근 등 안구부속기에 다양한 형태로 발생하며(그림 7-14), 전체 결절외 림프종*extranodal lymphoma*의 약 8%를 차지한다. 안와 악성림프종은 전체 악성 안와종양의 약 10%라는 높은 발생빈도를 보인다. 림프종이 결막에 나타난 경우(그림 7-15) 특징적인 연어살색반*salmon patch*을 보인다. 조직검사를 통해 양성인 반응증식*reactive hyperplasia*과 악성인 림프종으로 구분된다. 저등급 B 세포림프종인 점막관련림프조직림프종*mucosa-associated lymphoid tissue(MALT) lymphoma* 안구부속기 림프종의 대부분을 차지하며 예후가 좋다. 전신적 림프종이 동반될 수 있으므로 전신검사가 필수적이다. 전신이 아닌 결막이나 안와에 국한된 림프종은 방사선치료가 가장 효과적인 치료법으로 알려져 있다. 전신을 침범한 경우에는 화학요법을 시행한다.

4) 말초신경종양*peripheral nerve tumor*

주로 신경섬유종*neurofibroma*과 신경집종*schwannoma*이 발생한다. 안구돌출을 일으키며, 종양이 발생한 신경이 분포한 위치에 따라 감각이상을 보이기도 한다. 수술로 절제한다.

5) 시신경아교종*optic nerve glioma***과 시신경집수막종** *optic nerve sheath meningioma*

시신경아교종은 주로 10세 이전에 생기며 서서히 진행하는 안구돌출과 시력저하, 시신경위축, 유두부종 등이 나타난다(그림 7-16). 아직까지 치료방법에 대하여 논란이 많으며, 시력이 좋은 경우에는 정기적으로 추적관찰을 한다. 시신경집수막종은 여성에게 잘 발병하는 종양으로 안구돌출, 시력장애 등을 일으킨다. 시력소실이 심할 때 방사선치료를 시행할 수 있다.

6) 기타

중간엽조직*mesenchymal tissue*, 지방조직, 근육 등에 종양이 발생할 수 있다. 그중 횡문근육종*rhabdomyosarcoma*은 소아의 안와에 나타나는 가장 흔한 악성종양으로서 10세 이전에 발병하고 예후가 좋지 않다. 이 종양의 가장 흔한 임상양상은 며칠에서 몇 주 만에 빠르게 진행하는 안구돌출이다. 수술로 제거 가능한 종양을 모두 절제한 후 국소방사선치료와 전신항암화학요법으로 치료한다. 5년 생존율은 저위험군에서는 70~90%이지만 고위험군에서는 20~30%로 여전히 낮다.

(2) 속발안와종양과 원거리전이 안와종양

1) 속발안와종양*secondary orbital tumor*

인접 코곁굴에서 기원한 종양으로 편평세포암종*squamous cell carcinoma*, 내장성유두종*inverted papilloma*, 뼈종*osteoma* 등이 호발하며, 피지샘암종*sebaceous carcinoma*, 바닥세포암종*basal cell carcinoma* 등이 눈꺼풀에서 발생하여 안와로 전이될 수 있다. 결막 또는 맥락막에 발생한 흑색종*melanoma*이 안와를 침범할 수 있다.

2) 원거리전이 안와종양*metastatic orbital tumor*

소아의 경우에는 신경모세포종*neuroblastoma*, 유잉육종*Ewing sarcoma*이 가장 흔하다. 성인의 경우 유방암, 폐암, 전립선암의 순으로 발생하는 것으로 알려져 있다. 유방암이 안와로 전이된 경우 안구함몰과 안구운동제한이 발생하기도 한다(그림 7-17).

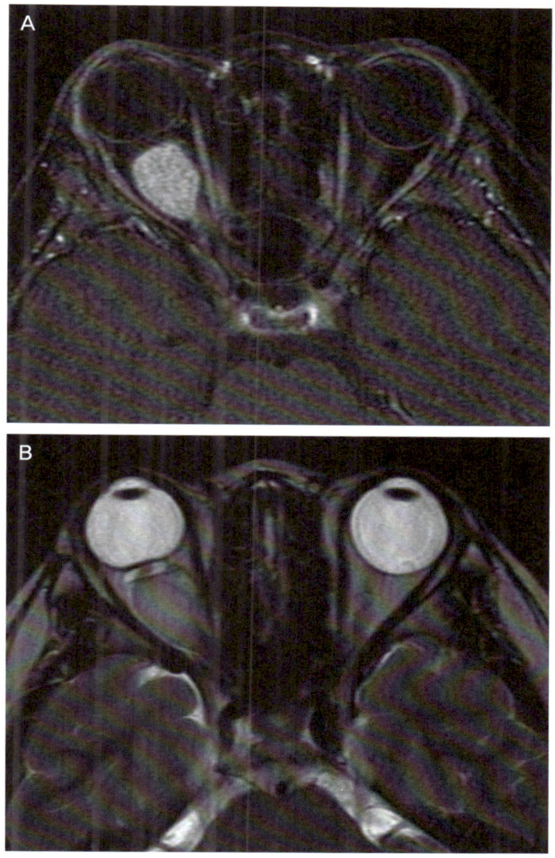

그림 7-16 시신경아교종의 안와 자기공명영상 사진 A. 조영증강 T1 영상 B. T2 영상

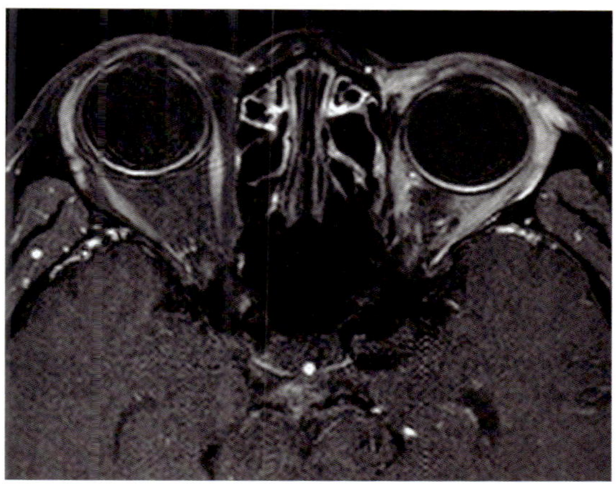

그림 7-17 안와로 전이된 유방암의 안와 자기공명영상 사진 왼눈의 안구함몰과 안구 뒤쪽으로 침윤성 병변이 관찰된다.

Ⅵ 선천안와이상

1. 뾰족머리증*oxycephaly, tower skull*

뾰족머리증은 두개골의 관상봉합*coronal suture*과 시옷봉합*lambdoid suture*의 조기융합 시 나타난다. 눈증상은 안구돌출, 외안근이상, 유두부종, 시신경위축 등이다.

2. 머리얼굴뼈발생이상*craniofacial dysostosis*

머리얼굴뼈발생이상(크루존증후군*Crouzon's syndrome*)은 납작머리증*brachycephaly*과 위턱뼈의 발생이상이 나타나서 개구리 모양의 얼굴을 보이는 것이 특징이다. 청각장애, 신경계 이상, 눈증상으로 안구돌출, 사시(특히 외사시), 눈떨림*nystagmus*, 시신경위축 등을 보인다.

3. 아래턱얼굴뼈발생이상*mandibulofacial dysostosis*

아래턱얼굴뼈발생이상(프란체스케티증후군*Franceschetti syndrome*)은 광대뼈*zygoma*와 아래턱뼈의 이상으로, 새 모양의 얼굴을 나타내는 것이 특징이다.

4. 아페르증후군*Apert syndrome*

손발가락붙음증*syndactylism*과 얼굴의 중앙 1/3의 발육부전으로 인한 앵무새 모양의 코, 얕은 안와, 처진 귀 등의 소견이 나타난다.

5. 두눈먼거리증*hypertelorism*

두눈먼거리증(그리그증후군*Greig syndrome*)은 두 눈의 간격이 비정상적으로 넓은 경우를 말한다. 바르덴부르크증후군*Waardenburg syndrome*과 코넬리아-드랑에증후군*Cornelia-de Lange syndrome*이 있을 때 볼 수 있다.

모네와 백내장

클로드 모네*Oscar-Claude Monet*는 프랑스의 인상주의를 개척한 화가로 1840년 11월 14일에 태어나 1926년 12월 5일 생애를 마감하기까지 〈인상, 해돋이*Impression, Sunrise*〉, 〈수련*Water-Lilies*〉, 〈루앙 대성당*Rouen Cathedral*〉, 〈일본식 다리*The Japanese Footbridge*〉 등 수많은 작품을 남겼습니다. 인상주의印象主義, *impressionism*는 전통적인 회화 기법에 얽매이지 않고 물체 본래의 색깔 대신 빛과 함께 변화하는 색채, 색조, 질감 자체에 관심을 두고 자연을 탐구하여 이를 표현하고자 하는 화풍입니다. 모네, 피사로, 시슬레, 드가, 세잔, 르누아르 등이 1874년 4월 제1회 인상파 전시회를 개최했으며, 전시회에 출품된 모네의 작품 〈인상, 해돋이〉에서 '인상주의'라는 용어가 유래했습니다.

1883년 모네는 프랑스의 지베르니라는 마을에 정착했습니다. 모네는 지베르니의 집과 정원 건너편에 있는 늪지대에 수련 연못을 만들고 연못 한쪽 끝에 일본식 다리를 놓았습니다. 모네는 같은 주제에 대해서 빛과 기후 조건을 달리하여 캔버스를 바꾸어 가면서 여러 장의 그림을 그리는 연작 방법을 사용했습니다. 〈수련〉과 〈일본식 다리〉 등 여러 주제에 대해서 연작을 남겼으며, 특히 말년의 〈수련〉 연작은 자연을 우주적 시선으로 본 걸작으로 평가받게 됩니다.

모네는 말년에 백내장을 앓으면서 점차 시력이 저하되어 1922년에는 오른눈 시력이 광각, 왼눈 시력이 0.1 정도가 됩니다. 모네의 연작 〈일본식 다리〉를 통하여 백내장이 모네의 작품에 어떤 영향을 미쳤는지 알 수 있습니다. 1899년 작품에서는 푸른색을 포함한 다채로운 색채와 질감으로 일본식 다리와 연못을 섬세하게 묘사했지만, 1922년 작품에서는 사물의 윤곽이 명확하게 구별되지 않고 붉은색과 노란색 위주의 색채로 다리가 묘사되어 있습니다. 백내장이 진행하면 수정체가 불투명해져 망막에 맺히는 상이 흐려질 뿐만 아니라 파란색 같은 짧은 파장의 빛이 수정체를 제대로 통과하지 못해 파란색을 잘 보지 못하게 됩니다. 따라서 백내장이 심하게 진행된 말년의 작품에서는 사물의 윤곽이 잘 구별되지 않고 붉은색과 노란색 위주의 색채가 사용된 것으로 생각됩니다.

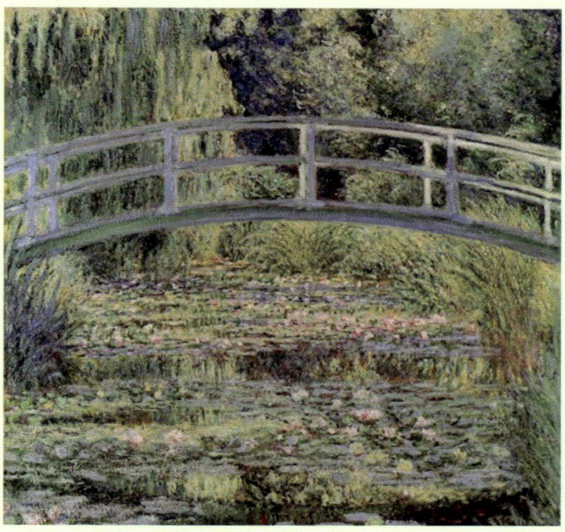

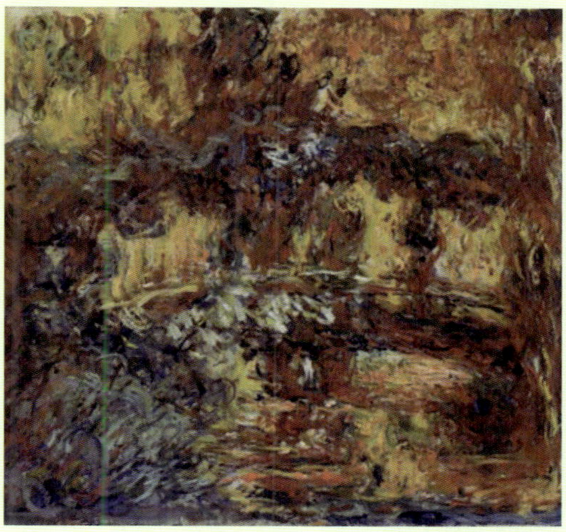

〈일본식 다리〉, 1899년작(왼쪽), 1922년작(오른쪽)

모네는 1923년 백내장 수술을 받습니다. 당시에는 인공수정체가 개발되지 않았으므로 수술 후 무수정체안 상태가 되어 모네는 두꺼운 원시 안경을 착용해야 했는데, 백내장 수술 후 +10.00 = +4.00 × 90' 안경으로 오른눈 시력이 0.6 정도로 교정되었습니다. 하지만 수정체가 없으면 청색이 직접 망막에 들어와서 외부 사물이 파랗게 보이는 청색시*cyanopsia*가 나타날 수 있습니다. 백내장 수술 전후에 그린 〈장미정원에서 바라본 집〉을 비교해 보면 모네가 청색시로 고생했음을 짐작할 수 있습니다. 실제 모네는 백내장 수술을 받은 지 2년 후 백내장 수술을 집도한 의사에게 쓴 편지에 다음과 같은 글을 남겼습니다. "가수가 목소리를 낼 수 없게 되면 가수를 그만둡니다. 화가는 백내장 수술을 받고 나면 그림 그리기를 포기해야 되겠습니다. 내가 요즘 할 수 없게 된 것이 그림 그리기입니다." 빛과 함께 변화하는 색채, 색조, 질감을 통하여 자연을 탐구하여 이를 표현하던 인상주의 화가로서 백내장 수술 후 시력은 회복되었지만 색채와 색조, 질감의 변화를 제대로 탐구하고 표현할 수 없었을 때 모네가 얼마나 큰 좌절감을 느꼈을지 짐작됩니다. 모네가 인공수정체를 삽입받는 현대의 백내장 수술을 받을 수 있었다면 아름다운 작품을 더 많이 남기며 행복한 말년을 보냈을 것 같습니다.

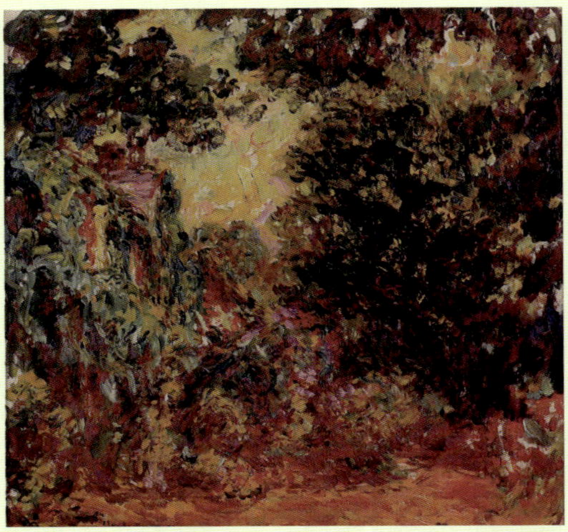

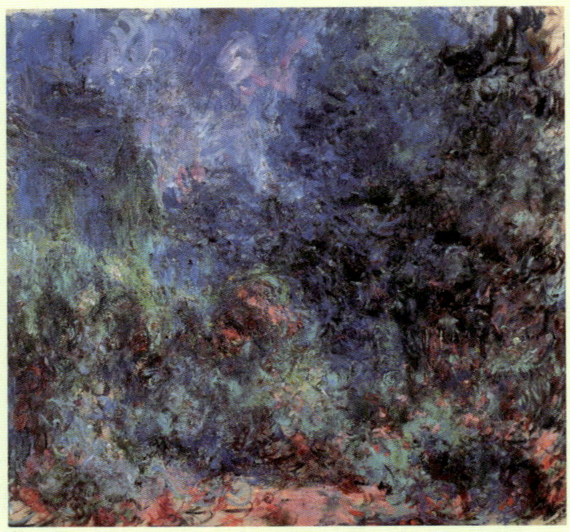

〈장미정원에서 바라본 집〉, 백내장 수술 전(왼쪽), 백내장 수술 후(오른쪽)

8
결막

I 결막염의 원인

결막*conjunctiva*은 눈꺼풀 내면과 공막 앞면을 둘러싼 얇고 투명한 점막조직으로 외부에 노출되어 있어 다양한 미생물이 침범하기 쉽고 먼지, 꽃가루, 약품, 화장품 등 수많은 물질에 의해 염증이 발생할 수 있는 부위이다.

결막염*conjunctivitis*이란 결막의 염증으로서 세포침윤과 삼출물, 혈관팽창이 특징이며, 여러 자각증상과 타각적 징후를 유발한다. 결막염을 일으키는 미생물과 인자들을 열거하면 다음과 같다.

① **세균***bacteria* 포도알균*Staphylococcus*, 나이세리아*Neisseria*(임균, 수막염균), 폐렴사슬알균*Pneumococcus*, 사슬알균*Streptococcus*, 헤모필루스인플루엔자*Haemophilus influenza*, 헤모필루스에집티우스*Haemophilus aegyptius*, 모락셀라라쿠나타*Moraxella lacunata*, 대장균*Escherichia coli*, 디프테리아균*Diphtheria*

② **클라미디아***Chlamydia* 클라미디아트라코마티스*Chlamydia trachomatis*, 클라미디아*Chlamydia oculogenitalis*, 클라미디아림포그라눌로마티스*Chlamydia lymphogranulomatis*, 앵무병클라미디아*Chlamydia psittaci*

③ **바이러스***virus* 아데노바이러스*adenovirus*, 단순포진바이러스*herpes simplex virus*, 장내바이러스 제70형*enterovirus type 70*, 콕사키바이러스*coxsackie virus* A24형, 전염성 연속종바이러스*molluscum contagiosum virus*, 수두-대상포진바이러스*varicella-zoster virus*, 홍역바이러스*measles virus*, 엡스타인-바바이러스*Ebstein-Barr virus*, 거대세포바이러스*cytomegalovirus*

④ **리케차***rickettsia* 발진티푸스*typhus*

⑤ **진균***fungus* 칸디다*Candida*, 리노스포리듐*Rhinosporidium*, 콕시디오이데스*Coccidioides*, 스포로트리쿰*Sporotrichum*, 아스페르길루스*Aspergillus*
⑥ **기생충***parasite* 회선사상충*Onchocerca*, 동양안충 *Thelazia callipaeda*, 회충*Ascaris*, 사면발이*Phthirus pubis*, 갈고리촌충*Taenia solium*, 선모충*Trichinella spiralis*, 모낭충*Demodex*
⑦ **아토피***atopy* 꽃가루, 풀, 동물의 털, 먼지 등
⑧ **화학제품** 동공수축제, 이독수리딘*idoxuridine; IDU*, 산성·알칼리성 물질, 연기, 자외선, 대기 중 미세먼지 등

결막은 이렇게 무수한 미생물들과 유해한 물질이 눈에 들어가더라도 병에 잘 걸리지 않고 자연치유되는 경우가 많다. 그 까닭은 결막이 다음과 같은 자연방어기전을 갖고 있기 때문이다.

ⓐ 눈물 희석, 기계적 세척, 효소(리소자임*lysozyme*, 베타리신*betalysin*), 면역글로불린(IgA, IgG)
ⓑ 풍부한 림프조직
ⓒ 지속적인 결막상피 탈락
ⓓ 결막낭의 저온 상태
ⓔ 눈꺼풀 깜박임 작용

II 결막염의 증상

1. 자각증상

(1) 통증

주로 할퀴는 듯하거나 타는 듯한 증상을 호소한다. 포도알균으로 인한 결막염은 아침에 통증이 더 심하고 건성각결막염은 오후에 더 심하다.

(2) 가려움증

알레르기결막염*allergic conjunctivitis*이 있을 때 현저하다. 특히 봄철각결막염*vernal keratoconjunctivitis*은 가려움증이 매우 심하다.

(3) 이물감*foreign body sensation*

따끔따끔하고 이물질이 들어간 것 같은 느낌이 있다.

(4) 충혈*red eye*, 부기*swelling*

결막혈관이 확장되어 눈의 흰자위가 벌겋게 충혈되며, 결막혈관으로부터 누출액이 새어 나와 눈 주위가 부어오른다.

(5) 눈곱

아침에 잠자리에서 일어날 때 심하다.

2. 타각증상

(1) 충혈*hyperemia*

모든 결막염에서 나타나는 비특이증상으로 뒤결막혈관*posterior conjunctival vessel*의 확장 때문에 생긴다. 결막구석부는 선홍색을 띠며 각막가장자리로 향할수록 색이 연해진다. 결막구석부를 손으로 누르면 충혈된 혈관이 일시적으로 소실되며 혈관수축제에 잘 반응한다. 이에 반해 각막이나 홍채의 염증, 급성 폐쇄각녹내장*acute angle closure glaucoma* 등에서 보이는 섬모체충혈*ciliary injection*은 적자색이며 각막가장자리 근처에서 가장 심하고 결막구석부로 갈수록 연해진다. 결막충혈은 미생물로 인한 염증 외에도 광선, 먼지, 연기 등의 자극, 녹내장 약제 점안, 안근이상이 있을 때도 볼 수 있다.

(2) 분비물*discharge*

1) 누출액*transudate*

결막염이 발생하면 이물감과 작열감 때문에 눈물이 난다. 이 눈물에는 혈관충혈로 인한 누출액도 포함되어 있다.

표 8-1 결막염의 감별진단

임상·세포 소견	바이러스	세균	클라미디아	알레르기
가려움증	경함	경함	경함	심함
충혈	전반적임	전반적임	전반적임	전반적임
눈물흘림	다량	중등도	중등도	중등도
삼출물	소량	다량	다량	소량
귓바퀴앞림프절병증	흔함	드묾	흔함(봉입체결막염에서)	없음
삼출물의 찰과표본	단핵구	세균, 다핵구	다핵구, 형질세포, 봉입체	호산성구
인후염이나 열	가끔	가끔	없음	없음

2) 삼출물*exudate*

바이러스 염증이 있으면 수분성 삼출물이 분비되지만 세균결막염*bacterial conjunctivitis*인 경우에는 끈적거리거나 고름이 섞인 삼출물이 나온다. 특히 임균이나 클라미디아로 인한 감염에서는 아주 많은 양의 화농성 삼출물을 볼 수 있다. 알레르기결막염의 분비물은 끈끈한 실 모양이다.

(3) 결막부종*chemosis*

손상된 결막혈관벽으로부터 누출액이 나와 안구결막이 부어오른 상태를 말하며, 심한 경우 물집처럼 부풀어 각막을 가리기도 한다.

급성 건초열결막염*acute hay fever conjunctivitis*, 임균이나 수막염균결막염, 아데노바이러스결막염 등에서 볼 수 있다.

(4) 거짓눈꺼풀처짐*pseudoptosis*

눈꺼풀이 염증으로 부어서 처진 것처럼 나타나는 일시적 증상이다. 결막염이 심할 때 볼 수 있다.

(5) 결막밑출혈*subconjunctival hemorrhage*

유행각결막염*epidemic keratoconjunctivitis*이나 급성 출혈결막염*acute hemorrhagic conjunctivitis*에서 흔히 볼 수 있다. 심한 세균결막염이 있을 때도 때때로 나타난다. 결막염과 상관없이 결막이완증으로 인해 발생하거나, 심하게 코를 풀거나 재채기를 한 경우 또는 여성이 월경을 할 때도 나타난다. 대개 2~3주 후면 저절로 흡수된다.

(6) 유두비대*papillary hypertrophy*

눈꺼풀결막에는 한 묶음의 혈관이 유두를 이루고, 이 유두의 혈관들은 결막상피바닥막 바로 아래 부위에서부터 분수 모양(우산 모양)으로 방사상 분지를 이룬다. 만일 염증성 삼출물이 이 혈관 사이사이에 축적되면 유두를 결막 표면 위로 불쑥 밀어 올린다. 이러한 경우를 유두비대라고 한다. 유두비대는 플루오레세인 염색약을 묻혀서 세극등현미경으로 살펴보면 각각의 유두비대 사이의 경계가 다각형으로 구분되어 보이기 때문에 쉽게 관찰할 수 있다(그림 8-1).

보통 세균이나 클라미디아결막염이 있을 때는 유두비대가 작아서 편평하고 부드러운 붉은색 벨벳*velvet* 모양이다. 봄철각결막염이 있는 경우 위눈꺼풀결막에 나타나는 유두비대는 매우 크고 편평한 다각형 모양으로 마치 자갈을 깔아 놓은 듯하며, 각막가장자리에서도 유두가 나타날 수 있다. 아토피결막염이 있을 때는 아래눈꺼풀결막에 유두비대가 나타난다.

(7) 여포*follicle*

결막기질의 아데노이드층*adenoid layer*에 생긴 일종의 국소림프증식*focal lymphoid hyperplasia*으로, 대개 아래구석부에서 뚜렷하며 여러 개의 작고 투명한 물집 모양을 띤다(그림 8-2).

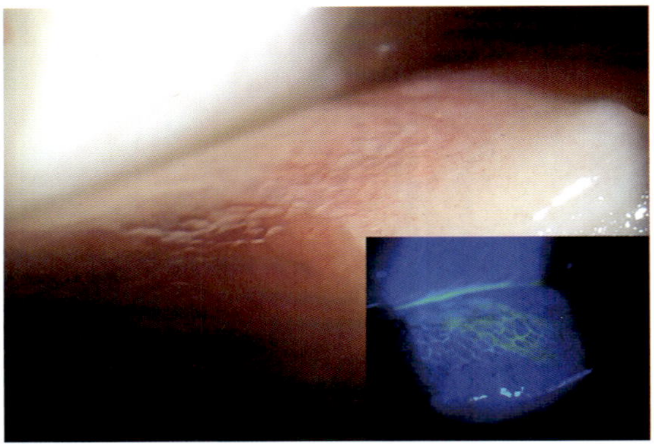

그림 8-1 유두비대

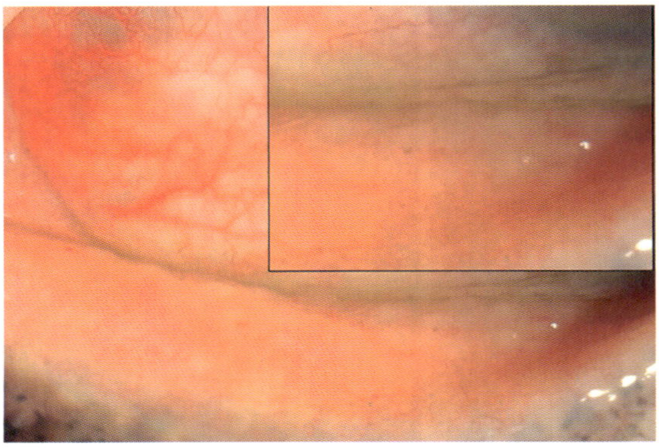

그림 8-2 여포

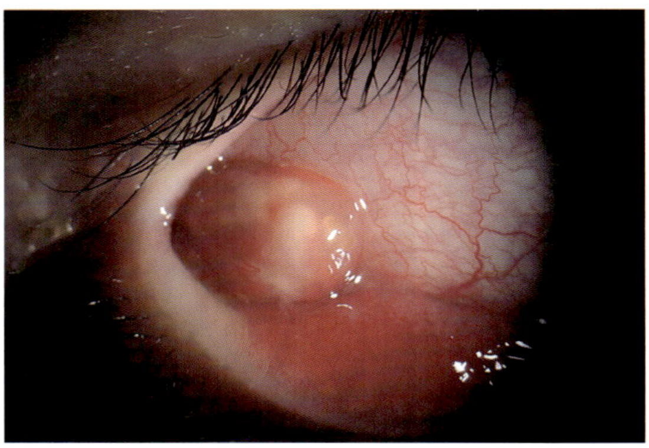

그림 8-3 결막 육아종

보통 배중심*germinal center*을 갖고 있으며 작은 혈관이 여포 주위를 둘러싸고 있다. 생후 2~3개월까지는 결막에 아데노이드층이 없기 때문에 여포가 생기지 않는다.

여포는 대부분의 바이러스결막염과 클라미디아결막염, 동공수축제 등 약물의 국소 점안으로 인해 생긴 독성결막염*toxic conjunctivitis*에서 흔하며, 일부 세균결막염에서도 볼 수 있다. 여포의 위치가 임상적으로 중요한데, 결막구석부나 눈꺼풀판테 부위 결막에 있을 때는 진단적 가치가 없으나 여포가 눈꺼풀결막(특히 위눈꺼풀판)에 존재할 때는 클라미디아 감염, 바이러스 감염이나 독성결막염을 의심해야 한다.

(8) 거짓막*pseudomembrane*과 막*membrane*

감염이나 독성 인자로 인해 눈꺼풀결막에 생기는 응고과정*coagulating process*의 결과이며, 정도에 따라 거짓막이나 막을 형성한다.

거짓막은 결막상피 위에 있는 염증 산물의 응혈*coagulum*로서 결막상피를 손상하지 않고 쉽게 제거할 수 있다. 반면 막은 전체 결막상피를 포함한 응혈이어서 제거하면 심한 출혈이 발생한다. 거짓막이나 막은 유행각결막염, 원발단순포진결막염*primary herpes simplex virus conjunctivitis*, 사슬알균결막염, 디프테리아결막염, 다형홍반*erythema multiforme*에서 나타난다. 알칼리화상*alkali burn* 후에도 막 형성을 볼 수 있다.

(9) 육아종*granuloma*

결막기질에 생기며 대개 내인성[1]으로 나타나지만 외인성으로도 발생한다. 파리노눈샘결막염*Parinaud oculoglandular conjunctivitis*에서도 육아종이 나타나는데, 원인을 확인하려면 조직생검을 해야 한다(그림 8-3).

(10) 귓바퀴앞림프절병증*preauricular lymphadenopathy*

귀 앞 림프샘이 촉지될 정도로 커진 상태를 말한다.

[1] 결핵, 매독, 콕시디오이데스진균증*coccidioidomycosis* 등이 있다.

압통을 동반한 귓바퀴앞림프절병증은 바이러스에 의한 유행각결막염, 원발단순포진결막염, 클라미디아에 의한 봉입체결막염*inclusion conjunctivitis*과 트라코마*trachoma*에서 나타난다. 압통이 없는 귓바퀴앞림프절병증은 인두결막열*pharyngoconjunctival fever*과 급성출혈결막염에서 볼 수 있다. 세균결막염에서는 귓바퀴앞림프절병증이 드물다.

III 세균결막염

세균결막염*bacterial conjunctivitis*은 흔한 안과 질환 중 하나로 보통 급성이지만 만성으로 이행되기도 한다. 대부분 자연적으로 호전되고 적절한 항균제를 사용하면 며칠 내에 치유된다. 그러나 포도알균과 모락셀라균에 의한 세균각막염은 적절한 항생제로 치료하지 않으면 만성으로 이행될 수 있다.

임상증상으로 이물감, 충혈이 있고 아침에 일어났을 때 눈꺼풀에 화농성 삼출물, 부기*swelling* 등이 있다. 보통 한쪽 눈에서 시작하여 환자의 손을 통해 반대쪽 눈으로 전염되고, 환자가 손댄 물건으로 인해 다른 사람에게도 전염된다.

세균결막염은 원인균보다는 임상증상에 따라 다음과 같이 분류한다.

1. 과급성 세균결막염

【원인】 과급성 세균결막염의 가장 흔한 원인균은 임균*Neisseria gonorrhoeae*이다. 그 외에 수막염균*Neisseria meningitidis*, 포도알균, 사슬알균, 인플루엔자균, 드물게 대장균이나 녹농균이 원인이 되기도 한다. 신생아, 성적으로 왕성한 청년이나 젊은 성인이 임균으로 인한 결막염에 주로 감염된다.

【증상】 결막염이 수일 내에 급속히 진행하며, 자극감과 심한 결막충혈이 있다. 눈꺼풀이 붓고 황록색의 화농성 삼출물이 많이 분비되어 아침에 일어나면 위·아래 눈꺼풀테가 붙어 있다. 임균은 흔히 초기에 각막을 침범하여 각막궤양이나 천공을 유발한다. 수막염균에 감염되었을 때 적절히 치료하지 않으면 균이 혈관을 통해 뇌로 전파되어 뇌막염을 일으킬 수도 있다.

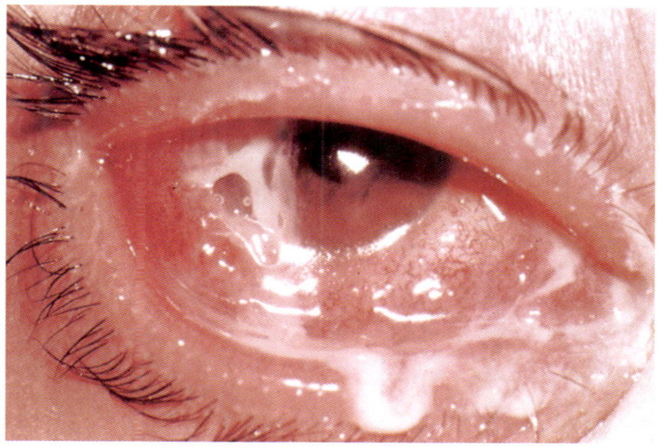

그림 8-4 급성 세균결막염

【치료】 세균배양과 감수성검사를 통해 적절한 항균제를 국소 또는 전신에 투여해야 한다. 특히 임균결막염 환자에게는 각막궤양이 발생할 수 있으므로 진단 즉시 국소 및 전신적으로 항생제를 투여한다.

2. 급성 세균결막염

【원인】 급성 세균결막염의 가장 흔한 원인은 성인의 경우 황색포도알균*Staphylococuus aureus*이며, 소아의 경우 헤모필루스인플루엔자*Haemophilus influenzae*이다. 기온에 따라 호발균이 다른데, 추운 지역에서는 주로 폐렴사슬알균이, 따뜻한 지역에서는 인플루엔자균이 호발한다.

【증상】 결막 전체에 심한 충혈이 나타나 '핑크 아이*pink eye*'라고도 한다(그림 8-4). 결막의 충혈과 함께 중등도의 점액화농성 분비물이 급격히 많아지며 결막부종, 유두증식을 보인다. 폐렴사슬알균과 헤모필루

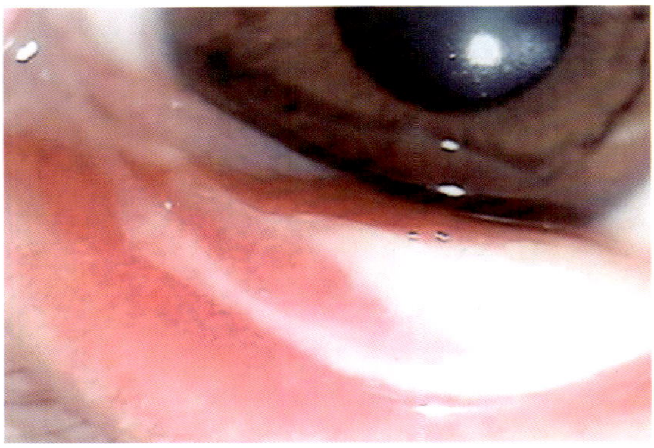

그림 8-5 막결막염

스에집티우스균이 원인인 경우 결각밑출혈을 동반하기도 한다. 자각증상은 이물감, 작열감, 눈물흘림, 눈부심 등이다.

【치료】 항생제를 자주 점안한다. 합병증으로 각막궤양, 홍채염이 있으면 아트로핀*atropine*을 점안한다. 스테로이드제제는 사용하지 않는다. 증상이 경미한 경우에는 자연치유되나, 점안 항성제를 사용하면 치료기간이 단축된다. 포도알균과 모락셀라가 원인인 경우에는 적절히 치료하지 않으면 만성화되므로 주의해야 한다.

3. 만성 세균결막염

【원인】 만성 세균결막염의 가장 흔한 원인균은 황색포도구균과 모락셀라라쿠나타이며 주로 만성 세균눈꺼풀염이나 마이봄샘염과 동반되는 경우가 많다. 한쪽 눈에만 만성적으로 나타난다면 코눈물관막힘, 만성 눈물주머니염이 동반되었을 가능성을 의심해야 한다. 급성 결막염이 불충분하게 치료되어 만성으로 이행되거나 병원성이 약한 균에 반복 감염된 경우 또는 정상적으로 결막낭 내에 있는 비병원성 균[2]이 병원성으로 바뀐 경우에 발병한다.

【증상】 결막충혈, 눈물언덕*lacrimal caruncle* 충혈, 유두비대 등이 나타난다. 분비물이 많지는 않으나 마이봄샘의 분비 항진으로 인해 가쪽눈구석*lateral canthus*에 비누거품 같은 것이 붙어 있는 모습을 볼 수 있다. 황색포도알균으로 인한 만성 세균결막염은 외독소로 인해 주로 자고 일어나 눈을 뜰 때 작열감, 가려움, 이물감, 건조감, 눈의 피로감 등이 심하며 낮 동안 눈물로 독소가 희석되면서 증상이 완화된다. 각막에 점액화농성 침윤 또는 궤양, 각막 아래쪽에 미세한 점모양궤양이 많이 발생한다.

【치료】 결막도말검사와 배양검사 등을 통해 원인을 찾아 치료한다. 퀴놀론*quinolone* 계열의 항생제 눈연고가 효과적이며, 항균제를 전신투여해야 하는 경우도 있다.

4. 거짓막결막염과 막결막염

【원인】 디프테리아균과 사슬알균이 주 원인이다. 소아에게 많고 흔히 홍역, 성홍열, 농가진에 동반된다.

(1) 거짓막결막염*pseudomembranous conjunctivitis*

급성 점액화농결막염이 발생한 지 약 3~4일 후에 엷은 회백색의 반투명한 막이 형성된다. 분비물은 장액농성이고 때때로 혈액이 섞여 있다. 거짓막은 잘 벗겨지지만 약간의 출혈이 동반되는 경우도 있다.

(2) 막결막염*membranous conjunctivitis*

거짓막과 비슷하지만 결막부종이 거짓막결막염보다 심하다. 막은 회황색을 띠고 잘 벗겨지지 않으며 벗기면 심한 출혈이 생긴다(그림 8-5). 안구결막에도 막이 생기며, 귓바퀴앞림프절의 부기 또는 화농을 일으키고 심할 때는 발열, 단백뇨도 나타난다. 막이 탈락한 뒤에는 흉터를 남기며 눈꺼풀속말림*entropion*, 속눈썹증*trichiasis*, 건성안, 결막붙음증*symblepharon* 등

[2] 표피포도알균*Staphylococcus epidermidis*, 황색포도알균*Staphylococcus aureus* 순으로 많이 발생한다.

의 합병증을 초래할 수 있다. 각막궤양이 잘 생기며 부종으로 인한 각막가장자리의 순환장애와 이차 감염이 초래되기도 한다.

5. 구석눈꺼풀결막염*angular blepharoconjunctivitis*

구석눈꺼풀결막염의 원인균은 모락셀라라쿠나타균과 포도알균이다. 눈꺼풀테 충혈, 피부 습윤, 결막충혈, 소량의 분비물 등이 나타나고 가려움과 약간의 통증이 있다.

Ⅳ 바이러스결막염

1. 급성 바이러스결막염

유행기가 몇 년을 주기로 오는 소유행과 10년에 한 번 정도 오는 대유행이 있다. 증상과 합병증이 심하고 전염성이 강한 유행각결막염이나 출혈결막염은 사회적·경제적 손실을 불러올 수 있으므로 유행기에 앞서 일차적으로 예방하는 것이 중요하다. 최근에는 교통의 발달로 지구 각 대륙에 특이하게 존재하는 바이러스가 전파되어 결막염을 일으키기도 한다.

(1) 인두결막염*pharyngoconjunctival fever*

【원인】 아데노바이러스 제3, 4, 7형으로 인해 주로 발병한다. 간혹 제1, 2, 5형이나 제14형이 원인이 되기도 한다.

【증상】 38.5~40℃의 고열과 함께 목이 아프고(인후통*sore throat*), 한쪽 또는 양쪽 눈에 급성여포결막염이 발생한다. 이때 귓바퀴앞림프절병증도 동반한다. 결막충혈과 눈물흘림이 있으며 일시적이나마 가벼운 표층각막염이 나타나는 경우도 있다. 성인보다 어린이에게 더 흔하게 발생하며 염소 처리를 한 수영장에서도 전염될 수 있다.

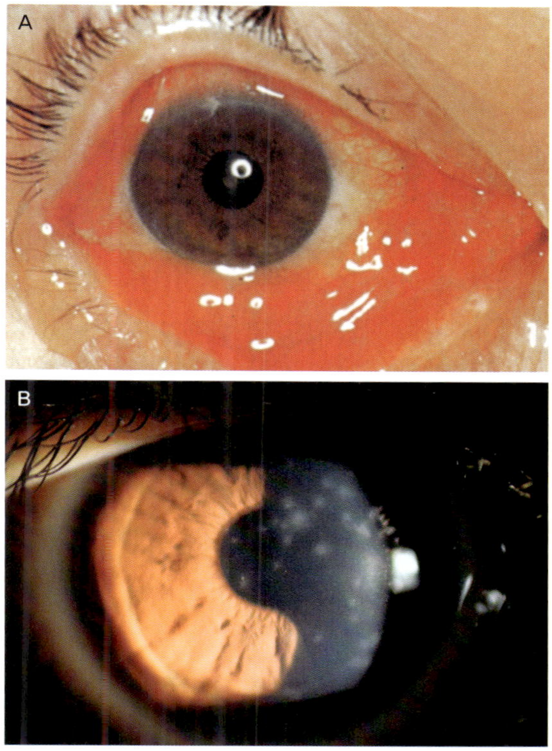

그림 8-6 유행각결막염 A. 초기 소견 B. 각막상피밑혼탁

【치료】 대증요법 외에는 특별한 치료법이 없으며 대개 10일 이내에 자연치유된다.

(2) 유행각결막염*epidemic keratoconjunctivitis*

【원인】 아데노바이러스 제8형, 제9형, 제37형에 의해 발생하며 주로 제8형이 원인이다.

【증상】 보통 양쪽 눈에 발병하며 한쪽 눈에만 발병할 수도 있다. 양쪽 눈에 발병한 경우 대개 먼저 발병한 눈의 증상이 더 심하게 나타나며 인두결막염보다 증상이 심하다.

발병 초기에는 충혈, 중등도의 통증이 있고 눈물이 많이 나온다(그림 8-6A). 환자의 약 반수가 결막염 발생 후 5~14일째에 눈부심을 호소하는데, 이는 각막 중심부에 이차적으로 생긴 상피각막염 때문이다. 그러나 각막의 지각에는 이상이 없다. 이때 나타난 원형의 각막상피밑혼탁은 몇 개월 또는 몇 년간 지속하기도 하지만 대개 각막에 흉터를 남기지 않고 치유된다(그림 8-6B). 귓바퀴앞림프절 비대를 볼 수도 있다. 결막에는 충혈과 여포가 형성되며 결막밑출혈도 때때로 나타난다. 심하면 결막에 거짓막이 생길 수 있으며 치유 후 결막에 흉터나 결막붙음증*symblepharon*을 남기기도 한다. 대개 3~4주 동안 지속되며 발병 후 2주 정도까지 전염성이 있다.

모든 연령대에서 발생하며 어른은 눈에 국한되지만 어린이는 고열, 인후통, 설사 등의 전신증상을 보이기도 한다.

【치료】 유행각결막염의 증상을 완화하고 바이러스의 전염과 합병증 발생을 예방해야 한다. 유행각결막염은 전염성이 매우 강하기 때문에 눈을 만졌을 경우 반드시 손을 깨끗이 씻고, 수건이나 베개 등 눈 분비물에 오염될 수 있는 물건을 공동으로 사용하지 않도록 환자를 교육해야 한다. 학생이나 의료직 종사자의 경우 전염을 막기 위해 최소 2주 동안 타인과의 접촉을 제한하는 것이 좋다. 냉찜질이 증상 완화에 도움이 된다. 가성막이나 막이 있으면 제거하고, 각막상피밑혼탁이 발생한 경우에는 점안 스테로이드제를 사용할 수 있다. 항바이러스제 사용은 논란이 있으며, 항생제는 이차 세균감염을 예방하기 위해 사용할 수 있다.

(3) 급성 출혈결막염*acute hemorrhagic conjunctivitis*

【원인】 장내바이러스 제70형이 원인이며 간혹 콕사키바이러스 A24형도 원인이 된다.

【증상】 1969년 아프리카의 가나에서 처음 확인된 질환으로, 발생 시기가 아폴로*Apollo* 11호의 달 착륙 시기와 일치해서 아폴로눈병이라고도 부른다. 짧은 잠복기(8~48시간)와 경과기간(5~7일)이 특징이다.

자각증상은 갑작스러운 통증, 이물감, 눈부심, 다량의 눈물흘림이다. 타각증상은 결막충혈, 눈꺼풀부기, 결막밑출혈, 결막여포이고 때로 결막부종이 나타난다. 상피각막염이 생길 수 있으며 대부분의 환자에서 귓바퀴앞림프절병증을 볼 수 있다. 환자의 25%에서 열, 무력감, 전신근육통이 나타나며 드물게 하지가 마비된 예도 있다.

【치료】 효과적인 치료법이 없으며 전염 예방에 주력해야 한다. 직접·간접 접촉으로 옮겨지므로 병원 내 전염도 조심해야 한다.

(4) 단순포진결막염*herpes simplex conjunctivitis*

단순포진바이러스에 의한 결막염은 일차성과 재발성으로 나뉜다. 결막염만 단독으로 오는 경우는 드물고 대개 눈꺼풀이나 각막 병변도 동반된다. 눈꺼풀에 포진성 물집을, 결막에 여포와 거짓막을 형성하고 가지모양각막염*dendritic keratitis*이 합병할 수 있다. 결막염은 2~3주 동안 지속된다.

찰과표본검사에서 세포핵내봉입체*intranuclear inclusion body*, 다핵거대상피세포*multinucleated giant epithelial cell* 등이 보이면 단순포진바이러스 감염을 진단하는 데 도움이 된다.

【치료】 각막 병변이 없으면 대부분 자연치유되고 가지모양각막염이 합병되면 치료가 필요하다. 신생아나 면역력이 감소된 사람에게는 국소 치료 이외의 전신 항바이러스 치료가 즉시 필요하다.

2. 만성 바이러스결막염

(1) 수두-대상포진눈꺼풀결막염*varicella-zoster blepharoconjunctivitis*

수두-대상포진이 삼차신경의 제1가지가 분포한 피부에 발생하면 침범된 부위 쪽 눈에 심한 통증과 결막염증이 생긴다. 결막에 유두비대, 여포, 거짓막이 나타나며 때로는 물집이 생기고 이 물집이 터지면 궤양이 생기기도 한다. 물집이 각막가장자리에 나타나면 플릭텐*phlycten*과 비슷하게 보이며 압통성 귓바퀴앞림프절병증이 조기에 나타난다.

결막 찰과표본에서 단핵세포와 거대세포를 볼 수 있다. 아시클로비어*acyclovir* 등을 사용하여 치료한다. 부신피질호르몬제제는 병의 경과를 가볍게 해주지만 안압상승 등의 부작용을 일으킬 수 있으므로 주의한다.

(2) 전염물렁종눈꺼풀결막염*molluscum contagiosum blepharoconjunctivitis*

드문 결막염으로 전염물렁종*molluscum contagiosum*이 원인이다. 눈꺼풀테(특히 위눈꺼풀테)에 배꼽 모양의 우윳빛 결절이 나타나고, 만성 결막염과 각막 윗부분에 각막염과 판누스*pannus*를 형성하는 경우도 있으므로 트라코마와 감별진단을 해야 한다.

결막 찰과표본에서는 주로 단핵세포가 나타나며 물렁종 결절의 생검에서는 호산성 세포질내봉입체*eosinophilic cytoplasmic inclusion body*가 세포질 내에 가득 찬 모습을 관찰할 수 있다. 물렁종 결절을 제거하거나 절개해서 치료한다.

(3) 홍역각결막염*measles keratoconjunctivitis*

드문 각결막염으로 피부에 발진이 생기기 며칠 전에 점액화농성 분비물이 생긴다. 피부발진이 나타나는 시기에 결막에 코플릭반점*Koplik spot*[3]이 나타난다. 때로는 상피각막염도 발생한다.

V 클라미디아결막염

1. 트라코마*trachoma*

트라코마는 클라미디아트라코마티스로 인한 만성 결막염(그림 8-7)으로 기원전 27세기부터 알려져 왔으며, 위생환경이 좋지 않은 저개발국가에서 볼 수 있는 전염 질환이다. 우리나라에서는 1950년 이후 감염이 보고되지 않고 있다. 주로 직접 접촉으로 전염되며, 곤충이 트라코마 전염의 매개체가 될 수도 있다. 전 세계적으로 예방 가능한 실명의 가장 흔한 원인이며 백내장, 녹내장에 이어 세 번째로 많은 실명 원인이다.

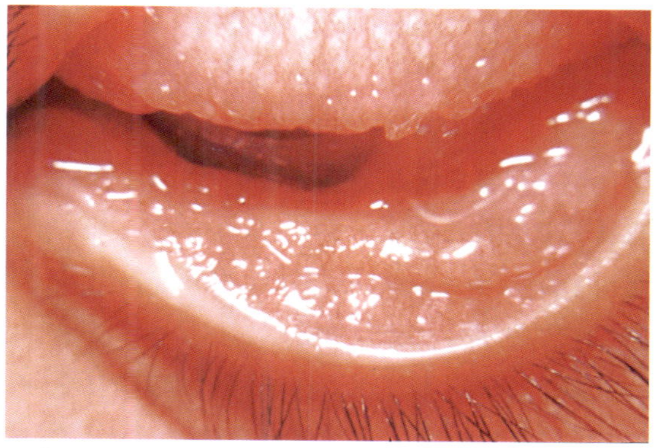

그림 8-7 트라코마로 인한 여포결막염

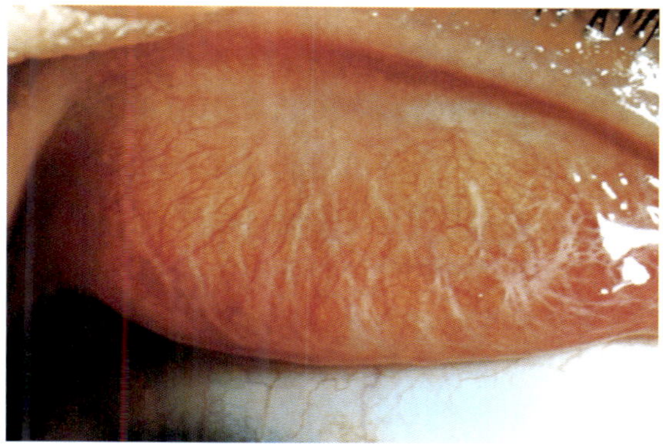

그림 8-8 트라코마로 인한 위눈꺼풀결막의 흉터

【임상증상】 잠복기는 5~14일(평균 7일)이다. 초기 증상은 충혈, 부종, 점액화농성 분비물 등 일반적인 세균결막염의 증상과 비슷하다. 그러나 트라코마는 거의 양쪽 눈에서 발생하며, 귓바퀴앞림프절 비대가 보일 수 있다. 3주 정도가 지나서야 위눈꺼풀결막에 여포가 생기는데 때로는 위쪽 각막가장자리에 나타난다. 영아와 어린이에서는 증상이 서서히 발생하여(그림 8-8) 흉터 없이 치유되지만, 어른의 경우에는 흔히

[3] 홍역에서 특징적으로 나타나는 흰색 군집형 점막 병변이다.

급성 또는 아급성으로 나타나며 합병증도 초기에 발생한다.

【검사소견】 결막 찰과표본을 김자염색*Giemsa stain*하면 상피세포질 안에 있는 봉입체[4]를 볼 수 있다. 중합효소연쇄반응*polymerase chain reaction*이나 면역형광분석법*fluorescence immunoassay*이 진단에 쓰이며, 높은 민감도와 특이도를 보인다.

【합병증】 가장 흔한 합병증은 심한 결막흉터이다. 이로 인해 덧눈물샘과 눈물샘의 출구가 막혀서 눈물 분비가 장애를 받아 눈이 건조해지고 각막에 영향을 주어 실명하게 된다. 그 밖에 위눈꺼풀속말림, 속눈썹증, 눈꺼풀처짐과 코눈물관막힘이 병발하기도 한다.

【치료】 테트라사이클린*tetracycline* 250mg을 하루 4회 복용하거나 독시사이클린*doxycycline* 100mg을 하루 2회씩 3~4주 동안 경구투여해서 치료한다. 7세 이하 어린이나 임산부에게는 테트라사이클린이 칼슘과 결합하여 치아에 착색되거나 태아의 뼈 발육에 이상을 초래할 수 있어 투여를 금지하고 있다. 국소적으로 테트라사이클린, 에리트로마이신 등을 하루 4회씩 6주 동안 점안한다.

2. 봉입체결막염*inclusion conjunctivitis*

봉입체결막염은 일반적으로 젊은 남녀의 양쪽 눈에 발생한다. *Chlamydia oculogenitalis*가 원인이며 남성의 요도나 여성의 자궁경부에도 염증을 일으킨다.

이 결막염은 비뇨생식기와 손을 통해 전염되며, 감염된 산도(자궁경부)를 통해 나온 신생아나 불완전하게 소독처리된 수영장에서 수영한 사람에게도 발생할 수 있다.

【임상증상】 양쪽 눈에 급성 또는 아급성 점액화농성 결막염 증상이 나타난다. 아주 심한 경우 신생아에서는 거짓막이 나타나며 결막에 흉터까지 생길 수 있다. 그러나 성인에서는 거짓막이 생기지 않고 흉터도 생기지 않는다.

여포가 아래눈꺼풀결막과 결막구석부에 나타나고 심한 경우 위눈꺼풀결막과 각막가장자리에서도 볼 수 있다. 생후 2~3개월 미만의 신생아에게는 결막기질에 아데노이드층이 없기 때문에 여포가 형성되지 않는다. 귓바퀴앞림프절병증도 흔히 보인다.

트라코마와 달리 여포와 유두비대가 주로 아래눈꺼풀결막에 뚜렷이 나타난다. 각막 윗부분에 표층각막염과 작은 판누스가 생기기도 하나 매우 드문 현상이다. 결막 찰과표본 소견은 트라코마와 같다.

【치료】 신생아에서 클라미디아 폐렴이 동반된 경우가 많으므로 경구 에리트로마이신 50mg/kg/day를 2주간 투여한다. 임산부에서 클라미디아 감염을 출산 전 미리 진단하고 치료하면 신생아 감염을 막을 수 있다.

성인에게는 테트라사이클린이나 에리트로마이신 250~500mg을 하루 4회씩 또는 독시사이클린 100mg을 하루 2회씩 3주 동안 경구투여한다. 치료하지 않으면 증상이 3~9개월(평균 5개월) 이상 지속된다. 환자의 배우자도 감염 여부를 확인하기 위해 검사를 받아야 하며, 점안약 치료는 따로 필요하지 않다.

3. 성병림프육아종결막염*lymphogranuloma venereum conjunctivitis*

성병림프육아종결막염은 성병에 전염되어 발병하며 매우 드문 질환이다. 원인균은 *Chlamydia lymphogranulomatis*이다. 여포는 만들어지지 않으나 큰 육아종이 생기고 귓바퀴앞림프절병증이 함께 나타난다. 림프관폐쇄로 인해 눈꺼풀의 코끼리피부병*elephantiasis*이 나타나며, 결막과 각막에 넓게 퍼진 흉터가 생긴다. 결막 찰과표본에서는 상피세포가 아닌 단핵구*monocyte*나 대식구에서 봉입체가 발견된다.

4. 김자염색을 하면 심홍색이나 청색으로 나타난다. 봉입체는 상피세포질 내에서 세포핵과 인접해 있다.

【치료】 항생제 전신치료가 필요하다. 에리트로마이신 250~500mg을 하루 4회 또는 독시사이클린 100mg을 하루 2회씩 3~4주 동안 투여한다.

Ⅵ 진균결막염

눈진균증*oculomycosis*은 여러 가지 진균으로 인한 기회감염이다. 신체 면역력에 뚜렷한 이상이 없는 경우에도 독성이 강한 진균으로 인해 감염될 수 있으나 일반적으로 면역력에 이상이 있는 경우에 발생한다. 외상으로 인한 경우가 절반 이상이며 면역억제제 치료를 받는 경우에도 발생한다.

1. 결막칸디다증*conjunctival candidiasis*

결막칸디다증은 신생아에서는 매우 드물며 결막백반이 나타나기 때문에 거짓막으로 오인될 수 있다.

성인에서는 궤양성 또는 육아종결막염과 함께 칸디다성 눈꺼풀염이 동반되며 드물게 결막흉터가 남기도 한다.

수용성 암포테리신*amphotericin* B(3~8mg/mL)를 점안하거나 니스타틴*nystatin* 연고(100,000units/g)를 하루 4~6회 결막낭에 점안해서 치료한다.

Ⅶ 기생충결막염

1. 모낭충눈꺼풀각결막염*Demodex blepharoconjunctivitis*

모낭충은 사람의 피부에 기생하는 가장 흔한 체외기생충으로 눈썹 소포*lash follicle*에 기생하며 만성 앞눈꺼풀염, 콩다래끼, 마이봄샘기능부전을 유발한다. 모낭충에 대한 알레르기 반응으로 유두비대가 자주 관찰되고 결막 플릭텐 유사 병변이 다양한 각막질환과 함께 나타난다. 모낭충의 먹이가 되는 지방과 각질을 제거하기 위해 눈꺼풀 세척 및 위생이 우선되어야 하며 티트리오일, 이버멕틴*ivermectin* 연고를 직접 눈꺼풀에 발라서 모낭충을 제거한다.

2. 사면발이증*phthiriasis*

사면발이가 눈썹과 눈꺼풀테에 기생하면 자극성 물질을 분비하여 소아에서는 중독여포결막염*toxic follicular conjunctivitis*을, 성인에서는 자극성유두결막염*irritating papillary conjunctivitis*을 일으키는데, 이를 총칭해 사면발이증이라 한다. 눈꺼풀테가 충혈되고 가려움이 심하다. 환자뿐만 아니라 환자의 가족과 접촉한 사람들도 1% 감마벤젠헥사클로라이드*gamma benzene hexachloride*를 발라 치료한다.

3. 결막회충증*Ascaris lumbricoides infection, butcher's conjunctivitis*

회충이 일으키는 희귀한 형태의 심한 결막염을 결막회충증이라고 한다. 정육점에서 일하거나 부검하는 사람이 회충이 들어 있는 조직을 자를 때 회충의 조직액이 눈에 들어가면 심한 결막염을 일으킬 수 있다. 이러한 경우에는 생리식염수로 결막낭을 신속히 세척해야 한다.

4. 결막선모충증*Trichinella spiralis infection*

선모충으로 인해 직접 결막염이 발생하지는 않으나 전신으로 전파되는 과정에서 가끔 위·아래눈꺼풀과 결막에 부종을 일으키는데 이를 결막선모충증이라고 한다.

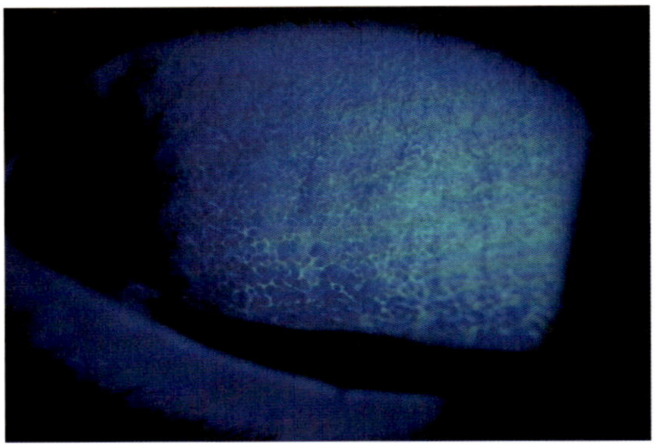

그림 8-9 계절알레르기결막염 형광용액을 점안한 후 파란 광선 세극등검사를 하면 비대한 유두가 잘 보인다.

5. 결막낭미충증*conjunctival cysticercosis*

결막낭미충증이 있으면 아래결막구석 안쪽에서 국소 반구형의 결막밑낭종이 보인다. 이 낭종은 공막과 유착되어 있어 안구를 압박하면 환자가 통증을 느낀다. 결막과 눈꺼풀에 염증과 부종이 생기기도 한다. 가장 좋은 치료법은 병소를 절제하는 것이다.

6. 결막동양안충증*conjunctival thelaziasis*

동양안충의 자연숙주는 개, 고양이, 양, 흑곰, 말, 사슴 등의 눈이며, 사람의 결막낭도 우연히 감염될 수 있다.

Ⅷ 결막의 면역 질환

1. 즉시형 또는 체액성 과민반응*immediate or humoral hypersensitivity reaction*

(1) 계절알레르기결막염*seasonal allergic conjunctivitis*

계절알레르기 결막염은 눈알레르기의 가장 흔한 형태이다. 건초열결막염이라고도 하며, 대개 꽃가루, 풀, 동물성 털 등에 대한 알레르기 병력을 가진 사람에게서 볼 수 있다. 보통 건초열 증상(알레르기비염)과 함께 가벼운 결막염이 나타나는데, 순환면역글로불린E*circulating IgE*로 인한 제1형 과민반응*type 1 hypersensitivity reaction*의 일종이다.

【증상】 갑자기 가렵고 눈물이 많이 나며 눈이 약간 붉어진다. 결막부종으로 인해 환자는 눈이 눈 주위조직 속으로 빠져 들어가는 느낌이 든다고 호소한다. 결막에서 여포는 볼 수 없고 약간의 충혈과 유두비대가 나타나며(그림 8-9), 급성 발작일 때는 아주 심한 결막부종이 나타난다. 특히 눈을 비빌 때 끈끈한 점성 분비물이 나온다. 결막 찰과표본에서 약간의 호산구가 발견된다. 증상이 비대칭적일 수 있으나 대개 전형적으로 양측성으로 나타난다.

【치료】 항히스타민제를 점안하면 결막부종과 증상이 호전된다. 또 항히스타민 작용과 비만세포 안정효과를 동시에 내는 점안제도 사용되고 있다. 심한 가려움을 해소하기 위해 냉찜질이 도움이 된다. 점안 스테로이드제는 대부분의 알레르기 반응을 억제하므로 효과가 좋다.

원인이 되는 항원을 제거하지 않으면 쉽게 재발하지만 다행히 이 결막염은 나이가 들면서 발작 횟수가 감소하고 증상도 가벼워진다.

(2) 통년알레르기결막염*perennial allergic conjunctivitis*

대개 1년 내내 증상이 나타나며, 계절알레르기결막염과 달리 계절에 관계 없이 발생하지만 병인은 비슷하다. 알레르기비염, 피부알레르기, 천식 등을 흔히 동반하며 가족력이 있는 경우가 많다. 주로 집먼지진드기, 곰팡이, 동물 비듬 등이 알레르기 항원으로 작용한다.

【증상】 갑자기 가렵고 눈물이 나며 충혈과 함께 눈꺼풀과 결막에 부종이 빠르게 생긴다. 눈꺼풀부기가 심해져 눈이 완전히 감기는 경우도 있다. 증상은 24시

간 내내 지속되지만 알레르기 항원을 제거하면 빠르게 회복된다. 안과를 방문할 때는 심한 증상과 임상 소견은 줄어들고 가벼운 자극과 눈물흘림 증상을 나타내는 경우가 많다.

【치료】 특별한 치료는 필요 없고 방부제가 없는 인공눈물을 점안하면 증상이 호전되는 경우가 많다. 만약 증상이 자주 생기면 원인 알레르기 항원을 찾아내어 접촉을 피하도록 한다. 급성기에 항히스타민 점안제나 항히스타민 비만세포안정 복합 점안제를 사용하면 증상을 완화할 수 있으며, 만성적으로 재발할 때는 비만세포 안정제 투여가 도움이 된다.

(3) 봄철각결막염*vernal keratoconjunctivitis*

우리나라에서 자주 발견되는 결막염으로 봄과 여름에 양쪽 눈에 발병한다. 주로 IgE 항체가 관여하지만 IgG와 세포매개면역*cell-mediated immunity*이 관여하는 경우도 있다. 즉시형 과민반응에 속하지만 정확한 발생기전은 아직 규명되지 않았다. 보통 사춘기 전에 발병하여 5~10년 동안 지속되며 소녀보다 소년에게 더 많다. 환자에게서 다른 알레르기 증상이나 알레르기에 대한 가족력이 발견되는 경우도 있다.

【증상】 심한 가려움을 호소하며 끈끈하고 실 같은 점액성 분비물이 나온다. 결막은 우윳빛이며 주로 위눈꺼풀결막에 거대유두가 생기고 아래눈꺼풀결막에서 작은 유두를 볼 수 있다(그림 8-10). 눈꺼풀결막에 섬세한 섬유소성 거짓막(맥스웰-라이온스*Maxwell-Lyons*증상)이 나타난다. 유두비대가 눈꺼풀결막에 주로 나타나는 눈꺼풀형[5]과 각막가장자리에 주로 나타나는 각막가장자리형[6] 두 가지로 나눈다.

병이 진행되면 산재성 표층각막염이나 표층각막궤양으로 방패모양각막궤양*shield ulcer*이 발생할 수 있으며 각막흉터를 남기는 경우도 있다(그림 8-11). 아주 드물게 눈꺼풀형과 각막가장자리형 모두에서 미세 판누스[7]를 보일 때도 있다(그림 8-12). 결막 찰과표본과 점액성 분비물에서 다수의 호산구를 볼 수 있다.

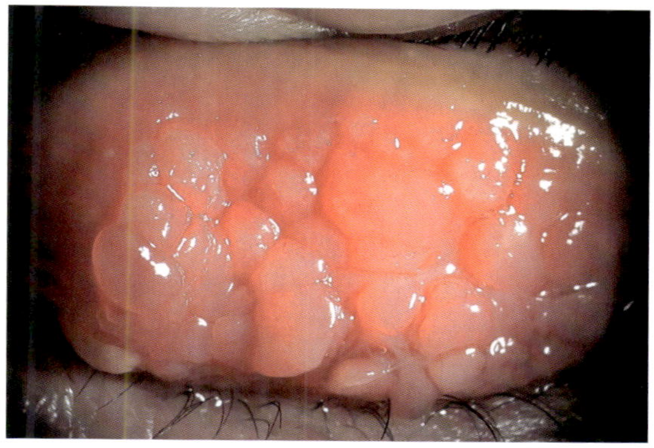

그림 8-10 봄철각결막염의 거대유두

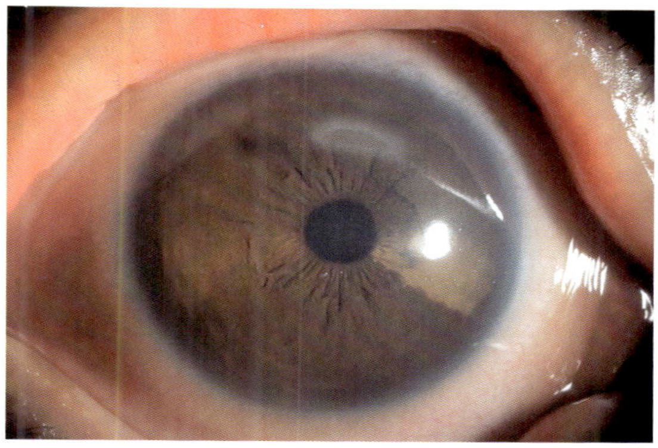

그림 8-11 방패모양각막궤양

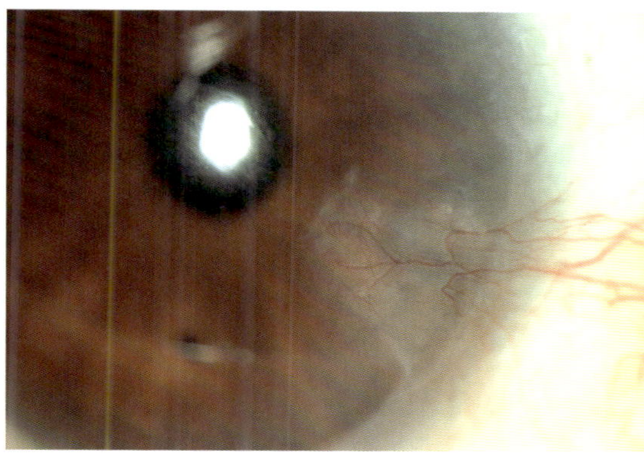

그림 8-12 각막 판누스

5 위눈꺼풀결막에서 마치 자갈을 깔아 놓은 것처럼 매우 비대한 유두를 볼 수 있다(그림 8-10).

봄철각결막염 환자는 원추각막의 발생빈도가 높다.

【치료】 대증요법으로 증상이 호전될 때까지 치료한다. 계절에 따라 증상이 심하게 악화된 경우에는 단기간 고용량 점안 스테로이드를 사용한다. 최근에는 항히스타민 작용과 비만세포 안정효과를 동시에 갖는 복합 점안제가 널리 이용되고 있다. 만성인 경우 스테로이드제제 대신 사이클로스포린*cyclosporine*이나 타크롤리무스*tacrolimus* 같은 면역억제제를 국소 점안으로 사용할 수 있다.

(4) 아토피각결막염*atopic keratoconjunctivitis*

20~40세경에 호발하고 만성적인 진행 경과가 특징이다. 전신적 아토피 증상을 동반하거나 천식이나 습진 등의 가족력을 가진 경우가 많다. 1형과 4형 과민반응에 의한 것으로 알려져 있다.

【증상】 작열감, 점액성 분비물, 발적, 눈부심 등을 호소하며 눈꺼풀테는 붉은색이지만 결막은 우윳빛이다. 봄철결막염과 대조적으로 아토피결막염의 유두비대는 아래결막구석에서 현저하다. 결막상피하섬유화가 많은 경우에서 나타나고, 일부에서는 결막구석위축과 결막붙음증도 발생한다. 결막염이 반복해서 악화되면 각막에 주변부 표층각막염이 생기며, 나중에 각막 내로 신생혈관이 자라 들어가 점차 각막 전체가 혼탁해지면 실명할 수 있다. 원추각막이나 백내장, 헤르페스각막염 등 다른 안질환이 동반되기도 한다. 40대가 넘으면 병세가 약화되는 경향이 있다. 결막 찰과표본에서 호산구를 볼 수 있다.

【치료】 유발 환경을 피하는 것이 중요하다. 치료하기가 어렵지만 스테로이드제 국소 점안이 다소 효과적이며, 항히스타민 작용과 비만세포 안정효과를 동시에 가진 약제를 사용한다. 장기간의 스테로이드제 사용을 줄이고자 면역억제제인 사이클로스포린이나 타크롤리무스를 사용하기도 하며, 이차 감염의 예방과 치료에 유의해야 한다.

(5) 거대유두결막염*giant papillary conjunctivitis*

콘택트렌즈나 의안을 착용하는 경우 발생할 수 있다. 가려움과 점성 분비물, 충혈이 발생하며, 거짓눈꺼풀처짐이나 위눈꺼풀결막에 중등도 또는 거대유두(지름 1~2mm)가 발생하기도 한다. 원인 물질을 제거하는 것이 가장 중요한 치료방법이다. 예후는 좋은 편으로 콘택트렌즈를 사용하는 환자에게는 사용을 중지시키거나 다른 재질의 콘택트렌즈를 사용하게 한다.

2. 지연(세포)과민반응*delayed (cellular) hypersensitivity reaction*

(1) 플릭텐각결막염*phlyctenular keratoconjunctivitis*

세균[8] 단백에 대한 일종의 지연과민반응이다. 결핵 환자가 많은 개발도상국에서는 결핵균 단백에 대한 과민반응이 가장 흔한 원인이다. 서구에서는 포도알균에 대한 과민반응으로 인해 발생하는 빈도가 높다. 주로 10대 중반에 발생하며 여성에서 더 흔하다.

【증상】 이물감, 많은 눈물, 눈부심 등을 호소한다. 플릭텐은 보통 각막가장자리에 발생하고 지름이 1~3mm인 단단한 회백색 융기로, 정점이 각막 쪽을 향한 삼각형 모양을 띤다(그림 8-13). 융기된 부위의 주위 결막에 충혈이 있으며 융기 중앙부가 궤양화되기도 한다. 10~12일 내에 자연치유된다. 각막가장자리에 플릭텐이 반복해서 발생하면 각막이 혼탁해지고 각막 내로 혈관이 자라 들어간다. 결막플릭텐은 흉터를

[6] 흑인에게 흔히 나타나며, 각막가장자리에 뚜렷하게 돌출된 결막의 아교모양부기*gelatinous swelling*인 각막가장자리유두를 볼 수 있다. 유두에서 가까운 각막에 노년환*gerontoxon*과 유사한 거짓노년환이 종종 보인다. 각막가장자리에서 주로 호산구로 이루어진 흰 점(트란타스반점*Trantas dots*)이 보이는 경우도 있다.

[7] 각막 표층의 염증으로 결막에서 주변부 각막으로 혈관이 자라 들어간 상태를 말한다.

[8] 결핵균, 포도알균, 칸디다알비칸스*Candida albicans*, 콕시디오이데스이미티스*Coccidioides immitis*, 클라미디아림포그라눌로마티스*Chlamydia lymphogranulomatis* 등이 원인균이다.

남기지 않으나 각막플릭텐은 각막가장자리가 밑변인 삼각형의 흉터를 남긴다.

결핵균으로 인해 발생했을 때는 임상증상이 심하지만 포도알균으로 인해 발생한 경우에는 비교적 가볍게 나타난다. 세균눈꺼풀염, 급성 결막염이 있는 사람에서는 더 쉽게 재발한다.

플릭텐은 조직학적으로 초기에는 작은 원형세포들이 국소적으로 상피 밑에 침윤되는 소견을 보이며, 플릭텐이 궤양을 일으키면 주로 다핵백혈구의 침윤으로 대치된다.

【치료】 원인 질환의 치료가 중요하다. 결핵균 단백에 대한 지연과민반응일 때는 스테로이드제제 안약을 점안하고, 포도알균으로 인한 경우에는 원인이 된 눈꺼풀염을 치료하고 스테로이드제제와 항생제 점안을 병용한다.

(2) 접촉성 눈꺼풀염에 속발된 결막염

접촉성 눈꺼풀염은 아트로핀이나 항생제, 녹내장 약제 등을 점안한 후에 발생한다. 결막충혈, 가벼운 유두비대, 약간의 점액성 분비물이 나타난다. 결막 찰과표본에서 호산구는 보이지 않는다. 이 결막염은 림프구의 과민반응으로 인해 발생한다. 약제를 중단하는 것이 가장 중요하며 단기간 스테로이드제제 안약을 투여한다.

3. 자가면역질환 결막염*autoimmune disease conjunctivitis*

(1) 쇼그렌증후군과 합병된 건성각결막염

건성각결막염*keratoconjunctivitis sicca*은 건성안과 동일한 질환으로, 쇼그렌증후군*Sjögren syndrome*으로 인해 발생할 수 있다. 쇼그렌증후군은 건성각결막염, 입안마름증*xerostomia*, 결합조직 기능장애(관절염)의 3대 증상이 나타나는 자가면역질환으로, 눈물샘에 림프구와 형질세포가 침윤됨으로써 눈물샘 구조

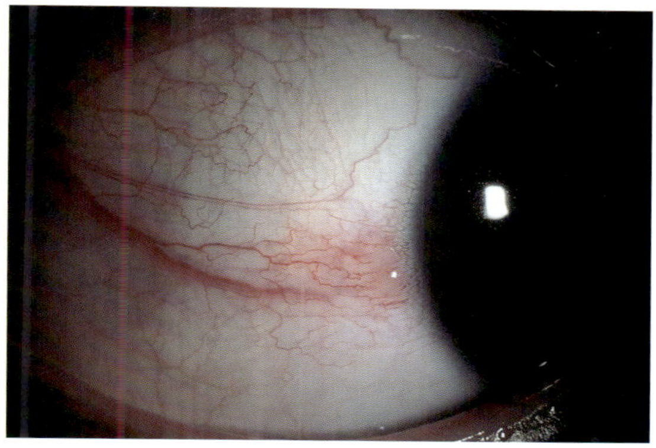

그림 8-13 플릭텐

가 파괴되어 건성각결막염이 발생한다. 쇼그렌증후군은 폐경기 또는 폐경기가 지난 여성에게 특히 많이 발생한다.

【증상】 안구결막에 충혈이 나타나며 염증소견은 가볍지만 자극증상이 심하다. 아침에는 통증이 경미하거나 거의 없지만 오후와 저녁에는 심하다. 건성각결막염은 점액화농결막염처럼 시작되며 각막 아랫부분의 상피는 얼룩져 보이고 실 같은 분비물이 나온다. 눈물 생성이 감소한다.

【치료】 인공눈물 제제나 연고를 점안하며 항염증제를 사용한다. 눈물점폐쇄술을 시행하기도 한다.

(2) 점막유사물집증*mucous membrane pemphigoid, ocular pemphigoid, cicatricial pemphigoid*

비특이성 만성 결막염으로 시작되는 이 질환은 모든 치료에 잘 반응하지 않는다. 증상은 결막에만 단독으로 나타나거나 결막과 함께 입, 코, 식도, 생식기 등의 점막에도 나타난다. 결막은 흉터 형성이 완만하게 진행하여 위축되고, 결막구석(특히 아래결막구석)의 결막 형태가 축소되거나 소실된다. 우리나라에서는 희귀하지만 몇몇 예가 보고되었다.

【증상】 환자는 통증, 자극증상, 시력장애를 호소한다. 결막의 흉터로 인해 눈물분비 장애가 나타난다. 아래결막구석폐쇄와 각막 표면의 눈물막 결핍에 이

차적 영향을 받아 각막이 서서히 혼탁해지며 혈관신생이 생긴다. 이 질환은 남성보다 여성에게 더욱 심하다. 45세 이전에는 극히 드물며 특징적으로 중년 이후에 나타난다. 여성은 질환의 진행속도가 빨라 1년 이내에 실명에 이르기도 하며, 남성에서는 서서히 진행되고 때로는 자연적으로 호전된다. 스티븐스-존슨증후군과 감별해야 한다.

【치료】 피부과와 협진하여 답손*dapsone*이나 면역억제제를 투여하기도 한다. 예후가 나빠 환자는 실명에 이를 수 있다. 실명의 직접적 원인은 각막건조와 결막붙음증이다.

IX 화학 또는 자극 결막염

1. 의인결막염*iatrogenic conjunctivitis*

의인결막염은 동공수축제, 네오마이신*neomycin* 등의 안약이나 방부제가 들어 있는 약물을 장기 점안했을 때 발생한다. 약물이 눈에 머무는 아래쪽 결막 부위가 위쪽 결막보다 많이 충혈된다.

신생아에서 임균결막염을 예방하기 위해 결막주머니에 점안하는 1% 질산은용액(크레데법)도 경미한 결막염을 일으킨다. 원인이 되는 약물을 중단하면 증상이 호전된다.

2. 직업결막염*occupational conjunctivitis*

직업적으로 특정 자극물질에 노출되어 결막에 생긴 염증을 말한다. 흔한 자극물질로는 화학비료, 비누, 탈취제, 헤어스프레이, 담배, 화장품, 다양한 산과 알칼리성 물질이 있다.

산으로 인한 화상은 산이 조직의 단백질을 변성시키기 때문에 증상이 즉시 나타나지만 조직의 파괴는 표층에 국한된다. 알칼리화상은 단백질을 변성시키지 않고 빠르고 깊게 조직으로 침투하기 때문에 초기 증상은 산화상보다 경미해 보이지만, 몇 시간 또는 며칠 동안 계속 손상을 입혀 깊은 조직도 파괴한다. 알칼리나 산으로 인한 화학결막염이 발생했을 때는 통증, 충혈, 눈부심 등의 증상이 나타난다.

화학결막염 환자에게 가장 먼저 해야 할 중요한 치료는 가급적 빠른 시간 내에 물이나 생리식염수로 결막주머니를 충분히 오랫동안 세척하는 것이다. 대증요법으로 냉찜질을 하며 진통제를 전신투여한다. 화학길항제*chemical antidotes*를 사용하는 것은 금기이다.

이차 감염 예방을 위해 항생제를 점안하거나 전신투여하며 아트로핀을 점안하고, 결막붙음증을 방지하기 위해 결막주머니에 연고제를 자주 넣어 준다.

3. 환경결막염*environmental conjunctivitis*

황사나 미세먼지 같은 대기 중 오염물질로 인해 결막염이 발생할 수 있다. 이산화질소, 이산화황, 오존, 미세먼지 등에 만성적으로 노출될 경우 안구 표면에 비정상적 면역반응이 발생하고 결막 술잔세포의 감소로 점액분비가 감소하는 비특이성 결막염이 발생하게 된다. 이로 인해 눈 자극감, 통증, 따가움, 눈물흘림 또는 이차적 건성안을 유발할 수 있다. 이때는 눈을 비비지 말고 무보존제 인공눈물로 충분히 세척하면 도움이 된다.

X 원인불명 결막염

1. 위각막가장자리각결막염*superior limbic keratoconjunctivitis*

위쪽 안구결막의 만성적 각화가 특징인 위각막가장

자리각결막염은 대개 양쪽 눈에 발생하며, 눈꺼풀결막의 유두 형성과 위쪽 각막의 점모양 짓무름, 실모양각막염이 나타난다. 대개 남성보다 여성에게 흔하다. 주요 증상은 작열감, 이물감과 눈물흘림이다. 리사민그린*lissamine green*이나 로즈벵갈*rose bengal*염색을 하면 상피결손 부위 및 각화된 상피세포와 점액물질이 염색되므로 진단에 도움이 되며, 점안 마취 후 상부각막을 덮고 있는 위쪽 안구결막을 면봉으로 밀어서 이완된 것을 확인해도 진단에 도움이 된다. 환자의 약 반수에서 갑상샘 질환을 동반한다. 명확한 원인은 알려져 있지 않으나 위눈꺼풀과 결막의 과다한 물리적 마찰 및 이로 인해 염증이 생기는 것으로 추측되며, 눈꺼풀의 긴장도가 높거나 안구 표면이 건조하면 증상이 더욱 악화될 수 있다.

윗눈꺼풀과 결막의 마찰력을 줄이기 위해 안연고를 사용하며, 일시적으로 치료용 콘택트렌즈를 착용할 수 있으며, 스테로이드제 점안은 효과가 없다. 윗눈꺼풀의 압력을 낮추기 위해 보톡스*botulinum toxin*를 눈둘레근에 주사하여 눈꺼풀결막과 안구결막 사이의 기계적 마찰을 감소시켜 증상을 완화할 수 있다. 위각막가장자리에 근접한 안구결막의 후전술을 시행하거나 위쪽 안구결막을 전기소작하여 증상 완화 및 결막 술잔세포의 정상화가 관찰되었다는 보고가 있다.

2. 다형홍반증후군*erythema multiforme syndrome*과 스티븐스-존슨증후군*Stevens-Johnson syndrome*

다형홍반증후군과 스티븐스-존슨증후군은 피부와 점막을 동시에 침범하는 질환으로 일종의 과민반응 질환이다. 바이러스, 세균, 미코플라스마, 곰팡이 등의 병원체 감염, 음식물 알레르기나 약물 부작용, 예방접종 백신 알레르기 또는 결합조직 자가면역 질환 등으로 인해 생길 수 있다. 거짓막을 형성하는 결막염이 양쪽 눈에 나타난다. 환자는 통증, 자극증상, 눈곱, 눈부심을 호소한다. 각막은 이차적으로 침범되며 신생혈관과 흉터가 생기고 시력이 심하게 감퇴한다(그림 8-14). 눈꺼풀결막과 안구결막이 서로 달라붙어 결막낭이 축소되므로 눈꺼풀속말림이 나타날 수 있다. 특징적으로 젊은 사람에게 발생하고 35세 이후에는 드물다. 세균배양 결과는 음성이고 결막 찰과표본에서 다핵구가 다량으로 나타난다. 급성으로 나타나면 대개 6주 정도 지속되며 결막에 흉터를 남기고 눈물 소실, 속눈썹증, 눈꺼풀속말림으로 인한 각막혼탁과 신생혈관을 남긴다.

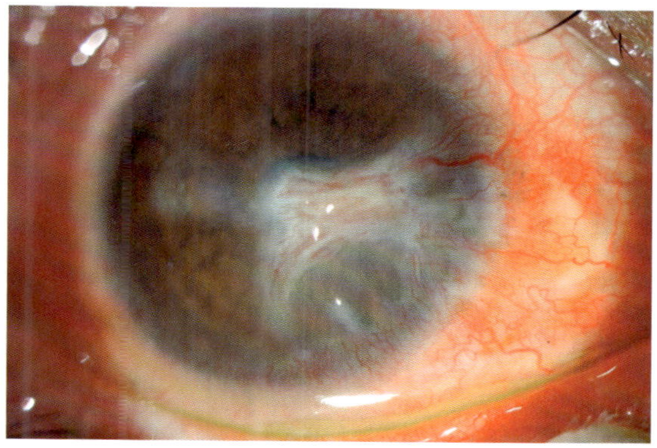

그림 8-14 각막의 신생혈관과 흉터 스티븐스-존슨증후군으로 인한 각막 신생혈관

급성기에 양막이식술이 효과가 있다는 보고가 있으며, 결막주머니를 잘 씻어내고 축적된 분비물을 제거해 주고, 결막붙음증을 방지하기 위해 매일 결막이 서로 달라붙어 있는 부분을 분리해 주면 도움이 된다. 스테로이드와 함께 이차 감염을 예방하기 위하여 항생제를 투여한다. 만성기 치료의 목적은 눈꺼풀의 구조를 회복하고 눈물을 보충하며 안구 표면을 회복하는 것이다. 합병증으로 속눈썹증이나 눈꺼풀속말림이 생기면 이에 대한 치료가 필요하다.

3. 딸기코결막염*ocular rosacea*

딸기코결막염은 딸기코의 합병증으로 나타나는 질환

이다. 눈꺼풀테와 결막의 충혈, 드물게 각막가장자리 근처에 표면궤양을 일으키는 작고 흰 결절의 결절결막염이 나타난다. 플릭텐결막염과 감별해야 한다.

예방을 위해 혈관을 확장시킬 수 있는 음식, 술과 더운 환경을 피해야 한다. 동반되는 눈꺼풀 염증을 치료하기 위해 테트라사이클린계 경구 항생제를 투여하거나 눈꺼풀 세척을 같이 시행하면 효과적이다.

4. 결막여포증*folliculosis*

양성 림프구증식*benign lymphoid hyperplasia*으로 양쪽 눈에 생기는 비염증성 결막 질환으로서 어른보다 어린이에게 많이 발생한다. 결막에 여포비대가 나타나지만 증상은 경미하다. 이 여포는 아래눈꺼풀결막에 많이 생기는데 원인은 모르지만 2~3년 후 자연소실되므로 치료는 필요 없다.

5. 라이터증후군*Reiter syndrome*

라이터증후군은 비특이요도염, 관절염, 결막염이나 홍채염 등 3대 질환을 특징적으로 동반한다. 여성보다 남성에게 많으며 결막염은 양쪽 눈에 유두형으로 나타난다.

6. 목질결막염*ligneous conjunctivitis*

나무껍질 같은 거짓막이나 막을 동반하는 것이 특징인 만성 재발성 결막염으로, 드문 질환이다. 대개 유년기 여아에서 양쪽 눈에 주로 발생하고 몇 년 동안 지속된다. 육아종이 동반된 경우에는 눈꺼풀이 단단하게 만져진다. 입안, 코안, 인두, 후두, 기관지, 질의 점막에 같은 병변이 나타나기도 하며, 드물게 경미한 외상으로도 막이 형성될 수 있다.

플라스미노겐*plasminogen* 점안이 효과적이며 병변이 있는 부위를 절제 생검하기도 한다. 또한 스테로이드와 사이클로스포린 국소 점안이 도움이 된다.

XI 전신질환과 관련된 결막염

1. 갑상샘 질환에서의 결막염

그레이브스병*Graves disease* 환자는 결막충혈, 결막부종과 함께 다량의 눈물이 주요 증상으로 나타난다. 병이 진행함에 따라 결막부종이 악화되고, 심한 경우 눈꺼풀 사이로 결막부종이 돌출되기도 한다.

치료는 갑상샘 질환을 조절하는 것이다. 안구돌출로 인한 결막과 각막의 손상을 막기 위해 연고를 점안하고, 눈꺼풀봉합술*tarsorrhaphy*을 시행하기도 한다. 심한 경우 안와감압술*orbital decompression*을 시행할 수도 있다.

2. 통풍결막염*gouty conjunctivitis*

통풍 환자는 통풍발작이 있을 때 눈이 뜨겁다고 호소하는데 이를 통풍결막염이라고 한다. 환자가 호소하는 증상에 비해 결막염 소견은 경미하며 상공막염, 공막염, 홍채섬모체염, 각막염, 유리체혼탁, 망막병증 등을 동반한다.

치료는 콜히친*colchicine*과 알로퓨리놀*allopurinol*로 통풍발작을 조절하는 것이 목표이다.

XII 퇴행 질환

1. 검열반*pinguecula*

어른에서 흔하고 대개 양쪽 눈에 생긴다. 각막 근처

코쪽의 눈꺼풀틈새 안구결막에 약간 융기된 황색 결절로 나타난다. 차차 밑변이 각막 쪽을 향한 삼각형 모양을 띠게 되며, 크기는 별로 커지지 않지만 가끔 염증 때문에 눈이 충혈된다(그림 8-15).

원인은 자외선, 건성안, 염증, 바람과 먼지 등으로 알려져 있다. 이 결절은 유리질*hyaline*과 노란 탄력조직*elastic tissue*으로 구성된다. 별다른 치료는 필요 없으나 미용상 단순절제해야 하는 경우도 있다. 검열반염*pingueculitis*은 스테로이드제제를 점안하면 호전되며 때로는 군날개로 이행하기도 한다.

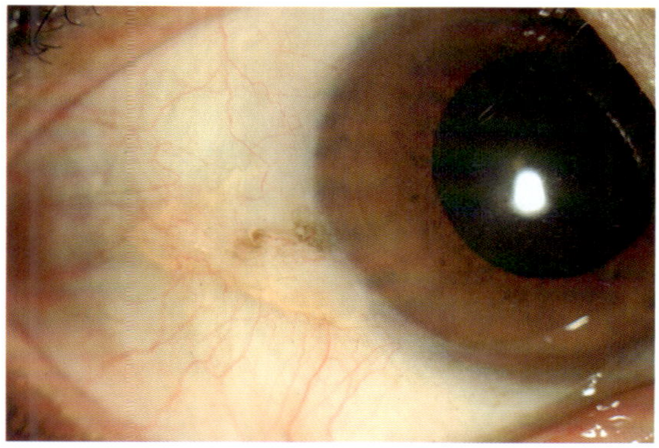

그림 8-15 검열반

2. 군날개*pterygium*

군날개의 원인은 확실하지 않다. 야외에서 많은 시간을 보내는 사람에게 많은 것으로 미루어 보아 자외선, 바람과 먼지의 자극 때문으로 생각된다.

눈꺼풀틈새 안구결막에 삼각형의 섬유혈관조직이 증식하여 각막을 침범한다(그림 8-16). 주로 각막의 코쪽에 많으나 귀쪽 또는 양쪽에 모두 발생하기도 한다. 각막난시가 생길 수 있으며 군날개가 동공부까지 침범하면 시력이 저하된다.

제거수술은 미용상의 이유로 하는 경우도 있지만 대부분 시력장애가 나타나거나 나타날 위험성이 높을 때 시행한다. 젊을수록 수술 후 재발의 위험이 높은데, 이를 방지하기 위해 제거수술 시 0.02~0.045% 미토마이신 C를 사용하거나 자가결막이식, 양막이식술 등을 시행하기도 한다.

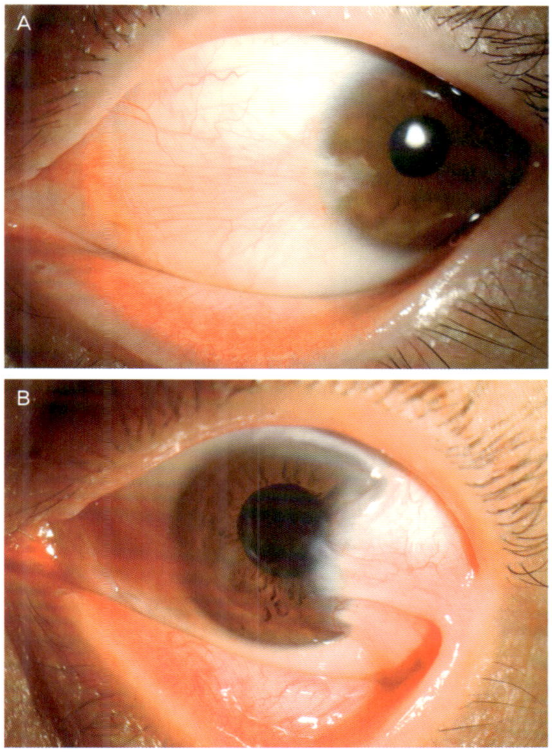

그림 8-16 군날개 A. 원발 군날개 B. 재발 군날개

XIII 기타 결막 질환

1. 림프관확장증*lymphangiectasis*

림프관확장증이란 결막에 작고 투명하며 꾸불꾸불한 물집 모양으로 국소 림프관이 확장된 상태를 말한다. 미용상 문제나 자극증상이 없는 한 치료는 필요 없다.

2. 결막밑출혈*subconjunctival hemorrhage*

결막에 있는 작은 혈관이 파열한 것으로, 흔히 볼 수

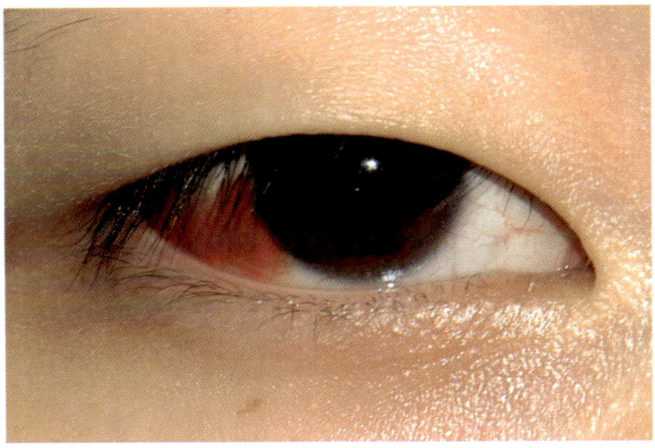

그림 8-17 결막밑출혈

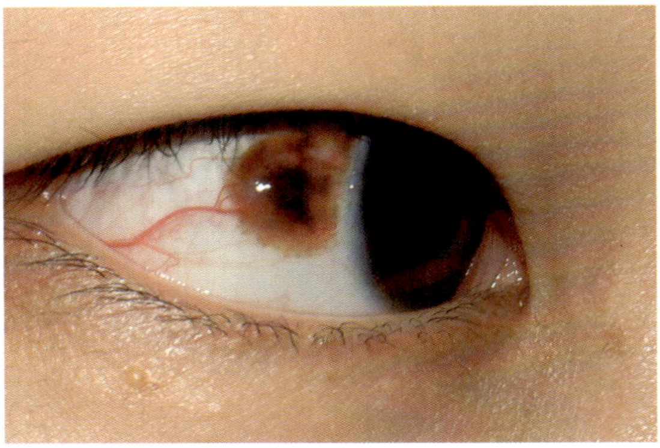

그림 8-18 결막모반

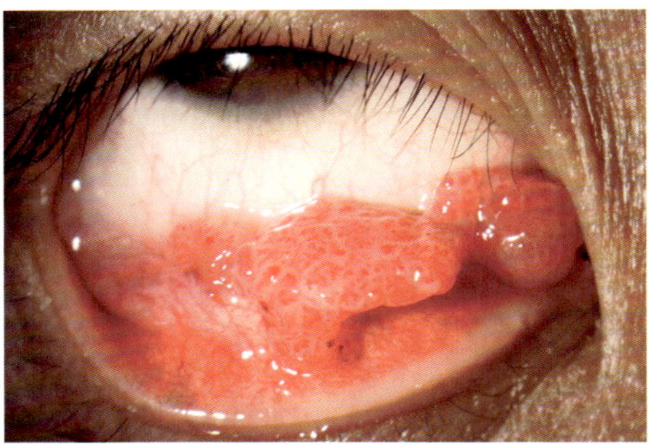

그림 8-19 결막유두종

있는 질환이다(그림 8-17). 보통 한쪽 눈에 생기며 모든 연령층에서 발생한다.

대개 원인을 발견할 수 없지만 바이러스각결막염과 세균결막염에 동반되어 나타나기도 한다. 결막염과 상관없이 결막이완증으로 인해 발생하거나 재채기를 한 후, 심하게 코를 푼 경우 또는 여성이 월경을 할 때도 나타난다. 갑자기 경계가 분명한 밝은 적색으로 나타나며 자주 재발할 때는 결막이완증 여부와 고혈압, 혈액응고장애 등의 전신 검사를 해보는 것이 좋다. 전신에 문제가 없으면 특별한 치료는 필요 없으며 출혈은 2~3주 후 흡수된다.

3. 신생아눈염증*ophthalmia neonatorum*

태어난 지 1개월 이내에 신생아에게 발생하는 모든 결막염을 말한다. 임균결막염은 즉시 치료하지 않으면 각막궤양이 발생하여 실명할 수 있으므로 신생아눈염증이 발생하면 반드시 결막과 분비물의 찰과, 배양검사를 실시해야 한다. 신생아 클라미디아결막염은 덜 파괴적이지만 치료하지 않으면 몇 개월 동안 지속될 수 있고 폐렴을 일으킬 수도 있다. 다른 원인균으로는 포도알균, 폐렴사슬알균, 인플루엔자균, 단순포진바이러스 등이 있다.

증상이 나타난 기간을 알아 두면 진단하는 데 도움이 된다. 임균으로 인한 잠복기는 2~3일이며, 클라미디아로 인한 것은 5~12일, 단순포진바이러스(제2형) 각결막염은 2~3일이지만 절대적이지는 않다.

신생아눈염증은 예방이 가장 중요하다. 출생 직후 1% 테트라사이클린과 0.5% 에리트로마이신 눈연고를 사용한다. 염증이 발생하면 분비물 또는 결막낭에서 균검사를 시행한 후에 적절한 항생제를 사용하여 치료한다.

XⅣ 종양

1. 원발성 양성 결막종양

(1) 모반*nevus*

안구결막, 특히 각막가장자리 근처에 흔히 발생하며 편평하고 때로는 약간 융기된 갈색반으로 나타난다(그림 8-18). 선천성이 많으며 사춘기 이전에 나타나는 경향이 있고 드물게 악성화되기도 한다.

(2) 유두종*papilloma*

드물지 않게 발견되며 각막가장자리 가까이에 가장 잘 생기고 눈물언덕이나 눈꺼풀테에도 생긴다. 유두종은 표면이 반짝이고 투명해서 그 밑에 모세혈관이 보이는데, 이 모세혈관은 빨간 점*red dot*들이 모여 있는 것이 특징이며 표면이 불규칙한 젖꼭지*pedunculated* 모양을 띤다(그림 8-19).

(3) 화농육아종*pyogenic granuloma*

결막 창상의 불완전 봉합, 오래된 다래끼 또는 결막 이물 때문에 발생한다(그림 8-20). 가끔 결핵균이나 콕시디오이데스이미티스 같은 특별한 원인이 조직검사에서 발견되기도 한다. 육아종의 기저부를 포함한 외과적 절제술이 필요하다.

(4) 피부모양종양*dermoid tumor*

드문 선천성 종양이며 부드럽고 노랗게 융기된 원형의 덩어리로, 대부분 각막가장자리의 귀쪽아래에 발생한다. 사춘기에 크기가 커지는 경우도 있고 정지된 상태로 있는 경우도 있다. 외과적 절제술로 치료한다. 절제 후 부분층 각막이식을 하거나 결막결손을 덮기 위해 양막이식을 시행한다(그림 8-21).

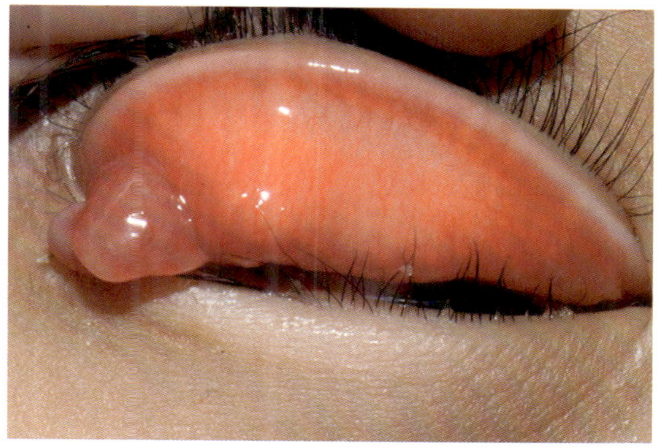

그림 8-20 화농육아종

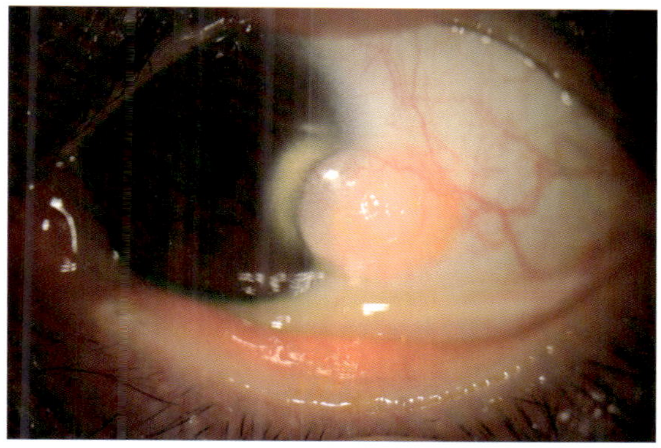

그림 8-21 피부모양종양*dermoid tumor*

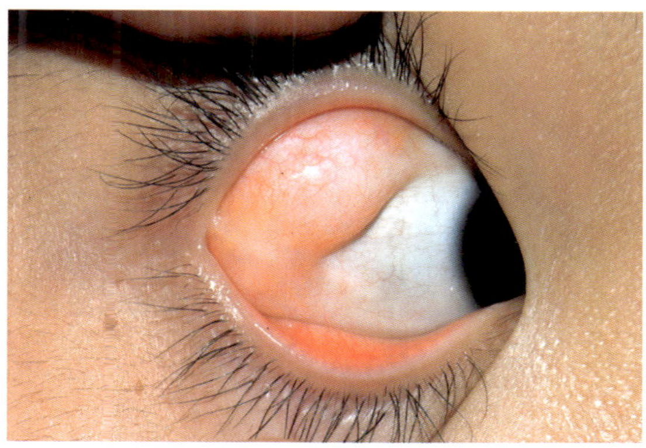

그림 8-22 결막피부지방종

(5) 피두지방종*dermolipoma*

흔한 선천성 종양이고 가쪽눈구석 근처의 안구결막에 흔히 발생한다(그림 8-22). 치료할 필요는 없지만 커지거나 보기 싫으면 부분적으로 절제한다. 이 병변은

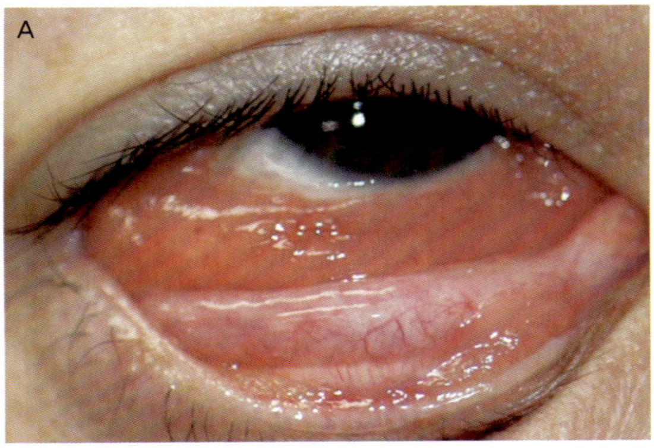

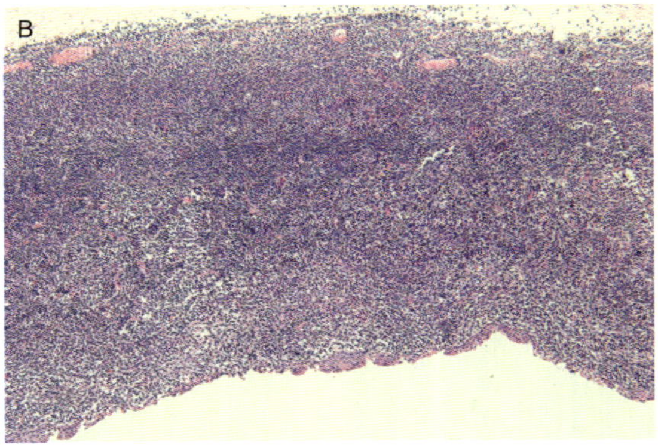

그림 8-23 결막림프종 A. 아래 안구결막의 결막림프종 B. 많은 림프구 증식이 결막 밑에서 관찰된다.

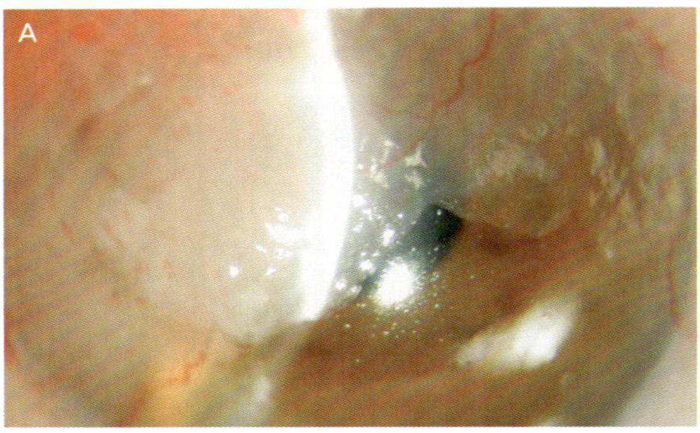

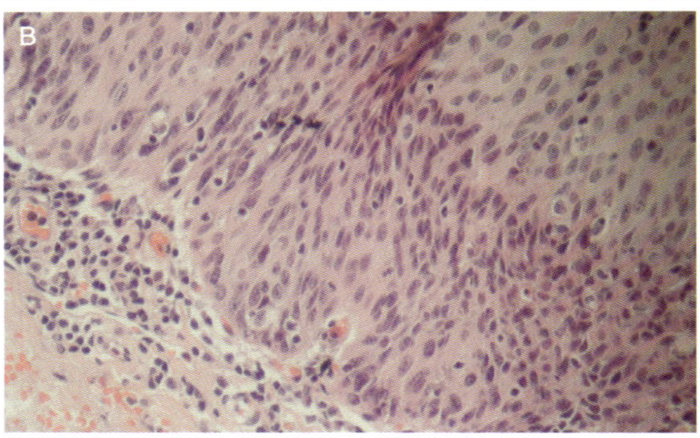

그림 8-24 결막 및 각막 상피내신생물 A. 위쪽 결막과 각막에서 젤라틴처럼 보이는 융기된 병변이 관찰된다. B. 방추세포와 상피모양세포로 구성된 종양세포가 상피층에 국한되어 있다.

안와지방과 연결되기 때문에 깊숙이 절제할 때는 세심한 주의가 필요하다.

(6) 림프종*lymphoma*

드문 종양으로 어른에서 전신질환이 없어도 생길 수 있고 림프육종, 림프구백혈병, 호지킨병*Hodgkin disease*이나 다른 관련된 질환에서 임상소견의 일부로 나타날 수도 있다(그림 8-23).

(7) 섬유종*fibroma*

드문 질환으로 표면이 매끈하고 투명한 작은 젖꼭지 모양이며 아래결막구석에 가장 잘 생긴다. 조직학적 소견으로 섬유 과다성장이 상피에 싸여 있는 것을 볼 수 있다. 종양을 절제하여 치료한다.

(8) 혈관종*hemangioma*

광범위 모세혈관 확장, 모세혈관 모반이나 피막에 싸인 해면혈관종으로 나타난다. 절제하거나 전기지짐기로 치료한다.

(9) 림프관종*lymphangioma*

림프관의 과형성으로 인해 발생하며 형태에 따라 국소형, 일반형, 해면상의 세 가지로 구분한다. 기능적 이상을 일으키거나 미용상으로 문제가 되면 절제한다.

2. 원발성 악성 결막종양

(1) 결막상피내신생물, 결막상피내암종*conjunctival intraepithelial neoplasia; CIN*

원인은 확실하지 않으나 HPV 6, 8, 11형은 양성, 16, 18형은 악성 변화와 관련이 있다. 주로 태양광선에 많이 노출된 60대의 백인에서 한쪽에 생긴다. 대개 약간의 융기된 혈관뭉치 덩어리로 보이나 때로는 무혈관성 종양으로 젤라틴처럼 보이기도 한다(그림 8-24). 마이토마이신 C 점안, 수술적 제거, 냉동술 등으로 치료한다. 전이 가능성은 없고 재발률은 처음에 절제를 얼마나 적절하게 시행하였는지에 따라 결정된다.

(2) 원발후천흑색증*primary acquired melanosis; PAM*

결막에 편평하고 윤곽이 보이지 않는 금갈색 또는 흑갈색의 색소 병변을 말하며, 주로 중장년의 백인에게 생긴다(그림 8-25). 대부분 한쪽에 생기며 악성흑색종으로 전환될 가능성이 높으나 임상적으로 그 위험요소를 측정하기가 어렵기 때문에 모든 환자에 대해 조직검사를 시행한다. 세포이형성을 보이지만 병변이 작을 때는 부분절제와 냉동술을 병행하고, 병변이 클 때는 광범위하게 수술하면 안구운동 장애를 피할 수 없으므로 냉동술만 단독으로 시행하기도 한다.

(3) 악성흑색종*malignant melanoma*

결막의 악성흑색종은 드문 질환으로 이미 있던 모반이 악성화되어 발생할 수도 있고 정상으로 보이던 결막에서 새롭게 생길 수도 있다(그림 8-25, 8-26). 색소 침착 양상은 매우 다양하지만 대개 색소 함량이 많아서 갈색, 검은색으로 보이고 혈관이 많다. 각막이나 안와로 침범하기 쉬우며 주위 림프샘으로 전이된다. 병변 부위를 빨리 제거한 다음 방사선치료나 냉동요법*cryotherapy*을 실시한다. 안구 속이나 안구 뒷부분으로 전이되었을 때는 안구적출*enucleation*, 안와내용제거술*orbital exenteration*을 시행하기도 한다.

(4) 암종*carcinoma*

눈꺼풀틈새의 각막가장자리결막에 가장 잘 생긴다. 표면은 대부분 젤라틴 모양이며, 때로는 상피가 비정상적으로 각화되어 백반*leukoplakia*을 일으킨다. 성장이 느리고 심층침범과 전이가 극히 드물기 때문에 완전절제로 치료한다.

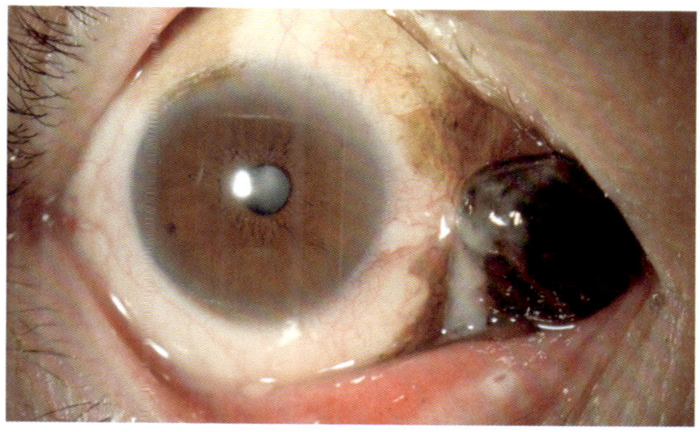

그림 8-25 원발후천흑색증에서 발생한 악성흑색종 상부 안구결막에서 금갈색 색소 병변이 보이고 안쪽 안구결막에서 검은색 종괴가 보인다.

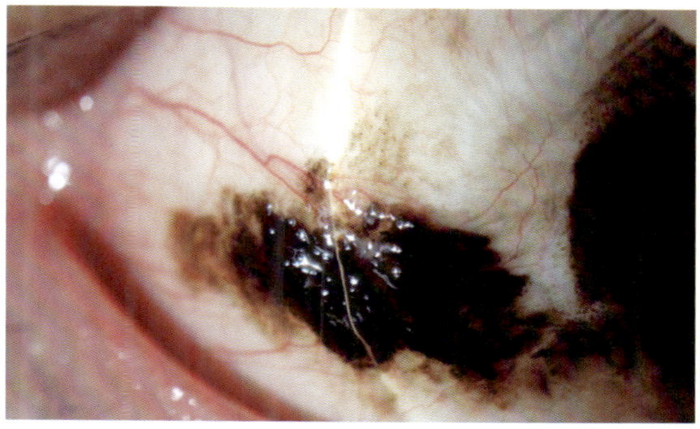

그림 8-26 결막의 악성흑색종

왜 눈이 자주 충혈될까요?

눈이 충혈된다는 것은 결막 혈관이 확장되거나 증식했음을 의미합니다. 결막 충혈이 발생하는 이유는 크게 두 가지입니다. 첫 번째는 바이러스나 알레르기 등 여러 원인에 의해 결막염증이 생겨 결막의 혈관이 증식하거나 확장되는 것입니다. 두 번째는 각막 등 눈에 산소 공급이 불충분한 것입니다. 예를 들어 산소투과율이 낮은 콘택트렌즈를 장기간 착용한 경우에 충혈이 발생합니다.

문제는 한 번 결막혈관이 증식하면 약간의 자극만 받아도 눈이 쉽게 다시 충혈된다는 것입니다. 이는 염증을 치료하여 충혈이 가라앉더라도 결막 혈관이 완전히 소실되지 않고 그 구조가 그대로 남아 있다가 염증을 일으키는 상황에 다시 노출되면 혈관이 바로 확장되기 때문입니다.

눈이 충혈된다는 것은 결막의 염증을 암시하는 중요한 신호입니다. 눈이 쉽게 충혈되는 사람은 눈꺼풀염이나 알레르기 결막염, 건성안 등 대부분 그 원인 질환을 가지고 있습니다.

9

각막

각막*cornea*은 투명하여 눈의 창문 역할을 하지만 각막 중심부에 각막흉터*corneal scar*, 혈관신생, 각막기질 부종, 염증 등이 생기면 시력장애가 나타난다.

각막 질환의 주요 증상은 시력감퇴, 통증, 눈물흘림, 눈부심이다. 각막상피에는 감각신경이 많이 분포해 있기 때문에 결손 또는 염증이 생기면 이물감, 자극증상을 비롯한 통증과 눈부심이 나타나고 눈물이 흐른다. 각막 질환에서 나타나는 눈부심은 충혈된 홍채의 수축현상 때문에 생기는데 홍채혈관의 충혈은 각막감각신경의 말단이 자극을 받아 발생한다.

각막 질환이 완치되어도 각막에 혼탁이 생기면 이로 인해 시력장애가 남는다. 그러므로 모든 각막 질환은 신속하게 진단하고 치료해야 한다. 감염성 각막염에는 항균제를, 비감염성 각막염에는 스테로이드 제제를 적절히 투여한다.

I 각막혼탁

각막혼탁*corneal opacity*은 각막부종, 세포침윤, 각막흉터 때문에 나타난다.

1. 각막부종*corneal edema*

각막부종은 각막조직에 수분량이 증가된 상태를 말한다. 안압 상승, 각막내피세포의 기능부전 등이 원인이다. 각막상피층의 부종은 주로 급격한 안압 상승으로 인해 발생하며, 각막 전층이나 각막실질층의 부종은 각막내피세포의 기능부전과 관련이 있다.

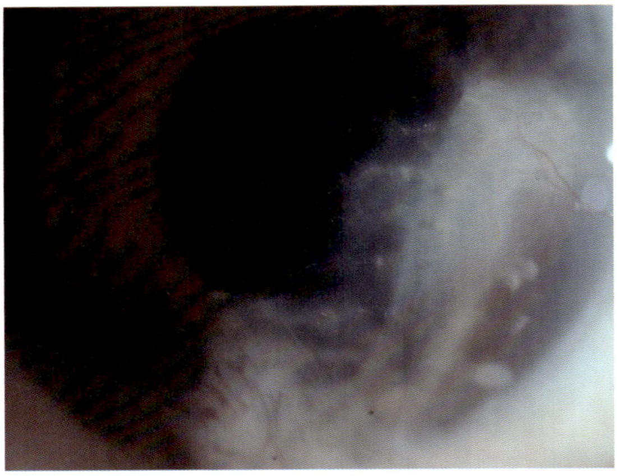
그림 9-1 각막흉터

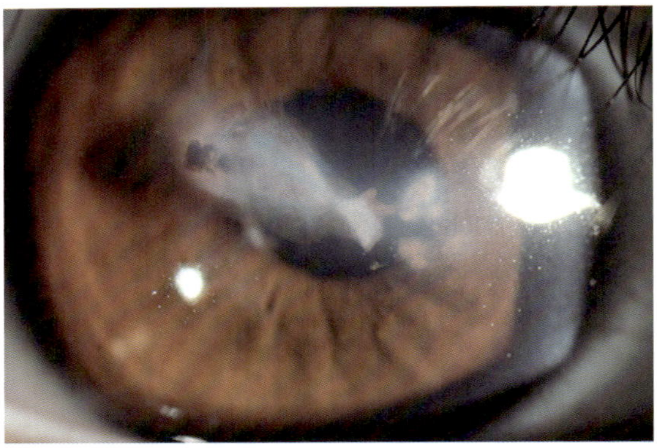
그림 9-2 유착각막백반

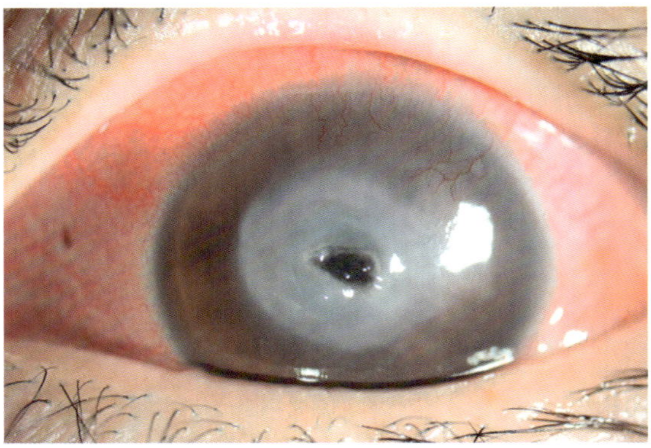
그림 9-3 단순포진각막염 후 발생한 데스메막류

2. 각막침윤*corneal infiltration*

각막에 염증이 생기면 부종과 함께 세포침윤이 나타나 혼탁이 발생하는데 이를 각막침윤이라고 한다. 염증성 세포침윤이 회복되면 혼탁이 완전히 없어져서 투명한 각막이 되지만 침윤된 조직이 파괴되거나 괴사하면 그 부위는 궤양이나 흉터조직으로 대치된다.

3. 각막흉터*corneal scar*

각막기질이나 보우만층*Bowman layer*이 손상되었을 때는 치유된 후에 그 자리에 치유성 흉터가 하얗게 남지만(그림 9-1) 각막상피만 손상되면 각막상피가 재생되어 흉터 없이 치유된다.

염증이나 외상으로 인한 천공성 각막 질환이 발생한 후에 홍채조직이 천공부에 낀 상태로 치유되어 흉터가 남은 것을 유착각막백반*adherent leucoma corneae*이라고 한다(그림 9-2). 각막의 흉터 부위가 얇아져서 안압으로 인해 앞으로 확장된 것은 각막확장*keratectasia*이라 하며, 각막 전체가 확장되면 이를 전각막포도종*total corneal staphyloma*이라고 한다. 각막기질은 없고 데스메막*Descemet membrane*만 남아서 돌출된 것은 데스메막류*descemetocele*라고 한다(그림 9-3).

II 각막혈관신생

각막은 혈관이 없으므로 대기 중의 산소와 전방에서 각막실질을 통해 확산된 영양분으로 신진대사를 하지만 주변부 각막은 각막가장자리에 있는 동맥으로부터 영양을 공급받는다.

각막혈관신생*corneal neovascularization*은 정상 치유 과정이나, 때로는 혈관신생이 각막의 혼탁과 반흔을 야기하고 광학적 기능을 망가뜨리기도 한다(그림 9-4).

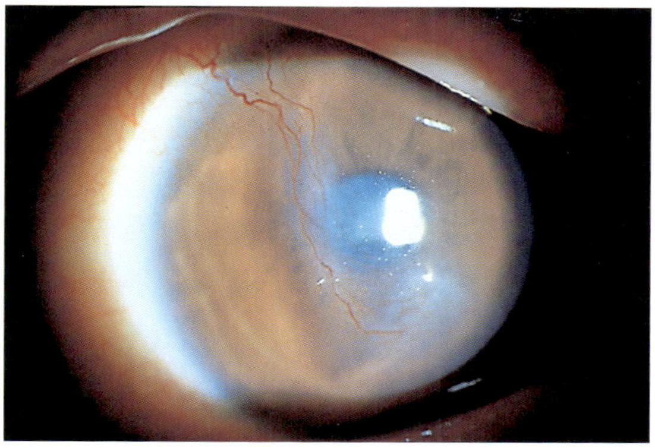

그림 9-4 각막혈관신생

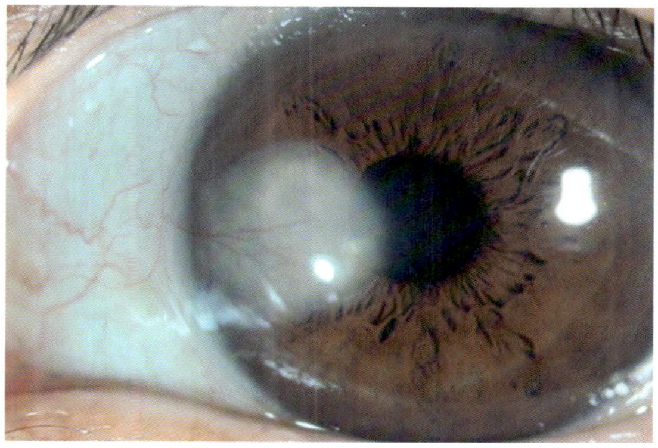

그림 9-5 지질각막병증

신생혈관을 통해 지방이 누출되면 각막실질에 지방이 축적되는 지질각막병증*lipid keratopathy*이 발생하여 시력이 더욱 저하되기도 한다(그림 9-5). 비록 혈액이 순환되지 않더라도 일단 생긴 혈관 자체는 소실되지 않고 그물처럼 남는다(유령혈관*ghost vessels*)(그림 9-6).

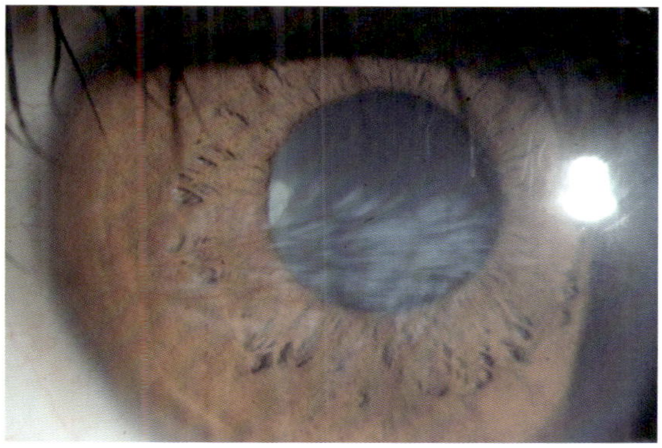

그림 9-6 각막 유령혈관

표재성 혈관신생은 상피밑, 보우만층, 기질표층에 발생하는 것으로 나뭇가지 모양의 분지를 이루며 결막혈관과 연결되어 있다. 특히 육아조직과 동반된 것을 판누스*pannus*라고 하는데 플릭텐, 나병, 각막변성이 있을 때 잘 나타난다(그림 9-7).

심부혈관신생은 섬모체혈관에서 시작되며 결막까지 연속되지 않고 각막가장자리에 나타나서 각막기질 속으로 진행한다. 기질각막염*interstitial keratitis*에서 흔히 발생한다.

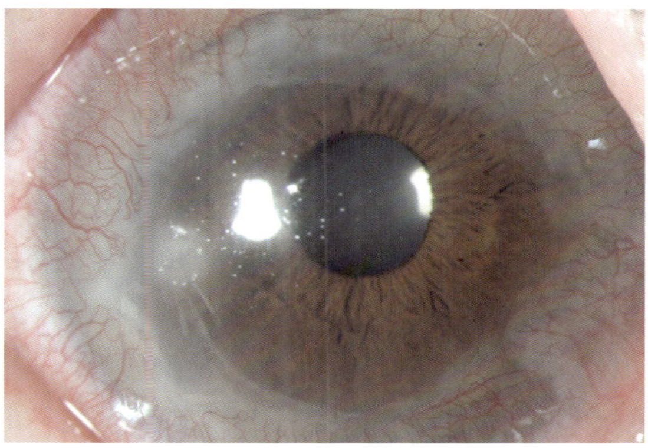

그림 9-7 판누스

III 각막궤양 또는 각막염

각막궤양*corneal ulcer* 또는 각막염*keratitis*이 발생한 후 그 자리에 흉터로 인한 혼탁이 발생하면 시력장애가 나타나며, 이는 실명의 주요 원인 중 하나이다. 각막궤양의 원인으로 세균, 바이러스, 진균 등이 있으며, 세균은 포도알균*Staphylococcus*, 녹농균*Pseudomonas*

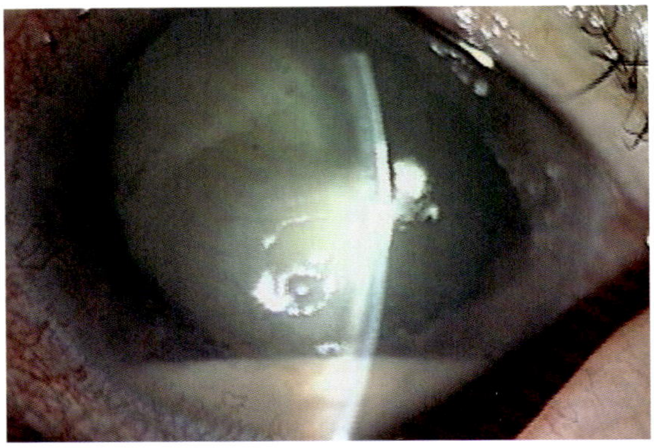

그림 9-8 중심각막궤양의 앞방축농

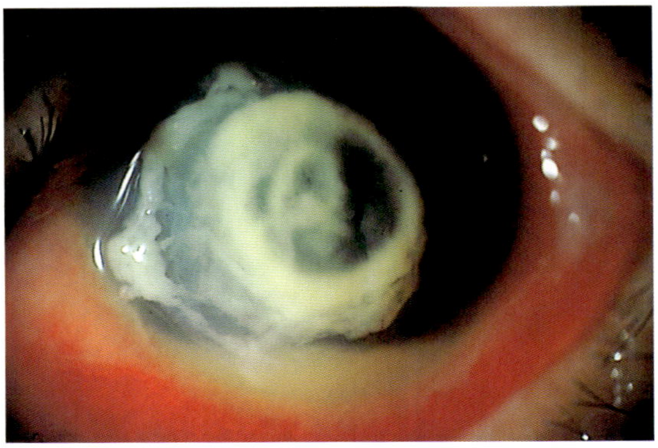

그림 9-9 녹농균각막궤양

*aeruginosa*이 가장 많고, 진균은 푸사륨*Fusarium*이 가장 많다. 각막 질환으로 인한 시력장애는 대부분 예방과 치료가 가능하므로 신속하고 정확히 치료해야 한다.

1. 중심각막궤양*central corneal ulcer*

각막 중앙부에 궤양이 발생하는 중심각막궤양은 각막상피가 손상되어 탈락한 후에 포도알균을 비롯한 기타 세균에 감염되는 것이 주요 원인이다. 그 밖에 진균이나 바이러스 등의 감염으로 인해서도 발생한다. 심한 세균각막궤양 혹은 진균각막궤양의 경우 중심각막궤양과 함께 앞방축농*hypopyon*이 나타날 수 있다(그림 9-8).

요즘 우리나라에서는 항생제와 스테로이드제제 점안약의 남용으로 진균, 바이러스로 인한 각막궤양의 발생빈도가 점차 높아지고 있다.

(1) 세균각막궤양*bacterial corneal ulcer*

1) 녹농균각막궤양*Pseudomonas corneal ulcer*

【원인】 녹농균은 가장 흔히 심한 각막염을 일으키는 그람음성균이다. 각막상피가 손상되었을 때 녹농균에 감염되어 발생하며, 소프트콘택트렌즈 착용자에게 잘 생긴다.

【증상】 궤양 부근에 회색이나 황색의 침윤이 나타나고 3~4일 후에 균에서 나오는 단백용해효소로 인해 궤양이 각막 전체로 급속하게 퍼진다(그림 9-9). 환자는 심한 통증과 시력장애를 호소한다. 궤양은 뱀모양각막궤양*serpiginous ulcer*처럼 밑으로 퍼지며 궤양부의 삼출물과 침윤 부위는 청록색을 띤다. 청록색을 띠는 이유는 세균이 생산하는 색소 때문인데, 이는 녹농균 감염의 특징이기도 하다.

적절하게 치료하더라도 각막염이 진행하여 심부기질의 농양 및 기질과 각막의 융해, 천공을 초래할 수 있다.

2) 포도알균각막궤양*staphylococcal corneal ulcer*

【원인】 포도알균은 가장 흔한 그람양성균이다. 포도알균각막궤양은 단순포진각막염*herpes simplex keratitis*, 건성안증후군*dry eye syndrome*, 물집각막병증*bullous keratopathy*, 아토피*atopy* 등과 같이 각막 상태가 취약한 경우에 흔히 발생한다.

【증상】 각막 병변은 대개 원형 혹은 난형으로 침윤의 밀도가 높으며 경계가 명확하나(그림 9-10), 가끔 기질 내에 경계가 불명확한 미세농양을 형성한다. 감염이 천천히 진행하고 침윤은 각막표층에 국소적으로 존재하며 주변부의 각막은 깨끗해 보이지만, 치료하지 않으면 각막을 빠르게 침윤하여 중증도의 전방염증과 전방축농을 동반한다.

3) 폐렴알균각막궤양*pneumococcal corneal ulcer*

급성 뱀모양각막궤양*acute serpiginous ulcer*이라고도 한다.

【원인】 과거에 가장 흔한 세균각막궤양이었으나 최근에는 감소하는 추세이다. 중년 이후에 많다. 벼나 보리, 풀잎, 모래로 인해 생기는 각막의 미세한 외상이 원인인데, 환자 자신이 외상을 느끼지 못할 때도 있다. 만성 눈물주머니염*chronic dacryocystitis*이나 코눈물관*nasolacrimal duct*이 폐쇄된 환자에서 눈물주머니 속에 있는 폐렴알균이 결막낭으로 나와 발생하는 경우도 있다.

【증상】 손상된 각막에 세균이 침입한 후 24~48시간 이내에 발병한다. 회색 또는 회황색 침윤이 전형적으로 나타나며, 궤양이 처음 생긴 부위에서 점차 각막 중심으로 이동하면서 원반 모양으로 변한다. 궤양은 처음에 각막 표층을 침범하다가 점차 깊이 퍼지고 궤양의 바닥과 가장자리가 회황색으로 침윤되면서 궤양이 표층 밑으로 깊이 전진하는데(그림 9-11), 반대쪽은 침윤도 가볍고 일부 상피가 재생되기도 한다. 궤양 주위의 각막은 대부분 정상 소견을 보인다. 흔히 중등도의 앞방축농이 나타난다. 앞방축농은 염증세포로 구성되며, 대개 다핵백혈구지만 단핵세포와 대식세포도 포함되어 있다.

4) 세균각막궤양의 치료

세균각막궤양을 효과적으로 치료할 수 있는 적절한 항생제를 선택하려면 항생제 투여를 시작하기 전에 궤양 부위에서 찰과표본을 채취하여 도말표본*smear preparation*검사, 배양검사, 항생제 감수성검사를 해야 한다. 특히 세균감염의 원인으로 생각되는 이물질이나 봉합사, 점안약, 콘택트렌즈 및 렌즈 용기 등에 대한 도말 및 세균 배양검사를 같이 시행하는 것도 원인균 발견에 도움이 된다. 원인균이 동정되기 전에는 퀴놀론*quinolone*제제를 단독으로 점안하거나(단독요법) 세파졸린*cefazolin*과 아미노글리코시드*aminoglycoside*를 함께 점안하며(복합요법), 배양 결과

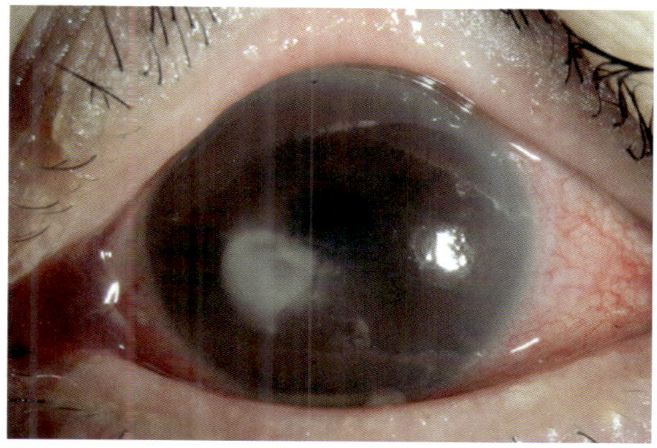

그림 9-10 포도알균각막궤양

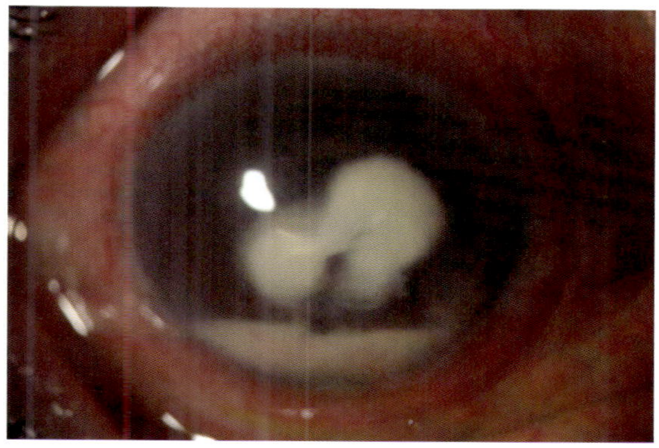

그림 9-11 폐렴알균각막궤양

에 따라 항생제 종류를 변경한다. 그람음성균의 경우 세파졸린보다 세프트리악손*ceftriaxone*이나 세프타지딤*ceftazidime*을 사용한다. 각막궤양이 심한 경우에는 항생제를 결막밑에 주사하거나 전신투여한다.

(2) 진균각막궤양*fungal corneal ulcer*

진균각막궤양은 원래 농부에게 많이 발생했지만 1950년대부터 점안 스테로이드제제가 사용되면서 도시인에게도 비교적 자주 나타나게 되었다.

외상, 안내수술이나 콘택트렌즈를 통해 진균에 직접 감염되기도 하고, 점안 스테로이드, 점안 항생제, 점안 녹내장 제제 사용과 점안 마취제 남용이 진균각막궤양의 위험인자이다. 특히 곡물과 직물 등을 많이 취급하는 사람에게 미세한 각막상피 외상이 있을 때

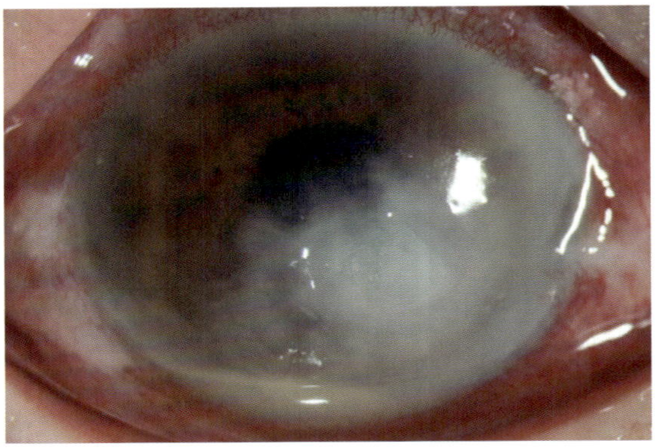

그림 9-12 깃털모양 침윤

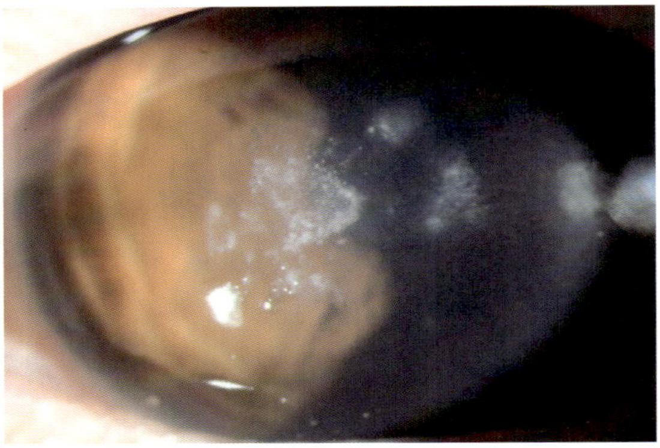

그림 9-13 위성병소

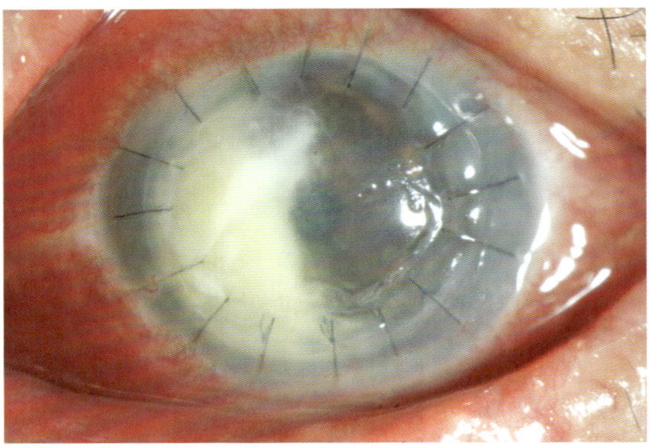

그림 9-14 각막이식 후 발생한 진균각막궤양

감염된다.

【원인】 아스페르길루스*Aspergillus*, 칸디다*Candida*, 푸사륨*Fusarium*, 페니실륨*Penicillium*, 세팔로스포륨 *Cephalosporium*, 스포로트리쿰*Sporotrichum*, 분아균 *Blastomyces* 등이 원인균이다. 특히 푸사륨종은 진행 속도가 빠르다.

【증상】 주로 각막 중심부에 많으며 회황색의 원형 침윤이 나타나는데 표면이 평활하지 않고 건조하다. 중심의 침윤부가 궤양으로 진전되어도 통증이 세균각막궤양에 비해 상대적으로 적으며 앞방축농을 흔히 동반한다. 궤양이 진행되면서 현저한 염증 소견이 나타나는데, 건조하고 거친 느낌의 침윤, 미세한 깃털 모양 침윤*feathery infiltration*(그림 9-12), 궤양에서 좀 떨어진 곳에 여러 개의 침윤이 위성처럼 발생하는 위성병소*satellite lesion*(그림 9-13), 일차 병소 주위의 면역고리 *immune ring* 등이 진균 감염을 시사하는 소견들이다.

진균각막궤양은 세균과 달리 진균이 데스메막을 쉽게 통과해 앞방까지 침입하여 앞방축농과 함께 궤양 밑에 가장자리가 불규칙한 각막내피반*corneal endothelial plaque*을 형성한다(그림 9-14). 궤양은 보통 서서히 흉터로 변하지만 때로는 각막기질 내로 깊숙이 침범하여 천공을 일으키기도 한다.

궤양 부위에서 채취한 찰과표본에서 균사*hyphae*를 가진 진균을 검출할 수 있으며, 칸디다의 경우 거짓균사*pseudohyphae* 또는 효모형*yeast form*이 관찰된다.

【치료】 초기 증상이 심하지 않아 늦게 발견되는 경우가 많고 진균 점안약은 각막 침투가 좋지 않기 때문에 치료가 매우 어렵다. 항진균제인 암포테리신 *amphotericin* B, 나타마이신*natamycin*, 플루코나졸 *fluconazole*을 점안하거나 암포테리신 B를 결막밑주사 또는 앞방내주사를 한다. 암포테리신 B, 케토코나졸*ketoconazole*, 이트라코나졸*itraconazole*, 플루코나졸 등을 전신투여하기도 한다. 칸디다인 경우에는 플루시토신*flucytosine*을 복용시킬 수 있다. 최근 소개된 아졸*azole*계 항진균제인 보리코나졸*voriconazole*은 기

존 항진균제에 비하여 전신 부작용이 상대적으로 적고 조직 침투 능력이 뛰어나 국소 및 전신 치료제로 사용빈도가 점차 높아지고 있다.

(3) 바이러스각막궤양

1) 단순포진각막염

【원인】 단순포진바이러스*herpes simplex virus; HSV*로 인한 각막염은 각막궤양의 원인 중에서 큰 비중을 차지한다.

원발형*primary form*과 재발형*recurrent form*이 있다. 전체 인구의 90% 이상이 원발형 단순포진감염을 경험하지만 대부분 증상을 나타내지 않는 반면, 재발형은 각막염을 유발한다. 단순포진의 임상증상은 1형과 2형으로 나뉘는데 1형은 입과 눈에, 2형은 생식기에 증상이 주로 나타난다. 침범된 각막 부위에 따라 상피, 기질, 내피 각막염으로 나눈다. 상피각막염은 가지모양궤양*dendritic ulcer*, 지도모양궤양*geographic ulcer*, 가장자리궤양*marginal ulcer*이 있다. 기질각막염은 면역기질염*immune stromal keratitis* 또는 기질각막염*interstitial keratitis*이라 하는 비교적 경과가 좋은 형과 예후가 매우 나쁜 괴사기질각막염*necrotizing stromal keratitis*이 있다. 내피각막염은 각막후면침착물의 분포 양상과 각막부종의 범위에 따라 원반형*disciform*과 광범위*diffuse*, 선상형*linear*으로 구분할 수 있다.

단순포진각막염이 자주 재발하는 원인은 발열, 자외선에 오래 노출된 경우, 외상, 정신적 스트레스, 월경, 국소 또는 전신적 면역저하*immunosuppression* 등이다.

【증상】 대개 한쪽 눈에만 나타나며, 4~8%에서 양쪽 눈에 발병한다. 아토피 환자에서 흔히 병발한다.

처음 증상은 눈의 자극감, 눈부심, 눈물흘림 등이며, 병변이 각막 중심에 있을 때는 시력장애도 동반된다. 발병 초기부터 각막의 지각이 저하되기 때문에 증상이 가벼운 것처럼 느껴질 수 있다.

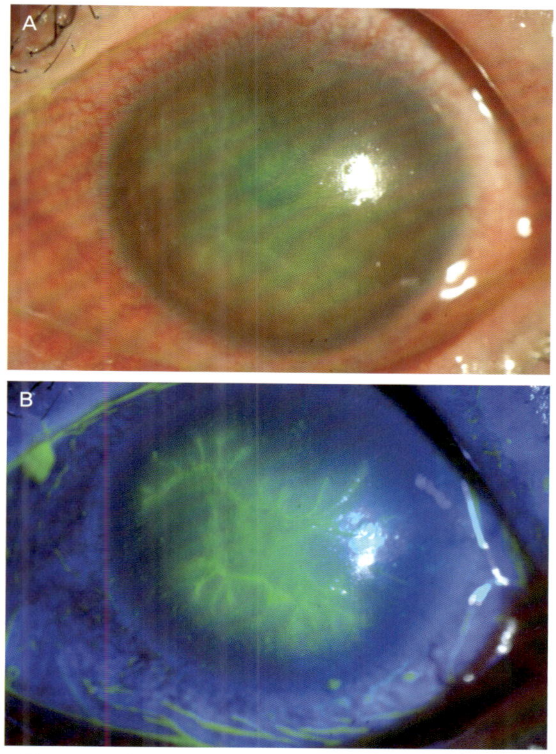

그림 9-15 가지모양각막궤양 A. 단순포진바이러스에 의한 가지모양각막궤양 B. 형광염색 소견

가장 대표적인 것은 나뭇가지 모양(가지모양각막궤양*dendritic corneal ulcer*)으로, 형광염색으로 관찰하면 쉽게 확인할 수 있다. 처음에는 각막상피에서 점 모양의 침윤으로 시작하여 작은 물집이 선상으로 모여 궤양으로 나타나는데, 시간이 지나면서 나뭇가지 모양의 전형적인 궤양으로 발전한다. 특징적으로 둥근 말단방울*terminal bulb*을 가지 끝에서 볼 수 있다(그림 9-15).

그 밖에 일시적으로 점상으로 산재하거나 불규칙한 선 모양, 별 모양*stellate*, 실 모양*filamentary*을 띠며, 때로는 지도 모양*geographical*으로 확대되기도 한다.

상피각막염 중 가장자리궤양은 세균으로 인한 가장자리궤양과 달리 궤양으로 시작한 후 침윤이 심해지는 특징을 보이며, 치료하지 않으면 각막 중심부로 진행한다. 상피밑혼탁*subepithelial opacities* 역시 단순

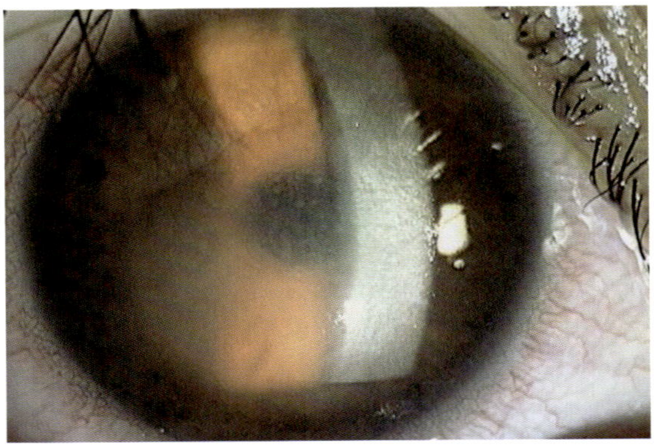

그림 9-16 원반각막염

포진바이러스 감염으로 인해 나타나는데, 이는 상피 병변 바로 밑에 나타나며 대개 1년 이내에 소실된다.

기질각막염은 주로 심한 면역기전과 바이러스에 의한 염증 때문에 발생하며 대개 각막혼탁을 동반한다. 초기에 적절히 치료하지 않으면 영구적으로 각막 혼탁이 남게 된다. 기질각막염이 심한 경우에는 홍채섬모체염이 동반되며, 때로는 각막천공*corneal perforation*에 이르기도 한다. 만일 천공이 생길 우려가 있거나 이미 생긴 경우에는 즉시 각막이식*corneal transplantation, keratoplasty*을 시행하는 것이 좋지만, 임시로 얇은 결막판*thin conjunctival flap* 혹은 양막*amniotic membrane*으로 덮거나 조직접착제*tissue glue*로 막기도 하며 치료용 소프트렌즈를 착용시키기도 한다.

원반각막염*disciform keratitis*은 내피각막염 중 가장 흔한 형태로 지연과민*delayed hypersensitivity*의 일종이다(그림 9-16). 둥근 원반 모양의 각막기질부종을 동반하며, 가끔 미세한 각막침착물이 병변 바로 밑의 내피층에 침착되거나 데스메막에 주름이 생길 수 있다.

단순포진각막염은 앞방축농이 잘 동반되지 않으며, 동반된 경우에는 일단 세균이나 진균의 이차 감염을 의심해야 한다.

대부분 임상소견으로 진단되지만 경우에 따라 바이러스 배양을 통해 확진할 수 있다. 검체를 이용한 김자염색*Giemsa stain* 또는 라이트염색*Wright stain*에서 다핵성 거대세포*multinucleated giant cells*가 관찰되며, 이 외에 PCR, ELISA, 면역염색 등을 이용할 수 있다.

【치료】 병소에서 바이러스를 제거하기 위해 병변 부위 상피를 찰과제거 하거나 항바이러스제를 투여한다. 점안 마취 후에 면봉 끝으로 간단히 문지르거나, 소독된 백금주걱*platinum spatula*이나 콩다래끼 큐렛 *chalazion curet*을 사용하여 병변이 있는 각막상피를 제거할 수 있다. 물리적 제거 후에는 항바이러스제 TFT(trifluorothymidine) 눈약이나 아시클로비어*acyclovir* 또는 간시클로비어*ganciclovir* 눈연고를 사용하여 약물치료를 한다.

물리적으로 제거하지 않고 처음부터 항바이러스제를 투여할 경우 각막상피가 침범된 가지모양각막염에는 2~3주 동안 TFT 점안약을 1~2시간마다 또는 아시클로비어나 간시클로비어 눈연고를 1일 5회 사용한다. 이때 약제로 인한 독성 여부를 세심히 관찰할 필요가 있다.

스테로이드 치료는 아교질분해효소*collagenase*의 파괴작용과 면역억제작용을 촉진하고, 결국 바이러스의 활동을 증가시키며 다른 병원체의 이차 감염에 대한 감수성을 높이기 때문에 금기이다. 그러나 원반각막염 등 각막내피염과 면역기질각막염은 일종의 면역반응이므로 항바이러스제와 병행하여 사용한다. 스테로이드제제를 사용하면 각막상처, 신생혈관, 홍채뒤유착, 홍채섬모체염 등 합병증과 후유증의 빈도를 줄일 수 있다. 각막기질에 병소가 있으면 재발할 위험이 있다. 각막혼탁 때문에 시력장애가 현저해지면 각막이식수술을 해야 한다.

단순포진각막염은 1/3가량이 2년 이내에 재발한다. 예방적으로 아시클로비어를 장기간(6개월~1년) 경구 복용하는 방법이 재발을 줄이는 데 효과적이다. 또한 재발을 예방하려면 감기로 인해 발열이 일어나거나 심신이 피로해지지 않도록 항상 주의해야 한다. 태양광선이나 자외선에 지나치게 노출되어도 좋지 않으며 정신적 충격, 스트레스도 가급적 피하는 것이 좋다.

2) 대상포진각막염*herpes zoster keratitis, varicella-zoster viral keratitis*

【원인】 수두-대상포진바이러스*varicella-zoster virus; VZV* 감염의 유형은 원발형과 재발형으로 나뉜다. 원발형은 눈 감염이 드물지만 재발형은 비교적 흔하다.

수두*varicella, chickenpox*에서는 눈꺼풀이나 눈꺼풀테에 곰보자국이 나타날 수 있다. 드물게 플릭텐각막염과 비슷하거나 거짓가지모양각막궤양을 보이는 상피각막염 등이 발생할 수 있다.

재발형 단순포진각막염은 각막상피만을 침범하지만 대상포진각막염은 각막기질 외에도 홍채, 섬모체를 침범하는 것이 특징이다. 환자의 약 절반에서 피부대상포진이 경과 중이거나 경과 후에 이 질환이 나타나며, 특히 삼차신경의 코섬모체신경*nasociliary nerve*이 침범된 경우에 더 흔히 나타난다.

【증상】 침범된 삼차신경이 지배하는 얼굴 부위에 반점*macula*이 생기며 잔물집*vesicle*으로 변하면서 딱지*crust*가 앉는다(그림 9-17). 각막염의 증상으로 처음에는 각막지각이 저하되며 상피밑에 미세한 점 모양의 혼탁이 나타나고 서로 융합하여 각막기질부종과 데스메막주름이 나타나는데, 상피밑침윤에서 때로는 물집이 생긴 후 파열해 궤양이 될 수도 있다. 궤양의 모양은 일정하지 않지만 단순포진각막염처럼 나뭇가지 모양으로 나타날 수도 있고, 원반각막염의 소견도 나타날 수 있으며, 회복 후에도 각막지각 저하가 몇 개월 동안 지속된다. 포도막염 증상도 몇 주에서 몇 개월 동안 지속한 후에 사라진다.

【치료】 초기에 항바이러스제(아시클로비어, 간시클로비어)를 쓰면 효과적이다. 스테로이드제제 국소치료는 일시적으로 증상을 회복시키지만 병의 경과를 지연시키거나 예후를 악화시킬 수도 있다. 노인에서는 회복 후에 가끔 대상포진후신경통*postherpetic neuralgia*이 합병되는데, 이때 진통제를 사용하면 효과가 있다.

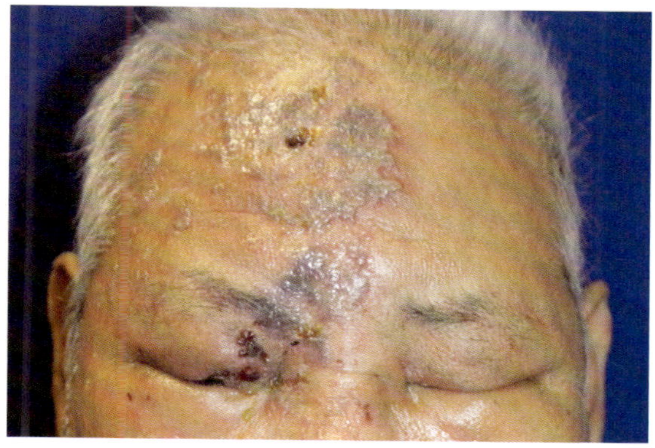

그림 9-17 얼굴 부위 대상포진

3) 아데노바이러스각막염

모든 형의 아데노바이러스결막염이 있을 때 나타나며, 흔히 발병 후 5~7일째에 잘 나타난다. 미세한 상피각막염은 형광용액 점안 후에 세극등으로 관찰하면 잘 보인다. 상피각막염은 나중에 흔히 상피밑혼탁을 보이는데, 유행각결막염*epidemic keratoconjunctivitis*일 때는 상피밑혼탁이 원형의 점처럼 보인다. 발병 후 8~15일째에 나타날 수 있으며, 몇 개월에서 몇 년간 지속되고 각막 중앙부에 생겼을 때는 시력장애까지 나타날 수 있다.

상피각막염 초기에는 스테로이드제제를 사용하여 상피밑혼탁을 감소시킬 수 있지만 치유를 지연시킬 수도 있기 때문에 조심스럽게 사용해야 한다.

(4) 가시아메바각막염*Acanthamoeba keratitis*

가시아메바는 오염된 물속, 토양, 대기, 수돗물 등에 서식하는 원충으로, 운동성이 있는 영양형*trophozoite*과 휴면 중인 포낭*cyst*으로 존재한다(그림 9-18). 최근 콘택트렌즈의 사용과 더불어 각막궤양의 발생빈도가 점차 증가하고 있다. 콘택트렌즈가 불결한 생리식염수나 수영장 물에 오염된 경우, 콘택트렌즈나 렌즈 보관용기를 오염된 수돗물로 세척한 경우에 감염될 수 있다. 조기에 진단하여 적절히 치료하는 것이 매우 중요하다.

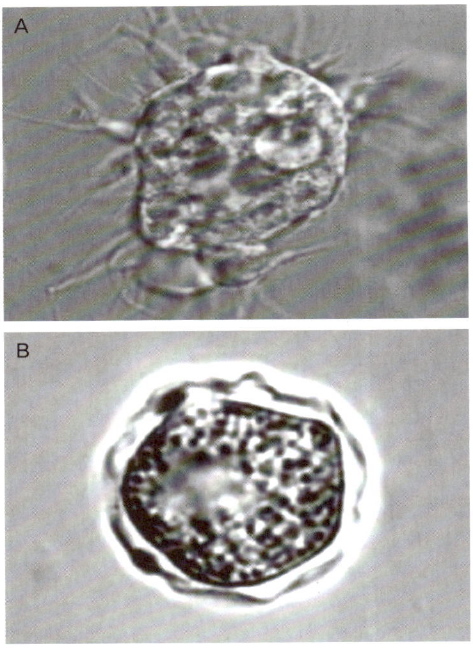

그림 9-18 가시아메바 A. 영양형 B. 포낭

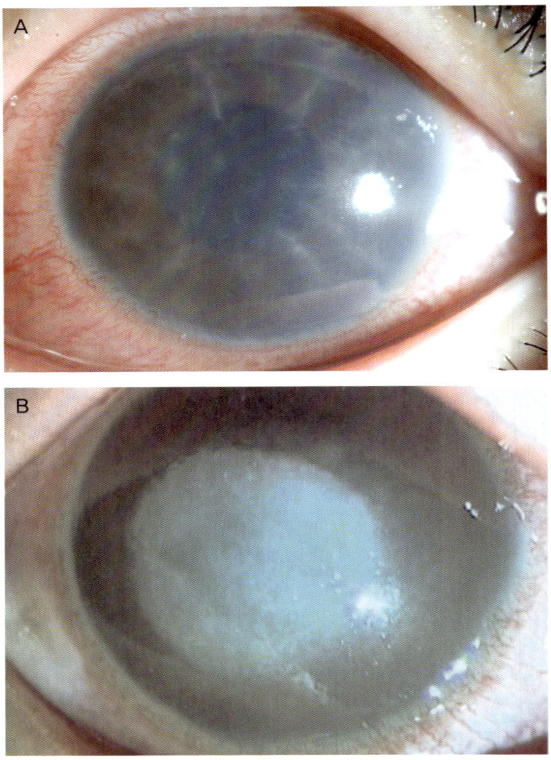

그림 9-19 가시아메바각막염 A. 초기에 각막신경을 따라 발생한 각막상피 침윤 B. 진행되어 후기에 이른 각막기질 침윤

초기에는 각막 상피층에만 침범하는데, 심한 통증과 더불어 점모양각막짓무름*punctate corneal erosion*이 생기고 점차 가지 모양의 각막상피 병변이 생긴다. 이때 불규칙하게 굵어진 각막신경이 관찰되고, 염증 정도에 비해 환자가 심한 통증을 호소하는 것이 특징이다(그림 9-19A). 진행과정에서 눈 분비물은 거의 생기지 않으나 각막기질 침윤이 나타나고 특징적인 둥근 형태의 고리모양침윤*ring infiltrate*이 관찰된다(그림 9-19B). 이 시기에 이르면 치료하기 어려운 경우가 많으며 더욱 진행되면 앞방에 염증반응까지 일으키기도 한다.

원충류를 확인하는 방법으로는 도말표본검사, 콘택트렌즈와 보관용기에서의 이영양배지를 이용한 배양검사(그림 9-20), 공초점현미경검사*confocal microscopy*, 생검 등이 있다.

각막상피층에만 국한된 경우에는 치료에 3~4개월 정도 소요되며 시력의 예후가 비교적 좋은 편이지만, 각막기질 부위까지 침범된 경우에는 최소한 6개월 이상에서 1년 정도까지 치료해야 하며, 시력의 예후도 좋지 못하다.

치료약제로는 원충 치료제인 디아미딘*diamidine* 계통(프로파미딘*propamidine*, 헥사미딘*hexamidine*)이나 소독제 비구아니드*biguanides* 계통(폴리헥사미드*polyhexamide*, 클로르헥사딘*chlorhexadine*), 항생제인 아미노글리코시드*aminoglycosides* 계통(네오마이신*neomycin*, 파로모마이신*paromomycin*), 항진균제인 이미다졸*imidazole*이나 트리아졸*triazole* 계통(미코나졸*miconazole*, 케토코나졸*ketoconazole*) 등이 사용된다.

2. 주변각막궤양

(1) 가장자리각막궤양*marginal corneal ulcer*

자주 재발하는 만성 질환으로 통증이 심하다. 포도알균 때로는 베타용혈사슬알균*β-hemolytic streptococcus*에 대한 과민반응으로 인해 발생하며, 일종의 면역

관련 각막궤양이다.

계란 모양이나 선 모양의 침윤이 나타난다. 눈꺼풀테와 맞닿은 2, 4, 8, 10시 방향의 각막가장자리에서 가장 흔하며, 각막가장자리 경계와의 사이에 투명한 간격*clear zone*을 유지하는 것이 특징이다(그림 9-21). 보통 7~10일 정도 경과하면 저절로 회복되지만, 염증이 지속되면 신생혈관과 반흔이 생겨 주변 각막혼탁이 남게 되고, 포도알균눈꺼풀염을 동반한 경우에는 잘 재발한다.

스테로이드 점안약 사용이 주요 치료방법이고, 동반된 눈꺼풀염증을 치료한다. 통증이 없고 각막지각이 떨어져 있는 주변성 포진각막염과 구별해야 한다. 과민성 반응일 때는 통증이 심하지만 각막지각은 정상이다.

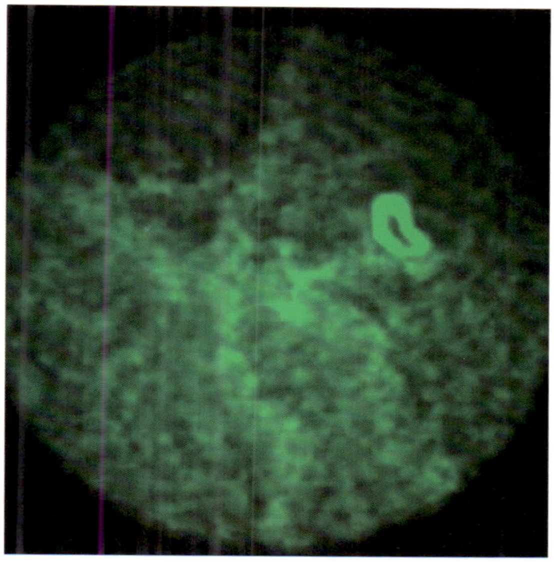

그림 9-20 대장균이 도배된 한천배지에서 영양형*trophozoite*이 이동하는 모습

(2) 무렌각막궤양*Mooren corneal ulcer*

성인 남성에서 주로 발생하며, 원인은 확실하지 않지만 자가면역질환의 일종으로 추측된다. 일종의 각막주변부 궤양으로 한쪽 눈만 침범한 경우가 약 3/4을 차지한다.

통증이 심하며 각막 주변에 침윤이 나타나 궤양으로 변하면서 점차 각막 중심부로 확대된다. 궤양은 각막 두께의 약 1/3을 침범하고 상피와 기질 표층을 파고들어 가지만 더 깊게 확대되지 않는다. 일찍 혈관이 신생되어 상피 재생과 흉터 형성이 동시에 일어나는 것이 특징이고, 염증이 진행하는 끝부분만 형광염색이 된다. 궤양이 밑을 파고들기 때문에 궤양의 진행 끝부분이 융기되고 회백색으로 침윤된다. 결막충혈, 부종, 심한 통증, 눈부심이 동반된다(그림 9-22).

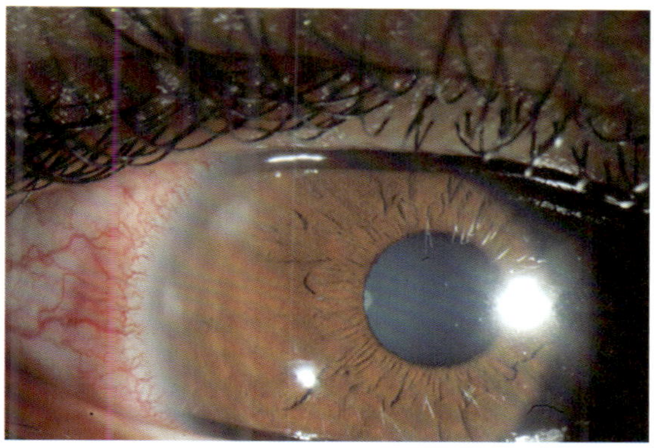

그림 9-21 가장자리각막궤양

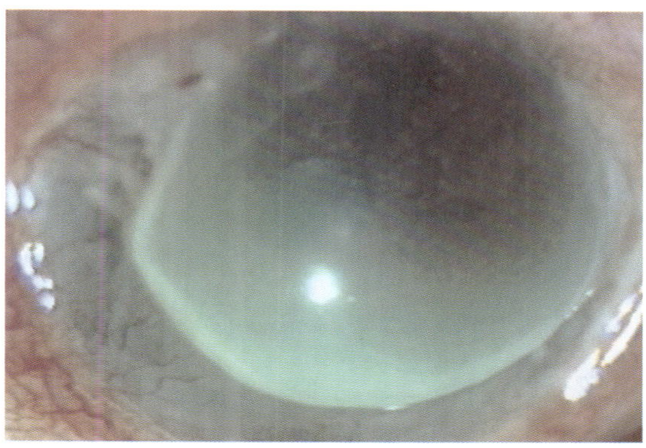

그림 9-22 무렌각막궤양

몇 주 또는 몇 개월 후 전체 각막을 침범하며 나중에 각막 전체가 흉터로 혼탁해져 시력장애가 심해진다. 경과 중에 안압이 상승할 수 있으며 앞방축농은 드물지만 홍채염은 흔히 발생한다. 치료로 스테로이드 점안약을 투여하거나 치료용 콘택트렌즈를 착용

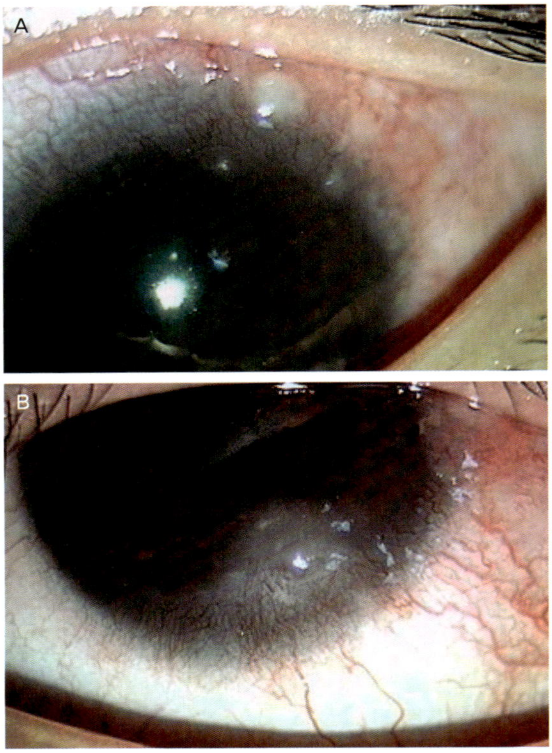

그림 9-23 플릭텐각결막염 A. 각막가장자리의 플릭텐 B. 플릭텐각막염

시키는데, 별 효과가 없는 경우에는 민감화된 물질을 없애고자 각막가장자리결막을 수술로 제거하거나 면역억제제를 전신투여한다.

(3) 플릭텐각결막염*phlyctenular keratoconjunctivitis*

세균단백으로 인한 지연과민반응 때문에 발생하는 질환이다. 과거에는 결핵균*Mycobacterium tuberculosis*의 항원으로 인한 국소면역반응이 주 원인이었으나 최근에는 황색포도알균*Staphylococcus aureus*으로 인한 경우가 가장 흔하다.

플릭텐은 림프구, 단핵세포, 대식세포, 중성핵구 등의 국소축적 때문에 생긴다. 처음에는 각막가장자리에 나타나지만 때로는 안구결막과 각막으로까지 확대된다(그림 9-23). 소아나 젊은이에게 잘 발생하고 흔히 양쪽 눈에 나타나며 혈관신생이 동반되어 흉터가 남는다.

치료하지 않으면 증상이 10~14일 동안 지속되지만 스테로이드제제를 점안하면 수일 내에 잘 회복된다. 포도알균으로 인한 경우에는 스테로이드제제 점안 치료의 효과가 적으므로 근본적인 원인균 제거를 위한 항생제 치료가 중요하다.

(4) 자가면역질환과 가장자리각막염*marginal keratitis*

자가면역질환[1]이 있을 때 각막가장자리에 각막염이 발생할 수 있다. 각막가장자리가 침윤되고 궤양 때문에 얇아져 때로는 각막이 천공된다.

원인이 된 질병을 먼저 치료한 후 각막염을 치료하지만 효과는 좋지 않다.

3. 기타 각막 질환

(1) 비타민 A 결핍증 각막궤양

비타민 A 결핍과 동반된 전형적인 각막궤양은 회색으로 각막 중심에 위치하며 양쪽 눈에 생긴다. 통증이 없으며, 주위 각막은 광택이 없어지고 지각이 저하된다. 최근 우리나라에서는 매우 드물지만 알코올 중독으로 인해 영양 불균형이 심할 경우 발생할 수 있다.

각막이 연화되고 괴사하며(각막연화증*keratomalacia*) 심할 때는 천공까지 일어난다. 결막상피가 각화되어 귀쪽 각막 쪽으로 삼각형의 밑변을 둔 비누거품 같은 형태의 반점이 눈꺼풀틈새 부위에 생기는데, 이를 비토반점*Bitot spots*이라 한다. 이곳에서 결막 찰과표본을 만들어 보면 코리네박테륨제로시스*Corynebacterium xerosis*가 검출된다. 이러한 궤양은 비타민 A 섭취

1 류마티스관절염, 결절다발동맥염*polyarteritis nodosa*, 전신홍반루푸스*systemic lupus erythematosus*, 베게너육아종증*Wegener granulomatosis*, 궤양대장염*ulcerative colitis*, 건선*psoriasis*, 재발성다발연골염*relapsing polychondritis*, 라이터증후군*Reiter syndrome* 등이 있다.

부족 또는 위장의 흡수장애 때문에 발생하며 야맹증을 동반한다. 비타민 A 결핍은 결국 전신의 상피를 각화시킬 수도 있다. 결막과 각막 변화를 통틀어 눈마름증*xerophthalmia*이라고 한다. 비타민 A를 투여해서 치료한다.

(2) 신경영양각막염*neurotrophic keratitis*, 신경마비각막염*neuroparalytic keratitis*

신경영양각막염은 각막지각 소실이 특징인 각막상피가 더 이상 재생되지 않는 질환이다. 가장 흔한 원인은 단순포진각막염과 눈대상포진이며, 외상, 수술, 종양이나 염증으로 인한 삼차신경절의 눈분지 손상 때문에도 발생할 수 있다. 각막상피세포로 가는 삼차신경 영양흥분*trophic impulse*의 전달이 중단되어 세포의 신진대사에 장애가 생기면서 발생하는 것으로 생각된다.

각막지각이 소실되어 이물감을 느끼지 못하므로 눈깜박임반사*blink reflex*가 일어나지 않으며 각막의 변성과 궤양, 감염 등에 대한 방어작용을 잃게 된다.

전형적인 신경영양각막염의 초기에 형광용액으로 염색하면 각막상피층에 점모양염색*punctate staining*이 나타나는데, 병이 진행되면 병소가 커지면서 궤양으로 진행한다(그림 9-24). 상피결손은 가장자리가 특징적으로 말려 올라간 타원 혹은 원 형태로 나타난다. 때로는 앞방축농, 섬모체충혈이 심하며 세균에 잘 감염된다. 눈물분비가 줄어들고 결막상피가 로즈벵갈에 염색된다.

치료로 초기에는 무방부제 인공눈물이나 연고를 자주 점안하고 각막이 외부에 노출되지 않도록 안대를 착용하거나 치료용 콘택트렌즈를 착용해 표면을 보호하는 것이 도움이 된다. 일단 각막상피결손이 발생하면 치유하기가 어려우므로 즉각 처치해야 하며 자가혈청 안약 투여, 눈물점마개*punctual plug* 사용, 눈꺼풀봉합술 등의 추가 조치가 필요하다. 각막기질의 융해*lysis*가 발생해 진행하는 심한 신경영양각막염의 경우 각막천공 예방이 중요하며, 조직접착제*tissue glue*, 결막피판술*conjunctival flap*, 양막이식술*amniotic membrane transplantation*, 부분층각막이식술*tectonic lamellar keratoplasty* 등을 시행한다.

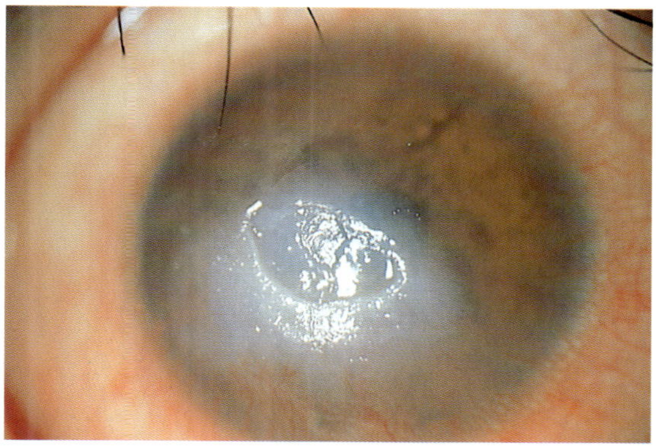

그림 9-24 신경영양각막염

(3) 노출각막염*exposure keratitis*(토끼눈각막염*lagophthalmic keratitis*)

눈꺼풀이 잘 감기지 않아 각막이 항상 노출되어 발생한다(그림 9-25). 심한 안구돌출증, 눈둘레근 마비(얼굴마비*Bell palsy*), 눈꺼풀겉말림, 결막붙음증, 눈깜박임반사소실(혼수상태) 등이 원인이다. 각막이 오래 노출되기 때문에 건조해져 쉽게 외상을 입는다. 잠을 잘 때 눈을 완전히 감지 못하기 때문에 각막건조가 악화되며 가벼운 외상에도 쉽게 궤양으로 진행한다. 궤양은 대개 각막의 아래쪽 1/3 부위에 잘 생긴다. 때로 이차 세균감염이 일어날 수 있다.

치료로 먼저 원인을 찾아서 제거해야 하며 항생제 안연고를 점안하거나 안대로 눈을 가려 준다. 그 밖에 치료용 콘택트렌즈 연속 착용, 눈꺼풀봉합술 등을 시행할 수 있다.

(4) 건성각결막염*keratoconjunctivitis sicca*, 쇼그렌증후군*Sjögren syndrome*

원인은 확실하지 않지만 자가면역질환의 일종으로

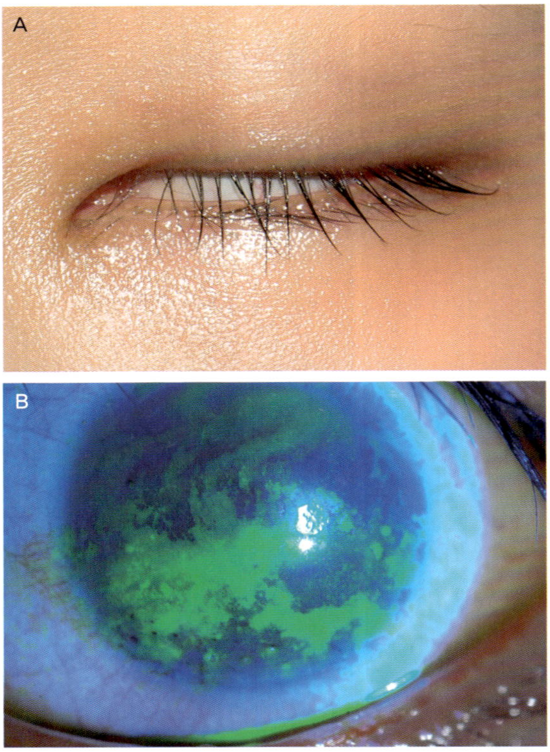

그림 9-25 노출각막염 A. 눈꺼풀이 완전히 감기지 않아 발생한다. B. 형광염색 소견. 손상된 각막 표면이 관찰된다.

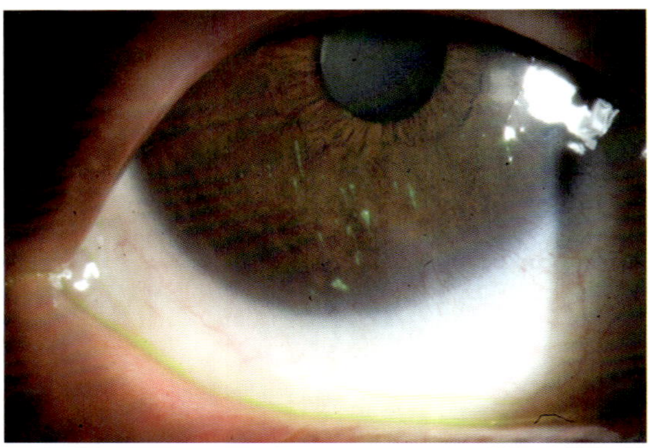

그림 9-26 실모양각막염

눈물샘과 덧눈물샘의 분비저하 때문에 생긴다. 그 밖에 사르코이드증*sarcoidosis*, 관절염 환자에서 볼 수 있고, 특히 중년 이후 여성에게 많다.

증상은 양쪽 눈에서 각막 아래쪽의 상피결손으로 시작하지만 점차 전체로 퍼진다. 각막 표층에 상피짓무름, 점모양침윤이 나타난다. 증상이 심해지면 건조한 상피세포가 실 모양으로 변해 한쪽 끝이 각막에 붙는데, 이것을 실모양각막염*filamentary keratitis*이라 한다(그림 9-26).

1% 로즈벵갈 용액을 점안하면 눈꺼풀틈새의 결막과 각막병소가 붉게 염색된다(그림 9-27). 형광염색 후 푸른색 불빛으로 관찰하면 각막병소가 황록색으로 염색되어 보인다. 이 외에 쉬르머검사, 눈물막파괴시간 등으로 진단할 수 있다.

일반적으로 인공눈물, 연고, 겔 등의 윤활제를 점안하여 치료하고, 상태에 따라 시클로스포린, 스테로이드제제를 사용하기도 한다. 심한 건성각결막염은 눈물점폐쇄, 콘택트렌즈, 자가혈청 등으로 증상과 징후를 호전시킬 수 있다.

(5) 타이거슨 표층점모양각막염*Thygeson superficial punctate keratitis; SPK*

성과 나이에 관계없이 발생하는 만성 질환으로 대개 양쪽 눈에 발생하며 쉽게 재발한다. 병변은 주로 동공 부위에 생기며, 눈송이 모양의 난원형 혼탁이 각막상피에서 보이고 형광염색을 하면 점 모양으로 염색된다(그림 9-28). 원인은 아직 모르지만 바이러스로 인한 감염이라는 주장이 있다. 눈꺼풀연축*blepharospasm*, 경미한 시력감퇴, 눈부심 등의 증세를 보이지만 결막염이나 홍채염을 동반하지는 않는다.

스테로이드제제를 점안하면 증세가 곧 호전되지만 재발을 막지는 못한다. 그 밖에 치료용 콘택트렌즈를 착용하거나 인공눈물을 점안한다. 몇 년 동안 반복해서 재발하지만 흉터나 혈관신생을 남기지 않으므로 예후는 좋은 편이다.

(6) 기질각막염*stromal keratitis*

1) 매독기질각막염*syphilitic stromal keratitis*

선천매독(때로는 후천매독)의 후발증상으로 나타나는 비전염성 눈질환이다. 흔히 한쪽 눈에서 발생하지만 몇 주에서 몇 개월 후에 양쪽 눈으로 번지는 것이 특징이다. 남성보다 여성에게 흔하며 발병연령은 5~20세이다. 병리학적으로 각막기질부종, 림프구침윤, 혈관신생 소견을 볼 수 있다. 매독기질각막염은 매독균의 직접감염보다는 이로 인한 과민반응 때문에 발병한다.

【증상】 선천매독의 증상(안장코*saddle nose*, 허친슨치아 *Hutchinson teeth*)을 동반한다. 환자는 통증, 눈부심, 시력장애 등을 호소하며, 결막충혈, 각막부종, 각막 심층의 혈관신생과 동공수축 등이 나타난다. 심한 육아종앞포도막염*granulomatous anterior uveitis*과 눈부심으로 인한 눈꺼풀연축 등이 동반될 수 있다. 급성기에 부종과 혈관신생 때문에 각막병소가 회적색을 띠는 경우도 있다(연어살색반*salmon patch*).

혈청검사로 매독을 확인할 수 있다. 경과가 심하고 장기화되면 후에 각막흉터가 나타나며, 포도막염으로 인한 속발녹내장까지 병발하여 결국 실명하게 된다.

【치료】 매독은 페니실린으로 치료하고 매독기질각막염 치료를 위해 스테로이드제제를 점안한다. 홍채유착을 방지하기 위해 양쪽 눈에 동공확대제를 점안하기도 한다. 재발을 막으려면 장기간 점안치료를 해야 하지만 녹내장이 합병될 수 있으므로 조심해야 한다.

눈부심이 심한 환자에게는 차광안경이 필요하며 각막흉터가 있으면 각막이식수술을 해야 한다.

【경과와 예후】 각막 질환 자체는 치료로 잘 호전되지 않으나 합병증을 방지하기 위한 치료가 필요하다. 염증은 3~4주 동안 지속되다가 점차 회복되며 병소의 정도에 따라 각막에 혼탁이 남기도 한다.

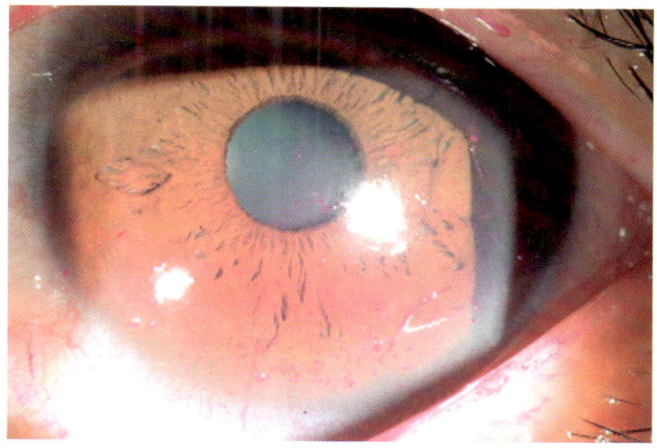

그림 9-27 건성각결막염의 로즈벵갈 염색 소견

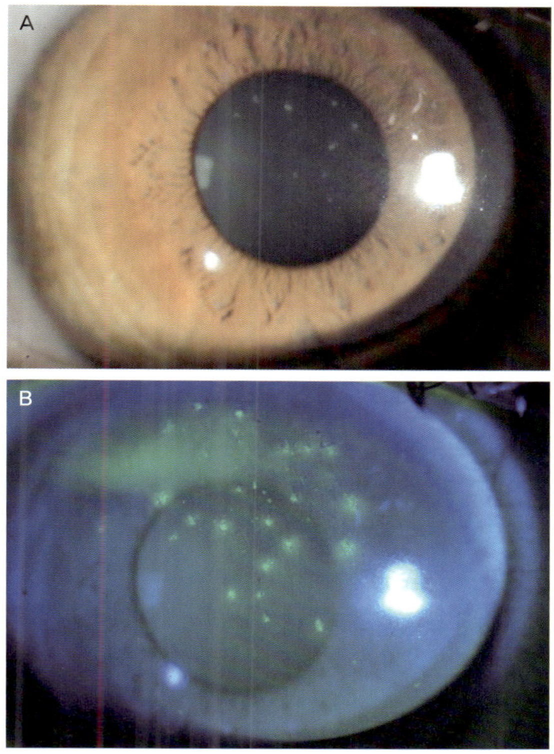

그림 9-28 타이거슨 표층점모양각막염 **A.** 외안부 사진 **B.** 형광염색 소견

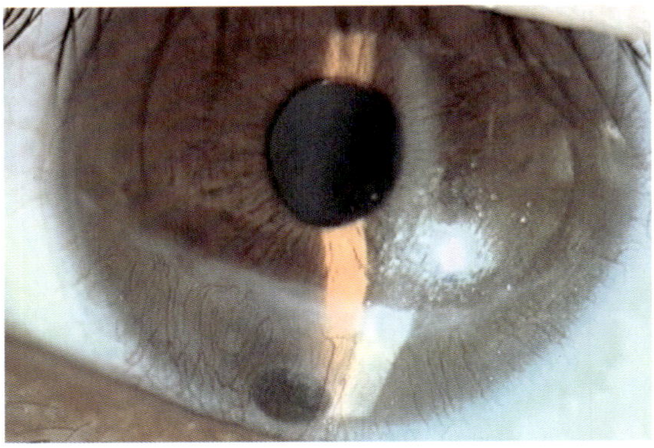

그림 9-29 테리엔각막가장자리변성으로 인해 각막 아랫부분에 천공이 발생한 경우

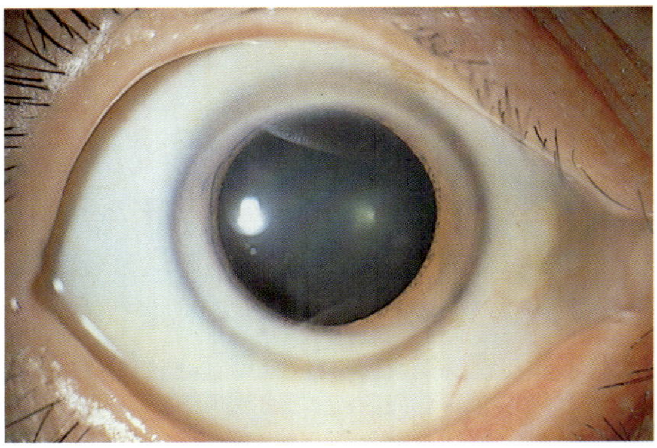

그림 9-30 노년환

2) 결핵기질각막염*tuberculous stromal keratitis*

【원인】 결핵균단백에 대한 과민반응 때문에 발생하며 각막에서 결핵균이 검출되지는 않는다.

【증상】 매독기질각막염과 증상이 비슷하지만 주로 한쪽 눈에 비교적 국한된 침윤이 나타난다. 염증이 회복되었다가도 다시 재발하거나 침윤이 새로 발생해 오래 지속되기도 한다. 매독기질각막염과 달리 보통 혼탁이 심하게 남는다.

【치료】 전신결핵에 대한 화학요법을 시행하며 스테로이드제제 점안 치료를 병행한다.

3) 기타 원인으로 인한 기질각막염

나병*leprosy*, 코간증후군*Cogan syndrome* 등으로 인하여 기질각막염이 발생할 수 있다.

Ⅳ 각막변성

각막변성*corneal degeneration*에 속한 질환은 유전각막이상증*hereditary corneal dystrophy*과 달리 가족적으로 발생하지 않고 연령과 관계되거나 각막외상, 염증 후에 속발하는 변성질환이다.

주로 한쪽 눈 또는 양쪽 눈 각막 주변부에 병변이 나타난다. 세포가 손상되어 이차적으로 생긴 각막구조의 변화 때문에 발생한다고 생각된다.

1. 각막 주변부 변성

(1) 테리엔각막가장자리변성*Terrien marginal degeneration of the cornea*

흔히 30~40대 남성의 양쪽 눈에 발생하는 각막 주변부 변성으로 드물게 관찰되는 질환이다. 각막 윗부분에 주로 발생하지만 각막 아랫부분에서 발생할 수도 있고 드물게 각막이 천공되는 경우도 있다(그림 9-29).

효과적인 치료법은 없지만 윤활제를 점안해 주고, 각막변성으로 인해 유발된 난시는 안경이나 콘택트렌즈를 이용하여 교정한다. 각막천공이 있을 때 결막을 이용하여 각막천공 부위를 막아 주는 결막판술을 시행하거나 각막이식수술을 한다.

(2) 노년환*arcus senilis*

양쪽 눈에 발생하는 양성 각막가장자리변성 중 하나로 일종의 노인성 변화이다. 50세 이하에서 발생한 경우에는 고콜레스테롤혈증*hypercholesterolemia*을 의심해야 한다. 증상은 없으며, 임상적으로 폭이 약 2mm인 고리 모양의 흰색 혼탁이 보이고 각막가장자리와의 사이에 투명한 부분이 있다(그림 9-30).

2. 각막 중심부 변성

(1) 잘쯔만결절각막변성*Salzmann nodular corneal degeneration*

각막기질, 보우만층, 각막상피 등을 침범하고 백색 결절과 혈관신생을 동반하는 변성이다(그림 9-31). 각막염, 특히 플릭텐각막염, 트라코마 등을 장기간 앓고 난 뒤에 속발한다.

눈의 충혈, 자극감과 시력장애를 호소한다. 결절 부분을 절제하여 치료하기도 하나 표층각막이식*lamellar keratoplasty*이 시력 회복 효과가 가장 크다.

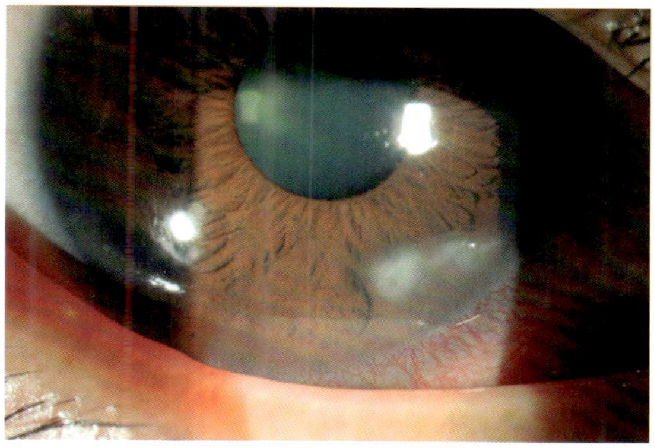

그림 9-31 잘쯔만결절각막변성

(2) 아밀로이드각막변성*amyloid corneal degeneration*

국소적으로 발생하는 아밀로이드증*amyloidosis*은 원발성과 속발성으로 나뉜다. 속발성은 외상, 미숙아망막병증, 트라코마, 플릭텐각결막염 등과 각막손상, 염증성 질환 후에 발생한다(그림 9-32).

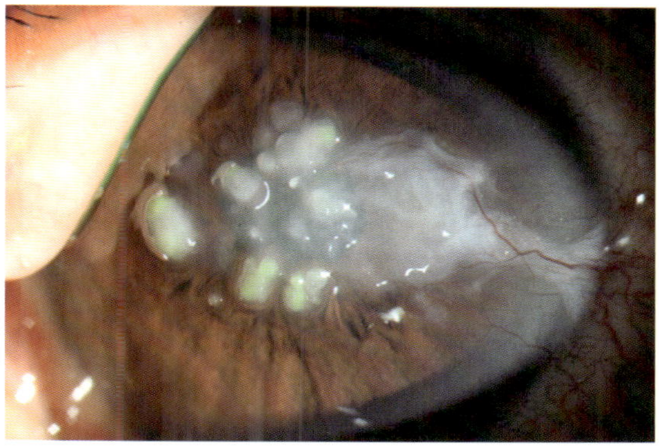

그림 9-32 아밀로이드각막변성

V 각막병증

각막병증*keratopathy*은 비염증성 각막질환의 한 군으로 전신질환, 각막외상 또는 염증에 속발해 생기며 이로 인해 각막이 투명함을 잃는다.

1. 띠각막병증*band keratopathy*

띠각막병증은 각막 표층부에 칼슘염이 침착해서 발생한다. 병소 부위는 보통 눈꺼풀틈새에 국한되며, 띠 모양으로 나타난다. 띠모양침착과 각막가장자리 사이에서 투명한 부분이 보이고, 띠모양침착 안에도 투명한 구멍이 있다(그림 9-33). 증상은 눈의 자극감, 충혈과 시력장애 등이다. 눈의 오래된 염증, 녹내장, 만성 포도막염이 있을 때 볼 수 있으며, 그 밖에 비타

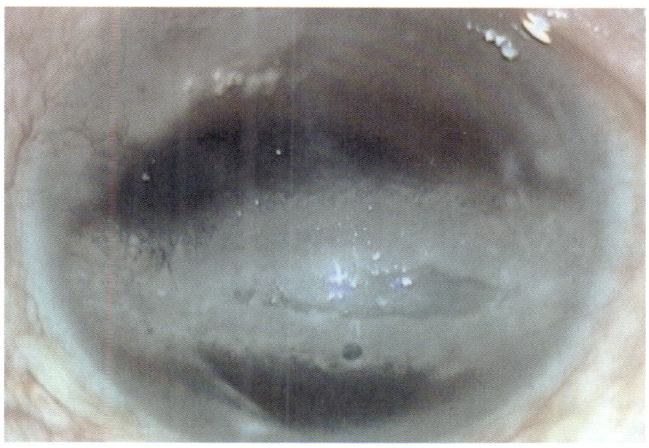

그림 9-33 띠각막병증

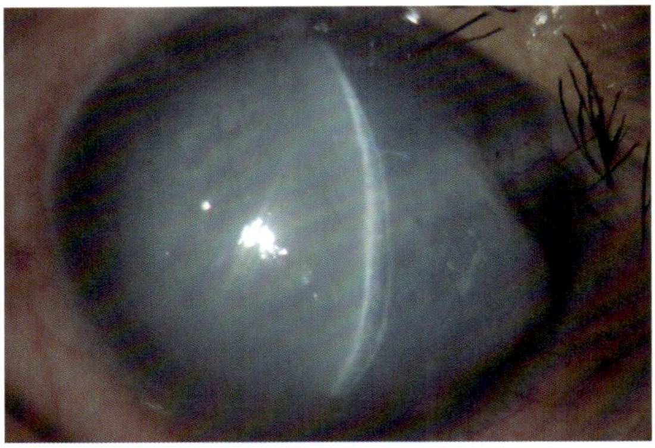

그림 9-34 물집각막병증

민 D 중독, 사르코이드증, 갑상샘기능항진증, 나병, 만성신부전으로 인한 고칼슘혈증이 있을 때도 나타난다.

치료로 국소마취 후 띠 모양의 상피를 제거한 다음 0.01M 에틸렌디아민사아세트산*ethylenediaminetetraacetic acid; EDTA* 용액으로 세척하거나 용액을 면봉에 발라서 문질러 준다. 엑시머레이저*excimer laser*를 사용하여 제거할 수도 있으며, 각막혼탁이 심하면 표층각막이식을 시행한다.

2. 물집각막병증*bullous keratopathy*

물집각막병증은 각막상피에 물집을 형성하는 각막부종의 말기 증상으로 각막내피장애가 발생했을 때 주로 생긴다. 이 병은 각막내피가 변성될 때(푹스*Fuchs* 변성 등), 백내장수술 후, 외상, 오래된 기질각막염, 녹내장 등으로 이차적인 각막내피 기능장애가 발생해도 생긴다. 초기에 각막기질 부종과 함께 상피부종이 생기고(그림 9-34), 말기에 큰 물집이 상피에 형성되며 이것이 터지면 환자는 심한 이물감과 눈의 통증을 호소한다.

치료하기가 어려우며, 초기에는 고삼투압 점안약(5~10% NaCl 용액 등)과 치료용 콘택트렌즈 착용이 증상을 완화해 준다. 증세가 심하면 결막피판술을 시행해 각막 증상을 호전시키고 시력을 개선할 수 있다. 회복이 불가능한 물집각막병증의 근본적 치료로 기존에는 전체층각막이식*penetrating keratoplasty*을 시행했으나, 최근에는 공여자의 각막내피이식편을 이용해 수여자의 데스메막과 내피만을 치환하는 부분층각막이식인 각막내피층판이식술*Descemet-stripping endothelial keratoplasty*과 데스메막 각막내피이식술*Descemet membrane endothelial keratoplasty*이 점차 늘어나는 추세이다.

VI 유전각막이상증

유전각막이상증*hereditary corneal dystrophy*은 유전적으로 발생하는 가족성 각막혼탁을 가리킨다. 특징은 다음과 같다.

① 원인불명이며 유전성이다.
② 양쪽 눈에 발생한다.
③ 보통 10~20대에 발병한다.
④ 일생 동안 서서히 진행한다.
⑤ 주로 각막의 중심 부위에 발생한다.

1. 상피 또는 보우만층을 침범하는 것

(1) 상피바닥막이상증*epithelial basement membrane dystrophy*

지도점지문모양각막이상증*map-dot-fingerprint dystrophy* 또는 코간미세낭포상피이상증*Cogan microcystic epithelial dystrophy*이라고도 불린다. 각막상피 내에 상피바닥막이 침투하여 지도*map* 모양으로 보이고, 상피 내의 소수포*microcyst*는 점*dot* 모양으로 보인다. 상피바닥막이 상피 내에서 여러 줄로 평행하게 보여 지문*fingerprint* 모양을 띠기도 한다. 반복각막짓무름*recurrent corneal erosion*[2]을 일으키기도 하지만 시력장애는 심하지 않다.

(2) 미스만각막이상증*Meesman corneal dystrophy*

생후 1~2년 사이에 발생하며 각막상피에 미세낭*microcyst*이 생긴다. 증상으로 가벼운 자극감과 약한 시력장애가 있고 보통염색체우성유전을 한다.

(3) 보우만각막이상증*corneal dystrophy of Bowman layer*

대부분 양쪽 대칭성으로 발생하고, 10~20세 이전에 통증을 동반한 각막짓무름이 나타난다. 세극등현미경검사상 각막 중심부의 보우만막에 벌집 모양 혼탁이 나타난다. 병이 진행할수록 각막 상층부의 혼탁과 불규칙한 표면으로 인해 시력이 저하된다. 라이스-뷔클러이상증*Reis-Bükler dystrophy*과 티엘-벤케이상증*Thiel-Behnke dystrophy*이 보우만각막이상증에 포함된다. 두 질환 모두 상염색체우성유전이며 전환성장인자 베타 연관*transforming growth factor beta-induced; TGFBI* 질환이다.

2. 기질을 침범하는 것

(1) 과립각막이상증*granular corneal dystrophy*

10대에 발생하며 각막기질에 경계가 선명한 백색점이 나타나 서서히 진행되면서 혼탁의 양이 증가하고 커지며 서로 융합해서 과립상으로 변한다. 시력장애는 중등도이지만 심한 경우에는 각막이식수술이 필요하다. 병소 부위에서 유리질*hyaline*침착을 볼 수 있으며, 보통염색체우성유전을 한다(그림 9-35).

제2형 과립각막이상증인 아벨리노각막이상증*Avellino corneal dystrophy*은 전형적인 과립 모양 혼탁에 격자 모양 혼탁이 추가로 나타난다. 초기에는 과립 모양 혼탁만 나타나므로 감별하기가 어려우나 유전자검사로 확진할 수 있다. 유전자검사 결과 우리나라와 일본에서 관찰되는 과립각막이상증의 대부분이 아벨리노각막이상증인 것으로 밝혀졌다.

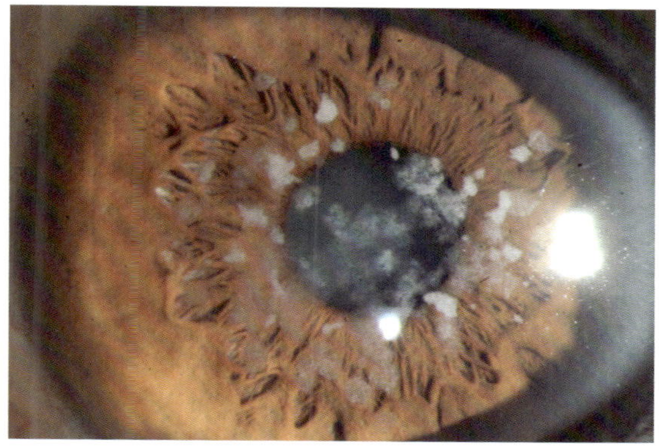

그림 9-35 과립각막이상증

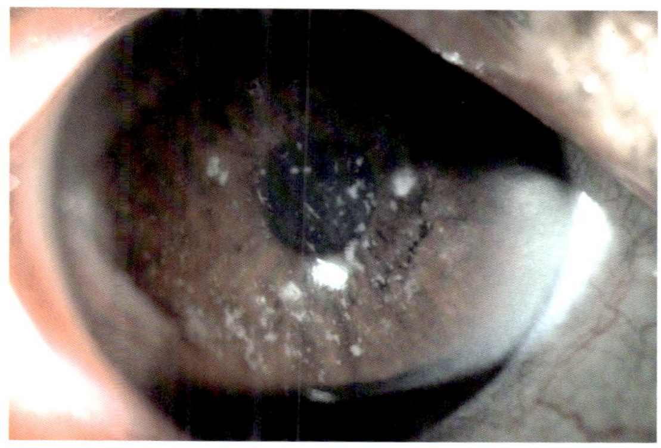

그림 9-36 반점각막이상증

(2) 반점각막이상증*macular corneal dystrophy*

10세 이전에 양쪽 눈에 발병하며 보우만층에 미만성 회색 혼탁이 생겨 서서히 각막기질에 파급된다(그림 9-36). 눈의 자극감과 심한 시력장애가 있으며 병소 부위에서 산성점액다당류*acid mucopolysaccharide* 침착을 볼 수 있다. 보통염색체열성유전을 한다.

❷ 환자는 아침에 눈을 뜰 때 각막상피가 박리되면서 통증을 느끼고 눈물과 눈부심을 호소한다. 각막에서 크고 작은 물집과 상피박리를 볼 수 있고, 때로는 잔섬유가 생기며 결막이 충혈된다. 몇 주에서 몇 년 동안 재발을 되풀이하다가 자연히 가라앉는다. 외상 후에 일어나기도 하지만 대개 상피와 보우만층의 각막이상증 환자에게 많이 발생한다.

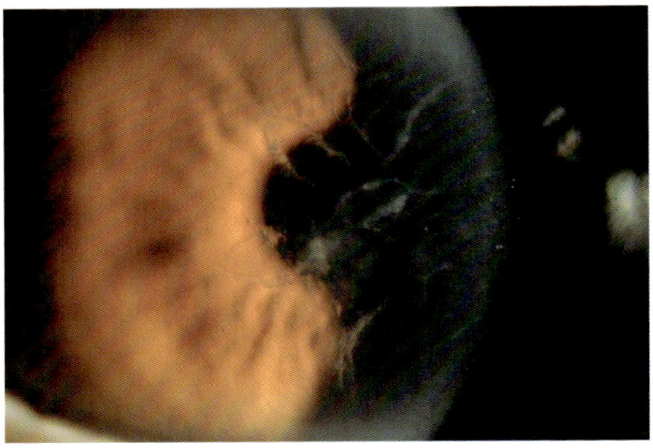

그림 9-37 격자각막이상증

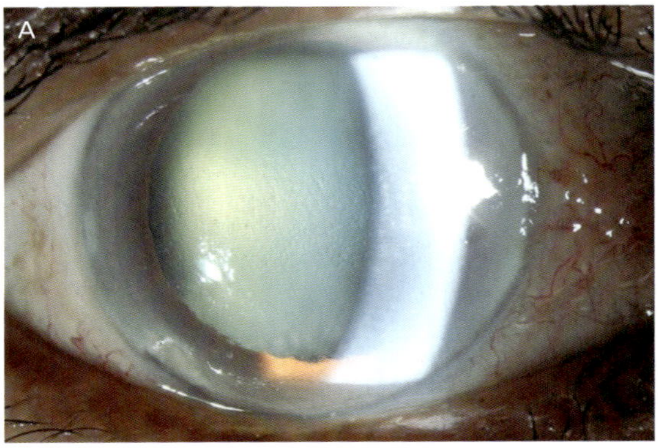

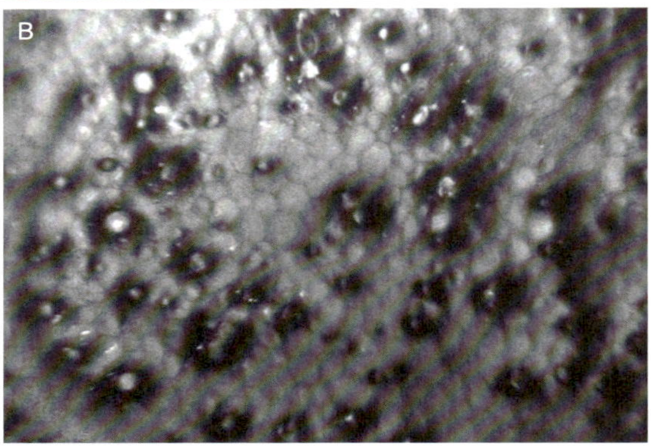

그림 9-38 푹스각막내피이상증 A. 세극등 소견 B. 공초점현미경 소견

(3) **격자각막이상증***lattice corneal dystrophy*

각막 중심부의 전부기질에 줄 모양 혼탁이 생기며 주변으로 파급된다(그림 9-37). 혼탁이 서로 교차하여 격자 모양을 띠고, 각막짓무름이 일어나 통증을 일으키는 경우가 많다. 초기부터 시력장애가 발생하고 각막의 지각장애도 볼 수 있다. 병소 부위에서 아밀로이드*amyloid*침착을 볼 수 있다. 1형은 상염색체우성유전, 2형은 상염색체열성유전을 한다.

3. 내피를 침범하는 것

(1) **푹스각막내피이상증***Fuchs endothelial dystrophy*

30~40대 여성에게 많이 발생하며 일생 동안 서서히 진행한다. 각막 중앙의 데스메막에 사마귀 모양 침착이 있고(그림 9-38A) 데스메막비후와 내피결손이 관찰된다(그림 9-38B). 각막내피 기능장애로 각막기질과 상피에 부종이 일어나 시력장애가 초래된다. 증세가 심한 경우에는 시력 회복을 위해 각막이식술을 시행한다.

(2) **후부다형각막이상증***posterior polymorphous corneal dystrophy*

주로 양측성으로 나타나고, 10~20대에 발병하여 서서히 진행하며 보통염색체우성유전을 한다. 각막의 데스메막과 내피를 주로 침범하나 대부분의 경우 임상증상이 없어 세극등검사에서 우연히 발견되는 경우가 많다(그림 9-39A). 초기에는 각막 후면에서 소수포나 데스메막의 비후가 관찰되지만 증상이 진행되면 각막상피 및 기질에 부종이 발생한다. 수포형, 띠형, 미만형의 세 가지로 나타나지만 약 40~50%가 물집이나 수포 형태 또는 수포들이 모여 형성된 띠 모양을 보인다(그림 9-39B).

4. 원추각막*keratoconus*

원추각막은 각막 중심부가 서서히 얇아져서 앞쪽을

향해 돌출되는 진행성 질환이다(그림 9-40A). 대부분 양쪽 눈에 생기는데 편측성으로 보이더라도 반대안 검사 시 초기 변화가 보이는 경우가 많다. 대개 사춘기에 시작해서 10~20년간 진행한 후 서서히 멈춘다. 다운증후군*Down syndrome*, 아토피피부염, 엘러스-단로스증후군*Ehlers-Danlos syndrome*과 골형성부전증*osteogenesis imperfecta*과의 관계가 알려져 있다.

데스메막이 파열되어 급성각막수종*acute corneal hydrops*이 생기면 방수가 기질 내로 침입하여 심한 각막부종을 일으키므로 시력이 몹시 저하된다(그림 9-40B). 급성각막수종은 보통 치료하지 않아도 천천히 회복되나 반흔을 남긴다.

각막의 원추형 돌출 이외에 진단에 도움이 되는 것은 환자가 아래쪽을 보았을 때 아래눈꺼풀테가 원추상으로 보이는 문손징후*Munson sign*이다. 세극등으로 보면 각막 원추부의 밑바닥에서 플라이셔고리*Fleischer ring*라고 부르는 갈색 또는 녹색의 선을 볼 수 있다. 원추각막을 진단하는 데에는 각막지형도검사*topography*가 유용하다. 이 검사는 각막의 만곡도를 컴퓨터의 소프트웨어를 이용하여 색상으로 표시한 것으로 파란색 계통은 완만하고 편평한 각막을, 붉은색 계통은 가파르고 굴곡이 심한 각막을 나타낸다. 정상인의 각막지형도와 달리 원추각막 환자의 각막지형도에서는 붉은 색상이 나타난다(그림 9-41).

불규칙 난시로 인한 시력저하에는 콘택트렌즈를 이용해 시력 교정을 시도해볼 수 있다. 최근에는 각막기질에 각막링을 삽입하여 각막 곡률을 줄임으로써 시력을 회복시키는 수술을 시행하기도 한다(그림 9-42). 원추각막의 진행을 늦추기 위하여 리보플라빈*riboflavin*과 UVA를 이용하여 아교질교차결합*collagen cross-linking*을 시행하기도 한다. 증상이 악화되어 각막이 천공된 경우에는 눈에 압박안대를 해서 천공이 막히기를 기다리거나 각막이식을 한다. 원추각막이 너무 심하거나 각막혼탁 등으로 인해 하드콘택트렌즈로 시력이 교정되지 않는 경우에는 각막이식을

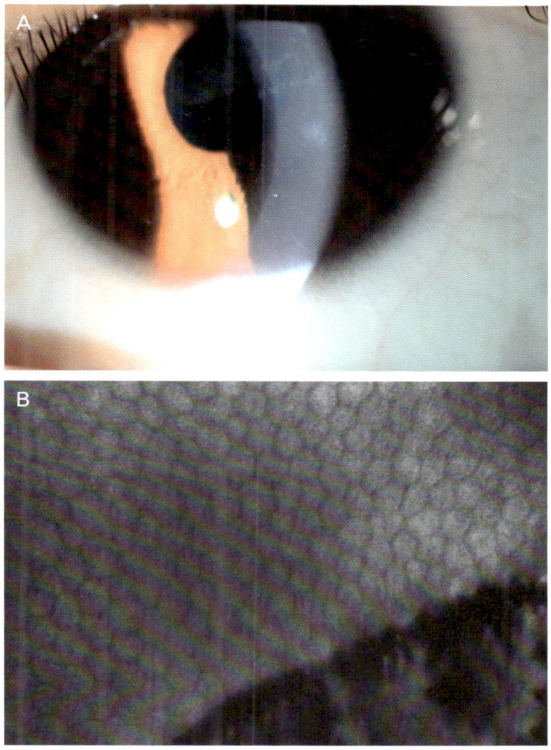

그림 9-39 후부다형각막이상증 **A.** 세극등검사 소견 **B.** 공초점현미경 소견

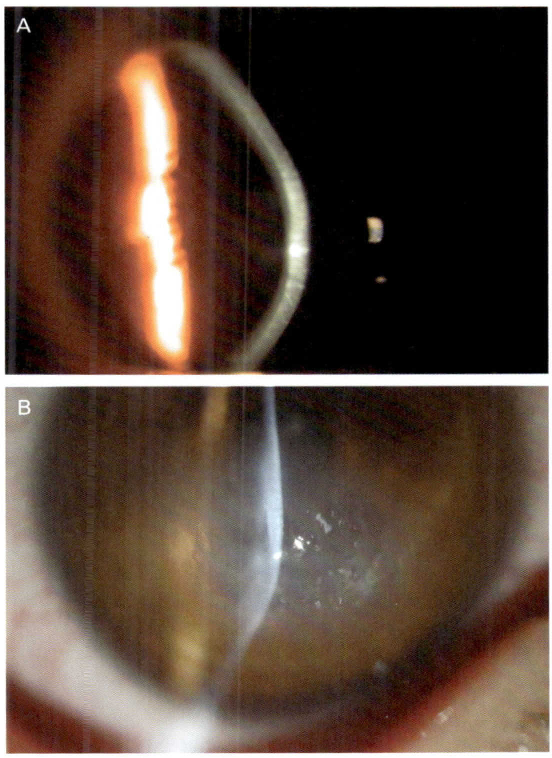

그림 9-40 원추각막 **A.** 각막이 얇고 돌출되어 있다. **B.** 급성각막수종이 생긴 원추각막

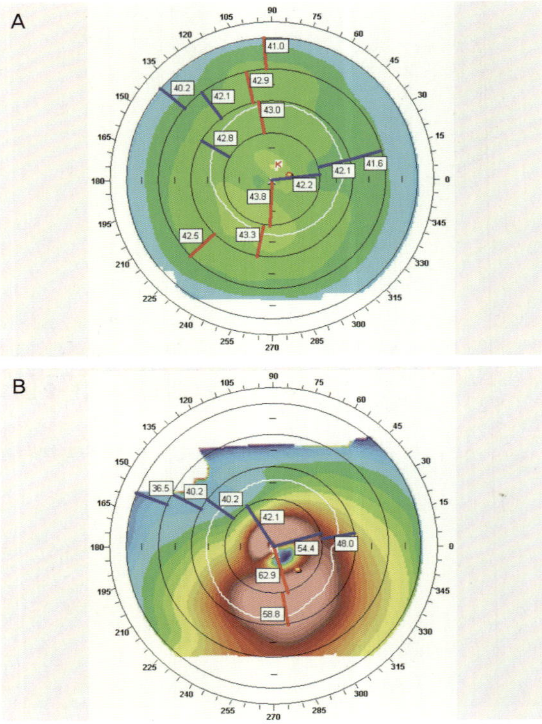

그림 9-41 정상 각막과 원추각막의 각막지형도 소견 **A.** 정상 각막 **B.** 원추각막

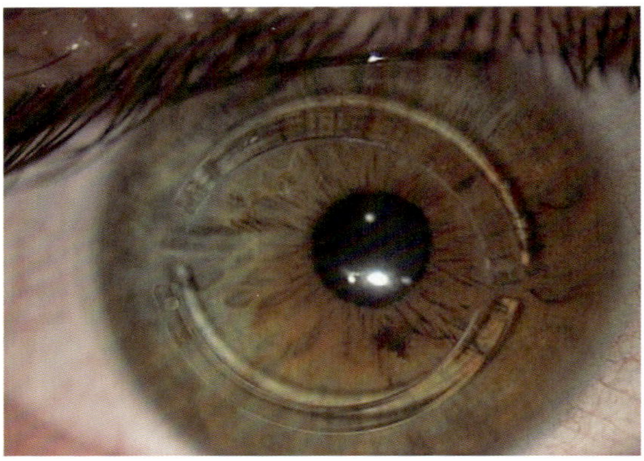

그림 9-42 각막기질에 삽입한 각막링

한다. 환자의 각막 상태에 따라 부분층 혹은 전체층 각막이식을 시행한다. 예후가 좋아 수술 환자의 약 80～95%는 좋은 시력을 회복한다.

Ⅶ 각막색소침착

1. 카이저-플라이셔고리*Kayser-Fleischer ring*

카이저-플라이셔고리는 윌슨병*Wilson disease*(간렌즈핵변성*hepatolenticular degeneration*) 환자에서 볼 수 있으나, 만성 간쓸개즙성 질환*chronic hepatobiliary disease*과 만성 쓸개즙정체황달*chronic cholestatic jaundice* 환자에서도 발견된다.

주변부 각막 뒷면에서 폭 1～3mm의 녹황색 또는 청갈색 고리가 보인다. 이 색소는 작은 과립으로 되어 있고 각막내피 바로 밑에 위치하지만, 데스메막 또는 드물게 기질까지도 침범한다. 전자현미경으로 관찰해 보면 이 색소가 구리*copper*로 이루어져 있음을 알 수 있다(그림 9-43).

페니실라민*penicillamine*을 투여하면 극적으로 호전되기도 한다.

2. 철선*iron lines*

철선은 고연령층에서 정상 눈의 눈꺼풀이 서로 맞닿는 부위의 각막(허드슨-슈텔리선*Hudson-Stähli line*: 수평), 원추각막의 원추 바닥(플라이셔고리: 원형, 그림 9-44), 군날개의 진행 끝부분(스토커선*Stocker line*: 수직), 기타 각막상피의 장애 후 상피에 나타날 수 있다. 이 선은 세포질 속에 페리틴*ferritin*이 침착되어 생기므로 갈색을 띤다.

3. 크루켄버그방추*Krukenberg spindle*

갈색 포도막색소가 양쪽 눈에서 각막내피 중앙부에 수직형 방추 모양으로 침착되는 크루켄버그방추는 20세 이상의 근시인 여성에서 가끔 볼 수 있다. 색소녹내장과 감별해야 한다. 시력에 약간 장애가 생기며 아주 서서히 진행된다.

4. 각막혈액착색*blood staining of cornea*

각막혈액착색은 외상으로 앞방출혈(특히 녹내장이 합병되었을 때)이 생긴 경우에 볼 수 있으며 혈색소가 내피를 통해 각막 내로 침입해서 발생한다. 각막은 녹슨 빛이나 황금색조를 띤 갈색으로 변하며 시력에 심한 장애가 생긴다. 대부분의 경우 장기간에 걸쳐 주변부에서부터 서서히 흡수되지만 혼탁이 남는 경우가 많다(그림 9-45).

그 밖에 중금속, 특히 은(은침착증*argyrosis*), 철(철침착증*siderosis*), 금(금침착증*chrysiasis*), 구리(구리침착증 *chalcosis*), 수은 등이 데스메막에 인접한 각막기질에 침착될 수 있다.

Ⅷ 각막이식

각막이식*corneal transplantation, keratoplasty*은 각막의 병적 상태, 예를 들면 각막흉터로 인한 혼탁, 각막부종, 각막이 얇아진 경우, 각막면의 찌그러짐 등으로 심한 시력장애가 있을 때 병든 각막조직을 떼어내고 정상 각막으로 이식하는 수술을 말한다. 각막이식을 받는 환자의 원인 질환으로 외상, 물집각막병증, 감염성 각막염, 원추각막이 흔하다. 수술방법은 크게 전체층각막이식과 부분층각막이식으로 구분된다. 전자는 각막 전체층을 이식하는 것이고, 후자는 병변이

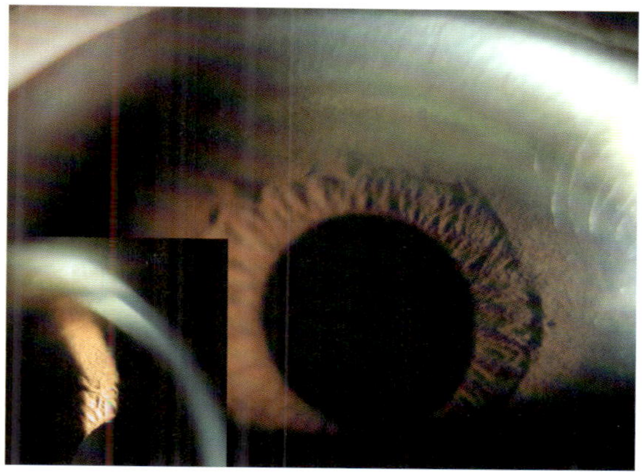

그림 9-43 카이저-플라이셔고리

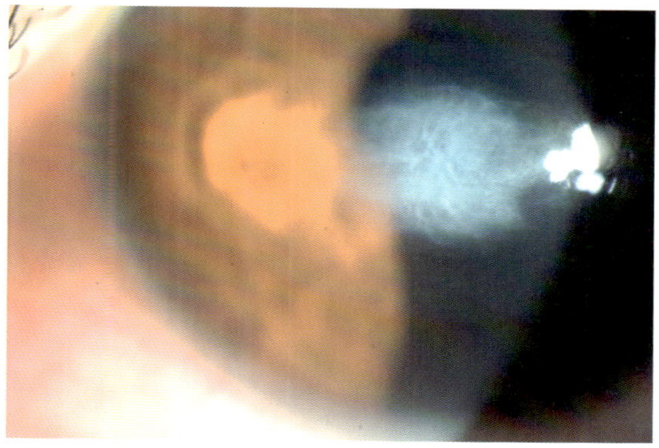

그림 9-44 플라이셔고리

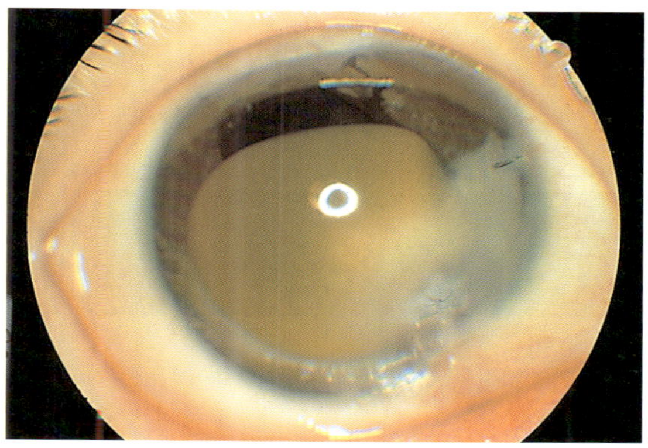

그림 9-45 각막혈액착색

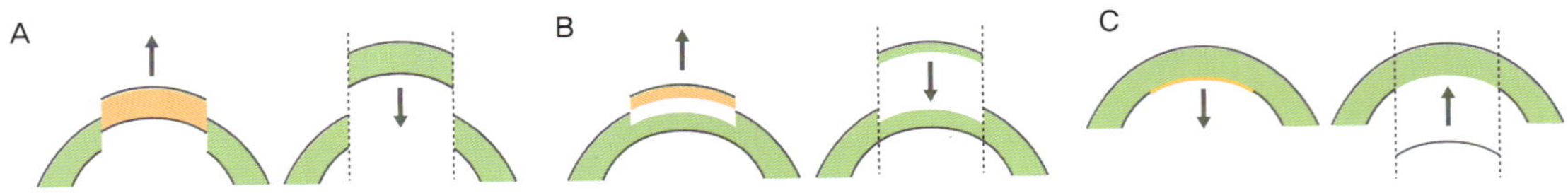

그림 9-46 각막이식수술의 종류 A. 전체층각막이식 B. 표층각막이식 C. 각막내피층판이식

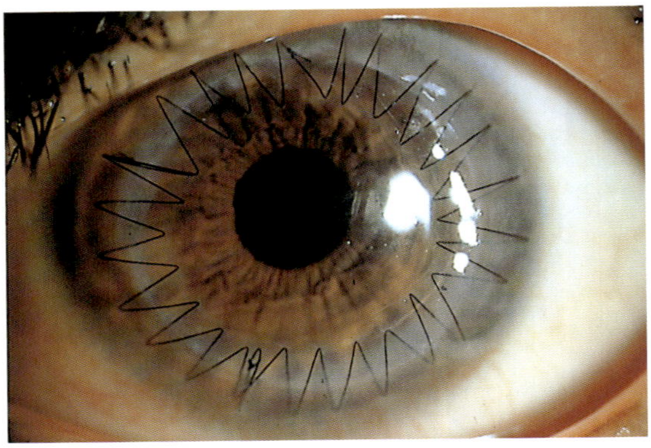

그림 9-47 전체층각막이식

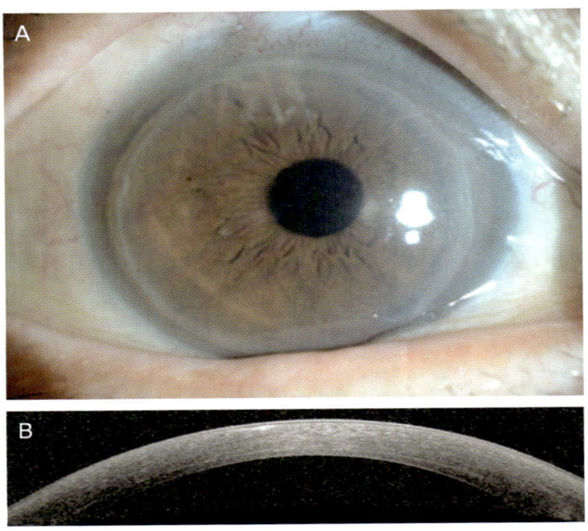

그림 9-48 각막내피층판이식 A. 외안부 사진 B. 외안부 빛간섭단층촬영 사진

있는 각막의 일부만을 제거하고 정상 각막을 이식하는 것이다(그림 9-46).

유아를 제외하고 모든 연령의 공여각막*donor cornea*을 쓸 수 있지만, 각막이식 성공에 중요한 것은 각막내피세포의 수와 생존능력*viability*이므로 수술 전에 각막이식에 사용될 공여안구를 충분히 검사해야 하며, 공여안구는 사후 6시간 이내에 적출하는 것이 바람직하다. 공여된 눈은 적출 후 4°C의 습윤상자*moist chamber*에 보관했을 경우 48시간 내에 사용해야 하며, 공여안구에서 공여각막만 따로 떼어 보존액에 저장하면 2주까지도 사용할 수 있다.

전체층각막이식을 할 때는 먼저 원형절제기*trephine*를 사용해서 공여된 눈에서 필요한 크기의 각막을 원반으로 잘라낸 다음 병든 각막의 중앙부를 잘라내고 이곳에 이식편을 끼운 후 봉합한다(그림 9-47). 부분층각막이식에는 각막 표층만 혼탁해진 경우 그 부분만 깎아내고 공여각막의 표층만 이식하는 표층각막이식과, 각막내피세포 기능부전 환자에서 내피세포를 포함한 데스메막을 분리 제거한 후 공여자의 각막내피이식편으로 치환하는 각막내피층판이식이 있다(그림 9-48).

각막이식은 다른 장기이식과 달리 거부반응이 적고, 수술현미경의 도입과 수술 기구 및 재료의 발달로 인해 원추각막의 경우에는 성공률이 90%에 이른다. 하지만 받는이*recipient*의 각막이 각막염을 앓았거나 혈관신생이 남아 있는 경우에는 거부반응이 발생할 확률이 높다(그림 9-49).

IX 굴절교정각막수술[3]

일반인에게 시력교정수술 또는 라식으로 널리 알려진 굴절교정수술은 안과에서 가장 빠른 속도로 변화, 발전하고 있는 분야 중 하나이다. 근시, 난시, 원시, 노안으로 크게 분류되는 굴절이상을 각막수술로 교정하는 모든 시술법을 총칭해 굴절교정각막수술이라고 한다. 엑시머레이저를 이용한 굴절교정레이저각막절제술*photorefractive keratectomy; PRK*, 레이저각막절삭성형술(라식)*laser in situ keratomileusis; LASIK*, 레이저각막상피절삭성형술(라섹)*laser epithelial keratomileusis; LASEK* 등이 대표적이다.

PRK는 레이저나 기계적으로 각막상피를 제거한다. 라식은 미세각막절개도*microkeratome*를 사용해 표층부 각막을 절제하여 각막뚜껑*corneal flap*을 만든다. 라섹은 알코올 또는 미세각막절개도로 각막 상피층만을 분리한다. 구체적인 방법은 다르나 세 수술 모두 공통적으로 각막기질 부위에 엑시머레이저를 조사하여 원하는 정도의 굴절력을 얻는 시술이다.

최근 시행되고 있는 굴절교정각막수술인 스마일*small incision lenticule extraction; SMILE*수술은 기존의 라식과 달리 각막 상층부를 완전히 분리하지 않고 펨토초레이저로 제거할 각막조직의 윗면과 아랫면을 절단하고 2mm 정도의 작은 각막절개 틈으로 각막조직을 제거하는 방식이다. 각막 상층부의 절삭이나 절편을 만들지 않기 때문에 기존 라섹이나 라식에서 발생하는 각막상피의 재생 지연이나 각막절편 관련 부작용이 없다는 것이 스마일수술의 큰 장점이다.

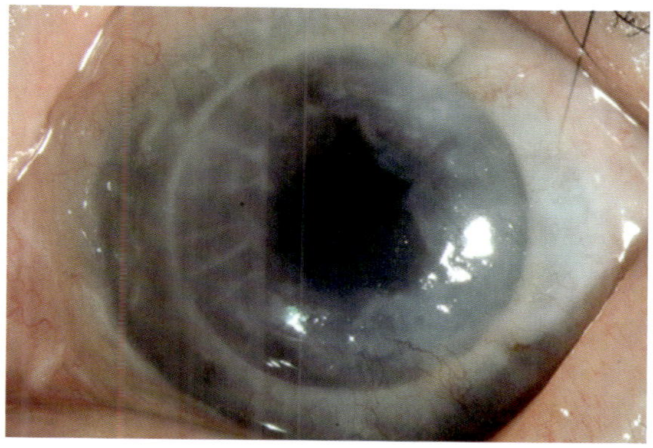

그림 9-49 각막이식 거부반응

X 선천이상

1. 거대각막*megalocornea*

주로 X염색체 열성으로 유전하며 남성 환자가 대부분이고 양쪽 눈에 발생하는 유전성 · 정지성 질환으로, 각막 지름이 13mm 이상인 경우를 말한다. 안압은 정상이다.

2. 작은각막*microcornea*

각막 지름이 10mm 이하인 경우로, 보통염색체우성유전 또는 열성유전을 한다.

3. 편평각막*cornea plana*

태생 4개월까지는 각막과 공막의 만곡도가 같은데, 이 시기에 발육이상이 발생한 경우를 편평각막이라고 한다. 앞방이 얕고 공막과의 경계가 확실하지 않으며 원시, 난시가 심하다.

3 제16장 『굴절 · 광학』의 「Ⅵ 굴절교정수술」 부분을 참고하라.

4. 후태생고리*posterior embryotoxon*

데스메막에 폭이 약 1mm인 혼탁이 각막가장자리와 나란히 있는데 이를 후태생고리라고 한다. 홍채의 발육부전이 합병되며 보통염색체우성유전을 한다.

5. 안구앞부분발생장애증후군*anterior segment dysgenesis syndrome*

신경능선*neural crest* 발달이상으로 인해 홍채, 앞방각, 각막의 이상이 함께 나타나는 증후군을 말한다. 대개 홍채의 일부가 실 모양으로 각막에 연결되어 있으며 각막혼탁, 녹내장을 합병하는 경우가 많다. 악센펠트증후군*Axenfeld syndrome*, 페터스이상*Peters anomaly* 등이 있다.

흥미로운 증례

37세 남자 환자가 3일 전부터 발생한 왼쪽 눈의 시력저하로 안과에 왔다. 환자는 1년 전 각막궤양을 치료받은 과거력이 있었으며, 각막궤양 치료 후 각막 하측 부위에 흉터가 생기고 시력저하가 있었지만 일상 활동에 큰 불편이 없었다고 하였다. 내원 시 시행한 검사상 교정시력은 오른쪽눈 1.0, 왼쪽눈 0.1이었으며, 세극등현미경 검사상 사진과 같은 소견이 관찰되었다. 상기 환자의 진단명과 세극등현미경 사진에서 관찰되는 소견은?

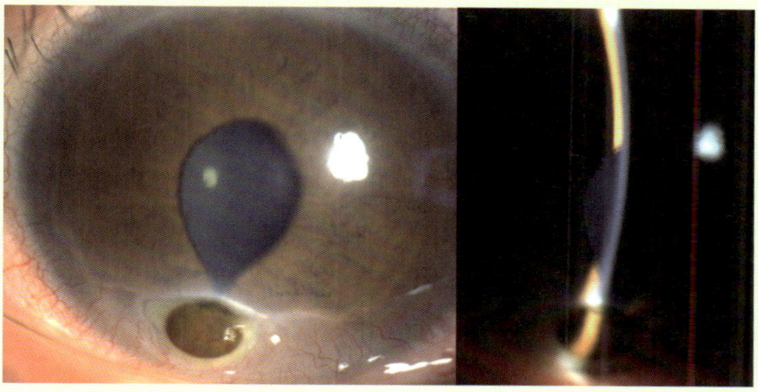

정답: 각막천공에 의한 홍채탈출 및 전방소실

해설: 각막궤양은 치료가 되면서 보통 서서히 흉터로 변하지만 때로는 각막기질 내로 깊숙이 침범하여 천공을 일으키기도 한다. 만일 천공이 생길 우려가 있거나 이미 생긴 경우에는 즉시 각막이식을 시행하는 것이 좋지만, 임시로 얇은 결막판, 양막, 혹은 공막편으로 덮거나 조직접착제로 막기도 하며 치료용 소프트렌즈를 착용시키기도 한다. 본 증례는 주변부 각막에 발생한 각막천공으로서, 응급수술을 통해 동종공막편으로 각막천공을 덮어 주었다. 수술 후 2개월 뒤 내원하였을 때 양안 교정 시력 1.0으로 호전되었으며, 세극등현미경 검사에서 각막천공 부위를 덮은 공막편의 생착 및 전방깊이 회복이 관찰되었다.

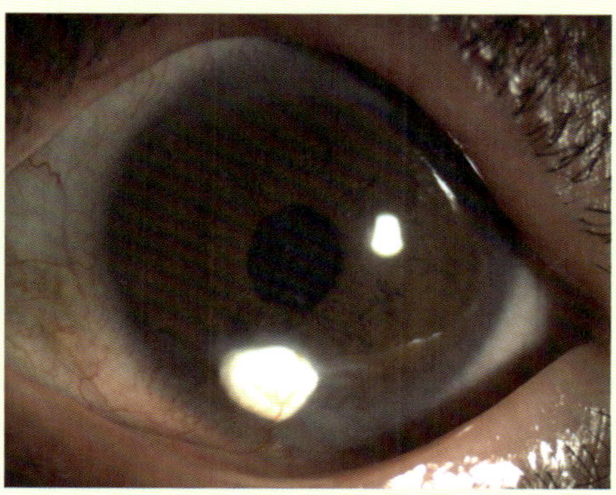

나이가 들수록 왜 눈동자가 탁해지나요?

어린아이의 맑은 눈망울을 나이가 들어서도 유지할 수 있다면 얼마나 좋을까요? 눈이 맑아 보이는 것은 각막이 깨끗하고 투명하여 홍채의 색이 깨끗하게 보이기 때문입니다. 그러나 나이가 들면서 눈병을 앓거나 눈에 이물이 들어가는 등 각막에 염증이 생길 때마다 각막의 투명도가 점차 감소하게 됩니다. 각막의 경우 한 번 염증을 앓아 각막혼탁이 발생하면 아무리 치료를 잘 받는다고 해도 혼탁이 남기 때문입니다.

나이가 들면서 주변부 각막에 지방이 침착되는 경우가 있는데 이를 노인환*arcus senilis*이라고 합니다. 노인환이 생긴 환자가 눈동자가 탁해졌다고 병원에 찾아오기도 합니다. 그러나 노인환은 특별한 치료방법이 없습니다. 젊은 사람에게서 노인환이 발생한 경우 콜레스테롤 수치를 확인하여 수치가 높다면 약물치료를 합니다.

나이가 들면서 피부에 주름이 생기듯 각막도 점차 투명도를 잃을 수 있습니다. 그러나 눈 건강 관리를 잘하여 각막에 특별한 문제가 발생하지 않는다면 어린아이 같지는 않더라도 맑은 눈동자를 늙어서까지 유지할 수 있습니다.

10

공막

I 염증

공막*sclera*은 혈관이 적고 신진대사가 활발하지 않아 염증이 자주 발생하지는 않는다. 따라서 다른 조직에 비해 감염이나 신생물*neoplasm* 등이 비교적 드물다.

1. 상공막염*episcleritis*

상공막염은 혈관이 풍부하고 탄력성이 적으며 공막을 덮고 있는 조직인 상공막*episclera*에 국한되어 생기는 염증으로 약 2/3가 한쪽 눈에 발생하며 잘 재발한다.

원인은 잘 알려져 있지 않으나 과민반응 때문인 것으로 생각된다. 환자의 약 20~30%는 전신질환과 연관이 있으며 그중 류마티스관절염이 가장 흔하고, 크론병, 장기여드름, 통풍, 아토피, 대상포진*herpes zoster* 등이 연관된 전신질환이다.

증상은 가벼운 통증, 국소적인 압통*tenderness*, 눈부심이며 상공막혈관의 확장으로 분홍색을 띤 충혈을 볼 수 있다(그림 10-1). 임상적으로 단순형과 결절형으로 구분되며 환자의 약 11%에서 가벼운 홍채염까지 동반된다. 충혈이 국한되어 있고 눈꺼풀결막에 염증이 없다는 점에서 결막염과 구별된다. 대개 1~2주가 지나면 자연 소실되지만 재발하여 몇 년 동안 되풀이되는 경우도 있다. 비스테로이드항염증제*non-steroidal antiinflammatory drug; NSAID*나 스테로이드제제를 점안해 치유기간을 단축할 수 있다.

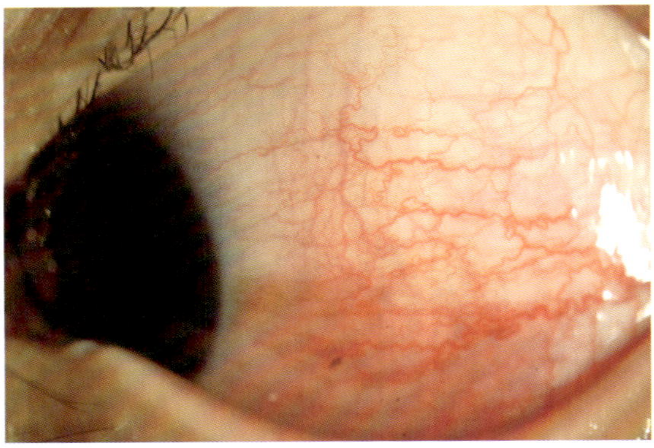
그림 10-1 상공막염

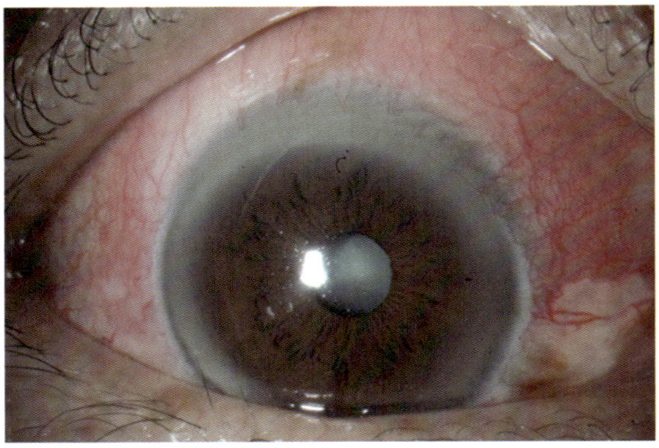
그림 10-2 광범위공막염

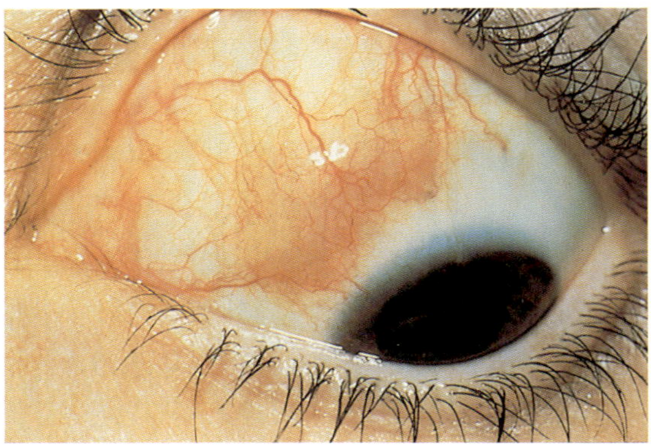
그림 10-3 결절공막염

2. 공막염*scleritis*

공막 심층에 염증이 생기는 것을 공막염이라 한다. 남성보다는 여성에게 잘 발생하고 상공막염보다는 드물다. 공막염은 원인에 따라 크게 감염성 공막염*infectious scleritis*과 비감염성 공막염*noninfectious scleritis*으로 분류할 수 있다. 감염성 공막염은 주로 각막이나 결막 같은 주변 조직의 감염이 파급되어 생기거나 외상, 수술 후에 발생하며 상당히 드문 질환이다. 이에 반해 비감염성 공막염은 보통 면역반응을 매개로 발생하며*immune-mediated scleritis* 공막염의 대부분을 차지한다.

비감염성 공막염은 크게 앞공막염*anterior scleritis*과 뒤공막염*posterior scleritis*으로 구분되며, 앞공막염은 다시 광범위공막염*diffuse scleritis*, 결절공막염*nodular scleritis*, 괴사공막염*necrotizing scleritis with inflammation*, 괴사공막연화증*necrotizing scleritis without inflammation, scleromalacia perforans*으로 나뉜다. 전신질환을 동반하는 경우가 많은데 류마티스관절염, 강직척추염, 결핵, 매독, 나병, 통풍, 대상포진, 단순포진, 알칼리나 산 등의 화학물질로 인한 화상 등이 대표적인 질환이다.

(1) 앞공막염

1) 광범위공막염

공막염 중 임상적으로 가장 흔한 형태이며 경과가 가장 경하다. 증상은 통증, 충혈, 눈부심, 압통*tenderness*과 눈물 등이며, 통증은 상공막염 때보다 더 심하다. 미만성으로 표층과 심층 혈관이 모두 충혈되며 정상적인 방사상 혈관분포 양상이 소실된다. 병변부위 공막은 보라색*violet*, 푸른색*bluish* 혹은 연어색*salmon color*을 띠며 상공막과 결막혈관들도 확장되어 있다(그림 10-2).

종종 단순형 상공막염과 구별하기가 쉽지 않다. 이때 10% 페닐에프린*phenylephrine*을 국소 점안하면 결막과 표층의 상공막혈관은 수축하지만 심부의 상공막혈관은 수축하지 않으므로, 상공막염일 때는 충혈이 없어지고 공막염일 때는 충혈이 그대로 남게 되어 두 질환을 감별할 수 있다.

비스테로이드항염증제나 스테로이드제제의 국소 점안은 치료효과가 별로 없으며, 비스테로이드항염증제나 스테로이드제제의 전신 투여가 필요하다. 드물게 전신 면역억제제를 투여해야 하는 경우도 있다.

2) 결절공막염

단단하고*firm* 움직임이 없는*immobile* 노란색 혹은 붉은색의 결절 양상을 보이며 눈꺼풀사이 윤부*limbus* 근처에 가장 많이 생긴다(그림 10-3). 임상증상과 치료는 광범위공막염과 유사하다.

3) 괴사공막염

급성으로 발생하고 심한 통증과 국한된 충혈이 있으며 괴사로 공막의 아교질섬유가 얇아져서 파괴되는 양상의 가장 심각한 공막염이다. 안압도 높아질 수 있으며 공막확장*scleral ectasia*을 일으킨다(그림 10-4). 비스테로이드항염증제나 스테로이드제제를 국소 또는 전신적으로 투여하여 치료하는데, 심한 경우에는 면역억제제를 전신투여해야 한다.

4) 괴사공막연화증*necrotizing scleromalacia, scleromalacia perforans*

장기간 류마티스관절염을 앓고 있는 사람에게서 볼 수 있으며, 대개 양쪽 눈에 발생한다. 서서히 진행하여 결막밑의 결절이 괴사되고 앞부분의 공막이 얇아져서 밑에 있는 포도막이 청색으로 비쳐 보이며 확장되기도 한다(그림 10-5). 심하면 드물게 공막이 천공된다. 눈의 통증이나 염증은 없다.

공막천공이 있을 때는 보존공막을 이식해서 치료한다. 그러나 예후가 불량하다. 스테로이드제제 국소투여는 금기이다.

(2) 뒤공막염

심한 류마티스관절염이 있을 때 합병되지만 드물게

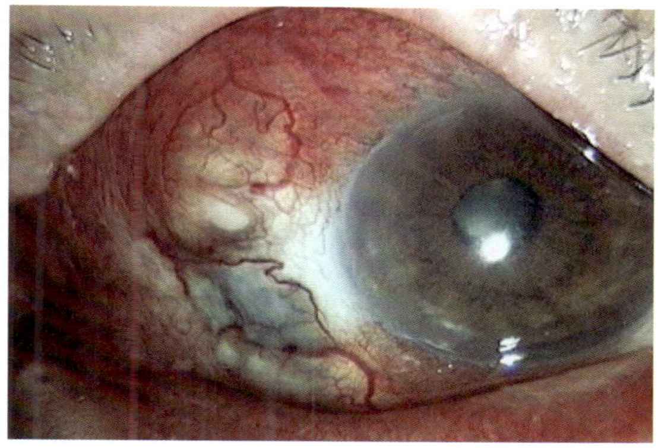

그림 10-4 괴사공막염

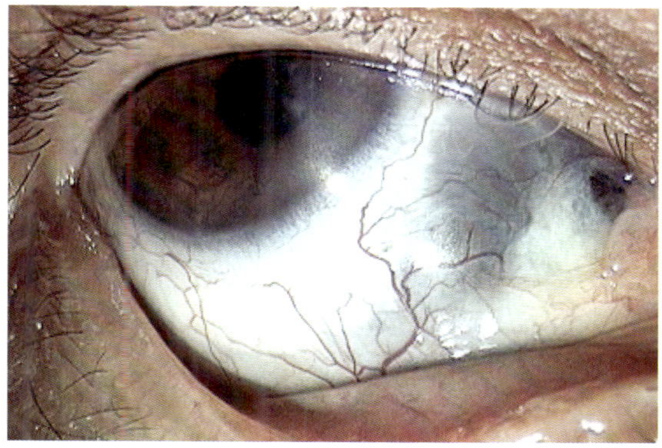

그림 10-5 괴사공막연화증

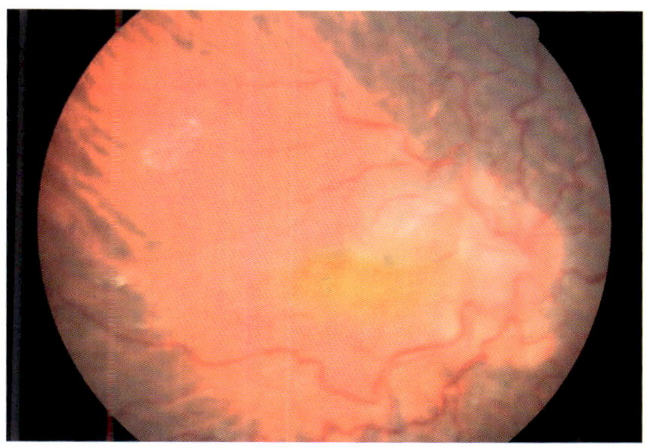

그림 10-6 뒤공막염에 동반된 유두부종과 삼출망막박리

발생한다. 눈의 앞부분에 이상소견이 없기 때문에 진단하기가 어려울 수 있다. 환자에게 통증과 안구돌출, 유두부종과 삼출망막박리가 있다면 뒤공막염을 의심해 본다(그림 10-6).

증상은 한쪽 눈에 나타나며 심한 통증과 시력장애, 복시, 안구운동장애 등을 동반한다. 재발할 때마다 공막이 더욱 얇아지고 안압이 높아지면 천공이 생길 수 있다. 그 밖에 합병증으로 각막염, 포도막염, 백내장, 녹내장 등이 발생할 수 있다.

치료는 어려우며 스테로이드제제 국소 점안은 공막조직을 얇게 하거나 안압을 높일 수도 있으므로 주의해서 사용해야 한다. 때로는 비스테로이드항염증제의 전신투여가 효과적이다.

II 선천이상

정상 공막은 희고 불투명해서 그 밑에 있는 포도막이 비쳐 보이지 않는다. 그러나 공막의 아교질섬유 이상으로 공막이 얇아지면 밑의 포도막색소가 비쳐서 청색으로 보이는데 이를 청색공막*blue sclera*이라 한다.

불완전뼈발생*osteogenesis imperfecta*과 합병해서 생기고, 엘러스-단로스증후군*Ehlers-Danlos syndrome*, 마르팡증후군*Marfan syndrome*, 탄력섬유거짓황색종*pseudoxanthoma elasticum* 등이 있을 때 또는 부신피질호르몬제제를 장기간 사용한 경우에 볼 수 있다. 청색공막은 원추각막이나 공모양각막*keratoglobus*이 있을 때 발생하기도 한다. 정상 신생아는 공막이 얇기 때문에 일시적으로 청색으로 보일 수 있다.

흥미로운 증례

69세 여자 환자가 1개월 전부터 발생한 왼쪽 눈의 불편함으로 안과에 왔다. 환자는 8년 전 왼눈 군날개 제거수술을 받은 과거력이 있었으며, 1개월 전부터 수술 부위 결막에 생긴 검은 점이 진해지며 통증이 심해졌다고 하였다. 내원 시 시행한 검사상 나안시력은 오른눈 0.7, 왼눈 0.5였으며, 세극등현미경 검사상 사진과 같은 소견이 관찰되었다. 상기 환자의 진단은?

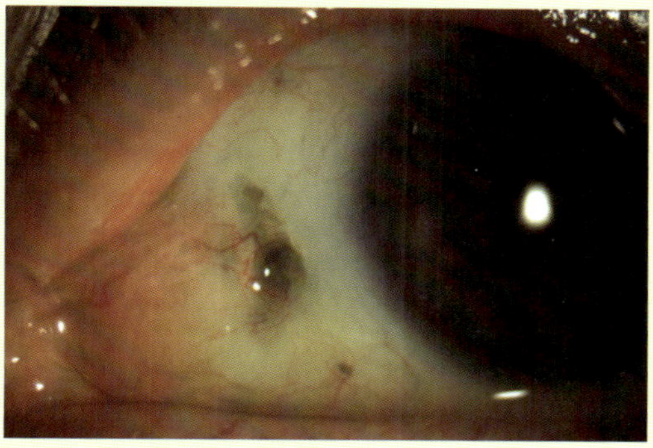

정답: 군날개 제거수술 후 발생한 공막연화증

해설: 눈꺼풀 틈새 안구결막에 삼각형의 섬유혈관조직이 증식하여 각막을 침범하는 군날개는 주로 각막의 코쪽에 많이 발생하나 귀쪽 또는 양쪽에 모두 발생하기도 한다. 군날개 제거수술은 미용상의 이유로 하는 경우도 있지만, 대부분 시력장애가 나타나거나 나타날 위험성이 높을 때 시행한다. 안구의 바깥쪽을 이루는 공막이 얇아지는 질병인 공막연화증은 시간이 지나면서 공막천공이 발생할 수 있고 진행하는 경우 안내염과 실명에까지 이를 수 있으므로 증상이 심하면 수술적 치료를 필요로 한다. 본 증례는 군날개 제거수술 후 발생한 공막연화증으로, 콜라겐기질 및 자가결막이식술을 시행하였다. 수술 후 1년 뒤 왼눈의 나안시력은 1.0으로 호전되었으며 세극등현미경 검사상 공막연화 부위의 호전이 관찰되었다.

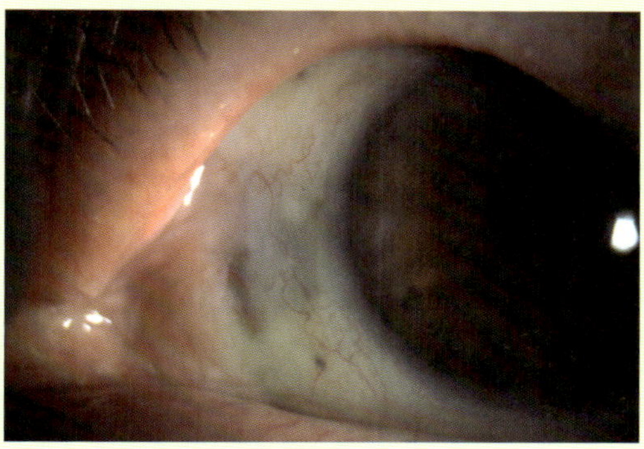

눈에도 점이 생기나요?

한마디로 대답하자면, 네, 맞습니다. 눈에도 점이 생길 수 있습니다.

피부에 점이 생기는 것과 마찬가지로 결막에도 멜라닌세포가 있어 자외선 노출을 포함한 여러 자극에 의해 멜라닌 생성이 증가하거나 세포가 증식하면 눈에 점이 생길 수 있습니다.

선천적으로도 눈에 점이 생길 수 있습니다. 눈에 생긴 오타모반은 결막이 아니라 공막에 발생합니다. 피부에 발생한 점과 마찬가지로 눈에 생긴 점이 점차 커진다거나 색이 더 진해진 경우에는 악성흑색종으로 진행할 수 있으므로 조직검사가 필요합니다.

11 수정체

I 백내장

백내장*cataract*[1]은 수정체의 혼탁으로 시력이 감소하는 질환이다. 2008년부터 2012년까지 시행된 질병관리본부 국민건강영양조사의 국내 백내장 유병률 조사결과에 따르면 40세 이상 인구의 백내장 유병률은 42.3%였으며, 연령별 유병률은 40대 11.1%, 50대 35.7%, 60대 71.8%, 70대 이상에서는 94.2%로 나타났다.

백내장은 다양한 요인으로 인해 발생하며, 위험인자는 고령(노화), 당뇨, 영양부족, 자외선, 흡연, 고혈압, 신부전 등이다.

백내장의 발생기전은 첫째, 노화로 인한 단백질의 구조적 변화와 산화 및 응집, 둘째, 당뇨로 인한 단백질의 당화, 셋째, 세포막 변화와 이온 유입에 따른 수정체 단백질의 용해로 크게 나눌 수 있다. 그 밖에 외상, 포도막염, 유리체절제술 후의 눈속충전물, 유수정체 삽입, 녹내장, 눈속수술 등이 백내장을 발생시킬 수 있다.

백내장은 발생원인, 혼탁 발생 부위(그림 11-1), 혼탁 형태, 발생시기에 따라 분류할 수 있다(표 11-1).[2]

1. 선천백내장

【원인】 선천영아백내장*congenital infantile cataract*의 원인은 대부분 특발성이거나 유전성이며 태내감염, 대사이상, 전신질환으로 인한 것도 있다.[3]

【검사】 유아의 경우 백내장이 심하지 않다면 진단이 지연되는 경우가 흔하다. 백내장이 심하면 눈을 제대

표 11-1 백내장의 분류

선천백내장 *congenital cataract*	• 특발성*idiopathic* • 유전성*hereditary* • 유전, 대사질환: 21번세염색체증후군, 로우증후군*Lowe syndrome*, 마르팡증후군*Marfan syndrome*, 13번세염색체증후군, 18번세염색체증후군, 갈락토오스혈증, 저혈당증*hypoglycemia*, 알포트증후군*Alport syndrome*, 근육긴장퇴행위축*myotonic dystrophy*, 파브리병*Fabry disease* • 감염질환: 풍진*rubella*, 수두*varicella*, 매독*syphilis*, 거대세포바이러스*cytomegalovirus* • 눈 질환: 안구앞부분발생장애*anterior segment syndrome*, 일차유리체증식증*persistent hyperplastic primary vitreous*
후천백내장 *acquired cataract*	• 노년백내장*senile cataract* • 외상백내장*traumatic cataract* • 합병백내장*complicated cataract*: 만성의 심한 각막염, 홍채섬모체염, 녹내장, 망막박리, 유리체의 변성 및 출혈 후, 망막색소변성, 레버선천흑암시*Leber congenital amaurosis*, 이랑위축*gyrate atrophy* 후 • 당뇨백내장*diabetic cataract* • 독성백내장*toxic cataract* • 전신질환에 동반되는 백내장: 근육긴장퇴행위축, 아토피피부염, 어린선*ichthyosis*, 워너증후군, 부갑상샘저하증 등

❶ 눈동자가 하얗게 변한 것을 보고 눈 안의 색깔이 하얀 장애라 하여 백내장이라는 이름이 붙었다. 영어 명칭인 cataract의 어원은 라틴어 cataracta로, 폭포라는 뜻이다. 눈 속에서 하얀 물질이 폭포처럼 떨어져 쌓인 것이라 생각하여 명명한 이름이다.

❷ 백내장의 분류방법

(1) 선천백내장*congenital cataract*과 후천백내장*acquired cataract*

(2) 원발백내장*primary cataract*과 합병백내장*complicated cataract*

(3) 혼탁 부위에 따른 분류

- 부분백내장*partial cataract*: 극백내장*polar cataract*, 낭백내장*capsular cataract*, 낭밑백내장*subcapsular cataract*, 층간백내장*zonular cataract*, 봉합백내장*sutural cataract*, 핵백내장*nuclear cataract*, 핵주위백내장*perinuclear cataract*, 피질백내장*cortical cataract*
- 전백내장*total cataract*

(4) 혼탁 형태에 따른 분류

- 쐐기모양백내장*cuneiform cataract*
- 점모양백내장*punctate cataract*
- 가루형백내장*powder-like cataract*
- 방추모양백내장*fusiform cataract*
- 꽃잎형백내장*petalous cataract*
- 접시모양백내장*saucer-shaped cataract*

❸ 선천영아백내장의 원인

(1) 특발성

(2) 유전성

- 보통염색체우성유전(가장 흔함), 보통염색체열성유전, X염색체연관유전

(3) 유전, 대사질환

- 21번세염색체증후군, 로우증후군, 마르팡증후군, 13번세염색체증후군, 18번세염색체증후군, 갈락토오스혈증, 저혈당증, 알포트증후군, 근육긴장퇴행위축, 파브리병

(4) 감염 질환

- 풍진, 수두, 매독, 거대세포바이러스

(5) 눈 질환

- 안구앞부분발생장애, 일차유리체증식증

❹ 유아의 경우 주시와 추종검사, 한눈가림검사, 주시선호검사, 시유발전위검사, 눈운동검사통*optokinetic drum*검사 등을 하면 간접적으로 시력을 측정할 수 있다.

로 맞추지 못하고 사물에 대한 주시와 따라보기가 되지 않으며 백색동공, 사시, 눈떨림 등의 증세가 나타나기도 한다. 세극등현미경으로 특징적인 모양을 관찰하여 진단하는 것이 가장 손쉬운 방법이지만, 협조가 불가능한 유아의 경우 어두운 곳에서 직접 검안경으로 붉은 오렌지빛 반사 여부나 망막혈관이 잘 관찰되는지를 동공을 통해 관찰하면(조명검사*illumination test*, 적색반사검사*red reflex test*) 백내장 유무를 확인할 수 있다. 유아의 경우 망막반사에 이상이 있을 때 백내장 등의 매체혼탁을 의심해야 한다. 시력측정은 수술 여부를 결정하는 데 가장 중요한 검사이다. 유아의 경우 시력을 측정하기가 어렵지만 특수검사[4]로 어느 정도 측정할 수 있다. 동공반사를 관찰해 구심동공운동장애가 없고 동공을 확대한 상태에서 망막혈관이 잘 관찰된다면 수술할 필요가 없다고 판단한다. 전신질환 유무, 수정체혼탁이 진행하는지를 관찰하고 가족력 여부도 조사해야 한다.

【증상 · 경과】 선천백내장은 한쪽 눈 또는 양쪽 눈에 모두 발생할 수 있다. 형태학적으로 핵백내장(그림 11-2), 피질백내장(그림 11-3), 층판백내장, 극백내장, 후원추수정체백내장, 일차유리체증식증 등으로 나눌 수 있다. 이 중 층판백내장이 가장 흔한 형태의 백내장이다. 백내장이 오래된 경우에는 수정체가 액화되고, 때로는 수분이 흡수되어 막모양백내장*membranous cataract*이나 고리모양백내장*annular cataract*으로 변하며 석회침착이나 뼈 성분이 생기기도 한다(석회성백내장*calcareous cataract*).

【치료】 태어날 때 망막의 황반 기능은 발달되어 있지 않으나 성장하면서 차차 발달한다. 이 시기에 광선이 안저로 들어가는 부분이 가로막히면 중심오목*fovea* 기능이 발달하지 않고 약시*amblyopia*가 되며, 시력저하로 인해 눈떨림*nystagmus*이 일어난다. 따라서 수정체혼탁이 심해 안저가 보이지 않으면 가능한 한 빨리 수술과 더불어 시력교정을 한다.[5]

백내장 제거 후 약시 발생을 막고 시력 개발을 최

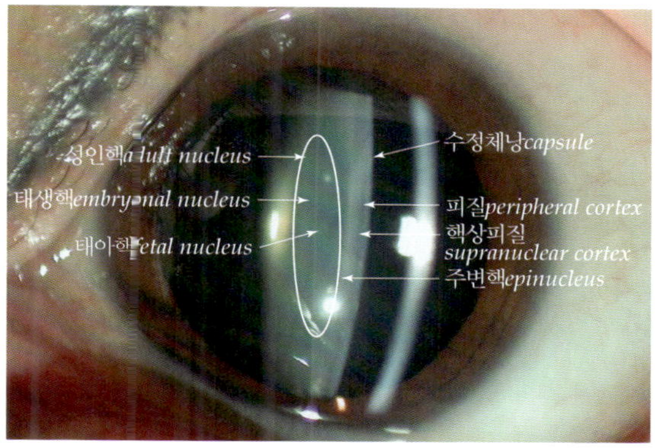

그림 11-1 백내장 혼탁 발생 부위

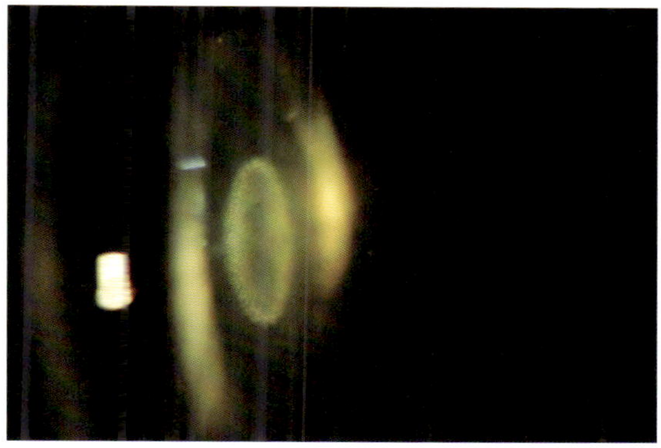

그림 11-2 핵백내장

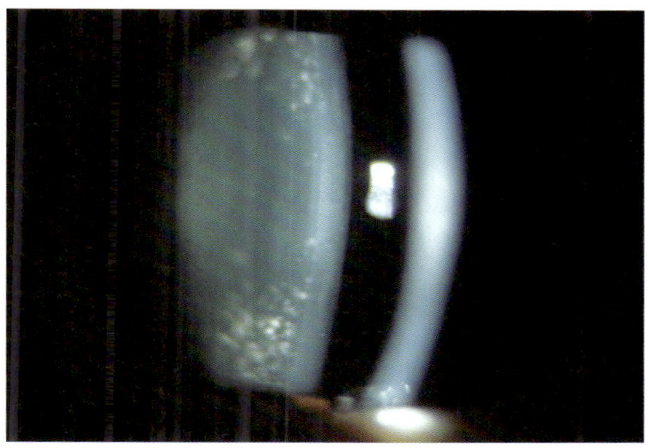

그림 11-3 선천피질백내장

5 영유아는 성인과 달리 공막의 탄력성이 크므로 각공막을 최소한으로 절개한 후 수정체 물질을 흡입하여 제거한다. 동공 부분만 혼탁한 경우에는 동공확대제를 정기적으로 점안하여 수정체 주변으로 광선이 들어가게 하면서 관찰하고, 동공이 커지지 않으면 광학적 홍채절제술*optical iridectomy*을 시행한다.

대화하기 위하여 인공수정체 삽입을 동시에 시행하나 안구의 발달이 늦거나 다른 장애를 동반한 경우 무수정체 상태에서 안경이나 콘택트렌즈로 우선 교정한다.

【수술 후 합병증】 수술 후 후낭혼탁*posterior capsule opacification*이 잘 생기므로 후낭혼탁 발생률을 낮추기 위해 백내장수술을 할 때 후낭절개술을 하거나 후낭절제술과 동시에 앞유리체절제술을 하기도 한다. 수술 후 홍채섬모체염으로 인한 이차막 형성으로 동공이 폐쇄되거나 앞방이 잘 형성되지 않아 주변홍채앞유착*peripheral anterior synechia*이 발생하여 안압이 상승할 수 있다. 이 외에 망막박리나 출혈망막병증이 생길 수 있으며, 수술이 잘되었더라도 약시나 사시가 발생할 수 있다.

2. 후천백내장*acquired cataract*

후천백내장에는 나이가 들면서 발생하는 노년백내장*senile cataract*이 가장 많으며, 그 외에 외상, 염증 등에 의한 심한 눈 질환, 당뇨, 독소, 그리고 전신질환 등에 의해 후천백내장이 발생할 수 있다.[6]

【증상】

① **시력감퇴** 수정체혼탁의 위치, 정도, 범위에 따라 다르다. 백내장 초기에 수정체 주변부의 혼탁은 시력장애를 그다지 초래하지 않으나, 혼탁이 동공 부위나 후극부에 있으면 밝은 곳에서는 동공이 수축해 시력이 몹시 감퇴할 수 있다. 이를 주간맹*day blindness*이라 하는데, 밝은 곳에서는 몹시 불편하고 근거리 시력이 특히 저하되는 반면, 어두운 곳에 있거나 동공확대제*mydriatics*를 점안하여 동공이 확대되면 오히려 시력이 좋아질 수 있다. 백내장이 진행되어 수정체 전체가 혼탁해지면 주간맹은 사라지고 전체적으로 시력감퇴가 심해진다.

② **한눈복시***monocular diplopia* 부분적 혼탁으로 수정체의 각 부분마다 굴절 상태가 다르거나 혼탁이 시축*visual axis*을 방해할 때 한눈복시가 발생할 수 있다. 시력이 더 나빠지면 복시는 사라진다.

③ **수정체근시***lenticular myopia* 수정체핵이 경화*sclerosis*되어 수정체의 굴절률이 증가하면 눈의 굴절력은 근시 상태가 되어 돋보기안경을 쓰던 사람이 돋보기안경 없이도 근거리 글씨를 잘 보는 경우가 생기는데, 이는 일시적인 변화이다.

피질(혹은 겉질)백내장*cortical cataract*은 한눈복시를, 핵백내장*nuclear cataract*은 수정체근시와 원거리 시력의 장애를, 낭밑백내장*subcapsular cataract*은 주간맹을 주로 유발한다. 그 밖의 증상으로 대비감도 저하, 색각감퇴, 다시증*polyopia* 등이 있다.

④ **눈부심** 눈부심은 안구 매체의 불균일로 인해 빛이 산란되어 나타나는 현상으로, 피질백내장과 후낭밑백내장에서 심하게 나타난다. 핵백내장에서는 야간 눈부심이 심하다.

【검사】 동공확대제를 점안하여 동공을 확대한 후 작은 손전등, 검안경, 세극등 등으로 검사하여 혼탁의 정도, 위치 등을 확인한다.[7]

【종류】

① **노년백내장** 대개 60세 이후에 발생한 경우를 말하며, 40~50대에 발생하는 초로백내장*presenile cataract*, 40세 미만에 발생하는 소아백내장*juvenile cataract*과 구별된다.

원인은 잘 모르지만 나이가 들면서 수정체섬유단백의 분자량이 증가하고 구성 성분[8]이 변하면서 수정체가 서서히 투명성을 잃어 가는데, 수정체 중 어느

[6] 백내장의 위험인자로는 고령, 근시, 당뇨병, 고혈압, 심장질환, 뇌졸중 등의 심혈관질환, 자외선, 흡연, 전신적 또는 국소적 스테로이드 투여 등이 있다.

[7] 수정체의 앞뒷면을 동시에 세극등으로 촬영하여 그 자료를 보관한 후 계속해서 진행 상태를 관찰할 수 있는 샤임플러그 카메라*Scheimpflug camera*를 사용하면 도움이 된다.

[8] 백내장이 형성되면 수정체 내에 있는 수용성 단백질의 양이 감소하고 알파결정질*α-crystalline*과 감마결정질의 양이 증가한다.

부위에 혼탁이 발생하느냐에 따라 피질백내장, 핵백내장, 낭밑백내장으로 구분한다. 여러 부위에서 동시에 발생하기도 한다. 나이가 들면서 수정체핵은 서서히 농축되어 단단해지고 색깔이 노랗게 변해 간다. 그러나 이때에도 시력저하는 나타나지 않는다. 수정체핵 경화가 매우 심하여 시력장애를 초래하면 이를 핵백내장이라 한다. 앞에서 살펴본 것처럼 핵경화로 인해 수정체의 굴절력이 일시적으로 증가하여 근거리 독서 등의 작업능력이 향상될 수도 있지만, 핵경화(그림 11-4)가 더욱 진행되어 혼탁이 증가하면 근거리, 원거리 사물이 모두 보이지 않게 된다.

피질백내장의 경우 수정체피질에 수분이 증가하여 수정체섬유층이 분리되고 공포*vacuole*가 형성되며 수정체 주변부에 쐐기모양백내장*cuneiform cataract*이 나타난다(그림 11-5). 혼탁은 점차 중심부로 진행되며, 경우에 따라 모양이 수레바퀴처럼 변하기도 한다. 초기백내장*incipient cataract*이 발생했을 때는 시력감퇴도 심하지 않고 동공부가 투명하여 동공을 확대하지 않으면 발견되지 않는 경우가 많다. 진행되면서 수정체피질이 수분을 더욱 흡수하면 수정체 용적이 더 커지고 시력감퇴와 한눈복시 증상이 나타나는데, 이를 팽대백내장*intumescent cataract*이라 한다. 백내장이 심해지면서 매우 단단해지면 안저반사가 없어지는데 이를 경성백내장*dense cataract*이라 한다. 이러한 증상이 더욱 심해져 피질이 모두 혼탁해지면 육안으로도 동공이 하얗게 보이는데 이를 성숙백내장*mature cataract*이라 하며 시력은 매우 불량하다(그림 11-6).

성숙백내장을 수술하지 않고 오랫동안 방치해 두면 혼탁한 수정체피질이 분해·액화되어 죽처럼 변하면서 결정성분이 관찰되는데 이를 과숙백내장*hypermature cataract*이라 한다. 액화된 피질 속에 갈색의 수정체핵이 가라앉아 있는 경우는 모르가니백내장*Morgagnian cataract*이라 한다(그림 11-7). 과숙백내장을 계속 방치하면 외상백내장처럼 안압이 상승하거나 홍채염이 발생하고, 섬모체소대*ciliary zonule*가 약

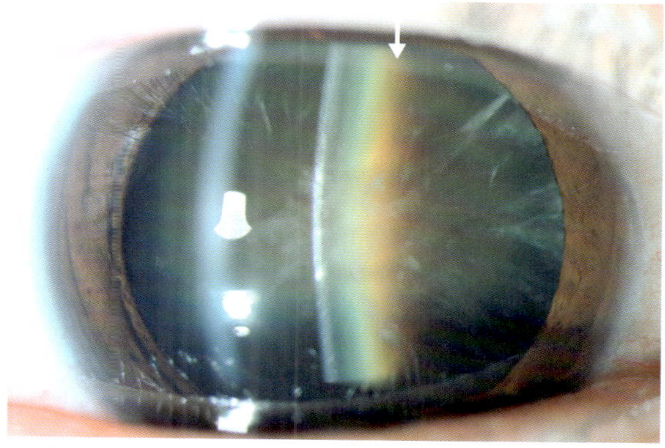

그림 11-4 핵경화 핵경화로 수정체 핵이 갈색으로 변한다(화살표).

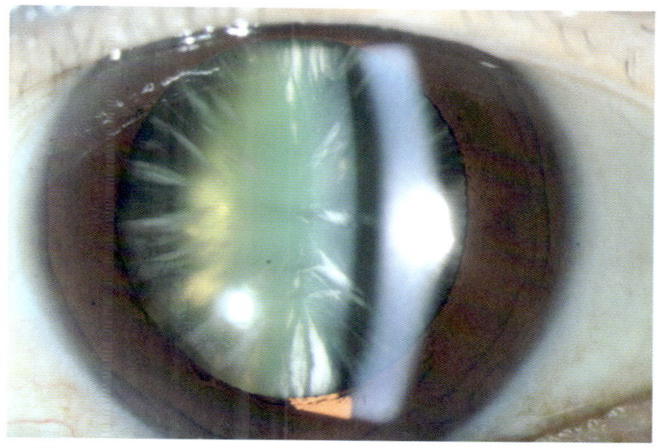

그림 11-5 쐐기모양백내장

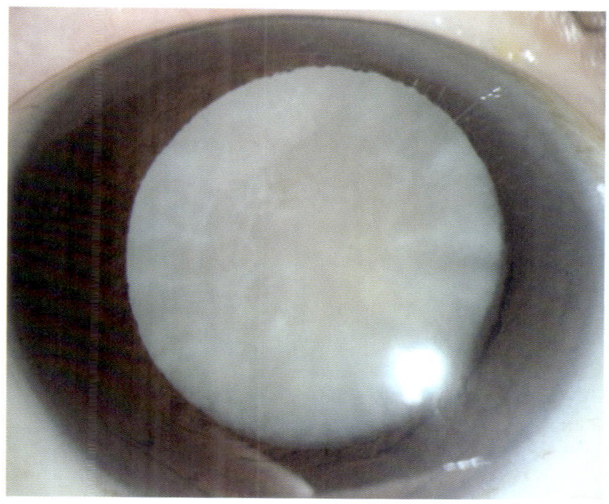

그림 11-6 성숙백내장

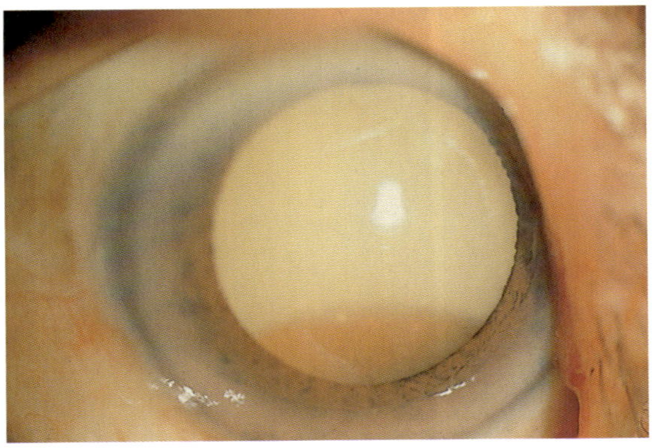

그림 11-7 모르가니백내장

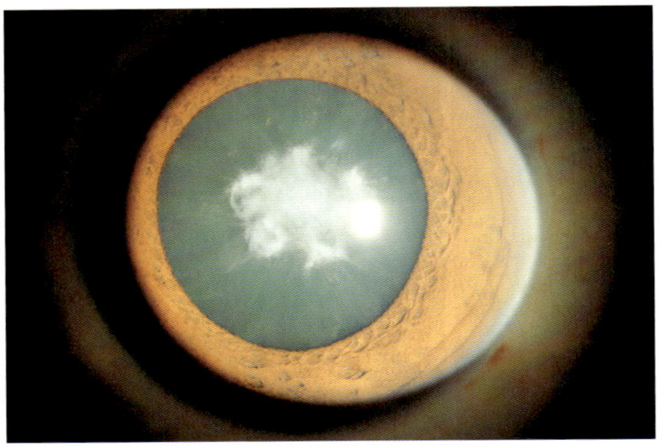

그림 11-8 전낭밑백내장

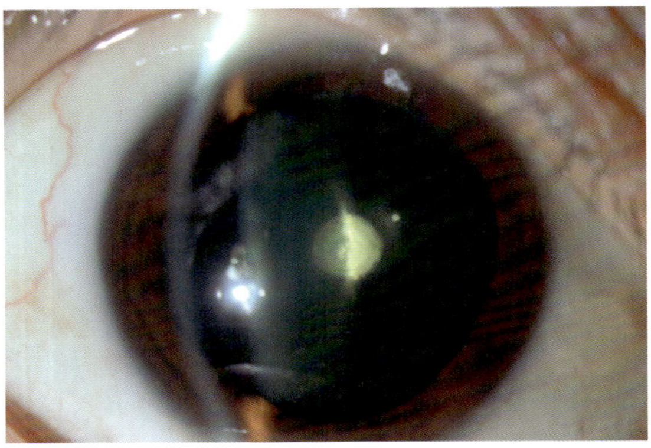

그림 11-9 후낭밑백내장

❾ 때때로 흑갈색 원형 고리가 동공가장자리를 따라 수정체 전낭 표면에서 보이는데, 이는 홍채색소가 타박상으로 인해 침착된 것으로서 보시우스고리*Vossius ring*라고 한다.

해져 자연적으로 수정체가 부분이탈*subluxation*되기도 한다.

낭밑백내장은 전낭밑백내장(그림 11-8)과 후낭밑백내장(그림 11-9)으로 나뉘는데, 특히 주간맹 현상이 심하다. 전낭밑백내장은 젊은 동양인에게 흔히 나타나는 유형이며, 후낭밑백내장은 스테로이드제제의 장기 사용과 관련된 합병백내장이지만 노년백내장에서도 흔히 볼 수 있다.

백내장의 경과는 개인에 따라 차이가 많아서 몇 개월 이내에 성숙백내장이 되는 경우도 있고, 몇 년 동안 초기 백내장 상태가 지속되는 경우도 있으므로 주기적으로 관찰해야 한다.

② **외상백내장***traumatic cataract* 외상으로 수정체낭이 파열되거나, 파열되지 않아도 진탕성*concussion* 압력으로 인해 수정체 후낭에 혼탁이 나타나는 경우를 말한다(그림 11-10). 젊은 연령층에서 발생하는 가장 흔한 한눈백내장*monocular cataract*이다.

눈에 타박상을 입은 후 몇 개월이 지나서 수정체낭이 파열되지 않아도 후낭밑에 혼탁이 초래되며 꽃잎 형태로 발생하는 경우도 있다.[9]

수정체낭이 파열되면 처음에는 후낭밑에 백내장이 형성되고 점차 앞쪽으로 진행하여 수정체 전체가 혼탁해진다. 수정체낭의 파열 부위가 크면 빠른 시일 내에 수정체 전체가 혼탁해지며, 수정체단백이 앞방내로 유출되어 염증을 초래(수정체포도막염*lens-induced uveitis*)하고 안압을 상승(수정체용해녹내장*phacolytic glaucoma*)시키기도 한다.

수정체낭이 파열되었어도 수정체핵이 형성되기 전인 25세 이하에서는 간혹 수정체 물질이 녹아 자연히 흡수되어 깨끗해지기도 한다. 그러나 핵이 형성된 이후의 연령층에서는 염증이 계속될 수 있다.

수정체 속에 이물질이 있을 경우 유리나 플라스틱 물질은 비교적 무해하지만, 구리가 있으면 수정체낭밑에 녹회색 톱니바퀴 모양의 동그란 혼탁이 생긴다(해바라기백내장*sunflower cataract*, 수정체동침착*chalcosis* *lentis*). 철조각이 박히면 특징적으로 갈색이나 황색의 혼탁이 나타난다(수정체철침착*siderosis lentis*). 방사선(중성자선, 감마선, X선)과 고압전기, 적외선 등에 노출되어도 백내장이 발생할 수 있다(방사선백내장*radiation cataract*, 전기백내장*electric cataract*, 적외선백내장*infrared cataract*, 유리제조공백내장*glass-blowers cataract*).

③ **합병백내장***complicated cataract, secondary cataract* 대개 심한 눈 질환 후에 나타나는 백내장을 말한다. 만성의 심한 각막염, 홍채섬모체염, 녹내장, 망막박리, 유리체의 변성, 출혈 등에 합병되는 수정체혼탁으로, 염증성 독성물질의 직접작용, 수정체낭의 투과성 변화, 섬모체상피 변화로 인한 방수이상 등이 원인이다.

혼탁은 후낭밑피질부터 일정하지 않은 형태로 진행되면서 수정체 전체로 파급된다. 심한 근시로 인한 합병백내장으로는 핵백내장이 흔하고, 피부질환, 유전 망막 질환인 망막색소변성, 레버선천흑암시*Leber congenital amaurosis*, 이랑위축*gyrate atrophy* 등을 앓고 있을 때도 백내장이 발생할 수 있다. 합병백내장이 온 눈은 이미 망막의 기능이 저하되었거나 눈속조직이 변성되었기 때문에 수술을 해도 시력 회복의 경과가 좋지 않은 편이다.

④ **당뇨백내장***diabetic cataract* 당뇨병을 앓는 사람은 정상인에 비해 백내장이 생길 확률이 5배 정도 높으며 당뇨백내장은 전체 백내장 환자의 약 13%를 차지한다. 인슐린 의존성 당뇨병에서는 당뇨병의 유병기간이 중요한 발병요인인 데 비하여 인슐린 비의존성 당뇨병에서는 발병 시 나이가 가장 중요한 요인이다.[10]

수정체혼탁은 대개 양쪽에 발생하며 전·후낭 밑에 공포가 생기고 점차 특징적인 눈송이 모양의 혼탁이 피질 전체로 퍼지며, 진행 과정이 매우 빠르다. 노년백내장은 당뇨병이 없는 경우보다 당뇨병이 있는 성인에게 일찍 발생하는 경향이 있다. 당뇨병이 있으면 수술 후 염증이 잘 발생하고 상처의 치유기간이 길어지며 출혈 경향이 있으므로 철저한 검사와 적절한 치료 후 수술해야 한다. 당뇨망막병증*diabetic retinopathy*이 있으면 시력이 잘 개선되지 않을 수도 있다.

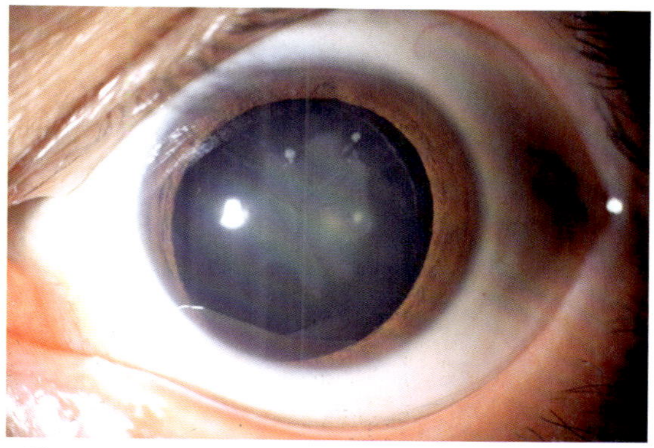

그림 11-10 외상백내장

⑤ **독성백내장***toxic cataract* 오랫동안 부신피질호르몬제제를 사용하는 환자에게 후낭밑백내장이 초래될 수 있다. 그 밖에 잘 알려진 백내장 유발약품으로는 페노티아진*phenothiazine* 계열 약제(특히 클로르프로마진*chlorpromazine*), 아미오다론*amiodarone* 등이 있고, 에르고트*ergot*, 디니트로페놀*dinitrophenol*, 나프탈렌*naphthalene*, 부설판*busulfan*, 클로로퀸*chloroquine*도 백내장을 유발한다. 동공수축제를 장기간 점안할 때, 특히 콜린에스테라아제억제제*cholinesterase inhibitor*인 에코티오페이트*echothiophate*(포스폴린요오드화물 *phospholine iodide*), 이소플루오로페이트*isofluorophate*, 데메카륨브롬화물*demecarium bromide*(후메로살*Humerosal*) 등을 오래 사용할 때 점 모양의 공포들이 수정체 전낭 밑에 나타난다. 동공수축제 투여를 중단하면 혼탁의 진행이 정지되는 경우를 간혹 관찰할 수 있다.

⑥ **전신병과 유전질환에 동반되는 백내장** 근육긴장퇴행위축, 아토피피부염, 어린선*ichthyosis*, 워너증후군,

⑩ 수정체 내의 과잉 당이 알도스환원효소*aldose reductase*로 인해 당알코올*sugar alcohol*, 즉 소르비톨*sorbitol*(글루시톨*glucitol* 등)로 과다 전환되어 발생한다.

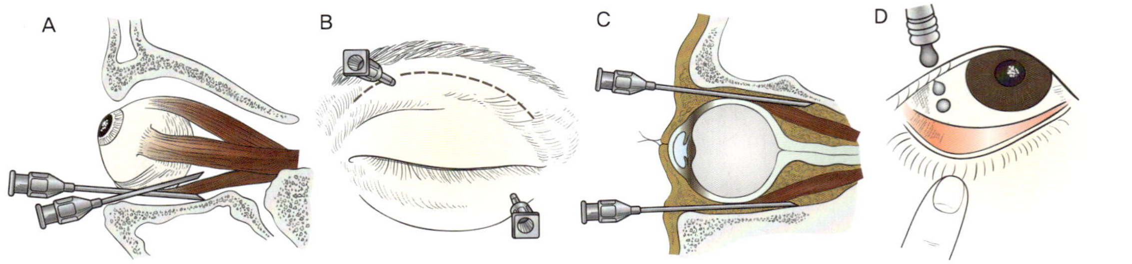

그림 11-11 백내장수술 마취법 A. 눈뒤마취법(외안근원뿔 안으로 마취약을 주입한다.) B. 눈둘레마취의 위치 C. 눈둘레마취의 옆모습 D. 점안마취

부갑상샘저하증, 풍진, 알포트증후군, 마르팡증후군, 마르케사니증후군*Marchesani syndrome*, 갈락토오스혈증, 로우증후군*Lowe syndrome*, 윌슨병 등이 있을 때 백내장이 동반된다.

【치료】

① **비수술적 치료** 항산화제 등의 항백내장성 약물을 포함한 치료적 접근법과 원인인자(자외선, 흡연, 음주 등) 조절을 통한 예방적 접근법이 있다. 여러 백내장 치료용 약물들이 개발되어 시판되고 있으나 수술의 발달에 비하면 효과가 미미하다. 약물치료는 수술에 공포를 느끼거나 전신 건강상 수술이 어려운 사람들에서 제한적으로 사용할 수 있다.

② **수술치료** 백내장수술의 적당한 시기는 혼탁이 진행하여 직업이나 일상생활에 지장을 줄 만큼 시력이 나빠졌을 때이다. 또한 백내장으로 인해 속발녹내장*secondary glaucoma*이나 포도막염이 발생할 우려가 보이면 반드시 수술하는 것이 원칙이다.

백내장수술이 금기가 되는 경우는 없지만 혼탁한 수정체를 적출해도 시력이 개선될 여지가 없으면 합병증이 없는 한 반드시 수술할 필요는 없다.

백내장수술의 마취법으로는 전신마취와 국소마취가 있으나 특수한 경우를 제외하고 대개 국소마취만으로 수술을 시행한다. 과거에는 아래눈꺼풀의 바깥에서 긴 주사바늘을 외안근원뿔*extraocular muscle cone* 안까지 찔러 넣는 눈뒤마취법*retrobulbar anesthesia*(그림 11-11A)과 눈꺼풀마취*lid anesthesia*를 병행하는 방법이 가장 널리 사용되었으나 눈뒤출혈*retrobulbar hemorrhage*, 안구천공, 망막동맥폐쇄, 시신경손상 등의 합병증이 발생할 가능성이 있다. 눈둘레마취법*peribulbar anesthesia*(그림 11-11B, C)이나 결막에 작은 구멍을 낸 후 테논낭하 공간까지 박리하여 삽입관*cannula*만을 사용해 마취액을 테논낭하로 주입하는 테논낭하 마취법도 사용되었다. 최근에는 수술 직전과 수술 중에 국소마취점안제를 결막낭에 떨어뜨린 후 수술을 시행하는 점안마취(그림 11-11D)가 가장 널리 사용되고 있다.

i) **백내장낭내적출술***intracapsular cataract extraction; ICCE*: 수정체낭을 열지 않고 핵을 낭 안에 둔 채(낭내) 수정체 전체를 적출하는 방법으로, 예전에 노년백내장에 주로 사용되었다.

안구 윗부분 각공막가장자리에 180° 가까이 절개창을 만들고 각막을 들어 올린 후에 집게*forceps*나 냉동수술기로 수정체를 적출한다(그림 11-12). 경우에 따라 녹내장을 방지하기 위해 주변 홍채의 일부를 작게 절제한다.

그러나 합병증 발생률이 높고 수술 후 회복하는 데 오래 걸리며 인공수정체를 삽입하기가 어려워, 최근에는 섬모체소대가 심하게 손상되었거나 수정체가 거의 탈구된 경우 이외에는 시행하지 않는다.

ii) **백내장낭외적출술***extracapsular cataract extraction; ECCE*: 수정체 전낭을 가능한 한 둥글게 제거한 다

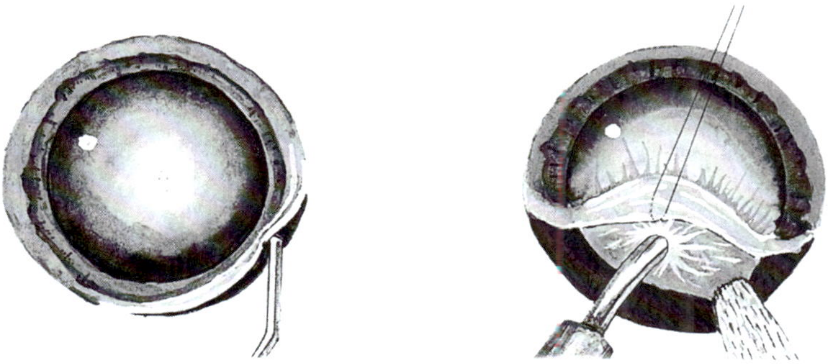

그림 11-12 백내장낭내적출술(냉동술)

음 낭 밖으로(낭외) 핵을 따로 꺼내고 피질을 세척해 낸 후 후낭을 남겨 두는 방법이다. 각공막가장자리를 약 3mm 정도로 먼저 절개한 후 수정체낭절개도*cystotome*나 집게*forceps*로 수정체 전낭을 절개한다. 제거할 수정체핵의 크기만큼 각공막가장자리 절개창을 확장하여 수정체핵을 꺼내고, 피질을 가능한 한 완전히 제거한 후 인공수정체를 삽입하고 절개부를 봉합한다. 수정체유화기*phacoemulsifier*를 이용한 수정체유화술이 나오기 전에는 이 방법이 흔히 사용되었으나, 현재는 수정체핵이 너무 단단하거나 각막내피세포의 밀도가 낮은 환자에게 이 방법을 제한적으로 사용한다(그림 11-13).

iii) **수정체유화술***phacoemulsification*: 전낭절개 후 수정체핵을 통째로 꺼내지 않고 안구 내에서 초음파를 이용한 수정체유화기*phacoemulsifier*로 잘게 분쇄하여 흡인해 내는 방법이다. 2~3mm 정도의 소절개창을 각막, 각막윤부, 또는 공막에 만든 후 점탄물질*ophthalmic viscosurgical devices*을 전방 내에 주입한다. 구부러진 바늘침*needle*이나 미세겸자*microforceps*를 이용하여 직경 5~6mm의 연속곡선수정체낭원형절개술*continuous curvilinear capsulorhexis; CCC*을 시행한 후 수정체유화기 수정체핵을 제거하고 수정체 피질을 관류흡입*infusion and aspiration* 기계로 제거한다. 백내장수술을 위한 절개창의 크기를 3mm 이하로 작게 할 수 있어서 수술 후 난시 변화가 적고 회복 속도가 빠르기 때문에 최근에 가장 보편적으로 쓰이고 있다(그림 11-14).

최근에는 펨토초*femtosecond*레이저를 백내장 수술에 응용하는 방법도 사용되고 있다. 펨토초레이저는 초단파펄스*ultrashort pulse* 레이저로 근적외선이며 미리 정해진 깊이에 초점을 맺어 각막절제, 수정체 분리 및 쪼개기에 이용된다.

iv) **인공수정체삽입술***intraocular lens implantation*: 백내장을 제거한 직후나 수정체가 없는 눈에서 인공물질로 만든 렌즈를 눈 속에 삽입하여 수술 후 안경이나 콘택트렌즈 없이 시력을 회복시키는 수술방법을 말한다.

인공수정체가 광범위하게 보급되고, 수술할 때 사용되는 점탄물질과 수술기구 및 수술법이 발전함에 따라 오늘날에는 백내장수술 시 대부분 인공수정체 삽입술을 동시에 시행한다. 고도근시 환자, 반대편 눈의 백내장수술 결과가 나빴던 사람, 각막내피변성, 증식망막병증, 녹내장, 망막박리 등이 반대편 눈에 있었던 경우에는 인공수정체 삽입 시 특히 세심한 주의가 필요하다.

인공수정체는 놓여지는 위치에 따라 앞방인공수정체*anterior chamber intraocular lens; ACL*(그림 11-15A, B)와 뒷방인공수정체*posterior chamber intraocular lens; PCL*(그림 11-15C, D)로 나눌 수 있으며 현재 앞방인공수정체는 심각한 합병증으로 인해 거의 사용되지 않는다.

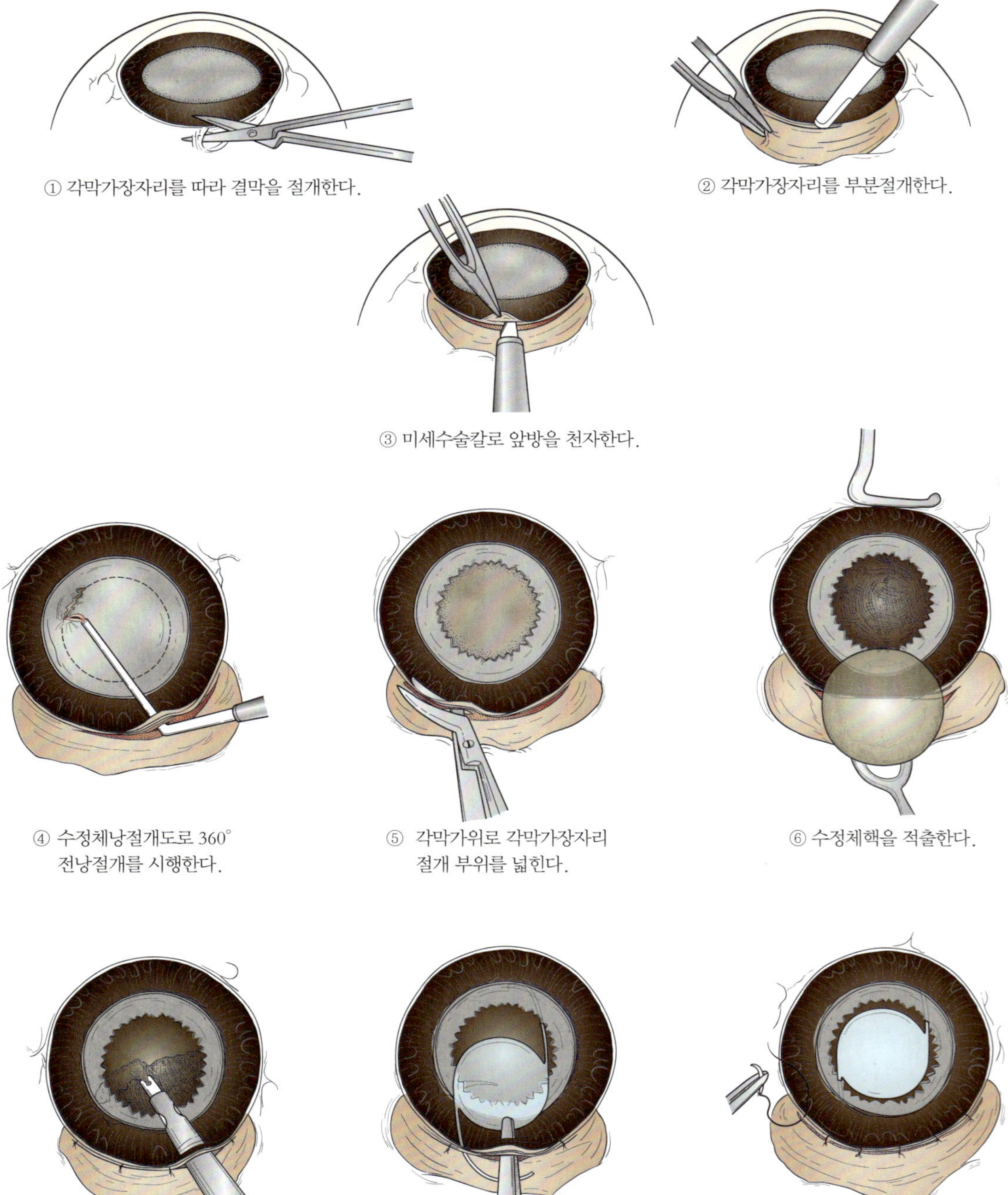

① 각막가장자리를 따라 결막을 절개한다.

② 각막가장자리를 부분절개한다.

③ 미세수술칼로 앞방을 천자한다.

④ 수정체낭절개도로 360° 전낭절개를 시행한다.

⑤ 각막가위로 각막가장자리 절개 부위를 넓힌다.

⑥ 수정체핵을 적출한다.

⑦ 남은 수정체피질을 주입과 흡입을 하는 장치로 흡인해서 제거한다.

⑧ 점탄물질을 앞방과 수정체 후낭 속에 주입한 후 뒷방인공수정체를 후낭 속에 삽입한다.

⑨ 각막가장자리 절개 부위를 봉합한다.

그림 11-13 백내장낭외적출과 뒷방인공수정체삽입술

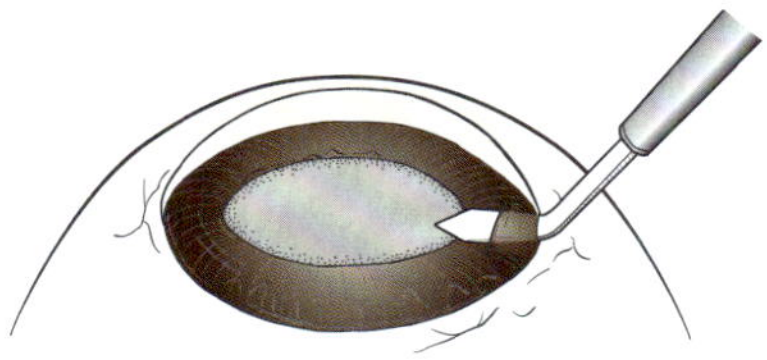

① 투명한 주변부 각막을 절개한다.

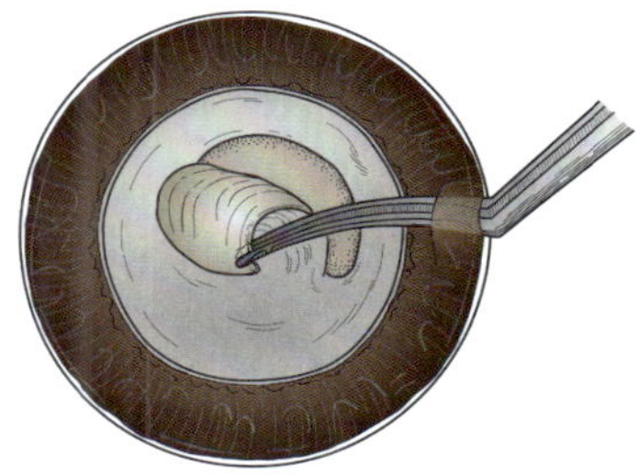

② 수정체 전낭을 원형으로 절개한다.

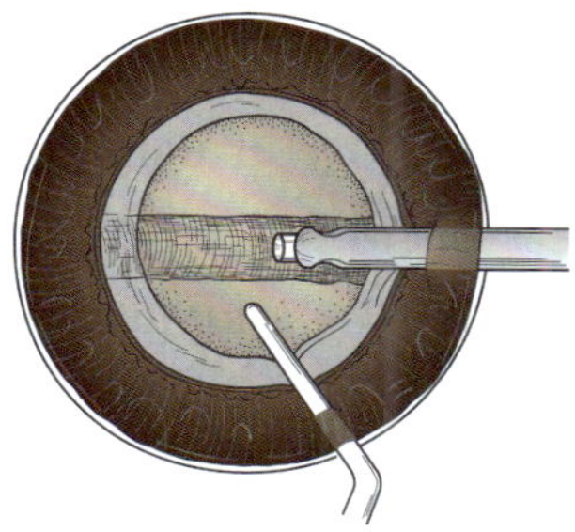

③ 초음파수정체유화기와 자르개*chopper*로 수정체핵을 쪼개어 나눈다.

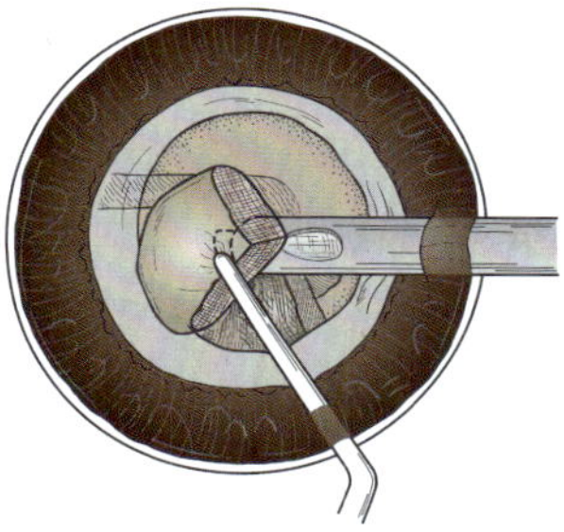

④ 조각난 수정체핵을 초음파로 부수어 흡입한다.

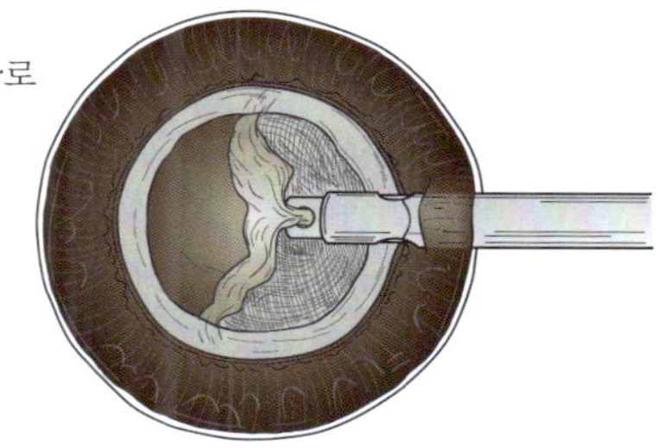

⑤ 남은 수정체피질을 주입과 흡입을 하는 장치로 흡인해서 제거한다.

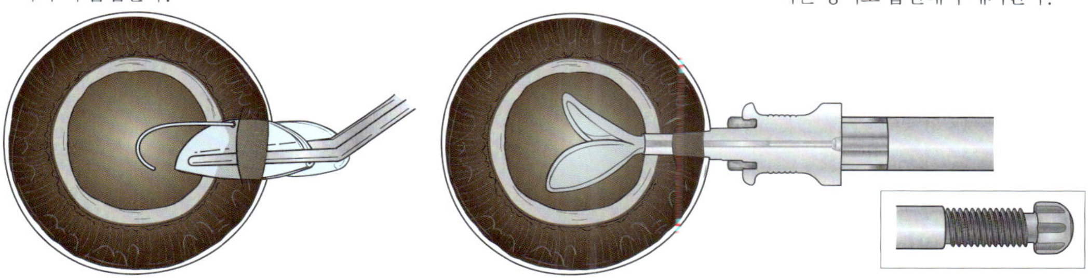

⑥ 투명각막절개창을 통해 접는 인공수정체를 주입기에 넣어 삽입한다.

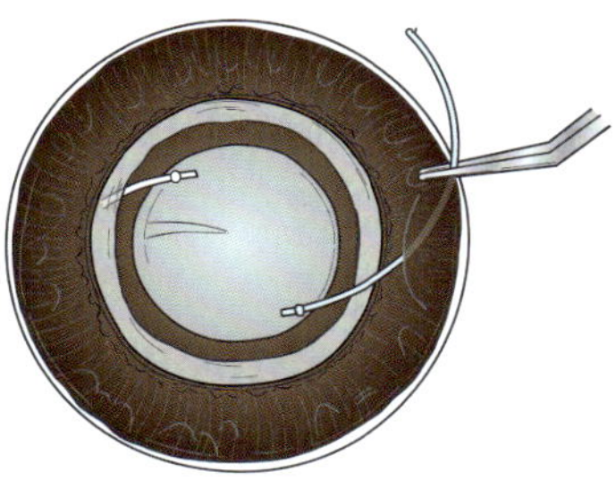

⑦ 접는 인공수정체를 낭 내에서 편다.

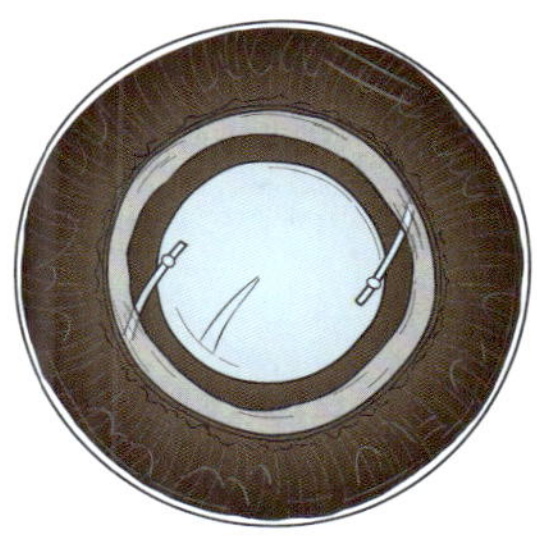

⑧ 투명각막절개창을 봉합하지 않고 수술을 마친 모습

그림 11-14 수정체유화술을 이용한 뒷방인공수정체삽입술: 투명각막소절개와 무봉합수술

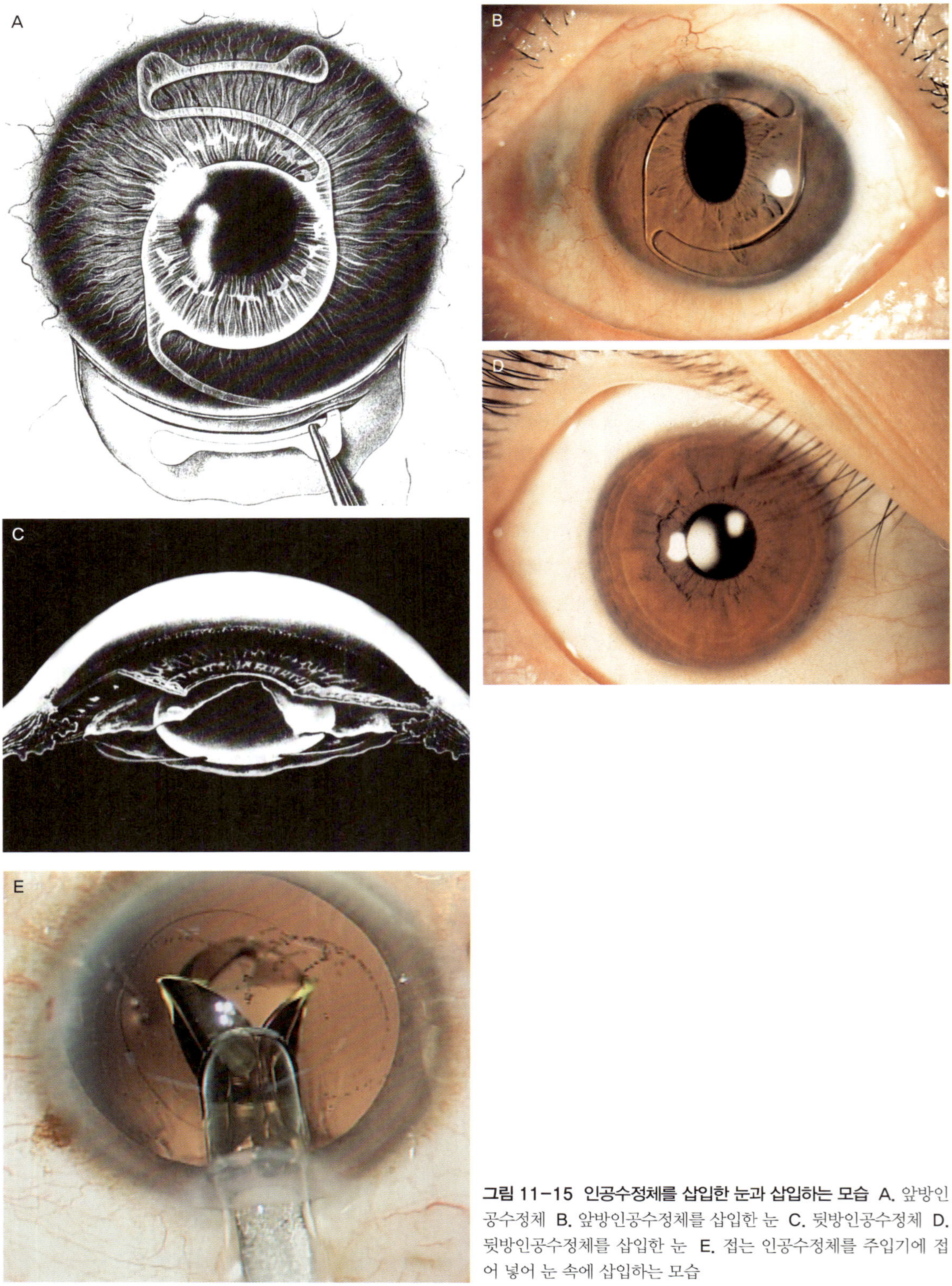

그림 11-15 인공수정체를 삽입한 눈과 삽입하는 모습 A. 앞방인공수정체 B. 앞방인공수정체를 삽입한 눈 C. 뒷방인공수정체 D. 뒷방인공수정체를 삽입한 눈 E. 접는 인공수정체를 주입기에 접어 넣어 눈 속에 삽입하는 모습

과거에는 폴리메틸메타크릴레이트*polymethylmethacrylate; PMMA*라는 경성재질과 실리콘 등의 연성재질로 만든 인공수정체들이 주로 사용되었지만, 최근에는 아크릴 등의 연성재질로 만든 인공수정체가 주로 사용된다. 연성재질의 인공수정체는 집게로 접거나 주입기에 접어 넣어 용적을 줄인 다음 눈 속에 삽입할 수 있으므로 작은 절개창으로도 시술이 가능하다는 장점이 있다(그림 11-14⑥, 11-15E). 최근에는 비구면*aspheric* 인공수정체, 난시교정*toric* 인공수정체와 노안교정을 위해 근거리와 원거리를 동시에 잘 볼 수 있게 제작된 다초점*multifocal* 인공수정체가 개발되어 사용되고 있으며, 이에 따라 백내장 수술 후 인공수정체 선택의 폭이 과거에 비해 넓어졌다.

인공수정체는 안경렌즈처럼 특유의 도수를 갖고 있으며 수술 전 각막의 굴절력과 안구의 전후 길이를 초음파기계나 광학기계로 측정하여 특수한 계산식으로 미리 계산한다.

③ 수술 중, 수술 후의 합병증 감염으로 인해 발생한 눈속염*endophthalmitis*은 백내장수술 후 가장 두려운 합병증으로 심각한 시력장애를 초래하며 발생빈도는 0.04~0.22%이다. 안구 내용물은 각종 미생물이 배양되는 데 적당한 조건을 갖추고 있기 때문에 수술 중이나 수술 후의 감염은 극히 위험하다. 수술 중 유리체가 탈출되면 동공편위, 녹내장, 망막박리, 각막부종, 낭포황반부종*cystoid macular edema*의 위험이 증가하며 시력장애를 초래한다.

이 외에 앞방출혈, 유리체출혈이 수술 중 발생할 수 있다. 드물지만, 분쇄되어 떠돌아다니는 수정체 조각이나, 렌즈 제거 시 동반된 충격파나 열로 인하여 수술 후 각막내피세포가 손상되어 각막부종이 합병되기도 한다.

④ 백내장수술 후 눈의 상태 수정체가 적출된 눈을 수정체없음증*aphakia*이라 하며 수정체가 없기 때문에 심한 원시 상태가 된다. 따라서 대부분의 경우 백내장을 제거하면서 동시에 인공수정체를 삽입하는데,

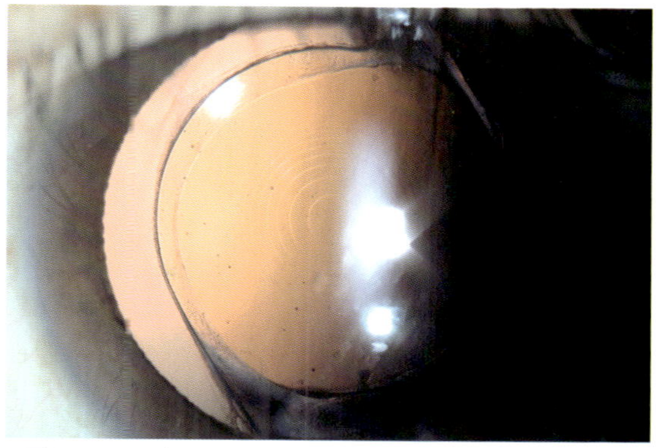

그림 11-16 다초점 인공수정체

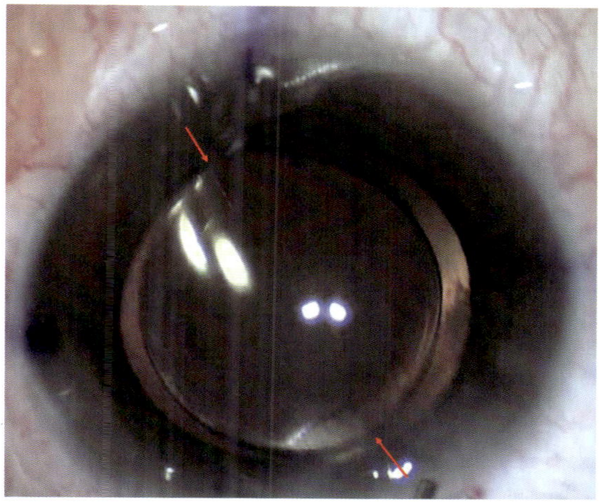

그림 11-17 난시 인공수정체 각막난시가 있는 곳에 인공수정체의 마킹(화살표)을 맞추어 삽입한다.

이러한 눈을 인공수정체눈*pseudophakia*이라고 한다. 인공수정체를 넣는다 해도 조절능력은 없어지고[11] 각공막 절개와 봉합 때문에 난시가 생길 수도 있다. 인공수정체를 삽입하지 않을 경우에는 백내장용 안경이나 콘택트렌즈를 착용해야 하는데, 최근에는 대부

⑪ 근거리와 원거리의 초점을 모두 맞출 수 있는 다초점(그림 11-16) 또는 조절형 인공수정체도 개발되었다. 다초점 인공수정체는 눈에 들어온 빛을 나누어 2개 이상의 초점을 맺으므로 한 초점에 맺히는 빛의 양이 단초점인공수정체보다 적어 빛의 강도가 떨어진다. 조절형 인공수정체는 조절 유발 시 수정체가 앞뒤로 이동하여 초점 거리를 조절한다.

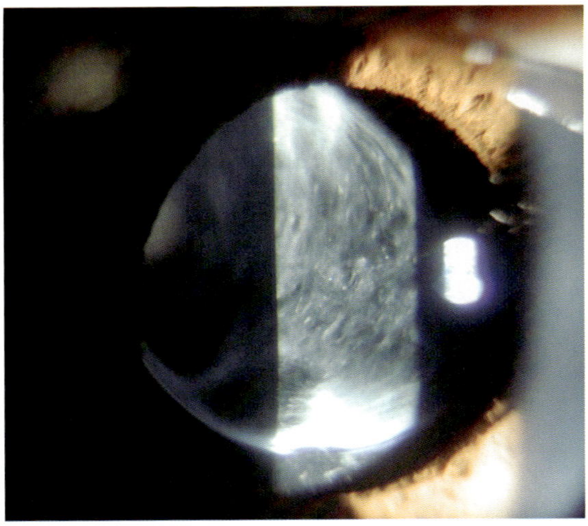

그림 11-18 섬유형 후낭혼탁

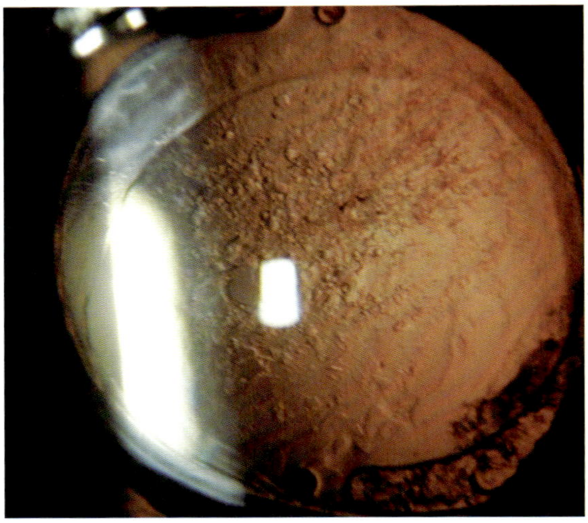

그림 11-19 진주형 후낭혼탁

분의 백내장수술을 인공수정체 삽입술과 같이 시행하므로 안경으로 교정하는 경우는 거의 없다. 인공수정체는 초점의 종류에 따라 단초점과 다초점으로 나뉘며, 다초점 인공수정체를 삽입하면 근거리를 맨눈으로 볼 수 있다(그림 11-16). 수술 전 각막난시가 심한 환자에게 난시 인공수정체*toric intraocular lens: IOL*를 삽입하면 환자는 난시교정 없이 원거리를 정확하게 볼 수 있다(그림 11-17).

백내장 수술 전에는 청색 계통 광선이나 자외선의 대부분이 수정체로 흡수되는데, 백내장수술 후 수정체가 없는 눈이 되면 청색이 직접 망막에 들어와서 외계의 사물이 파랗게 보이는 청색시*cyanopsia*가 일시적으로 나타난다.

⑤ **후낭혼탁***posterior capsule opacification* 백내장수술을 할 때 후낭을 남겨 놓거나, 외상백내장에서 수정체물질이 흡수된 다음에 후낭과 전낭의 일부가 남고 여기에 수정체섬유나 상피의 일부가 붙어 증식하면 혼탁한 막이 형성되는데 이를 후낭혼탁이라 한다. 과거에는 후발백내장*after cataract*이라고도 불렀으나 백내장이 재발한 것으로 오해될 수 있기 때문에 최근에는 후낭혼탁이라는 용어가 권장된다(그림 11-18, 11-19).[12] 후낭혼탁은 환자의 나이와 관련이 깊다. 소아는 백내장수술 후에 훨씬 잘 나타나며, 어른 역시 백내장수술 후에 3~5년이 경과하면 약 3~50%에서 발생한다. 요즘에는 대부분 후낭을 남겨서 뒷방인공수정체를 삽입하는 시술을 하기 때문에 후낭혼탁은 백내장수술 후 시력장애의 주요 원인이다. 그러나 최근 수술방법과 인공수정체의 재질, 디자인 등이 발달함에 따라 과거에 비해 점차 발생률이 줄어들고 있다.

시력장애가 있거나 안저검사가 힘들 때 또는 한눈복시가 있을 때 과거에는 수술로 동공부의 혼탁한 후낭에 인위적으로 구멍을 만들어 빛을 통과시켜 치료하였으나, 현재는 네오디뮴야그레이저*Neodymium YAG laser*로 혼탁한 후낭에 구멍을 만들어주는 것이 보편적인 치료법이다(그림 11-20).

⑫ 후낭혼탁은 형태에 따라 크게 섬유형*fibrosis type*과 진주형*pearl type*으로 분류된다. 섬유형은 전낭에 남은 상피세포가 섬유화생*fibrous metaplasia*을 통해 증식해 후낭의 주름과 혼탁을 유발하는 형태이다. 수정체낭의 적도부에 있는 상피세포가 증식하면 포도송이 같은 집단을 이루는데 이것을 엘슈니히진주*Elschnig pearls*라고 부른다.

II 수정체로 인한 눈 질환

1. 수정체용해녹내장*phacolytic glaucoma*

과숙백내장에서는 수정체 물질이 액화되어 수정체낭을 통해 앞방 내로 나오고, 이들을 탐식하기 위해 거대단핵세포*macrophage*들이 출현하게 된다. 이러한 수정체 물질과 거대단핵세포들이 앞방각*anterior chamber angle* 섬유주를 막아 속발개방각녹내장*secondary open angle glaucoma*을 유발하게 되는데 이러한 경우를 수정체용해녹내장이라고 한다(그림 11-21).

약물치료로 안압을 낮춘 후 수정체적출술을 시행하면 대개 안압은 정상으로 돌아오지만, 그렇지 못한 경우 녹내장수술을 해야 한다.

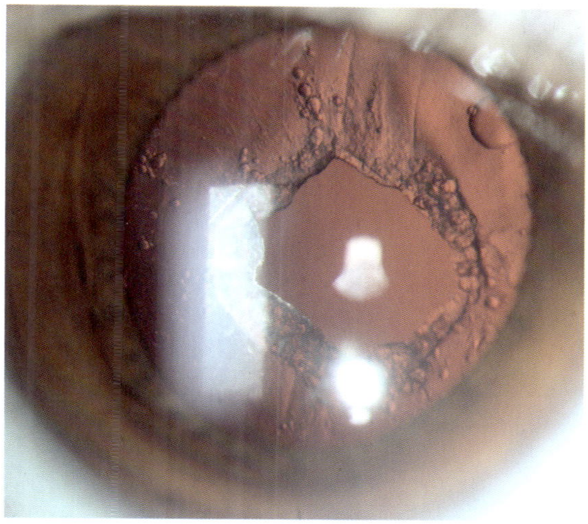

그림 11-20 후낭혼탁을 야그레이저로 치료한 모습

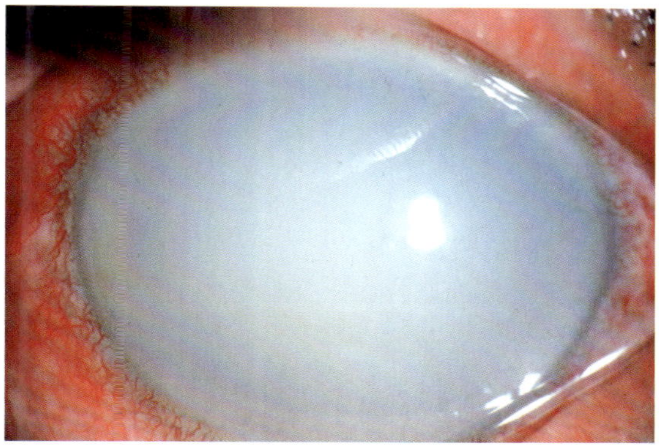

그림 11-21 수정체용해녹내장

2. 수정체팽대녹내장*phacomorphic glaucoma*

백내장 미숙기에 수정체섬유의 수분 함량 증가로 수정체가 갑자기 부풀거나, 수술이나 외상으로 인해 수정체낭이 파열해 팽창된 수정체로 인해 앞방이 얕아지고 앞방각이 막혀서 속발폐쇄각녹내장이 발생하는 경우를 말한다. 대개 구조적으로 앞방이 얕은 사람에게 흔히 발생한다. 치료는 수정체적출술이다.

3. 수정체과민성녹내장/포도막염*phacoanaphylactic glaucoma/uveitis*

외상으로 인해 수정체낭이 파열되었을 때 수정체 단백물질이 앞방으로 나오면 이것이 항원으로 작용하여 포도막염을 일으키고 때로 녹내장을 동반한다.

굳기름각막침착물*mutton-fat keratic precipitate*, 홍채뒤유착, 드물게는 섬모체염막*cyclitic membrane*을 형성하며, 수정체적출술이나 부신피질호르몬제제를 투여해서 치료한다. 때로는 수정체낭외적출술 후에 수정체단백으로 인해 눈이 감작*sensitized*된 상태에서 반대편 눈을 낭외적출로 수술하다가 수정체 물질이 남게 되던 수술한 눈에 심한 염증반응이 나타나고 안내염까지 초래되기도 한다(수정체과민안내염*phacoanaphylactic endophthalmitis*).

수정체핵이 유리체 내에 남아 있으면 심한 포도막염이 장기간 나타나기도 하는데, 이때는 유리체 수술기계를 이용해 수정체 물질을 완전히 제거해야 한다.

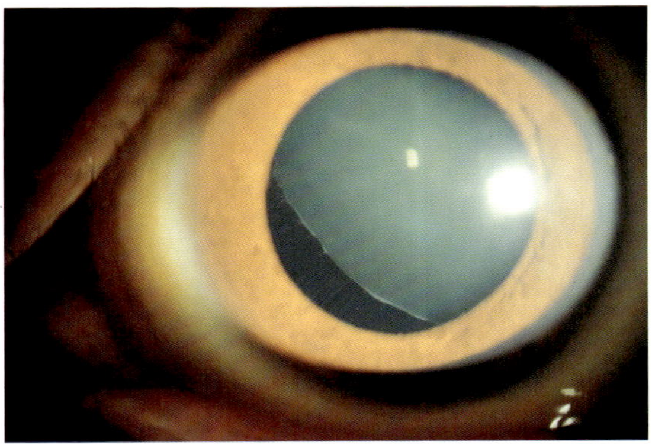

그림 11-22 마르팡증후군에서의 수정체부분이탈

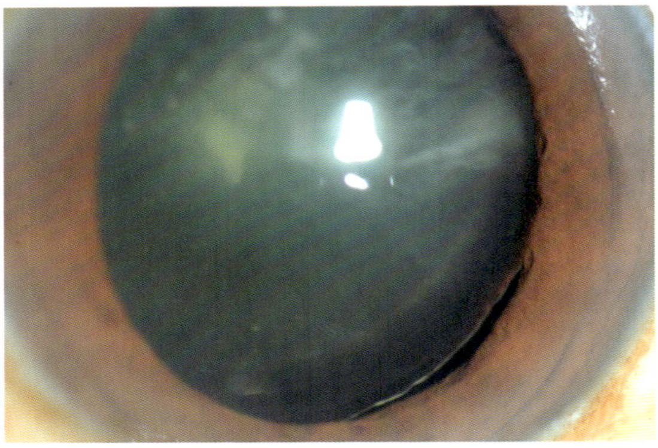

그림 11-23 외상성 수정체이탈

Ⅲ 수정체이탈

수정체부분이탈*subluxation of lens* 또는 수정체이탈 *dislocation of lens, lens luxation*은 유전이나 외상 때문에 발생한다.

1. 유전성 수정체이탈

대개 양쪽 눈에 생기며 수정체결손*lens coloboma*, 호모시스틴뇨증*homocystinuria*, 마르팡증후군, 마르케사니증후군 등에서 볼 수 있다.

마르팡증후군에서는 코 위쪽으로 수정체 부분이탈이 잘 생기며, 수정체 적도부, 섬모체소대가 동공을 통해 보인다(그림 11-22). 완전이탈하여 유리체 내에 가라앉은 경우에는 검안경으로 확인해야 한다. 부분이탈일 경우에는 흔히 백내장이 초래되며 수정체적출술을 시행해야 하지만 유리체탈출, 망막박리 등의 합병증이 많이 발생할 수 있으므로 주의해야 한다.

2. 외상성 수정체이탈

타박상 등의 외상으로 인해 부분 또는 완전 이탈이 일어난다. 부분이탈일 경우에는 시력장애가 별로 심하지 않을 수 있으나 간혹 환자가 복시나 시력저하를 호소하기도 한다(그림 11-23).

수정체의 부분이탈 시에는 환자가 눈을 움직일 때 수정체가 떨리는 수정체떨림*phacodonesis*이 나타난다.

완전이탈되어 수정체가 유리체 내에 가라앉으면 시력장애는 물론 포도막염, 녹내장 등이 합병되어 충혈이 심하고 환자가 통증을 호소한다. 이 경우 환자가 눈을 움직일 때 홍채가 떨리는 홍채떨림*iridodonesis*이 나타나는데, 이는 홍채를 지지하던 수정체가 없어졌기 때문이다.

합병증이 없으면 그대로 둘 수도 있지만 녹내장, 안내염 등의 심각한 합병증이 발생할 가능성이 높으므로 유리체절제술 후 수정체를 제거하는 것이 일반적이다.

Ⅳ 선천이상

1. 수정체결손*lens coloboma*

수정체 적도부에 V자형의 작은 결손이 주로 코 아래쪽에 나타난다. 섬모체소대 선천결손 때문에 그 부위가 원형을 이루지 못하고 이완되어 발생한다. 수정체

결손이 큰 경우 홍채나 맥락막 결손이 동반될 수 있으며, 거대망막열공*giant retinal tear*이 생길 수도 있다.

2. 공모양수정체*spherophakia*

공모양수정체(작은수정체*microphakia*)란 수정체가 정상보다 작고 앞뒤 만곡도가 큰 상태로, 심한 근시를 일으킨다. 동공을 확대시키면 섬모체소대가 쉽게 관찰된다. 수정체부분이탈이 잘 발생하며, 간혹 수정체 전체가 앞방 내로 이탈한다. 로우증후군, 마르팡증후군, 마르케사니증후군 등에서 볼 수 있다.

3. 원추수정체*lenticonus*

원추수정체는 수정체의 전극 또는 후극 주위 수정체면의 일부에 만곡이 심해져서 원추형으로 돌출된 상태를 말한다. 검안경으로 보면 수정체 중심부에 물방울이 붙은 것처럼 보이고, 그 부분의 굴절이 강하여 근시 상태가 된다. 흔히 주변에 혼탁이 동반되므로 시력이 불량하다. 알포트증후군에서 볼 수 있다.

요한 제바스티안 바흐의 시력과 실명

요한 제바스티안 바흐*Johann Sebastian Bach*(1685~1750)는 유사 이래 가장 위대한 작곡가 중 한 명입니다. 위대한 오르간 연주자로서(바흐는 살아 있을 때 작곡가보다 오르간 연주자로 더 유명했습니다), 작곡가로서 음악의 거의 모든 장르에 걸쳐 1,000곡 이상 작곡한 위대한 업적을 남겼습니다. 그는 매우 부지런했으며, 신앙심이 매우 깊은 기독교인이었고, 20명이 넘는 아이들과 학생들을 부양하기 위해 열심히 일했다고 합니다.

바흐는 늙어서까지 안경 없이 오르간을 연주했다고 알려져 있는데, 이로써 그가 약 -2.00 디옵터의 근시를 갖고 있지 않았을까 추정해볼 수 있습니다. 바흐는 64세에 시력이 급격히 감퇴하자 동료들의 설득으로 백내장 수술을 받았다고 합니다. 당시의 백내장 수술은 카우칭*couching*법으로 현재의 백내장 수술과는 많이 다릅니다. 시장 같은 공개된 장소에서 구경꾼들에 둘러싸여 수술을 했으며, 마취법이 없었기 때문에 환자를 술과 아편으로 취하게 만든 상태에서 수술했습니다. 카우칭법은 공막을 4mm가량 절개하고 칼로 수정체를 공막으로 떨어뜨리는 방법으로서 현재는 사용되지 않습니다.

바흐의 백내장 수술을 시행한 의사는 존 테일러*John Taylor*라는 영국 의사로, 바흐가 활동하던 독일 라이프치히에 여행차 들렀다가 바흐의 수술을 집도했다고 합니다. 테일러는 일주일 간격을 두고 바흐의 양쪽 눈을 수술했는데, 불행히도 바흐는 두 눈 모두 실명했으며 수술 후 극심한 통증, 오한에 시달렸다고 합니다. 당시에는 수술 후 소금, 설탕, 비둘기 피로 만든 안약을 사용했으며 염증이 있는 경우 많은 양의 수은을 사용했다고 하니 바흐가 수술 후에 겪었을 극심한 통증을 미루어 짐작할 수 있습니다. 결국 바흐는 수술한 지 3개월 만에 사망하고 말았습니다. 안타까운 사실은 바흐가 사망하기 3년 전 자크 다비엘*Jacques Daviel*이 파리에서 처음으로 백내장낭외적출술*extracapsular cataract extraction*을 시행했고, 5년 뒤에는 눈 밖에서 엄지로 눈을 눌러 백내장을 제거하는 낭내적출술*intracapsular surgery*이 소개되어 더 안전하게 수술을 받을 수 있었다는 것입니다. 바흐가 몇 년 후에 수술을 받았더라면 생존하여 지금보다 더 많은 작품을 남겼을지도 모를 일입니다.

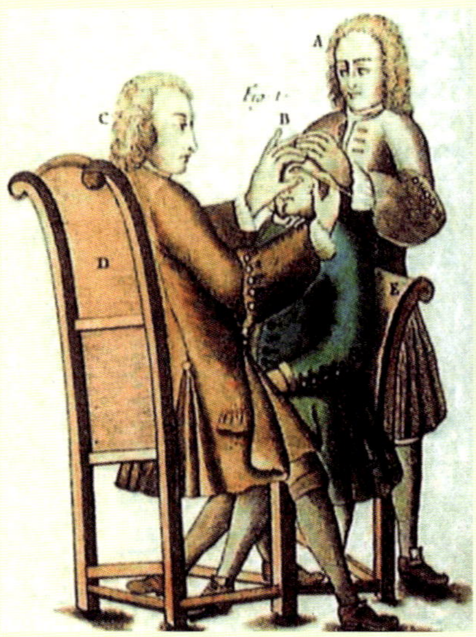

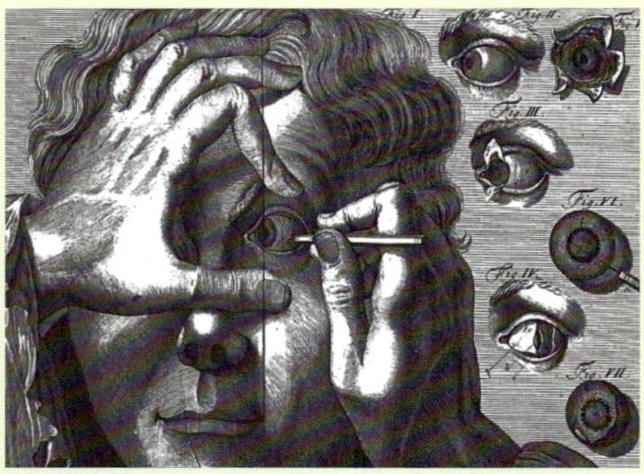

카우칭법을 이용한 공막절개 및 수술 방법을 설명한 그림

카우칭법을 이용하여 백내장을 제거하는 모습

12

포도막

I 포도막염

포도막은 각공막과 신경상피 사이에 위치하는 안구의 혈관성 중간층 조직으로 홍채, 섬모체, 맥락막으로 구성된다. 포도막에는 혈관이 풍부하고 결합조직이 많아서 염증이 생기기 쉬운데, 이를 중심으로 눈에 발생한 염증*ocular inflammation*을 포도막염*uveitis*이라고 한다. 홍채, 섬모체, 맥락막에 각각 독립적으로 염증이 발생하지만 동시에 발생하는 경우도 흔하며, 전신질환에 동반되어 나타나기도 한다. 포도막염은 병의 진행에 따라 인접조직인 각막, 유리체, 망막, 시신경, 공막 등에 염증을 일으키며, 전체 실명환자의 10%를 차지하는 중요한 질환이다.

1. 분류

(1) 해부학적 위치에 따른 분류

염증의 발생 부위에 따라 눈의 앞쪽 부분에 해당하는 홍채나 섬모체에 염증이 주로 나타나면 앞포도막염*anterior uveitis*이라고 부른다. 앞포도막염은 다시 홍채염*iritis*, 섬모체염*cyclitis*, 홍채섬모체염*iridocyclitis*으로 세분된다. 눈의 뒤쪽 부분인 맥락막에 주로 염증이 있을 때는 두 포도막염*posterior uveitis*이라고 한다.

맥락막의 염증이 망막까지 파급되면 맥락망막염*chorioretinitis*이라 하고, 염증이 망막에서 시작되면 망막맥락막염*retinochoroiditis*이라고 한다. 눈의 앞쪽이나 뒤쪽이 아닌 중간 부위의 염증을 중간포도막염*intermediate uveitis*이라 하며, 뒤섬모체염*posterior cyclitis*, 유리체염*hyalitis*, 평면부염*pars planitis*이 여기에 포함된다. 포도막조직 전체에 염증이 퍼지면 전체 포도막염*panuveitis*이라 한다. 과거에는 이러한 해부학적 분류가 임상에서 가장 흔히 사용되었지만 최근에 포도막염의 병인을 이해하면서 감염의 원인과 전신적 염증성 질환 등 원인 진단을 하려는 경향에 따라서 다양하게 분류한다.

(2) 병리조직학적 분류

병리조직학적으로 육아종포도막염*granulomatous uveitis*과 비육아종포도막염*nongranulomatous uveitis*으로 나눈다.

육아종포도막염은 병의 경과에 따라 홍채결절, 굳기름각막침착물*mutton-fat keratic precipitate* 등 특징적인 임상소견을 보인다. 병원체나 항원이 존재할 때 세포매개면역반응으로 인해 일어나는 염증으로 생각되며, 보통 만성 경과를 밟는다. 결핵*tuberculosis*, 톡소플라스마증*toxoplasmosis*, 매독*syphilis*, 사르코이드증*sarcoidosis*, 교감안염*sympathetic ophthalmia* 등에서 나타난다.

비육아종포도막염은 비특이적 급성 염증으로서 육아종포도막염보다 더 흔하게 발생한다. 홍채결절은 관찰되지 않으며, 작은 백색각막침착물*white keratic precipitate*을 볼 수 있다. 이 같은 구분은 병인과 관련하여 중요시되어 왔으나, 실제로는 병이 경과함에 따라 동일한 포도막염 환자에서 두 가지 소견이 모두 나타나는 경우가 많고 병인과 직접적인 상관관계도 불분명하여 요즘에는 그 중요성이 감소하였다.

(3) 병인에 따른 분류

포도막염은 병인에 따라 감염성과 비감염성으로 나뉜다. 감염성의 원인으로는 바이러스*virus*, 세균*bacteria*, 곰팡이*fungus*, 기생충*parasite*, 원충*protozoa* 등이 있다. 비감염성은 다시 외인성과 내인성으로 나뉜다. 외인성은 외상, 수술 등 물리적 손상으로 인해 생기고, 내인성은 대부분 면역학적 기전으로 인해 발생한다. 눈 속 종양이나 망막색소변성이 포도막염과 유사한 염증 소견을 보일 수 있는데 이것을 가면증후군*masquerade syndrome*이라고 한다. 내인포도막염 환자 중에서 여러 가지 검사에서도 이상이 없는 경우에 특발성*idiopathic*이라고 구분했는데, 최근에는 포도막염의 이해와 진단기법의 발전으로 인해 원인 진단이 증가하는 추세이다.

(4) 발생 기간에 따른 분류

포도막염은 재발이 흔하고 악화와 호전이 반복되는 경우가 많아 발생 시기 및 지속 기간에 따라 급성, 만성, 재발성으로 나눌 수 있다.

염증이 갑작스럽게 발생하여 지속 기간이 3개월 이내인 경우를 급성, 악화와 호전이 반복되면서 3개월 이상 염증이 지속되는 경우를 만성으로 분류한다. 재발성은 3개월 이상의 기간 동안 치료 없이도 염증이 안정적인 상태를 유지하다가 재발한 경우를 말한다.

2. 증상과 소견

포도막염의 흔한 증상은 시력저하, 날파리증*myodesopsia*, 통증, 충혈, 눈물흘림, 눈부심 등이다. 이러한 증상들은 염증의 양상이나 침범된 부위의 해부학적 위치에 따라 다양하게 나타난다. 시력저하는 황반부종이나 저안압증, 매체혼탁 때문에 생기거나 앞방, 유리체의 염증삼출물이 시축을 가려 생길 수 있다. 통증은 홍채 부위에 급성 염증이 있거나 이차적으로 녹내장이 발생하는 경우에 주로 나타난다.

앞포도막염에서는 충혈과 눈부심, 눈물흘림, 통증 등 삼차신경의 자극증상이 강하고 상대적으로 시력장애는 심하지 않다. 날파리증은 섬모체와 맥락막의 염증으로 유리체에 염증세포, 삼출물이 유출되어 발생한다.

뒤포도막염의 주요 증상은 시력저하와 날파리증이며 눈부심, 변시증, 색시증, 대시증이나 소시증, 시야이상, 암점, 색각이상, 암순응장애 등을 호소할 수 있다. 황반이나 시신경을 침범한 경우에는 심한 시력 저하를 나타낼 수 있다.

전체포도막염에서는 이러한 증상들이 모두 나타날 수 있고 시력이 심하게 저하된다.

포도막염이 발생한 환자에서는 병력청취와 함께 동반된 전신증상을 반드시 확인하여야 한다. 관절 증상, 피부 병변, 입 속이나 외부 생식기 주변의 궤양, 발열, 오한 등의 전신증상을 확인함으로써 전신질환과의 관련성을 유추해볼 수 있다.

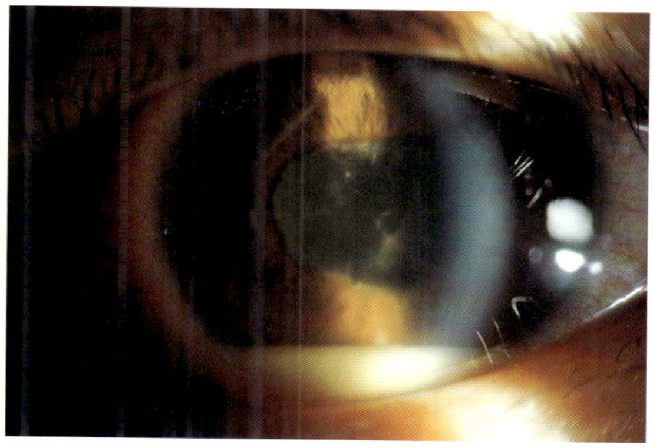

그림 12-1 앞방축농

(1) 앞포도막염*anterior uveitis*

염증으로 인해 혈관이 확장되어 각막가장자리 주위에 섬모체충혈*ciliary injection*이 발생하고 동공조임근이 자극을 받아 동공수축*miosis*이 일어나며, 혈관투과성이 증가해 단백성분이 누출되어 방수흐림*aqueous flare*[1]이 나타난다.

염증세포의 유출로 인해 앞방수에 방수세포*aqueous cell*[2]가 나타나고, 이것이 각막 내피에 부착하여 각막침착물*keratic precipitate; KP*[3]을 만든다. 백혈구나 염증 조직 잔해 등 염증세포들이 피브린에 의해 뭉쳐지게 되면 중력 때문에 가라앉아 앞방축농*hypopyon*(그림 12-1)이 된다.

앞방수 내에 떠다니는 세포가 있으면 세포들의 움직임을 관찰하여 방수의 대류현상*convection current*[4]을 알 수 있다.

앞방의 염증세포는 비육아종성인 경우에는 백색의 미세한 점 모양으로 침착되지만, 육아종성인 경우에는 세포가 서로 합쳐져 더 큰 황백색 굳기름각막침착물(그림 12-2)이 된다.[5]

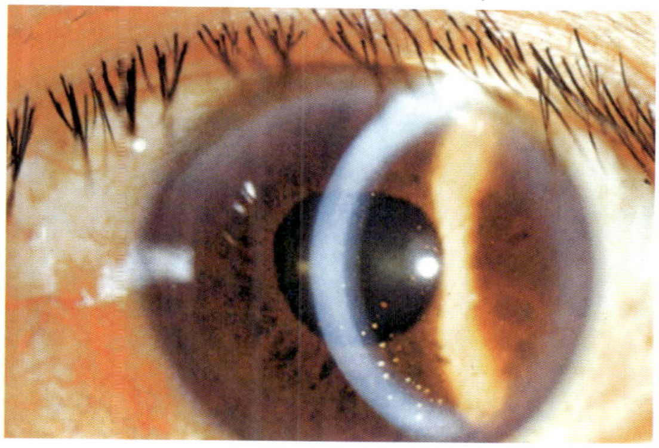

그림 12-2 굳기름각막침착물

염증세포가 홍채 표면에 침윤되면 결절을 형성할 수 있다. 동공가장자리에서 보이는 것은 쾨페결절 *Köppe nodule*, 홍채실질 내부에 있는 것은 부사카결절 *Busacca nodule*(그림 12-3)이라고 한다.

포도막염 환자에서 안압이 너무 높아지거나 낮아

❶ 방수흐림은 세극등검사에서 앞방을 통과하는 불빛이 마치 안개 낀 밤에 자동차 전조등 불빛에 비친 안개처럼 보이는 상태를 말한다

❷ 방 안 커튼 사이로 들어오는 햇빛에 비친 먼지 입자처럼 보인다.

❸ 중력 때문에 각막 아래쪽 1/2~1/3에 정점이 위로 향한 삼각형 형태로 배열된다.

❹ 앞방 내에서 각막 쪽은 온도가 낮고 홍채 쪽은 온도가 높기 때문에 앞방수가 각막 쪽에서는 위에서 아래로, 홍채 앞쪽에서는 아래에서 위로 이동한다. 정상 눈에서는 대류현상을 볼 수 없지만 앞방수 내에 염증세포가 있으면 간접적으로 알 수 있다.

❺ 비육아종성은 각막침착물이 주로 림프구로 이루어져 있으며, 육아종성은 상피모양세포로 이루어져 있다. 새로 생긴 각막침착물은 하얗고 둥글지만, 염증이 치유되면 점차 작아지고 색소가 침착되며 사라진다.

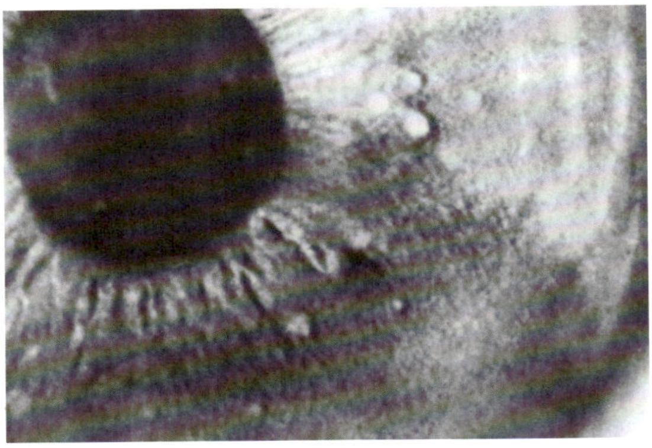

그림 12-3 부사카결절

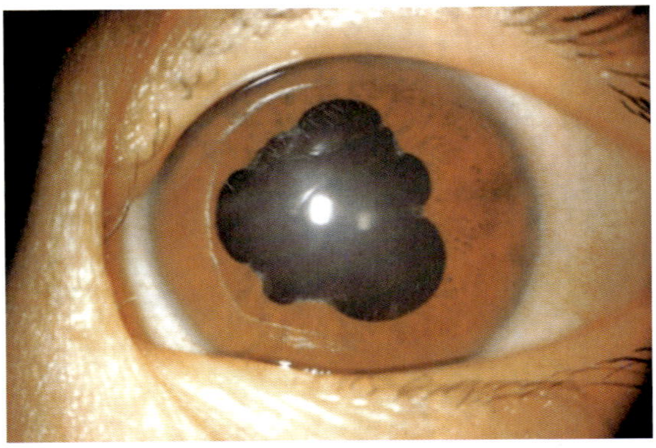

그림 12-4 홍채뒤유착

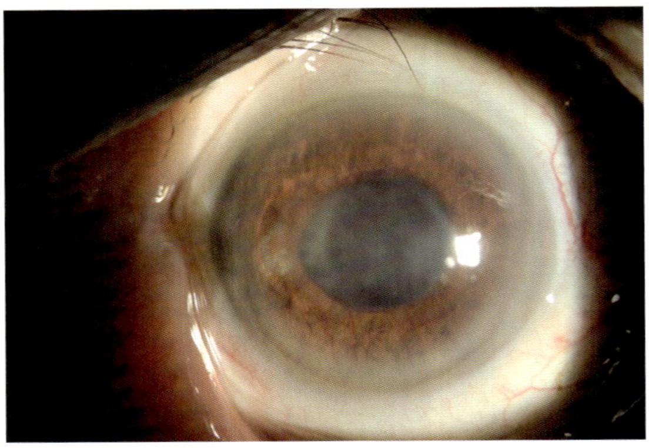

그림 12-5 홍채혈관신생

지는 경우가 종종 있다. 섬모체의 염증으로 방수 생산이 저하되면 안압이 낮아질 수 있고, 섬유주 염증이나 염증세포, 출혈, 삼출물 등으로 섬유주가 막히거나 동공폐쇄가 발생하면 안압이 상승할 수 있다.

홍채 동공가장자리의 삼출물로 인해 홍채가 수정체 표면과 유착하면 홍채뒤유착*posterior synechia*이 생긴다(그림 12-4). 뒤유착이 광범위하게 동공가장자리 전체에 생기면 동공유착폐쇄*seclusio pupillae*가 되어, 방수가 뒷방에서 앞방으로 흐르지 못해 뒷방에 방수가 모이는 동공차단*pupillary block*이 발생한다. 그 결과 홍채가 앞방으로 밀려서 홍채볼록*iris bombe* 상태가 되며, 뒷방압이 상승하고 앞으로 밀린 홍채 때문에 앞방각이 폐쇄되어 급성 폐쇄각녹내장*angle closure glaucoma*이 발생한다. 또한 다량의 삼출물이 동공을 덮어서 수정체 앞방에 막이 형성되면 동공폐쇄*occlusio pupillae*가 발생하는데, 백내장과 유사하게 보인다. 주변부 홍채가 삼출물 때문에 각막과 유착되면 주변홍채앞유착*peripheral anterior synechia*이라고 하며, 방수유출로를 막아 녹내장의 원인이 된다.

신생혈관녹내장을 일으키는 홍채혈관신생*rubeosis iridis*(그림 12-5)은 당뇨망막병증, 망막정맥폐쇄증 등의 광범위한 망막혈관폐쇄 질환 때문에 일어나는 경우가 많으나, 홍채섬모체염의 경과 중에 일어날 수도 있다.

섬모체염이 발생했을 때는 염증세포가 뒷방에서 유리체강 내로 이동하여 유리체 앞 1/3 부위에 혼탁을 일으킨다.

(2) 중간포도막염*intermediate uveitis*

중간포도막염은 망막 주변부와 섬모체 평면부에 염증세포들이 응집되고 염증성 삼출물이 축적되어 눈더미*snowbank* 같은 병변이 주로 나타나고 유리체혼탁, 주변부망막혈관염의 소견도 함께 나타난다. 낭포황반부종*cystoid macular edema*(그림 12-6)이 자주 동반되며 이는 시력저하의 주요 원인이 된다. 안구 앞부분의 염증소견은 없거나 경미하며 사르코이드증, 다발경화증*multiple sclerosis*, 라임병*Lyme disease*, 매독, 결핵 등과 연관되어 나타나는 경우가 많다.

(3) 뒤포도막염*posterior uveitis*

뒤포도막염의 원발병소는 맥락막과 망막이며 이차적으로 후부 유리체 등에 염증소견을 나타낼 수 있다. 포도막염으로 인한 영구실명의 대부분이 이와 같이 망막을 침범하는 뒤포도막염과 전체포도막염에 의해서 발생한다. 앞방의 세포, 방수흐림과 유사하게 맥락막의 염증으로 인해 염증삼출물 또는 염증세포가 유리체 내로 나와 유리체혼탁을 일으킨다. 주변부 망막의 바로 위쪽으로 염증세포가 집단으로 모여 둥근 눈덩이*snow ball*나 진주목걸이*string of pearls*처럼 보이는 경우도 있다.

안저에서 황백색 염증세포의 침윤, 염증으로 인한 삼출액, 괴사조직, 반응성 증식조직 등이 관찰되며, 염증의 종류에 따라서 색, 형태, 크기, 출현 부위 등이 다르다.

시신경유두에 부종과 충혈이 일어날 수 있고, 망막혈관염이 있으면 혈관집*vascular sheathing*형성이 보인다. 염증으로 인해 혈관벽의 투과성이 항진되어 망막부종, 특히 황반부종이 발생하기 쉽다.

염증성 삼출액이 고여서 삼출망막박리, 맥락막박리 등을 일으킬 수 있고, 유리체의 견인으로 인한 견인망막박리나, 변성망막에 열공이 형성되어 열공망막박리를 일으키기도 한다.

맥락망막염은 진행하여 위축병소를 만든다. 위축병소의 중앙은 색소의 소실로 인해 공막이 투시되어 황백색이나 담갈색으로 보인다. 병소 주위에는 색소침착을 동반하는 경우가 많다.

3. 진단

앞방의 염증소견, 유리체 또는 안저에서 염증삼출물, 혈관집 등이 발견되면 포도막염으로 진단할 수 있다. 일단 진단이 내려지면 원인을 밝히기 위해 가족력을 포함한 모든 병력에 대해 자세한 문진을 실시하고 병의 발생 부위(단안 또는 양안), 침범된 조직, 발생형태(다발성 또는 국소성), 재발 여부, 염증 정도, 염증의 발생과 진행양상(급성 또는 만성), 육아종성 또는 비육아종성 여부 등을 자세히 조사해야 한다. 이를 근거로 전신질환과의 관련성 유무를 추측한 후 혈액학적 검사, 혈청검사, 면역학적 검사, 세균, 바이러스, 진균 등에 대한 미생물학적 검사를 포함한 각종 임상병리검사와 관절 · 폐 · 뇌 등에 대한 방사선검사, 피부 · 구강 · 외음부에 대한 이학적 검사 등을 시행하여 확진한다. 감염성 포도막염이 의심되는 경우에는 앞방이나 유리체에서 검체를 채취하여 중합효소 연쇄반응 검사를 시행하기도 한다. 그러나 이와 같은 노력으로도 원인을 밝히지 못하는 경우가 전체의 1/3이 넘는다. 이는 병의 특징적 소견들이 늦게 나타나는 경우가 많고, 새로운 형태의 병이 계속해서 보고될 정도로 양상이 다양하기 때문이다.

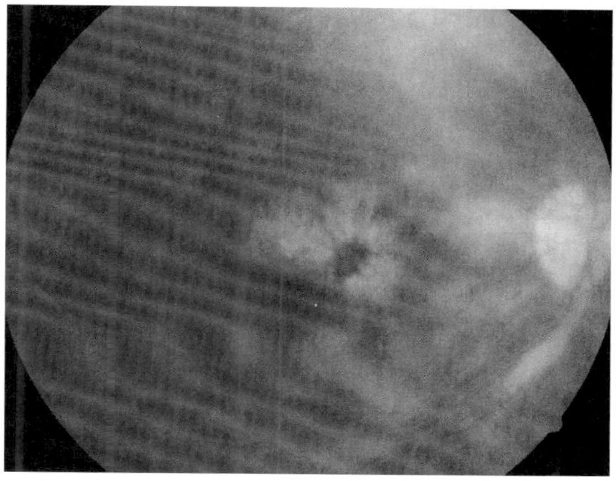

그림 12-6 낭포황반부종

임상에서 흔히 보는 눈 질환 중 포도막염과 감별해야 할 질환으로 결막염, 각막궤양, 급성 폐쇄각녹내장등이 있다. 결막염은 결막충혈이 각막가장자리가 아니라 주변부 결막에서 시작된다. 이때는 시력과 동공반응이 정상이고 결막주머니에서 분비물이 나온다. 눈부심이나 심부통증은 없고 자극증상과 가려움증이 있을 수 있다. 각막궤양은 각막기질의 침윤 및 상피 일부 손실 등의 소견으로 감별한다. 급성 폐쇄각녹내장은 시력저하, 눈의 통증을 일으키며 구역, 구토가 있어서 위장장애로 오인하기 쉽다. 동공확대와 대광반사 소실이 있고 각막부종이 나타난다. 때로는 포도막염으로 인한 속발녹내장과 감별하기 어려운데, 이때 앞방각경검사와 안압측정이 감별하는 데 도움이 된다. 망막모세포종, 악성흑색종, 전이종양 등의 눈속종양도 염증소견을 나타내서 내인포도막염으로 오진할 수 있으므로 감별진단이 필요하다.

4. 합병증

포도막염이 재발하거나 만성화되면 염증으로 인해 또는 염증 치료를 위해 사용한 스테로이드제제로 인해 백내장이 발생한다. 홍채앞유착으로 앞방각이 폐쇄되거나 홍채뒤유착으로 동공이 차단되면 안압이 상승하여 녹내장이 발생한다. 반대로 섬모체염이 심하면 섬모체의 방수 생산이 저하되어 안압이 낮아지며, 심하면 안구위축*phthisis bulbi*이 발생한다. 낭포황반부종으로 인해 시력장애와 망막박리가 발생할 수 있다.

5. 일반적 치료

포도막염이 감염성인지 비감염성인지를 감별하는 것은 치료에 있어 매우 중요하다. 감염성 포도막염일 경우 감염원에 대한 치료가 선행되어야 하며 감염원이 조절되는 것을 확인한 뒤 염증에 대한 치료가 이루어져야 한다. 대부분의 포도막염은 내인성 염증으로 인체의 자가면역반응과 밀접하게 관련되어 있다고 생각되며, 전신적인 류마티스 질환을 동반하는 경우도 있다. 급성 포도막염이 발생했을 경우 통증과 함께 홍채뒤유착 등 합병증을 방지해야 하므로 스테로이드제제 국소 점안과 함께 조절마비제를 점안하여 치료한다.[6] 통증이 쉽게 사라지지 않을 때는 진통제를 복용해야 할 수도 있다.

염증이 심해 시력 손상이 예견되면 스테로이드제제를 전신투여해야 하는데, 치료시기와 투여량을 적절히 판단해야 한다. 스테로이드제제를 투여해도 염증 조절이 충분치 않거나 스테로이드제제에 의한 부작용으로 스테로이드치료를 지속하기 어려운 경우 메토트렉세이트*methotrexate*, 마이코페놀산모페틸*mycophenolate mofetil*, 사이클로스포린*cyclosporin* 등의 면역억제제가 필요할 때도 있다.

스테로이드의 전신투여로 인한 부작용을 피하면서 안내염증을 조절하기 위해서 스테로이드 국소치료로서 테논낭하 스테로이드 주사*sub-Tenon's steroid injection*나 유리체강내 스테로이드 주사*intravitreal steroid injection*가 시행되기도 하며, 유리체강내 주사용 스테로이드 삽입물(Ozurdex®, Dexamethasone implant)도 개발되어 염증 조절에 이용되고 있다. 각 주사방법과 치료제에 따라서 발생률이 상이하지만 스테로이드제제를 이용한 치료에서는 항상 백내장 발생, 안압상승 등의 부작용에 유의해야 한다.

일부 만성적이고 심각한 포도막염에 대하여 앞서 언급된 치료제들의 효과가 충분치 않거나 각 약제의 부작용으로 사용이 제한된 경우에는 최근 새로운 치료약제로서 항종양괴사인자 항체*anti-TNF-α antibody*, 인터류킨 억제제*anti-interleukin therapy*, 인터페론*interferon* 생물학적 제제들이 사용되고 있다. 생물학적 제제*biologic agent*란 생체 내에서 분자생물학적 공법*molecular biological and engineering technique*으로 생성한 특정물질로서, 염증반응 내의 특정한 분자

6 조절마비제는 동공을 확대시켜 홍채뒤유착을 방지하고, 동공조임근과 섬모체근의 긴장을 완화해 홍채와 섬모체를 안정시키며, 혈관투과성을 감소시킨다.

를 표적으로 하여 작용해서 주된 사이토카인*cytokine* 반응에 대한 맞춤치료를 할 수 있어 보다 특이적으로 염증반응을 억제할 수 있다는 장점이 있다.

항종양괴사인자 항체 제제는 종양괴사인자에 경쟁적으로 결합하여 종양괴사인자의 작용을 억제하는 기전으로 작용하며, 인플릭시맙*infliximab*, 아달리무맙*adalimumab*, 에타너셉트*etanercept* 등이 있다. 재배합 단클론항체인 인플릭시맙(Remicade®)과 아달리무맙(Humira®)이 주로 안과용 제제로 사용된다. 아달리무맙은 피하로 주사하므로 체내 약물농도를 비교적 일정하게 유지할 수 있고 환자가 직접 투여할 수 있다는 장점이 있다.

6. 앞포도막염*anterior uveitis*

(1) 사람백혈구항원*human leukocyte antigen; HLA*-B27과 연관된 앞포도막염

HLA-B27은 우리나라 인구의 1.4~8%만이 갖고 있지만 급성 홍채염 환자의 최대 50~60%가 HLA-B27 보유자이다.

강직척추염, 라이터증후군, 염증성장질환, 위플병*Whipple disease*, 건선관절염*psoriatic arthritis* 등의 전신질환에 흔히 동반된다. 주로 20~40세의 젊은 사람에서 주로 발생하며, 남자에서 약 1.5~2.5배 더 흔하게 나타나는 경향이 있다.

양쪽 눈에 번갈아 가며 심한 비육아종홍채섬모체염이 급성으로 나타나는데 재발성 비육아종앞포도막염 환자에게는 반드시 HLA-B27 검사를 해야 한다.

1) 강직척추염*ankylosing spondylitis*

강직척추염 환자의 약 25%에서 홍채염과 같은 급성 재발성 앞포도막염이 나타난다. 홍채염은 비육아종성이고 증상이 가볍다. 척추염이 발생하기 몇 년 전에 눈증상이 나타날 수 있고, 양쪽 눈에 생기지만 한 번에 대개 한쪽 눈에만 급성 염증이 발생한다. 간혹 포도막염이 유리체와 망막에도 나타나거나 낭포황반부종으로 시력이 저하될 수도 있다.

강직척추염의 증상으로 요통이 나타나기도 하는데, HLA-B27 검사 결과가 양성이더라도 통증이 동반되지 않는 경우가 많다. 눈증상이 있으면서 요통의 과거력이나 가족력이 있고 HLA-B27 검사 결과가 양성이면 요추-천추부 방사선촬영을 반드시 시행한다.

척추와 골반 방사선 소견을 참고로 하여 진단하는데, 환자의 90%가 HLA-B27을 갖고 있다. 스테로이드제제와 조절마비제를 점안하여 치료한다. 낭포황반부종이나 다른 합병증이 있는 경우에는 테논낭하 스테로이드 주사 또는 짧은 기간의 전신 스테로이드 치료가 필요하다. 비교적 치료 반응이 좋은 질환이지만 잘 재발한다.

2) 라이터증후군*Reiter syndrome*

젊은 성인 남성에서 흔히 나타나고 어린이에서는 드물다. 다발관절염, 비임균요도염, 결막염 또는 홍채염을 보이는 것이 특징이다. 전체 환자의 85~95%가 HLA-B27을 갖고 있다. 결막염이 가장 흔한 눈증상이며 대거 점액화농성으로 나타나고, 급성 홍채염이 5~10%에서 나타난다. 홍채염은 보통 만성 전립선염*chronic prostatitis*을 동반하며 자연치유된다. 앞포도막염은 대부분 경미하며, 점안 스테로이드와 조절마비제로 쉽게 치료할 수 있다.

3) 염증성장질환*inflammatory bowel disease*

궤양성대장염과 크론병*Crohn disease*이 대표적인 질환으로, 궤양성대장염의 5~12%와 크론병의 2.4%에서 급성 앞포도막염이 동반된다. 이처럼 염증성장질환과 급성 홍채염이 동반된 환자들은 HLA-B27 양성 소견과 천장골염*sacroilitis*이 함께 나타나는 경향을 보인다. 홍채염에는 스테로이드제제를 국소 점안한다.

(2) 수정체포도막염*lens-induced uveitis*

수정체의 낭외적출술, 외상 후 또는 수정체의 자연파열 후 눈 속에 잔류한 수정체 물질이 원인이 되어 일어나는 과민성 염증이다. 자신의 수정체단백이 자기 항원이 되어 생체를 감작하여 생긴 항체와 항원-항체 복합물질을 형성하여 염증을 일으킨다고 설명할 수 있지만, 육아종 병변을 수반하므로 세포면역이나 개체 감수성의 영향도 고려할 수 있다.

1) 수정체항원포도막염*phacoantigenic uveitis*

외상이나 수술로 인해 수정체낭이 파괴되었을 때 수정체 물질이 제거되지 않고 다량으로 남아 있을 경우 수정체 물질을 중심으로 만성 육아종염증이 일어나는 질환이다.

병리조직학적으로 수정체 또는 잔류 수정체 물질을 중심으로 세포침윤이 일어난다. 다핵백혈구가 침윤된 주위에 상피모양세포나 거대세포가 출현하고 그 바깥쪽을 림프구나 형질세포가 포위하여 육아종을 형성한다. 인접 홍채에도 다수의 림프구나 형질세포가 침윤하며 수정체와 유착된다. 그러나 수정체에서 거리가 먼 맥락막에는 염증세포가 침윤하지 않는 경우가 많다.

홍채혈관 확장, 굳기름각막침착물 등의 포도막염 증상을 보이며 수정체 외상 후 몇 주 또는 몇 개월 동안 지속된다. 스테로이드제제 점안은 효과가 적으며 수정체 물질을 제거해야 치유된다.

2) 수정체용해녹내장*phacolytic glaucoma*

과숙백내장에서 일어나는 급성 개방각녹내장이다. 용해된 수정체 물질이 앞방 내로 유출되면 앞방과 뒷방에 탐식세포가 출현하면서 수정체 물질을 탐식하고, 이것이 앞방각섬유주를 막아 방수유출을 저해하여 녹내장을 유발한다. 수정체용해녹내장에서는 탐식세포 이외의 염증세포가 출현하지 않으나 수정체독성포도막염이 합병되면 만성 포도막염이 나타날 수 있다.

녹내장 증상이 급격히 나타나며 각막침착물이나 홍채뒤유착 소견이 없고 앞방에서 세포의 출현을 볼 수 있다. 신속하게 안압을 낮추고 수정체낭내적출술을 즉시 시행해야 한다.

(3) 녹내장섬모체염발작*glaucomatocyclitic crisis*

한쪽 눈에 고안압, 홍채염이 합병하고 재발성 경과를 보이며 예후가 좋은 질환으로, 1948년 포스너*Posner*와 슐로스만*Schlossman*이 녹내장섬모체염발작(포스너-슐로스만증후군*Posner-Schlossman syndrome*)이라고 명명하였다.

전형적인 증상으로 같은 눈에 반복해서 안압 상승과 홍채섬모체염이 발생하며, 약간의 섬모체충혈과 가벼운 시력저하가 있다. 앞방의 방수흐림과 동시에 또는 하루 전에 안압이 상승하면서 바로 각막침착물이 생기고, 안압이 낮아지면 각막침착물도 점차 소실된다. 홍채뒤유착은 일으키지 않으며 개방각이고 홍채위축이 있으며, 시야검사 결과나 시신경유두는 정상이다. 고안압발작의 지속기간은 몇 시간 또는 1개월로 광범위하지만 대체로 2주 이상 지속되지는 않는다.

거대세포바이러스 등의 감염이 연관된 것으로 보인다. 감별해야 할 질환은 개방각녹내장, 고안압을 동반한 포도막염, 푹스홍채이색홍채섬모체염 등이다.

치료로 조절마비제, 스테로이드제제를 국소 점안하고 안압하강제로 베타차단제, 전신적 탄산탈수효소억제제*carbonic anhydrase inhibitor*를 사용한다. 바이러스가 검출된 경우 항바이러스제제를 사용할 수도 있다.

(4) 소아특발관절염*juvenile idiopathic arthritis; JIA*

소아만성관절염*juvenile chronic arthritis* 또는 소아 류마티스관절염*juvenile rheumatoid arthritis*으로도 불리는 질환으로 소아에서 앞포도막염과 관련된 가장 흔한 질환이다.

소아특발관절염의 눈 침범은 세 가지로 분류하는데 ① 전신발현, ② 다관절발현, ③ 소수관절발현이다. ① 전신발현은 5세 이하 아이들에게서 관찰되며 소아특발관절염 중 10~15%를 차지한다. 발열, 홍반, 림프부종 등의 증상이 있으며 관절침범은 드물다. 눈 침범도 드물며, 전신발현 환자 중 6%만 앞포도막염을 동반한다. ② 다관절발현은 5개 이상의 관절을 침범한다. 소아특발관절염 환자 중 40%가 여기에 속하고 그중 10%만 앞포도막염을 동반한다. ③ 소수관절발현은 4개 이하의 관절을 침범하며, 소아특발관절염 중 40~50%가 여기에 속한다.

평균 발병나이는 6세이며 관절염은 16세 이전에 시작한다. 눈을 침범하면 경도에서 중등도의 통증, 광시증, 번져 보임 등의 증상을 보일 수 있으나 무증상인 경우가 50% 이상이다. 눈 침범 정도와 관절의 염증은 상관관계가 없다. 세극등 검사에서 작은 전방염증과 각막침착물, 띠각막병증, 홍채뒤유착, 백내장 등이 나타난다.

감별할 질환으로는 사르코이드증, 푹스홍채이색홍채섬모체염, 단순포진포도막염, 베체트병, 라임병 등이 있다.

무증상일 때가 많아 환자 본인도 모르게 눈이 손상되는 경우가 많으며, 장기 예후는 진단받을 당시 보인 합병증 정도에 따라 달라진다.

초기에는 스테로이드 점안액을 사용하여 치료하며, 증상이 심한 경우에는 스테로이드 전신투여 또는 면역조절제 사용을 고려해야 한다. 스테로이드를 장기적으로 사용하면 백내장 등의 합병증이 발생할 수 있으므로 포도막염이 자주 재발하는 경우에는 면역조절제 사용을 권유한다. 소량의 메토트렉세이트*methotrexate*가 가장 많이 사용되며, 다른 생물학적 제제를 사용하기도 한다. 소아특발관절염의 경우 관절염의 정도가 눈 염증의 정도를 반영하지 않기 때문에 정기적인 검사가 필요하다.

(5) 푹스홍채이색홍채섬모체염*Fuchs heterochromic iridocyclitis*

홍채이색*heterochromic iris*, 섬모체염, 백내장이 주요 증상인 질환이다. 외국에서는 다수의 예가 보고되었으나 홍채색이 진한 동양인의 경우에는 홍채이색을 구분하기 어려워 발견하지 못하고 그냥 지나치기가 쉽다.

홍채이색 현상으로 홍채가 위축되어 홍채무늬*iris pattern*가 불명확하며, 동공은 때로 약간 확대, 변형되어 있고 대광반사에 장애가 있는 경우도 있다. 동공조임근의 위축 때문에 발생하는 것이라고 생각된다.

홍채염은 눈의 통증, 눈부심, 섬모체충혈, 동공수축 등의 자극증상은 동반하지 않으며 작은 각막침착물, 소수의 염증세포가 앞방에서 보인다. 그 밖에 동공 주변부에서 회백색의 결절 모양 삼출물을 볼 수 있다. 일반적으로 망막에는 이상소견이 없지만 흉터나 망막정맥염이 나타날 수 있다. 홍채뒤유착은 일어나지 않는 것이 특징이다. 백내장이 발생할 때까지는 상당한 기간이 걸리며 후낭밑백내장이 가장 흔하게 발생한다.

말기 합병증으로 개방각녹내장이 발생하며, 홍채섬모체염과 안압이 상승한다는 점에서 녹내장섬모체염발작과 감별해야 한다. 각막침착물의 분포, 홍채유착이 없는 점, 뚜렷한 증상이 없는 점, 홍채이색증으로 진단할 수 있다.

대증요법으로 치료하며, 동공확대제와 스테로이드제제를 전신·국소적으로 사용하기도 한다. 시력의 예후는 대체로 좋으나 개인차가 크다.

(6) 바이러스포도막염*viral uveitis*

1) 아데노바이러스*adenovirus*

감염 후 7~10일에 각막상피하침윤과 비육아종홍채염을 일으키며 자연치유될 수 있다. 심한 경우에는 스테로이드제제를 점안한다.

2) 단순포진홍채섬모체염*herpes simplex iridocyclitis*

보통 각막병변과 함께 앞포도막염을 일으키지만 때로는 외부감염 없이 내인성으로 일어날 수도 있다.

특징적인 각막병변, 수포성 피부병변이 관찰되면 임상적으로 의심해볼 수 있으며 정확한 진단을 위해 PCR을 시행하기도 한다. 포도막염의 경우 스테로이드제제나 조절마비제를 점안해 치료하며 항바이러스제제와 스테로이드제제를 투여하기도 한다.

3) 대상포진포도막염*herpes zoster uveitis*

비육아종홍채섬모체염이나 맥락망막염을 일으킬 수 있으며 앞방축농, 앞방출혈*hyphema*, 홍채위축, 홍채이색홍채염 등도 발생할 수 있다.

대상포진피부염의 임상증상으로 진단할 수 있다. 스테로이드제제의 국소 점안, 항바이러스제제의 국소 또는 전신 투여를 실시한다. 궤양성 각막염이 있을 때는 항생제를 사용한다. 포도막염이 심한 경우에는 스테로이드제제를 전신투여한다.

7. 중간포도막염*intermediate uveitis*

주로 주변부 망막, 앞쪽 유리체, 평면부에 염증이 있으며 앞방이나 뒤포도막에는 염증이 거의 없거나 경미한 포도막염을 중간포도막염이라 한다. 평면부염*pars planitis*, 주변포도막염*peripheral uveitis*, 만성섬모체염*chronic cyclitis* 등 여러 이름으로 불린다. 비교적 흔히 볼 수 있는 병으로 대부분 비감염성이며 대개 양쪽 눈에 발생하고 청소년이나 젊은이에게 주로 발생한다. 평면부염은 중간포도막염 중에서도 특발성으로 눈더미나 눈덩이가 형성되는 경우로서 이는 중간포도막염의 50% 이상을 차지한다.

경도 또는 중등도의 시력저하나 날파리증 등의 증상이 많으나 자각증상이 없을 수도 있다. 망막 주변부와 섬모체 평면부에 눈더미 같은 병변이 주로 나타나고 유리체혼탁, 망막 주변부 혈관염의 소견도 함께 나타난다. 낭포황반부종이 자주 동반되어 시력이 저하된다. 안구 앞부분의 염증소견은 경미하거나 없을 수도 있다. 염증이 오래 지속되면 백내장, 황반변성, 견인망막박리 등의 합병증이 발생할 수 있고, 망막혈관신생으로 인해 유리체출혈이 생길 수도 있다.

결핵, 라임병, 매독 등의 질환이 동반되어 있다면 반드시 같이 치료해야 하며, 눈의 염증을 조절하기 위하여 스테로이드제제를 국소 점안하거나 전신투여를 한다. 잘 호전되지 않을 때는 병변 부위에 냉동요법이나 레이저 치료광응고술을 시행하거나 면역억제제를 사용해볼 수 있다. 합병증으로 유리체혼탁이 심하거나 망막박리가 발생하면 유리체절제술이 필요하다.

(1) 다발경화증*multiple sclerosis*

다발경화증은 중추신경계의 탈수초로 인해 발병하는 자가면역질환으로 포도막염의 유병률은 0.65~36.7%로 다양하게 보고되었다. 포도막염은 중간포도막염 형태로 흔히 관찰되는데, 홍채결절 형성이 동반된 육아종성 섬모체염, 맥락막염, 망막염, 혈관주위염, 신생혈관, 유리체출혈 등 다양한 형태로 나타날 수 있다.

다발경화증에 대한 치료로 경구 프레드니손과 글루코코르티코이드를 사용해 일시적으로 염증, 부종 등의 증상을 완화하거나 고용량 정맥 메틸프레드니솔론 주사*high-dose intravenous methylprednisolone*를 이용하여 진행과 재발을 억제할 수 있다. 정맥 내 면역글로불린*intravenous immunoglobulin; IVIG*은 급성 재발 시에 사용하고, 아자티오프린*azathioprine*, 메토트렉세이트*methotrexate*, 사이클로포스파마이드*cyclophosphamide* 등의 면역억제제도 사용할 수 있다.

8. 뒤포도막염*posterior uveitis*

(1) 톡소플라스마증*toxoplasmosis*

톡소포자충*Toxoplasma gondii*으로 인해 발생하며 전체 포도막염의 7~15%를 차지한다. 인체 감염경로로 분류하면 선천적으로는 모체의 혈중 또는 태반 감염이 있고, 후천적으로는 고양이의 대변을 통한 감염, 고기를 요리하던 중의 창상감염, 이환된 동물의 배설물이나 분비물로 인한 감염이 있다.

선천톡소플라스마증은 태반전이를 통해 이루어지며 신생아 10,000명당 1명꼴로 발생한다. 임신 초기에 감염되면 발생률은 15~20%이지만 병의 경과가 심하기 때문에 유산이나 태아사망을 유발한다. 임신 말기에 감염되면 발생률이 40% 정도이지만 경과는 가볍게 나타난다. 전형적인 세 가지 임상증상으로 경련, 두개내석회화, 망막맥락막염이 나타난다. 태아 혈액에서 항톡소포자충 IgM 항체가 발견되면 톡소플라스마증으로 진단한다. 이 항체는 태아에서 형성되고 태반을 통과할 수 없으므로 태아감염을 보여 주는 좋은 지표로서 약 75%에서 발견된다.

후천톡소플라스마증은 면역기능이 정상인 경우에는 가벼운 감기 증상으로 나타나지만 면역기능이 떨어진 환자에서는 뇌염, 폐렴, 심근염 같은 심각한 양상을 보일 수 있다.

눈톡소플라스마증은 포도막염의 중요한 원인으로서, 부분적 괴사망막염이 가장 흔하게 나타나며 유리체염과 육아종포도막염을 종종 동반한다(그림 12-7).

특징적인 안저소견, 혈청 내 항톡소포자충 항체의 검출, 괴사성 망막염을 일으킬 수 있는 다른 감염성 질환들을 배제함으로써 진단할 수 있다.

주변부 망막에 위치하면서 시력에 영향을 주지 않는 작은 병변일 때는 치료할 필요가 없고 경과만 관찰한다. 염증이 후극부에 발생하여 시력을 위협하는 경우에는 항톡소포자충제인 피리메타민*pyrimethamine*이나 설파다이아진*sulfadiazine*을 사용하거나 두 가지를 병용하며, 트리메토프림-설파메톡사졸*trimethoprim-sulfamethoxazole*, 클린다마이신*clindamycin*을 함께 사용할 수 있다. 염증반응이 심하고 병변이 시력장애를 유발할 수 있는 위치에 있을 때는 경구스테로이드제제를 병용하는데, 전형적으로 피리메타민, 설파디아진, 코르티코스테로이드 삼중요법을 사용하며 여기에 클린다마이신을 추가한 사중요법도 많이 사용한다. 경구 스테로이드제제 단독 사용은 유기체의 증식을 유발하기 때문에 사용해서는 안 되며, 치료 기간은 환자의 반응에 따라 다르지만 최소 4~6주 이상 사용해야 한다. 흉터화된 병소에 원충이 낭사로 싸여 있는 경우에는 재발할 수 있다.

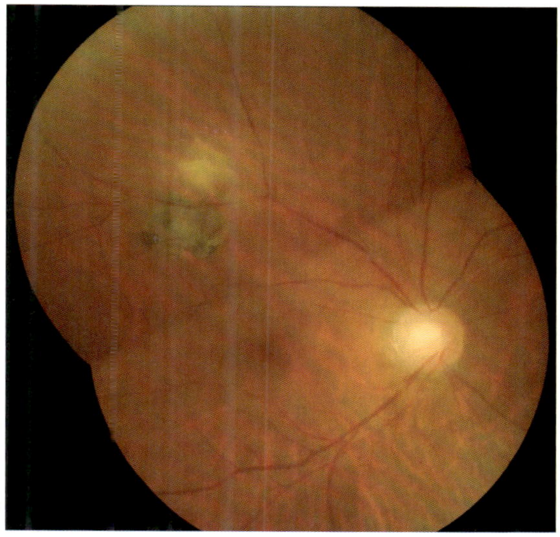

그림 12-7 톡소플라스마증의 안저소견

(2) 눈히스토플라스마증*presumed ocular histoplasmosis*

미국 중부지방에서 많이 발생하고 우리나라에서는 아직 보고된 바가 없다. 망막 중심부에 경계가 명확한 회색 병소와 삼출물, 작은 크기의 출혈이 있는 특이한 안저 변화를 보인다. 이 변화는 유두 주변부에 발생하며 유두 1개의 지름 크기 또는 그보다 작은 다양한 크기의 맥락망막염 흉터로 나타난다.

중심시력 저하와 망막 특이소견으로 진단한다. 안저 변화의 특징인 망막밑혈관신생을 확인하려면 형광안저혈관조영술이 필요하며, 히스토플라스민*histoplasmin* 피부반응이 도움이 된다.

광응고법으로 신생혈관을 파괴하여 치료한다. 전신 히스트플라스마증인 경우 암포테리신*amphotericin* B를 사용하지만 반응은 제한적이다.

(3) 개회충증*toxocariasis*

개회충*Toxocara canis*으로 인해 발생하는 안내염 중 하나인 개회충증은 망막의 후극부나 주변부에 육아종이 발생하는 질환이다(그림 12-8).

후극부에 발생한 육아종에서 섬유가 증식해 섬모체 평면부까지 이어지는 견인대를 만든다. 이러한 유

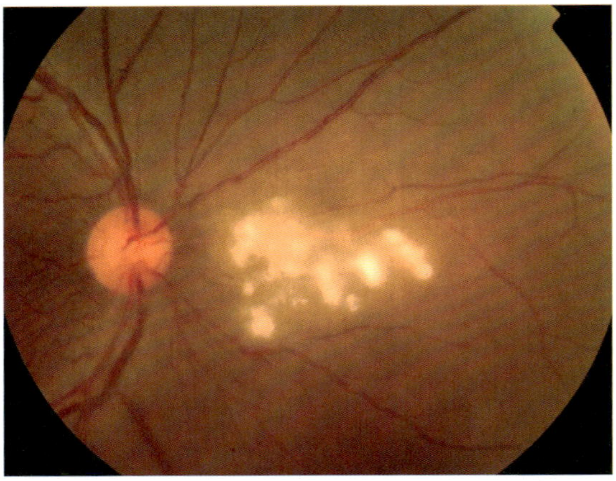

그림 12-8 개회충증 안저소견

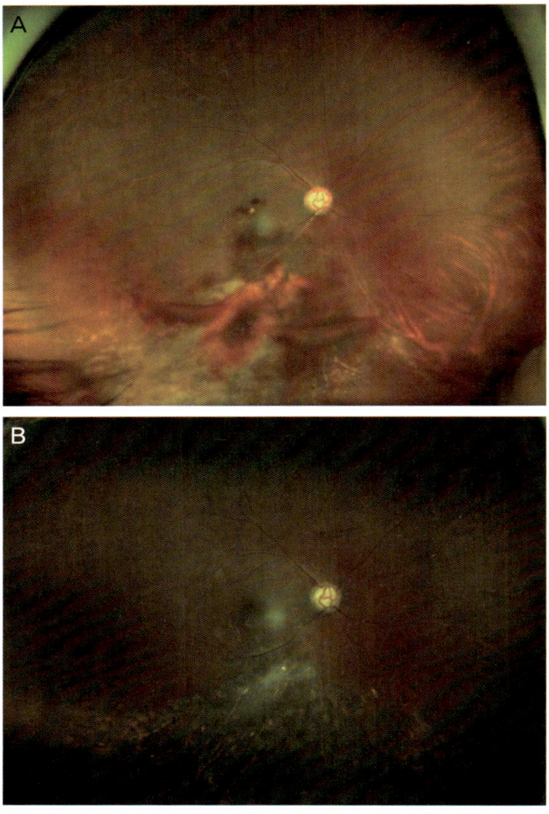

그림 12-9 거대세포바이러스망막맥락막염 안저소견 A. 치료 전 **B.** 치료 후

리체견인대는 견인이나 열공망막박리를 일으킬 수 있다. 주로 한쪽 눈에 1개의 병변이 발생한다. 망막 주변부에 육아종이 생겨 결합조직의 섬유대가 시신경유두부와 연결되어 망막앞막이 발생할 수도 있다. 임상양상과 개회충 유충에 대한 혈청항체검사를 통해 진단하며 활동성 염증이 없는 국소 병변은 치료가 필요하지 않으나 활동성 염증 병변이 보이면 약물치료가 필요하다. 항기생충약을 복용하거나 경구 또는 국소 스테로이드제제를 사용하는데, 항기생충약으로는 알벤다졸*albendazole*이 가장 많이 사용되며, 5일에서 14일까지 복용한다.

그러나 유충이 죽은 후 발생한 염증에는 기생충약이 도움이 되지 않을 수 있다. 망막하 기생충이 관찰된다면 광응고술을 통해 제거할 수도 있으며, 망막박리가 발생하면 수술적 치료를 한다.

(4) 거대세포바이러스망막맥락막염*cytomegalovirus retinochoroiditis*

원인은 거대세포바이러스*cytomegalovirus; CMV*이다. 선천감염인 경우에는 환자의 절반 정도에서 청력장애와 지능장애가 있고, 눈을 침범했을 경우 맥락막혈관 몇 개만이 침범되는 경증에서부터 드물지만 두 눈에 전체 망막괴사를 일으키는 중증까지 다양하게 나타난다.

성인에서는 다른 신체 부위에 감염증이 있어도 눈은 침범되지 않을 수 있다. 면역억제 상태에 있는 사람에게 특징적인 망막 변화가 나타나면 CMV 감염을 의심할 수 있다. 후천면역결핍증후군*acquired immunodeficiency syndrome; AIDS* 환자에서 자주 발생하였으나 고활성 항레트로바이러스 요법*HAART*이 도입된 이후 발생이 현저히 감소하였다. 임상적으로 심한 망막출혈과 망막혈관염, 유리체혼탁을 동반한 망막괴사가 일어날 수 있다(그림 12-9). 흔히 망막혈관을 따라서 황백색의 작은 삼출반이 산재한 모습을 볼 수 있다.

임상소견 및 타액, 소변, 눈물과 백혈구에서 봉입체*inclusion* 유무 확인, 혈청항체검사 결과를 종합해 진단한다. 최근에는 방수나 유리체, 또는 망막 등의 검체에서 바이러스를 배양하거나 PCR을 이용하여 바이러스 존재를 확인하는 방법이 민감도가 높아 확진을 위해 사용된다. 주로 항바이러스 제제의 정맥주사 또는 경구투여, 유리체강내 주사가 치료방법으로 사용되며, 간시클로버*ganciclovir*, 발간시클로버*valganciclovir*, 포스카넷*foscarnet* 등이 대표적인 약제이다.

(5) 급성망막괴사*acute retinal necrosis*

건강한 성인에서 한쪽 눈 또는 양쪽 눈에 시력장애를 일으킨다. 헤르페스*herpes* 계열의 바이러스 감염이 원인으로 생각된다. 초기부터 전방 염증소견이 보이고 유리체의 세포침윤으로 혼탁이 심하다. 하얗고 불투명하게 괴사하여 두꺼워진 망막에 출혈이 동반된다(그림 12–10). 대개 망막 주변부가 국소적으로 침범되며 후극부는 침범되지 않는 경향이 있다. 괴사 부위의 망막과 인접 망막 사이의 경계가 명확하지만 시간이 지나면서 병변 숫자가 늘어나고 융합하면서 범위가 확대된다. 망막동맥을 침범하는 폐쇄성 혈관염이 동반될 수 있다. 망막박리가 약 70%에서 생기며 2~3개월 내에 반대편 눈에도 발생할 수 있다. 항바이러스제를 사용하기 전에는 반대편 눈의 망막박리 발생률이 36% 정도였는데 항바이러스제 치료가 도입된 후에는 5% 이하로 줄었다. 진단은 주로 임상적으로 이루어지며, 유리체나 방수의 PCR이 진단에 도움이 된다.

전신적으로 항바이러스제제를 조기에 투여하여 병변의 확대를 막고 반대편 눈으로의 침범을 예방하는데, 아시클로버*acyclovir* 정맥주사 또는 발간시클로버 경구약제가 주로 사용된다. 경구 스테로이드는 대개 항바이러스제제 투여 후 24시간이 지난 다음에 사용하며, 경구 아스피린을 투여하기도 한다. 망막박리를 예방하기 위해 레이저광응고술을 시행할 수 있으나 예방 효과에 대하여 논란이 있으며, 일단 발생하면 유리체절제술을 시행하고 공막두르기를 병행할 수 있다.

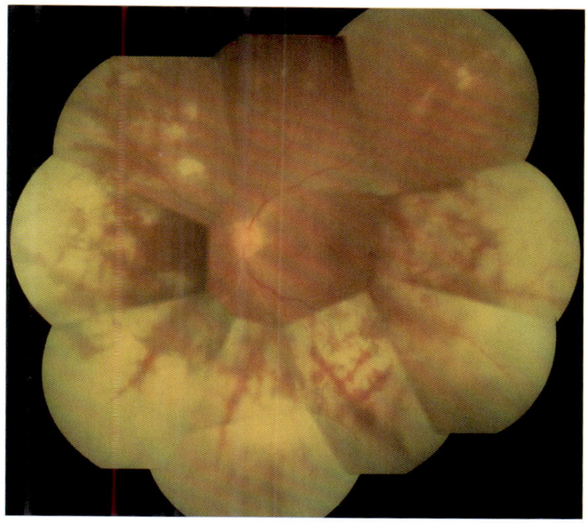

그림 12–10 급성망막괴사 안저소견

(6) 기타 바이러스 감염

비육아종홍채섬모체염이나 맥락망막염을 일으킨다. 보통 양쪽 눈에 발생하며, 일반적으로 자연치유된다. 이에 속한 질환으로 봉입체결막염*infectious mononucleosis*, 인플루엔자*influenza*, 성병림프육아종결막염, 홍역, 귀밑샘염 등이 있다.

(7) 흰점증후군*white dot syndrome*

안저에 특징적인 백색 반점을 보이는 일련의 포도막염을 통틀어 흰점증후군이라 부른다. 소실성다발흰점증후군, 급성후부다발판모양색소상피증, 다발성맥락막염과 전체포도막염, 급성색소상피염 등이 이에 속하며 각각 특이한 안저소견을 보인다.

9. 전체포도막염*panuveitis*

포도막 전체에 염증이 발생한 경우로서 가장 심한 형

태의 포도막염이다. 병의 초기에는 염증이 뒷부분이나 앞부분에 국한되어 있다가 시간이 지남에 따라 전체포도막염으로 발전하는 경우가 많다. 베체트병, 보그트-고야나기-하라다병이 여기에 해당한다.

(1) 베체트병*Behçet disease*

베체트병은 동맥과 정맥을 모두 침범하는 괴사성 혈관염으로, 역학적 분포를 보면 중동과 극동아시아에 많으며 우리나라에서도 전체포도막염 중 발생빈도가 가장 높은 포도막염이다. 실명률이 높은 눈질환이며, 눈뿐만 아니라 전신의 여러 장기조직을 침범하는 만성 질환이다. 호발 연령은 25~35세로 남녀 간의 발생빈도에 큰 차이는 없으나 눈증상이 잘 발생하는 완전형은 남성에게 많다. HLA-B51과 관련이 있는 것으로 알려져 있다.

임상적으로 전신조직의 재발성 급성 염증을 나타낸다. 주된 기준으로 구강궤양, 외음부궤양, 눈증상(앞방축농을 포함한 홍채염, 망막혈관염), 피부증상(결절홍반, 가성모낭염, 구진농포성 병변, 여드름양 병변, 과잉홍분성)이 있고 보조기준으로 관절염, 장궤양, 부고환염, 혈관 질환(동정맥폐쇄, 동맥류), 신경정신학적 증상 등이 있다.

그중에서도 눈의 증상이 가장 심하다. 처음에는 한 눈만 침범하지만 환자의 2/3에서는 두 눈에 모두 발생한다. 앞방에 염증세포가 많이 나타나고 급성 발작이 있을 때는 앞방축농이 발생하기도 한다. 안저에 망막혈관염의 소견과 출혈이 있다(그림 12-11). 형광안저혈관조영술에서 혈관염과 모세혈관폐쇄 등이 관찰되며 병이 오래 지속됨에 따라 망막기능이 저하되어 실명하는 경우가 많다.

진단은 임상소견으로 내린다. 전신 스테로이드는 일차적으로 사용해볼 수 있는 약물로 포도막염의 급성기에 고용량으로 사용한다. 하지만 고용량으로 장기간 사용하기에는 부작용이 많고, 단독 사용으로는 재발을 막지 못하는 단점이 있다. 유리체강내 스테로이드 주사나 스테로이드 삽입물은 뒤포도막염의 조절이나 심한 황반부종에서 시도해볼 수 있다. 사이클로스포린 등을 사용하여 좋은 결과를 얻은 경우도 있어서 면역억제제를 사용하기도 하는데, 대개 스테로이드제제와 적절히 병용함으로써 시력저하와 재발을 방지하고자 노력한다. 인터페론 알파*IFN-α*, 종양괴사인자 알파 길항제*TNF-α antagonist*, 인터류킨 억제제 등의 생물학적 제제도 사용되고 있다. 생물학적 제제들 중 아달리무맙*adalimumab*은 종양괴사인자 알파에 대한 인간화 단일클론항체로 2주마다 피하주사로 투여하기 때문에 순응도가 높다.

(2) 보그트-고야나기-하라다병*Vogt-Koyanagi-Harada disease*

멜라닌세포에 대한 비정상적 면역반응으로 인해 발생하는 질환으로 생각된다. 육아종전체포도막염의 양상을 보이며, 뇌증상과 피부백반, 백모*poliosis*, 탈모를 일으키고 두 눈의 시력저하와 함께 맥락막염을 유발하는 질환이다.

역학적 분포를 보면 백인에서는 드물고 색소가 많은 민족에게 많기 때문에 아시아인, 특히 우리나라와 일본에 많으며 미국계 인디언에서도 나타난다. 호발 연령은 20~50세이며 HLA-DR4와 관련이 있는 것으로 알려져 있다.

증상의 경과를 세 단계로 나눌 수 있는데, 눈증상에 선행하는 중추신경계 증상, 포도막염 증상, 후기의 백모, 탈모, 피부백반 등의 순서로 나타난다. 이 질환의 전형적인 증상은 시력장애, 두통, 변형시, 눈부심, 현기증, 날파리증, 구역, 청력저하 등이다. 뇌막증상이 나타날 때는 뇌척수액검사가 진단에 도움이 되며, 림프구 증가, 단백저하, 정상 또는 약간 상승된 당 측정치를 보인다.

앞부분에서는 눈증상으로 홍채섬모체염이 나타난다. 뒷부분의 변화로 유두부종과 후극부의 장액망막박리(그림 12-12) 등도 나타난다. 증상은 급성인 경우 몇 주, 몇 개월 후에 좋아질 수 있으나 심한 경우에는 만성화되어 몇 년 이상 악화와 호전을 반복할 수 있다. 보통 두 눈에 나타나지만 한 눈에 발생한 경우에도 몇 주에서 몇 개월 후에는 반대편 눈에 나타난다. 후유증으로 홍채뒤유착으로 인한 녹내장이 발생할 수 있고 백내장, 맥락막혈관신생 등이 합병될 수 있다. 또한 후극부에 망막주름, 망막밑섬유증, 맥락막혈관신생 등이 발생하여 시력이 영구적으로 저하될 수 있다. 질환의 후기에는 저녁노을*sunset glow* 안저를 보이는데 이는 탈색소증이 진행하면서 안저가 주황색으로 보이고 맥락막혈관들이 비쳐 보여 발생한다.

임상증상을 기본으로 진단한다. 눈 외상력이나 수술력이 없음을 확인하여 교감안염과 감별하여야 한다. 형광안저혈관조영술에서 특징적인 다발성 장액망막박리가 두 눈에서 나타나는 것 또는 중추신경계 증상이 있을 때 뇌척수액검사 결과 등이 진단하는 데 도움이 된다.

스테로이드제제 전신투여나 국소투여로 치료한다. 전신투여하는 경우에는 재발을 막기 위해서 용량을 서서히 감량해야 하며, 증상이 잘 조절되지 않거나 재발한 경우에는 면역억제제를 사용한다. 그 밖에 홍채뒤유착을 막기 위해 조절마비제와 스테로이드제제를 점안한다.

(3) 교감안염*sympathetic ophthalmia*

한쪽 눈에 천공외상이나 안내수술을 받은 지 며칠에서 몇 년 후에 외상을 입지 않은 눈이나 외상안에 나타나는 육아종포도막염을 말하며, 흔한 질환은 아니다. 섬모체가 외상으로 심하게 손상된 경우에 교감안염이 발생할 위험이 높은데, 가장 위험한 기간은 외상을 입은 후 4~8주째이다.

증상은 외상안에서 시작하여 외상을 받지 않은 눈에도 곧 나타난다. 안구 앞부분 염증이 재발, 악화되며 안저 변화로 유두충혈, 후극부부종, 망막박리 등이 있다. 외상을 입지 않은 눈에는 안구 앞부분 염증,

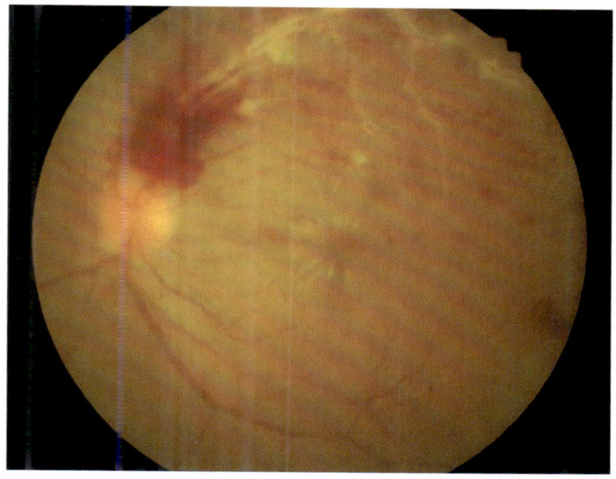

그림 12-11 베체트병 안저소견

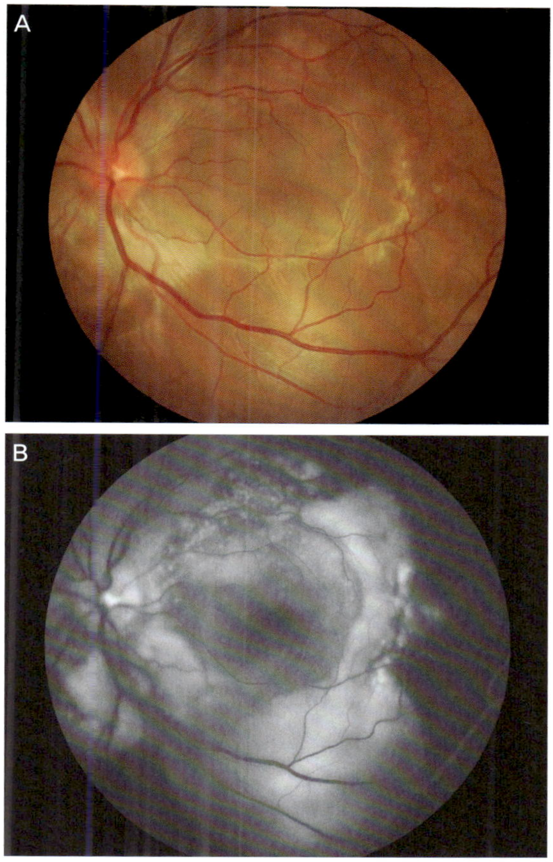

그림 12-12 보그트-고야나기-하라다병 **A.** 안저소견 **B.** 형광안저혈관조영술 소견

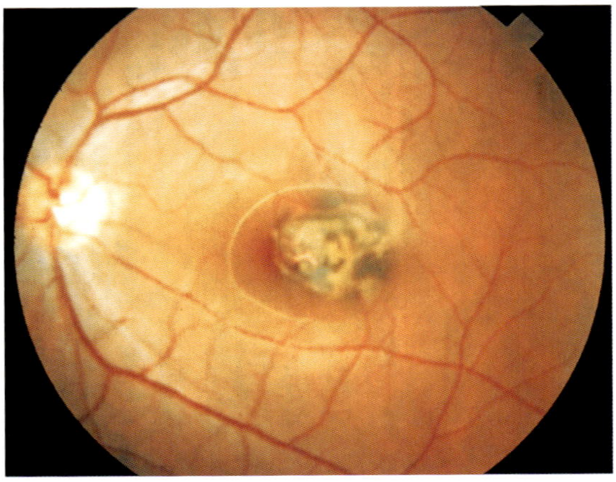

그림 12-13 맥락막결핵종

유리체혼탁, 유두충혈과 부종 등이 나타나고, 후극부에 국한된 장액망막박리가 생긴다. 외상안에 전구증상으로 눈부심과 시력장애 등이 있고, 날파리증, 변형시, 암점, 조절장애 등의 자각증상이 나타난다.

외상이나 안내수술의 기왕력, 임상증상, 형광안저혈관조영술 소견으로 진단한다. 형광안저혈관조영술 소견에서 미세한 형광누출점이 보이면 달렌-푹스결절*Dalen-Fuchs nodule*의 존재를 의심할 수 있다. 병리조직학적 소견으로 광범위한 맥락막염증을 보이나 맥락막모세혈관층*choriocapillaris*은 상대적으로 덜한 것이 보그트-고야나기-하라다병과의 차이점이다.

교감안염을 예방하기 위해 미세현미경하에서 창상을 잘 처리하고 모든 천공성 외상을 즉시 봉합한다. 과거에는 교감안염의 위험을 최소화하기 위해 포도막이나 망막 항원에 대한 감작이 일어나기 전인 외상 후 2주 이내에 외상안을 적출했지만, 최근에는 눈이 아주 심하게 손상된 경우에만 제한적으로 적출한다. 따라서 시력이 좋고 안구손상이 적은 경우에는 교감안염의 발생빈도가 극히 낮기 때문에 안구를 제거하지 않는다.

일단 육아종염증이 교감안에 나타나면 전신적으로 또는 안구 주위에 스테로이드를 투여하고 스테로이드 점안약, 동공확대제를 사용한다. 적극적인 스테로이드 치료로 환자의 약 75% 이상에서 20/50 또는 그 이상의 시력을 얻을 수 있다. 그러나 환자가 스테로이드 치료를 견디지 못하거나 염증이 조절되지 않으면 세포독성 면역억제제나 사이클로스포린을 사용하기도 한다.

(4) 결핵포도막염*tuberculous uveitis*

육아종포도막염, 특히 결절성일 때 의심해야 한다. 임상적으로는 홍채조직 내에 황백색 결핵결절과 동공가장자리의 쾨페결절, 굳기름각막침착물이 출현하는 홍채염과 맥락막에 유두 지름의 1/2 정도인 황백색 결절 1~6개가 나타나는 퍼진*miliary* 결핵, 크기가 0.5~3.0mm인 맥락막의 결핵종(그림 12-13), 정맥주위염*periphlebitis*의 형태로 나타난다.

결핵이 의심된다면 반드시 가슴사진 촬영과 피부반응검사를 시행하고 몸의 다른 부위에 결핵 병변이 있는지 확인한다.

감별해야 할 질환으로는 히스토플라스마증, 콕시디오이데스진균증*coccidioidomycosis*, 사르코이드증, 크립토코쿠스증*cryptococcosis* 등이 있다.

치료로 항결핵제를 복용하고 안구내 염증이 심한 경우 스테로이드를 조심스럽게 사용할 수 있으며, 조절마비제를 점안한다.

(5) 매독포도막염*syphilitic uveitis*

매독의 눈증상으로는 눈꺼풀과 결막의 굳은궤양*chancre*, 눈꺼풀염, 결막염, 공막염, 기질각막염, 포도막염, 유두부종, 맥락망막염, 삼출망막박리, 색소성망막염, 수정체이탈 등 다양한 증상이 나타난다. 후극판모양맥락망막염*posterior placoid chorioretinitis*은 매독에 의한 맥락망막염에서 특징적으로 나타날 수 있는 소견으로 후극부에 노란빛의 판모양 병변이 발생한다.

진단은 VDRL, FTA-ABS(fluorescent treponemal antibody absorption) 혈액검사로 한다. 매독치료를 받

은 경우나 후기매독, 신경매독의 경우에는 VDRL 결과가 음성일 수 있으나 FTA-ABS 검사 결과는 양성이다.

매독에 수반된 눈염증 질환은 어떤 것이든 뇌척수액검사 결과가 정상이어도 신경매독 치료법에 따라 치료할 것을 권한다.

(6) 사르코이드증*sarcoidosis*

흉부와 전신의 림프절, 각 장기를 침범하는 전신의 육아종성 질환이다. 조직학적으로 결핵과 달리 치즈괴사*caseation necrosis*를 동반하지 않는 상피모양세포결절*epithelioid cell nodule*이나 결절*tubercle*을 만드는 것이 특징이다. 전신증상이 미약하기 때문에 눈증상으로 발현되어 진단되는 경우가 있다. 20~50세에 가장 흔하고, 전신사르코이드증의 20~50%가 눈을 침범한다. 안구 내 조직은 물론 눈 부속기관에도 병변이 나타나며 다양한 소견을 나타낸다.

포도막염이 주로 나타나고 홍채결절이 동공가장자리에 발생하는 쾨페결절을 보이며, 홍채뒤유착이 매우 잘 일어나고 굳기름각막침착물이 나타난다. 뒤포도막염이 발생했을 때는 맥락망막염의 삼출물, 맥락망막결절, 대형육아종, 망막혈관염, 눈덩이나 진주목걸이 모양의 유리체혼탁 등이 나타난다. 망막혈관염은 중간주변부의 망막정맥주위염*periphebitis*이 특징적이며, 심한 경우 촛농이 흘러내리는 모양*candle wax drippings*의 특징적 소견을 나타낸다.

그 밖의 변화로 앞방각의 섬유주 부위에서 지름 0.1~0.2mm의 반구형 회백색 결절을 볼 수 있으며, 이때 녹내장이 동반될 수 있다. 시신경 병변으로는 유두부종, 시신경염, 시신경위축 또는 시신경유두육아종 등을 볼 수 있다. 아래눈꺼풀결막과 결막구석에서 결막여포를 볼 수 있으며, 결막염 증상을 나타낸다. 그 외에 무통성 양쪽성 눈물샘종양, 건성각결막염이 나타날 때가 있다.

흉부방사선검사에서 양쪽 또는 한쪽의 폐문림프절비대가 관찰된다. 혈액검사에서 안지오텐신전환효소*angiotensir converting enzyme*가 상승할 수 있다. 결절생검에서 비치즈성*non-caseation* 육아종이 보이면 확실하게 진단할 수 있다.

앞포도막염의 경우 조절마비제와 스테로이드제제를 국소 점안하며, 뒤포도막염이나 심한 염증의 경우에는 스테로이드제제 전신투여 또는 국소투여로 치료한다. 추가적으로 면역억제제나 생물학적 제제도 사용해볼 수 있다.

10. 안내염*endophthalmitis*

안내염은 미생물이나 독성물질이 안구 조직으로 침투하여 증식 또는 염증반응을 일으키는 질환으로 주로 유리체와 앞방을 침범하는 눈 속의 염증을 의미한다. 안내염은 감염성 안내염 그리고 잔류 수정체나 기타 독성물질로 인한 비감염성 안내염으로 나뉜다. 염증이 전파된 통로에 따라 내인성과 외인성으로도 나눌 수 있다.

내인안내염*endogenous endophthalmitis*은 신체의 다른 병소로부터 눈 속으로 혈행을 따라 세균이나 진균 등의 미성물이 전파되는 것으로, 만성 질환이나 신장이식 후 또는 종양치료로 전신 면역기능이 저하된 경우에 잘 발생한다.

외인안내염*exogenous endophthalmitis*은 백내장 등의 안내수술 후나 천공성 눈외상 후 외부에서 미생물이 침투하여 발생하는 경우로서, 대부분의 안내염이 여기에 속한다. 주로 눈꺼풀과 결막에 있던 세균으로 인한 세균안내염이며 포도알균*Staphylococcus* 계통이 가장 흔한 원인균이다.

안내염이 생기면 시력저하, 눈의 통증, 앞방축농, 심한 결막충혈, 결막, 눈꺼풀 또는 각막의 부종이 나타나고 유리체는 염증세포로 혼탁해진다.

안내염은 진단 즉시 치료해야 하며 원인균을 찾기 위해 앞방과 유리체를 천자하여 배양, 도말표본검사를 시행한다. 내인안내염이 의심되는 경우에는 혈액이나 소변 등에도 미생물학검사를 시행해야 하며, 원인병소를 찾기 위해 전신질환에 대한 검사가 필요하다. 원인에 따라 항생제나 항진균제를 유리체강 내에 주입해 치료하며, 증상이 심한 경우에는 유리체절제술을 병용한다. 항생제로는 그람 양성과 음성을 모두를 치료할 수 있는 반코마이신*vancomycin*과 세프타지딤*ceftazidime* 조합이 가장 많이 사용되며, 항진균제로는 암포테리신 B 또는 보리코나졸*voriconazole*이 주로 사용된다. 조기에 치료하지 않았거나 균의 독성이 강하면 시력 예후가 매우 불량하고 안구를 적출해야 할 수도 있다.

II 외상

눈타박상을 입으면 섬모체나 맥락막이 박리되어 저안압이 발생할 수 있으며 각막내피, 섬유주 인접부, 수정체낭, 홍채 표면, 때로는 유리체 내에 색소가 침착된다.

외상으로 인해 동공가장자리에 위치한 색소가 수정체 전낭에 고리 모양으로 침착을 남기면 눈외상의 기왕력을 알 수 있는데, 이것을 보시우스고리*Vossius ring*라고 한다. 포도막 외상 후에는 외상홍채염*traumatic iritis*, 동공조임근 변화로 인한 동공수축이나 동공확대, 홍채해리*iridodialysis*, 앞방각뒤물림*angle recession*, 외상앞방출혈*traumatic hyphema*, 외상맥락막염*traumatic choroiditis*, 맥락막파열*choroidal rupture*(그림 12-14), 포도막삼출*uveal(ciliochoroidal) effusion* 등이 나타날 수 있다.

III 변성

1. 홍채변성

홍채실질이 전반적으로 얇아지며 홍채무늬가 없어져서 홍채 표면이 편평해진다. 동공조임근이 보이고 동공가장자리에 좀 먹은 모양*moth-eaten appearance*이 나타난다. 전체적으로 색소상피세포층을 쉽게 볼 수 있으며 색소과립들이 각막 뒷면, 섬유주, 수정체 전낭, 홍채 표면에 산재한다.

2. 맥락막변성

(1) 노인성 변화

맥락막혈관의 변화로 인한 여러 가지 변성이 특히 망막 후극부에 잘 생긴다. 나이가 들면서 지방갈색소*lipofuscin*가 망막색소상피에 축적되면 망막색소상피는 기능을 잃고 손상 및 변성된다. 또한 망막색소상피의 바닥막과 브루크막*Bruch membrane*의 사이에 세포외 물질이 침착되는데, 이를 드루젠*drusen*이라 한다(그림 12-15).

드루젠으로 인해 망막색소상피의 손상이 진행되면 맥락막혈관신생을 동반하는 나이관련황반변성*age-related macular degeneration*이 발생하여 환자가 실명에 이르기도 한다.

(2) 맥락막경화*choroidal sclerosis*

큰 맥락막혈관의 경화는 맥락막모세혈관과 주위조직의 위축으로 나타난다. 이 변성은 안저 주변의 맨 끝부분, 주변부, 후극부 등에 국소적으로 나타나며 미만성으로 일어나는 경우는 드물다. 40대에 안저의 부종과 색소침착, 작은 황색 반점이 나타나기 시작하여 60대까지 서서히 진행한다. 후에 안저는 갈색 호랑이무늬*tigroid*를 보이며 망막색소상피세포는 심하게 파괴된다. 황반부가 침범되지 않는 한 시력저하는 없다. 초기 증상은 야맹이며 후기에는 범맥락막위축 *choroideremia*과 유사하여 감별하기가 어렵다.

(3) 범맥락막위축*choroideremia*

양쪽 눈의 맥락막변성이 특징이며 유전성으로 소년기부터 야맹이 나타나는 질환이다. X염색체연관열성유전을 한다. 남성에서는 진행성이며 실명에까지 이르지만 여성에서는 증상이 가벼우며 진행성도 아니다. 초기에는 망막 주변부 색소상피세포가 변성되어 검은색과 흰색이 섞인 모양*salt-pepper appearance*을 띠며, 점차 진행하여 맥락막혈관이 노출되고 후에는 공막까지 노출된다. 이 변화는 주변부와 중심부로 진행하지만 망막혈관이나 시신경유두는 정상으로 남아 있다(그림 12-16).

(4) 뇌회형맥락망막위축*gyrate atrophy of choroid and retina*

맥락막, 망막, 색소상피세포의 진행성 위축이 특징이며 30대에 시작되고 환자는 야맹을 호소한다. 보통 염색체열성유전을 한다. 안저 주변부 곳곳에서 위축이 나타나고 점차 커져 중심부로 퍼진다. 망막혈관은 정상이고, 후기에도 황반은 침범되지 않는 경우가 많다(그림 12-17).

(5) 혈관줄무늬망막병증*angioid streaks retinopathy*

망막과 맥락막 사이에 갈색 또는 적색의 선 모양, 그물 모양 가지를 유두 주위에서부터 적도부까지 방사상으로 낸 줄무늬들을 검안경검사로 볼 수 있다. 초기에는 적색이지만 나중에는 회색, 갈색 또는 흑색을 띤다. 망막혈관과는 구분되며, 마른 진흙에 균열이 생긴 것 같은 모습을 보인다(그림 12-18).

원발성으로 탄력섬유거짓황색종*pseudoxanthoma elasticum*, 엘러스-단로스증후군*Ehlers-Danlos syndrome*에서 나타나며, 이들은 브루크막 탄력조직의

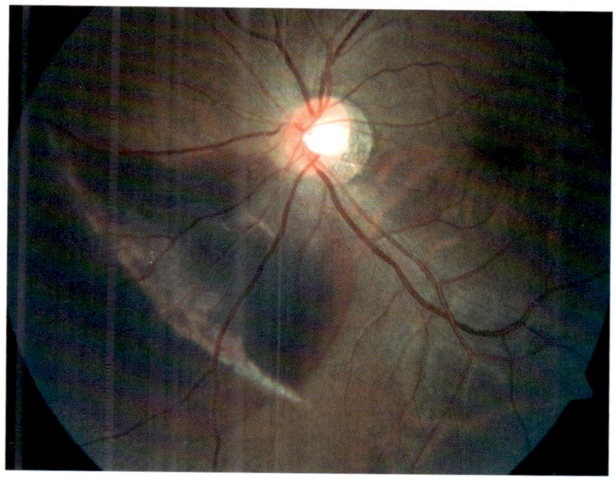

그림 12-14 맥락막파열

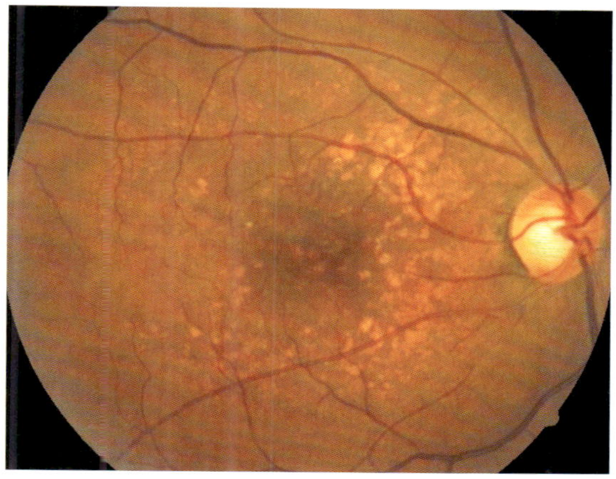

그림 12-15 드루젠

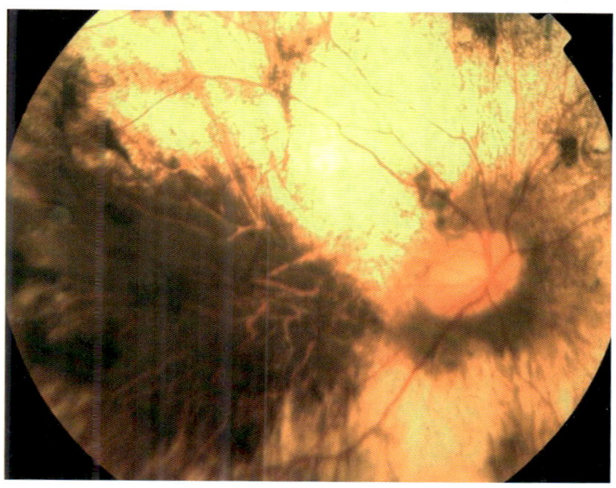

그림 12-16 범맥락막위축 안저사진

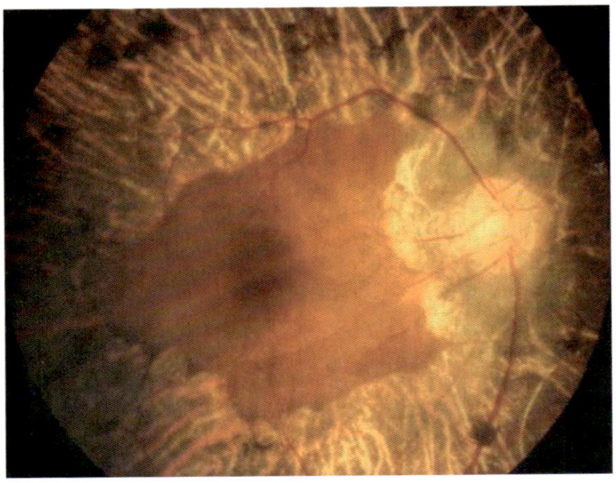

그림 12-17 뇌회형맥락망막위축 안저사진

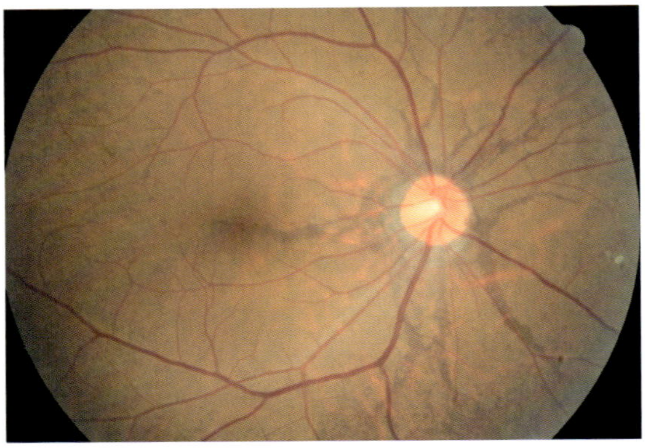

그림 12-18 혈관줄무늬망막병증 안저사진

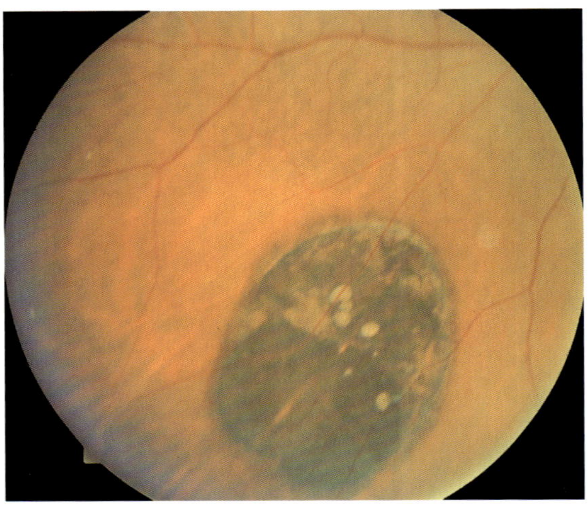

그림 12-19 맥락막모반

변성으로 인해 생긴다. 환자의 70%에서 시력이 감퇴하는데 원인은 삼출황반병증, 맥락막출혈, 줄무늬의 황반부 침범이며 특별한 치료방법은 없다.

(6) 근시변성*myopic degeneration*

진행근시 또는 고도근시에서는 맥락막이 위축되고 공막이 얇아져 안저에서 맥락막혈관들이 비쳐 보인다. 앞 · 뒤축이 연장되어 발생하며 보통 유전성 요인이 있는 것으로 알려져 있다. 초기에는 시신경유두에 인접한 귀쪽코누스*temporal crescent*로 나타나며, 진행하면 후극부 공막 확장에 따른 후포도종이 나타나고, 유두의 전체 둘레 및 황반부에서 맥락막과 망막색소상피가 위축된다. 맥락막의 멜라닌세포*melanocyte*가 소실되고 맥락막모세혈관이 감소하며, 브루크막에 균열이 생기고 황반에 푹스반점*Fuchs spot*이 생겨서 나이관련황반변성이나 혈관무늬병증에서 볼 수 있는 황반병증*maculopathy*과 유사한 소견이 나타난다.

Ⅳ 종양

포도막에는 색소세포가 있으므로 악성흑색종, 모반이 생기고, 혈관이 많으므로 전이성 맥락막종양과 혈관종도 발생할 수 있다.

1. 모반*nevi, freckles*

정상적인 포도막 멜라닌세포, 모반세포*nevus cells*가 집단으로 뭉쳐 있는 것이다(그림 12-19). 선천성이더라도 사춘기까지 잘 모를 수 있다. 때로 악성 변화를 일으키며, 보통 긴뒤섬모체신경*long posterior ciliary nerve*에 가까운 맥락막에서 청회색 병소로 나타난다.

2. 악성흑색종*malignant melanoma*

안구 내에 발생하는 가장 흔한 원발성 악성 종양이다. 이 종양은 삼출성망막박리를 동반한 색소성 돔 형태 또는 칼라단추형*collar button-shape*으로 보인다(그림 12-20). 대개 회색 또는 녹갈색의 병소를 보이는데, 색소 함유량에 따라 무색소성부터 심한 색소성까지 다양하게 나타난다. 예후는 종양의 크기와 세포형에 따라 다르다. 조직학적으로 방추형*spindle*, 상피양*epithelioid*, 혼합형*mixed*으로 나뉘며 상피양 형태는 예후가 나쁘다. 도상검안경검사, 형광안저혈관조영술, 초음파검사로 진단한다. 출혈성 색소상피박리와 망막박리, 맥락막박리, 섬모체염과 망막의 염증성 질환, 색소상피세포의 증식, 혈종, 전이성 병소 등과 감별진단해야 한다.

치료방법은 종양의 위치와 침범 정도에 따라 다르다. 홍채와 섬모체의 작은 종양은 절제하고 후극부의 종양은 관찰 후 안구적출, 광응고, 냉동응고, 방사선 조사 등으로 치료한다.

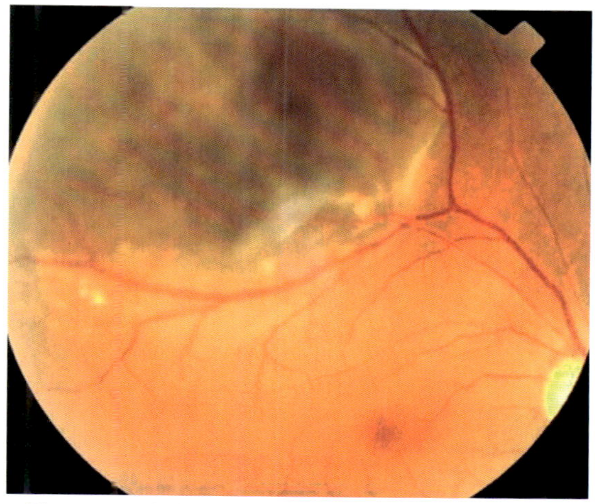

그림 12-20 악성흑색종

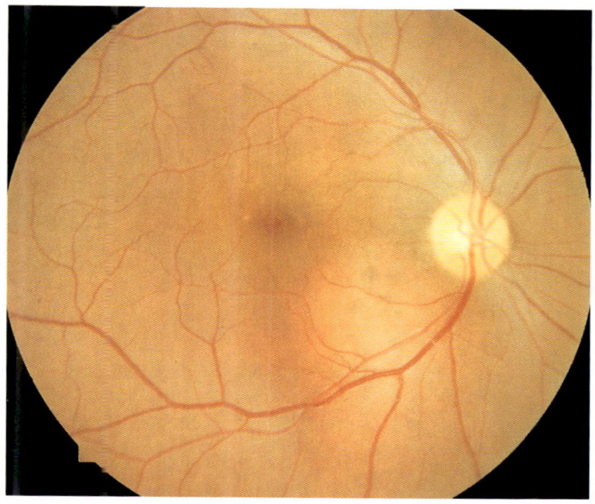

그림 12-21 맥락막혈관종

3. 혈관종*hemangioma*

과오종*hamartoma*으로 생각되며 포도막의 어느 부위에서나 발생할 수 있는데 맥락막에 잘 발생한다(그림 12-21). 맥락막혈관종은 국소형과 광범위의 두 형태로 나뉘며, 광범위 맥락막혈관종은 스터지-웨버증후군 *Sturge-Weber syndrome*에서 흔하게 나타난다. 형광안저혈관조영술, 신경영상진단, 초음파검사로 진단한다. 아직까지 특별한 치료방법이 없으며, 망막박리나 삼출물이 발생한 경우에는 레이저광응고술, 유리체절제술, 안구내 주사 등을 시행한다.

4. 전이종양

포도막의 모든 부위가 종양의 전이부가 될 수 있다. 특히 맥락막은 짧은뒤섬모체동맥*short posterior ciliary artery*에서 혈액을 공급받기 때문에 더욱 잘 전이되는 부위이다. 여성에서는 유방암이, 남성에서는 폐암이 가장 많이 전이된다(그림 12-22).

5. 그 밖의 포도막 종양

배아속질상피종*embryonal medulloepithelioma*(dictyoma),[7] 속질상피종*medulloepithelioma*,[8] 신경집종*neurilemmoma*,[9] 신경섬유종*neurofibroma*,[10] 평활근종

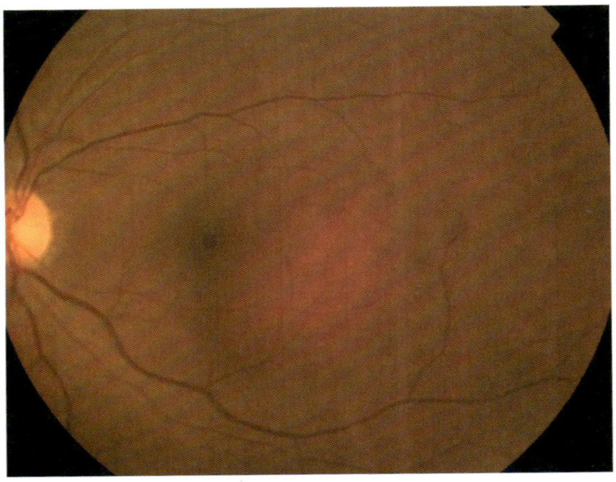

그림 12-22 전이종양 안저사진

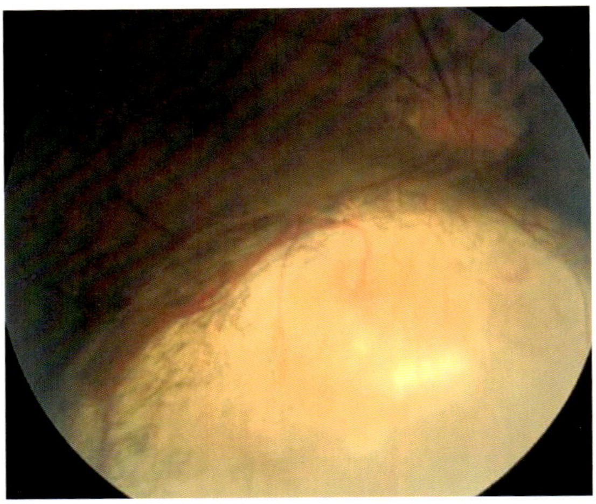

그림 12-23 포도막결손

❼ 섬모체의 무색소상피세포에서 기원하며 원격부 전이는 없다. 소아에게 잘 발생하며 섬모체에서 회백색 덩어리로 나타난다.
❽ 성인의 섬모체 색소상피세포에서 기원하는데, 홍채의 색소상피세포에서도 일어날 수 있다. 외상이나 염증이 있었던 눈에서 짙은 덩어리로 나타나며 진행이 더디다.
❾ 악성흑색종과 감별하기가 어렵지만 매우 천천히 증식하여 임상적으로 양성 경과를 보인다.
❿ 눈에만 발생할 수도 있고 신경섬유종증*neurofibromatosis*이 발생했을 때 나타나기도 한다. 흔히 녹내장이 발생하며 임상적으로 악성흑색종과 유사해서 오진하기 쉽다.
⓫ 드문 종양으로 홍채의 악성흑색종, 모반과 감별하기가 어렵다. 특히 동공가장자리 아래쪽의 홍채에 회백색의 혈관성 결절로 나타나며 진행속도가 느리다. 결절을 절제해서 치료한다.

leiomyoma[11] 등이 있다.

V 선천이상

포도막결손*uveal coloboma*(그림 12-23), 선천홍채없음증*congenital aniridia*, 백색증*albinism*, 잔류동공막*persistent pupillary membrane* 등이 있다.

포도막의 선천성 발육이상으로 눈술잔틈새*optic fissure*가 완전히 폐쇄되지 않고 포도막조직 아래쪽에 홍채의 부분적 결손이 생기면 홍채결손*iris coloboma*이 생겨서 동공이 난원형으로 변하며, 많은 경우 맥락막결손*choroidal coloboma*과 합병된다. 작은안구증*microphthalmos*, 작은각막*microcornea*, 눈떨림 등을 동반하는 경우가 많으며 시력은 일반적으로 불량하다.

태생기에 수정체 표면을 덮었던 수정체혈관막이 완전히 소실되지 않고 동공 부위에 일부 남아 있는 것을 잔류동공막이라고 한다. 색소막이 홍채잔고리*iris collarette*에 부착된 것이 특징이다. 동공가장자리의 홍채조직과 수정체가 유착된 후천성 홍채뒤유착과 감별해야 한다.

흥미로운 증례

40세 남자 환자가 오른눈의 갑작스러운 시력저하를 주소로 내원하였다. 사진과 같이 환자 오른눈 안저의 후극부 위쪽에서 육아종이 보이고 그 주변으로 삼출물과 장액망막박리가 의심되는 소견이 관찰되었다(그림 1). 형광안저촬영에서는 병변 주변으로 경도의 형광 누출이 관찰되었다(그림 2). 혈액검사 결과 개회충 IgG 양성을 보여 환자에게 스테로이드 경구치료와 함께 기생충 치료제를 2주간 복용시켰다. 환자는 3개월 후 호전되었으나 결합조직의 섬유대가 시신경유두부와 연결되어 망막앞막이 발생하였다(그림 3).

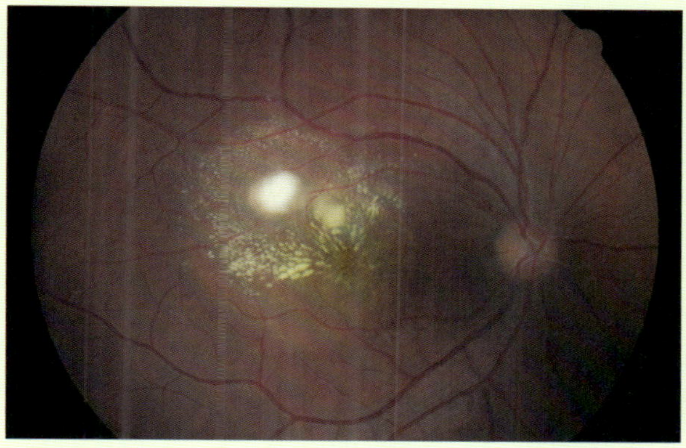

그림 1

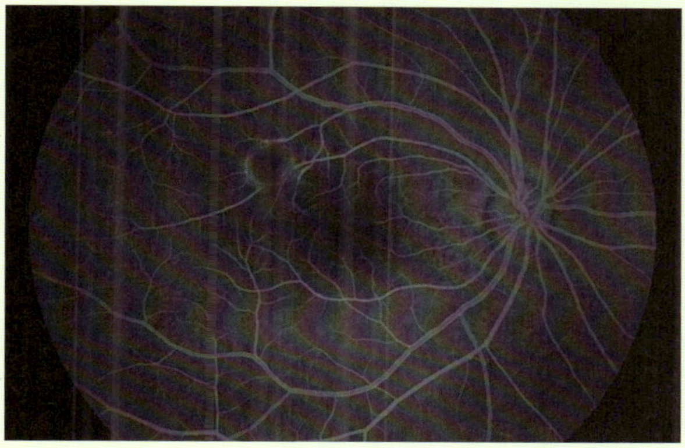

그림 2

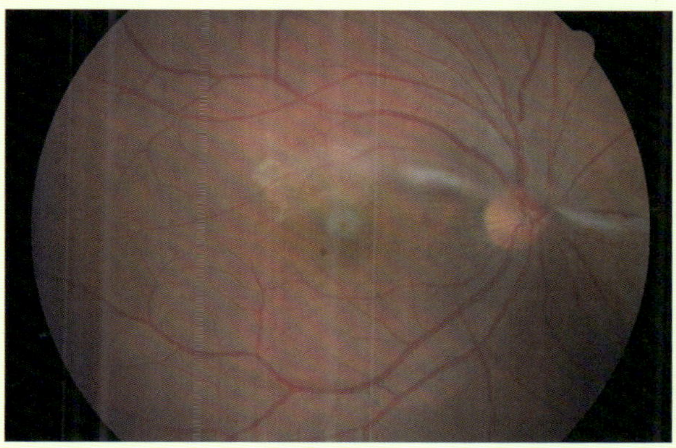

그림 3

헬름홀츠, 배비지, 그리고 검안경

의사들이 사용하는 검안경은 헤르만 폰 헬름홀츠*Hermann von Helmholtz*가 1850년에 발명했습니다. 이 발명 덕분에 그 후 다양한 광학 기계가 발달하게 되어 안과 분야는 비약적으로 발전하게 되었습니다.

말 그대로 안과는 가장 눈에 띄는 기관을 다루는 분야이기 때문에 고대 이래로 사람들의 많은 관심을 받아 왔습니다. 옛날 사람들은 야간에 동물의 눈이 빛나는 것을 보고 눈 안에서 빛이 나온다고 생각했습니다. 빛이 있어야 야간에 물체를 볼 수 있기 때문에 나름대로 합리적인 설명이었지만 시간이 상당히 흘러 18세기가 되어서야 그 이유가 조금씩 밝혀지기 시작했습니다.

헬름홀츠는 까맣게 보이는 눈의 뒤쪽을 살펴보기 위하여 검안경을 발명했습니다. 1703년 장 메리*Jean Méry*가 고양이를 물속에 넣었을 때 고양이 눈이 밝게 빛나는 것을 관찰하고 이러한 현상이 광학적으로 이루어짐을 밝혔습니다. 연구가 계속되면서 눈이 빛나는 것은 눈 자체의 발광 현상이 아닌 눈에 비친 빛의 반사라는 사실을 알게 되었습니다.

얀 푸르키녜*Jan Evangelista Purkinje*는 특정 조건에서 인간의 눈이 빛난다는 사실을 확인하고 렌즈를 이용하여 눈의 뒤쪽을 조사했습니다. 리터 폰 브뤼케*Ritter von Brücke*는 이러한 조건 중에 빛의 입사각과 반사각(관찰 시점)이 일치해야 함을 확인했습니다. 하지만 추가 연구를 진행하지 않아 검안경의 최초 발명자가 되지는 못했습니다.

헬름홀츠가 검안경을 발표하기 3년 전 영국에서 찰스 배비지*Charles Babbage*가 검안경과 비슷한 기구를 발명했지만 제대로 작동하지 않았습니다. 헬름홀츠에 따르면 배비지가 자신의 발견을 조금 더 생각해서 적용했다면 최초의 검안경 발명자가 될 뻔했다고 합니다.

지금도 전 세계에서 다양한 연구가 수없이 많이 진행되고 있고, 간혹 새로운 사실이 밝혀지기도 하지만 대부분 과거부터 어느 정도 생각해 오던 것들입니다. 헬름홀츠와 배비지의 예에서 알 수 있듯이 어떠한 연구든 꾸준히 노력하는 끈기와 신념이 있어야 결실을 맺지 않을까요?

13

유리체

유리체*vitreous body*는 눈의 수정체와 망막 사이의 투명한 매체로서 완충 역할을 하며 안구의 모양을 유지해 준다. 유리체의 용적은 4mL 정도이며, 고도근시인 경우에는 10mL에 이르기도 한다. 유리체를 구성하는 물질은 99% 이상이 수분이고 나머지는 히알루론산*hyaluronic acid*과 아교섬유 2형*collagen fibril type 2* 등이다. 이들이 유리체의 점탄성과 투명성을 유지하는 데 중요한 역할을 한다. 유리체는 망막과 인접한 조직이므로 여러 가지 망막 질환에서 서로 영향을 준다. 유리체는 유리체기저*vitreous base*에서 망막에 가장 강하게 부착되어 있으며 시신경유두, 중심와, 큰 망막혈관에도 비교적 강하게 부착되어 있다.

【유리체 검사】 유리체의 앞쪽 약 1/4은 세극등으로 직접 관찰할 수 있지만, 뒤쪽 유리체나 유리체와 망막의 상호관계를 관찰하려면 특수콘택트렌즈인 골드만삼면경렌즈*Goldmann three-mirror lens*를 사용하거나 +60~+90디옵터 렌즈를 각막 앞에 위치시켜 세극등으로 검사한다. 빛간섭단층촬영*optical coherence tomography*을 이용하면 시신경 유두와 황반 부위의 후유리체 부착 상태를 확인할 수 있다(그림 13-1). 유리체혼탁*vitreous opacity*이 심해 유리체 뒷부분이나 안저 상태를 육안으로 관찰할 수 없을 때는 초음파검사가 큰 도움이 된다(그림 13-2).

【증상】 유리체에 병변이 있으면 원래의 투명성을 상실하여 혼탁이 생기며, 유리체혼탁이 심해지면 시력이 저하된다. 혼탁이 가벼운 경우에는 혼탁물 때문에 생긴 그림자가 망막에 투영되어 환자가 날파리증*myodesopsia*[1]을 호소한다. 시야에 검은색 점, 실, 먼지 모양의 검은 그림자가 움직이는 것이 보이며, 특히 맑은 하늘이나 흰 벽 등을 볼 때 자각하기 쉽다. 부분적

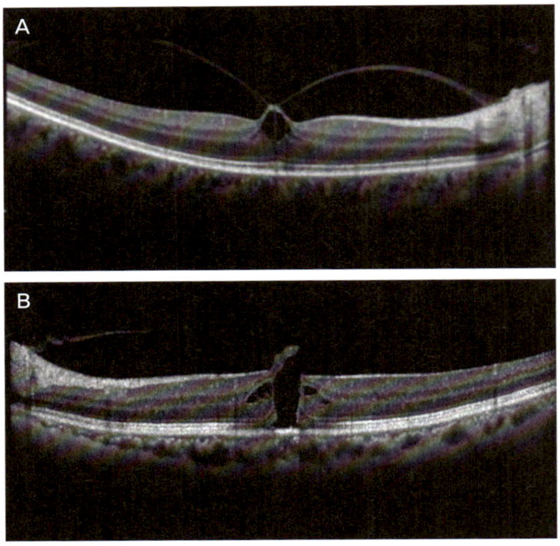

그림 13-1 광학간섭단층촬영으로 확인되는 후유리체막과 황반 질환 A. 유리체황반견인*vitreomacular traction*. 중심와가 견인되어 변형이 관찰된다. B. 유리체 견인에 의한 황반원공

인 뒤유리체박리*posterior vitreous detachment*가 있으면 안구운동을 할 때 유리체가 출렁거리면서 망막과 유리체가 유착된 부위에서 유리체 견인으로 망막이 자극을 받아 시야 내에서 번쩍이는 불빛을 자각하는 광시증*photopsia*[2]이 나타난다. 광시증은 어두운 곳에서나 눈을 감았을 때 잘 느껴지며, 망막열공이 발생하는 시점에 더욱 심해지므로 광시증이 심하면 망막열공을 의심하고 정밀안저검사를 고려해야 한다.

유리체의 원발성 병변으로는 변성이 있고, 속발성 변화로는 인접 조직의 병변이 파급되어 생기는 염증, 출혈로 인한 혼탁이 있다. 드물지만 선천이상으로 유리체동맥잔류*persistent hyaloid artery* 등이 있다.

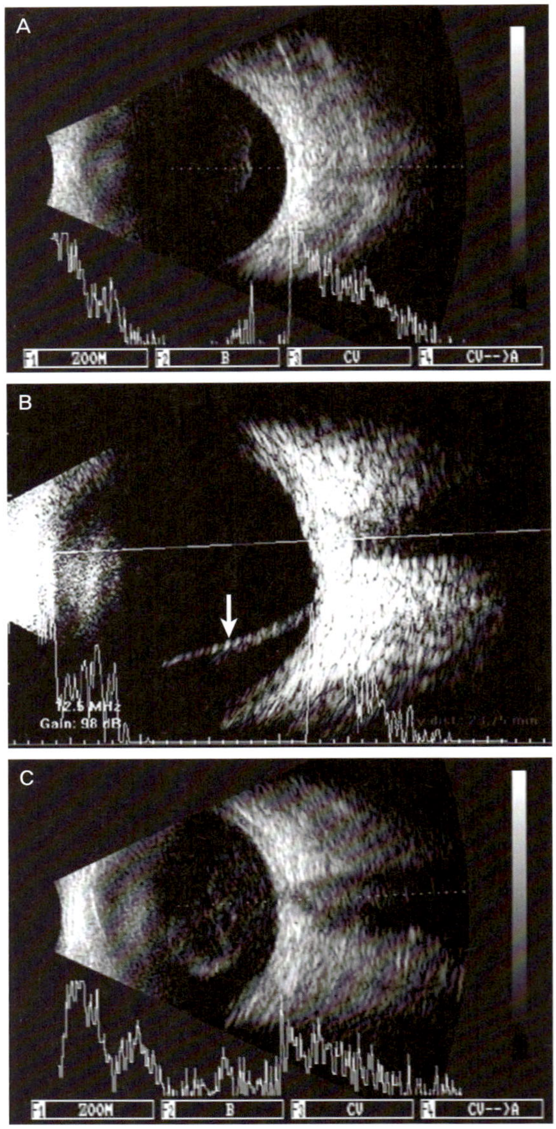

그림 13-2 유리체에 대한 초음파검사 소견 A. 뒤유리체박리로 인한 혼탁을 볼 수 있다. B. 시신경유두에서 아래쪽으로 망막박리가 의심되는 소견이 관찰된다(화살표). C. 심한 유리체혼탁이 관찰된다.

❶ 날파리증의 가장 흔한 원인은 노인성 변화로 인한 유리체액화와 뒤유리체박리이다. 간혹 망막에 열공이 생기면서 동반된 출혈이나 염증으로 유리체혼탁이 발생하여 생길 수도 있다. 망막열공은 즉시 치료해야 하므로 세심한 안저검사가 필요하다.

❷ 편두통이 있을 때 나타나는 섬광암점*scintillating scotoma*과 구별해야 한다.

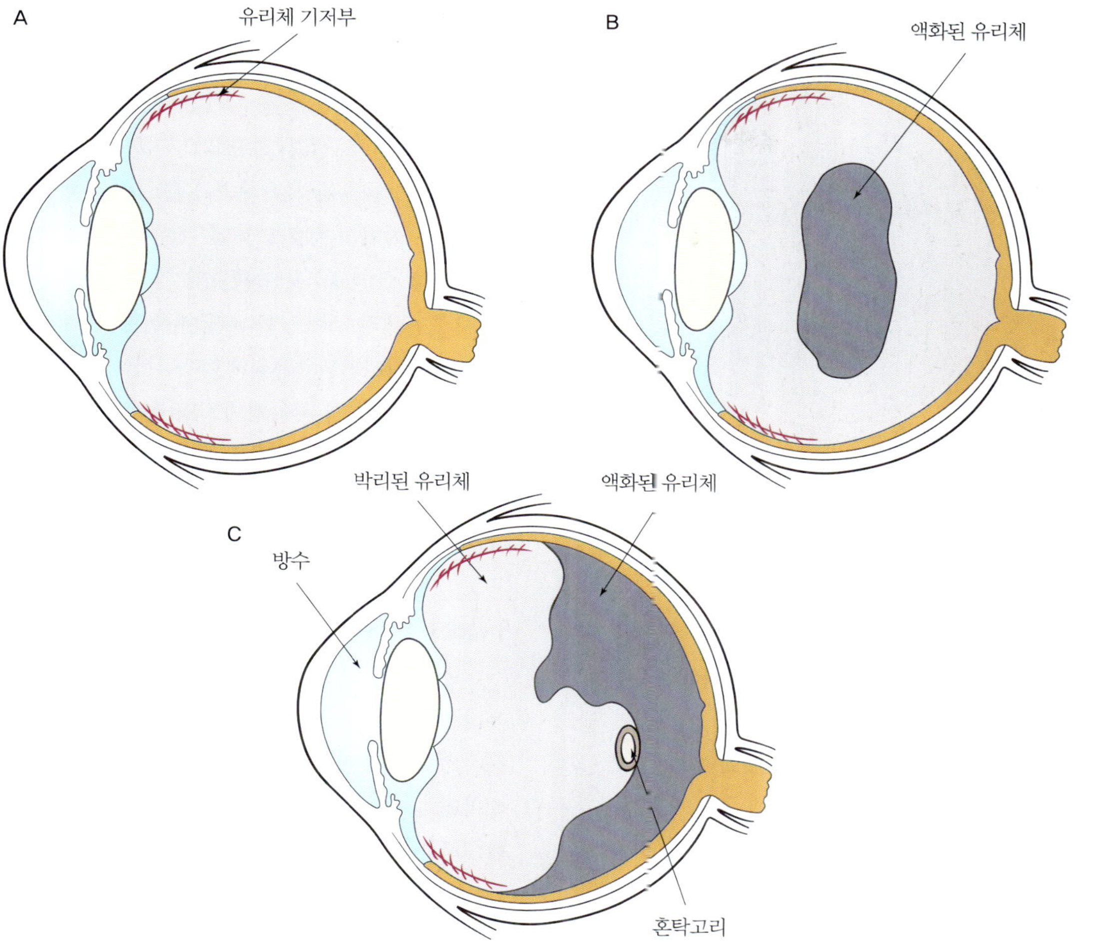

그림 13-3 뒤유리체박리 A. 정상 유리체 B. 유리체액화 C. 뒤유리체박리

| 뒤유리체박리

유리체변성 중 중요한 것은 유리체액화*vitreous syneresis*와 뒤유리체박리*posterior vitreous detachment*이다. 노년 변화, 근시 또는 주위 조직의 염증으로 인해 유리체액화가 생긴다. 유리체액화는 중앙에서 시작한다. 유리체의 겔*gel* 구조가 변화되면서 액화현상이 일어나 광학적으로 텅 빈 부위가 생기고, 그 주위는 유리체섬유가 농축되어 광학적으로 치밀하게 보인다. 아교섬유로 구성된 유리체의 유형성분이 유리체기저쪽으로 수축해 찌그러지므로 액화된 유리체는 뒤쪽으로 이동하고, 뒤유리체막*posterior hyaloid membrane*의 결손 부위를 통하여 액화 유리체가 유리체막과 망막 사이로 들어가 뒤유리체박리를 일으킨다(그림 13-3B, C). 뒤유리체박리는 고령자에게 많고 70세가 되면 거의 모든 사람에게 나타난다.

【증상】 날파리증이나 광시증이 생긴다. 때로 환자가 황반부종으로 인한 시력장애를 호소하며 중심와 부위가 유리체에 의해 견인되어 변형이 발생하면 시력저하와 변시증이 발생한다. 뒤유리체박리는 급격히 발생하므로 증상도 갑자기 나타난다.

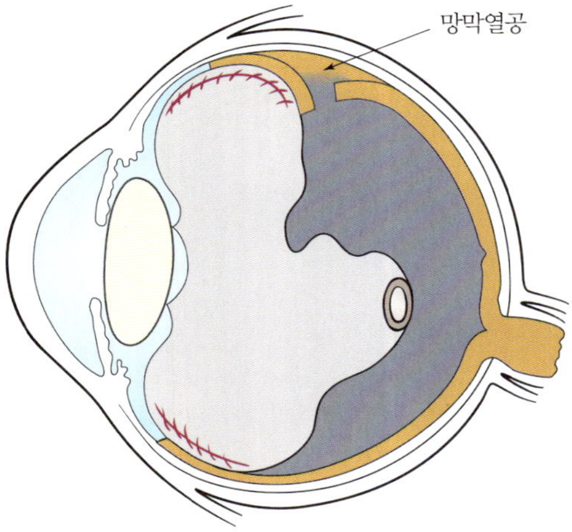

그림 13-4 뒤유리체박리로 인한 망막열공 형성

【진단】 안저검사에서 시신경유두 가장자리에 단단히 부착되어 있던 뒤유리체막이 박리되면서 생긴 고리 모양의 섬유성 혼탁고리*Weiss ring*가 유리체 속에 떠 있는 것이 보이면 진단할 수 있다. +90디옵터 렌즈를 이용한 세극등검사를 하면 정도와 모양을 더 상세하게 알 수 있다.

뒤유리체막이 박리될 때 망막유리체유착이 병적으로 강한 곳이 있으면 망막이 견인되어 찢어지면서 망막열공*retinal tear*(그림 13-4)이 발생한다. 망막혈관이 손상되면 유리체출혈이 생길 수 있으며, 망막열공은 망막박리의 원인이 되기 쉽다.[3] 따라서 날파리증이나 뒤유리체박리가 있는 경우에는 망막열공이 생겼을지도 모르기 때문에 상세한 안저검사가 필요하다.

박리된 유리체 뒷공간에 유리체출혈이 고일 수 있다. 심한 유리체출혈이 있을 때 초음파검사로 진단할 수 있으나 망막박리와 감별해야 한다.

【치료】 뒤유리체박리는 치료하지 않으나 망막열공, 망막박리, 유리체출혈이 합병되면 치료해야 한다.

❸ 망막열공이 항상 망막박리를 일으키는 것은 아니다. 유리체 속의 액체가 망막열공 부위를 통해 망막 밑으로 들어가 망막이 박리되는데, 그전에 망막열공을 발견하면 큰 수술을 하지 않고 레이저광선으로 열공 주위를 광응고하여 치료할 수 있다.

II 유리체혼탁

유리체, 망막, 시신경, 포도막의 질환으로 인해 응축된 유리체섬유, 유리된 혈액, 색소, 염증세포, 삼출물, 각종 화학성분(콜레스테롤, 칼슘) 등이 원인이다. 유리체혼탁*vitreous opacity*은 몇 개의 작은 혼탁점에서부터 전체적으로 진한 혼탁에 이르기까지 다양한 양상으로 나타난다. 유리체혼탁이 심한 경우에는 안저반사가 없기 때문에 망막검영*retinoscopy, skiascopy* 검사가 불가능하다. 혼탁이 부분적이거나 심하지 않을 때는 세극등검사에서 회색, 흰색, 갈색으로 보이고 검안경으로는 검은색으로 보인다.

1. 유리체부유물*vitreous floaters*

유리체부유물이 있을 때 환자에게 자각적으로 부유물이 보이는 것을 날파리증이라고 한다. 주로 뒤유리체박리가 있을 때 갑자기 발생하고 가벼운 유리체출혈이나 포도막염이 있을 때도 나타난다. 날파리증 자체는 대개 시력에 영향을 주지 않으나 예민한 사람은 큰 불편을 느낀다. 따라서 시일이 경과하여 혼탁이 엷어지거나 날파리증에 적응할 때까지 환자가 심리적으로 불안해하지 않도록 해주어야 한다. 대부분 특별한 치료 없이도 잘 적응할 수 있다. 떠다니는 물체가 커지거나 많아져서 시력장애가 심해지면 레이저치료나 수술치료(유리체절제술)가 필요할 수도 있으나 심하지 않다면 기다려 본다.

2. 유리체출혈*vitreous hemorrhage*

유리체출혈은 망막, 맥락막, 섬모체의 혈관조직에서 생긴 출혈이 유리체로 번져 나온 것이다. 눈의 외상, 망막의 여러 가지 출혈 질환, 당뇨망막병증, 혈액 질환, 거미막밑출혈*subarachnoid hemorrhage*[4] 등이 원인이 된다.

【증상】 가벼운 출혈일 때는 시력장애 없이 날파리증만 나타나고, 심한 출혈일 때는 완전히 시력을 상실하는 등 유리체출혈의 정도에 따라 시력장애 정도도 달라진다.

유리체출혈은 탐식세포*phagocyte*의 탐식작용과 용혈작용 때문에 적혈구가 파괴되면서 자연적으로 흡수가 진행된다. 혈관이 없는 유리체에서 적혈구는 느리게 흡수되며, 유리체 앞부분보다 뒷부분에서 빨리 흡수된다. 적혈구의 파괴산물인 철*ferric*이온은 유리체의 액화나 응축을 초래한다.

【치료】 출혈의 원인 질환이 발견되면 그에 대한 치료를 시행한다. 시력을 빨리 회복하고 출혈의 흡수를 촉진하며 재출혈의 위험을 줄이기 위해 가능한 한 머리를 높인 자세로 환자를 안정시키는 것이 좋다. 출혈이 흡수되어 안저검사가 가능해지면 세밀하게 안저검사를 시행하여 출혈 원인과 출혈 부위의 특성을 규명한다. 출혈이 흡수되지 않으면 정기적으로 계속 관찰하고, 만일 초음파검사로 망막박리가 의심되고 다른 원인이 발견되지 않으면 열공망막박리로 간주하고 유리체절제술과 망막박리수술을 시행한다. 초음파검사상 망막박리가 없으면 출혈이 자연적으로 흡수될 때까지 기다려볼 수 있다.[5]

3. 염증성 혼탁

포도막, 망막, 시신경 등 눈속조직에 염증이 있으면 삼출액, 염증세포, 색소, 섬유 등이 유리체로 나와서 혼탁을 일으킨다. 혼탁의 정도는 염증의 성질과 정도에 따라 달라진다. 염증의 원인에 따라서 다핵백혈구, 림프구, 멜라닌색소, 때로는 적혈구가 나타나며, 가벼운 혼탁은 흡수되지만 심한 염증이 오래 계속되면 유리체단백의 변화 때문에 영구적으로 혼탁이 남는다.

유리체는 각종 균의 좋은 배지가 되므로 외인성이나 내인성으로 감염되면 안내염*endophthalmitis*을 일으켜 유리체 내에 고름집*abscess*을 형성한다. 화농성균으로 인한 급성 안내염에서는 다핵백혈구, 단핵세포가 침윤되고 섬유조직이 증식하여 고름집을 둘러싸기도 하며 염증이 유리체 전체에 퍼져 전체안구염*panophthalmitis*으로 이행하기도 한다. 고름집이 기질화되면 동공에서 황색반사가 나타나고 안구가 위축된다. 진균감염 시에는 만성 염증이 몇 개월 경과한 뒤 국한된 고름집을 형성한다. 섬모체에 만성 염증이 있을 때는 망막 주변부와 섬모체 표면에 염증삼출물이 축적되고, 수정체 뒷면으로 결합조직이 증식하기도 한다(섬모체염막*cyclitic membrane*).

【치료】 원인 질환을 치료하며, 감염일 경우에는 앞방천자나 유리체흡인으로 시료를 얻어 균배양검사 등을 실시해 원인균을 밝힌 후 항균제를 전신 또는 국소 투여한다. 국소투여의 종류는 점안, 결막밑주사, 유리체강내 주사 등이다. 항균제를 투여했음에도 불구하고 염증이 조절되지 않거나, 망막반사가 보이지 않을 정도로 염증이 아주 심한 경우에는 망막이 심하게 손상되기 전에 유리체절제술을 시행한다.

4. 별모양유리체증*asteroid hyalosis*

유리체강 내, 특히 앞부분이나 중심부에 여러 가지 크기(지름 0.01~0.1mm)의 황백색 물질이 산재하는 질환으로, 이 물질은 유리체섬유에 붙어 있기 때문에 눈을 움직일 때마다 이동했다가 다시 제자리로 돌아온다(그림 13-5). 대개 60세 이후의 노인에서 볼 수 있

❹ 거미막밑출혈로 뇌압이 높아지면 시신경을 둘러싼 거미막밑공간의 압력도 높아져서 시신경유두를 통과하는 중심망막정맥이 눌린다. 이로 인해 유리체출혈이 생긴 경우를 터손증후군*Terson syndrome*이라 한다.

❺ 최근 들어 유리체절제술의 장비와 술기가 발달해 수술 안전성이 높아졌기 때문에 1~2개월 정도 기다려도 증상이 호전되지 않으면 유리체절제술을 시행하는 적극적인 치료를 택하는 경향이 있다.

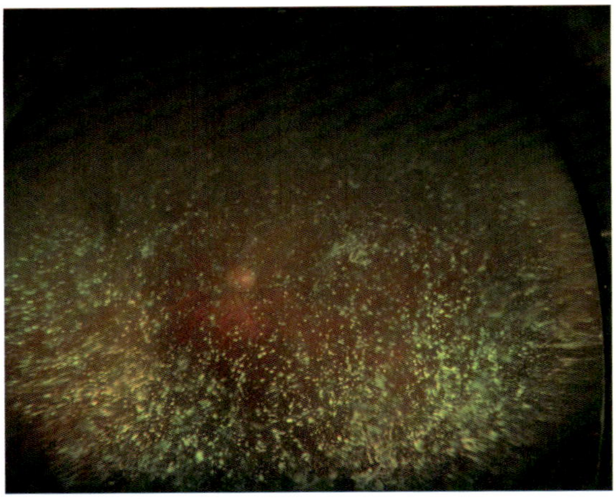

그림 13-5 별모양유리체증

으며, 75%가 한쪽 눈에만 국한해 발생한다. 자각증상이 없고 눈의 다른 조직에 이상을 동반하지 않는다. 칼슘과 지방산의 화합물이어서 시력에 영향을 끼치지 않으며 치료 역시 필요 없다.

5. 섬광유리체융해*synchysis scintillans*

대개 40세 전에 양쪽 눈에 나타나며 검안경으로 보면 황색의 콜레스테롤 결정체가 무수히 떠다니는 것이 보인다. 유리체가 액화되어 있기 때문에 안구를 움직이면 결정체가 유리체강 내에 떠다니며, 안구가 정지되면 유리체강 아래쪽으로 가라앉는다.

대개 만성 포도막염이나 오래된 망막박리, 눈속출혈 등 눈의 변성 상태에서 볼 수 있으며 이 자체는 치료가 필요 없다.

Ⅲ 외상

1. 타박상

타박상은 순간적으로 안구를 변형시켜 유리체가 부착된 부위에 손상을 준다.

유리체기저의 해리가 흔히 나타나고, 이와 동시에 섬모체 평면부*pars plana*나 주변부 망막의 열공, 유리체출혈이 발생하며 망막박리의 원인이 된다.

비정상인 유리체망막유착*anomalous vitreoretinal adhesion*(예를 들면 격자변성*lattice degeneration*)이 있는 부위에서 망막열공이 잘 발생한다.

2. 안구천공

바늘, 쇳조각, 플라스틱 조각, 유리 조각 등 흔히 보는 수많은 물질들이 안구천공상을 일으킨다.

천공상의 입구, 출구를 통해 유리체가 탈출하며 유리체강에서 출혈, 혼탁, 위축, 섬유질응축*fibrous condensation*을 일으킨다.

유리체수술은 망막박리 같은 합병증을 예방하거나 치료하는 데 도움을 주며, 금속 조각(구리, 쇠), 유기성 물질(식물성, 동물성) 등은 눈 속에서 심한 염증을 유발할 수 있으므로 빠른 시간 내에 유리체절제술로 제거하는 것이 좋다.

3. 유리체탈출*vitreous prolapse*

유리체탈출이란 백내장낭내적출술 후 또는 후발백내장의 낭절개 후 유리체가 동공을 통해 앞방으로 돌출한 경우를 말한다. 유리체탈출은 방수의 흐름을 막아 동공차단녹내장*pupillary block glaucoma*을 일으킬 수 있다. 유리체가 각막 뒷면과 접촉하면 각막부종과 혼탁을 일으킨다. 눈외상으로 인해 수정체부분이탈이 있을 때도 유리체가 앞방으로 나올 수 있다.

외상으로 인한 안구파열이나 백내장수술 시의 합병증으로 유리체가 창상이나 절개창을 통해 눈 밖으로 나온 것도 유리체탈출이라고 한다. 탈출된 유리체를 완전히 절제하지 않으면 동공의 변형, 망막박리, 절개창의 치유부전 등 합병증이 생기기 쉽다.

Ⅳ 선천이상

1. 유리체동맥잔류*persistent hyaloid artery*

태생기에 유두에서부터 수정체 뒷면까지 존재하는 유리체동맥은 점차 퇴화하여 태어날 즈음에 소실되는데, 때로는 선천이상으로 전부 또는 일부분이 남는다. 정도에 따라서 혈액이 통하는 혈관으로 남는 경우도 있고, 유두에서 수정체 뒷면에 이르는 흰 줄 모양의 흔적으로 보이는 경우도 있다. 유두 부위에 혼탁조직의 덩어리로 붙어 있는 것을 버그마이스터시 신경유두*Bergmeister papilla*라고 하며, 유두부종이나 종양과 감별해야 한다.

2. 일차유리체증식*persistent hyperplastic primary vitreous*

일차유리체증식은 유리체동맥잔류보다 더 퇴화가 불완전하여 유리체동맥과 수정체혈관막*tunica vasculosa lentis*이 퇴화되지 않은 상태를 말한다. 대개 한쪽 눈에 발생하고 작은안구증이 동반되며 미숙아와는 관계가 없다. 수정체 후극부 약간 안쪽에 붉은색을 띤 흰 반점이 나타나고, 심하면 수정체 뒷면 전체를 덮는 섬유혈관조직 막으로 나타난다. 백내장, 녹내장, 눈속출혈을 합병하고 망막모세포종으로 오진될 수 있다.

일차유리체의 뒷부분만 증식된 채로 남아 있으면 유두 부위에서 증식된 결합조직이 유두 주위(그림 13-6) 또는 망막 주변부에 연결되면서 망막이 견인되어 망막열공, 황반열공, 망막박리를 일으킨다.

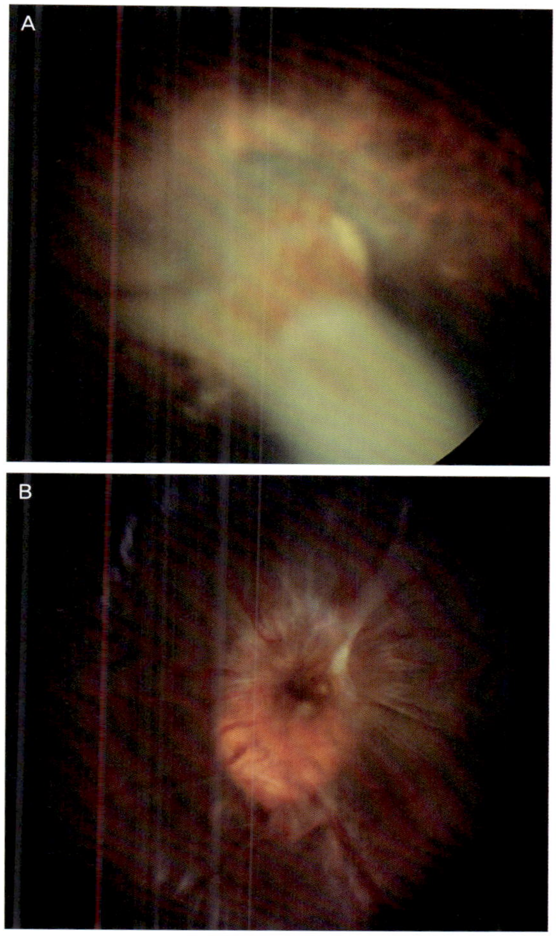

그림 13-6 일차유리체증식 A. 수술 전 B. 수술 후 안저사진

Ⅴ 유리체수술

과거에는 유리체를 '접근금지' 구역으로 생각해 유리체 병변에 속수무책이었다. 그러나 1960년대 말부터 각막과 수정체를 제거한 뒤 유리체를 절제하는 개방유리체절제술*open-sky vitrectomy*이 시도되었고, 1970년 마케머*Machemer*가 유리체 수술 기구인 VISC(vitreous infusion suction cutter)를 이용하여 섬모체 평면부를 통한 유리체절제술을 발표하면서 처음으로 근대적 의미의 폐쇄유리체절제술*closed vitrectomy*이 시작되었

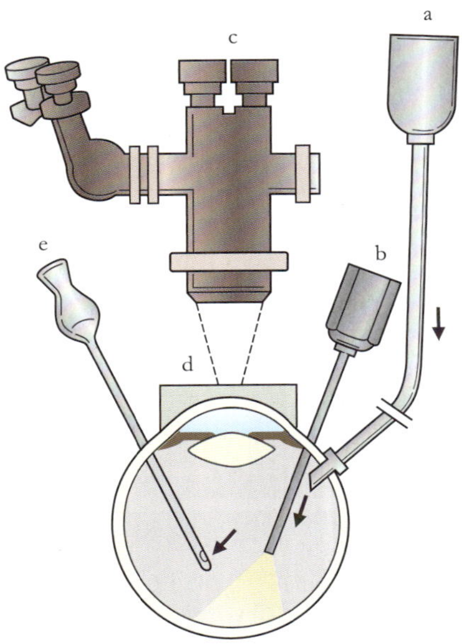

그림 13-7 평면부 유리체절제술 모식도 a: 유리체 관류액 유입 b: 눈속조명 c: 수술현미경 d: 콘택트렌즈 e: 유리체흡입절제기

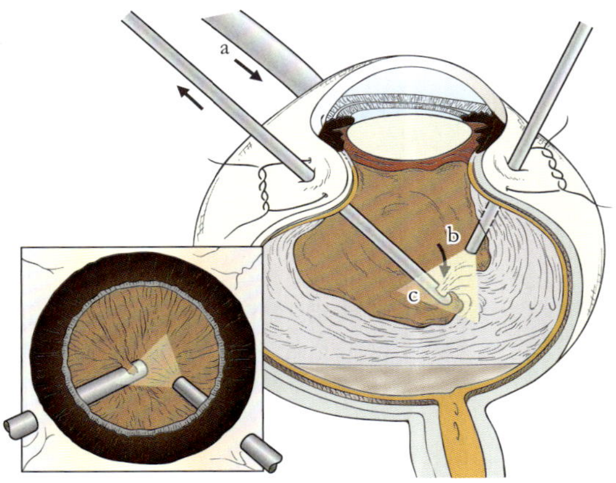

그림 13-8 유리체절제술 a: 유리체 관류액 유입 b: 눈속조명 c: 유리체흡입절제기

다. 그 뒤 짧은 기간 동안 괄목할 만한 발전을 이룩하여 과거에는 불가능하다고 여겨지던 많은 유리체망막 질환에 유리체절제술을 적용해 좋은 결과를 가져오기에 이르렀다.

수술현미경하에서 섬모체 평면부에 보통 3개의 작은 공막절개창을 만든다. 첫 번째 절개창으로는 유리체 관류액을 주입하여 수술 중 안압을 일정하게 유지한다. 두 번째 절개창으로는 눈속조명기구*endoilluminator*를 집어넣어 동공을 통해 안저를 관찰한다. 나머지 절개창으로는 유리체와 막 등을 흡입·절제하는 기구인 유리체 절단침*vitreous cutter*, 증식막을 박리하거나 절개하는 눈속집게 또는 눈속가위, 눈속투열기, 눈속레이저*endolaser* 등을 필요에 따라 넣어서 사용한다(그림 13-7, 13-8).

유리체절제술을 끝낼 때는 절제된 유리체의 빈 공간에 관류액으로 사용한 평형염액을 그대로 남겨 둔다. 눈속충전이 필요하면 공기나 가스 또는 실리콘유로 대체하며, 실리콘유는 적절한 시기에 제거해 주어야 한다.

유리체절제술은 심한 유리체혼탁과 출혈을 제거하여 투명성을 회복시키며, 유리체 내의 띠*band*나 막을 절제하여 시축을 가리고 망막을 견인하는 혼탁물을 제거한 후 박리된 망막을 재유착시키는 술식이다. 견인망막박리, 증식유리체망막병증이 동반된 망막박리, 거대열공을 동반한 망막박리, 당뇨망막병증, 눈속이물, 안내염, 유리체의 각종 선천이상, 유리체황반견인*vitreomacular traction*, 망막앞막*epiretinal membrane*, 황반원공 등이 유리체절제술의 대상이다. 일부에서는 단순 날파리증도 수술대상으로 삼는다. 최근에는 23, 25 또는 27 게이지*gauge*의 작은 공막절개창을 이용한 경결막무봉합유리체절제술*transconjunctival sutureless vitrectomy*이 도입되어 수술시간 단축과 조기 회복이 가능해졌다(그림 13-9). 앞으로도 이 수술의 적용 대상 질환은 더욱 확대될 것이다.

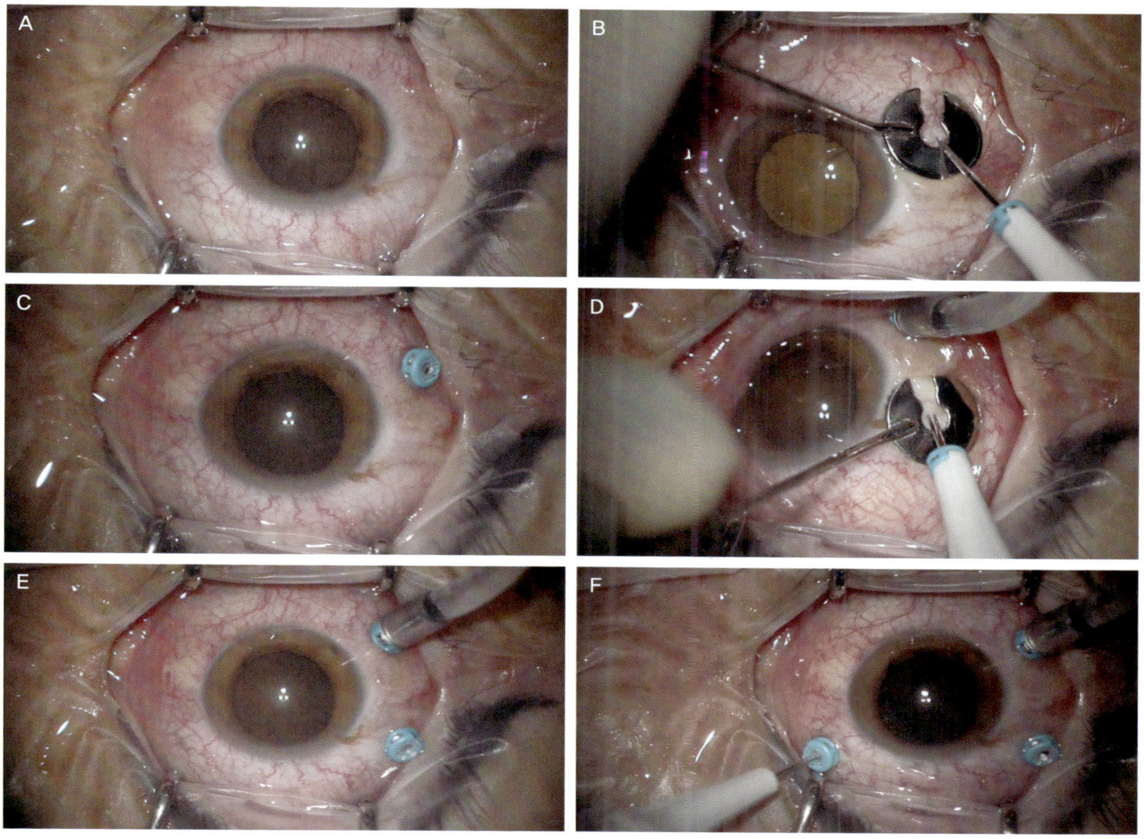

그림 13-9 경결막무봉합유리체절제술 **A.** 개검기로 눈꺼풀을 벌려 수술시야를 확보한다. **B, C.** 하이측에 25게이지 트로카를 삽입하는 모습. **D.** 상이측에 25게이지 트로카를 삽입하는 모습. **E.** 하이측 트로카에 주입관이 연결된 모습. **F.** 상비측에 25게이지 트로카를 삽입하는 모습. 상비측에 내부조명침*endoilluminator*을 삽입하고, 상이측에 절단침*ocutome*을 삽입하여 유리체절제술을 시행한다.

밤의 공포, 휘판

코넌 도일의 추리소설 『셜록 홈스: 바스커빌 가문의 개』에는 눈에서 불빛을 내는 공포스러운 개에 대한 이야기가 나옵니다.

대부분의 야행성 동물들은 야간에 눈이 빛납니다. 반려동물 중 다수를 차지하는 개, 고양이 역시 야행성 동물이기 때문에 이러한 현상이 잘 나타나죠. 특히 야간에는 동공이 커지기 때문에 이러한 현상이 더욱 두드러집니다.

아무리 어두운 밤이라도 약간의 불빛이 존재하는데, 이 빛이 망막에 반사되어 보이면 눈이 빛나 보이게 됩니다. 이때 관여하는 망막의 구조물이 휘판*tapetum lucidum*입니다. 소의 눈을 해부할 때 눈의 뒤쪽이 무지갯빛*iridescence*으로 빛나는 모습을 볼 수 있는데, 이것이 휘판입니다. 야행성 동물에서 휘판은 어두운 곳에서도 눈으로 들어온 빛을 다시 반사하여 모아서 보다 많은 빛이 망막에 도달할 수 있도록 도와주는 거울 역할을 합니다.

야간에 보이는 눈 반사의 색깔은 관찰 각도, 휘판의 구성 성분(염류)에 따라 변합니다. 즉 동물의 종, 질환 유무, 영양상태 등 다양한 조건에 따라 달라집니다. 예를 들어 물고기는 주로 흰색을, 말과 같은 대형 포유류는 푸른색을, 고양이, 개, 너구리 등은 녹색을, 코요테, 설치류, 조류 등은 붉은색을 띱니다. 이런 식으로 눈빛만으로 어떤 동물인지 대략 확인할 수 있습니다.

주간 생활을 주로 하는 인간을 포함한 영장류에는 휘판이 없습니다.

휘판의 존재는 안과 영역에서 동물실험의 결과 해석을 어렵게 만듭니다. 사람과 다른 구조뿐 아니라 구성성분이 실험의 결과를 왜곡할 수 있기 때문입니다.

14
망막

망막은 광자극을 신경신호로 변환해 주는, 고도로 복잡한 구조를 가진 신경조직이다. 해부학적으로 여러 종류의 신경세포들과 축삭, 가지돌기들이 이루는 조직이며, 모두 10층으로 구성되어 있다. 황반부는 광수용세포*photoreceptor cell*와 신경절세포*ganglion cell*가 거의 1:1의 비율로 연결되어 세밀한 중심시력과 색각을 담당하는 반면, 안저 주변부는 여러 개의 광수용세포가 1개의 신경절세포에 연결되어 있어 주변시력을 담당한다.

I 망막 질환의 안저소견

1. 망막혈관장애

(1) 혈관가늘어짐*vascular narrowing*

망막동맥의 지름과 정맥의 지름(혈관벽은 보이지 않기 때문에 혈액기둥*blood column*의 지름을 나타낸다)은 2:3 정도의 비율로 나타난다(그림 14-1). 망막변성*retinal degeneration*이나 시신경위축 등이 있으면 시신경유두에서 말초에 이르기까지 혈관이 전반적으로 가늘어진다. 혈관의 지름이 한 부분에서 가늘어지는 현상을 국소적 가늘어짐이라고 한다. 이는 기능적인 혈관경련이나 경화로 인해 혈관벽이 두꺼워져서 발생한다.

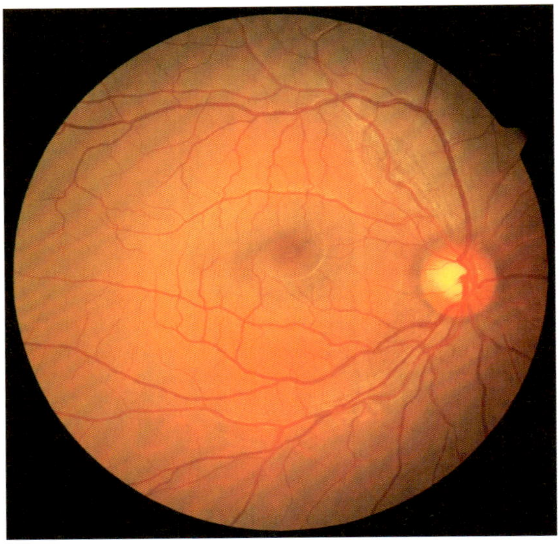

그림 14-1 정상 안저

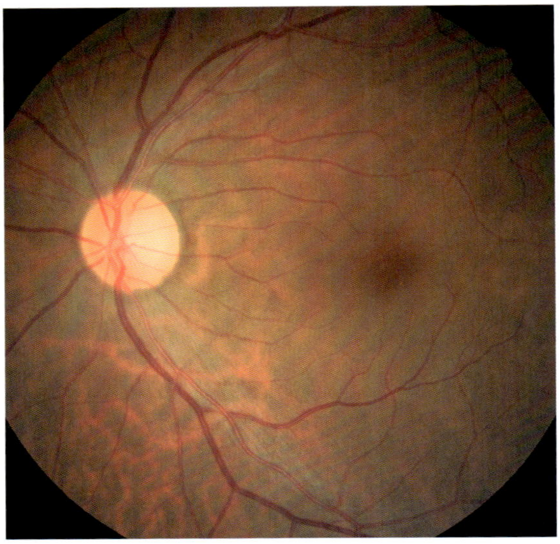

그림 14-2 고혈압 환자의 안저에서 관찰되는 동맥혈관의 가늘어짐과 반사선의 증가

(2) 반사선 변화*change of light reflex*

정상적인 동맥벽은 투명하기 때문에 혈액기둥을 볼 수 있다. 이러한 혈액기둥의 중앙에서 가는 반사선이 관찰되는데, 보통 혈액기둥 폭의 1/5 정도에 해당한다. 혈관벽에 경화증 등으로 지방질이나 콜레스테롤이 침윤되면 혈관은 점차 투명도를 잃고 반사선은 넓어져 구리선동맥*copper-wire artery*으로, 더 진행되면 은선동맥*silver-wire artery* 상태로 변한다(그림 14-2).

(3) 혈관집형성*sheathing of vessels*

혈관벽의 양쪽 또는 한쪽에 나타나는 백색선으로, 혈관벽 주위의 삼출물 축적 혹은 섬유조직형성이 원인이다(정상적으로 유두 주위의 혈관에는 집형성이 있다). 동맥경화증에서 관찰할 수 있으며, 그 밖에 망막혈관염, 망막혈관폐쇄와 동반하여 혈관벽 주위에 삼출물이 축적되거나 그 후에 신경아교조직*glial tissue*이 증식하여 생긴다.

(4) 꾸불꾸불해짐*tortuosity*

혈관벽의 조직이 섬유조직으로 대치되면 점차 길이와 지름이 증가하여 혈관이 꾸불꾸불해진다. 선천적으로 동맥과 정맥이 꾸불꾸불할 수도 있다. 정맥의 꾸불꾸불함은 망막이 저산소증을 일으켜 정맥의 혈류가 정체됨을 의미하며, 당뇨망막병증이나 망막정맥폐쇄*retinal vein occlusion* 등 혈관 질환이 있을 때 관찰된다(그림 14-3).

(5) 박동*pulsation*

망막정맥의 박동은 정상인의 경우에도 시신경유두 근처에서 볼 수 있는데, 심장박동과 일치한다. 망막정맥의 박동이 관찰되지 않을 때에는 안구를 압박해 박동을 유발할 수 있다. 이에 반해 망막정맥폐쇄나 유두부종 등이 있을 때에는 안구를 압박해도 정맥박동이 유발되지 않는다. 망막동맥박동은 병적인 경우에 나타나며 녹내장으로 인해 안압이 망막중심동맥의 확장기 혈압보다 높고 수축기 혈압보다 낮을 때나 대동맥판역류증*aortic regurgitation* 등에서 볼 수 있다.

(6) 정맥확장*venous dilatation*

정맥압이 증가되거나 안압이 뚜렷이 저하될 때 관찰된다. 망막중심정맥폐쇄*central retinal vein occlusion*,

당뇨망막병증, 유두부종, 저안압증, 과다점도증후군 *hyperviscosity syndrome* 등에서 볼 수 있다.

2. 망막출혈*retinal hemorrhage*

망막출혈은 망막내 정맥이나 모세혈관이 손상되어 일어나지만 맥락막신생혈관이나 맥락막혈관이 파열되어 망막밑출혈이 발생하는 경우도 있으며, 망막혈관 질환(염증, 고혈압, 당뇨병 등), 혈액질환(백혈병, 다혈구증 등), 맥락막혈관 질환, 외상 등이 원인이 될 수도 있다. 주요 망막혈관은 신경섬유층에 있고 모세혈관층은 신경섬유층과 속핵층에 있다. 고혈압의 경우 주로 신경섬유층의 모세혈관에 영향을 미치며, 당뇨병의 경우 속핵층의 모세혈관에 주로 영향을 미친다. 망막출혈은 출혈 위치에 따라 형태와 모양, 범위가 다양하게 나타난다.

망막앞출혈*preretinal hemorrhage*은 망막과 유리체 사이에서 생기며 황반부에서 빈번히 발생한다. 출혈 부위의 위쪽 경계는 수평선을 이루며, 아래쪽 경계는 둥글고 선명하다(그림 14-4). 시신경유두 근처에서 망막앞출혈이 뚜렷하면 거미막밑출혈*subarachnoid hemorrhage*을 의심할 수 있다.

불꽃모양출혈*flame-shaped hemorrhage*은 신경섬유층에 출혈이 있을 때 나타나는데, 이는 혈액이 신경섬유의 주행에 따라 퍼지기 때문이다. 시신경유두에 불꽃 모양의 망막출혈이 있는 경우에는 녹내장의 발생과 진행을 의심해야 한다.

점출혈*punctate hemorrhage*은 바깥얼기층*outer plexiform layer*이나 속핵층 내에 출혈이 있는 경우를 말한다. 점 모양으로 나타나고, 때로는 서로 합쳐져 조금 더 큰 원형이 되기도 한다.

감각신경망막*sensory retina*에서 출혈이 일어난 것은 선명한 붉은색을 띠며 서서히 흡수된다. 망막의 색소상피와 브루크막*Bruch membrane* 사이의 망막색소상피 및 출혈은 검은색의 융기된 원형으로 보이는데,

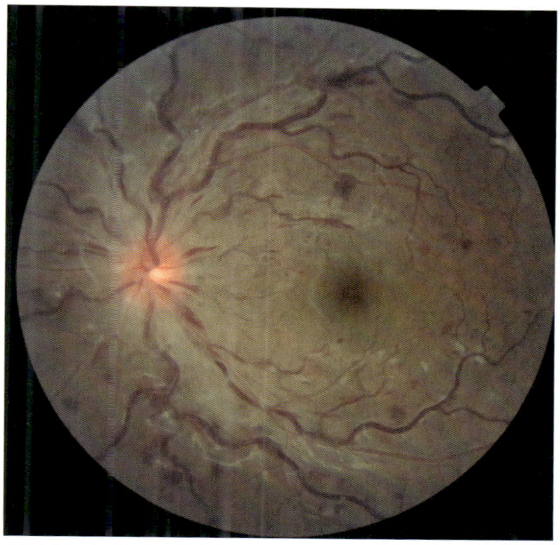

그림 14-3 망막정맥폐쇄 환자에서 관찰되는 망막혈관 꾸불꾸불해짐

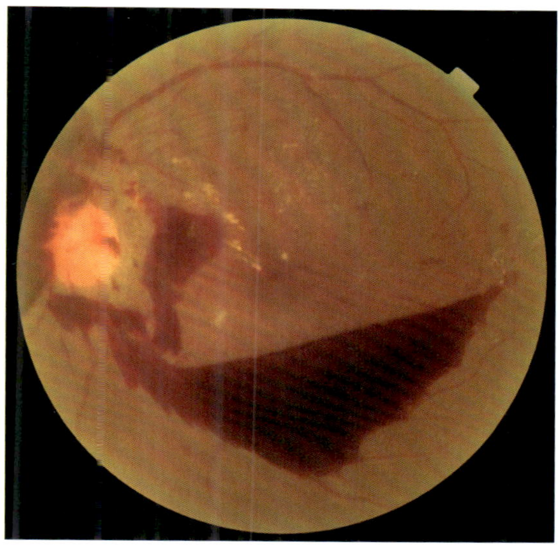

그림 14-4 망막앞출혈

종양과 구별해야 한다.

3. 삼출물*exudate*

여러 가지 색깔, 형태, 크기의 반점이 나타나는 것을 보통 삼출물이라 하지만 이들은 각각 기원이 다르며

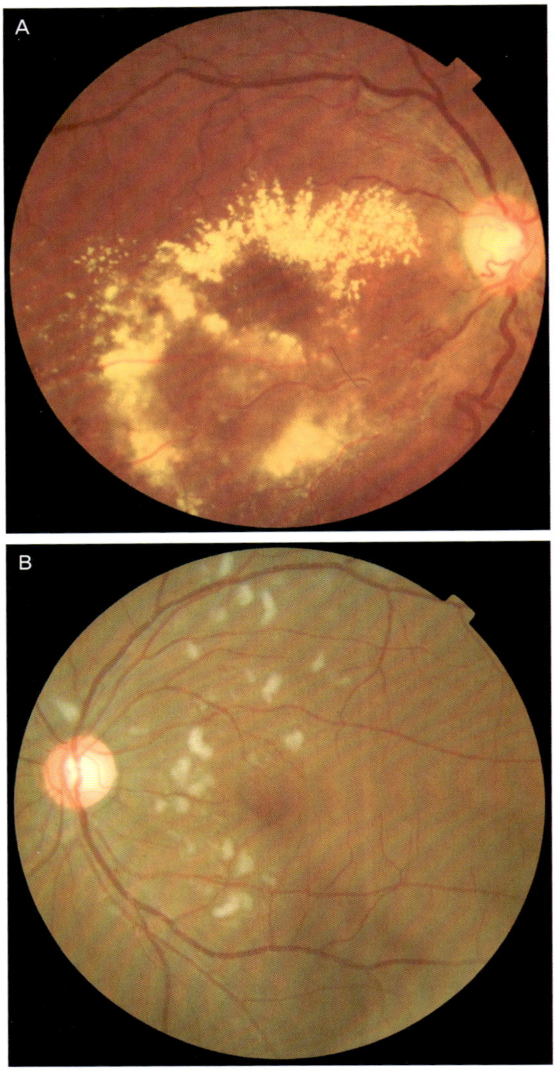

그림 14-5 삼출물 A. 경성삼출물 B. 면화반

발생기전도 다르다.

경성삼출물*hard exudate*은 만성 부종이 있을 때 망막 바깥층에 발생한다(그림 14-5A). 모세혈관이 손상되면 부종이 생기는데, 이때 모세혈관에서 삼출물이 유출된 후 지방과 지방질만 남기고 다른 성분은 재흡수된다. 경계가 약간 불분명한 점 모양 침착물은 비교적 오래되지 않은 것이라 생각되며, 경계가 분명한 점 모양 침착물은 지방질과 지방을 탐식한 미세아교세포*microglia*로 구성된 비교적 오래된 것이라 생각된다.

황반에 중심오목을 중심으로 경계가 뚜렷한 황백색 삼출물이 방사형으로 생긴 것을 별모양황반삼출물*macular star*이라 한다. 황반 주위 전체를 둘러싸기도 하고 일부분에 국한되기도 하는 이 삼출물은 바깥얼기층에 지방질이 침착된 것으로, 심한 고혈압망막병증*hypertensive retinopathy*, 당뇨망막병증*diabetic retinopathy*, 유두부종, 시신경염 등에서 관찰할 수 있다.

면화반*cotton-wool patch*은 솜털 모양으로 경계가 뚜렷하지 않은 불규칙한 형태로 보이며, 주로 망막 후극부에서 관찰된다(그림 14-5B). 망막소동맥*precapillary arteriole*의 급성 폐쇄로 인한 신경섬유층의 허혈경색*ischemic infarct*이며, 조직학적으로는 다수의 세포모양소체*cytoid body*가 보인다. 면화반은 심한 고혈압망막병증, 심한 빈혈, 유두부종, 당뇨망막병증, 안구외상 등에서 관찰할 수 있다.

4. 혈관신생*neovascularization*

조직의 허혈*ischemia*과 저산소증*hypoxia*에 대한 반응으로 발생한다.

망막 혈관폐쇄, 염증, 당뇨병, 일스병*Eales disease*, 낫적혈구빈혈*sickle cell anemia* 등에서 나타날 수 있으며, 귀 위쪽 사분면 혈관에서 가장 흔히 볼 수 있다(그림 14-6). 신생혈관이 망막의 표면과 뒤유리체막을 따라 자라며, 미세하고 거미줄 같은 내피세포만을 가진 혈관이 유리체 내로 증식하기도 한다. 이러한 내피세포만으로 형성된 혈관은 약하기 때문에 쉽게 단백성분을 유출하고 출혈을 일으키기도 하며, 점차 결합조직의 증식을 동반한다.

망막밑혈관신생*subretinal neovascularization*은 주로 맥락막의 모세혈관층에서 나와 망막색소상피와 브루크막 사이 또는 망막색소상피와 감각신경망막 사이에 위치한다. 이러한 혈관신생을 일으키는 원인은 확실하지 않으나, 나이가 듦에 따라 망막색소상피세포의 기능이 저하되어 드루젠*drusen*이 생긴 후 브루크막 결손이나 브루크막과 망막색소상피세포의 유착이 소실되어 맥락막혈관이 브루크막을 뚫고 망막 쪽으로 자라서 발생하는 것으로 추측한다. 근시변성*myopic degeneration*, 나이관련황반변성*age-related macular degeneration*, 특발황반변성*idiopathic macular degeneration*, 혈관줄무늬망막병증*angioid streak* 등에서 관찰할 수 있다.

5. 미세혈관류*microaneurysm*

모세혈관의 혈관주위세포 감소에 의한 모세혈관 벽의 구조적 변화로 인해 발생하는 불완전혈관*abortive vessels*으로 생각된다. 주로 당뇨망막병증에서 볼 수 있으며 정맥 쪽 모세혈관망에서 주로 생긴다. 미세혈관류를 통해 혈장성분이 누출되기도 하며, 가끔은 미세혈관류 주위를 경성삼출물이 둘러싼 경우도 있다. 크기는 20~100μm이며 검안경으로 작고 둥근 붉은 반점으로 보이고, 점출혈과 정확히 구분하기 어렵다. 직상검안경의 해상력이 약 75μm이므로 그 이하 크기의 미세혈관류는 형광안저혈관조영술*fluorescein angiography*로 확인할 수 있다.

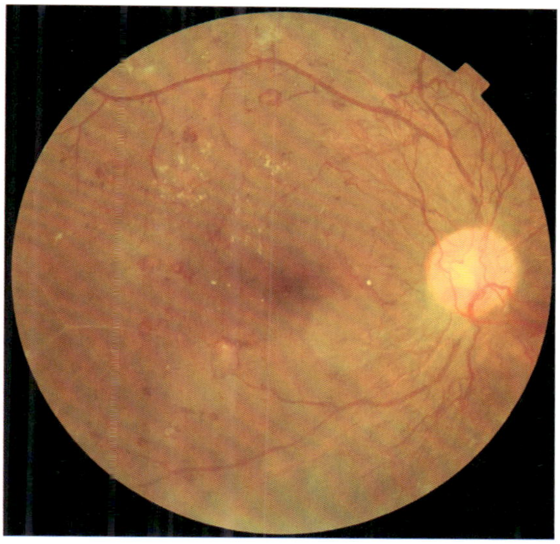

그림 14-6 망막의 혈관신생

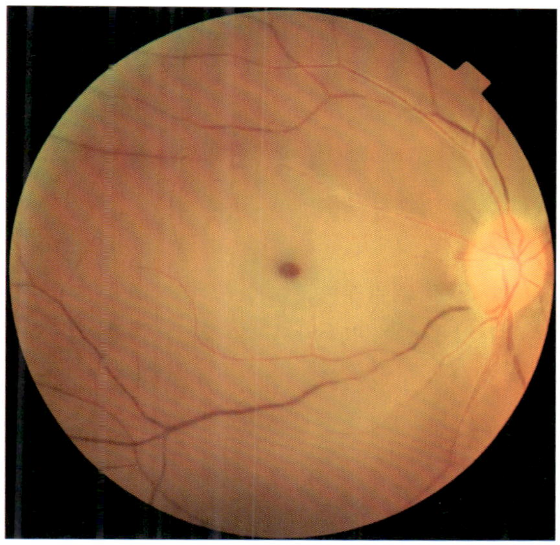

그림 14-7 망막중심동맥폐쇄

II 순환장애

1. 망막동맥폐쇄*retinal artery occlusion*

색전, 혈전, 소동맥경화 등이 원인이 되어 주로 사상판*lamina cribrosa*이나 망막동맥의 분지점에서 발생한다. 심장 질환이나 동맥경화, 피임약 사용 등이 원인이 될 수 있으며 주로 한쪽 눈에 발생한다. 적혈구침강속도*ESR*가 증가했다면 거대세포동맥염*giant cell arteritis*을 의심해야 한다.

【증상·소견】 망막중심동맥폐쇄*central retinal artery occlusion*가 발생하면 통증이 없는 시력장애가 급격히 생기고 망막동맥이 가늘어져 검안경으로 말초혈관을 확인하기가 어려워진다. 망막 내층에 부종이 생겨 투명성을 잃어 망막이 창백하고 혼탁해 보이는데, 해부학적으로 중심오목은 망막 두께가 얇아서 색소상피와 맥락막의 붉은색이 비치기 때문에 앵두반점*cherry-red spot*으로 보인다(그림 14-7). 일부 일과성 흑

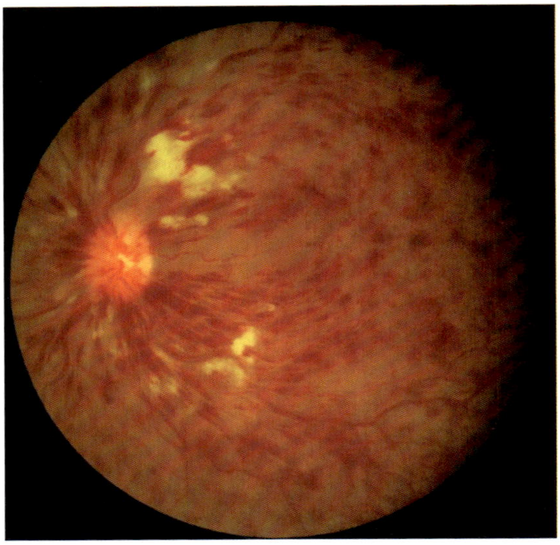

그림 14-8 망막중심정맥폐쇄

암시*amaurosis fugax* 병력을 가진 경우가 있다. 직접대광반사는 소실되지만 간접대광반사는 정상이다.

분지 동맥이 폐쇄되면 그 혈관이 분포한 부분만 변화되며, 시력 예후는 망막중심동맥폐쇄보다 비교적 좋아 80% 이상의 환자에서 20/40 이상의 시력을 보인다.

【치료】 안과 영역에서 응급질환에 속하나 아직까지는 치료방법에 확립된 바가 없어 보존적 치료부터 침습적 치료까지 다양한 방법이 시도되고 있다. 발병 후 6~8시간 내에 혈액순환을 회복시켜야 증상이 호전된다.

앞방천자*anterior chamber paracentesis*로 안압을 급격히 떨어뜨리거나 안구마사지 등으로 혈전이나 색전을 혈관 말초로 이동시킨다. 항응고제나 혈관확장제를 사용하기도 하지만 치료효과는 불확실하다. 급성인 경우 안동맥으로 혈전용해제를 투여하기도 하나 현실적으로 혈관폐쇄가 6~8시간 이상 지속되면 시력 회복을 기대할 수 없다. 또한 원인 전신질환을 찾는 검사가 진행되어야 한다.

2. 망막정맥폐쇄*retinal vein occlusion*

당뇨망막병증에 이어 망막혈관 질환 중 두 번째로 흔한 질환으로 고혈압, 당뇨병, 동맥경화 등이 원인이다. 정맥이 폐쇄되면 혈관내압 상승과 혈류 정체를 일으켜 망막부종, 출혈, 누출이 생기고, 몇 주가 지나면 곁혈관*collateral vessel*이 형성된다. 혈류가 정체되면 혈관내피세포가 소실되고 모세혈관 비관류*capillary non-perfusion* 부위가 생기며, 여기서 나중에 망막혈관신생이 발생할 수 있다.

(1) 망막중심정맥폐쇄*central retinal vein occlusion*

시신경의 사상판 부근의 정맥이 폐쇄된다.

【증상·소견】 망막중심정맥폐쇄는 임상양상과 예후에 따라 허혈형과 비허혈형으로 분류할 수 있다. 망막중심정맥폐쇄의 약 75%를 차지하는 비허혈형은 경도의 시력저하와 경도의 망막중심정맥 확장, 꾸불꾸불해짐을 보이며, 망막 전반에서 출혈과 황반부종, 적은 수의 면화반, 경도의 유두부종 등이 관찰된다(그림 14-8). 형광안저혈관조영술에서 망막순환시간은 증가하지만 비관류 부위*non-perfusion area*는 넓지 않다. 홍채혈관신생이 나타나는 경우는 거의 없다. 시력 회복은 비교적 양호해서 환자의 절반 정도가 정상에 가까운 시력을 회복한다.

허혈형의 경우 시력이 심하게 저하되며, 비허혈형보다 넓게 망막 전반에 걸쳐 망막출혈과 부종의 소견을 보인다. 망막정맥은 뚜렷하게 확장되고 구불거리는 양상을 보이며 다수의 면화반, 심한 유두부종 등이 관찰된다. 형광안저혈관조영술에서 망막순환시간의 증가와 함께 넓은 범위의 비관류 부위를 확인할 수 있다. 황반부 부종 및 허혈로 인하여 예후가 대개 불량해서 10% 정도에서만 시력이 20/400 이상으로 회복된다. 홍채혈관신생의 발생률도 비교적 높으며 대개 증상이 발현한 지 3~5개월 후에 나타난다. 망막에 발생한 신생혈관은 유리체출혈을 반복해서 일으키며, 그 밖에 황반부종, 망막색소상피 변성, 망막 위축 등으로 인해 심한 시력장애가 초래된다.

【치료】 망막중심정맥폐쇄를 진단받은 경우 연관된 고혈압, 당뇨병, 고콜레스테롤혈증 등 원인이 된 기저질환을 진단하고 치료해야 한다. 망막중심정맥폐쇄에 대해 확립된 치료법은 없으나, 홍채혈관신생이 발생한 경우 범망막광응고술*panretinal photocoagulation*을 즉시 시행한다. 황반부종이 지속되는 경우 유리체강 내에 항혈관내피세포성장인자*anti-VEGF*나 스테로이드를 주입하여 황반부종의 호전과 시력향상을 기대할 수 있다.

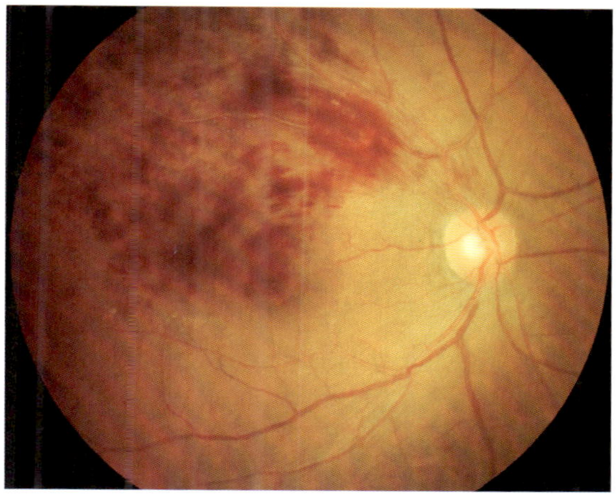

그림 14-9 망막분지정맥폐쇄

(2) 망막분지정맥폐쇄*branch retinal vein occlusion*

폐쇄 부위는 동정맥 교차부이며 귀위쪽망막정맥분지*superior temporal retinal branch vein*에 호발한다.

【증상·소견】 중심정맥폐쇄보다 흔하며 폐쇄된 정맥은 확장되고 꾸불꾸불해지며, 혈관이 폐쇄된 영역의 망막에서 출혈, 면화반, 미세혈관류, 망막부종이 관찰된다(그림 14-9). 형광안저혈관조영 사진에서 많은 미세혈관류, 모세혈관누출, 비관류를 확인할 수 있다. 경과는 다양한데, 만약 병변이 황반을 침범하지 않았다면 예후가 양호하고 시력손실이 어느 정도 회복될 수 있으나 황반 전체를 침범했다면 영구적인 시력손실이 초래될 수도 있다. 망막분지정맥폐쇄에서 비관류 부위가 넓은 경우에는 망막혈관신생이 생겨 유리체출혈을 일으킬 수 있다.

【치료】 예후는 대체로 양호하다. 망막중심정맥폐쇄와 마찬가지로 고혈압 등 전신의 기저질환을 치료해야 한다. 황반부종에 대해서 유리체내 항혈관내피세포성장인자를 주입하며, 이에 반응하지 않으면 유리체내 스테로이드 주입을 고려할 수 있다. 혈관신생과 유리체출혈이 있는 경우에는 모세혈관 비관류 부위에 광응고술을 적용하고, 유리체출혈이 심한 경우에는 유리체절제술을 시행한다.

3. 고혈압망막병증*hypertensive retinopathy*

본태고혈압*essential hypertension*이 주요 원인이다. 그 밖에 만성사구체신염*chronic glomerulonephritis*, 임신중독증*toxemia of pregnancy*, 다낭신장*polycystic kidney*, 갈색세포종*pheochromocytoma* 등 이차 고혈압도 원인이 된다. 본태고혈압이 있을 때는 세동맥의 근육섬유가 비후되고 내막에 섬유조직이 증식하여 벽이 두꺼워진다. 혈압상승이 지속되면 혈관평활근과 내피세포가 손상되어 혈액성분이 누출되는데, 형광안저혈관조영술로 확인할 수 있다.

【증상·소견】 고혈압망막병은 혈관수축 단계*vasoconstrictive phase*, 경화 단계*sclerotic phase*, 삼출단계*exudative phase*, 악성고혈압 단계*malignant hypertension phase*의 몇 단계로 구분할 수 있다. 고혈압 초기에는 혈관긴장도가 상승하여 동맥이 전반적으로 가늘어진다. 확장기 혈압이 높은 경우(110mmHg 이상) 세동맥벽의 국소적 경련 때문에 동맥이 부분적으로 가늘어진다. 지속적으로 혈압이 높은 경우 망막세동맥이 경화되는데, 이것은 고혈압의 기간과 정도에 비례하므로 임상적으로 중요한 지침이 된다. 동정맥 교차부에서는 동맥과 정맥의 바깥막을 공유하므로 동맥경화가 있는 경우 벽이 얇은 정맥이 압박되어 혈관이 가

표 14-1 셰이에*Scheie* 분류법

	고혈압성 변화	세동맥경화성 변화
0단계	고혈압을 진단받았으나 망막혈관이상은 관찰되지 않음	정상
1단계	작은 혈관에서 전반적으로 세동맥이 가늘어짐	세동맥반사선이 약간 넓어짐, 약한 동정맥교차 현상
2단계	세동맥의 가늘어짐이 뚜렷해짐, 국소적 세동맥협착	위의 소견이 더 뚜렷해짐
3단계	2단계+망막출혈(삼출물이 동반되기도 함)	구리선 모양의 세동맥, 더 심한 교차 현상
4단계	3단계+망막부종, 경성삼출물, 유두부종	은선 모양의 세동맥

표 14-2 단순한 고혈압망막병증 분류법

단계	망막 징후
없음	변화 없음
경도	전반적인 소동맥 협착, 국소적인 소동맥 협착, 소동맥 정맥 함요, 소동맥 혈관벽의 혼탁(구리선 또는 은선 반사), 또는 이들의 조합
중등도	망막출혈(점상 또는 불꽃 모양), 미세혈관류, 면화반, 경성삼출물, 또는 이들의 조합
악성	중등도 에서 보이는 징후 + 시신경 부종

늘어지거나, 교차된 끝부분이 감추어지고 혈관 방향이 구부러지는 등의 동정맥교차 소견을 관찰할 수 있다. 미세혈관류나 모세혈관이 손상되어 망막출혈이 생길 수 있다. 점 모양 삼출물이나 후극부의 별모양 황반삼출물은 모세혈관의 심한 손상을 의미하며 망막부종이 있거나 있었다는 지표이기도 하다.

모세혈관 비관류 부위에 면화반이 호발하고 그 주변에 미세혈관류가 집결되어 있다. 악성고혈압*malignant hypertension*이 있을 때는 시신경유두의 모세혈관이 심하게 손상되어 유두부종을 유발하는데, 유두는 경계가 불분명한 버섯 모양으로 돌출하고 정맥은 확장되고 꾸불꾸불하게 보인다. 적절한 혈압강하요법으로 면화반과 세동맥의 변화를 경감할 수 있으나 노인의 세동맥경화는 회복되지 않는다.

고혈압망막병증을 분류할 때는 보편적으로 키스-와게너*Keith-Wagener*의 분류법을 사용해 왔다. 그러나 이 분류법은 안저소견과 내과적 소견을 동시에 감안하여 만들어졌으므로 안과의사들에게 다소 맞지 않는 점이 있고, 고혈압성 변화와 경화성 변화가 반드시 이 분류에 따라 진행되지는 않으므로 정확하지 않은 점이 많다. 이러한 점을 극복하기 위해 셰이에*Scheie*는 고혈압성 병변과 경화성 병변을 나누어 분류하는 방법을 만들었다. 임상에서 통용되는 셰이에 분류법은 표 14-1과 같다(그림 14-10 참조). 최근에는 웡*Wong*과 미첼*Mitchell*이 전신질환 및 예후에 근거한 단순한 분류법을 보고하였다(표 14-2). 고혈압성 변화는 최근의 혈압 수준을 반영하며, 세동맥경화성 변화는 오랫동안 고혈압에 망막혈관이 노출되어 발생한 세동맥의 경화를 반영한다. 고혈압 유병기간이 짧아 세동맥경화성 변화가 심하지 않은 경우에는 급성 고혈압이 악화됐을 때 망막에 심한 고혈압성 변화가 나타나며, 고혈압이 오래되어 세동맥경화성 변화가 진행한 경우에는 혈압이 크게 상승하더라도 망막에 고혈압성 변화가 잘 나타나지 않는 경향이 있으므로 주의해야 한다.

4. 당뇨망막병증*diabetic retinopathy*

당뇨병 치료법이 발전함에 따라 당뇨병 환자의 수명이 연장되어 그로 인한 합병증의 발생빈도가 이전보다 증가했다. 따라서 당뇨망막병증도 함께 증가하는 추세이다. 당뇨망막병증을 방치할 경우 실명할 수 있으며, 당뇨망막병증은 성인 실명의 가장 흔한 원인 중 하나이다. 당뇨망막병증의 정도는 유병기간과 밀접한 관계가 있다. 또한 당뇨병 초기에 적절한 치료를 받은 환자에게는 망막병증이 늦게 나타난다는 사실이 최근 확인되었으나, 당뇨병의 정도와 망막병증의 정도가 꼭 일치하지는 않는다.

당뇨망막병증은 망막의 미세순환장애로 발생하는데 주로 후극부의 망막모세혈관이 쉽게 침범되며, 비관류 부위는 망막의 중간주변부*mid-periphery*에 주로 발생한다. 진행된 망막병증에서도 망막중심오목을 침범하는 병변이 없다면 좋은 시력을 유지할 수 있어 시력은 당뇨망막병증의 정도를 파악하는 지표로 삼을 수 없다.

당뇨망막병증은 혈관신생 유무에 따라 비증식당뇨망막병증과 증식당뇨망막병증으로 분류된다.

(1) 비증식당뇨망막병증*nonproliferative diabetic retinopathy*

병리조직학적으로 초기 소견은 혈관주위세포 소실과 모세혈관벽 비후이다.

【증상·소견】 비증식당뇨망막병증의 초기 소견은 정맥확장과 미세혈관류이다. 미세혈관류는 주로 후극부 모세혈관 정맥 쪽에서 나타나며(그림 14-11), 검안경보다 형광안저혈관조영술로 더 많은 미세혈관류를 관찰할 수 있다. 망막출혈은 점 모양 또는 불꽃 모양을 띠는데 망막의 특수한 조직 배열 때문에 심층에서는 점 모양으로, 표층에서는 선 또는 불꽃 모양으로 나타난다. 형광안저혈관조영술로 모세혈관폐쇄 부위를 쉽게 증명할 수 있으며, 이 부위에서 면화반이 잘 나타난다.

【치료】 당뇨병 초기에 당을 철저하게 조절하면 망막병증의 발생을 지연시킬 수 있고, 증세의 정도도 완화할 수 있다. 그러나 일단 망막병증이 발생한 후에는 진행 자체를 막을 수 없고, 철저하게 당을 조절하여 진행을 지연시킬 수는 있다. 황반부종으로 인해 시력이 저하된 경우 항혈관내피세포성장인자나 스테로이드의 유리체내 주사 또는 레이저광응고술이 도움이 된다. 비증식당뇨망막병증은 심하지 않으면 대개 치료가 필요 없으나, 증식당뇨망막병증으로 이행하면 시력이 크게 악화될 수 있으므로 안저검사를 정

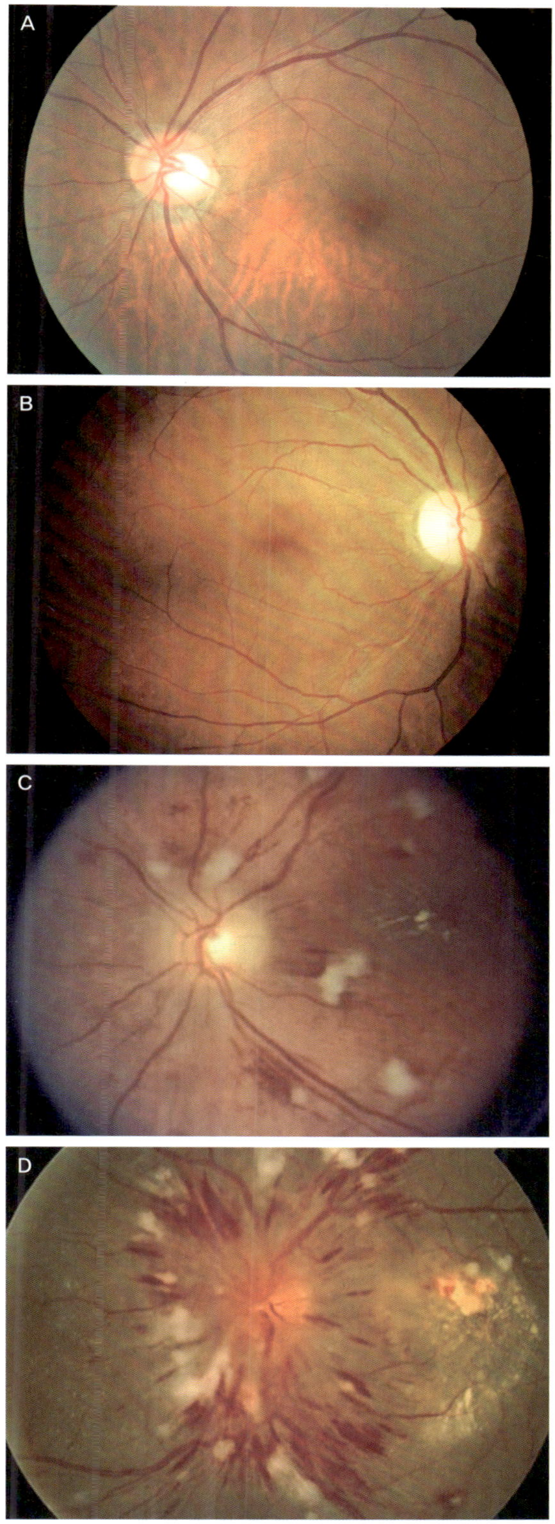

그림 14-10 고혈압망막병증 A. 1단계 B. 2단계 C. 3단계 D. 4단계

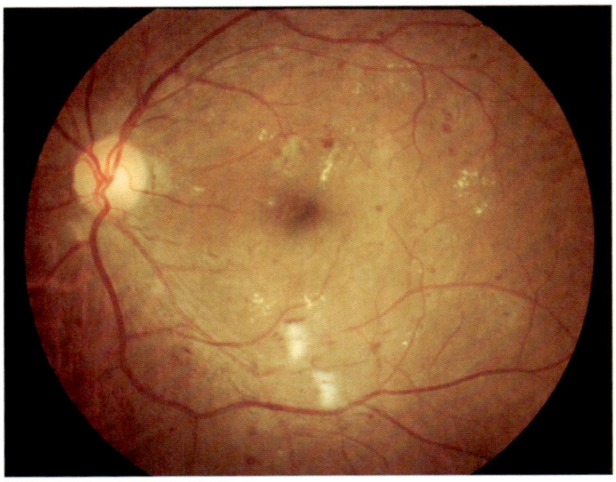

그림 14-11 비증식당뇨망막병증

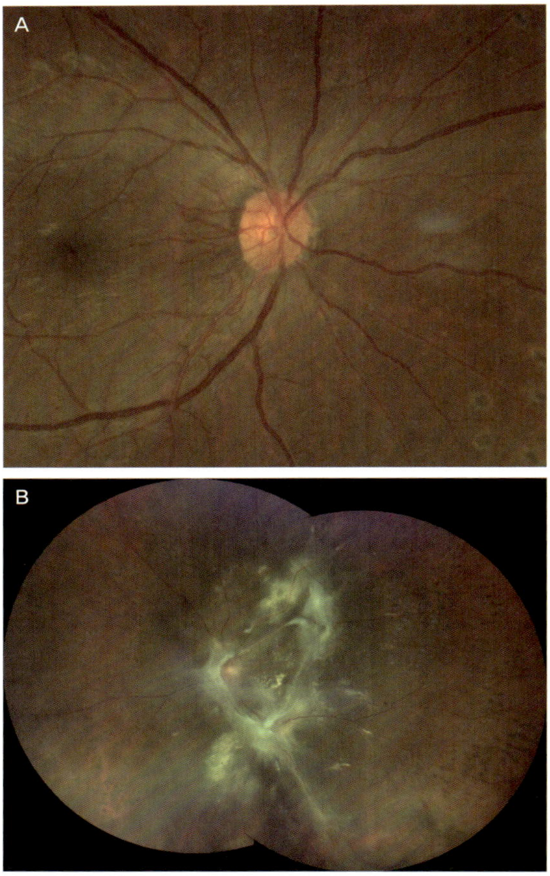

그림 14-12 증식당뇨망막병증 A. 유두신생혈관 B. 섬유조직 증식

기적으로 시행하여 치료 시기를 놓치지 않는 것이 중요하다. 망막병증이 없는 당뇨 환자도 1년에 1회 안저검사를 받는 것이 좋다. 증상이 심하지 않은 비증식당뇨망막병증 환자는 6개월에 1회, 증상이 심하거나 황반부종이 있는 환자는 2~4개월에 1회 안저검사를 받도록 한다. 임신 중에는 당뇨망막병증이 더 악화되므로 최소한 3개월에 1회씩 안저검사를 받아야 하며 망막병증의 상태에 따라 더 자주 경과를 관찰해야 한다.

(2) 증식당뇨망막병증*proliferative diabetic retinopathy*

당뇨망막병증이 비증식 단계에서 진행하여 신생혈관이 발생한 상태를 말하며, 망막의 내경계막을 뚫고 유리체강 쪽으로 신생혈관이 자라나는 것으로 정의될 수 있다. 신생혈관에는 섬유세포나 신경교세포의 증식이 동반되며 이것이 증식당뇨망막병증의 특징적인 소견이 되기도 한다.

【증상·소견】 신생혈관은 망막의 어느 곳이든 발생할 수 있으나 시신경유두가장자리에 발생한 경우 특히 시력상실의 위험이 크다. 신생혈관은 대단히 약하고 지지하는 조직이 없어서 파열되기 쉽고 누출이 많다. 신생혈관은 점차 섬유조직 증식을 동반한다(그림 14-12). 뒤유리체박리*posterior vitreous detachment*가 없는 상태에서 신생혈관은 망막 내면과 뒤유리체막을 따라 얇은 판 모양으로 퍼져 나간다. 유리체가 수축되어 뒤유리체박리가 생기면 유리체 뒷면에 붙은 신생혈관이 터져 유리체출혈을 일으키고 망막을 잡아당겨 망막층간분리*retinoschisis*, 견인망막박리*traction retinal detachment*, 열공망막박리*rhegmatogenous retinal detachment*가 생길 수 있다. 출혈과 섬유조직의 증식으로 생긴 견인막 또는 망막앞막*preretinal membrane*은 망막면을 찌그러트린다.

유리체출혈이 흡수되는 속도는 출혈량에 따라 다양한데, 3~4개월 내에 흡수되기도 하지만 적지 않은 경우 지속되거나 반복되어 섬유혈관증식성 망막앞막을 형성하고, 더 진행되면 견인망막박리를 초래한다. 유리체출혈 때문에 검안경으로 안저를 관찰할 수 없는 경우에는 초음파검사*ultrasonography*가 도움이 된다.

【치료】 고위험 증식당뇨망막병증은 황반부와 시신경유두 주변을 제외한 안저에 레이저광응고술을 광범위하게 시행하는 범망막광응고술*panretinal photocoagulation*로 치료한다(그림 14-13). 당뇨망막병증으로 인한 실명을 광응고술로 완전히 막을 수는 없지만 치료하지 않은 경우보다 시력이 심하게 소실되는 것을 50% 이상 방지하는 효과가 있다. 유리체출혈이 지속되거나 견인망막박리가 있을 때는 유리체절제술을 통해 유리체출혈을 제거하거나 망막을 견인하는 견인막을 제거해 주는 수술치료가 필요하다. 최근 섬유혈관성 증식막이나 견인망막박리가 없는 증식당뇨망막병증에 항혈관내피세포성장인자를 반복적이고 지속적으로 유리체 내에 주입하여 치료하였다는 보고도 있다.

(3) 당뇨황반부종*diabetic macular edema*

당뇨로 인한 황반부종은 이상혈관을 통한 혈청의 누출 때문에 황반부의 망막이 비후되는 질환으로 삼출물이 잘 동반된다(그림 14-14A). 비증식당뇨망막병증과 증식당뇨망막병증 모두에서 발생할 수 있고 망막병증이 심할수록 부종의 발생빈도가 높다. 당뇨망막병증으로 인한 시력상실의 중요한 원인이다. 황반부종이 망막중심오목에 가깝거나 크기가 큰 경우를 임상적으로 의미 있는 황반부종*clinically significant macular edema*이라고 하며, 이것은 빛간섭단층촬영*optical coherence tomography; OCT*으로 확진한다(그림 14-14B).

【치료】 중심부를 침범하여 시력저하가 발생한 당뇨황반부종의 치료에는 항혈관내피세포성장인자를 유리체 내로 주사하는 방법이 가장 널리 사용된다. 지속시간이 제한적이므로 1~수개월 간격의 반복 주사가 흔히 필요하다. 눈 속으로 스테로이드 주사나 삽

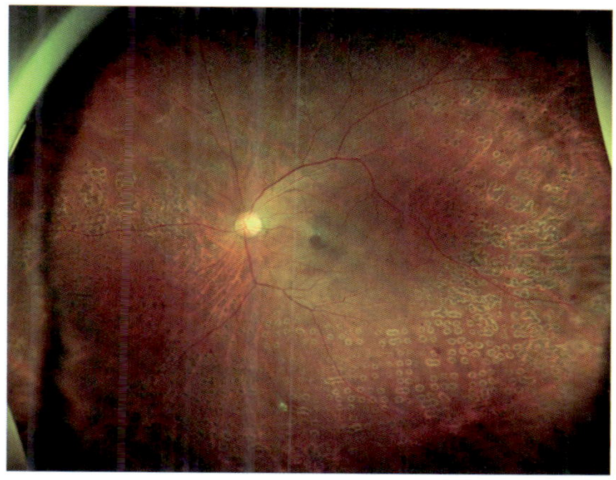

그림 14-13 범망막광응고술 후의 안저소견

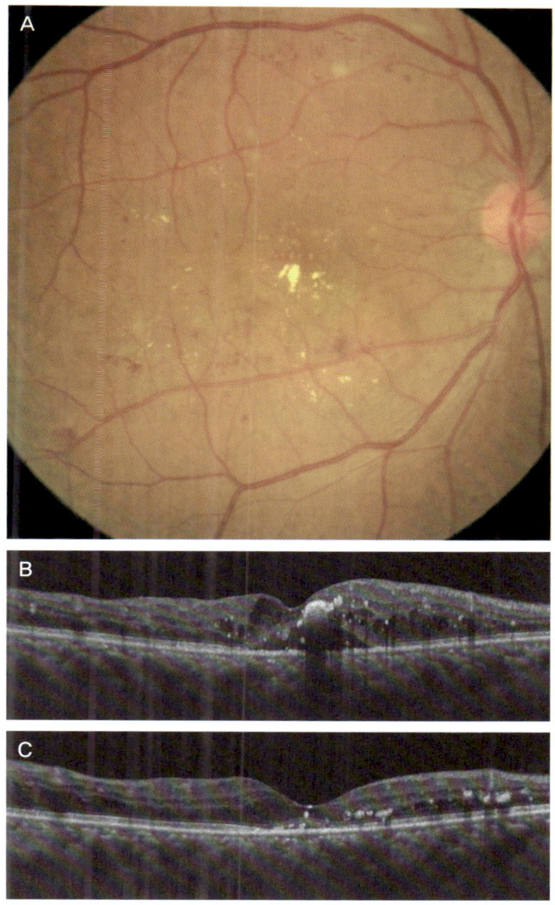

그림 14-14 당뇨황반부종 A. 안저소견 B. 빛간섭단층촬영소견 C. 항혈관내피세포성장인자 주사 후 호전된 모습

입 치료를 시행할 수도 있다. 약물치료 효과가 부족한 경우 레이저치료를 시행하기도 한다. 이러한 치료에도 불구하고 황반부종이 지속되는 경우 또는 유리체황반견인이나 망막앞막이 황반부종에 영향을 주는 경우에는 유리체절제술과 내경계막제거술을 시행하기도 한다.

5. 망막주위혈관염*retinal perivasculitis*

망막주위혈관염(일스병*Eales disease*)의 원인은 확실치 않으나 결핵균이나 포도알균단백에 대한 과민성 반응으로 생각된다. 망막의 일차 병소는 주변부 망막혈관으로, 주변부 망막혈관의 염증, 폐쇄, 신생혈관 형성이 특징적으로 나타난다. 20~30대 젊은 남성에게 잘 발생한다.

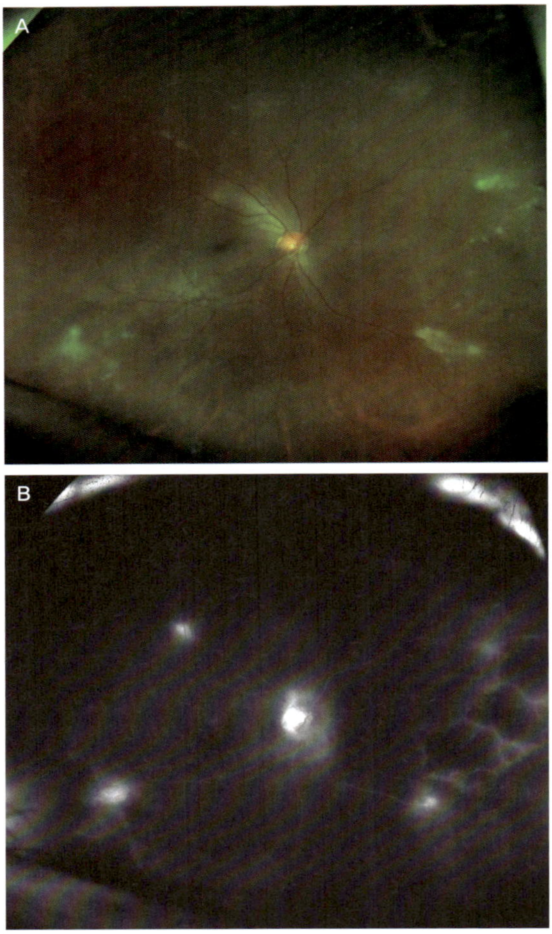

그림 14-15 망막주위혈관염 **A.** 안저소견 **B.** 형광안저혈관조영술 소견

【증상·소견】 유리체출혈로 인한 심한 시력장애가 가장 특징적인 증상이다. 주변부 망막정맥의 출혈, 혈관집형성, 확장, 꾸불꾸불해짐을 볼 수 있다(그림 14-15). 망막과 유리체 내에 혈관신생이 생기는데, 특히 유리체의 혈관신생은 특징적인 반복성 유리체출혈의 원인이 된다. 유리체출혈이 반복되면 유리체 내에 섬유성 조직의 견인대*tractional band*가 생겨 견인망막박리를 일으킬 수도 있다.

【치료】 비활동성 혈관염만 있는 경우 경과관찰을 해볼 수 있다. 활동성 염증이 있는 경우 대량의 스테로이드제제를 전신투여하거나 안구 주위로 주사하면 증상이 호전될 수 있다. 일스병의 증식기에는 혈관신생과 그 원인이 된 망막허혈 부위를 광응고하는 치료가 가장 좋은 방법이다. 심한 유리체출혈 때문에 망막을 관찰할 수 없으면 유리체절제술*total vitrectomy*을 한 후 눈속레이저광응고*endolaser photocoagulation*를 실시한다.

6. 미숙아망막병증*retinopathy of prematurity; ROP*

미숙아에서 망막혈관의 발달이상으로 발생하는 질환이다. 과거에는 높은 산소 분압이 유일한 유발인자로 알려졌으나 저체중, 임신기간, 패혈증, 뇌실내출혈, 호흡곤란증후군 등 여러 요소가 관여하는 것으로 생각된다.

코쪽 망막에서는 태생기 8개월이면 망막혈관의 형성이 완성되지만 귀쪽 망막에서는 태생기 10개월, 즉 태어날 때가 되어서야 완성된다. 이 기간 이전에 고농도의 산소를 호흡하게 되면 혈관 형성이 계속 억제되고 미성숙된 혈관도 수축되어 폐쇄된다. 조직산소결핍의 결과로 혈관이 확장되고 증식되어 신생혈관이 형성된다. 이 혈관신생은 섬유조직을 동반하고 견인망막박리를 일으켜 수정체 뒤쪽(유리체 내)에 수정체뒤섬유증식*retrolental fibroplasia*을 형성한다. 이 질환은 보육기가 처음 소개되었을 당시 발생빈도가 높았으나, 요즘에는 산소농도를 엄격히 제한하여(40% 이하) 많이 감소하였다. 그러나 초극저체중(1,000g 미만) 미숙아의 생존율이 높아짐에 따라 이 질환의 발생빈도도 다시 증가하는 추세이다.

【증상·소견】 병의 진행 정도에 따라 다섯 단계로 분류한다. 1기는 혈관성 망막과 무혈관성 망막이 만나는 경계 부위에 흰색 선으로 나타나는 분계선*demarcation line*만 있는 시기이며, 2기는 흰색 선이 굵어지면서 둔덕*ridge*을 형성한 시기이다. 3기는 신생혈관이 망막 표면 위로 자라 들어간 망막외섬유혈관증식 *extraretinal fibrovascular proliferation* 시기로(그림 14-16), 동정맥지름길*arteriovenous shunt*을 통한 혈류가 증가하면 동맥의 주행이 구불구불하고 정맥이 확장되어 보이는데 이를 추가징후*plus sign*라 한다. 4기는 부분망막박리가 발생한 시기, 5기는 전체 망막이 깔때기 모양으로 완전히 박리된 시기를 말한다.

이 질환은 1기에서 3기 도중에 자연 퇴행하여 정상 시력을 나타내는 경우가 많은데, 혈관 성장이 황반 주위에 국한되어 있거나 추가징후가 나타난다면 질환이 진행될 위험이 크다. 미숙아망막병증이 발생했던 눈은 성장과정에서 근시와 사시가 잘 생기고 뒤늦게 열공망막박리의 발생빈도가 높으므로 지속적으로 경과를 관찰해야 한다.

【감별진단】 가족삼출유리체망막병증*familial exudative vitreoretinopathy*, 일차유리체증식증*persistent hyperplastic primary vitreous*, 망막모세포종*retinoblastoma*, 눈톡소플라스마증*ocular toxoplasmosis*, 증식망막염, 화농망막염*purulent retinitis*, 망막혈관종 등과 감별해야 한다.

【치료】 미숙아망막병증은 심하지 않은 경우 자연호전될 수도 있지만 심한 경우 심각한 시력장애에 이를 수도 있어 조기에 발견하여 적절히 치료하는 것이 매우 중요하다. 따라서 발생 위험이 있는 미숙아에게 적절한 선별검사를 하는 것이 필수적이다. 미숙아망막병증의 선별검사 대상은 출생 시 몸무게가 1,500g 미만이거나 임신 주수가 32주 미만인 경우이다. 그러나 1,500~2,000g 혹은 32주 초과라 하더라도 산소치료를 받았거나 위험이 있다고 소아과 의사가 판단하는 경우에는 선별검사를 시행해야 한다. 치료가 필요한 경우 주변부 망막에 레이저광응고술(그림 14-17)을 시행한다. 유리체혼탁이 심하거나 망막박리가 동반된 경우에는 두르기 공막돌륭술*scleral buckle encircling*, 유리체절제술을 시행하지만 예후는 좋지 않다. 항혈관내피세포성장인자의 유리체강내 주사를

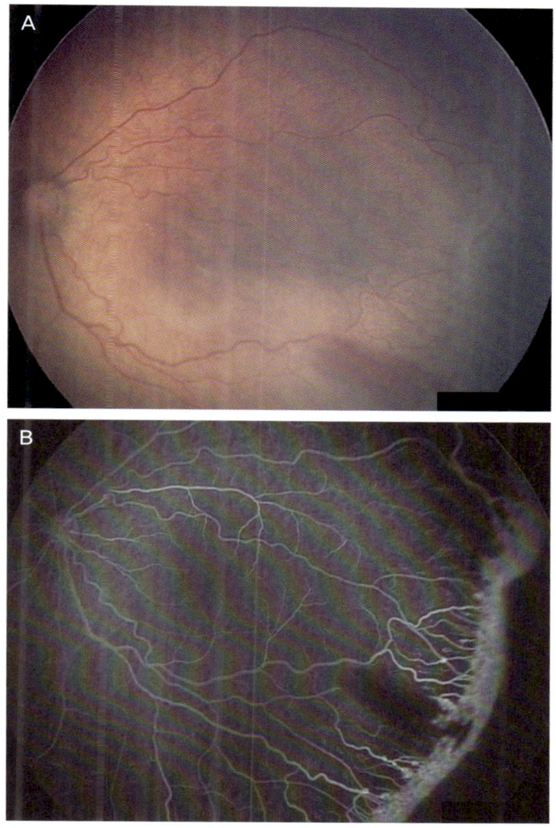

그림 14-16 미숙아망막병증 **A.** 망막외섬유혈관증식, 망막앞출혈, 추가징후*plus sign*를 보이는 미숙아망막병증 3기 **B.** 형광안저혈관조영술 소견

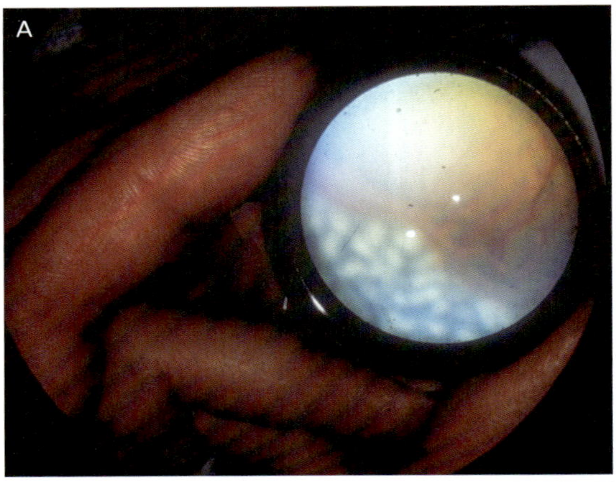

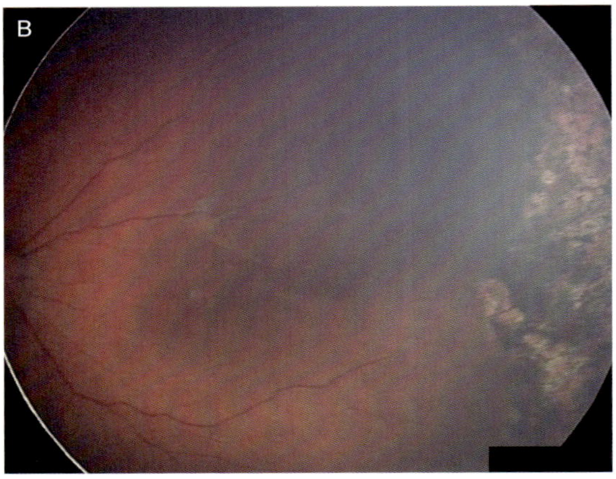

그림 14-17 미숙아망막병증의 레이저광응고술 치료 A. 망막혈관이 아직 형성되지 않은 무혈관성 망막 부위에 레이저광응고술을 시행한 모습 B. 레이저광응고술을 시행한 후 1개월째에 추가징후가 감소하고 망막외섬유혈관증식이 퇴행한 모습

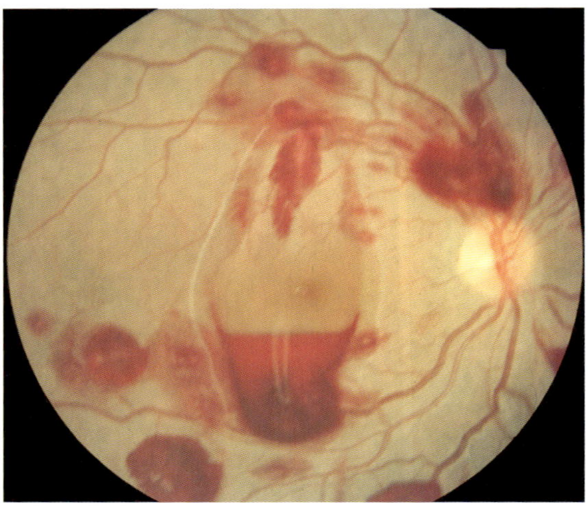

그림 14-18 악성빈혈 환자의 망막출혈

시행하여 미숙아망막병증의 빠른 퇴행과 정상 혈관의 성장을 유도하고 레이저 치료의 필요성을 줄일 수 있었다는 보고도 있다.

7. 혈액 질환의 망막 변화

진성적혈구증가증*polycythemia vera*, 마크로글로불린혈증*macroglobulinemia*, 다발골수종*multiple myeloma* 등의 과다점도증후군*hyperviscosity syndrome*은 망막허혈에 따른 공통적인 안저소견을 보인다. 동정맥확장, 꾸불꾸불해짐이 뚜렷하고 검은색을 띠게 되는데 미세혈관류, 망막출혈, 삼출물, 유두부종 등이 관찰되고 모세혈관 폐쇄도 볼 수 있다.

백혈병*leukemia*도 비슷한 소견을 나타낸다. 백혈병세포*leukemic cell*의 침윤으로 인해 생기는 흰점이 망막출혈 가운데에서 보인다(로트반점*Roth spots*). 악성빈혈에서도 망막과 맥락막의 출혈을 볼 수 있다(그림 14-18). 출혈성 장애*hemorrhagic disorders*가 있을 때는 망막과 맥락막출혈, 망막부종이 생길 수 있다.

8. 방사선망막병증*radiation retinopathy*

방사선*ionizing radiation* 노출은 망막혈관을 손상하여 방사선망막병증을 유발할 수 있다. 방사선망막병증은 대개 방사선치료를 한 지 몇 개월에서 몇 년 뒤에 나타나서 계속 진행한다. 임상적으로 당뇨망막병증과 유사한 미세혈관병증의 경과를 거치는데 면화반, 망막출혈, 미세혈관류, 혈관집형성, 황반부종, 유두부종 등의 소견을 보일 수 있다. 방사선망막병증은 다른 망막혈관병증과 증상이 유사하므로 주의 깊은 병력 청취가 중요하다.

방사선망막병증의 치료방법은 당뇨망막병증의 치료방법과 유사하다. 황반부종이나 망막 내 허혈과 신생혈관이 발생하면 항혈관내피세포성장인자 주사와 레이저광응고술로 치료할 수 있다.

III 망막염

망막의 감각신경망막, 망막색소상피의 일차 염증이나 맥락막염을 일으키는 질환은 여러 가지이다. 염증세포가 유리체 내로 나오면 유리체혼탁이 생기고 황반이나 황반 주위의 염증으로 망막부종, 삼출망막박리 등이 생기면 중심시력에 장애가 온다.

1. 감각신경망막염증*inflammation of sensory retina*

여러 가지 세균이나 진균은 패혈증성 색전의 형태로 망막에 도달하여 감각신경망막염증을 일으킬 수 있다. 혈액, 방수, 유리체를 배양하여 원인균을 확인하고 적절히 치료하면 많은 경우 어느 정도 시력을 유지할 수 있다. 감염된 유리체를 유리체절제술로 제거해 주기도 한다.

(1) 세균망막염*bacterial retinitis*

아급성세균심내막염*subacute bacterial endocarditis*처럼 세균이나 세균성 색전이 신체 내 다른 부위의 병소에서 망막으로 운반되어 망막염을 일으킬 수 있다. 안저소견은 면화반, 망막출혈, 혈관집형성, 망막부종 등이며 로트반점도 발견된다.

(2) 진균망막염*fungal retinitis*

외인성과 내인성으로 나눌 수 있다. 외인성 안내 진균증에서 가장 흔한 것은 수술 후 안내 진균증으로 아스페르길루스*Aspergillus*와 칸디다*Candida*가 가장 흔하다. 내인성 안내 진균증에서 가장 흔한 것은 칸디다 알비칸스*Candida albicans*이다. 장기간 항생제치료를 받거나 면역억제제치료 등으로 전신 상태가 좋지 않은 환자에게 잘 발생한다. 이 질환은 국소적 망막농양 형태로 나타난다. 치료에는 항진균제인 암포테리신*amphotericin* B와 플루코나졸*fluconazole*을 포함하는 1세대 트리아졸*triazole*, 보리코나졸*voriconazole*을 포함하는 2세대 트리아졸, 에키노칸딘*echinocandins*을 전신적으로 또는 유리체강 내에 직접 주사하는 방식으로 사용할 수 있다. 유리체절제술을 실시하면 항생제가 쉽게 확산되어 치료에 도움이 된다.

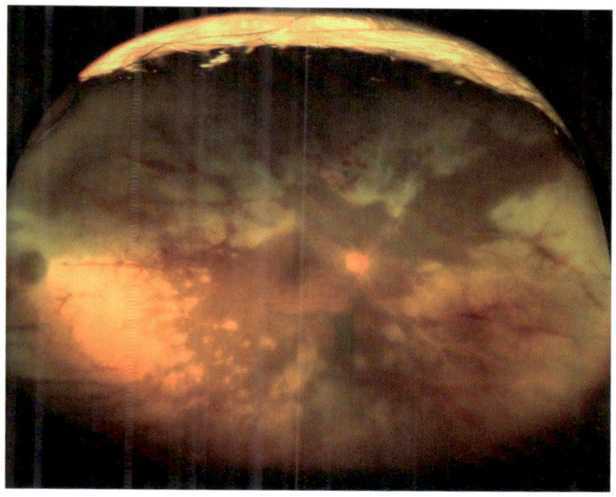

그림 14-19 급성망막괴사

(3) 급성망막괴사*acute retinal necrosis*

건강한 사람에서 갑자기 발생한다. 망막 주변부에서 시작되어 후극부 쪽으로 진행하는 급성 염증성 질환으로 단순포진바이러스*herpes simplex virus*나 대상포진바이러스*varicella zoster virus*에 감염되어 발생한다. 급성망막괴사는 다음과 같은 임상소견으로 진단한다. 첫째, 주변부 망막에서 발견된 하나 이상의 경계가 분명한 망막괴사 병소, 둘째, 치료하지 않으면 괴사 병변이 급속히 주위 망막으로 진행됨, 셋째, 병변이 측면으로 확산됨, 넷째, 망막 세동맥의 폐쇄혈관염, 다섯째, 유리체와 전방에서 보이는 염증 소견이다(그림 14-19). 후유증으로 허혈시신경병증*ischemic optic neuropathy*이나 망막박리 등이 발생할 수 있다. 대개 한쪽 눈에서 시작되지만 약 1/3에서 6주 내에 반대쪽 눈으로 이환된다.

급성망막괴사의 치료 목적은 시력의 빠른 회복과 반대편 눈의 예방에 있다. 아시클로비어*acyclovir* 같

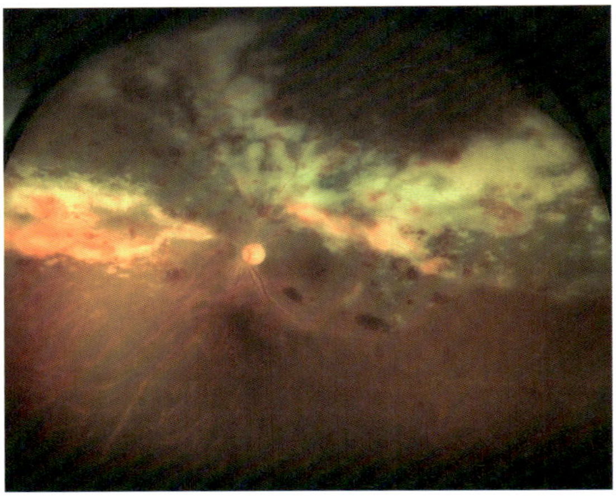

그림 14-20 거대세포바이러스 망막맥락막염

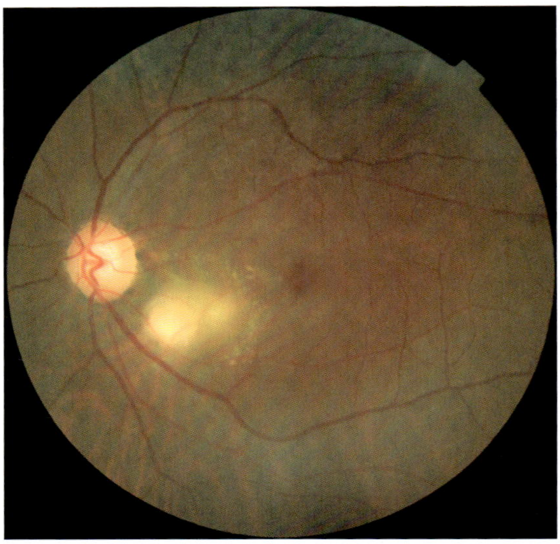

그림 14-21 망막맥락막염

은 항바이러스제제와 염증반응을 억제하는 스테로이드제제를 병용하여 치료하는데 예후는 좋지 않다. 망막박리의 발생률이 높기 때문에 주변부 망막에 예방적 레이저광응고술을 시행하기도 한다.

(4) 거대세포바이러스망막맥락막염*cytomegalovirus retinochoroiditis*

AIDS 환자나 면역저하 환자에서 가장 흔한 기회감염으로 인한 망막맥락막염이다. 망막의 주변부에서 점진적으로 진행하는 과립성 혼탁 및 점상 출혈로 시작하여, 점점 진행하면서 경계가 명확한 지도 모양의 백색 혼탁을 보이게 된다(그림 14-20).

HAART의 도입으로 거대세포바이러스 망막염의 임상양상과 예후가 크게 호전되었다. 간시클로비어*ganciclovir*를 정맥주사하거나 안구 내에 직접 주사하여 치료하며, 발간시클로비어*valganciclovir*를 경구로 투여할 수 있다. 면역기능이 회복되면 자연스럽게 호전될 수 있다.

2. 망막맥락막염*retinochoroiditis*

톡소플라스마증, 거대세포포함병*cytomegalic inclusion disease*, 주변포도막염, 사르코이드증*sarcoidosis*, 베체트병*Behçet disease*, 아급성경화범뇌염*subacute sclerosing panencephalitis*, 결핵, 매독 등 포도막을 침범하는 여러 질환을 가리켜 망막맥락막염이라 한다. 국소망막염이나 광범위망막염을 일으킬 수 있다(그림 14-21).

Ⅳ 망막박리

1. 망막열공*retinal break*

망막열공은 모양과 성질에 따라서 원공*hole*, U자 열공*tear*, 해리*dialysis*로 구분된다.

원공은 망막이 변성되어 얇아진 부위에 자연적으로 원형 구멍이 생긴 것이다. 대개 안저 주변부에 있는 격자변성 내에 하나 또는 여러 개의 작은 원공이 생겨 망막박리를 일으킬 수 있다.

열공은 망막과 유리체가 유착된 부위에 유리체로 인한 견인력이 작용하여 망막이 찢어져서 발생한다. 열공의 모양은 'ㄱ', 'ㅅ', 'U', 선 모양 또는 불규칙한 형태로 나타난다. 주로 안저 주변부에서 볼 수 있는데, 뒤유리체박리가 격자변성의 경계부에까지 이르면 그곳에 유리체망막유착이 있기 때문에 가벼운 외상이나 안구운동으로 망막이 찢어진다. 뒤유리체박리와 관계없이 유리체 섬유조직이나 외상으로 인해 발생한 열공은 유리체망막유착이 강한 부위 어디에서나 발생한다(증식당뇨망막병증, 안구천공상으로 인한 유리체 내 결합조직증식 등). 작은 망막혈관이 지나는 부위에 열공이 생기면 혈관이 파열되어 유리체출혈이 발생할 수도 있다. 출혈량이 적으면 환자는 유리체부유물을 호소하지만, 출혈량이 많으면 유리체가 완전히 혼탁해져서 심한 시력저하를 호소하기도 한다.

해리는 유리체 기저부의 견인 때문에 망막의 톱니둘레가 섬모체 평면부에서 분리되어 생기는데 외상, 만성 섬모체염, 선천이상 등이 원인이다.

망막열공은 대부분 적도 부위에 발생하고 원공과 열공은 귀 위쪽 방향에, 해리는 귀 아래쪽 방향에 주로 발생한다.

망막열공에 대한 치료는 열공 주위의 망막을 맥락막에 유착시켜 망막박리로 진행하는 것을 예방하는 것이다. 광응고술이나 냉동요법으로 망막과 맥락막 사이에 염증을 일으키면 이로 인해 흉터조직이 형성되어 망막과 맥락막 사이의 유착을 기대할 수 있다. 유리체견인이 있으면 공막돌륭술을 함께 시행할 수 있다.

2. 망막박리*retinal detachment*

태생기에 눈소포*optic vesicle*가 함입*invagination*하면서 형성된 2개의 층, 즉 안쪽의 감각신경망막층과 바깥쪽의 색소상피세포층 사이는 잠재적인 공간으로 이 사이가 떨어지면 망막이 박리된다.

열공망막박리*rhegmatogenous retinal detachment*는 망막열공으로 인해 생긴 망막박리를 말한다(그림 14-22). 고도근시, 망막 주변의 변성, 외상이 원인이 되어 감각신경망막에 열공이 생기고, 유리체변성으로 인해

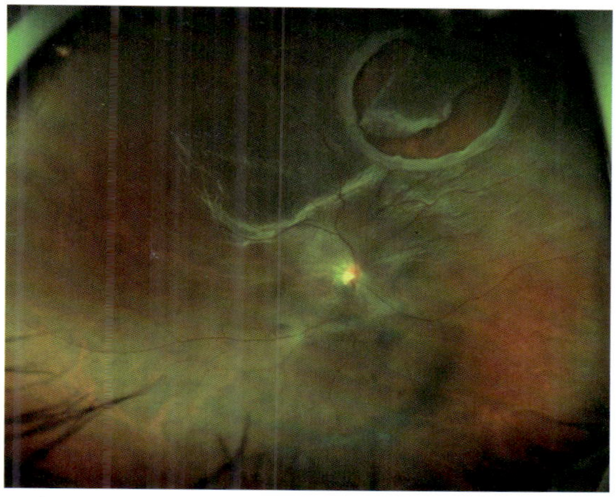

그림 14-22 열공망막박리

액화된 유리체가 이 열공을 통해 유입되면서(망막하액 *subretinal fluid*) 망막박리가 일어난다. 처음에 열공 주위의 망막이 박리되고 비교적 빨리 진행되어 며칠에서 몇 주가 지나면 망막 전체가 박리되는데, 때로는 국한된 망막박리가 몇 년간 지속되기도 한다.

비열공망막박리*non-rhegmatogenous retinal detachment*는 망막열공과 관련 없이 발생하는 망막박리를 가리킨다. 안구천공상, 당뇨망막병증, 망막혈관염 등과 같이 눈속 섬유조직으로 인해 망막이 견인되어 박리되는 견인망막박리와, 포도막염, 눈속종양, 삼출망막염, 하라다병*Harada disease*과 같이 삼출액이 고여서 생기는 삼출망막박리*exudative retinal detachment*가 비열공망막박리에 속한다.

【증상】 전구증상으로 눈앞이 번쩍거리고(광시증*photopsia*), 먼지 같은 물체가 보일 수 있다(유리체부유물). 망막열공이 생길 때 망막혈관이 손상되면 유리체출혈이 발생하여 출혈량에 따라 다양한 정도의 시력장애가 나타난다.

망막박리는 대개 주변부에서 시작하므로 시야 결손도 주변에서부터 일어난다. 위쪽 망막이 박리되면 아래쪽 시야결손이, 아래쪽 망막이 박리되면 위쪽 시야결손이 나타난다. 박리가 진행되면 시야결손이 차차 확산되어 환자는 마치 눈앞에 검은 장막이 쳐 있

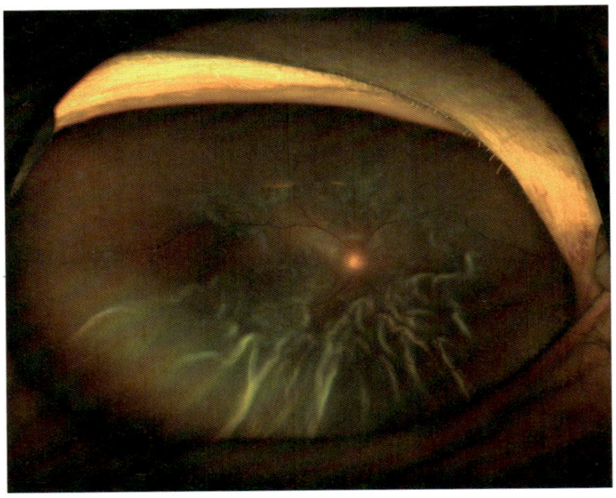

그림 14-23 증식유리체망막병증

는 것처럼 느끼게 되고, 황반이 박리되면 중심시력이 심하게 나빠지며 변형시증*metamorphopsia*과 색각장애가 나타난다.

안저검사에서 박리된 망막은 눈 속에 떠 있고 주름이 잡혀 있으며 회색을 띤다. 국한된 박리가 장시간 지속되면 색소가 침착된 경계선이 생긴다. 앞방에 약간의 염증반응이 나타나고 유리체강 내에 색소과립이 퍼져 있다. 안압은 대개 정상보다 낮다. 망막이 모두 박리된 상태가 오래 지속되면 백내장, 눈속출혈, 녹내장이 합병되고 마지막에는 안구가 위축된다.

【진단】 망막박리 여부는 쉽게 진단할 수 있지만, 열공망막박리와 비열공망막박리를 감별하려면 직상·도상검안경검사, 골드만삼면경렌즈*Goldmann three-mirror lens*를 이용한 세극등검사로 세밀하게 검사하여 열공을 찾아내야 한다.

열공망막박리는 열공 부위를 중심으로 박리되고, 박리된 망막 표면에 주름이 잘 생기며 안구운동에 따라 박리된 망막의 움직임이 관찰된다. 비열공망막박리의 경우 박리의 원인인 일차 병변이 발견된다. 삼출망막박리는 망막하액이 중력에 따라 이동하는 경향이 있으며, 박리된 망막 표면이 팽팽하고 후극부가 더 잘 박리된다.

【치료】 열공망막박리인 경우에는 거의 대부분 수술해야 한다. 수술의 목표는 모든 열공을 발견하여 열공 주위의 망막을 망막색소상피에 접합하여 영구적으로 유착시키는 것이다. 공막돌륭술, 유리체절제술, 가스망막유착술 등을 단독으로 또는 병행하여 박리된 망막을 접합한다. 열공에 견인조직이 붙어 있거나 거대열공, 다발열공인 경우에는 영구적 돌륭을 만들기 위해 공막두르기*scleral encircling*를 병행한다. 망막과 맥락막이 접합되면 열공 주위에 유착을 발생시키기 위해 인공적으로 염증을 일으킨다. 염증반응을 일으키는 방법으로는 냉동요법, 전기소작법, 광응고술 등이 있다.

비열공망막박리의 경우 원인 질환을 치료하는 것을 우선 고려한다. 삼출망막박리에서는 때로는 망막하액의 배출을 병행하기도 하고, 견인망막박리에서는 유리체절제술을 통한 견인을 일으키는 원인을 수술적으로 제거하기도 한다.

3. 증식유리체망막병증*proliferative vitreoretinopathy*

증식유리체망막병증은 망막박리의 가장 심각한 합병증 중 하나로서, 망막박리수술 후 수술 실패의 가장 중요한 원인이다. 망막이 박리되면 망막색소상피세포가 유리되어 섬유세포로 변형되고 망막 표면에 증식된 신경아교세포*glial cells*와 함께 얇은 막이나 견인대를 형성한다. 이러한 막이나 견인대가 수축하면 망막 전체가 응축되면서 고정주름이 생기고, 심하면 시신경유두부를 제외한 망막 전체가 깔때기 모양으로 박리된다(그림 14-23).

심한 증식유리체망막병증이 있으면 유리체절제술로 망막 표면의 증식 섬유조직과 유리체가닥을 제거해야 하며, 망막 조직 자체가 단축되므로 이를 보상하기 위하여 공막돌륭술을 함께 시행해 주어야 한다.

V 후천성 황반부 질환

1. 나이관련황반변성*age-related macular degeneration*

후천성 황반부 질환*aquired macular disease* 중 나이관련황반변성은 성인 실명의 주요 원인 질환 중 한 가지이다. 정확한 발병 원인은 아직 규명되지 않았으나 고령인구의 증가와 함께 발병률이 높아지는 추세이다. 나이, 인종, 가족력, 흡연과 관련된다. 대개 초기와 중기의 나이관련황반변성과 위축성 반흔이 생기는 후기 나이관련황반변성을 통틀어 비삼출성, 건성*dry type*이라고 하고 후기 형태 중 맥락막신생혈관이 동반된 경우를 삼출성, 습성*wet type*이라 부른다.

(1) 비삼출성 나이관련황반변성

【소견·진단】 망막을 포함한 망막색소상피층, 브루크막, 맥락막 등에서 다양한 정도의 위축과 변성 소견이 보인다. 브루크막의 변성으로 인해 망막색소상피에서 만들어진 리포푸신*lipofuscin*이 침착되어 망막색소상피층 부위에서 둥근 황갈색 드루젠을 관찰할 수 있다. 드루젠은 황반부와 후극부에서 관찰되며 시간이 경과하면서 크기가 커지고 서로 융합하기도 하며 숫자도 증가한다. 더욱 진행하면 크기가 감소되면서 위축되기도 한다. 시력장애의 정도가 다양하며 초기에는 시력장애를 호소하지 않을 수도 있다. 진행되면 이후 시세포와 망막색소상피의 지도상 위축*geographic atrophy*이 발생하기도 하며 이 경우 심한 시력저하가 발생할 수 있다. 큰 드루젠이 많은 경우, 지도상 위축이 있는 경우, 반대안에 삼출성이 있는 경우 예후가 불량할 수 있다.

【치료】 삼출성으로 진행할 가능성이 있으므로 이를 조기에 발견하기 위해 변형시증, 암점, 중심시력 저하 등의 증상이 새롭게 나타난 경우 즉시 안과검사를 받도록 환자를 교육해야 한다. 고위험군 환자의 경우 항산화제*antioxidant*와 무기질*mineral* 혼합제제를 복용하면 나이관련황반변성의 진행이나 중등도 시력저하의 위험성을 줄일 수 있다.

(2) 삼출성 나이관련황반변성

【소견·진단】 나이관련황반변성 중 10%가 삼출성이지만 심한 시력저하의 대부분은 삼출성 병변 때문인 것으로 알려져 있다. 맥락막혈관신생이 생기면 색소상피박리, 장액망막박리, 망막밑출혈 등이 발생하여 심한 시력장애를 일으킨다(그림 14-24). 맥락막혈관신생으로 인한 증상으로는 갑작스러운 중심시력감소, 시력저하, 변형시증, 새로운 암점 발생 등이 있으며, 안저검사로 망막밑출혈, 삼출물, 황반부에서의 회백색 막 형태의 병변 등을 관찰할 수 있다. 일부 맥락막혈관신생은 자연히 소실되기도 하나, 대부분 시간이 지남에 따라 지속적인 망막부종, 망막박리, 망막밑출혈 등으로 인해 비가역적인 시력저하를 초래하게 된다. 망막밑출혈이 오랫동안 지속된 경우 섬유화를 거쳐 원반반흔*disciform scar*으로 진행되는데 이는 삼출성 나이관련황반변성의 마지막 단계로 대개 영구적인 중심시력 저하를 초래한다.

【치료】 삼출성 병변을 호전시키고 시력 악화를 막기 위해 맥락막혈관신생의 발생을 자극하는 주요 원인인 혈관내피세포성장인자와 결합하는 항체를 이용한 안구내 주사 치료가 현재의 표준 치료법이다. 승인을 받아 흔히 사용되는 약제는 라니비주맙*ranibizumab*, 애플리버셉트*aflibercept*, 브롤루시주맙*brolucizumab* 등이며, 반복적인 주사가 필요한 단점을 극복하기 위한 약제 전달 시스템, 새로운 기전의 약물 개발이 활발히 진행되고 있다. 그 밖의 치료법으로 형광안저혈관조영술, 인도시아닌그린혈관조영술*indocyanine green angiography*을 통해 확인된 혈관신생의 위치가 중심오목에서 벗어나 있고 그 경계가 명확한 경우 레이저광응고술을 시행하기도 하며, 광역학요법*photodynamic therapy*, 수술 등을 시행할 수도 있다.

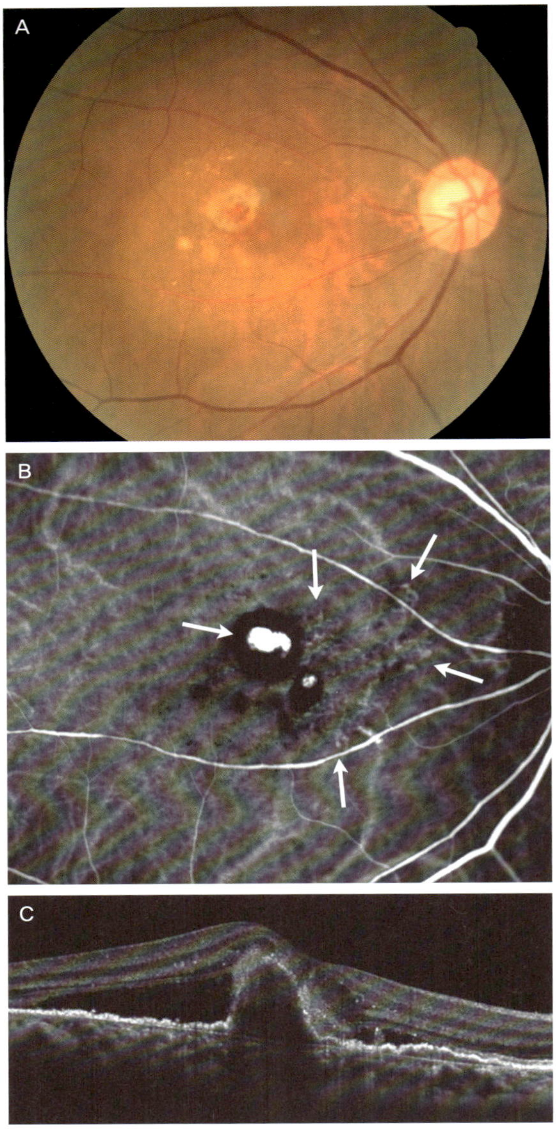

그림 14-24 나이관련황반변성 A. 안저소견 B. 인도시아닌그린형광조영술 소견 C. 빛간섭단층촬영 소견

2. 중심장액맥락망막병증*central serous chorioretinopathy*

중심장액맥락망막병증은 후극부에 국한된 경계가 분명한 장액성 감각신경망막박리*sensory retinal detachment* 또는 망막색소상피박리가 나타나는 것을 특징으로 한다. 젊은 남성에게 잘 발생하며, 스트레스에 취약한 A형 성격과 스테로이드 치료 등이 질병 발생과 연관이 있다.

【증상·소견】 주로 경도의 시력감소를 호소하고 소시증*micropsia*, 변형시증, 가벼운 색각장애가 동반될 수 있다.

안저검사상 중심오목반사의 소실, 황반고리반사의 확대와 함께 황반부 망막의 얕은 박리를 볼 수 있으며 빛간섭단층촬영으로 박리를 쉽게 확인할 수 있다(그림 14-25A, B). 형광안저혈관조영술을 시행하면 시간이 경과할수록 망막색소상피층을 통한 형광 누출이 점차 많아져 고임*pooling*으로 인한 과형광을 관찰할 수 있다(그림 14-25C). 인도시아닌그린혈관조영술에서는 초기와 중기에 다수의 과형광이 나타났다가 말기에 사라지는 것이 가장 흔한 소견이며, 과형광으로 나타나는 부위는 형광안저혈관조영술에서 보이는 누출점과 일치한다.

【치료】 대부분 발병 후 2~6개월 이내에 누출 부위가 자연 폐쇄되고 망막하액이 흡수되어 시력이 호전된다. 그러나 시력이 회복된 후에도 색각*color vision*이나 대비감도*contrast sensitivity*에 장애가 남을 수 있다. 망막하액이 오래 지속되거나 재발하면 외측망막과 망막색소상피세포가 영구적으로 손상될 수 있다. 형광안저혈관조영술 소견에서 누출 부위가 망막중심오목이 아니면 레이저광응고술을 시행할 수 있으며 광역학요법도 효과적인 치료방법이다.

3. 망막앞막*epiretinal membrane*

황반주름*macular pucker*, 셀로판망막병증*cellophane retinopathy*이라고도 부른다. 망막 표면에 세포가 증식하고 아교질이 침착되어 발생하는 질환이다(그림 14-26). 망막열공, 유리체출혈, 광응고술, 냉동요법, 증식유리체망막병증, 당뇨망막병증, 포도막염 등의 눈속염증 등에서도 관찰할 수 있고, 특별한 원인이 없이 발생하는 것이 가장 흔하다. 망막비틀림*retinal dis-*

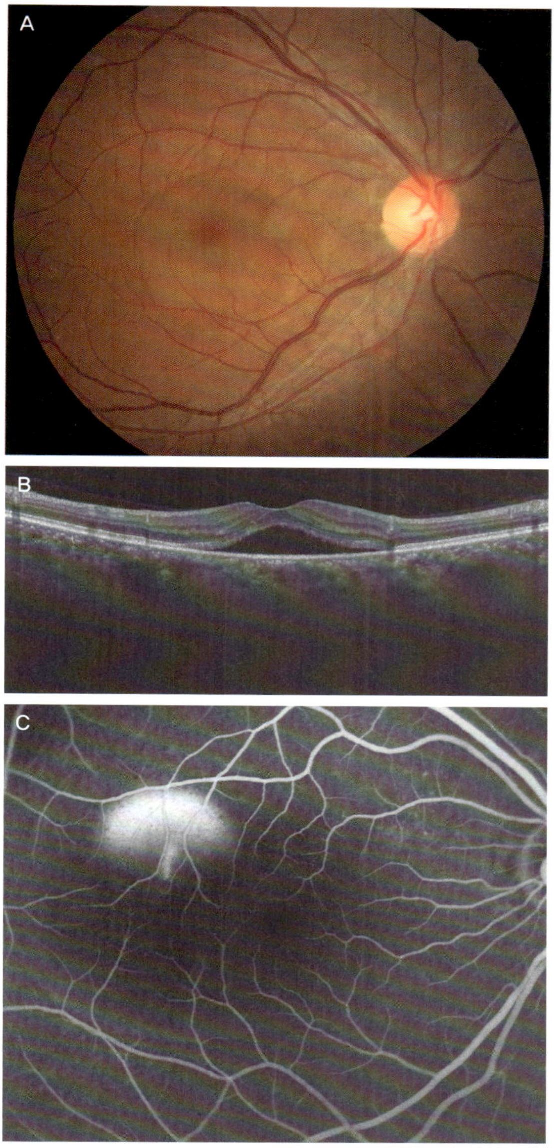

그림 14-25 중심장액맥락막병증 A. 안저소견 B. 빛간섭단층촬영 소견 C. 형광안저혈관조영술 소견

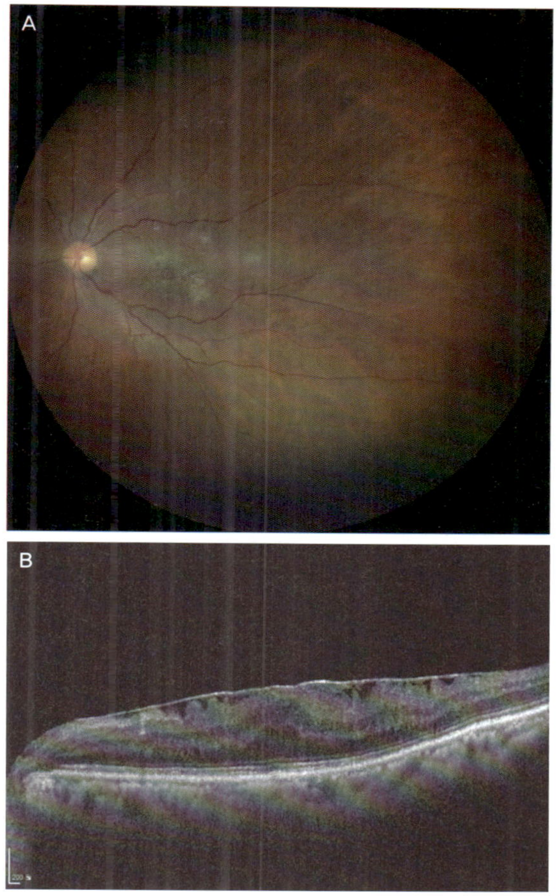

그림 14-26 망막앞막 A. 안저소견 B. 빛간섭단층촬영 소견

tortion, 망막앞막의 위치와 두께에 따라 증상이 다르다. 황반부로부터 떨어져 있거나 얇은 경우에는 증상이 없을 수 있고, 심한 경우 환자가 중심시력 저하와 변형시증을 호소하기도 한다.

안저검사로 초기에는 망막 표면에서 셀로판막 같은 반사를 관찰할 수 있고, 진행된 경우 망막주름*retinal striae*, 중심오목주위모세혈관*perifoveal capillary*의 비틀림이나 끌림을 관찰할 수 있다. 황반부종이 동반될 수 있고, 주변의 망막앞막 때문에 황반부에 원공이 있는 것처럼 보일 수 있으므로 황반원공과 감별진단을 해야 한다. 빛간섭단층촬영을 이용하여 망막앞막의 진단, 경과관찰, 치료시기 결정을 용이하게 할 수 있다. 시력이 좋지 않거나 변형시증이 심한 경우 유리체수술로 망막앞막을 제거한다.

4. 낭포황반부종*cystoid macular edema*

정상적인 눈에는 혈액망막장벽*blood retinal barrier*이

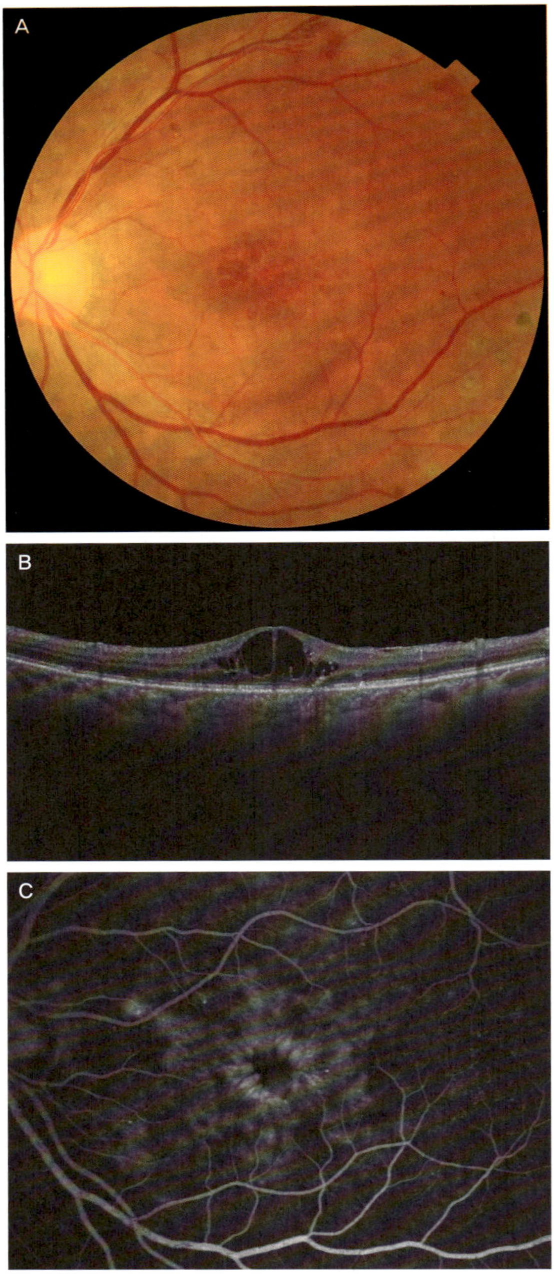

그림 14-27 낭포황반부종 A. 안저소견 B. 빛간섭단층촬영 소견 C. 형광안저혈관조영술 소견

존재한다. 망막모세혈관의 벽을 형성하는 내피세포 사이의 강한 결합인 안쪽혈액망막장벽*inner blood-retinal barrier*과 망막색소상피세포들의 상호 결합인 바깥쪽혈액망막장벽*outer blood-retinal barrier*은 혈장이 감각신경망막 쪽으로 누출되지 않도록 막는다. 혈액망막장벽이 망막중심오목 부근에서 손상되어 누출된 혈장이 바깥얼기층에 고이면(그림 14-27) 망막부종이 발생해 시력이 저하되는데 이를 낭포황반부종이라 한다. 망막중심오목 부근에서는 바깥얼기층이 접선방향으로 주행하므로 형광안저혈관조영술에서 누출된 색소가 모여 이룬 특징적인 꽃잎 모양의 과형광을 관찰할 수 있다(그림 14-27C).

당뇨망막병증 같은 망막혈관 질환이나 포도막염, 백내장수술 후 등 여러 가지 원인으로 인해 발생할 수 있다. 대부분의 경우 치료하지 않아도 저절로 흡수되지만, 염증이 있거나 망막혈관 질환 때문에 발생한 경우에는 비스테로이드성 소염제나 스테로이드제제를 사용하기도 한다. 최근에는 유리체강내 항혈관내피세포성장인자를 주사하여 긍정적인 치료효과를 보았다는 보고가 있다.

5. 황반원공*macular hole*

황반원공(그림 14-28)은 중심오목을 포함한 황반부 망막의 전체 층 또는 일부가 소실된 것으로, 고도근시, 안구 타박상, 감전 등으로 인해 발생하지만 주로 특발성*idiopathic*으로 발생한다. 특발황반원공은 50~70대 노년층에 잘 생기며, 황반부 망막에 대한 비정상적인 유리체망막견인*vitreomacular traction*으로 인해 발생하는 것으로 알려져 있다. 황반원공으로 인한 망막박리는 원공 주변의 망막에 국한되며 전체망막박리로 이행하는 경우는 매우 드물다.

원공폐쇄를 방해하는 유리체망막견인을 유리체절제술로 제거하고 눈속가스*intraocular gas*를 주입하여 원공폐쇄를 유도한다. 수술 성공률을 높이기 위해 내경계막을 제거하거나 벗긴 내경계막의 일부로 원공 부위를 덮어 주기도 한다. 원공이 성공적으로 폐쇄되면 시력저하를 멈추게 할 수 있으며, 초기에 수술하면 시력 향상을 기대할 수 있다.

Ⅵ 망막의 변성 질환

1. 망막색소변성*retinitis pigmentosa*

망막의 변성 질환*degenerative disease of retina* 중에서 망막색소변성은 유전질환이다. 주된 병소는 망막의 시세포 중 막대세포*rod cell*이지만 결국 모든 시세포에 장애를 일으킨다. 유전 형태는 X연관열성유전(가장 심한 형태), 보통염색체열성유전(중간 형태), 보통염색체우성유전(가장 가벼운 형태)으로 나뉜다.

【증상·소견】 병의 초기에는 망막의 색소 변화가 나타나기 전에 야맹이 있고, 중심시력 변화는 없다. 진행된 증례의 검안경검사에서 창백한 유두(시신경위축), 심하게 가늘어진 망막혈관이 관찰된다. 색소상피에서 유래한 색소들이 검은색 뼛조각*bone-spicule* 모양으로 안저 적도부에서 망막정맥의 주행방향을 따라 나타나서 점차 앞뒤로 퍼진다(그림 14-29). 망막이 위축되고 후극부로 진행하여 황반변성이 나타나며 백내장, 녹내장이 합병될 수 있다.

시야에 처음에는 고리모양암점*ring scotoma*이 나타나고, 점차 동심성 협착*concentric contraction*이 일어나 나중에는 관모양시야*tubular field*가 남게 되고 결국 실명한다. 안저 변화가 나타나기 전부터 망막전위도검사*electroretinography; ERG*에서는 a, b파가 모두 심하게 저하되거나 소멸되고 암순응장애가 있다. 망막색소변성과 관계되는 증후군은 바센-콘츠바이크증후군*Bassen-Kornzweig syndrome*, 어셔증후군*Usher syndrome*, 로렌스-문-비들증후군*Laurence-Moon-Biedl syndrome* 등이다.

【치료】 기전은 아직 명확하지 않지만 고용량의 비타민 A를 복용하면 진행을 지연시킬 수 있다는 연구 결

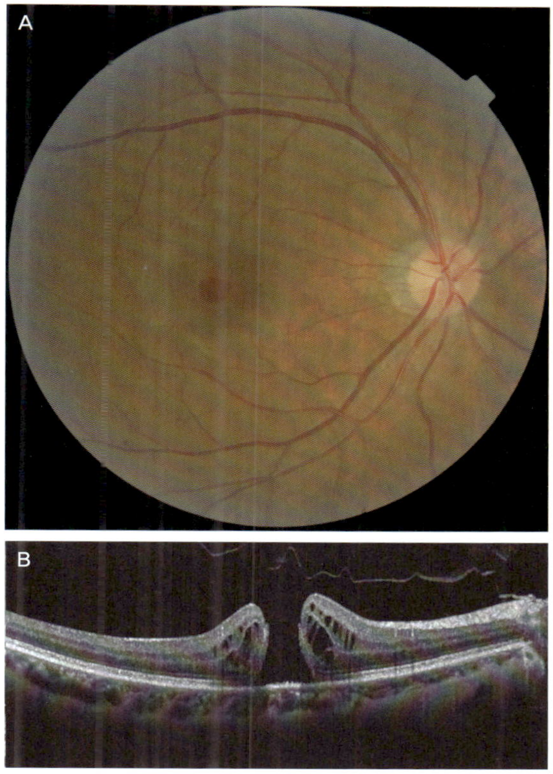

그림 14-28 황반원공 A. 안저소견 B. 빛간섭단층촬영 소견

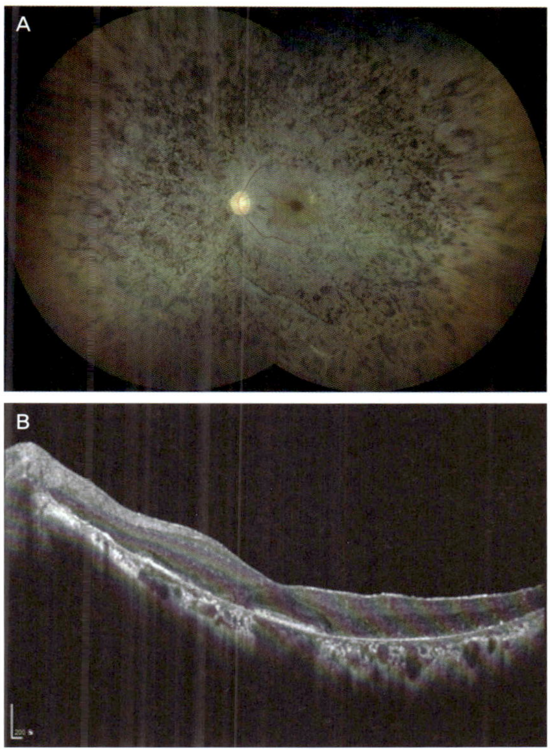

그림 14-29 망막색소변성 A. 안저소견 B. 빛간섭단층촬영 소견

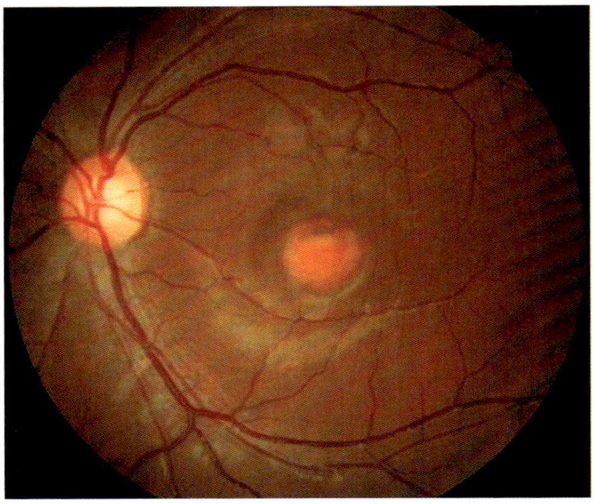

그림 14-30 베스트병

과가 있다. 최근 결손 유전자를 보완하거나 교정하는 유전자치료를 통해 시력을 회복시키기 위한 연구가 많이 이루어지고 있다. 망막색소변성의 다른 형태인 RPE65 유전자 이상에 의한 유전성 망막 질환에 대한 유전자 치료제가 FDA 승인을 받아 사용이 가능해졌으며, 최근 국내에서도 승인을 받았다. 빛을 인지하는 전극 장치를 진행된 망막색소변성 환자의 망막에 장착하는 인공망막장비도 FDA 승인을 받았으나, 현재는 생산이 중단되었다.

2. 무색소망막색소변성*retinitis pigmentosa sine pigmento*

검안경검사에서 색소상피변성의 전형적인 특징인 뼛조각 모양의 검은 색소가 없고 창백한 유두와 가늘어진 망막혈관만을 확인할 수 있다. 이 질환이 망막색소변성의 초기 단계인지 독립된 다른 질환인지는 확실하지 않다. 망막색소변성이 있는 가족 중에서도 일부는 전형적인 안저소견을 나타내고, 또 다른 일부는 색소상피 변화를 보이지 않을 수 있다.

3. 흰점안저*fundus albipunctatus*

흰점안저는 보통염색체열성유전을 하는 드문 질환이다. 환자는 야맹을 호소한다. 검안경검사로 황백색의 작은 점 모양 반점이 적도 부위에 다량으로 산재해 있다. 황반 침범은 드물기 때문에 중심시력은 대부분 정상이다.

4. 노란점안저*fundus flavimaculatus*

노란점안저는 보통염색체열성유전을 하지만 때로 보통염색체우성유전을 하는 경우도 있다. 이 질환은 10~20대에 시작하고 둥글거나 줄 모양의 노란색 반점*fishtail flecks*이 안저 후극부에 산재하여 나타난다. 이 반점은 병의 경과 중에 크기와 형태는 변하지 않지만 농도가 변한다. 반점은 초기에 다소 짙고 경계가 분명하지만 점차 색이 옅어지고 경계가 불분명해진다. 보통 증상은 없지만 황반을 침범한 경우 환자가 시력감퇴를 호소한다(스타가르트병*Stargardt disease*). 초기 단계에는 망막전위도검사, 눈전위도검사*electrooculography; EOG* 결과가 정상이지만, 상당히 진행되면 색소상피 위축과 이로 인한 막대세포와 원뿔세포의 이차 장애로 망막전위도 검사와 눈전위도 검사에서 이상이 나타난다. 형광안저혈관조영술에서 초기 병소는 저형광*hypofluorescence*으로 나타나지만 오래된 병소는 과형광으로 나타난다.

5. 베스트병*Best disease*(노른자모양황반변성*vitelli-form degeneration of macula*)

베스트병은 보통염색체우성유전을 하며 출생 시 또는 출생 후 곧 망막 중심 부위에서 달걀 노른자 같은 밝은 오렌지색 침착물이 보인다(그림 14-30). 가벼운 암순응장애가 있고, 눈전위도 검사에 이상이 있는 것으로 보아 색소상피층이 침범되었음을 알 수 있다.

오렌지색의 침착물이 계속되는 한 시력은 정상이다. 침착물이 평균 7~15세에 흩어지고 흉터가 생기면서 색소 변화가 일어나면 중심시력이 저하된다.

6. 혈관줄무늬망막병증*angioid streaks retinopathy*

두 눈의 망막에 불규칙한 암갈색 줄이 시신경유두 주위에서 방사상으로 가늘어지면서 주변부로 뻗어 나간다. 망막혈관보다 깊은 층에 위치하며, 처음에는 붉은색을 띠다가 점차 회색이나 검은색으로 변한다. 이들은 혈관처럼 분지하지 않고 진흙이 갈라진 모양으로 보인다(그림 14-31). 초기에는 증상이 없으나 합병증으로 망막밑혈관신생이 생겨 망막출혈과 원반황반변성*disciform macular degeneration*이 발생하면 시력이 저하된다. 형광안저혈관조영술검사에서 초기에는 과형광의 창문비침*window defect*을 나타낸다. 혈관줄무늬망막병증은 브루크막의 탄력섬유 변성으로 균열이 생겨 발생한다. 피부의 탄력섬유도 같은 변화를 나타내는 경우가 많은데(탄력섬유거짓황색종*pseudoxanthoma elasticum*), 이를 그뢴블라드-스트란드버그증후군*Grönblad-Strandberg syndrome*이라 한다. 그 밖에 엘러스-단로스증후군*Ehlers-Danlos syndrome*, 낫적혈구빈혈, 변형뼈염*osteitis deformans*, 말단비대증*acromegaly*, 납중독 등에서도 나타난다.

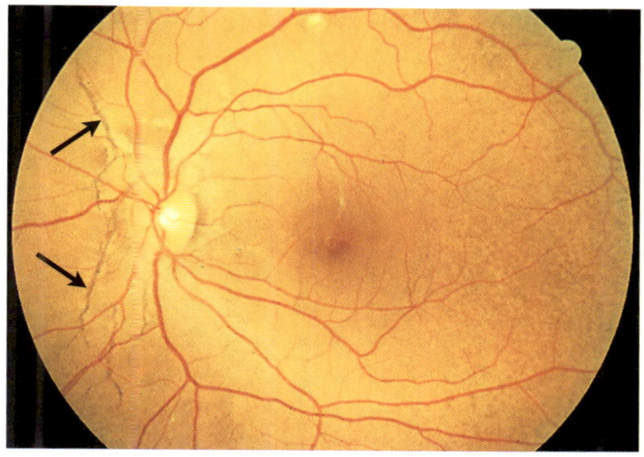

그림 14-31 혈관줄무늬망막병증

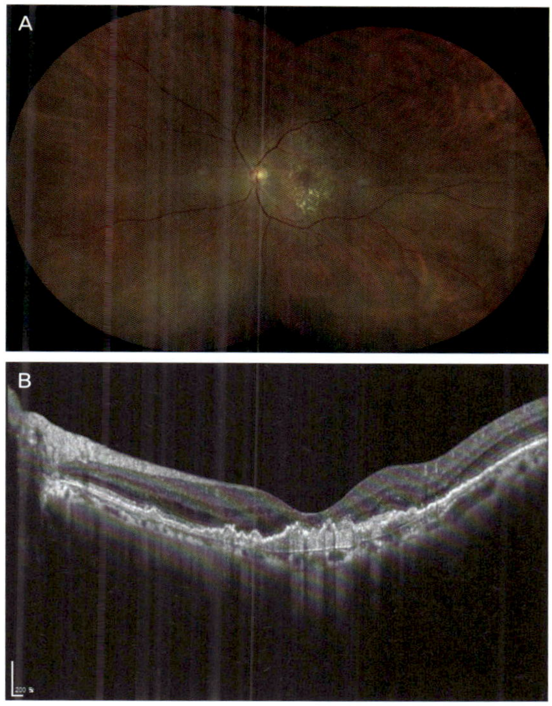

그림 14-32 드루젠 A. 안저소견 B. 빛간섭단층촬영 소견

7. 드루젠*drusen*

드루젠은 브루크막이 변성되어 색소상피에서 만들어지는 리포푸신이 이 두 조직 사이에 침착된 것이다. 중년 이후에 황백색 반점이 혈관보다 깊은 층에서 나타난다(그림 14-32). 커지면 망막면으로 돌출하여 약간의 색소가 침착되기도 하고 합쳐지기도 한다. 황반, 시신경유두 주위에 흔히 발생하며 황반부에 드루젠이 많거나 드루젠이 큰 경우는 망막색소상피이상이나 지도 모양 위축 또는 맥락막신생혈관이 발생하는 나이관련황반변성의 위험인자이므로 주의 깊게 관찰해야 한다. 노년기 변화 외에 만성 맥락막염, 랑뒤-오슬러 질환*Rendu-Osler disease*, 피부경화증*scleroderma*, 혈관줄무늬망막병증 등에서 발견된다.

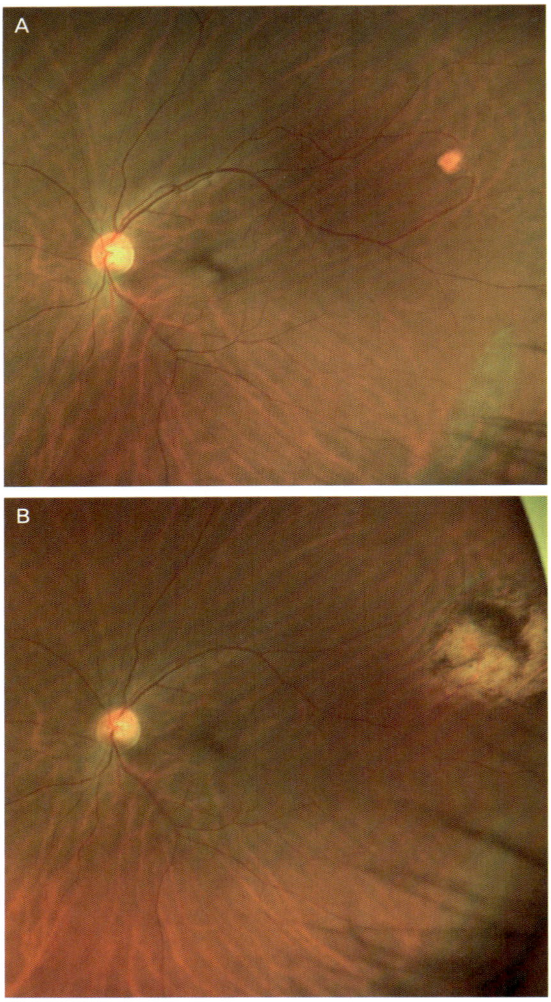

그림 14-33 망막혈관종 A. 안저소견 B. 냉동요법 후 망막혈관종 퇴행

Ⅶ 종양

1. 모반증*phakomatosis*

선천적 결함으로 인해 조직의 발달과정 중에 특정 세포가 과도하게 성장하여 나타나는 질환으로 주로 신경조직, 눈, 피부에서 볼 수 있다. 가족적으로 나타나는 경우가 많고 태어날 때 또는 성장과정 중에 나타난다.

(1) 폰히펠-린다우병*von Hippel-Lindau disease*(망막혈관종*angiomatosis retinae*)

3번 유전자 짧은팔*short arm of chromosome 3*(3p25–26)에 위치하는 종양억제 유전자 변이에 의한 질환으로 소아기와 청년기에 주로 나타난다. 50%가 두 눈에 발생하는데 처음에는 망막의 정맥이, 나중에는 동맥이 굵어지고 꾸불꾸불해진다. 망막 주변에 시신경유두 지름보다 2~3배 정도 큰 황색 또는 황회색의 원형으로 융기된 혈관종이 나타난다(그림 14-33). 혈관종 내용물이 누출되어 삼출망막박리, 망막출혈, 유리체출혈, 속발녹내장이 합병될 수 있다. 혈관종이 소뇌나 척수에 발생하면 뇌압상승, 정신장애, 경련을 일으킨다.

망막혈관종의 크기나 위치에 따라 전기소작, 광응고술, 냉동요법 등을 시행해 치료한다.

(2) 스터지-웨버증후군*Sturge-Weber syndrome*

일생 동안 각기 다른 시기에 눈, 피부 및 뇌에서 발생하는 선천성 과오종을 특징으로 하며, 주로 어린 시절에 발생하는 질환이다. 얼굴 삼차신경 분포영역의 혈관종, 뇌혈관기형이 생기고, 방사선검사에서 석회침착을 볼 수 있다. 대발작, 시야결손, 정신장애 등을 일으키며, 눈에서는 맥락막혈관종 외에 선천녹내장을 일으킬 수 있다. 일반적인 녹내장 치료방법으로 치료하지만 예후는 불량하다.

(3) 결절경화증*tuberous sclerosis*(부르네빌병*Bourneville disease*)

뇌, 피부, 내부 장기와 눈 등의 여러 기관에 발생하는 과오종을 특징으로 하는 흔치 않은 다기관 유전질환이다. 소아기 또는 성년기에 나타나는데 피지샘종*adenoma sebaceum*, 정신장애, 간질, 눈증상을 나타낸다. 망막 또는 시신경유두부에 원형의 황백색 종양이 생긴다(별아교세포과오종*astrocyte hamartoma*). 경계가 불분명하고 망막에서 1~2mm 정도 융기된 종양이 하나 또는 여러 개가 나타난다.

(4) 신경섬유종증*neurofibromatosis*(폰레클링하우젠병 *von Recklinghausen disease*)

신경섬유종증은 다기관 침범을 특징으로 하는 눈피부증후군*oculocutaneous syndrome*이다. 피부의 담갈색 반점*cafe au lait spot*과 신체 각 조직에 생긴 종양이 나타난다. 안저에서는 시신경섬유의 말이집형성*myelination*이 흔히 나타나고, 종양은 결절경화증과 비슷한 모양을 띠며 시신경유두부에 잘 생긴다. 홍채에서 리쉬소결절*Lisch nodule*이라 부르는 홍채과오종이 발견되는데, 이것은 신경섬유종증 진단의 특이적 소견이다. 눈꺼풀에 종양이 생기면 눈꺼풀처짐을 보이기도 한다.

2. 망막모세포종*retinoblastoma*

망막모세포종은 소아의 눈 속에 생기는 악성종양 중 가장 흔한 질환으로 대개 3세 이전에 발생한다. 25~35%에서는 양쪽 눈에 나타나는데 한쪽 눈에 나타나는 경우보다 발병시기가 더 이르고 증상도 심하며 가족성으로 나타나는 경향이 높다.

【증상】 망막에 경계가 뚜렷한 둥근 백색 또는 황백색 종양으로 나타난다. 종양이 망막 바깥쪽으로 자라면(외성장망막모세포종*retinoblastoma exophytum*) 광범위한 삼출망막박리를 일으킬 수 있다. 종양이 망막 안쪽으로 자라면(내성장망막모세포종*retinoblastoma endophytum*) 유리체 쪽으로 종양편이 떨어져 나와 주위 망막에 전파될 수 있다(그림 14-34). 종양 내에서 세포가 괴사하면 석회침착이 일어나 방사선검사에 나타난다.

종양이 어느 정도 증식하면 확대된 동공(특히 야간)에서 황백색반사가 나타나서 흑암시고양이눈*amaurotic cat's eye*이라고도 불린다. 종양이 더 커지면 속

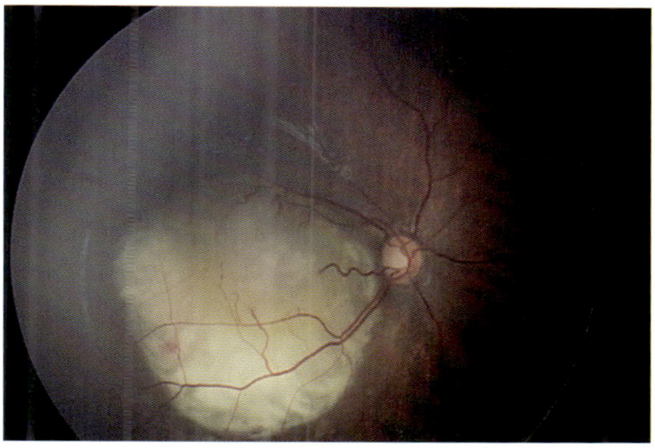

그림 14-34 망막모세포종

발녹내장, 소눈*buphthalmos*이 되고, 종양이 괴사하면 포도막염, 앞방출혈이 일어난다. 종양이 시신경섬유나 안구 벽을 통해 확산되면 안구돌출을 일으키고 두개강 내로 퍼진다. 두개골, 뇌, 척수, 림프절 등으로 원격전이를 일으킨다.

【병리조직 소견】 종양세포는 비교적 큰 원형세포로 세포질이 적고 진하게 염색되는 세포핵으로 이루어져 있다. 공간을 중심으로 종양세포가 꽃잎처럼 배열되어 있으면 로제트*rosette*라고 하고, 혈관이 중앙에 있으면 거짓로제트*pseudorosette*라고 한다.

【치료】 치료법의 발달과 빠른 진단으로 망막모세포종은 이제 치료 가능한 질환, 시력 보전이 가능한 질환으로 인식이 바뀌어 가고 있다. 그러나 종양의 용적이 큰 경우에는 안구적출술을 시행한다. 안구를 적출할 때는 시신경을 최소한 10mm 이상 절단하고 절단면을 조직검사하여 종양세포의 전이 여부를 확인해야 한다. 눈 외부로 종양이 퍼져 있으면 안와내용제거술을 시행한다. 종양의 크기가 작은 경우에는 방사선치료, 냉동요법, 광응고술 등으로 효과를 보기도 한다. 두 눈에 종양이 발생한 경우에는 심한 쪽의 안구를 적출하고, 약한 쪽에는 광응고술, 방사선조사, 라듐판의 공막부착, 항암화학요법(카보플라틴 *carboplatin*, 빈크리스틴*vincristine*, 이토포시드*etoposide*)을 시행한다. 최근에는 전신 항암화학요법의 부작용을

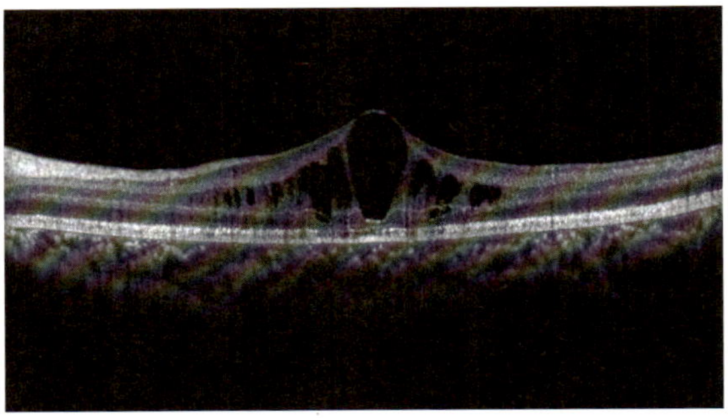

그림 14-35 X염색체관련소아망막층간분리

줄이고 종양에만 국소적으로 작용하는 동맥내 혹은 정맥내 항암화학요법을 통해 안구를 보존하고 안내 종양을 선택적으로 치료하는 방법이 시도되고 있다.

항암화학요법은 재발한 경우나 전이된 경우, 양측성 질환일 때 이미 한쪽 눈을 적출한 경우 남은 눈을 살리기 위해 사용한다. 최근에는 한쪽 눈에만 종양이 있더라도 안구를 보존하기 위해 레이저치료, 냉동요법 등의 국소치료를 동반한 항암화학요법을 사용하거나 항암화학요법 후에 방사선치료를 하기도 한다.

3. 거짓신경아교종*pseudoglioma*

거짓신경아교종은 망막모세포종과 임상증상이 비슷하여 망막모세포종으로 오진할 수 있으므로 잘 감별해야 한다. 섬모체염·유리체출혈·유리체농양 등으로 발생한 유리체의 기질화된 결합조직, 일차유리체증식증, 미숙아망막병증(수정체후섬유증식), 코우츠병*Coats disease* 등에서 나타난다.

4. 전이성 맥락막종양*metastatic choroidal tumor*

안구내 악성종양의 가장 흔한 원인은 전이성 종양이다. 타 장기의 원발암이 안구 내로 전이될 때 가장 흔히 침범되는 부위는 맥락막이다. 전이암이 주로 혈관을 타고 안구로 들어오기 때문이다. 남자의 전이암은 폐암이 많고 여자는 유방암이 많다.

【증상】 두 눈에 발생하거나 한 눈에 발생하더라도 다발성 병소인 경우가 흔하다. 주로 노란색 혹은 백황색으로 관찰된다. 삼출성 망막박리가 동반되는 경우도 있다.

【치료 및 예후】 대부분의 환자들은 전신 항암치료를 받고 있으므로 눈에는 보조적인 치료를 하는 경우가 많다. 원발암이 잘 조절되고 있는 경우에는 안구내 종양에 대해서 근접방사선치료*brachytherapy*, 정위방사선치료*stereotactic radiotherapy*, 광역학요법*photodynamic therapy*, 동공경유열치료*transpupillary thermotherapy*, 공막경유맥락막종양제거술*sclerouvectomy* 및 안구적출*enucleation*을 시도할 수 있다. 예후는 불량한데, 전이성 맥락막 종양이 있는 경우에 5년 생존율이 21~23%라는 보고들이 있다.

Ⅷ 선천이상

1. X염색체관련소아망막층간분리*X-linked juvenile retinoschisis*

X연관열성유전을 하며 남성에게 나타난다. Xp22.1-p22.3에 위치한 RS1 유전 이상에 의한 것으로, 레티노시신*retinoschisin*이라는 단백질의 기능이상이 초래되어 발병하게 된다. 이 단백질은 시세포에서 분비되어 망막 전층에 걸쳐 존재하며, 세포 간 결합에 관여하는 것으로 알려져 있다. 중심오목망막층간분리*foveal schisis*가 가장 특징적인 소견이며 거의 모든 환자에서 볼 수 있다(그림 14-35). 환자의 약 75%에서 안쪽에 위치한 신경섬유층에 원형열공이 있고, 이것이 광범위하면 안쪽 층에 혈관만 떠 있는 것처럼 보일 수 있다. 주로 안저의 귀 아래쪽에 발생하고 병의 진행 속도가 매우 느려서 그 범위가 확산되는 경우가 적고, 확산되어도 황반 또는 망막 주변으로 서서히

퍼진다. 중심오목낭포와 주름이 생겨 차바퀴 모양을 보이며(별황반병증*stellate maculopathy*) 시력장애를 동반한다.

망막층간분리가 황반 쪽으로 확산되면 경계 부위에 광응고술을 시행하여 장벽*barrier*을 만들고, 망막박리가 합병되면 수술적 치료를 시행한다.

2. 말이집신경섬유*myelinated nerve fiber*

시신경의 말이집형성은 뇌 쪽에서 시작하여 태어날 때는 사상판 뒷면까지 도달하여 정지하는데, 때로는 사상판을 지나 망막 내까지 계속된다. 이를 말이집신경섬유라 한다. 안저소견상 말이집 부위가 망막신경섬유의 주행방향에 따라 흰 깃털 모양으로 보이고 대개 한쪽 눈에 나타난다(그림 14-36). 면화반과 감별해야 한다.

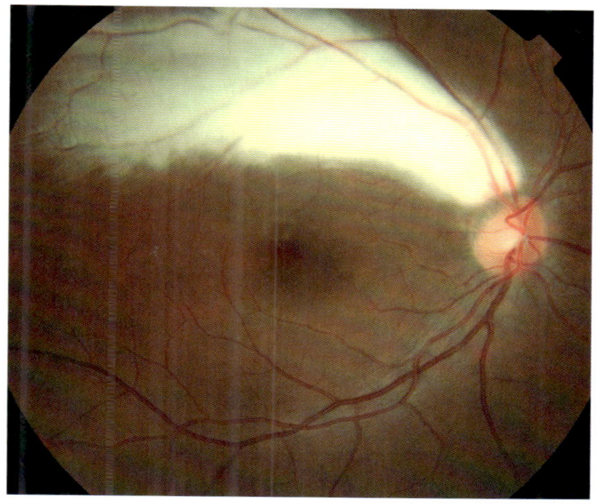

그림 14-36 말이집신경섬유

3. 코우츠병*Coats disease*

코우츠병은 망막모세혈관확장*retinal telangiectasis* 및 혈관류의 발생으로 인해 장액이 서서히 누출되어 삼출망막박리를 일으키는 특발성 망막혈관질환이다. 20대 이전의 남성에서 호발하며 주로 한쪽 눈에 발생한다.

【증상·소견】 어린이는 사시나 백색동공반사 때문에 병원에 오는 경우가 많으므로 망막모세포종과 감별해야 한다. 대개 시력장애가 심하다.

안저소견상 후극부에 광택이 있는 황백색 삼출물이 망막혈관보다 깊은 층에 침착되고 망막출혈, 망막혈관주머니, 망막혈관의 확장과 굴곡을 동반한다(그림 14-37). 진행하면 삼출망막박리, 백내장, 녹내장 등이 합병된다. 경한 형태에서는 출혈과 삼출물이 관찰되기 어려울 정도로 적지만 저절로 좋아지는 경우는 드물다. 일반적으로 진행하게 되며, 결국 출혈과 삼출물이 망막혈관을 덮어서 가릴 정도로 심해진다. 삼출

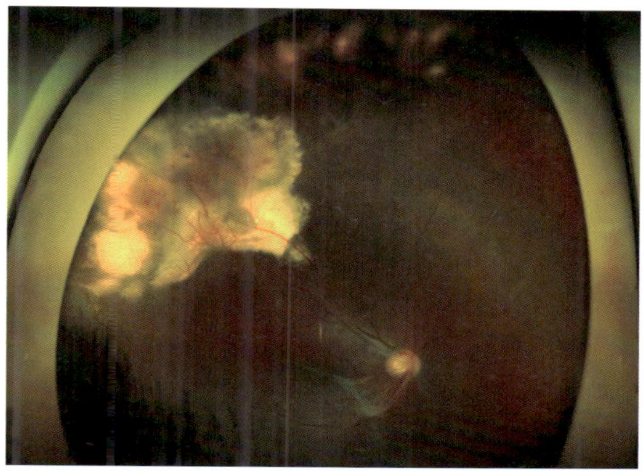

그림 14-37 코우츠병의 안저소견

망막박리, 백내장, 녹내장 등이 합병될 수 있다.

【치료】 초기에 병변 부위가 광범위하지 않을 때 발견하면 광응고술이나 냉동요법을 시행한다. 최근에는 유리체강내 항혈관내피세포성장인자 주사치료를 보조적으로 사용하기도 한다. 삼출망막박리가 진행된 후 발견되면 망막하액배출술을 시행해도 시력 예후가 극히 좋지 않다.

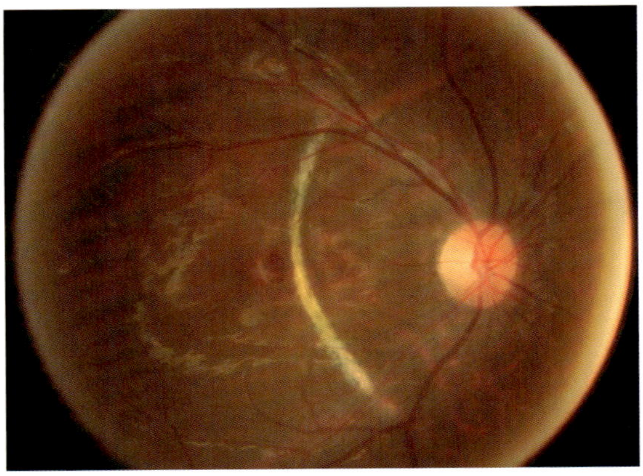

그림 14-38 맥락막파열 및 외상성 황반원공

IX 외상

1. 외상망막부종*commotio retinae*

안구에 타박상을 입어 망막세포, 혈관이 손상되면 망막에 일과성 부종이 나타나는데 이를 외상망막부종 또는 베를린부종*Berlin edema*이라고 한다. 부종은 후극부에 반원형 또는 원형으로 나타나는데 대개 3~4일 후 소실된다. 부종이 심하고 오래 지속되면 그 부위의 망막이 위축되고 색소가 침착되며 시야결손 또는 시력장애가 온다.

2. 맥락막파열*choroidal rupture*

안구를 압박하는 힘이 가해졌을 때 맥락막파열이 발생할 수 있다.

이는 맥락막, 브루크막과 망막색소상피층이 둔상으로 인해 파열되는 것으로, 대개 망막밑 또는 망막색소상피밑출혈을 동반한다. 공막은 갑작스러운 안구 충격에 견딜 만한 충분한 장력이 있고, 망막은 신축성*elasticity*이 있어 파열에 견딜 수 있다. 그러나 브루크막은 장력과 신축성이 부족하여 외부의 힘에 의하여 안구가 심하게 변형될 때 근접한 망막색소상피와 맥락막모세혈관과 함께 파열할 수 있다.

단일 병변 또는 다수의 맥락막파열 형태로 나타날 수 있으며 대개 시신경유두를 중심으로 한 동심원 형태*concentric*를 띤다(그림 14-38). 황반부에 맥락막파열이 발생하면 영구적으로 시력이 저하될 수 있다. 후기 합병증으로 맥락막혈관신생이 나타날 수 있다. 외상 후 몇 개월 또는 몇 년이 지나 발생하며, 장액성이나 출혈성 황반박리를 동반할 수 있다.

3. 푸르처망막병증*Purtscher retinopathy*

머리나 가슴에 외상 또는 골절상을 입은 후 1~2일 만에 양쪽 눈의 시신경유두 또는 황반 근처에 여러 개의 백색 삼출물이 나타난다. 망막동맥 가늘어짐, 정맥 울혈, 망막출혈이 나타나기도 하고 중심오목반사가 소실되며 시력장애가 발생한다. 이를 푸르처망막병증이라 부른다. 골절을 입을 때 방출된 지방이나 흉부압박으로 인한 공기색전증 등 때문에 망막과 맥락막의 모세혈관이 폐쇄되어 순환장애를 일으켜 발생하는 것으로 생각된다.

4. 터슨증후군*Terson syndrome*

거미막밑출혈 또는 경막밑출혈 등 뇌 안의 출혈과 망막, 유리체출혈이 동반하는 경우를 터슨증후군이라 부른다. 두 눈에 나타나는 경우가 흔하다. 정확한 병인은 알 수 없지만 뇌 안의 출혈로 뇌압이 급격히 상승하면서 안구 내의 정맥순환에 장애를 초래하여 갑작스러운 안구 내 정맥압 상승과 정맥확장, 모세혈관 파괴, 유리체출혈로 이어지는 것으로 생각된다.

5. 흔들린아이증후군*Shaken-baby syndrome*

영유아를 심하게 흔들어서 눈 또는 머리에 직접 외상

을 입히거나, 아동이 학대를 받아 흉부외상이나 질식이 발생한 경우에 나타날 수 있는 증후군이다. 망막출혈, 면화반, 망막주름 등의 소견을 보인다. 망막출혈과 함께 대개 거미막밑출혈, 경막밑출혈 또는 뇌내출혈, 두개골골절 등이 나타난다.

6. 일광망막병증*solar retinopathy*

일광망막병증은 직접 또는 간접적으로 태양을 보았을 때 나타나는 광화학적 망막손상이다. 청색광이나 파장이 짧은 자외선 등이 망막손상을 일으키는 것으로 생각된다. 젊거나, 눈의 광과민성을 증가시키는 테트라사이클린*tetracycline*이나 소랄렌*psoralen* 같은 약물을 복용하는 경우 일광망막병증이 생길 가능성이 높다. 시력감소, 중심암점, 변형시증, 소시증 등의 증상이 나타나며, 대개 3~6개월 뒤에 회복되지만 시력저하나 변형시증, 암점 등이 남을 수 있다. 효과적인 치료방법은 알려지지 않았으며 교육을 통한 예방이 가장 중요하다.

X 망막 치료

1. 레이저치료

(1) 광응고술*photocoagulation*

적절한 보호기구를 사용하지 않고 개기일식을 보다가 황반이 응고되면 시력장애가 일어나는데, 이를 일식맹*eclipse blindness*이라고 한다. 이처럼 강한 광선에 대한 조직의 응고작용을 치료에 이용한 것이 광응고술이다.

광선이 조직색소를 통해 흡수되면 빛에너지가 열에너지로 변하여 조직단백을 응고시킨다. 이때 조직세포 파괴, 흉터 형성, 조직 유착이 일어나고 에너지가 크면 조직 결손, 즉 절개효과도 일어날 수 있다. 따라서 효과적인 광응고술을 시행하려면 적합한 광원, 조직색소, 매체의 투명성이 갖추어져야 한다.

광원으로 아르곤레이저*argon laser*, 크립톤레이저*krypton laser*, 색소레이저*dye laser*, 그리고 Nd: YAG레이저가 이용된다. 아르곤레이저는 청록색 광선으로 488~514.5nm의 광선을, 크립톤레이저는 647.1nm의 적색 광선을, 색소레이저는 400~800nm의 광선을 낸다. 최근에는 적외선인 1064nm의 Nd: YAG레이저 파장을 절반으로 줄여 532nm의 청록색 광선으로 만든 광원을 널리 사용한다. 레이저광선은 보통 광선과 마찬가지로 굴절, 반사, 투과의 성질을 갖고 있는데, 단일파장의 강력한 집속광선이기 때문에 색수차 현상이 없고 미세한 점을 응고시킬 수 있으며 안구의 매체에서 흡수되거나 확산되지 않고 안저에 도달한다.

안구의 조직색소로는 멜라닌*melanin*, 헤모글로빈*hemoglobin*, 엽황소*xanthophyll*가 있다. 멜라닌은 포도막, 망막색소상피세포에 풍부하게 분포한 갈색 색소로서 가시광선을 잘 흡수한다. 헤모글로빈은 망막혈관, 맥락막혈관에 분포한 적색 색소로서 적색 이외의 가시광선을 흡수한다. 엽황소는 황반의 망막실질에 포함된 황갈색 색소이다. 따라서 황반부는 다른 부위보다 망막 자체가 응고될 위험이 높기 때문에 황반을 치료할 때는 청색광 레이저를 피하는 것이 안전하다.

수정체에 약한 혼탁이 있거나 가벼운 유리체출혈이 있는 경우에는 장파장 광선이 더 잘 투과되기 때문에 크립톤레이저를 이용하면 효과적으로 응고를 일으킬 수 있다.

눈속 매체, 즉 각막, 앞방, 수정체, 유리체는 광학적으로 투명한 정상 상태에서도 레이저광선의 5%를 흡수한다. 각막혼탁, 포도막염, 눈속출혈, 백내장 등 매체가 혼탁해진 경우에는 광선의 투과율이 떨어져 안저에서 효과적인 응고반응을 일으킬 수 없다.

혼탁이 심하지 않은 경우에는 광선의 강도를 높여서 응고를 일으킬 수 있지만 매체에 대한 부작용이 발생할 위험성이 높아진다.

【적응증】

① **중심장액맥락망막병증** 형광안저혈관조영술로 색소가 누출되는 샘 부위를 약하게 응고시킨다.

② **망막열공** 망막이 박리되지 않은 열공이나 공막돌륭술 후에 유착반응이 부족한 경우 열공 주위를 2~3줄로 응고시킨다.

③ **당뇨망막병증** 황반부종을 일으키는 확장된 모세혈관, 망막미세혈관류, 망막모세혈관 비관류를 파괴하기 위해 직접 응고하거나(국소응고), 신생혈관의 생성을 막거나 없애기 위해 후극부를 제외한 전체 안저를 응고시킨다(범망막광응고술*panretinal photocoagulation*).

④ **기타 안저 질환** 맥락막혈관신생, 망막정맥폐쇄, 망막주위혈관염(일스병), 삼출망막염(코우츠병), 망막혈관종, 망막모세포종, 맥락막흑색종 등에도 광응고술을 사용할 수 있다.

【합병증】 매체의 광선 흡수로 인해 각막혼탁, 홍채염, 백내장 등이 발생할 수 있다. 망막에서는 망막출혈, 망막열공형성, 황반응고, 유리체망막견인대 수축, 맥락막혈관신생, 황반주름*macular pucker*, 시야장애, 황반부종, 맥락막 또는 망막의 삼출박리, 시신경위축 등의 합병증이 발생할 수 있다.

(2) 광역학요법*photodynamic therapy*

정맥을 통해 광감작약물*photosensitizing drug*을 주사한 후 특정 레이저 파장을 이용하여 이 약물을 활성화하는 치료방법이다. 레이저치료의 효과를 병변 부위에 국한하여 불필요한 주변 조직의 열손상을 피한다는 장점이 있다. 맥락막신생혈관막, 중심장액맥락망막병증*central serous chorioretinopathy*, 일부 안구 내 종양 등의 치료에 사용된다.

2. 주사치료

(1) 유리체강내 주사*intravitreal injection*

1922년 Ohm 등이 처음으로 망막박리 치료를 위한 공기주입술을 발표하였고, 1970년 유리체강내 주사를 이용하여 성공적으로 안내염을 치료한 증례들이 보고됨에 따라 유리체강내 주사가 점차 널리 사용되기 시작하였다. 그 후 5-FU(플루오로우라실*fluorouracil*), 간시클로비어*ganciclovir*, 트리암시놀론 아세토니드*triamcinolone acetonide*, 메토트렉세이트*methotrexate* 등의 다양한 약제를 이용한 유리체강내 주사가 소개되었고, 2000년대 들어서 항혈관내피성장인자(베바시주맙*bevacizumab*, 라니비주맙*ranibizumab*, 애플리버셉트*aflibercept*, 브롤루시주맙*brolucizumab*) 주사가 나이관련황반변성 및 망막혈관 질환에 사용되면서 유리체강내 주사가 빈번하게 시행되고 있다. 또한 최근에는 반복적인 주사로 인한 합병증을 줄이기 위해 약제가 장기간에 걸쳐 서서히 유리되도록 만든 유리체강내 스테로이드 삽입물(덱사메타손*dexamethasone*, 플루오시놀론 아세토니드 유리체강내 삽입물*fluocinolone acetonide intravitreal implant*)도 사용되고 있다. 평면부*pars plana*를 통하여 망막 손상 없이 유리체강 내로 약물을 주사할 수 있지만, 주사 후 안내염 같은 합병증이 발생할 수 있으므로 무균적으로 시행해야 한다.

(2) 테논낭하 주사*subtenon injection*

스테로이드를 안구 주위 조직에 주사하는 치료가 1962년 Coles에 의해 처음 시도된 이후 포도막염 등 다양한 염증성 안질환과 당뇨황반부종, 망막정맥폐쇄 후 발생한 황반부종에 대해서 테논낭하 스테로이드 주사가 흔히 사용되고 있다. 테논낭하 주사는 외래에서 비교적 간단하게 시행할 수 있으며, 경구투여에 비해 전신 부작용을 피하면서 안구 후부에 다량의 약물을 전달할 수 있다는 장점이 있다. 또한 유리체강내 주사에 비해 안내염 같은 치명적인 합병증의 발생 가능성도 줄일 수 있다.

3. 유리체절제술*pars plana vitrectomy*

유리체절제술을 하려면 기본적으로 절제장치, 관류장치, 조명장치로 구성된 유리체절제 장비와 수술현미경, 눈속관찰 장비가 필요하다. 이 외에 눈속집게 또는 눈속가위, 눈속투열기, 눈속레이저침 등의 기구를 필요에 따라 사용한다. 유리체절제술을 통해 시축을 가리는 심한 유리체혼탁과 출혈을 제거하여 투명성을 회복시키며, 유리체 내의 띠나 막을 절제하여 망막을 견인하는 원인을 제거하여 박리된 망막을 재유착시키거나 망막앞막을 제거한다. 유리체출혈, 망막박리, 망막앞막, 황반원공 등이 유리체절제술의 대상이며, 포도막염이나 종양질환의 진단적 목적으로 시행되기도 한다. 최근에는 수술 기구 및 수술 기법의 발달로 작은 공막절개창을 이용한 경결막무봉합유리체절제술*transconjunctival sutureless vitrectomy*이 보편화되어 수술시간 단축과 조기 회복이 가능해졌다.

흥미로운 증례

42세 남자가 3일 전부터 시작된 오른눈의 하방 시야장애를 주소로 내원하였다. 안저검사로 상측 주변부 망막에서 1개의 작은 망막열공이 관찰되었고 주변부에서 망막박리 소견이 관찰되었다(그림 1). 환자의 유리체강 내로 가스를 주입하여 가스망막유착술을 시행하였다(그림 2). 가스망막유착술 시행 후 3일째와 4일째에 망막하액이 크게 흡수된 소견이 관찰되어 레이저 치료를 통한 망막 유착을 시도하였다(그림 3). 치료 후 3개월째에 관찰한 결과, 재발 없이 망막이 잘 유착되었다(그림 4).

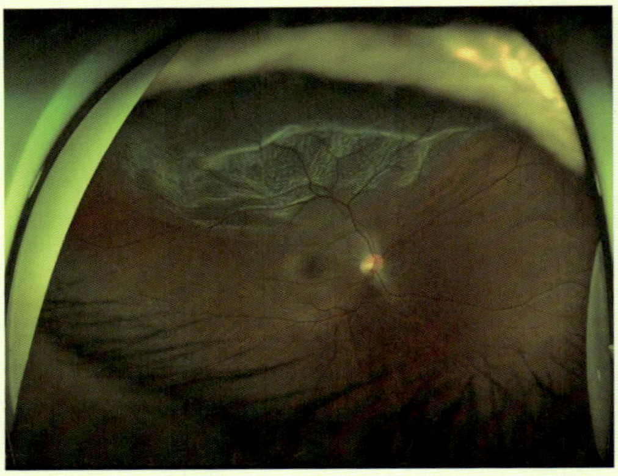

그림 1

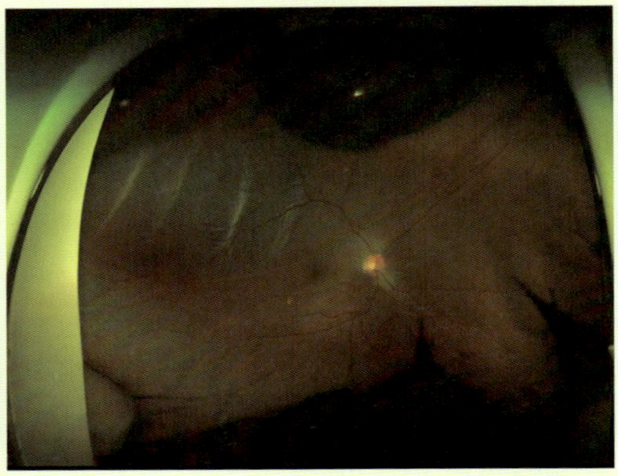

그림 2

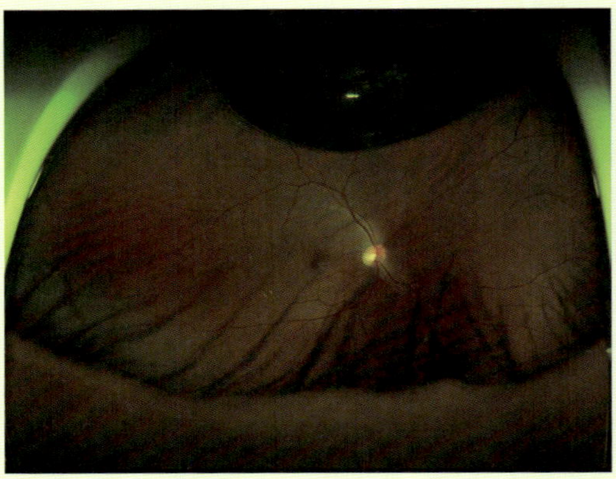

그림 3

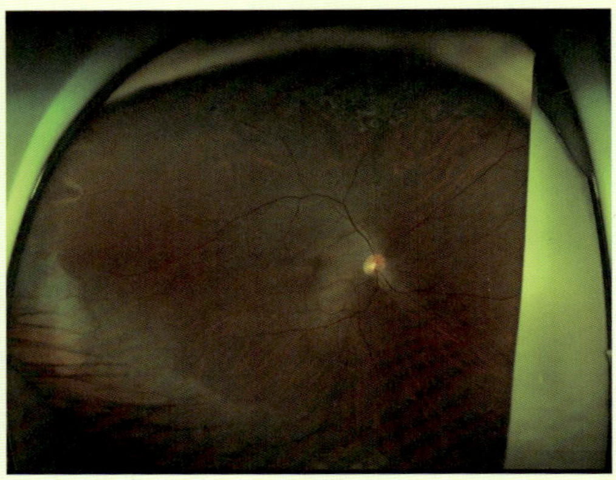

그림 4

잘 알려지지 않은 존재, 망막 신경아교세포

망막질환 중 상당수는 혈관의 염증과 관련되며, 최근의 치료법들도 대부분 이를 해결하는 데 치중해 왔습니다. 또 망막은 신경 조직이기 때문에 대부분의 연구는 혈관 혹은 신경세포 위주로 이루어졌습니다.

그러나 혈관 주위의 환경도 이에 못지않게 중요합니다. 신경혈관 조직의 항상성을 유지하는 하우스키핑*housekeeping* 기능을 가진 망막 신경아교세포*retinal glial cells*에는 뮐러세포*Müller cells*, 별아교세포*astroglia*, 미세아교세포*microglia*의 세 종류가 있다고 알려져 있습니다. 이들은 산티아고 라몬 이 카할*Santiago Ramón y Cajal*이 1892년에 발견했습니다.

뮐러세포는 망막에서 가장 큰 세포로, 망막 전역에 걸쳐 망막전층에 분포합니다. 다른 망막의 미세구조를 지지하고, 신경섬유 사이의 공간을 채우며 절연 기능을 하는 것으로 알려져 있습니다. 최근 줄기세포 관련 연구가 발전하면서 뮐러세포가 망막의 줄기세포로 확인됐습니다. 그렇게 되면 망막 재생도 가능하리라 기대되고, 향후 각종 퇴행성 질환에서 그 역할이 더욱 중요해지리라 여겨집니다.

별아교세포는 시신경의 발생 중 뇌에서 기원합니다. 대부분 망막의 신경섬유층에 위치하며 혈관 주위로 돌기*process*를 뻗어 덮고 있습니다. 그래서 혈액망막장벽*blood-brain barrier*의 일부를 형성합니다. 대부분의 망막질환이 혈액망막장벽 손상으로 인하여 발생한다고 알려져 있으므로 그 중요성은 이루 말할 수가 없습니다.

미세아교세포는 중배엽에서 기원한다고 알려져 있지만, 눈에서는 그 기원에 대해 논란이 있습니다. 앞의 두 가지 신경아교세포와 달리 미세아교세포는 망막질환에 직접 영향을 미칩니다. 면역체계의 일부로서 손상된 조직이나 외부 침입자를 제거하는데, 너무 과격하게 반응해서 회복이 가능한 정상 조직까지 파괴하기도 하고, 퇴행성 질환이나 유전성 질환에도 직접 관여합니다.

망막 분야 연구의 새로운 먹거리를 찾기 위해 신경아교세포 쪽으로 시선을 돌려보면 어떨까요?

15
녹내장

녹내장은 영구적 실명을 초래하는 주요 원인 중 하나로, 조기에 발견하여 적절히 치료하지 않으면 영구적으로 시신경이 손상되는 질환이다. 과거에는 녹내장을 정상보다 높은 안압(22mmHg 이상) 때문에 시신경 손상과 시야장애가 초래되는 질환으로 정의하였다. 하지만 최근에는 녹내장성 시신경손상의 원인으로 높은 안압 이외의 다른 여러 요소들도 관여한다는 사실이 밝혀짐에 따라 녹내장을 시신경의 특징적 변화와 이에 따른 시야장애가 초래되는 진행시신경병증 *progressive optic neuropathy*으로 정의하고 있다.

I 앞방각의 해부와 생리

각막 뒷면의 주변부에 있는 데스메막의 끝인 쉬발베선*Schwalbe line*으로부터 섬모체 앞면과 홍채뿌리*iris root*로 둘러싸인 부분을 앞방각*anterior chamber angle*이라 한다(그림 15-1). 이 부분에는 방수를 배출하는 중요한 조직인 섬유주와 쉴렘관이 있다.

1. 섬유주*trabeculum, trabecular meshwork*

섬유주는 쉬발베선에서 공막돌기*scleral spur*까지를 연결하며 꼭지점이 각막 쪽을 향한 삼각형으로, 여러 층의 섬유주판*trabecular sheet*으로 구성된다(그림 15-1). 섬유주판에 있는 작은 구멍은 앞방 쪽에 가까울수

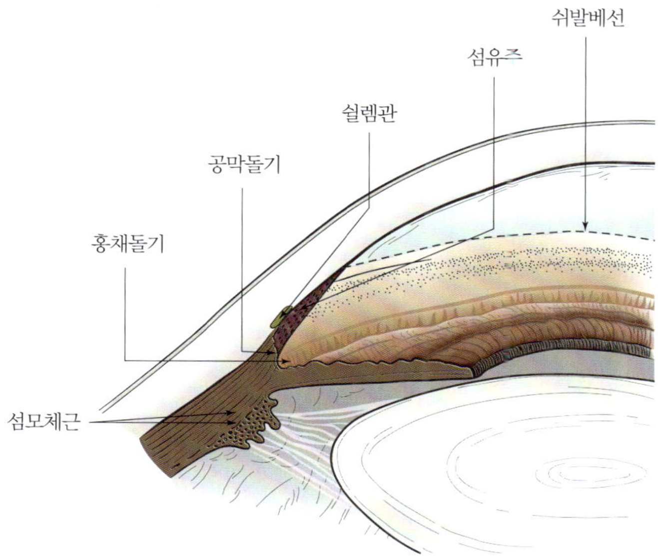

그림 15-1 앞방각의 해부학적 구조

록 크고, 멀어질수록 작아진다. 이러한 섬유주판과 작은 구멍 사이의 좁은 공간이 방수가 배출되는 판막*valve*의 역할을 한다.[1] 공막돌기는 섬모체근*ciliary muscle*의 하나인 세로근*longitudinal muscle*의 앞쪽과 연결되어 있는데, 이 섬모체근이 수축하면 섬유주판의 판막이 열리므로 방수유출이 증가한다. 섬모체근이 이완되면 이와 반대 현상이 일어나 방수유출이 억제된다.

2. 쉴렘관*Schlemm's canal*

섬유주의 바깥면을 둘러싼 림프관*lymphatic channel*의 구조와 유사한 관으로, 내벽이 내피세포로 이루어져 있으며, 성장하면 편평해진다.

3. 나이와 안압 상승에 따른 앞방각의 변화

(1) 나이에 따른 변화

개인에 따라 정도 차이는 있지만 나이가 많아지면 수정체의 두께와 지름이 커지고 수정체를 앞으로 밀어서 수정체가 홍채뿌리 앞쪽에 놓이게 되며, 홍채와 수정체낭 사이가 점점 더 좁아진다. 이렇게 되면 뒷방의 방수가 동공을 통과하여 앞방으로 이동할 때 저항이 발생하는데, 이를 생리적 동공폐쇄*physiologic pupillary block*라 한다. 이렇게 되면 뒷방압이 앞방압보다 더 높아지므로 홍채를 앞으로 밀어내 앞방이 얕아지고 앞방각은 좁아지는데, 이를 생리적 홍채볼록*physiologic iris bombe*이라고 한다. 대부분 이 상태로 유지되지만, 간혹 홍채볼록이 심해져 주변홍채가 섬유주와 접촉하게 되어 방수유출을 막아 폐쇄각녹내장을 초래하는 경우도 있다.

(2) 안압 상승에 따른 변화

안압이 낮을 때는 쉴렘관이 넓지만 안압이 높아지면 섬유주의 간격이 좁아지며, 쉴렘관 내벽이 바깥쪽으

[1] 섬유주판 사이의 공간에는 흔히 기저물질*ground substance*이 존재하는데, 그 일부가 히알루론산분해효소-민감성 산성점액다당류*hyaluronidase-sensitive acid mucopolysaccharide*이다. 녹내장이 있을 때 이 물질이 방수유출을 억제하는 것으로 생각된다.

로 밀려서 활 모양으로 휘게 된다. 안압 상승이 지속되면 바깥쪽으로 밀린 내벽이 외벽과 붙어서 방수가 집결관*collector channel*과 방수정맥*aqueous vein*으로 나가지 못한다.

II 방수의 생산과 유출

안압은 섬모체상피의 방수*aqueous humor*생산과 섬유주쉴렘관과 포도막중막을 통한 방수유출로 결정되기 때문에, 특히 녹내장에서 방수 개념이 매우 중요하다. 방수는 적절한 안압을 유지할 뿐만 아니라 혈관이 없는 조직인 각막과 수정체에 영양소를 공급하고 대사물질을 제거하는 기능을 갖고 있다.

1. 방수의 화학성분

앞방과 뒷방에 있는 투명한 방수는 동공을 통해 서로 교통한다. 방수의 용적은 0.2mL 정도이고, 삼투압은 혈청보다 약간 높으며, pH는 혈청보다 낮다. 총단백은 약 0.02%이며 알부민과 글로불린의 비율은 혈청과 같다. 혈청보다 많이 포함된 물질은 아스코르빈산(혈청의 10~15배), 젖산*lactic acid*, 피루브산*pyruvic acid* 등이고 포도당, 중탄산염*bicarbonate*, 요소*urea* 등의 수치는 혈청보다 낮다. 전해질 중에서 Na^+은 혈청보다 적으며 Cl^-은 많다.

안내염*endophthalmitis*이나 외상(또는 수술)이 있을 때는 혈청과 단백 비율이 비슷한 방수가 빠르게 생성되는데, 이러한 방수를 재생방수*secondary aqueous, plasmoid aqueous*라 부른다.

2. 방수의 생산

방수는 정상 눈에서 약 2~3μL/분의 속도로 생산된다. 그 생산기전은 확실히 밝혀지지 않았으나, 주로 섬모체 무색소상피*nonpigment epithelium*의 세포막을 사이에 두고 전해질의 에너지 차이가 발생하여 능동적 운반*active transport*으로 분비된다. 여기에 섬모체 혈관내피를 통한 단순한 여과*filtration* (또는 초미세여과 *ultrafiltration*) 또는 확산*diffusion* 작용이 일부 관여하고 홍채혈관을 통해서도 방수의 수분과 비전해질이 교환되는 것으로 보인다.

방수생산 과정에는 일차변동*diurnal variation*이 있는데, 정상 눈에서는 대부분 아침에 방수생산이 가장 많고, 점차 감소하다가 저녁에 가장 적다. 정상에서 안압의 일차변동은 평균 3.8mmHg이며, 이것은 중추신경계의 영향 때문으로 생각된다. 녹내장 환자에서는 안압 일차변동의 폭이 커지는데, 이는 방수유출률*aqueous outflow facility*이 감소해 방수생산이 많아질 때 일어나는 방수유출의 보상작용이 적기 때문이다.

3. 방수의 유출

방수유출로*aqueous outflow pathway*에는 섬유주쉴렘관유출과 포도막공막유출의 두 가지 경로가 있다.

(1) 섬유주쉴렘관유출*trabeculocanalicular outflow*

대부분(70~95%)의 방수는 이 경로를 통해 유출되며 유출속도는 1.8~2.5μL/분이다. 섬모체상피에서 형성된 방수는 뒷방에서 동공을 통해 앞방으로 나오고 앞방각의 섬유주를 통과한 다음 쉴렘관을 지나 25~30개의 집결관으로 간 후 뒷방수정맥*posterior aqueous vein*을 통해 정맥계인 상공막정맥*episcleral vein*과 결막정맥얼기*conjunctival venous plexus*로 연결된다(그림 15-2).

(2) 포도막공막유출*uveoscleral outflow*

방수의 약 5~30%가 유출되는 경로로, 방수는 앞방에서 섬모체와 공막 사이를 지나 맥락막혈관에서 흡

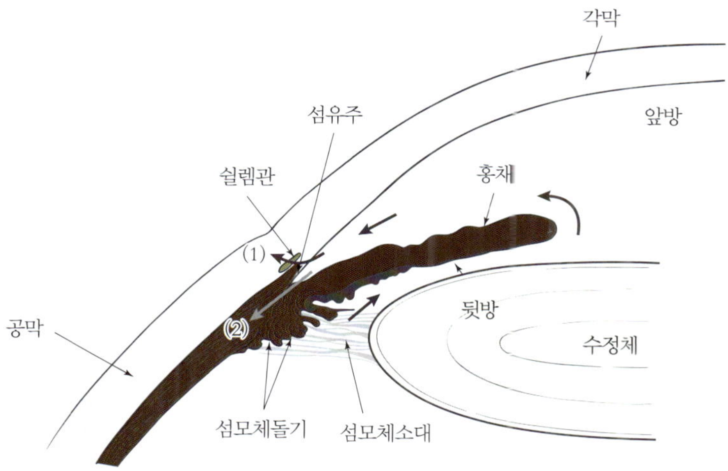

그림 15-2 안구 앞부분의 구조와 방수의 유출로 (1) 섬유주쉴렘관유출, (2) 포도막공막유출

수된다. 극히 일부는 공막을 통해 안와조직으로 유출된다.[2]

Ⅲ 진단

녹내장은 일찍 발견해서 치료할수록 시각기능장애를 최소화할 수 있기 때문에 조기진단이 중요하다.

검사 결과 다음과 같은 소견이 있을 때는 녹내장을 의심해야 한다.

① 안압이 22mmHg 이상일 때

② 안압이 상승하지 않았어도 두 눈의 안압 차이가 5mmHg 이상일 때

③ 유두함몰비*cup-disc ratio*(C/D비)가 0.6 이상일 때

④ 두 눈의 C/D비 차이가 0.2 이상일 때

⑤ 시신경 유두 출혈이 있을 때

⑥ 녹내장 가족력이 있을 때

⑦ 급성 녹내장의 증상이 있을 때

1. 안압측정*tonometry*

정상 안압은 10~21mmHg(평균 15mmHg)이며, 두 눈의 차이는 3mmHg 이하이다. 신생아 안압의 평균치는 10.27mmHg이다.

안압측정에 사용되는 안압계는 측정 원리에 따라 함입*indentation*형, 압평*applanation*형, 비접촉*non-contact*형으로 구분한다.

쉬외츠안압계*Schiøtz tonometer*는 함입안압계로서 공막경성*scleral rigidity*의 영향을 받아 안압의 오차가 나타날 수 있어 최근에는 거의 사용되지 않는다. 골드만압평안압계*Goldmann applanation tonometer*는 공막경성으로 인한 영향을 무시해도 되며 임상적으로 표준이 되는 안압계이다.

비접촉안압계는 안압계를 소독할 필요가 없고 의

[2] 포도막공막유출은 안압의 변화에 영향을 받지 않고 항상 일정한 속도를 유지하므로 방수유출검사법*tonography*에 따른 유출률 계산에 포함되지 않는다. 또한 섬유주쉴렘관유출 때와는 반대로 필로카르핀*pilocarpine*으로 인해 유출량이 감소하고 아트로핀*atropine*으로 인해 증가한다. 원숭이는 사람보다 포도막공막유출의 비율이 더 크다.

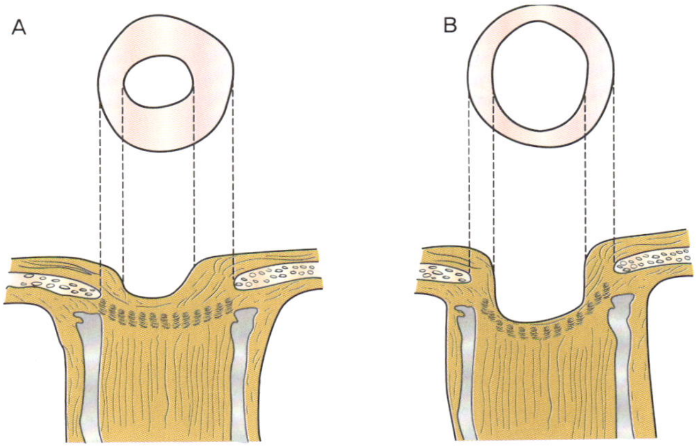

그림 15-3 녹내장시신경유두함몰 A. 정상 시신경유두함몰. 수평으로 놓인 난원형 함몰 모양을 띠면 정상일 가능성이 높다. **B.** 녹내장시신경유두함몰. 시신경의 손상으로 인해 함몰의 크기가 증가하며, 수직으로 놓인 난원형 함몰 모양을 띠면 녹내장일 가능성이 높다.

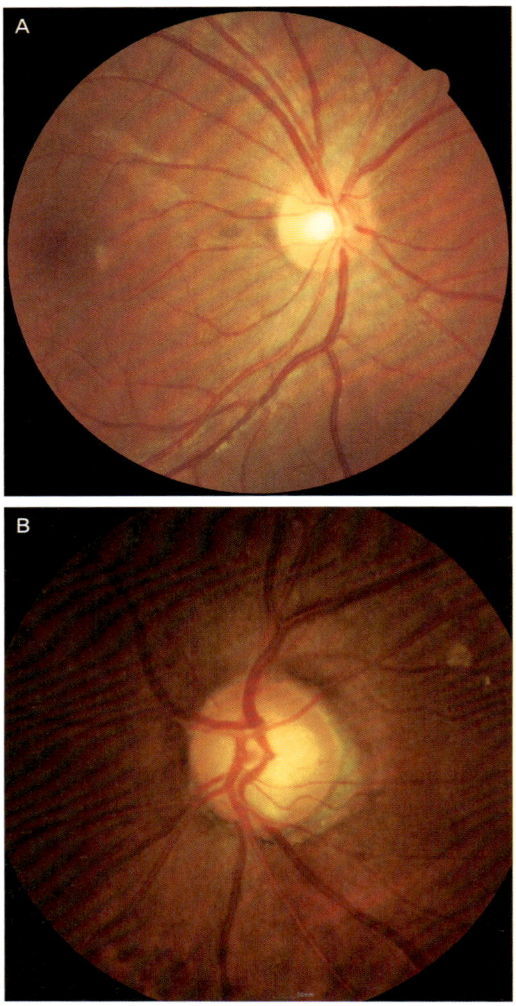

그림 15-4 정상 시신경유두(A)와 아래쪽 신경테패임이 나타난 시신경유두(B).

사가 아닌 사람도 조작할 수 있으므로 집단검진에 쉽게 사용할 수 있으나 정확도가 떨어진다.

2. 시신경유두 및 신경섬유층 검사

(1) 검안경검사

녹내장시신경유두함몰은 수직방향으로 커지며 유두의 위쪽과 아래쪽, 특히 귀 아래쪽이 먼저 침범당한다.[3] 시야 변화가 나타나기 전에 녹내장시신경유두함몰을 조기에 발견하는 것이 매우 중요하다. 동일 경선에서 유두함몰*cup* 부위의 지름과 유두*disc* 지름의 비율로 유두함몰의 정도를 나타내는데, 이를 cup/disc ratio 또는 C/D비라고 한다. 우리나라 사람의 정상 C/D비는 0.6 이하이며, 두 눈의 C/D비 차이는 0.2 이하이다.

녹내장시신경유두함몰이 있을 때는 유두함몰과 시신경유두가장자리*disc margin* 사이에 있는 분홍색 신경테*neural rim*가 점차 소실되면서 함몰이 커지고 깊어진다. 함몰가장자리*cup margin*가 급경사를 이루며 망막혈관이 코쪽으로 밀리고 함몰가장자리에서 단절

❸ 눈 속에서 안압이 높아지면 시신경이 눈 뒤쪽으로 밀려나고 손상된 시신경 부위를 함몰된 빈 공간이 대체하여 녹내장시신경유두함몰이 일어난다.

되어 보이다가 다시 나타난다. 유두함몰 주위 신경테에서 패임*notching*이 발견되면 이곳의 신경섬유가 손상되었음을 의미하고 그에 해당하는 시야결손이 나타난다(그림 15-3, 15-4).

함몰 부위의 바닥에서 사상판*lamina cribrosa*의 세공*pore*이 뚜렷하게 보이며, 유두 주위의 맥락막은 위축되어 유두 주위의 일부나 전체 둘레에 유두주위위축*peripapillary atrophy*이 나타난다. 시신경섬유를 따라서 시신경유두가장자리에 걸친 선상출혈*splinter hemorrhage*은 녹내장 환자의 약 8~25%에서 관찰되는 반면, 정상인에서는 약 1%에서만 발견되므로 특이도가 높은 녹내장 진단지표이다.

녹내장유두함몰의 징후는 첫째, C/D비가 0.6 이상, 둘째, C/D비의 두 눈 차이가 0.2 이상, 셋째, 수직난원형함몰*vertical oval cup*, 넷째, 신경테패임과 시신경유두출혈, 다섯째, 부분 또는 전체 유두주위위축*partial or complete peripapillary atrophy*이다.

녹내장이 오래 지속되면 시신경이 위축되어 창백하게 보인다. 시신경위축이 발생하는 기전은 불분명하지만 혈관허혈성 가설*vasoischemic theory*, 기계성 가설*mechanical theory* 등으로 설명한다.

(2) 영상분석*image analysis*

동일초점주사레이저검안경*confocal scanning laser ophthalmoscope*은 망막 표면과 시신경유두에 대한 삼차원적 분석을 통해서 시신경유두의 면적, 함몰의 면적과 용적, 망막신경섬유층 두께 등을 측정할 수 있기 때문에 시간 경과에 따른 미세한 변화를 살피는 데 도움이 된다.

녹내장 변화는 시신경유두뿐만 아니라 시신경유두로 향하는 망막신경섬유층*retinal nerve fiber layer*에도 나타난다. 이를 검사하는 데에 흑백필름과 청색필터를 이용한 망막신경섬유층 사진촬영이 도움이 된다(그림 15-5). 최근에는 망막신경섬유층 두께를 측정하기 위한 주사레이저편광측정법*scanning laser polarimetry*, 빛간섭단층촬영*optical coherence tomography; OCT*이 개발되어 사용되고 있다.

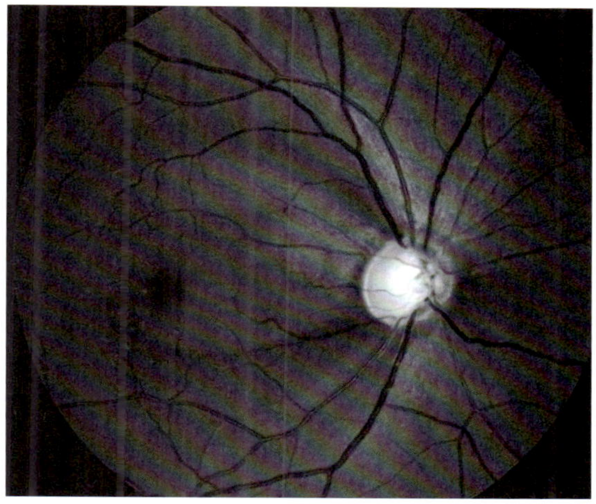

그림 15-5 망막신경섬유층 결손

3. 시야검사*perimetry*

시야검사는 녹내장의 진단과 치료에 필수적인 검사이다. 시야측정법에는 대면검사*confrontation test*, 정적시야측정*static perimetry*, 동적시야측정*kinetic perimetry* 방법이 있다. 대표적인 시야검사 장비로는 골드만시야계*Goldmann perimeter*, 험프리*Humphrey*시야계, 옥토퍼스*Octopus*시야계가 있으며, 녹내장은 물론 다른 신경계 질환의 시야 변화 상태까지도 측정할 수 있다.

녹내장성 시야결손은 시신경유두 부위의 시신경손상 때문에 나타나며, 시신경유두로 이어지는 시신경섬유의 주행이 일정하기 때문에 주행방향에 따라 특징적인 시야결손을 보인다. 시신경유두에서 가장 먼저 손상되는 부위는 위·아래쪽으로, 이곳으로 들어오는 시신경섬유들에 해당하는 주시점주위시야결손과 코쪽시야결손이 초기 시야결손이다. 개방각녹내장*open angle glaucoma*은 대부분 증상이 없기 때문에 시야 변화를 조기에 발견하는 것이 매우 중요하다.

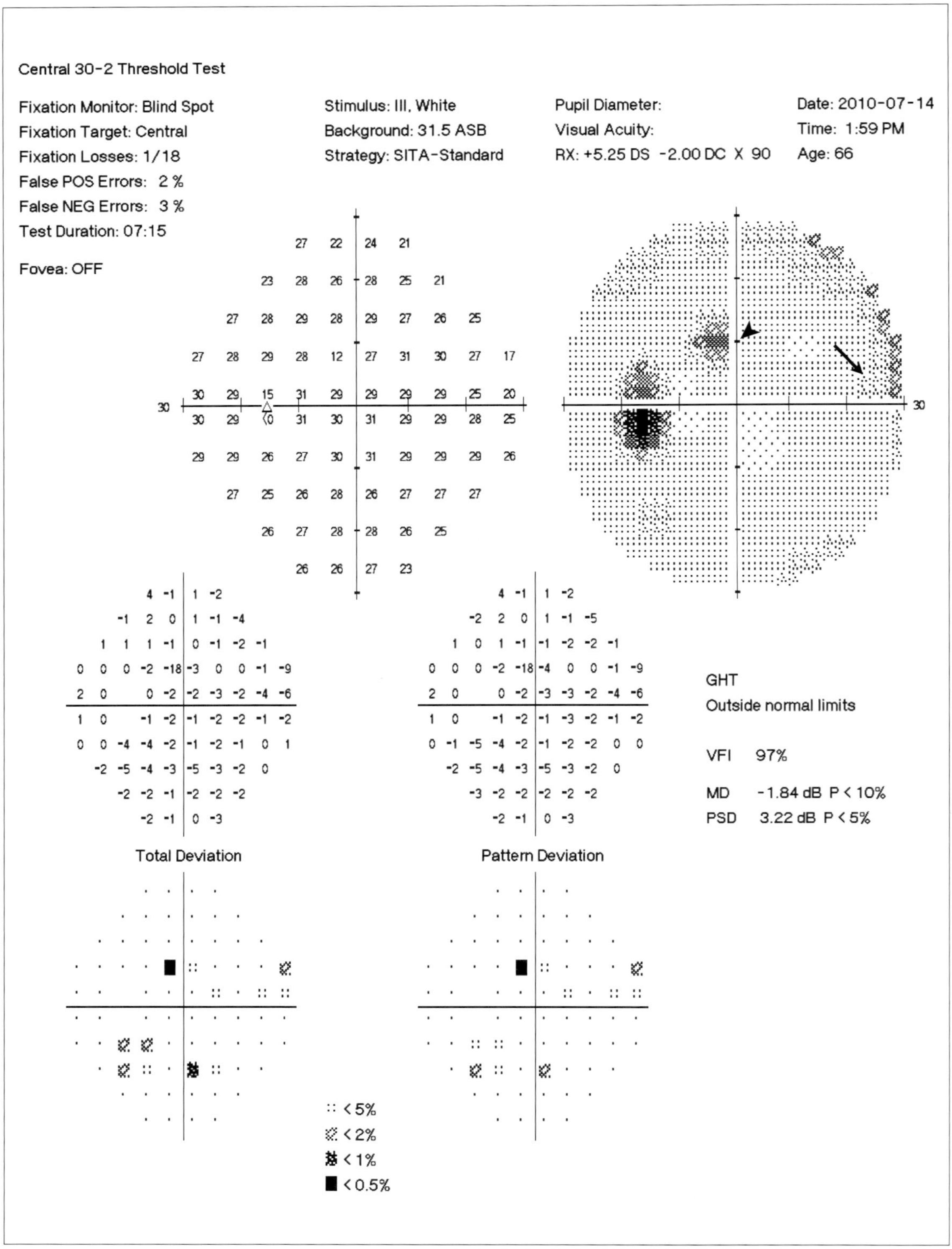

그림 15-6 녹내장성 시야결손: 중심부근암점(화살촉)과 코쪽계단(화살표)

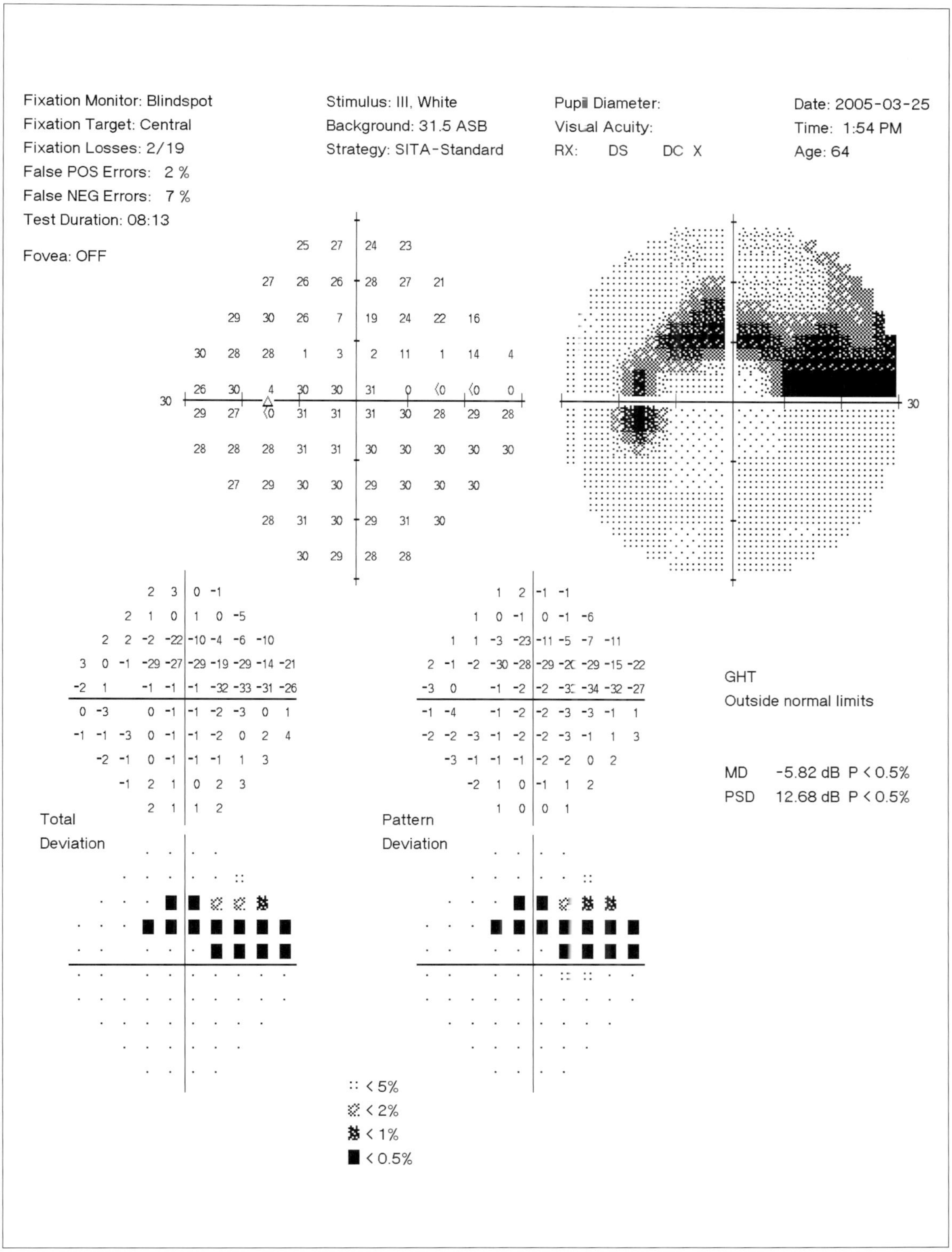

그림 15-7 험프리시야계로 측정한 시야검사에서 나타난 녹내장성 시야결손: 활모양암점

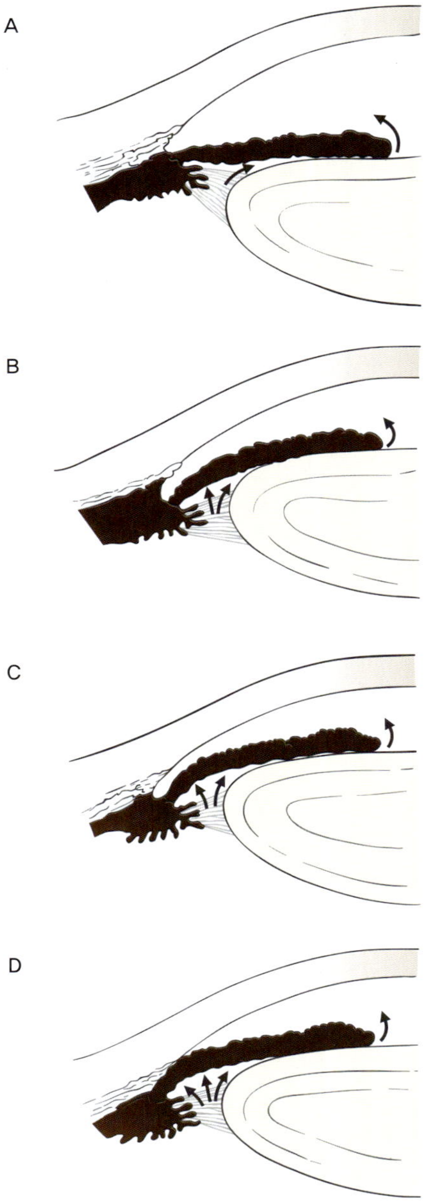

그림 15-8 섀퍼의 앞방각 깊이 분류 **A.** 개방각: 제3~4도 **B.** 중등도 앞방각: 제2도 **C.** 좁은 앞방각: 제1도 **D.** 폐쇄각: 제0도

시야결손은 주변에서부터 시작되어 점점 주시점 가까이로 진행하다가, 말기에는 중심시력만 남는 관모양시야*tubular field*가 된다. 녹내장성 시야 변화에는 다음과 같은 특징이 있다.

(1) 중심부근암점*paracentral scotoma*

주시점에서 10~20° 사이를 비에룸영역이라 하며, 이 영역에 고립된 작은 암점이 하나 또는 둘 이상 나타난다(그림 15-6). 녹내장의 초기 시야장애이다.

(2) 코쪽계단*nasal step*

코쪽의 시야가 수평선의 위·아래에서 계단 모양으로 차이가 나는 것을 말한다(그림 15-6). 다른 암점이 있는 것으로 의심될 때 코쪽계단이 발견되면 녹내장 진단에 도움이 된다.

(3) 활모양암점*arcuate scotoma*

주시점에서 귀쪽으로 10~20° 떨어져서 생리적 맹점*physiologic blind spot*과 연결되거나 연결되지 않으며 주시점을 지나 코쪽의 수평선까지 이어지는 암점을 말한다(그림 15-7). 위·아래 활모양암점이 합쳐져 고리모양암점*ring scotoma*이 되기도 한다.

4. 앞방각경검사*gonioscopy*

녹내장의 진단과 치료, 수술 후 경과 관찰에 사용되는 검사로, 앞방각에 여러 가지 변화를 일으키는 질환(종양, 이물, 신생혈관 등)을 검사할 때에도 사용된다. 특히 폐쇄각녹내장 환자에서 홍채와 앞방각의 접촉 또는 유착(주변홍채앞유착*peripheral anterior synechia; PAS*)을 발견하는 데 유용하다.

정상인의 앞방각은 홍채뿌리에서 각막 뒷면까지 다음과 같은 구조로 이루어져 있다(그림 15-1).

① 홍채뿌리

② 섬모체 앞면

③ **공막돌기** 회백색의 가는 선으로 섬유주의 섬유주판과 섬모체근의 부착점이다.

④ **섬유주** 연한 회백색 띠로 나이가 들면서 갈색 침착이 생길 수 있지만 진한 침착일 때는 색소녹내장 *pigmentary glaucoma* 등을 의심한다.

⑤ **쉬발베선** 가장 명백한 가느다란 흰 선이며 데스메막의 끝부분이 두툼해진 것이다.

⑥ **각막 뒷면** 섀퍼*Shaffer*의 앞방각 깊이*depth of chamber angle* 분류법은 다음과 같다(그림 15-8).

i) **제3~4도**: 앞방각이 20~45°로 개방각이며 앞방각폐쇄가 발생할 염려는 없다.

ii) **제2도**: 10~20°이며 중등도로 앞방각이 좁아진 상태이다(앞방각폐쇄의 가능성도 있다).

iii) **제1도**: 앞방각이 10° 이하이며 극도로 좁아져 있다. 결국 앞방각폐쇄가 발생한다.

iv) **제0도**: 앞방각이 완전폐쇄된 상태이다.

앞방각경검사 이외에 세극등으로 앞방각 깊이를 검사하는 방법이 있다. 각막가장자리에서 앞방 깊이와 각막 두께의 비교에 따른 앞방각 깊이의 분류(반헤리크*van Herick*법)는 다음과 같다. 앞방각경검사보다 정확도는 떨어지지만 임상에서 간단히 응용할 수 있다.

① **제4도** 앞방 깊이와 각막 두께가 같다.

② **제3도** 앞방 깊이가 각막 두께의 1/4~1/2 정도이다.

③ **제2도** 앞방 깊이가 각막 두께의 약 1/4이다.

④ **제1도** 앞방 깊이가 각막 두께의 1/4보다 얕다.

⑤ **극협앞방각** 앞방 깊이가 매우 얕다.

⑥ **폐쇄앞방각** 주변부 앞방 깊이가 없다.

이와 같은 분류법 외에 섬유주의 색소침착 정도를 분류하는 방법도 있다.

Ⅳ 개방각녹내장

원발개방각녹내장*primary open angle glaucoma*은 특징적인 녹내장성 시신경손상과 시야결손이 있으며, 앞방각이 개방되어 있고 선행 눈 질환 또는 전신적 이상이 없는 상태를 말한다. 다만 시신경 및 망막신경섬유층 이상은 시야이상에 선행할 수 있기 때문에 시야이상 없이도 녹내장으로 진단될 수 있다. 원발개방각녹내장은 초기에는 자각증상이 거의 없기 때문에 환자가 증상을 느껴 병원에 내원했을 때에는 이미 상당히 진행된 상태인 경우가 많다. 따라서 조기 진단이 중요한 질환이다.

【발생기전】 방수유출로의 높은 저항, 즉 섬유주의 변성, 섬유주 간격의 폐쇄, 쉴렘관 내피의 변성, 방수정맥을 도합한 상공막 내 방수유출로의 저항이 증가하여 안압이 상승하며 상승된 안압이 시신경유두부의 시신경에 기계적 손상을 일으킨다. 시신경으로 공급되는 혈액 순환이 원활하지 못해 시신경이 손상되기도 한다.

【증상】 말기까지 시력장애를 포함한 자각증상이 거의 없으므로 늦게 발견되는 경우가 흔하다. 대부분 장년층 이상에서 발견된다. 안압 상승을 확인하려면 골드만압평안압계로 시간을 달리하여 안압을 여러 번 반복해서 측정해야 한다.

시신경유두의 변화는 초기 증상 중 하나로 나타날 수 있다. C/D비가 0.6 이상인 경우에는 일단 의심해야 하며, 반복해서 검사할 필요가 있다. 망막의 혈관은 유두함몰의 경계 부위에서 급격히 꺾여 마치 혈관이 단절된 것처럼 보이며 신경테패임*neural rim notching*이 관찰되기도 한다(그림 15-4). 유두함몰이 진행되면 혈관은 유두의 코쪽 가장자리로 밀리게 된다. 함몰된 유두 표면은 창백하며 사상판이 노출되기도 한다.

녹내장시신경유두함몰이 의심되면 반드시 시야를 검사해야 한다. 초기에는 망막신경섬유층결손에 해당하는 특징적인 시야결손이 나타나지만, 진행하면 주변시야협착*peripheral visual field contraction*이 일어난다. 앞방각경검사에서 주변홍채앞유착을 보이지 않으며 앞방각은 깊게 열려 있다.

【진단】 개방각녹내장은 녹내장시신경유두함몰, 녹내장성 시야 변화, 열린 앞방각으로 확진할 수 있다. 대부분 두 눈에 발생하지만 어느 한쪽이 먼저 침범되어 종종 두 눈의 상태가 다를 때가 있다. 유전적 요소가 있을 수 있기 때문에 가족력을 확인해야 한다. 녹내장이 의심되면 환자를 교육하고 일정 기간을 두고 끈기 있게 검사를 반복해야 한다.

안압은 21mmHg보다 높지만 눈의 구조적·기능적 손상이 발견되지 않는 경우를 고안압증*ocular hypertension*이라 한다. 이때에는 일정한 간격을 두고 안압 상승과 눈의 구조적·기능적 손상의 유무를 주의 깊게 추적할 필요가 있다.

안압이 정상범위 내에 있는 경우를 정상안압녹내장*normal tension glaucoma*이라 한다. 이 경우에 병력, 안압의 일차변동, 시신경혈관장애를 일으킬 수 있는 전신질환, 즉 혈관경화, 고령, 당뇨병, 저혈압, 심혈관부전증, 빈혈 등의 유무를 확인할 필요가 있다. 서양과 달리 우리나라와 일본에서는 안압이 높은 개방각녹내장보다 정상안압녹내장의 발생빈도가 더 높다. 한국에서 시행된 역학조사(남일 연구)에 따르면 전체 개방각녹내장 환자 중 원발개방각녹내장은 22%, 정상안압녹내장은 77%를 차지하였다.

【치료】 현재까지는 안압을 낮추는 것만이 녹내장에 의한 지속적인 시신경손상과 시기능손실을 늦출 수 있는 유일한 방법으로 알려져 있다. 안압은 시신경손상이 일어나지 않도록 적정안압 이하로 낮추어야 한다. 적정안압은 개인별로 다르며 시신경손상이 진행될수록 더 낮게 잡아야 한다.

개방각녹내장에서 안압을 낮추는 일차 치료원칙은 약물치료이다. 일반적으로 사용하는 약제는 방수유출을 증가시키거나 방수생성을 억제하여 안압하강효과를 나타낸다.[4]

프로스타글란딘*prostaglandin*제제는 방수생성에 영향을 미치지 않으면서 포도막공막유출을 증가시켜 안압을 낮춘다. 프로스타글란딘제제로 F2α 유사제제인 라타노프로스트*latanoprost*(잘라탄*Xalatan*®) 0.005%, 트라보프로스트*travoprost*(트라바탄*Travatan*®) 0.004%, 타플루프로스트*tafluprost*(타플로탄*Taflotan*®) 0.0015%, 프로스타미드유사제제*prostamide analog*인 비마토프로스트*bimatoprost*(루미간*Lumigan*®) 0.01%, 도코사노이드유사제제*docosanoid analog*인 우노프로스톤*unoprostone*(레스큘라*Rescular*®) 0.15%가 있다. 선택적 프로스타글란딘 EP2 길항제인 오미데네팍 이소프로필 *omidenepag isopropyl*(에이베리스*Eybelis*®) 0.002% 또한 섬유주쉴렘관유출과 포도막공막유출을 증가시켜 안압을 낮춘다. 하루에 두 번 점안하는 우노프로스톤을 제외한 나머지 약제는 하루에 한 번 점안한다.

베타차단제는 시력과 동공 크기에 영향을 주지 않으면서 방수생성을 억제하여 안압을 낮추는 약물로 하루에 1~2회 점안한다. 그러나 비선택성 베타차단제는 전신적 금기증, 즉 천식이나 심부전증 등이 있는 환자에게는 투여하지 않도록 주의해야 한다. 비선택성 베타차단제에는 티몰롤*timolol*(티몹틱*Timoptic*®) 0.25%와 0.5%, 카르테올롤*carteolol*(미케란*Mikelan*®) 1.0%와 2.0%, 레보부놀롤*levobunolol*(베타간*Betagan*®) 0.5% 등이 있다. 천식 환자에게는 기관지연축이 발생할 가능성이 적은 선택성 β1-교감신경차단제인 베탁솔롤*betaxolol*(베톱틱*Betoptic*®)을 사용하는 것이 상대적으로 안전하다. α2-교감신경흥분제인 브리모니딘 *brimonidine*(알파간*Alphagan* P®) 0.15%는 방수생성을 억제하고 포도막공막유출을 증가시켜 안압을 떨어뜨

④ 방수유출을 증가시킨다는 것은 싱크대 하수구로 설거지한 물이 잘 빠져나가게 하는 것과 같고, 방수생성을 억제한다는 것은 수도꼭지를 잠가 싱크대의 물이 밖으로 넘치지 않게 하는 것과 같다.

린다.

필로카르핀*pilocarpine*(1%, 2%, 4%) 용액은 방수유출을 증가시키는 약물로 한 방울씩 하루 4회 점안한다. 환자가 일시적 시력장애를 호소할 수 있으며, 특히 젊은 사람에게는 조절경련으로 두통(눈의 통증) 또는 일시적 근시가 나타날 수 있다. 에피네프린*epinephrine*제제 역시 방수유출을 증가시키므로 안압하강제로 사용되고 있으나 과민반응, 두통, 빈맥 등의 부작용이 문제가 될 수 있으므로 주의해야 한다.

탄산탈수효소억제제*carbonic anhydrase inhibitor*인 아세타졸아미드*acetazolamide* 125~250mg을 하루 1~4회 경구투여하여 방수생성을 억제할 수 있다. 탄산탈수효소억제제의 부작용은 손발저림, 요결석, K^+ 저하증, 설사, 소화장애 등이다. 경구투여로 발생하는 부작용을 줄이기 위해 점안 탄산탈수효소억제제인 도르졸아미드*dorzolamide*(트루숍*Trusopt*®) 2%와 브린졸아미드*brinzolamide*(아좁트*Azopt*®) 1%가 사용되고 있다.

그 외에도 두 가지 이상의 성분을 혼합한 혼합제제 *fixed combination drug*가 있다. 이는 점안해야 하는 약의 개수를 줄여 휴대와 보관이 간편하고, 점안 횟수를 줄임으로써 안약에 포함된 보존제에 대한 노출을 줄일 수 있으며, 두 번째 약물을 넣기 위해 기다려야 하는 시간을 단축하고, 잊어버리고 점안하지 못하는 것을 예방하는 장점이 있으나, 각각의 약제를 따로 점안할 때만큼의 안압하강 효과를 얻지 못할 수 있으며 부작용 발생 시 어느 성분에 의한 것인지 알 수 없다는 단점이 있다.

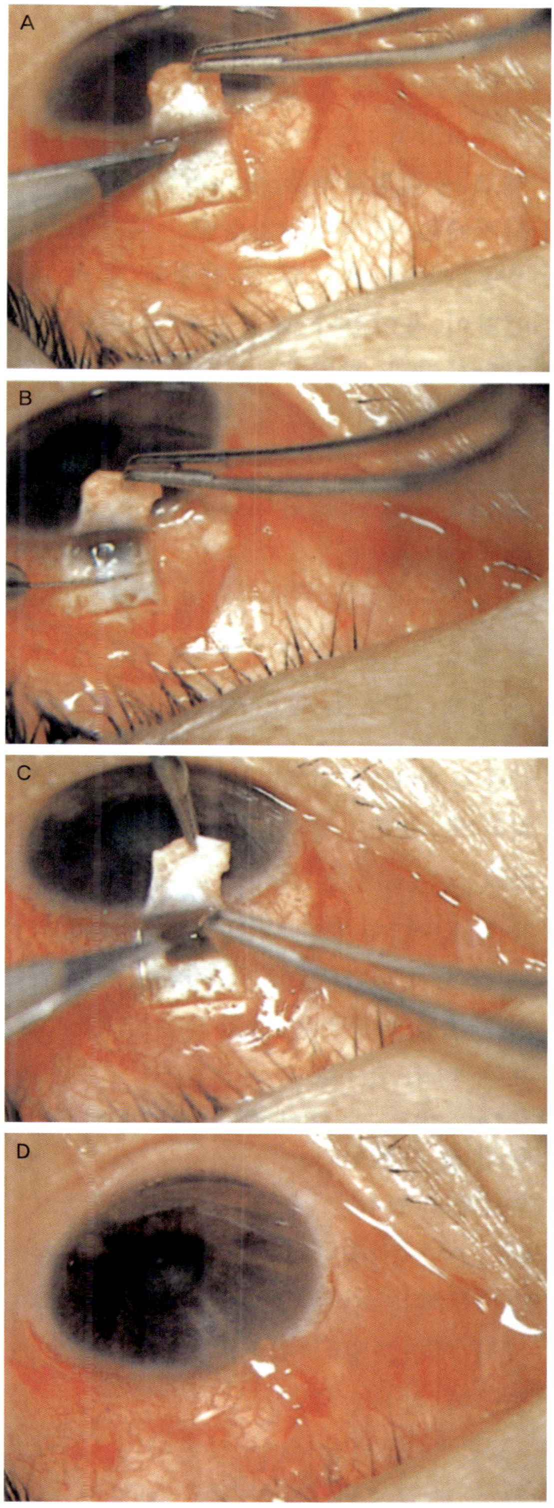

그림 15-9 섬유주절제술 **A.** 각막가장자리에 기저를 둔 공막편을 4×4mm 크기에 공막의 1/2~2/3 두께로 만든다. **B.** 공막편을 젖히고 1.5×3mm 크기의 사각형 섬유주와 쉴렘관을 포함한 공막을 절제한다. **C.** 절제한 부분을 통해 주변홍채절제술을 시행한다. **D.** 공막편과 결막을 봉합한다.

가능한 모든 약물치료에도 불구하고 안압이 조절되지 않거나 시야 변화가 진행된다면 레이저섬유주성형술*laser trabeculoplasty*[5] 또는 섬유주절제술*trabeculectomy*을 시행한다(그림 15-9). 백내장과 녹내장이 합병되었을 때는 백내장적출술과 섬유주절제술을 동시에 시행하기도 한다.

【경과·예후】 약물치료와 수술로 안압이 조절되어도 시야결손이 진행될 수 있다. 따라서 정기 검진의 필요성을 환자에게 충분히 주지시켜야 한다. 또한 개방각녹내장은 만성 질환이며, 병이 완치되는 것이 아니라 병의 상태가 나빠져 일상생활에 영향을 미치지 않도록 안압 등 관련인자를 조절해야 하는 병이라는 사실을 환자에게 교육해야 한다. 녹내장 약물치료, 수술 등은 눈 상태를 정상으로 회복시킬 수 없으며, 현 상태를 유지하는 것이 가장 중요한 목적임을 알아야 한다. 따라서 조기발견, 조기치료가 중요하다.[6]

V 폐쇄각녹내장

섬유주와 주변 홍채가 접촉하여 앞방각이 폐쇄되어 폐쇄각녹내장*angle closure glaucoma*이 발생한다. 때로는 영구적 실명을 일으키지만 개방각녹내장과 달리 특징적 증상이 나타나는 경우가 많다.

【역학】 가족력의 경향이 있으며, 해부학적으로 원시안이나 앞방이 얕은 눈에서 발생하기 쉽다. 나이가 많아지면 수정체가 두꺼워져 앞쪽으로 밀리게 되고 홍채뿌리의 탄력성이 감소하여 발생률이 높아진다. 서양에 비해 우리나라에서 발생률이 높고, 특히 50~60대 여성에서 높다(남성보다 3~4배). 동공차단 때문에 뒷방압력이 갑자기 증가하여 유발된다.

【발생기전】

① **상대적 동공차단***relative pupillary block* 동공가장자리와 수정체 앞면이 접촉하여 동공을 통한 방수의 흐름이 장애를 받는다. 이때 뒷방압력이 상승하면서 홍채뿌리는 앞쪽으로 밀리고 앞방각이 폐쇄되어 방수 유출로가 완전히 차단된다.

② **수정체의 변화** 나이가 들수록 수정체가 점차 두꺼워진다. 특히 원시안의 경우 과잉조절이 일어나면 수정체가 앞쪽으로 밀려 동공차단이 발생할 가능성이 높아진다.

【증상】 급성 발작이 일어나기 전에는 얕은 앞방을 보이는 것 이외에 타각적·자각적 증상이 없으나, 간헐적으로 안압 상승이 각막부종을 일으켜 불빛을 볼 때 무지개색 달무리가 나타나며 섬모체충혈, 동공확대가 나타나기도 하는데, 자연회복되는 경우가 많다(아급성기*subacute stage*).

어떤 유발요인의 작용으로 갑작스러운 발작이 일어나면 달무리가 나타난 다음에 눈의 심한 통증이나 두통을 동반한 시력저하를 일으킨다. 각막은 부종 때문에 뿌옇게 혼탁해지며, 동공조임근마비로 인해 동공이 중등도로 확대되고 대광반사가 소실되며 섬모체충혈이 심하게 나타난다. 미주신경자극으로 구역 또는 구토가 나타난다(급성기*acute stage*). 이와 같은 증상 때문에 내과나 신경과를 찾다가 치료시기가 늦어질 수 있으므로 유의해야 한다.

급성 발작기의 초기에 치료가 잘 이루어지지 않거나 아급성기가 반복되면 영구적으로 주변홍채앞유착이 발생하며 만성기*chronic stage*로 이행한다. 만성기에 홍채와 섬모체가 위축되며 각막에는 물집각막병증*bullous keratopathy*이 발생하기도 하고 시신경유두의 함몰과 위축이 일어난다. 백내장이 합병되기도 한다.

【진단】 앞방이 얕은 경우에는 폐쇄각녹내장이 발생할 가능성이 있으므로 앞방각경검사를 실시해야 한다. 급성 발작이 일어났을 때는 병력, 안압 상승, 심

❺ 레이저섬유주성형술은 532nm Nd:YAG 혹은 아르곤 레이저를 섬유주에 조사하는 치료법이다.
❻ 녹내장 치료의 목적은 진단이 내려진 후 더 이상의 녹내장성 시신경손상을 늦추어 환자의 삶의 질을 유지하는 것이다.

표 15-1 급성 녹내장의 감별진단

	급성 결막염	급성 홍채염	각막궤양	급성 녹내장	
				급성기	만성기
시력	정상	경도 저하	보통 저하	심한 장애	정상 또는 심한 장애
통증	없음	중등도	중등도 또는 심함	심함	경도-중등도
분비물	눈물흘림-화농성	눈물흘림	눈물흘림-화농성	눈물흘림	없음
결막충혈	결막구석 쪽이 심함	각막가장자리 주위가 심함	광범우	광범위	섬모체혈관 확장
각막	정상	각막내피침착물	병소 부위 혼탁	부종	물집각막병증
홍채	정상	삼출물	정상	위축(±)	위축
동공	정상	동공수축	정상	중등도 확대	보통 확대
대광반사(동공)	정상	경미	정상	무반응	경미 또는 무반응
안압	정상	정상	정상	심한 상승	상승
앞방각	정상	정상	정상	폐쇄	홍채앞유착
시신경유두	정상	정상	정상	정상	함몰, 위축
세균검사	원인균(+)	—	원인균(±)	—	—

한 통증, 각막부종, 동공확대, 섬모체충혈 등으로 진단하기가 쉽지만 급성 홍채염, 급성 결막염, 각막궤양과 감별해야 한다. 얕은 앞방은 세극등검사에서 쉽게 확인된다. 급성 녹내장의 감별진단 내용은 표 15-1과 같다.

【예방】 앞방이 얕은 40대 이상의 성인에게는 녹내장의 경과에 대해 교육해야 하며 발작을 경험한 사람에게는 레이저홍채절개술*laser iridotomy*을 시행한다. 한쪽 눈에 급성 발작이 있었고 다른 쪽 눈의 앞방이 얕으면 예방을 위해 레이저홍채절개술을 받도록 권하는 것이 좋다.

【치료】 급성기에는 응급치료가 필요하다. 가벼운 급성 발작이 일어난 경우에는 응급약물치료로 필로카르핀(2%) 점안액을 30분 동안 2~3회 정도 한 방울씩 투여하면 발작에서 회복될 수 있다. 그러나 동공조임근이 동공수축제에 잘 반응하지 않는 경우에는 다른 약물을 사용해야 한다. 고삼투압 용액인 만니톨*mannitol*(20%) 용액을 정맥주사하거나, 글리세롤*glycerol*(1mL/kg)을 오렌지주스나 생리식염수에 섞어 50% 용액을 만들어서 경구투여한다. 탄산탈수효소억제제인 아세타졸아미드 500mg을 경구투여한 후 250mg을 6시간마다 투여한다. 통증이 심한 경우에는 진통제를 투여한다. 영구적 주변홍채앞유착이 없는 환자에서는 대부분 24시간 이내에 안압이 조절된다.

응급치료로 안압이 조절된 후에는 앞방각경검사를 실시하여 주변홍채앞유착 유무를 관찰한다. 주변홍채앞유착이 적으면 레이저홍채절개술이나 주변홍채절제술을 시행하고 주변홍채앞유착이 심하면 섬유주절제술을 시행한다.

VI 선천녹내장

선천녹내장*congenital glaucoma*은 출생 후 처음 3년 이내에 발생하는 녹내장을 말한다. 원인이 없는 원발영아녹내장, 선천이상을 동반한 녹내장 등이 여기에 해당한다.

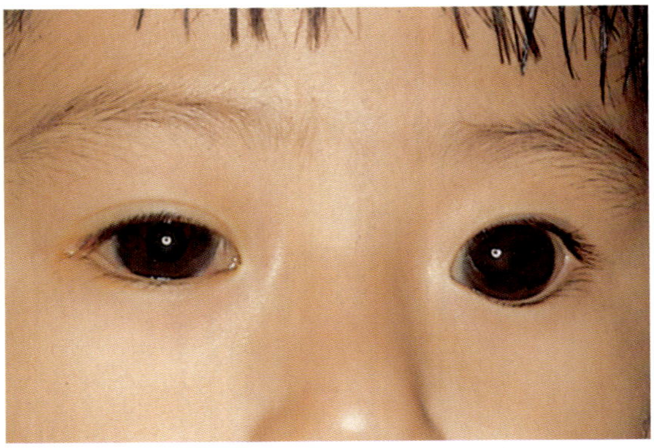

그림 15-10 선천녹내장에서 나타나는 소눈(왼눈)

1. 원발영아녹내장*primary infantile glaucoma*

【원인】 원발영아녹내장은 대개 산발성이나 10%에서는 보통염색체열성유전으로 발생한다. 앞방각 형성시기에 분할*cleavage*이 불완전하여 섬유주, 방수유출로의 해부학적 이상 때문에 발생한다. 해부학적 이상에는 섬유주와 홍채뿌리 사이의 태생기 조직이 불완전하게 퇴화하여 막 모양의 조직으로 남아 있는 경우와, 섬모체근섬유가 섬유주 부위까지 침범된 경우, 홍채와 섬모체가 섬유주 부분에 부착된 경우가 있는데 대부분 쉴렘관이 위축되어 있다.

【증상】 환자의 약 1/3은 태생기에 발병하여 태어날 때 이미 특징적 증상을 보이며, 전체 환자의 90%는 생후 1년 이내에 발병한다. 태생기에 발병한 환자일수록 예후가 나쁘다. 환자의 약 2/3에서 두 눈을 침범한다. 초기증상은 눈물흘림, 눈부심, 눈꺼풀연축*blepharospasm*이다. 이러한 증상은 안압 상승으로 인한 각막상피부종으로 삼차신경이 자극되기 때문에 나타난다.

각막이 혼탁해지고 각막 지름이 커진다. 각막혼탁은 처음에는 상피층에 발생하지만, 계속 진행되면 실질 부종과 데스메막 파열이 일어나며 영구적 혼탁을 남긴다. 영아의 각공막은 탄력성이 좋으므로 안압 상승이 지속되면 각막과 공막을 확장시켜 안구 전체가 커진다. 이와 같이 안구가 커진 상태를 소눈*buphthalmos*이라 한다(그림 15-10). 앞방은 깊고 홍채떨림*iridodonesis*이 나타나기도 하며 수정체가 이탈되기도 한다. 더욱 진행하면 시신경유두함몰이 발생하며 동공은 조임근이 마비되어 확대되고 백내장이 합병된다.

【진단】 태어난 후 처음 몇 년 사이에 눈물흘림, 눈부심, 눈꺼풀연축이 있는 영아의 경우에는 선천녹내장을 의심해야 한다. 일단 의심스러우면 전신마취를 하고 안압측정을 포함한 정밀검사를 실시한다. 안압 상승, 각막혼탁, 각막 지름 증가(12mm 이상), 앞방각 이상이 중요한 진단적 소견이다.

감별해야 할 질환은 거대각막*megalocornea*, 속발녹내장*secondary glaucoma*, 외상각막혼탁 등이다.

【치료】 확진되면 대부분 수술을 시행한다. 앞방각절개술*goniotomy*이나 섬유주절개술*trabeculotomy*을 한다. 이 수술이 실패하면 섬유주절제술이나 방수유출장치삽입술, 섬모체파괴술 등을 순차적으로 시행한다.

【경과·예후】 태생기에 발생한 경우에는 태어나면서 각막 변화와 시신경 손상이 심하므로 대부분 예후가 좋지 않다. 수술 전후 각막 변화, 특히 각막 지름 측정은 예후 판정에 도움이 된다. 치료하지 않은 눈은 각막혼탁, 시신경유두함몰과 위축 때문에 대부분 영아기에 실명한다. 조기에 진단하여 수술을 빨리 시행할수록 예후가 좋다.

2. 선천이상을 동반한 선천녹내장*glaucoma associated with congenital anomalies*

선천이상을 동반한 선천녹내장이란 선천이상과 합병하여 나타나는 경우를 말한다. 흔히 관찰되는 선천이상으로는 홍채없음증*aniridia*, 공모양수정체*spherophakia*, 선천수정체이탈, 신경섬유종, 스터지-웨버증후군*Sturge-Weber syndrome*, 각막후태생고리*corneal posterior embryotoxon* 등이 있다.

Ⅶ 속발녹내장

눈 질환이 원인이 되어 안압이 상승하는 경우로 대부분 한쪽 눈에 발생한다. 앞방각이나 섬유주가 폐쇄되어 방수유출이 장애를 받아 발생한다.

1. 수정체의 변화

(1) 수정체이탈*dislocation of lens*

섬모체의 부종, 앞방각폐쇄, 동공차단 등으로 인해 폐쇄각녹내장이 발생한다.

(2) 성숙백내장*mature cataract*

수정체의 수분 함량이 증가하여 수정체가 커져서 동공차단을 유발한다.

(3) 수정체용해녹내장*phacolytic glaucoma*

백내장이 진행되어 액화된 수정체피질이 앞방으로 나오게 되면 대식세포가 출현하여 섬유주를 폐쇄한다. 수정체적출술이 가장 좋은 치료법이다.

(4) 거짓비늘녹내장*pseudoexfoliation glaucoma*

수정체 앞면, 섬모체돌기, 홍채섬모체색소상피의 기저막변성이 원인으로 생각된다. 백내장적출술은 도움이 되지 않고 개방각녹내장의 치료법에 따라 치료한다.

(5) 수정체팽대녹내장*phacomorphic glaucoma*

과숙백내장에서 수정체섬유의 수분 함량이 증가하거나 수술 또는 외상으로 인한 수정체부종*lens swelling* 때문에 앞방이 얕아지고 앞방각이 막혀서 안압이 높아진 상태를 말한다. 수정체적출술로 치료한다.

2. 홍채의 변화

안구 앞부분 색소의 비정상적 분산으로 인해 녹내장이 발생할 수 있다. 녹내장이 동반되지 않은 상태를 색소분산증후군*pigment dispersion syndrome*, 녹내장이 동반된 상태를 색소녹내장이라 부른다.

3. 포도막의 변화

(1) 홍채섬모체염

급성 홍채염이 발생했을 때 동반되는 홍채부종, 동공수축, 삼출물로 인한 앞방각폐쇄, 동공차단이 원인이다.

홍채염을 치료하기 위해 동공확대제, 부신피질호르몬제를 투여하고 안압을 낮추기 위해 베타차단제, 탄산탈수효소억제제 등을 투여한다. 홍채뒤유착 때문에 영구적으로 동공폐쇄가 발생하면 염증이 소실된 후에 홍채절제술 또는 여과수술을 고려한다.

(2) 녹내장섬모체염발작*glaucomatocyclitic crisis*, **포스너-슐로스만증후군***Posner-Schlossman syndrome*

대부분 한쪽 눈에 재발성 섬모체염과 함께 안압 상승이 급성으로 나타난다. 각막후면침착물, 가벼운 동공확대가 있으나 결막충혈은 없고 홍채뒤유착이 발생하지 않는다. 부신피질호르몬제, 동공확대제, 베타차단제, 탄산탈수효소억제제 등의 약물치료를 시도한다.

(3) 홍채각막내피증후군*iridocorneal endothelial syndrome*

홍채, 각막내피, 앞방각의 이상과 함께 녹내장을 동반하는 질환을 말한다. 본태홍채위축*essential iris atrophy*, 챈들러증후군*Chandler syndrome*, 코간-리스증후군*Cogan-Reese syndrome* 등이 있다.

4. 외상 또는 수술 합병증으로 인한 녹내장

(1) 외상

1) 앞방출혈*hyphema*

타박상이나 천공상을 입은 경우 홍채와 섬모체가 손상되면 앞방출혈이 일어난다. 앞방응혈이 앞방각을 폐쇄하거나 적혈구가 섬유주를 폐쇄하면 안압이 급격히 상승한다. 출혈량이 많아 전신 안압하강제로 안압이 조절되지 않으면 수술로 앞방 내의 혈액을 배출시켜야 한다. 앞방출혈이 장기간 지속되면 각막에 혈철침착증*hemosiderosis*을 일으켜 시력장애가 발생한다.

2) 각막 또는 각막가장자리 열상

타박상이나 천공상을 입어서 각막 또는 각막가장자리에 열상이 생기면 홍채가 탈출된다. 홍채는 잘 유착되기 때문에 신속히 제자리로 정복하고, 오염되거나 탈출이 오래된 경우에는 절제하고, 열창*lacerated wound*을 꼼꼼히 봉합하여 앞방을 다시 만들어야 한다. 주변홍채앞유착으로 인한 앞방각폐쇄는 녹내장을 유발한다.

3) 앞방각후퇴녹내장*angle recession glaucoma*

타박상 후 앞방각의 후퇴*recession*와 손상 때문에 방수유출로가 막혀 몇 주나 몇십 년 후에 녹내장이 발생하기도 한다.

(2) 수술 합병증

수술 후 합병증으로 발생한 녹내장은 대부분 백내장수술 후에 발생하지만 유리체수술, 망막수술, 각막이식술 후에도 생긴다. 드물게 녹내장수술 후 악성녹내장*malignant glaucoma*이 발생하기도 한다.

5. 신생혈관녹내장*neovascular glaucoma*

신생혈관녹내장은 망막중심정맥폐쇄와 진행된 당뇨망막병증 등에서 홍채 앞면과 앞방각이 신생혈관으로 덮여서 방수유출이 장애를 받아 생긴 녹내장이다. 여과수술이나 방수유출장치삽입술, 섬모체파괴술*cyclodestruction* 등을 시도하지만 예후는 불량하다.

6. 눈속종양으로 인한 녹내장

포도막이나 망막에 생긴 종양이 앞방각에 직접 증식하거나 또아리정맥*vortex vein*을 압박하여 생긴다. 종양이 수정체와 홍채를 앞방으로 밀어 간접적으로 앞방각을 폐쇄하여 발생하기도 한다.

7. 스테로이드녹내장*steroid induced glaucoma*

스테로이드제제 점안약을 장기간 사용한 사람에서 나타나며, 개방각녹내장과 증상이 비슷한 질환이다. 부신피질호르몬제제를 중단하면 안압이 정상화될 수도 있지만 개방각녹내장의 소인이 있는 사람에서는 일종의 유발요소로 작용하여 스테로이드제제 투여를 중단해도 녹내장이 계속 진행된다.

Ⅷ 녹내장의 수술

1. 여과수술

결막 아래로 방수를 직접 유출시켜서 안압을 조절하는 방법으로 공막편이 없는 전체층여과수술과, 공막두께의 1/2~1/3인 공막편이 누공을 덮는 부분층여과수술인 섬유주절제술 등이 있다. 현재는 부분층여과수술인 섬유주절제술이 표준적 방법으로 사용되고 있다.

수술 후 예후가 좋지 않은 경우, 즉 녹내장 재수술을 할 때나 신생혈관녹내장, 수정체없음증, 포도막염으로 인한 녹내장 등을 수술할 때는 섬유아세포의 증식을 억제하는 항대사제*antimetabolite*인 미토마이신*mitomycin* C를 수술 부위에 짧은 시간 도포해 사용하기도 한다.

2. 앞방각절개술*goniotomy*과 섬유주절개술*trabeculotomy*

선천녹내장에서 앞방각의 섬유주를 절개하는 수술이다. 각막혼탁이 없을 때는 앞방각절개술이, 각막혼탁이 있을 때는 섬유주절개술이 유리하다.

3. 방수유출장치삽입술*drainage implant surgery*

수술 예후가 나쁜 녹내장에서 수술 성공률을 높이기 위해 사용하는 수술법이다. 앞방 내에서부터 결막밑 저장소까지 관을 넣어 방수유출로를 만들고 저장소 부위에 저장장치를 넣는다. 몰테노장치*Molteno implants*, 크루핀-덴버밸브*Krupin-Denver valve*, 아메드밸브*Ahmed valve*, 바벨트장치*Baerveldt implant* 등이 있다.

4. 섬모체파괴술*cyclodestruction*

섬모체를 열, 냉동, 레이저, 초음파진동요법으로 파괴하여 방수생성을 억제함으로써 안압을 떨어뜨리는 수술이다. 현재에는 레이저섬모체광응고술이 주로 사용된다.

① 섬모체투열법*cyclodiathermy*

② 섬모체냉동요법*cyclocryotherapy*

③ 레이저섬모체광응고술*laser cyclophotocoagulation*(경공막섬모체광응고술*transscleral cyclophotocoagulation* 또는 경동공섬모체광응고술*transpupillary cyclophotocoagulation*)

④ 초음파섬모체파괴술*ultrasound cyclodestruction*

흥미로운 증례

65세 여자가 1일 전부터 시작된 심한 두통 및 안구 통증으로 응급실에 내원하였다. 교정시력 0.1, 안압은 42mmHg였다. 아래는 전안부 사진 및 전안부 OCT 결과이다. 이 환자의 진단은?

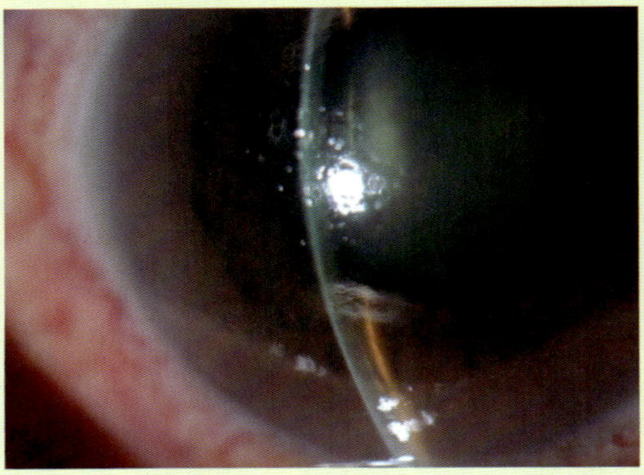

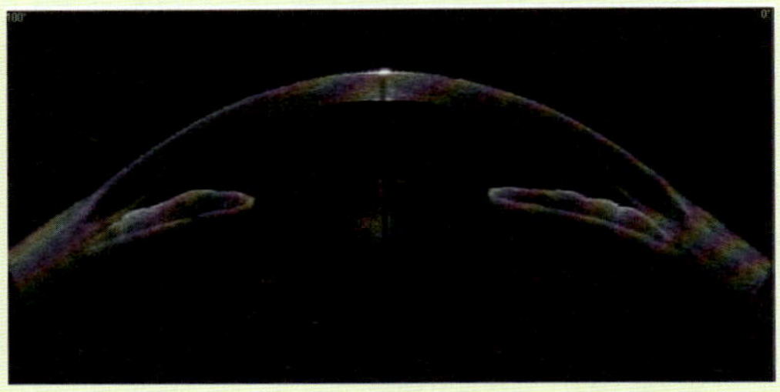

정답: 급성폐쇄각발작(급성폐쇄각녹내장)

해설: 심한 두통 및 안구 통증, 안압 상승, 각막부종, 얕은 앞방, 섬모체충혈 등의 소견이 관찰되어 급성폐쇄각발작에 해당되는 증례이다. 얕은 앞방은 세극등검사에서 쉽게 확인된다. 앞방이 얕은 경우에는 폐쇄각녹내장이 발생할 가능성이 있으므로 앞방각경검사를 실시해야 한다. 해당 질환의 예방을 위해 앞방이 얕은 40대 이상의 성인에게는 폐쇄각녹내장의 발생 및 경과에 대해 교육해야 하며, 발작을 경험한 사람에게는 레이저홍채절개술*laser iridotomy*을 시행한다. 한쪽 눈에 급성 발작이 있었고 다른 쪽 눈의 앞방이 얕으면 예방을 위해 레이저홍채절개술을 받도록 권하는 것이 좋다.

녹내장이 있으면 모두 다 실명하나요?

녹내장은 전 세계 실명 원인의 세 번째 안에 드는 다빈도 질환입니다. 이러한 실명 원인 순위는 재미있게도 대부분의 동물들도 비슷합니다. 다빈도 실명 원인이기 때문에 녹내장으로 진단받으면 환자들은 실명하지 않을까 두려워하게 됩니다. 물론 실명한 환자 중에서 녹내장이 원인인 경우가 많지만 거꾸로 적절히 치료한 녹내장 환자 중에서 실명까지 가는 비율은 10% 내외입니다. 그렇기 때문에 지나치게 두려워할 필요는 없습니다. 하지만 너무 늦게 발견하면 실명할 가능성이 높아집니다. 그러므로 정기검진을 통해 녹내장이 많이 진행하지 않은 상태에서 발견하여 치료하는 것이 중요합니다. 40대 이상, 고혈압, 당뇨, 고도근시 녹내장 환자의 가족 등은 1년에 한 번씩 검진해 보는 것이 좋습니다.

16 굴절 · 광학

눈의 기능은 외부의 물체에서 발생한 빛을 굴절시켜 망막에 정확한 상을 맺게 하고 이를 뇌에 전달하는 것이다. 즉 눈으로 들어온 빛이 각막과 수정체를 통과하면서 적절히 굴절되어 망막의 중심오목에 정확한 초점이 맺혀야 비로소 외부의 사물을 분명하게 볼 수 있게 된다.

이러한 과정을 정확하게 이해하려면 광학에 관한 기초지식이 필요하며, 이를 바탕으로 굴절이상의 진단과 치료뿐만 아니라 안과에서 사용하는 여러 기구의 기능을 이해할 수 있다.

Ⅰ 기초광학

1. 굴절*refraction*과 굴절률*refractive index*

빛이 한 매체*medium*에서 다른 매체로 통과할 때는 빛의 속도가 변하면서 빛의 방향에도 변화가 생긴다. 이때 생긴 빛의 방향 변화를 굴절이라고 한다. 빛의 속도는 진공 상태에서 최대이며 매체의 밀도가 높을수록 감소한다. 진공 상태에서 빛의 속도와 주어진 매체에서 빛의 속도 비율을 굴절률(n)이라고 한다.

$$\text{굴절률}(n_{\text{매체}}) = \frac{\text{진공에서 빛의 속도}}{\text{매체에서 빛의 속도}}$$

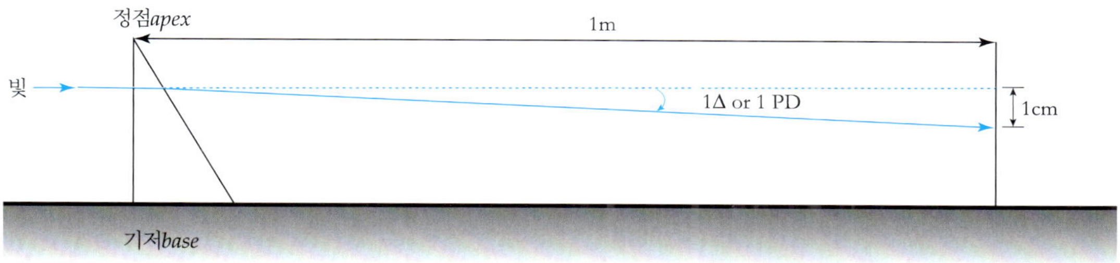

그림 16-1 프리즘 편위

공기의 굴절률은 1.0, 물의 굴절률은 1.333, 일반적인 안경렌즈의 굴절률은 1.5이다. 각막의 굴절력은 1.376이고, 수정체의 굴절률은 1.3861.406 정도이며 중심부의 굴절률이 높다.

2. 디옵터*diopter*

눈의 굴절이상 정도를 표시하는 표준단위인 디옵터(D)는 원점거리(meter)의 역수이고, 광학렌즈의 굴절력*refractive power*을 표시할 때는 초점거리(m)의 역수로 나타낸다. 디옵터는 굴절이상이 있는 비정시(안)*ametropia*을 정시(안)*emmetropia* 상태로 만드는 데 필요한 안경 또는 콘택트렌즈*contact lens*의 굴절력과 거의 일치하며, 보통 도수라고 불린다: D(디옵터)=1/f(초점거리, m).

3. 프리즘*prism*

투명하고 편평한 두 굴절면이 평행하지 않으면 언제든지 프리즘을 형성하게 되며 그 단면은 기저*base*와 정점*apex*으로 이루어진다. 프리즘을 통과하는 빛은 항상 기저를 향해 굴절된다. 즉 프리즘을 통해서 보는 물체는 정점을 향해 굴절되어 보인다. 프리즘의 굴절력을 프리즘디옵터*prism diopter*(△ 또는 PD)라고 하며, 1m 거리에서 빛을 1cm 편위시킬 때 1△라고 한다(그림 16-1). 프리즘은 주로 사시각 측정과 사시치료에 사용된다.

4. 눈의 굴절 상태

눈은 광학적으로 시축*visual axis*이라는 공통된 축을 가진 여러 개의 렌즈 합성체로 볼 수 있으며, 눈의 굴절 상태는 각 구면의 곡률반경*radius of curvature*, 매체 간의 굴절률 차이, 안축장*axial length*으로 결정된다.

눈으로 들어간 빛은 눈물층과 각막에서 굴절되어 방수를 통과한 후 수정체에서 굴절되고, 이어서 유리체를 통과한 후 사진기의 필름에 해당하는 망막에 상을 맺는다. 각막의 굴절력은 약 43디옵터로 눈의 주요 굴절면을 이루며 초점거리가 고정되어 있지만, 수정체에는 조절*accommodation* 기능이 있어서 만곡 상태와 두께가 변하여 근거리와 원거리의 사물을 보게 한다. 젊은 사람에서 수정체의 굴절력은 19~33디옵터로 항상 변할 수 있다. 사람 눈의 굴절력은 주로 각막, 수정체의 굴절력과 눈의 앞뒤 길이인 안축장에 따라 결정된다.

조절하지 않은 상태에서 무한대(흔히 6m 이상)의 물체에서 나온 평행광선이 눈에 들어가 망막에 초점을 맺으면 이를 정시라 하며 굴절이상이 없음을 의미한다. 망막보다 앞에서 초점을 맺으면 근시*myopia*, 망막 뒤에서 맺으면 원시*hyperopia*라 한다. 눈의 굴절력

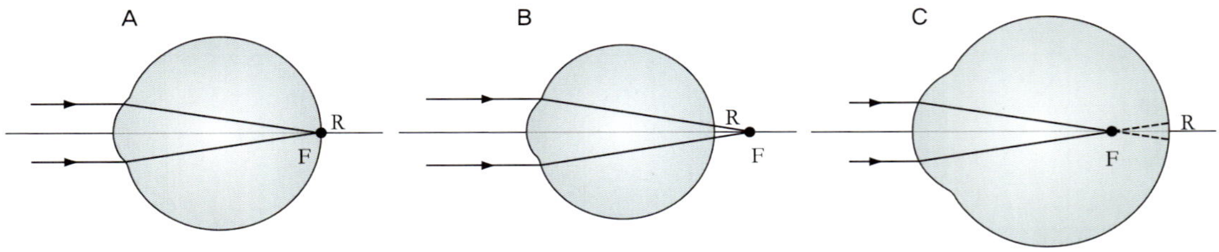

그림 16-2 눈의 굴절 상태 A. 정시 B. 원시 C. 근시(R: 망막, F: 초점)

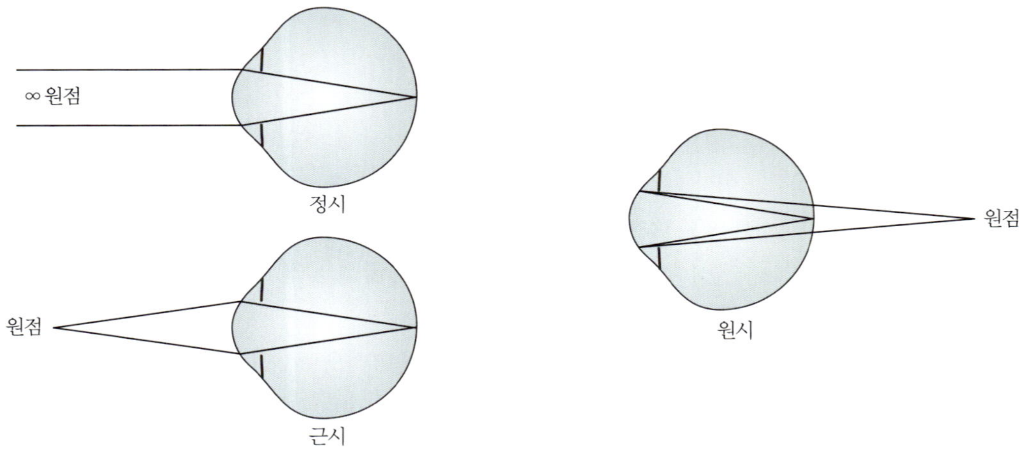

그림 16-3 원점

이 모든 경선*meridian*에 걸쳐 다른 경우, 즉 완전구형이 아니기 때문에 평행광선이 한 점에서 초점을 맺지 못할 때는 난시*astigmatism*라 한다. 이러한 근시, 원시, 난시 같은 굴절이상을 비정시라 한다(그림 16-2).

근시에서 물체가 무한대 거리에 있으면 망막의 앞에 상을 맺지만, 물체를 점차 눈에 근접시키면 어느 점에 이르러 망막에 상을 맺는다. 이렇게 조절하지 않은 상태에서 망막에 상을 맺는 물체의 위치를 원점*far point*이라 하고 눈의 앞주초점*anterior principal focus*과의 거리를 원점거리*far point distance*라 한다. 원점의 위치는 근시안에서는 눈 앞쪽에서 유한거리 내에 있고, 정시안에서는 무한대 원거리에 있으며, 원시안에서는 눈 뒤쪽의 유한거리에 있다고 가정한다(그림 16-3).

비정시안의 굴절이상 정도는 원점거리의 역수인 디옵터로 표시한다. 예를 들어 근시안의 원점거리가 눈 앞 2m인 경우는 원점거리의 역수인 1/2(=0.5)디옵터인 근시이고, 물체의 상이 망막에 맺히려면 초점거리가 2m인 오목렌즈, 즉 −0.5디옵터 렌즈가 필요하다. 원시안에서는 평행광선이 눈 뒤쪽에 상을 맺는데, 이 상이 망막에 맺히도록 하는 + 디옵터의 볼록렌즈가 필요하고, 볼록렌즈의 굴절력을 원시도라 한다. 난시안에서는 광선이 굴절한 뒤 2개의 초선*focal line*을 만든다. 각각 앞초선*anterior focal line*, 뒤초선*posterior focal line*이라 하며, 두 초선 간의 거리를 슈투름간격*Sturm interval*, 그 부분의 광선속*bundle of rays* 모양을 슈투름원추*Sturm conoid*라 한다(그림 16-4).

슈투름간격 내에는 점의 상이 정원형으로 되는 부분이 있는데, 이를 최소착란원*circle of least confusion*이라 한다. 난시는 원주렌즈로 슈투름간격을 없애서

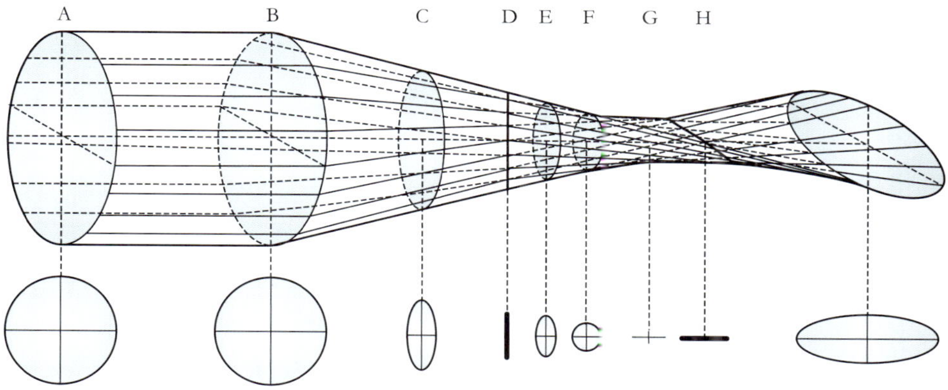

그림 16-4 슈투름간격 D~H가 슈투름원추이고 F가 최소착란원, D와 H는 초선이다.

표 16-1 성장에 따른 굴절 상태의 변화

	출생 시	성인
평균 굴절이상	+0.62±2.24D(+2~3D)	+0.75±1.5D
안축장	16.8mm	23.6mm
각막굴절력	51.2D	43.5D
수정체굴절력	34.4D	18.8D

교정한다.

태어날 때는 대부분(80%)이 +2~+3디옵터의 원시 상태이며, 이때의 안축장은 16.8mm 정도이다. 생후 3년 동안 안축장은 약 4mm 길어지며, 그 후로 매년 약 0.1mm씩 길어져 보통 14세가 되면 성인의 크기에 도달한다. 각막과 수정체도 안축장이 길어질 때 만곡이 약해져서 눈은 점차 정시 상태가 되지만 일부는 원시 또는 근시 등 비정시가 된다. 성장에 따른 굴절 상태의 정상적 변화는 표 16-1과 같다.

II 조절

무한대가 아닌 가까운 곳의 물체를 볼 때 망막에 상을 맺게 해서 뚜렷하게 볼 수 있게 하는 눈의 작용을 조절*accommodation*이라고 한다.

1. 조절기전

먼 곳을 보다가 좀 더 가까운 사물을 보려면 눈의 굴절력이 변해야 한다. 그러나 각막과 안축장은 변할 수 없으므로 수정체의 굴절력을 증가시킴으로써 가까운 사물을 보게 되는데, 이러한 과정을 조절이라 한다. 조절자극은 망막에 흐릿하게 맺힌 상으로부터 유발된다. 이것에 자극을 받아 뇌에서 눈돌림신경*oculomotor nerve*의 짧은섬모체신경분지*short ciliary nerve branch*를 통해 섬모체근이 수축되면 수정체와 연결된 섬모체소대*zonule*가 이완되고, 이어 수정체 전낭*anterior lens capsule*의 탄력성으로 인해 수정체 중심부가 볼록하게 두꺼워지고 굴절력이 증가한다(헬름홀츠*Helmholtz* 이론).

2. 조절력

조절을 최대로 했을 때 사물을 명확하게 볼 수 있는, 눈에서 가장 가까운 거리의 점을 근점*near point*이라 하고, 전혀 조절하지 않고 명확하게 볼 수 있는 가장 먼 거리의 점을 원점이라 한다.

표 16-2 조절력의 연령별 평균치

연령	조절력
10세	14D
20세	10D
30세	7D
40세	4.5D
50세	2.5D
60세	1D

예를 들어 정시인 사람이 특정 물체를 쳐다보았을 때 눈 앞 10cm까지는 잘 보였으나 그보다 더 가까운 곳에서 흐리게 보였다면 이 사람의 근점은 10cm이고 원점은 무한대다. −3디옵터 근시인 사람의 원점은 눈 앞 33.3cm가 된다.

D(디옵터) = 1/f(m로 표시한 초점거리)

→ f = 1/D m

∴ f = 1/3m = 33.3cm

근점과 원점 사이의 거리를 조절범위*range of accommodation*라 하고 이를 디옵터로 표시한 것을 조절력*amplitude of accommodation*이라 하는데, 이는 조절로 인한 수정체굴절력의 총 증가량을 말한다. 나이가 들면 수정체낭의 탄력성이 약화되고 수정체핵이 딱딱해지므로 가까운 곳을 보려고 할 때 섬모체소대가 이완되어도 수정체가 두꺼워지지 않아서 조절력이 감퇴한다. 이 현상은 태어나면서부터 계속 진행되다가 60세가 되면 조절력이 1.0디옵터 정도로 약해진다. 조절력은 측정방법에 따라 약간 차이가 있으나 돈더*Donder*의 연령별 평균치는 표 16-2와 같다.

3. 노안*presbyopia*

나이가 들면서 수정체 탄력성의 감퇴로 인해 조절력이 계속 감소하여 근거리(약 25~30cm) 작업에 장애가 생긴 눈을 노안이라 한다. 조절력은 본래 지니고 있는 굴절이상과 관계 없이 모든 개인에서 감소하며 조절력이 4디옵터 이하, 즉 근점거리가 25cm 이상이 되면 증상이 나타나게 되며, 일반적으로 40대에 증상이 발생한다. 노안이 발생하면 정시는 근거리 나안시력이 떨어지며 볼록렌즈*convex lens*를 착용하여 노안을 보상할 수 있다. 근시는 원거리 교정안경을 벗거나 도수를 낮춤으로써 노안을 보상할 수 있고, 원시는 조절력 감퇴로 인해 근점이 더 멀어져 노안 현상을 정시나 근시보다 빨리 느끼게 된다. 흔히 나이가 들어서 원시가 생긴다고 잘못 알려져 있으나 노안은 조절이상 때문이고 원시는 굴절이상 때문이므로 이 둘의 개념은 전혀 다르다. 다만 노안과 원시 모두 볼록렌즈*convex lens*로 안경 처방을 하는 점은 같고, 노안과 원시는 동시에 존재할 수 있다.

【증상】 40대 중반에 근거리 시력장애와 더불어 시야가 흐려지고 피로감 등을 호소한다. 특히 조명이 어둡거나 작은 글자를 볼 때 증상이 심해지고, 보려는 대상이 멀수록 눈이 편하고 잘 보인다.

【치료】 굴절검사를 하여 원거리 시력을 교정한 렌즈에 볼록렌즈를 추가하여 근거리 시력표를 보게 한다. 근거리 시력표와의 거리를 조절할 때는 각 개인의 근거리 작업거리에 따른 습관, 연령, 팔 길이를 고려하며, 최소한의 볼록렌즈로 선명하고 안락한 근거리 시력을 갖도록 처방한다. 원거리 교정렌즈가 필요 없는 정시 환자에게는 돋보기용 안경을 따로 만들어 주고, 교정안경이 있는 비정시 환자에게는 하나의 안경으로 원거리와 근거리를 모두 잘 볼 수 있게 하는 이중초점렌즈*bifocal lens*나 다초점렌즈*multifocal lens*를 처방한다.

최근에 여러 가지 수술적 치료법이 소개되었다. 엑시머레이저를 이용한 라섹*LASEK(Laser Assisted Sub-Epi Keratectomy)*, 라식*LASIK(Laser In-situ Keratomileusis)* 수술을 통하여 원시를 교정하거나 약간의 근시를 만들어 줌으로써 노안을 일부 교정할 수 있고, 백내장 수술과 함께 이중초점*bifocal*, 다초점*multifocal*, 초점심도연장*extended depth of focus* 인공수정체를 삽입하는 술기 등을 고려해볼 수 있다. 고주파를 이용한 각막수술법과 각막인레이*corneal inlay* 삽입술은 최근에는 거의 시행되지 않는다.

4. 근접연합운동*near synkinesis*

근접연합운동은 가까운 물체를 볼 때 조절과 함께 눈모음*convergence*, 동공수축*miosis*이 일어나는 근접반응*near reaction*으로 진정한 의미의 반사는 아니다. 눈돌림신경의 아래분지*inferior division*가 분포한 섬모체근*ciliary muscle*, 안쪽곧은근*medial rectus muscle*, 동공조임근*sphincter pupillae muscle*의 흥분으로 생긴다.

Ⅲ 굴절이상

눈의 굴절이상, 즉 비정시는 각막과 수정체의 굴절력과 안축장의 불균형 때문에 발생한다. 안축장이 길거나(근시) 짧으면(원시) 축성 비정시*axial ametropia*라 하고, 굴절력의 증가(근시)나 감소(원시)가 원인이면 굴절성 비정시*refractive ametropia*라 한다.

1. 원시*hyperopia*

원시는 조절하지 않은 상태에서 눈으로 들어온 평행광선이 굴절되어 망막 뒤에 초점을 맺는 경우로, 축성 원시와 굴절성 원시가 있다.

【증상】 경도의 원시는 조절력이 충분할 경우 특별한 자각증상이 없고 시력장애나 객관적 소견이 없는 경우가 대부분이다. 그러나 원시가 심해지면 원거리를 볼 때 원시를 보상하기 위해 굴절력을 높이려고 조절이 증가하고, 근거리 작업을 할 때는 조절이 더욱 증가하여 조절눈피로*accommodative asthenopia*의 증상인 시력감퇴, 눈의 통증 또는 두통, 눈의 충혈, 열감, 건조감, 빈번한 눈깜박임, 눈물흘림이 나타나며, 과도한 조절로 인해 눈모임이 증가하면 내사위*esophoria* 또는 내사시*esotropia*가 생긴다. 소아의 경우 책을 읽을 때 시력이 저하되면 망막상을 크게 만들기 위해 오히려 책을 가깝게 하려는 경향을 보이지만, 나이가 들면 조절력이 더욱 부족해지므로 노안이 빨리 나타난다. 간혹 각막 지름이 작거나 안구 길이가 짧은 경우도 있으며, 5디옵터 이상의 고도원시를 가진 소아에서는 원거리 시력이 떨어져 약시의 가능성이 높으며, 시신경유두의 주변이 명확하지 않아 원시성으로 밀집된 유두모양*crowded hyperopic disc*이나 거짓유두염*pseudopapillitis*을 보일 수 있다.

【치료】 시력저하, 조절눈피로의 증상, 조절내사시같이 안구운동의 불균형을 보일 때에는 볼록렌즈를 처방한다(그림 16-5).

2. 근시*myopia*

조절하지 않은 상태에서 안축과 평행하게 들어간 빛이 망막면보다 앞에서 초점이 맺힐 때를 말하며 임상적으로 -0.5디옵터부터 근시로 진단한다. 일반적으로 -2.0디옵터 이하를 경도근시, -2.0~-6.0디옵터를 중등도근시, -6.0디옵터 이상을 고도근시라고 한다. 굴절력이 안축장에 비해 너무 강하거나(굴절성 근시*refractive myopia*), 굴절력에 비해 안축장이 너무 길 때(축성 근시*axial myopia*) 생긴다.

(1) 단순근시*simple or physiologic or school myopia*

가장 흔한 유형으로 각막과 수정체의 굴절력과 안축장 간의 불균형 때문에 생기며, 보통 5~10세에 시작해 안구가 충분히 자랄 때까지 진행되다가 18~20세에 멈춘다. 대부분 -6디옵터 이하이다.

【증상】 가장 흔한 증상은 시력장애이다. 그러나 시력검사를 하기 전까지 상당수 사람들은 자신이 선명한

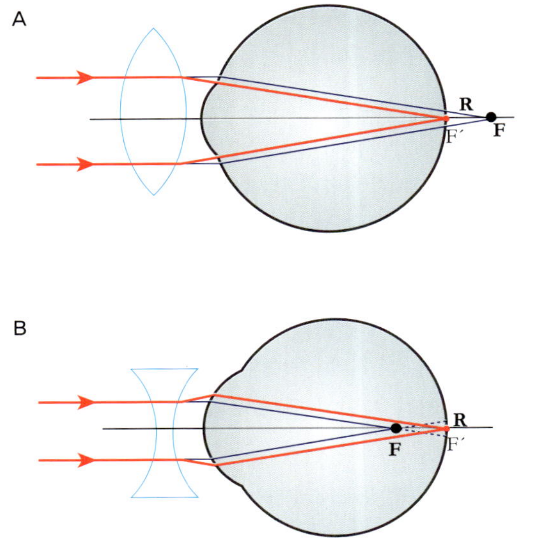

그림 16-5 안경을 이용한 굴절 이상의 교정 A. 볼록렌즈(플러스 디옵터)를 이용한 원시 교정 B. 오목렌즈(마이너스 디옵터)를 이용한 근시 교정(R: 망막, F: 초점, F′: 안경 교정으로 변화된 초점)

상을 볼 수 없다는 사실조차 모르고 있다. −4디옵터 이하의 근시인 경우 근거리 시력은 정상이므로 책을 읽는 데 전혀 지장이 없고 오히려 안경을 쓰지 않은 근시에서의 망막상이 정시안보다 크기 때문에 더 세밀한 작업을 할 수 있다. 또한 눈을 가늘게 떠서 눈으로 들어오는 주변의 광선을 제거하여 망막에 선명한 상을 맺게 하는 요령을 터득하게 된다. 소아는 책을 읽을 때 망막상을 크게 하기 위해 책을 가까이서 보려고 한다. 조절에 비해 눈모음이 그다지 필요 없어서 외사위*exophoria*나 외사시*exotropia*를 보일 수 있으며, 환아는 이로 인한 근육눈피로*muscular asthenopia*를 호소할 수 있다. 또한 때때로 두통, 눈의 통증, 눈깜박임, 눈부심을 호소한다.

【치료】 근시의 치료는 비수술치료와 수술적 치료로 나뉜다. 비수술치료는 안경이나 콘택트렌즈를 착용하는 것이다. 정상 시력으로 교정되는 오목렌즈*concave lens* 중 가장 약한 것을 처방한다(그림 16-5). 원래의 근시 도수보다 더 높은 교정렌즈를 착용하면 조절을 유발하여 눈이 피로해질 수 있다. 안경이나 콘택트렌즈를 착용하더라도 근시 진행에는 전혀 영향을 미치지 않는다. 하드콘택트렌즈 중 특수 고안된 각막굴절교정 렌즈*orthokeratology lens*는 수면 중에 착용하여 일시적으로 중심부 각막의 만곡을 감소시킴으로써 활동 시간 동안 근시를 교정할 수 있는데, 렌즈 착용을 중단하면 근시의 도수가 가역적으로 다시 원상태로 돌아간다. 최근에는 소아에서 각막굴절교정술*orthokeratology*의 근시 진행 억제 효과가 밝혀져 시도되고 있다. 정확한 기전은 밝혀져 있지 않지만, 다양한 연구에서 렌즈 착용이 주변부 망막에서 초점이 망막 뒤쪽에 맺혀 원시성 탈초점화가 일어나는 현상을 막아 축성 근시의 진행 정도를 감소시킨다고 알려져 있다.

다른 비수술적 방법으로는 아트로핀 점안 치료가 있다. 아트로핀이 안구에 존재하는 무스카린 아세틸콜린 수용체들에 대한 비선택적 대항제로 작용하여 공막 성장을 억제하는 것으로 알려져 있다. 다양한 연구들에서 아트로핀의 근시 진행 억제에 대하여 긍정적인 효과를 보고하였으나 시야흐림, 눈부심, 조절장애로 인한 근거리 시력저하 등의 불편한 증상이 동반 가능하며, 안면홍조나 발열, 만성 결막염, 두통, 경련과 같은 부작용을 초래할 수 있다. 따라서 아트로핀을 저농도로 희석하여 부작용을 최소화하는 방법이 선호되는데 최근 발표된 연구에 따르면 0.5, 0.1, 0.01% 희석 아트로핀 농도 중 0.01% 희석 아트로핀 농도로 점안치료 시 눈부심, 반동효과 등의 부작용 없이 근시의 진행을 50% 정도 억제하는 효과가 밝혀져 소아에서 근시 진행을 막기 위한 치료방법으로 고려될 수 있다. 0.01% 점안치료에도 근시가 빠르게 진행할 경우 0.05% 농도로 증량하는 방법도 고려 가능하며, 0.01% 점안치료와 비교하여 부작용이 유의하게 증가하지는 않는 것으로 보고되었다.

수술적 치료로는 각막이나 수정체를 수술해서 굴

절력을 감소시킬 수 있다. 이에 대해서는 뒤에서 자세히 다루기로 한다.

(2) 병적 근시*pathologic or degenerative or progressive, malignant myopia*

안축장이 과도하게 길어져 생긴 축성 근시이다. 주로 안구의 뒷부분 2/3가 과도하게 자라며, 처음에는 단순근시처럼 시작하지만 성인 크기에 도달한 후에도 계속 길어진다. 시신경유두에서 귀쪽코누스*temporal conus or crescent*가 보이며, 맥락망막위축*chorioretinal atrophy*으로 푹스반점*Fuchs spot*, 호랑이무늬안저*tigroid fundus* 등 퇴행성 변화가 나타난다. 안구 뒷부분이 계속 길어지면 뒤포도종*posterior staphyloma*, 중심오목출혈*foveal hemorrhage*, 망막밑신생혈관막*subretinal neovascular membrane*, 심하게는 망막열공*retinal tear*, 망막박리*retinal detachment*를 합병할 수 있다. 병적근시가 있는 환자는 망막열공이나 망막박리를 조기에 진단하기 위해 정기적으로 안저검사를 받아야 한다. 유리체는 액화되어 후유리체박리*posterior vitreous detachment*가 일어나 부유물*floaters* 증상을 보이기도 한다.

(3) 거짓근시*pseudomyopia*

과도한 근거리 작업을 장기간 계속할 때 조절연축*accommodative spasm*을 일으켜 실제로는 근시가 없지만 근시와 같은 상태가 되거나 근시가 심해지는 것을 말한다. 이 경우 오목렌즈로 시력을 교정할 수 있으나 굴절력이 더욱 증가하여 조절연축이 심해지고 거짓근시가 더 악화된다. 이러한 조절연축은 안구좌상, 두부외상, 동공수축제 점안, 모르핀*morphine* 중독, 오랜 근거리 작업 또는 심리적 스트레스 등 복합적인 요인으로 유발될 수 있고, 근시의 과교정 후에도 보일 수 있다. 조절마비제*cycloplegics*를 점안하여 경련을 풀어준 후 굴절검사를 하면 쉽게 확진할 수 있다.

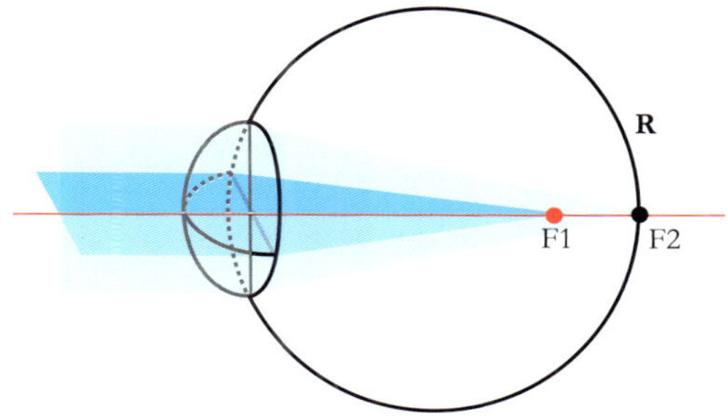

그림 16-6 난시 R: 망막, F1: 수평경선에 의한 초점, F2: 수직경선에 의한 초점

(4) 합병근시*complicated myopia*

당뇨병에서 혈당이 조절되지 않아 수정체에 부종이 생기거나, 백내장 진행 중 수정체핵 경화, 스테로이드, 하이드랄라진*hydralazine*, 클로르탈리딘*chlorthalidine*, 페노티아진*phenothiazine* 등의 약물을 투여했을 때, 녹내장, 임신 초기, 외상 후 섬모체마비 등에서 일시적으로 수정체의 굴절력이 증가하여 근시가 심해진다.

3. 난시*astigmatism*

눈의 굴절력이 모든 경선*meridian* 방향에 걸쳐 동일하지 않아 눈으로 들어온 평행광선이 한 점에서 초점을 맺지 못하고 두 점 또는 그 이상의 초점을 갖는 경우를 말하며, 각막 모양에 의한 난시가 대부분을 차지한다(그림 16-6). 예를 들면 수직경선의 굴절력이 58디옵터, 수평경선의 굴절력이 60디옵터가 될 때 2디옵터의 난시가 있다고 말한다. 난시의 분류는 표 16-3과 같다.

표 16-3 난시의 분류

경선의 각도	경선의 방향	경선의 위치
규칙난시	직난시	단순난시
불규칙난시	도난시	복합난시
	경사난시	혼합난시

(1) 규칙난시*regular astigmatism*

최소 굴절력이 있는 경선과 최대 굴절력이 있는 경선이 서로 직각을 이루는 경우로, 최소 굴절력이 있는 경선이 난시의 축 방향이 된다. 규칙난시는 생리적으로 정상인에서도 0.5~1.25디옵터가 있을 수 있다. 위눈꺼풀이 여러 가지 원인으로 처졌을 때 또는 각막·공막을 통한 눈수술 후에 나타난다.

(2) 불규칙난시*irregular astigmatism*

각막이 3개 이상의 다른 만곡을 갖는 경우로서, 각막 흉터, 진행된 원추각막에서 나타난다.

(3) 단순난시*simple astigmatism*

한 경선은 정시로 망막면에 초점을 맺고 다른 한 경선은 망막면에 초점을 맺지 못하는 경우를 말한다. 단순근시난시*simple myopic astigmatism*와 단순원시난시*simple hyperopic astigmatism*가 있다.

(4) 복합난시*compound astigmatism*

두 경선이 모두 근시 또는 원시로 모두 망막면에 초점을 맺지 못하는 경우이다. 복합근시난시*compound myopic astigmatism*와 복합원시난시*compound hyperopic astigmatism*가 있다.

(5) 혼합난시*mixed astigmatism*

한 경선은 근시이고 다른 경선은 원시인 경우이다.

(6) 직난시*with-the-rule astigmatism*

굴절력이 최대인 주 경선이 수직방향으로 있는 경우이다.

(7) 도난시*against-the-rule astigmatism*

굴절력이 최대인 주 경선이 수평방향으로 있는 경우이다.

(8) 경사난시*oblique astigmatism*

굴절력이 최대인 주 경선이 사선방향으로 있는 경우이다.

【증상】 경도의 원시난시는 별 증상이 없는 경우가 많으나 난시량이 증가하면 원거리 또는 근거리 시력장애가 발생할 수 있고, 조절눈피로를 나타낸다. 난시표*astigmatic dial*를 보면 한 방향의 줄은 진하게 보이고 이와 직각방향의 줄은 연하게 보인다. 근시 환자처럼 눈을 가늘게 뜨고 보려고 한다.

【치료】 증상이 있으면 원주렌즈*cylindrical lens*로 교정한다. 먼저 근시나 원시가 있으면 구면렌즈*spherical lens*로 교정한 후 원주렌즈로 난시를 교정한다. 불규칙난시에는 하드콘택트렌즈를 처방하고, 하드콘택트렌즈로 교정이 불가능한 경우에는 레이저절삭술을 시행할 수 있다.

4. 수정체없음증*aphakia*

수술적 적출이나 편위로 인해 수정체가 시축*visual axis* 내에 없는 상태를 말한다.

【증상】 심한 원시와 조절력 소실로 원거리와 근거리 시력이 심하게 저하된다. 그러나 고도근시인 경우에는 수정체적출로 인하여 수정체없음증이 되더라도 굴절이상이 별로 남지 않는다.

【치료】 인공수정체*intraocular lens*를 삽입하며, 적응 대상이 아닌 환자는 볼록렌즈로 교정하거나 콘택트렌즈를 사용하게 한다. 안경으로 교정할 경우에는 상이 25~33% 정도 확대되므로, 만약 반대쪽 눈이 정상이라면 부등상시*aniseikonia* 때문에 안경을 착용할 수 없다. 콘택트렌즈를 사용할 경우 상의 확대가 10%, 인공수정체는 2% 이하로 감소한다.

5. 굴절부등*anisometropia*

흔히 부동시 또는 짝눈이라고 부르며, 임상에서는 두

눈의 굴절력이 2디옵터 이상 차이가 나는 굴절이상을 말한다. 두 눈 망막상의 크기나 모양에 차이가 생기는 부등상시가 생긴다. 0.5디옵터의 안경 도수에서는 두 눈에서 상의 크기가 1% 정도 차이가 난다. 대부분 5% 이하의 차이는 견딜 수 있다.

【증상】 경도의 굴절부등은 별다른 증상을 보이지 않지만 심한 굴절부등은 사시, 약시를 유발한다.

【치료】 유아나 소아에서는 약시를 예방하기 위해 굴절부등이 보이면 반드시 조절마비굴절검사*cycloplegic refraction*를 시행한 후 안경으로 부족 또는 완전 교정을 시행한다.

Ⅳ 굴절검사

눈의 굴절 상태를 알아내는 검사에는 여러 가지가 있다. 단지 증상만으로 판단하는 것은 극히 어려운 일이다. 나이와 직업에 따라 필요한 시력이 다르기 때문에 증상의 개인차가 있기 마련이다. 흔히 나이 드신 할머니께서 바늘에 실을 꿸 때 돋보기를 사용하지 않을 정도로 눈이 매우 좋았다고 자랑하는 모습을 볼 수 있다. 이 경우는 −2∼−3디옵터 이상의 근시가 있었음을 추측할 수 있고, 굴절부등인 경우는 한 눈의 시력이 정상 범위이면 시력검사를 하기 전까지는 외견상 전혀 이상이 없거나 증상도 없을 수 있다. 안과 외래에 처음 온 환자에게는 먼저 시력측정뿐만 아니라 굴절검사도 해야 하며, 동시에 환자의 증상이 다른 눈 질환으로 인한 것이 아닌지 각막에서부터 망막까지 확인해야 한다. 굴절검사를 위해 조절마비제를 사용할 때는 투여 후 발생할 수 있는 녹내장 발작 등 합병증에 대비해야 한다. 대개 굴절검사는 시력측정 그리고 안구 앞부분 또는 망막검사 후에 시력저하의 원인이 굴절이상으로 인한 것인지 알기 위해 타각적 굴절검사로 굴절이상도를 측정한 후, 자각적 검사로 시력을 교정하여 확인하는 것이 원칙이다. 굴절검사의 종류는 표 16-4와 같다.

표 16-4 굴절검사의 종류

타각적 방법	자각적 방법
망막검영검사	안개법
자동굴절검사	난시표사용법
직상검안경검사	교차원주렌즈법
각막곡률측정법	

1. 시력검사

원거리와 근거리의 시력을 측정하여 비정시의 종류와 정도를 추측할 수 있다. 원거리 시력이 1.0 이상이면 근시가 없다고 생각할 수 있다. 만약 원거리 시력이 1.0인데 근거리 시력이 나쁘면 원시이거나 노안이다. 또한 원거리 시력이 1.0 이하인데 근거리 시력은 정상이면 근시이다. 굴절이상으로 인한 시력장애는 바늘구멍*pinhole*을 통해 측정할 때 어느 정도 개선되지만, 시력이 전혀 개선되지 않을 때는 시력장애에 어떤 기질적 원인이 있음을 추측할 수 있다.

2. 타각적 방법

(1) 망막검영검사*retinoscopy, skiascopy, shadow test*

망막검영검사는 굴절이상을 가장 정확하게 측정할 수 있는 검사이다. 이 검사를 시행할 때는 환자를 암실에 앉힌 후 조절을 하지 않도록 5m 이상 떨어진 불을 보게 한다. 망막검영기에서 나온 빛이 환자의 눈으로 들어가 망막에서 반사되면 환자의 동공을 통해 검사자가 볼 수 있게 된다. 이 빛이 다시 검사자의 눈으로 들어가서 초점을 맺을 수 있도록, 즉 빛이 중화되도록 환자의 눈 앞에 렌즈를 놓고 중화된 렌즈의 도수에 따라 환자 눈의 굴절이상 정도를 계산한다. 이때 여러 가지 렌즈가 조합된 포롭터*phoropter*를 이용할 수 있다(그림 16-7).

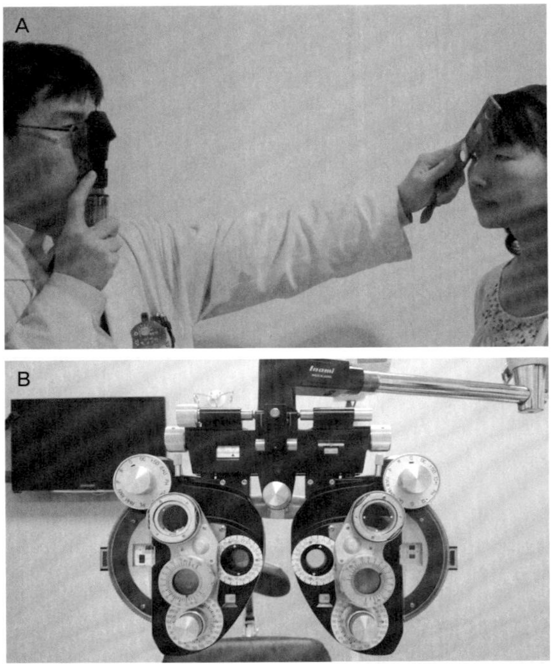

그림 16-7 망막검영검사 A. 검사하는 모습 B. 포롭터*phoropter*

① 조절마비굴절검사

굴절검사는 조절이 충분히 이완된 상태에서 원거리 굴절이상을 결정하는 것이다. 조절을 하면 눈의 굴절력을 14~15디옵터까지 증가시킬 수 있다. 그러므로 조절마비제 투여 후에 검사를 하면 조절의 영향을 받지 않고 굴절이상을 측정할 수 있다. 조절마비제를 투여하지 않고 시행한 경우를 현성굴절검사*manifest refraction*라고 하고, 조절마비제를 투여한 후 조절의 영향을 완전히 배제한 상태에서 굴절이상을 측정하는 것을 조절마비굴절검사라고 한다. 먼저 현성굴절검사를 시행한 후 그 결과가 일정하지 않거나 믿기 어려운 경우에 조절마비굴절검사를 시행한다. 두 결과의 값에 큰 차이가 없다면 처음 시행한 현성굴절검사 결과를 토대로 안경을 처방하고, 차이가 많아 처방하기 어려운 경우에는 조절마비제의 약효가 없어진 다음에 다시 시행한 조절마비후굴절검사*postcycloplegic refraction*를 기준으로 처방한다.

조절마비굴절검사의 흔한 적응증은 소아나 사시 환자, 조절이 항진된 경우, 눈 속의 혼탁으로 망막검영법을 하기 어려울 때, 검영법 소견과 자각적 검사 결과가 일치하지 않을 때 등이다. 약의 작용시간은 트로픽아미드*tropicamide*, 시클로펜톨레이트*cyclopentolate*, 호마트로핀*homatropine*, 아트로핀*atropine* 순으로 길어지며 각기 목적에 맞게 사용한다. 조절마비제 투여 후 고연령층에서 드물게 급성 녹내장이 발생할 수 있으며, 소아는 아트로핀으로 인한 발열 등 독성 반응을 보일 수 있으므로 이 약제들을 사용할 때 주의해야 한다.

(2) 자동굴절검사*autorefractometry*

환자가 기계 속 그림을 들여다보고 있으면 자동적으로 몇 초 내에 굴절력을 측정하는 방법이다. 빠르고 간단하다는 장점이 있으나 기계 속을 들여다볼 때 조절이 유발되므로 어린이의 경우에는 근시인 것처럼 나타나기도 하고, 어른의 경우에는 난시축이 부정확하게 나오는 등 정확성이 떨어진다는 단점이 있다. 최근의 제품들은 안개법*fogging method*과 자동추적장치를 이용하여 이러한 오차를 많이 줄이고 있다.

(3) 직상검안경검사*direct ophthalmoscopy*

환자와 검사자가 모두 정시일 때는 검안경의 렌즈에 도수가 없어도 안저가 잘 보이지만, 환자에게 굴절이상이 있는 경우에는 도수가 있는 렌즈로 보아야만 안저가 명확히 관찰된다. 이때 검안경의 렌즈 도수가 환자의 굴절이상에 근접한 도수가 된다. 단, 검사할 때 환자나 검사자 모두 조절을 하지 않은 상태여야 하며, 평소 검사자는 정시의 안저를 명확하게 보는 데 필요한 자신의 검안경 도수를 미리 결정한 다음 이 렌즈 도수를 기준으로 환자의 굴절이상 정도를 산출한다.

(4) 각막곡률측정법*keratometry*

각막 중심에서 3mm 지름 부위에 해당하는 표면의 곡률 반지름을 측정함으로써 각막의 굴절력을 알 수 있는 방법이다. 콘택트렌즈를 처방할 때, 백내장수술을 시행하면서 인공수정체를 삽입할 때 렌즈 도수를 결정하기 위해 사용한다.

3. 자각적 검사

검사용 검안렌즈의 변화에 대한 환자의 반응에 따라 굴절이상을 추정하는 검사이다. 대부분은 타각적 검사로 굴절 상태를 측정한 후 이 결과를 기준으로 렌즈를 사용하여 가장 좋은 시력을 얻을 수 있는 렌즈를 결정하는 과정이다. 먼저 한쪽 눈을 가리고 왼눈과 오른눈에 각각 한눈교정을 한 후 두 눈을 뜨고 다시 교정한다.

근시일 때는 약한 오목렌즈부터 시작하여 검사한 후 좋은 시력을 얻을 수 있는 가장 약한 렌즈를 처방한다.

원시의 경우 잠복원시를 제거하기 위해 안개법을 사용하는 것이 바람직하다.

(1) 안개법

안개법은 다음과 같이 시행한다. 먼저 망막검영검사 측정치보다 약 2.5디옵터 높은 볼록렌즈를 두 눈에 끼운다. 약 10분이 지나면 조절이 이완되고 원거리 시력은 20/40(0.5) 정도가 된다. 그 후 한쪽 눈에서 차차 볼록렌즈를 약하게 하여 정상시력을 얻은 렌즈 중 가장 강한 렌즈를 교정 렌즈로 결정한다.

(2) 난시표사용법

시력표의 난시표를 보게 하여 가장 진하게 보이는 선에 해당하는 축에 볼록원주렌즈의 축을 일치시키면서, 선 전체가 골고루 보일 때까지 원주렌즈의 양을 조절해서 난시를 교정한다.

(3) 교차원주렌즈법

교차원주*cross cylinder*는 굴절이상을 교정할 때 가장 유용하고 자주 사용하는 자각적 검사방법으로, 난시의 축 방향과 정도를 세밀히 조절할 수 있다. 또 시력교정을 끝낸 후에 재확인하는 방법으로도 이용된다. 이 렌즈는 같은 도수의 볼록원주렌즈와 오목원주렌즈의 축이 서로 직각방향으로 들어가 있어 구면렌즈의 도수는 0(영)이 된다. 단점은 환자가 너무 어리거나 잘 협조하지 못하면 정확한 결과를 얻을 수 없다는 것이다.

V 교정 방법

1. 안경

원시, 근시, 난시 등의 굴절이상을 교정하는 데 가장 안전한 방법이다. 노안이나 조절내사시에서처럼 조절의 양을 줄여서 근거리 시력과 외안근의 불균형을 교정하고, 프리즘을 안경에 부착하여 사시를 교정하기도 한다. 또한 저시력 환자에서는 망막의 상을 확대하여 시력을 개선하고, 외상으로부터 눈을 보호하기 위해 사용되기도 한다.

안경렌즈의 종류에는 유리렌즈, 플라스틱렌즈, 산업용 안전렌즈 등이 있다. 그 밖에 색깔을 넣은 착색렌즈*tinted lens*는 수정체없음증, 홍채없음증, 홍채염 환자에게 유용할 뿐만 아니라 스키나 낚시 등 운동할 때 도움이 된다.

(1) 안경을 처방할 때의 일반 원칙

만약 환자에게 약간의 굴절이상이 있지만 별 뚜렷한 증상이 없고 나안시력도 크게 나쁘지 않다면 굳이 안경을 착용시킬 필요가 없다. 이런 환자가 안경을 착용하면 교정시력은 약간 호전되지만 오히려 안경 착용에 따른 여러 가지 불편을 호소하는 경우가 많다. 경도의 굴절이상이 있는 경우(예: 0.25디옵터의 난시, 0.50디옵터 이내의 근시나 원시)에도 증상이 없다면 안경 처방을 피하는 것이 원칙이다.

근시 환자에게는 현성굴절검사 수치를 기준으로 처방하며 과교정을 피해야 한다. 만약 소아처럼 환자의 협조를 얻기 어려워 현성굴절검사를 시행하기가 곤란하거나 얻은 결과를 신뢰하기 어렵다면 조절마비굴절검사를 시행하여 이 결과를 토대로 처방한다.

원시 환자에게는 현성굴절검사에서 최대 교정시력을 얻을 수 있는 가장 높은 값을 처방하는 방법, 조절마비굴절검사로 측정한 값에서 자각적 검사로 보정하여 얻은 수치를 처방하는 방법, 자각적 검사가 곤란한 경우(예: 영유아) 조절마비굴절검사로 얻은 값의 1/2이나 2/3 정도의 도수로 안경을 처방하는 방법 중에서 가장 적절한 방법을 선택한다.

난시 환자에게는 일반적으로 측정된 난시 정도와 축을 정확하게 처방하는 것이 원칙이다. 유소아는 대부분 처방된 난시 안경에 잘 적응하여 별 무리 없이 착용하지만, 성인은 교정시력은 잘 나올지 몰라도 상이 찌그러지거나 어지러운 느낌 때문에 안경을 착용하지 못하는 경우가 적지 않다. 이럴 때에는 먼저 굴절검사 결과가 정확한지, 착용한 안경이 처방대로 만들어졌는지 확인해야 한다. 처음 난시 안경을 착용하거나, 난시 정도나 축이 기존 안경과 다른 경우에는 곧바로 처방을 내리기 전에 안경을 착용한 상태로 주위를 돌아보거나 책을 읽게 하여 별 불편이 없는지 확인한 후에 처방한다. 새로 처방한 안경이 착용하기에 불편하다면 난시 도수를 약간 낮춰 보고, 난시의 축을 90°나 180° 쪽으로 또는 기존에 착용하던 안경의 난시 축 방향으로 약간 변경해 본다. 안경을 새로 바꿀 경우에는 처음에 어느 정도 적응 기간이 필요하다는 점을 환자에게 주지시키는 것이 좋다. 안경 착용이 너무 불편해서 제대로 적응하지 못한다면 콘택트렌즈 착용이나 굴절교정술로 대체해 보는 것도 한 가지 방법이다.

(2) 정점거리*vertex distance*

안경렌즈의 뒷면과 각막 정점*vertex* 간의 거리를 말한다. 굴절이상 값이 4디옵터 이상인 경우에는 반드시 정점거리를 고려하여 안경을 처방해야 한다.

(3) 안경렌즈의 프리즘 효과

어떤 렌즈라도 렌즈의 광학 중심을 벗어나서 보는 경우에는 프리즘 효과가 나타난다. 이러한 효과는 렌즈의 도수와 광학 중심의 거리에 따라 그 정도가 결정되는데, 이를 프렌티스법칙*Prentice rule*이라고 한다.

이러한 프리즘 효과로 인해 안경을 착용하고 계단을 내려가거나 책을 읽을 때 상이 실제와 다른 위치에 있는 것처럼 보인다(그림 16-8).

2. 콘택트렌즈

안경과 콘택트렌즈는 초점이 망막에 정확하게 맺히도록 하는 데 똑같이 유효하지만 둘은 이차적 효과에서 다양한 차이점이 발생한다(그림 16-9). 이는 대부분 콘택트렌즈는 각막 바로 위에 위치하고 안경은 각막과 거리가 있다는 점에 기인한다. 안경과 콘택트렌즈는 정점거리가 다르므로 원시의 경우 안경보다 콘택트렌즈의 도수가 더 높으며, 근시의 경우 그 반대이다. 각막에 직접 놓이는 콘택트렌즈는 광선의 주행을 변화시키지 않으므로 망막 상이 확대되지 않는다. 반면 안경은 광선의 주행을 변화시키므로 플러스 굴절력 안경은 상의 크기를 확대하고, 마이너스 굴절력 안경은 상의 크기를 축소한다. 근거리 작업에 필요한 조절력 면에서도 콘택트렌즈는 안경과 차이가 있는데, 마이너스렌즈로 교정하는 근시의 경우 콘택트렌즈 착용 시 렌즈로 인한 프리즘 효과가 사라져 안경에 비해 조절력이 더 많이 필요해 눈 피로도가 증가할 수 있다.

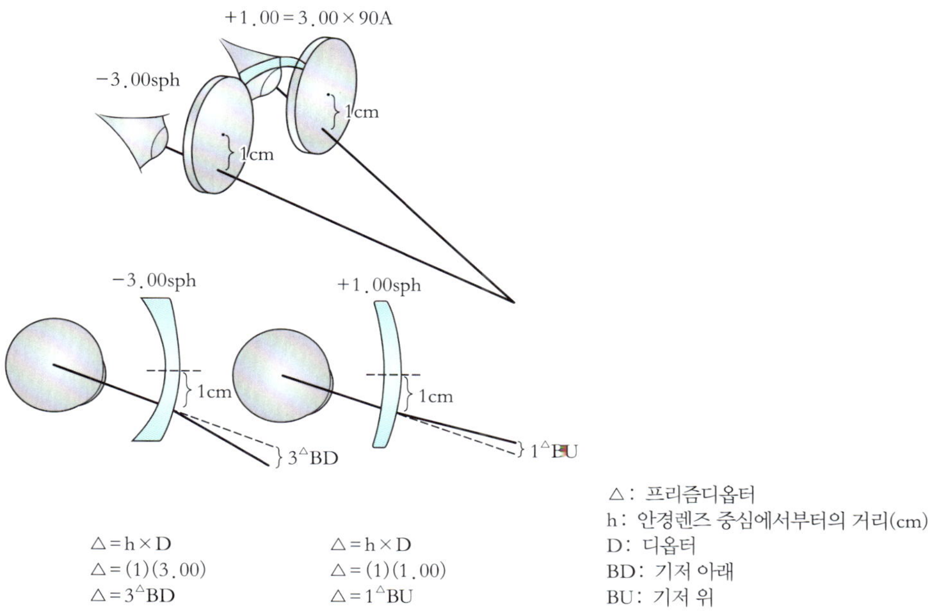

그림 16-8 안경렌즈의 프리즘 효과 오른눈 −3.00sph, 왼눈 +1.00=+3.00×90A인 안경을 착용하고 렌즈 중심부에서 1cm 밑을 통해 책을 읽는다면 오른눈은 3△ 기저 아래, 왼눈은 1△ 기저 위의 프리즘 효과가 있으며 두 눈 전체적으로는 4△의 차이가 나게 된다.

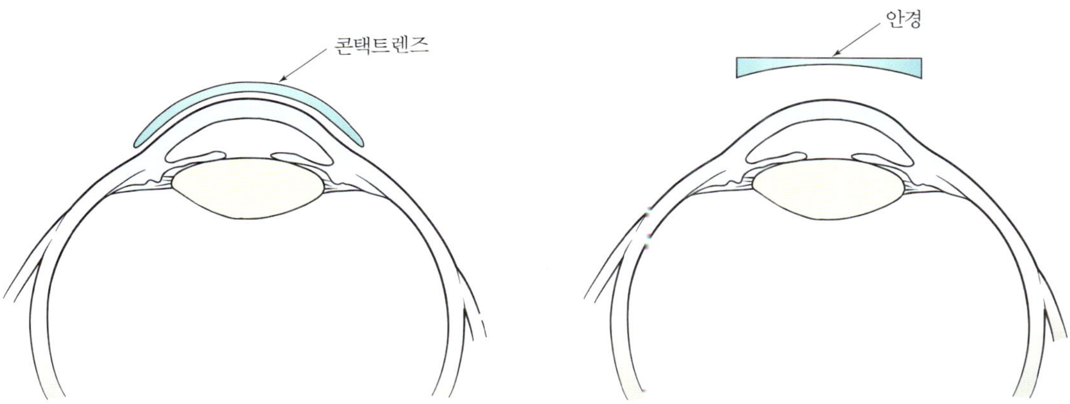

그림 16-9 콘택트렌즈와 안경의 차이

콘택트렌즈에는 하드렌즈와 소프트렌즈가 있다. 하드콘택트렌즈에는 PMMA(polymethylmethacrylate) 렌즈와 산소투과성이 좋은 RGP(rigid gas permeable) 렌즈가 있으며, 소프트콘택트렌즈에는 매일착용렌즈, 연속착용렌즈, 일회용렌즈가 있다.

콘택트렌즈의 사용 목적은 크게 세 가지로 안경렌즈처럼 굴절이상을 교정하기 위한 목적으로, 치료용렌즈*therapeutic lens*처럼 각막 상처를 치료하기 위한 목적으로, 홍채렌즈*iris lens*처럼 무홍채증이거나 심한 안구손상을 입은 후 미용 목적으로 착용한다. 비적응증 또는 상대적 금기가 되는 경우는 나이가 어리거나 아주 많아서 렌즈를 스스로 끼우고 빼기가 어려운 환자, 결막이나 각막에 염증이 자주 생길 때, 각막지각에 이상이 있거나 건성안이 심할 때, 알레르기가 있을 때, 먼지나 연기가 많은 곳에서 일할 때 등이다. 단, 유소아에게 수정체없음증이 있을 때는 보호자가 렌즈를 끼우고 빼는 것을 도와줄 수 있으면 적응증이 된다.

콘택트렌즈는 안구 표면과 지속적으로 접촉해 있어 안구 표면에 여러 가지 변화를 일으킬 수 있다. 가장 대표적인 변화가 각막에 저산소증을 유발하는 것이다. 저산소증으로 인해 호기성 대사가 감소하고 혐기성 대사가 증가하며, 각막 내에 이산화탄소와 젖산이 축적되면서 각막이 산성화되고 부종이 발생하게 된다. 이 밖에도 각막상피세포의 대사활동 저하, 각막지각의 감소, 신생혈관의 발생 등 여러 가지 변화를 일으켜 합병증을 유발할 수 있다.

콘택트렌즈 착용으로 인해 발생할 수 있는 합병증은 표 16-5와 같다. 그중 가장 심각한 합병증은 감염성 각막염이다. 세균, 진균, 가시아메바*acanthamoeba* 등 다양한 원인으로 인해 각막염이 발생할 수 있으며 각막 중심부를 침범한 경우 영구적 시력장애를 일으킬 수 있다. 그럼에도 불구하고 안경으로 얻을 수 없는 시력교정 효과와 미용 효과 때문에 많은 사람들이 콘택트렌즈를 착용하고 있으며, 최근에는 시력이 좋은 경우에도 단지 미용 목적으로 컬러렌즈나 서클렌즈를 착용하고 있는 경우가 많아지고 있어서 이로 인한 부작용도 증가하고 있다. 따라서 렌즈 착용으로 인해 발생할 수 있는 합병증을 최소화하려면 콘택트렌즈의 철저한 관리가 무엇보다 중요하다.

최근 들어 하드콘택트렌즈를 이용하여 각막 형태를 변화시켜 근시와 난시를 일시적으로 감소시키는 각막굴절교정술*orthokeratology*이 각광받고 있다. 밤에 자는 동안 하드콘택트렌즈를 착용하여 근시와 난시를 교정하므로 낮 동안에 렌즈를 착용하지 않고도 좋은 시력을 얻을 수 있다는 장점이 있어 주로 성장기에 있는 어린이나 청소년들이 이용하고 있다. 각막굴절교정술은 렌즈를 착용하는 동안 안축장의 성장을 억제해서 근시의 진행을 억제하는 것으로 알려져 있지만, 렌즈 착용을 중단하면 다시 안축장이 성장하면서 근시가 진행한다는 보고도 있어서 장기적인 효과에 대해서는 아직 논란이 있다.

표 16-5 콘택트렌즈의 합병증

결막	거대유두결막염*giant papillary conjunctivitis* 위각막가장자리각결막염*superior limbic keratoconjunctivitis*
각막상피	기계적 찰과상 각막 신생혈관 표층면역반응*superficial immunologic reaction*
각막기질	감염성 각막염*infectious keratitis* 무균침윤*sterile infiltration* 각막뒤틀림*corneal warpage*
각막내피	내피세포 다면성*polymegathism* 증가 내피세포 다형성*pleomorphism* 증가

3. 인공수정체

백내장으로 혼탁해진 수정체를 제거하고 적절한 굴절력을 가진 투명한 인공수정체를 원래의 위치나 그 근처에 넣어 대치한다면 광학적으로는 백내장이 발생하기 전의 상태로 원상복구된다. 이러한 장점 때문에 인공수정체 눈속삽입술은 거의 모든 백내장수술에서 시행되고 있다.

인공수정체는 그 재질에 따라 경성 재질과 연성 재질로 나눌 수 있다. 과거에는 경성 재질인 PMMA 인공수정체가 주로 사용되었으나, 인공수정체를 접어서 눈속에 삽입할 수 있는 연성 재질의 인공수정체가 개발된 이후에는 각막 절개창을 더 작게 만들 수 있다는 장점 때문에 연성 재질의 아크릴릭*Acrylic* 인공수정체가 주로 사용되고 있다.

수정체를 제거하고 인공수정체를 삽입하더라도 조절능력이 없으므로 원거리, 근거리가 모두 정확하게 잘 보이지는 않는다. 즉 인공수정체의 도수가 원거리에 맞는다면 원거리는 잘 볼 수 있지만 근거리가 흐리게 보이고, 반대로 근거리가 맞는다면 원거리가 흐리게 보인다. 따라서 백내장수술로 인공수정체를 삽입한 경우에도 안경이 필요할 수 있다. 최근에는 근거리와 원거리를 모두 볼 수 있는 다초점 인공수정체 *multifocal intraocular lens*가 개발되었다(그림 11-16). 다초점 인공수정체는 굴절*refractive* 다초점 인공수정체와 회절*diffractive* 다초점 인공수정체로 나뉜다. 최근에는 원거리의 초점을 중간거리까지 연장시키는 기술을 접목하여 중간거리 시력을 보강한 초점심도연장*extended depth of focus* 인공수정체도 널리 쓰이고 있다. 광학적으로 더 선명한 상을 얻기 위하여 비구면*aspheric* 인공수정체도 개발되었다. 다초점 인공수정체는 눈부심*glare*, 달무리*halo*, 대비감도 저하 등의 부작용이 있으나 최근 광학적으로 개선된 다초점인공수정체가 등장함에 따라 사용빈도가 점차 증가하고 있다. 이 외에도 난시 교정을 위한 인공수정체가 사용되고 있으며, 특수한 디자인을 채택하거나 수정체낭에 주입하여 조절할 수 있는 인공수정체도 연구, 개발 중이다.

VI 굴절교정수술

굴절교정수술의 기본 원리는 각막이나 수정체에 수술적 조작을 통해 굴절력을 변화시켜서 굴절이상을 교정하는 것이다. 눈은 약 +60디옵터의 볼록렌즈에 해당하는 굴절력을 갖는데 이 중에서 2/3는 각막이, 나머지 1/3은 수정체가 담당한다. 근시교정술을 예로 들면, 수술을 통해 각막의 만곡도를 변화시켜 중심부 각막을 편평하게 만든다면 각막의 굴절력은 감소할 것이고 따라서 근시도 교정된다. 또한 수정체를 제거한다면 수정체의 굴절력만큼 근시 교정 효과가 나타날 것이고, 오목렌즈로 만들어진 인공수정체를 삽입하여 수정체 앞에 위치시켜도 근시 교정 효과가 나타날 것이다. 이러한 굴절교정수술은 수술 부위에 따라 각막굴절*keratorefractive* 수술과 수정체*lenticular* 수술로 나눌 수 있고, 수술 방식에 따라 각막절개술(예: 방사상각막절개술*radial keratotomy*), 각막절제술(예: 굴절교정레이저각막절제술*photorefractive keratectomy; PRK*, 각막절삭가공성형술*keratomileusis*), 인공물삽입술(예: 각막내고리삽입*intracorneal ring*, 유수정체인공수정체삽입술*phakic intraocular lens implantation*)로 분류한다.

원시교정수술 방법으로는 층판굴절교정각막수술 중 상층각막렌즈이식술, 각막표면수술 방법 중 각막절개술이나 방사상열응고각막성형술 등이 사용되었으나 최근에는 고주파나 레이저를 주로 이용하고 있으며, 원시나 노안 교정용 인공수정체를 삽입하는 방법도 소개되고 있다.

최근 널리 시행하는 대표적인 굴절교정수술로 근시에는 굴절교정레이저각막절제술, 레이저각막절삭성형술*laser in situ keratomileusis; LASIK*(라식), 굴절교정레이저각막절제술을 변형한 레이저각막상피절삭성형술*laser epithelial keratomileusis; LASEK*(라섹), 스마일수술*small incision lenticule extraction; SMILE*(그림 16-10), 유수정체인공수정체삽입술 등이 있다. 원시에는 홀뮴야그레이저*Holmium YAG laser*나 엑시머레이저*eximer laser*를 이용한 방법이 사용되고 있다.

1. 적응증

굴절이상 외에는 다른 눈 질환이 없고 굴절이상의 진행이 멈춘 성인에게 시술할 수 있다. 굴절교정레이저각막절제술이나 라식은 수술 전 각막의 형태나 두께가 정상 범위 내에 있어야 가능한 수술이다. 중심부 각막 두께가 너무 얇거나 원추각막이 의심되는 경우에는 시술할 수 없다. 또 건성안이 있거나 눈에 염증이 있는 경우에도 이를 먼저 치료한 후에 수술해야 한다. 원칙적으로 수술 후 창상 치유에 문제가 있을

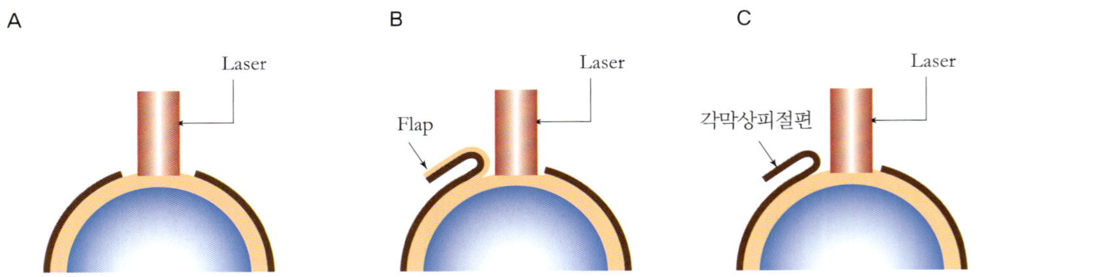

그림 16-10 굴절교정수술 A. 굴절교정레이저각막절제술*PRK* B. 레이저각막절삭성형술*LASIK* C. 레이저각막상피절삭성형술*LASEK*

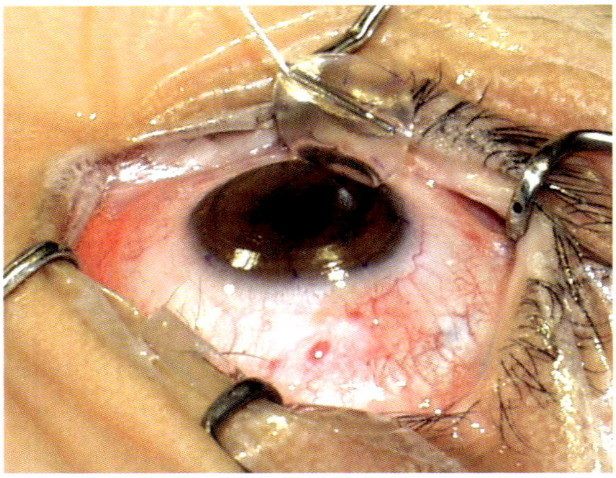

그림 16-11 레이저각막절삭성형술에서 각막뚜껑을 덮어 주는 장면

것이라고 의심되는 환자(예: 당뇨나 결합조직질환이 있는 환자)에게는 시술을 피하는 것이 바람직하다. 유수정체인공수정체삽입술의 경우 각막에 어느 정도 이상이 있어도 시술이 가능하지만, 대부분 고도근시가 많으므로 수술 전에 반드시 세심한 망막검사를 통해 망막이상 여부를 판명해야 한다.

무엇보다도 굴절교정수술은 안경이나 콘택트렌즈를 착용하기 어려운 경우에 시술하는 것이 바람직하며, 수술을 결정하기에 앞서 발생 가능한 모든 합병증을 충분히 환자에게 숙지시켜야 한다.

2. 방법

(1) 굴절교정레이저각막절제술*photorefractive keratectomy; PRK*

각막상피를 제거한 후 노출된 각막기질에 엑시머레이저를 조사하여 기질을 절제함으로써 굴절이상을 교정한다. 수술 후 제거된 각막상피가 재생될 때까지 통증이나 이물감이 있고, 정상 시력으로 회복하기까지 약 2~4주가 걸린다. 고도근시보다는 경도나 중등도 근시 환자에게 탁월한 교정 효과가 있다.

(2) 레이저각막절삭성형술(라식)

미세각막절개도*microkeratome*를 사용해 표층부 각막을 원형(지름 8~9mm, 두께 120~160μm 정도)으로 절제하여 각막뚜껑*corneal cap*을 만든 다음, 이것을 젖히고 노출된 기질을 엑시머레이저를 사용해 절제한 뒤 각막뚜껑을 원래의 위치에 부착한다(그림 16-11). 최근에는 미세각막절개도 대신 펨토초레이저*femtosecond laser*를 이용하여 더 얇은 각막뚜껑을 만들어서 수술을 시행한다. 굴절교정레이저각막절제술에 비해 각막상피의 손상이 적어서 통증이 적고 시력 회복도 빠르다는 장점이 있는 반면, 각막뚜껑을 만들고 재부착하는 과정에서 합병증이 발생할 수 있고 굴절교정레이저각막절제술에 비해 더 깊은 층의 각막을 손상한다는 단점이 있다. 최근에는 엑시머레이저를 사용하지 않고 펨토초레이저만으로 2~4mm 크기의 각막절개창과 굴절이상 교정을 위한 각막실질 조각을 같이 만든 후에, 미세둥근주걱을 사용하여 각막절개창으로 실질 조각을 끄집어 내는 일명 스마일*SMILE* 수술도 시행되고 있다.

(3) 레이저각막상피절삭성형술(라섹)

굴절교정레이저각막절제술을 시행할 때 각막의 상피를 기계적으로 벗기는 것과는 달리, 알코올로 각막상피층을 기질층으로부터 분리하여 상피절편을 만들고 레이저를 조사한 후에 상피절편을 다시 덮어 주는 방식의 수술이다. 고도근시에서 각막의 두께가 얇아 라식수술을 하기에 적합하지 않은 경우 등이 적응증이다. 수술 후에 각막혼탁이 적게 생긴다고 보고되고 있으나 아직 논란의 여지가 있다. 라섹에서 상피절편을 만들 때 사용하는 알코올에 의한 각막독성을 최소화하기 위해서 에피라식*Epi-LASIK*이라는 수술법도 사용되고 있는데, 이는 알코올이 아닌 미세각막절개도를 이용해서 각막상피층만을 분리하는 방법을 의미한다. 알코올을 이용한 방법보다 각막절편의 상피세포의 생존율이 높다고 알려져 있다.

(4) 스마일수술*small incision lenticule extraction; SMILE*

스마일수술은 각막절편을 만들지 않고 펨토초레이저를 이용하여 절삭하고자 하는 양만큼 각막실질조각*lenticule*을 만들고 그것을 소절개 부위를 통해 제거해서 근시 및 난시를 교정하는 방법이다. 이전에 각막굴절교정수술이 불가능하였던 고도근시에도 적용 가능하고, 라식 수술 후 나타날 수 있는 안구건조증, 외상성 절편전위 등의 합병증이나 라섹 수술의 합병증인 각막 혼탁의 위험성이 적고, 빠른 시력 회복, 적은 통증, 높은 효율성 등의 장점으로 현재 국내외에서 널리 시행되고 있다. 특수한 레이저 장비로만 시술이 가능하며 술후 시력 회복까지 걸리는 시간은 라섹과 라식의 중간 정도이다.

(5) 투명수정체적출술

백내장이 없는 고도근시 환자에서 시력교정을 위해 수정체를 적출하는 방법이다. 수정체를 적출한 후에 적절한 도수의 인공수정체를 삽입하게 되면 기존의 백내장 수술과정과 비슷하다. 예방적 레이저광응고술로 망막박리 발생률이 현저히 줄어든 것으로 보고되어 있어서 비교적 안전한 수술로 여겨진다. 각막굴절교정술을 시행하기 어려운 고도근시 환자에게 효과적일 수 있으나 젊은 연령에서도 근거리 시력 저하를 필수적으로 동반하므로 노안교정용 인공수정체 삽입을 고려하여야 하며, 적절한 도수가 없는 경우가 많으므로 제한적이다.

(6) 유수정체인공수정체삽입술

심한 고도근시나 원시 환자에서 굴절교정을 위해 원래의 수정체는 보존한 채 앞방이나 뒷방에 생체적합성이 우수한 인공합성물질로 제작된 인공수정체를 삽입하는 방법이다. 유수정체인공수정체의 장점은 굴절교정 능력이 정확하고 조절기능이 보존되며, 렌즈 제거 시 굴절력이 원상태로 회복된다는 것이다. 또한 절삭하지 않고 굴절을 교정하기 때문에 레이저각막굴절교정수술의 합병증인 각막혼탁이나 각막확장증 등이 발생하지 않고, 얇은 각막이나 아벨리노각막이상증 환자에서도 수술이 가능하며, 높은 도수의 근시를 교정할 수 있다는 장점이 있다. 유수정체인공수정체 삽입 위치에 따라 ICL®(implantable contact lens, Staar surgical, Monrovia, CA, USA)과 같은 후방렌즈*posterior chamber phakic intraocular lens*와 Artisan® (Ophtec BV, Groningen, Netherlands), Artiflex(Ophtec BV, Groningen, Netherlands) 렌즈와 같은 전방 홍채고정 유수정체 안내렌즈*anterior chamber irisfixated phakic intraocular lens*가 있다. 전방 홍채고정 유수정체 안내렌즈는 홍채에 고정하므로 회전 안정성이 좋고 야간 눈부심이 덜하다는 장점이 있지만, 전방에 위치하므로 각막내피와의 거리가 가까워 각막내피 손상의 위험이 높다. 후방렌즈는 홍채와 수정체 사이 공간인 후방에 인공수정체를 삽입하기 때문에 각막내피층과 거리가 멀고 홍채로 분리되어 있어 각막내피세포 저하가 전방인공수정체에 비해 적은 것으로 알려져 있다. 하지만 수정체와의 접촉으로 인하여 백내장을 유발할 가능성이 있고, 드물게 색소분산증, 동공차단 녹내장, 폐쇄각 녹내장, 각막내피세포 저하 등이 합병될 수 있으며, 렌즈 크기를 잘못 선택했을 때 회전 불안정성*rotational instability*이 있을 수 있다.

(7) 원시교정술

현재 각막에 시술되는 원시교정술로는 각막 표면에 고주파에너지를 사용하는 전도각막성형술*conductive keratoplasty; CK*, 홀뮴레이저를 사용하는 레이저열응고각막성형술*laser thermokeratoplasty; LTK*, 기존의 엑시머레이저를 사용하여 PRK나 라식수술 방식으로 각막 중심부의 굴절력을 증가시키는 방법 등이 있다. 하지만 근시교정술에 비해 수술 결과의 예측도가 상대적으로 떨어지고 각막 주변부 절삭으로 인한 구조적 불안정성, 잠복원시, 제한된 광학부의 크기, 수술 후 원래의 원시 굴절 상태로 되돌아가는 원시 퇴행 문제점들이 아직까지 해결되지 않고 있다.

또한 원시 교정용 안내렌즈나 각막인레이가 개발되어 노안 교정을 위해 시도되었다. 이는 각막 중심부의 굴절력과 각막곡률을 변하게 해서 근거리 시력을 호전시키거나 핀홀 효과를 이용하여 초점심도를 증가시키는 원리를 이용한 교정방법이다. 최근 노안 교정에 가장 널리 사용되는 것은 백내장 수술과 함께 시행하는 노안교정렌즈 삽입술로서 다양한 종류의 다초점 인공수정체가 사용되고 있다.

3. 합병증

수술방법에 따라 발생하는 합병증이 다르다. 각막굴절교정술의 가장 흔한 합병증은 안구건조증이며 대부분 시간이 흐르면서 호전된다. 수술 전 교정시력에 비해 수술 후에 교정시력이 감소할 수 있고, 수술 후 얻은 시력의 질이 만족스럽지 못할 수 있다. 어두운 실내에서 흐리게 보인다거나 야간 눈부심 때문에 운전하기 어렵다고 호소하기도 한다. 각막굴절교정술의 가장 심각한 합병증은 의인성 각막확장증*keratectasia*, 원추각막*keratoconus*이며, 많은 경우 술전 검사를 통해 예측할 수 있지만 일부에서는 술전 검사가 정상이었음에도 술후 각막확장증이 발생하는 경우도 있다. 술전에 각막이영양증을 발견하지 못하고 각막굴절교정술을 시행한 경우에는 각막혼탁이 매우 심하게 진행할 수 있다. 그 외에 고도근시 환자에서 각막굴절교정술을 시행한 경우에 근시 퇴행 및 재발이 비교적 흔하게 발생할 수 있고, 특히 라섹의 경우에는 각막혼탁이 발생할 수 있다. 라식수술을 받은 환자의 경우 술후 외상에 의한 라식절편 소실 및 위치 이탈이 발생할 수 있고, 상피내생이 발생할 수 있다. 이러한 합병증은 술후 시력을 저하시키고 만족도를 떨어뜨리는 원인이 된다. 한편 눈속렌즈삽입술의 경우에는 빈도는 낮지만 좁은 눈 속 공간에 렌즈를 삽입함으로써 백내장, 녹내장 등이 발생할 가능성이 있으며 각막내피세포 저하의 위험성이 있다. 모든 수술에서 술전, 술후 감염이 발생할 수 있다. 따라서 굴절교정수술을 할 때는 시술 전에 수술 후 발생할 수 있는 합병증을 환자에게 충분히 설명하는 것이 매우 중요하다.

콘택트렌즈와 안경의 차이

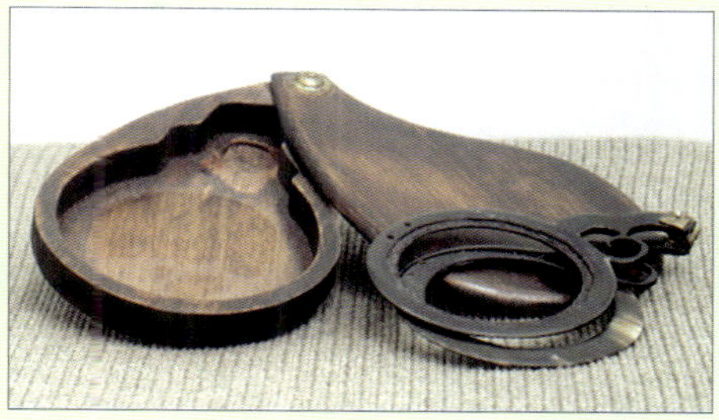

16세기에 김성일이 사용한 우리나라 최초의 안경

눈은 모든 생명체의 중요한 감각기관이지만 유전적 요인, 환경적 요인, 여러 질병과 이로 인한 수술, 혹은 노화 등의 이유로 시력 감소를 유발하는 굴절이상이 발생합니다. 굴절이상을 교정하는 대표적인 방법은 안경, 콘택트렌즈와 수술입니다. 이 중 안경과 콘택트렌즈는 가장 보편적으로 이용되는 굴절이상 교정방법입니다.

안경은 가장 먼저 개발된 시력교정 방법입니다. 약 700년 전부터 인류가 안경을 사용한 것으로 추정되지만 렌즈를 만들어 사용하기 시작한 시기는 3,000년 전부터라고 알려져 있습니다. 현재까지 발견된 가장 오래된 렌즈는 이라크 북부 님루드의 고대 아시리아 궁전 유적에서 발견된 님루드 렌즈*Nimrud lens*입니다. 우리나라에서 최초로 사용된 안경은 약 1580년경 일본에 통신사로 다녀온 김성일의 안경입니다. 17세기부터는 우리 손으로 안경을 제작, 보급했다고 합니다. 하지만 조선 후기까지는 극소량만 생산되어 일부 계층에만 보급되었습니다. 오늘날 안경은 가장 보편적인 굴절이상 교정방법으로서 고굴절 렌즈, 누진 다초점 렌즈, 변색 렌즈 등의 다양한 렌즈들이 개발되면서 사용자의 편의성이 극대화되고 있습니다.

레오나르도 다빈치가 각막의 굴절력에 변화를 주기 위해 유리로 만든 콘택트렌즈 개념을 언급한 바 있으나, 현재의 모양과 같은 최초의 콘택트렌즈는 1887년 독일의 F. E. 뮬러*F. E. Muller*가 유리로 각막에 맞는 모양으로 만든 렌즈입니다. 콘택트렌즈는 안경보다 늦게 개발되었지만 안경으로 인한 미용 문제, 활동성 제약 등을 극복할 수 있다는 점에서 매우 훌륭한 굴절교정 수단입니다. 콘택트렌즈를 착용할 경우 안경에서 발생하는 상의 왜곡, 축소, 수차 등의 문제를 해결할 수 있고 정확한 측면 시야를 확보할 수 있습니다. 하지만 콘택트렌즈를 착용하려면 어느 정도 요령을 익혀야 하고, 장기간 착용 시 눈의 산소 공급에 문제를 일으켜 각막에 혈관형성 같은 부작용을 가져올 수 있습니다. 렌즈의 세척과 보관에도 주의를 기울여야 하며, 이를 게을리할 경우 감염 같은 심각한 부작용이 생길 수 있다는 것도 콘택트렌즈의 단점입니다.

최근에는 노안용 다초점 렌즈, 난시교정용 렌즈, 근시 진행 억제용 렌즈, 원추각막 등과 각막질환 치료용 렌즈 등 다양한 기능을 갖춘 콘택트렌즈가 개발되고 있습니다.

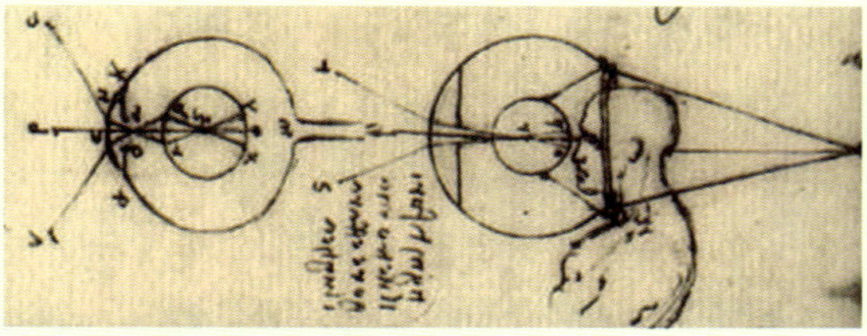

레오나르도 다빈치가 고안한 콘택트렌즈의 개념

17
외안근과 사시

Ⅰ 외안근의 기능

한 눈의 외안근*extraocular muscle*은 4개의 직근*rectus muscle*과 2개의 사근*oblique muscle*으로 이루어지며 다음과 같은 기능이 있다.

1. 한눈운동*monocular movement, duction*

안구의 안와 내 위치는 지방조직과 여러 가지 결합조직성 막과 인대로 둘러싸여 있어 비교적 안정되어 있으나 눈의 회전은 자유롭다. 눈은 수직, 수평과 앞뒤 3개의 축인 피크축*Fick axis*을 중심으로 회전하며, 모든 축은 각막 정점에서 13~14mm 뒤쪽에 있는 안축상의 거의 고정된 점인 안구회전중심*center of rotation*을 통과한다(그림 17-1).

(1) 수직축 주위의 회전

외직근*lateral rectus muscle*이 수축하여 안구가 귀쪽으로 움직이는 것을 외전*abduction*이라 하고, 내직근*medial rectus muscle*이 수축하여 코쪽으로 움직이는 것을 내전*adduction*이라 한다(그림 17-2A).

(2) 수평축 주위의 회전

위쪽으로 움직이는 것을 상전*elevation, supraduction*이라 하고 아래쪽으로의 움직임을 하전*depression, infraduction*이라 한다(그림 17-2B).

(3) 앞·뒤축 주위의 회전

각막 위쪽 12시 부위가 코쪽으로 회선하는 것을 내회

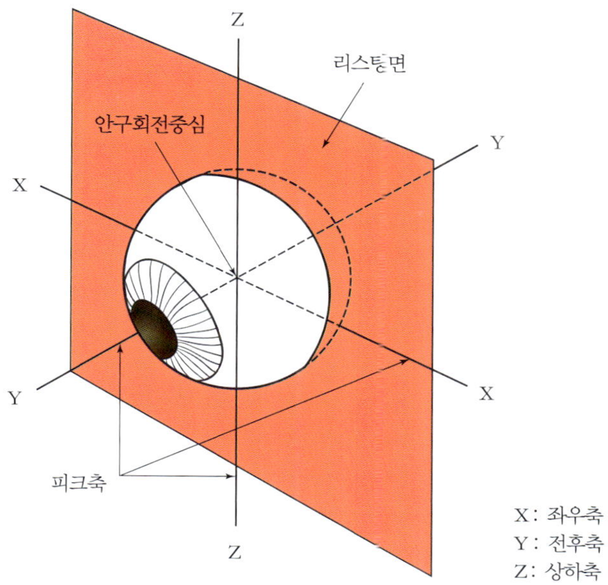

그림 17-1 피크축

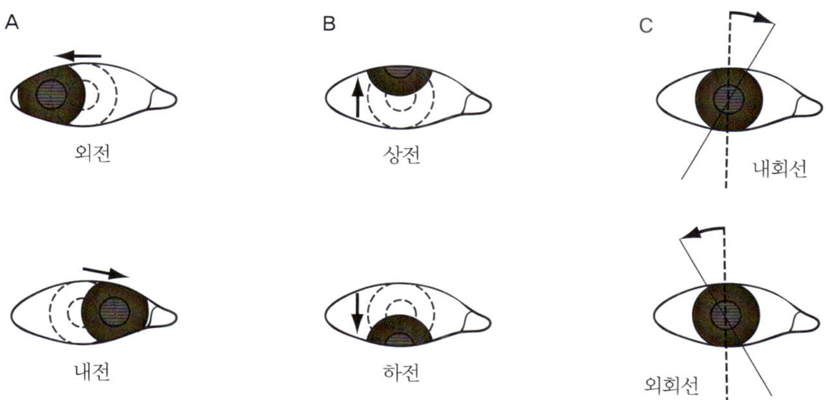

그림 17-2 오른눈의 한눈운동

선*incycloduction, intorsion*이라 하고 귀쪽으로 회선하는 것을 외회선*excycloduction, extorsion*이라 한다(그림 17-2C).

외안근에서 주행방향이 같은 내직근과 외직근, 상직근*superior rectus muscle*과 하직근*inferior rectus muscle*, 도르래를 통과한 후의 상사근*superior oblique muscle*과 하사근*inferior oblique muscle*의 각 쌍을 포함한 면을 근면*muscle plane*이라 한다. 이 3개의 근면은 안구의 광축*optical axis* 또는 기하축*geometric axis*과 일정한 각을 이룬다.

머리를 똑바로 세우고 정면의 눈높이에 있는 원거리 물체를 주시하고 있을 때의 눈 위치를 제일눈위치*primary position*라 한다.

안구의 기본운동방향*cardinal movement of eye*은 수평

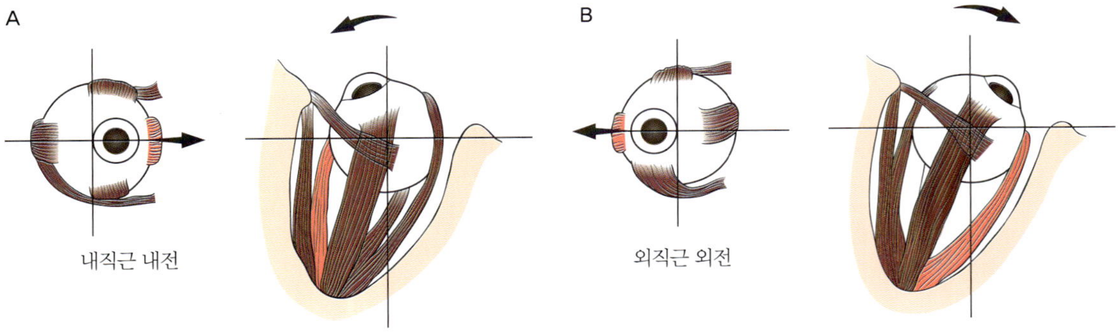

그림 17-3 수평근이 광축과 이루는 각도에 따른 작용

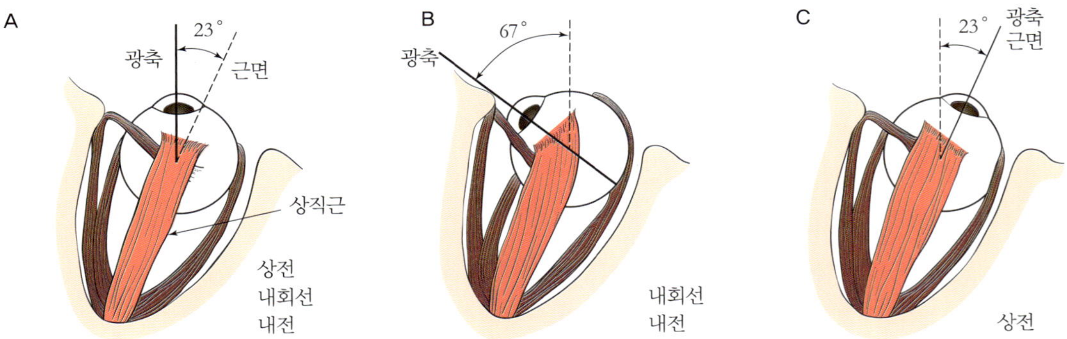

그림 17-4 수직근이 광축과 이루는 각도에 따른 작용(예: 상직근)

축과 수직축을 중심으로 회전한 눈의 위치, 즉 상전, 하전, 내전, 외전을 말하며, 이를 제이눈위치*secondary position*라 한다. 오른쪽위, 왼쪽위, 오른쪽아래, 왼쪽아래 등은 제삼눈위치*tertiary position*라 한다.

제일눈위치에서 내직근과 외직근의 근면은 수평면으로 광축과 일치하며, 안구는 내직근의 수축으로 내전을 하고 외직근의 수축으로 외전을 한다(그림 17-3).

❶ 안구가 근면보다 안쪽으로 모이면(그림 17-4B) 상직근은 내회선과 내전을, 하직근은 외회선과 내전을, 벌어져서 광축이 근면과 일치하면(그림 17-4C) 상직근은 순수한 상전을, 하직근은 순수한 하전을 하게 된다.

❷ 안구가 51° 모이면(그림 17-5B) 근면이 광축과 일치하여 상사근은 하전, 하사근은 상전을 하게 되며, 안구가 39°(90°-51°) 벌어지면(그림 17-5C) 상사근은 내회선, 하사근은 외회선 작용을 하게 된다.

상직근과 하직근의 근면은 광축과 23°를 이루고 상직근은 주 작용인 상전과 보조작용인 내회선과 내전을 하며, 하직근은 주 작용인 하전과 보조작용인 외회선과 내전을 한다(그림 17-4A).[1] 제일눈위치에서 도르래를 통과한 후 상사근과 하사근의 근면은 광축과 51°를 이루고 상사근은 주 작용인 내회선과 보조작용인 하전과 외전을 하며, 하사근은 주 작용인 외회선, 보조작용인 상전과 외전을 한다(그림 17-5A).[2] 상직근의 주 작용은 상전, 하직근의 주 작용은 하전이며 상사근의 주 작용은 내회선, 하사근의 주 작용은 외회선이지만, 근육의 주행방향이 시축과 일정한 각도를 이루어 안구회전중심의 앞뒤로 부착함으로써 부가 작용이 발생한다. 두 눈을 모았을 때는 주로 사근이 상전·하전운동을 담당하며, 두 눈을 벌렸을 때는 주로 직근

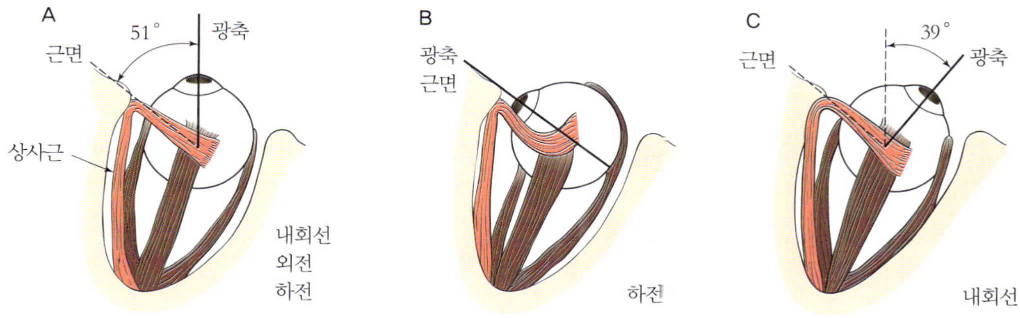

그림 17-5 사근이 광축과 이루는 각도에 따른 작용(예: 상사근)

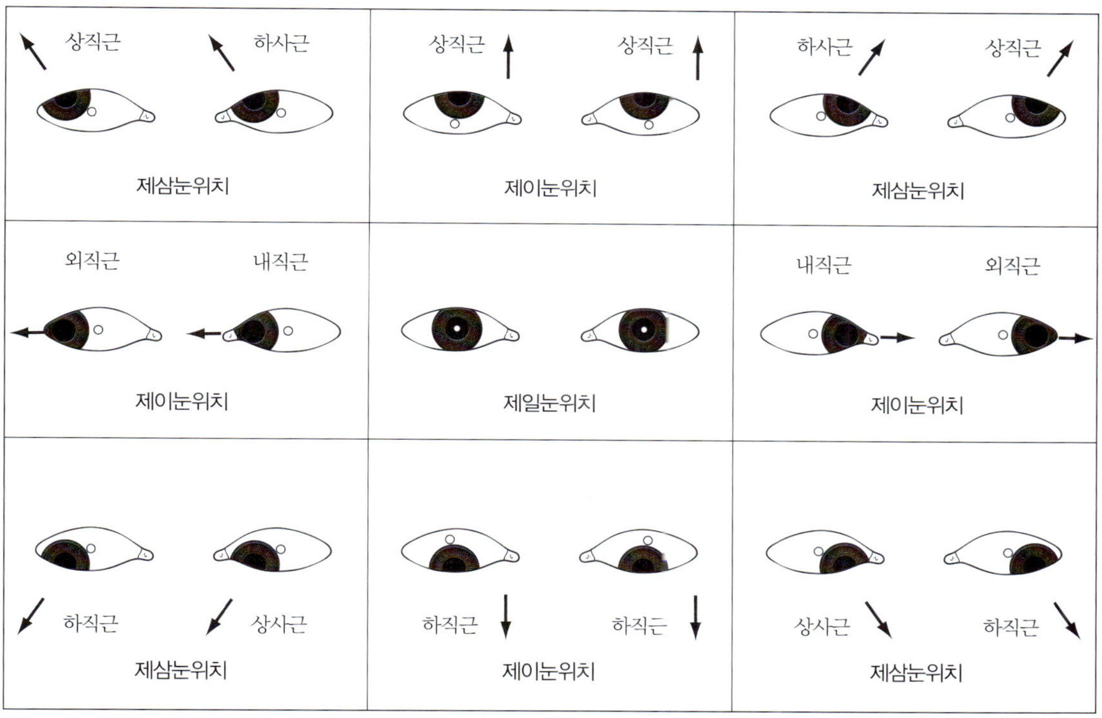

그림 17-6 눈위치와 안구운동

이 상전·하전운동을 담당한다. 이와 같이 안근이 안구를 움직이는 방향은 광축과 이루는 각도에 따라 다르다(그림 17-6).

6개의 외안근은 수축하여 각각 고유의 기능으로 눈운동을 발생시킨다. 이때 눈운동을 발생시킨 외안근을 작용근*agonist*이라 한다. 작용근의 반대방향으로 눈운동을 하는 외안근을 대항근*antagonist*이라 한다. 일정한 방향으로 눈운동이 일어날 때 동시에 수축하는 2개의 외안근을 협동근*synergist*이라 부른다. 예를 들면 상직근과 하사근은 상전 작용을 할 때는 협동근

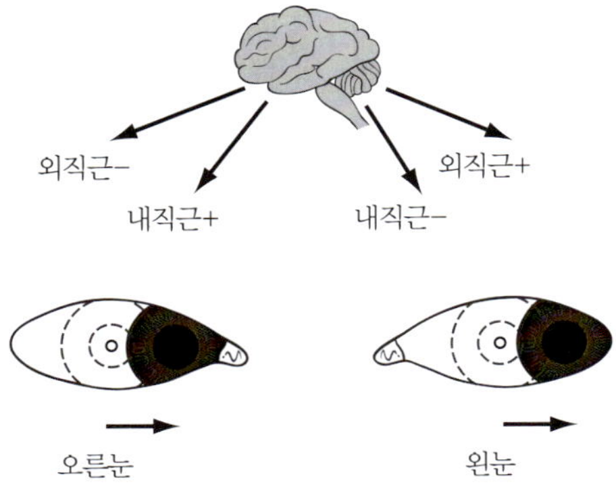

그림 17-7 셰링턴의 법칙: 왼쪽보기

이고, 앞·뒤축 주위 회전, 즉 회선 작용을 할 때는 상직근은 내회선, 하사근은 외회선 작용을 하므로 대항근이 된다.

셰링턴의 법칙*Sherrington law*에 따르면 한눈운동을 할 때 한 근육이 자극되면 그 대항근은 동시에 같은 강도로 억제된다. 예를 들면 왼쪽으로 안구를 돌릴 때 오른눈은 내직근이 수축하면서 외직근이 동시에 같은 강도로 억제되어 이완되며, 왼눈은 외직근이 수축하면서 내직근이 동시에 같은 강도로 억제되어 이완된다(그림 17-7).

2. 두눈운동*binocular movement*

두 눈은 반사반응이나 주시반응으로 항상 함께 움직인다. 두 눈이 같은 방향으로 운동하면 동향운동, 서로 반대방향으로 운동하면 이향운동이라 한다.

(1) 동향운동*conjugate movement, version*

오른쪽보기*dextroversion*, 왼쪽보기*levoversion*, 위쪽보기*supraversion*, 아래쪽보기*infraversion*, 우회선*dextrocycloversion*, 좌회선*levocycloversion*을 말한다(그림 17-8). 한쪽 눈에서 각 안근 사이에 협동작용과 대항작용이 있는 것처럼 두눈운동에도 같은 관계가 있다. 즉 오른눈의 내전(내직근)은 왼눈의 외전(외직근)과 협동되고 오른쪽 위를 볼때 오른눈 상전(상직근)은 왼눈 상전(하사근)과 협동되는 것처럼 동향운동에서 서로 협력하는 근을 동향근*yoke muscle*이라 한다(그림 17-9).

헤링의 법칙*Herring law*에 따르면 두눈운동을 할 때는 두 눈의 동향근에 똑같은 강도의 신경흥분이 동시에 전달된다. 예를 들면 오른쪽에 있는 물체를 볼 때 오른눈 외직근과 왼눈 내직근에 같은 강도의 수축성 흥분이 동시에 전달되어 두 외안근이 수축하게 된다(그림 17-10).

(2) 이향운동*disjunctive movement, vergence*

두 눈이 동시에 안쪽으로 운동하는 눈모음*convergence*과 동시에 바깥쪽으로 운동하는 눈벌림*divergence*을 말한다. 물체를 보다가 그보다 근거리에 있는 물체를 보면 눈모음과 조절이 일어나고 근거리에서 물체를 주시하다가 그보다 원거리 물체를 보면 두 눈이 벌어진다(그림 17-11). 이향운동을 통해 두눈주시*binocular fixation*와 양안시*binocular vision*가 가능해진다.

태어날 때는 두눈운동이 불규칙하고 불일치*incomitancy*를 보이나, 생후 4주에는 동향주시반사가 충분히 발달하여 천천히 움직이는 빛을 두 눈이 함께 따라보게 되고 4~6개월이 지나면 정상이 된다. 그러나 6개월 후에도 두 눈의 시선과 초점이 맞지 않거나 눈의 움직임이 이상해 보인다면 정밀검사가 필요하다.

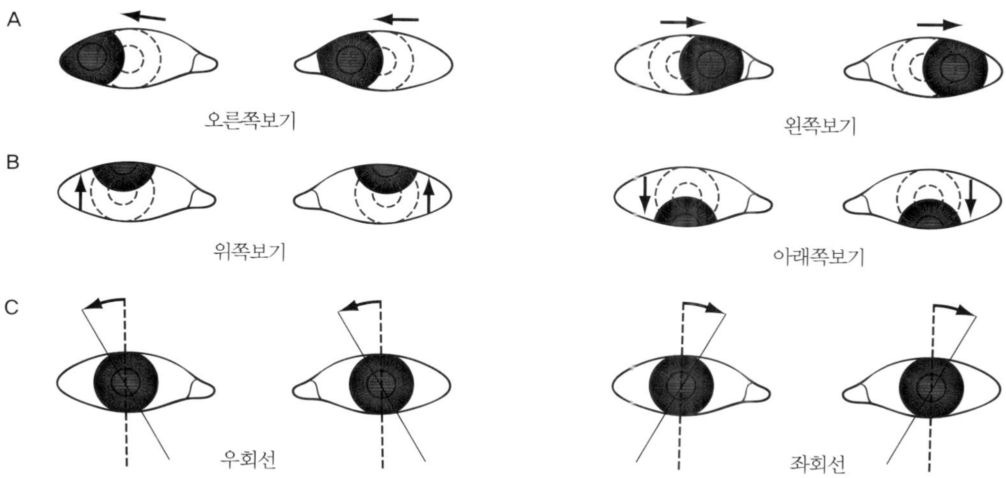

그림 17-8 두 눈의 동향운동

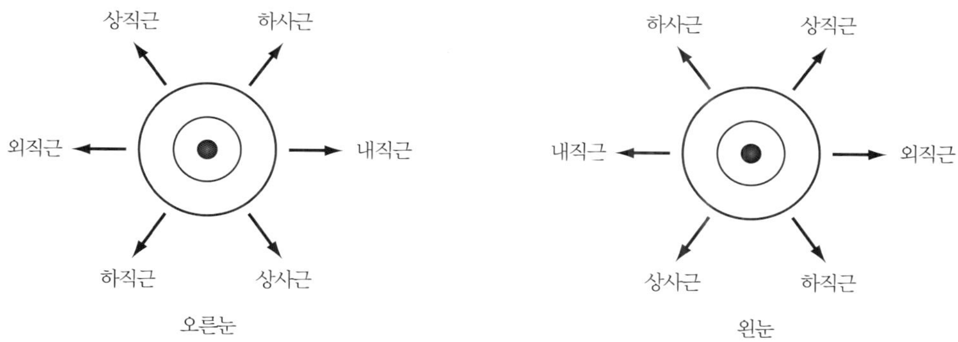

그림 17-9 동향근 화살표는 각 외안근의 최대 작용방향을 나타내고, 두 눈에서 같은 방향의 화살표는 동향근을 표시한다.

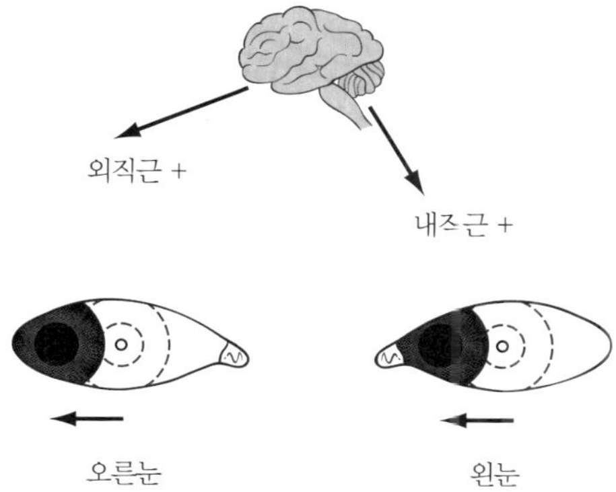

그림 17-10 헤링의 법칙: 오른쪽보기

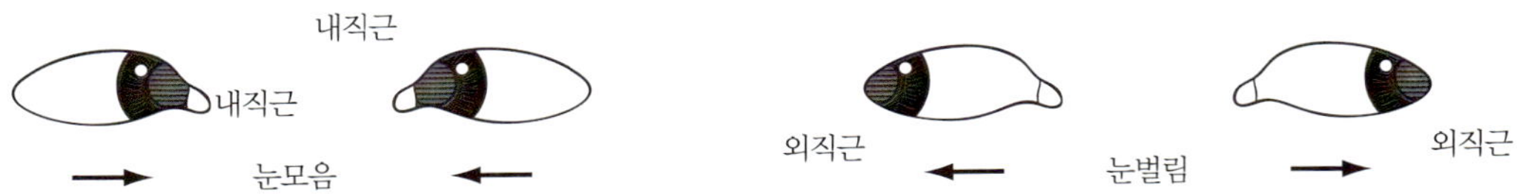

그림 17-11 이향운동

II 양안시

시선을 물체 쪽으로 돌려 물체를 가장 선명하게 볼 수 있도록 하는 기능을 주시*fixation*라 하며, 이는 생후 2~3개월째에 나타난다.

두 눈으로 한 물체를 볼 때 물체의 상은 두 눈의 망막중심오목*fovea*에 맺히고 물체상은 뇌로 전해져 1개의 물체로 지각하게 되는데 이를 양안단일시*binocular single vision*라 하고 이를 위해 두 눈에서는 융합*fusion* 운동을 하게 된다.

두 눈의 망막에 맺힌 각각의 상을 동시에 하나로 느껴 깊이감을 느끼게 되는 입체시*stereopsis*는 선천적으로나 후천적으로 습득되는 각종 반사의 종합으로 만들어진다. 3~4개월경에 시작해 약 2세까지 급격하게 발달하며, 8세 전후에 발달이 멈추게 된다.

1. 두눈감각기능*binocular sensory function*

(1) 대응망막점*corresponding retinal point*

물체를 보면 그 상은 망막중심오목에 맺히고, 이 외의 망막 부위에 상이 맺히는 주위의 물체를 보고 주시물체와의 상호 위치관계를 판단한다. 이와 같이 망막은 그 부위에 상이 맺혀 자극하는 물체의 방향을 판단하는 능력이 있으며 이는 자극된 망막의 공간가 또는 방향가*spatial of directional value*에 의해 결정된다. 방향가는 망막점들이 고유한 방향감각을 가지는 것을 말하며 선천적으로 타고난 망막의 고유한 성질이다. 두 눈의 망막에서 시방향이 같은 점을 대응망막점이라 하며 대표적인 대응망막점은 두 눈의 망막중심오목이다.[3]

(2) 생리적 복시*physiological diplopia*

한 물체를 주시하고 있을 때 이보다 원거리 또는 근거리의 물체가 2개로 보이는 것을 말한다. 주시점보다 가까운 물체는 교차복시(오른눈의 상이 왼쪽에, 왼눈의 상이 오른쪽에 나타남), 먼 물체는 비교차복시(오른눈의 상이 오른쪽에, 왼눈의 상이 왼쪽에 나타남)를 일으킨다.

(3) 입체시

두 눈으로 사물을 볼 때 정상 대응망막점을 자극하지 않으면 복시를 초래한다. 그러나 복시를 초래하지 않고 융합이 일어날 수 있는 약간 떨어진 지점에 상이 맺히면 사물을 삼차원적으로 느낄 수 있는데, 이를 입체시라고 한다. 사시*strabismus*나 약시*amblyopia*는 망막중심오목의 기능이 억제되어 입체시가 저하될 수 있다.

(4) 융합*fusion*

두 눈으로 본 2개의 상을 하나로 인식하는 기능을 감각융합*sensory fusion*이라 한다. 사시나 약시에서는 이 기능이 손상될 수 있다.

❸ 한 물체가 두 눈의 대응점을 자극하면 물체가 하나로 보이고 비대응점을 자극하면 복시가 나타난다. 만일 두 눈의 대응점에 각각 다른 물체상이 맺히면 시각혼란*visual confusion*이 생기고 물체상이 교대로 지각된다. 이를 망막경합*retinal rivalry*이라 하며, 이때 두 눈 중에서 비교적 우세하여 주로 사용하게 되는 눈을 우세안*dominant eye*이라 한다.

2. 감각이상*sensory anomaly*

시력과 감각기능이 완성되는 8세 이전에 사시가 있으면 여러 가지 감각이상이 발생한다.

(1) 복시*diplopia*

사시가 있으면 한 눈의 망막중심오목과 다른 눈 망막중심오목 외의 망막에 물체의 상이 맺히므로 한 물체가 2개로 보인다.

(2) 억제*suppression*

사시 환자에서는 복시를 없애기 위해 대뇌 후두엽에 있는 시피질*visual cortex*이 작용하여 사시안의 망막중심오목에 맺힌 물체상을 의식하지 못하게 하는 현상이 나타난다. 이를 억제라 한다. 처음에는 의지로 좌우할 수 있지만 나중에는 조건반사처럼 제어할 수 없게 된다.

(3) 약시*amblyopia*

사시안의 억제현상으로 인해 시력이 반대편 눈에 비해 감퇴하면 약시가 생기고 입체시 기능도 저하된다. 교대사시에서는 두 눈이 교대로 억제되므로 두 눈의 시력이 비슷하다.

(4) 이상망막대응*abnormal retinal correspondence; ARC*

두 눈으로 물체를 볼 때 사시안의 망막중심오목이 제 기능을 상실하고 망막중심오목 이외의 부위가 주시안의 망막중심오목과 대응점을 이루는 것을 이상망막대응이라 한다.[4] 교대사시에서는 발생하지 않는다.

(5) 중심외주시*eccentric fixation*

이상망막대응은 양안시를 할 때만 나타나기 때문에 주시안을 가리면 사시안은 즉시 망막중심오목으로 주시하게 된다. 그러나 감각이상의 정도가 심해 주시안을 가리고 사시안으로만 물체를 보게 해도 계속 망막중심오목 이외의 부분으로 주시하는 것을 중심외주시라 한다.

III 사시

우리 눈은 정상적으로 항상 두 눈의 시선이 물체를 똑바로 향하고 있는 정위*orthophoria*를 보인다. 사시는 두 눈의 시선이 한 물체를 똑바로 향하지 못한다.

사시는 사시*heterotropia*와 사위*heterophoria*로 나뉜다. 사시는 한쪽 눈의 시선이 항상 편위되어 있어 양안시가 불가능하다. 사위는 두 눈을 융합할 수 있어서 양안시가 가능하다. 간헐사시는 한 눈을 가려서 융합을 방해할 때, 피로할 때, 아침에 일어났을 때, 열이 날 때, 공상을 할 때 등 융합이 약해질 때 나타난다.

안구의 편위방향에 따라 안쪽(코쪽)으로 몰린 경우를 내사시*esotropia*, 가쪽(귀쪽)으로 몰린 경우를 외사시*exotropia*, 위쪽으로 몰린 경우를 상사시*hypertropia*, 아래쪽으로 몰린 경우를 하사시*hypotropia*라 한다. 각막가장자리의 위쪽 중심이 안쪽으로 기울면 내회선사시*incyclotropia*, 바깥쪽으로 기울면 외회선사시*excyclotropia*가 된다.

사시의 발생빈도는 인종에 따라 다른데, 서양인에게는 내사시가 많고 동양인에게는 외사시가 많다.

사시는 한쪽 눈에 국한되기도 하고(한눈사시*monocular strabismus*), 두 눈이 교대로 편위되기도 한다(교대사시*alternating strabismus*). 예를 들면 항상 왼눈이 안

[4] 이때 사시를 수술로 교정하여 물체의 상이 두 눈의 망막중심오목에 맺히면 환자는 도리어 복시를 호소하게 된다. 이를 역설복시*paradoxical diplopia*라 한다. 만일 사시안에서 물체상이 생리적 맹점(마리오트맹점*Mariotte blind spot*)에 위치하게 되면 복시나 이상망막대응이 일어나지 않는데, 이를 맹점증후군*blind spot syndrome*이라 하며 시력은 비교적 좋다.

쪽으로 몰리면 왼눈내사시, 두 눈이 교대로 안쪽으로 몰리면 교대내사시라 한다.

일치사시*comitant strabismus*는 주시안이나 주시방향과 상관없이 편위각이 일정한 사시이며, 불일치사시*incomitant strabismus*는 마비사시처럼 주시안이나 주시방향에 따라서 편위각이 변하는 사시이다.

사위도 사시와 같은 방법으로 분류한다. 수직사위는 위쪽으로 편위된 눈을 기준으로 하기 때문에 상사위*hyperphoria*라는 용어로 불린다.

1. 검사

(1) 문진(병력*history*)

세심한 문진은 사시의 진단, 예후, 치료에 큰 도움이 된다.

1) 가족력

사시는 일란성 쌍둥이에서 같이 발생할 확률이 높으며, 가족력이 있는 경우가 17~30% 정도로 알려져 있으나 유전양식은 아직 밝혀지지 않았다.

2) 발생 연령

예후 판단에 가장 중요한 요소로, 발생 연령이 빠를수록 융합능력에 나쁜 영향을 미친다.

3) 발생상황

사시 발생이 점진적인지, 급격한지 또는 간헐적인지를 보고 전신질환과의 관련 유무를 확인한다.

4) 사시의 상태

사시가 나타나는 상황(예를 들면 근거리 또는 원거리 물체를 볼 때인가, 피곤할 때인가)과 사시가 나타나는 빈도에 변화가 있는지, 햇빛을 볼 때 한쪽 눈을 감는지 등을 물어본다.

5) 주시

눈의 편위가 항상 같은 눈인지 교대성인지를 물어본다. 한 눈이 항상 돌아가 있다면 시력, 양안시 기능이 좋지 않을 수 있다.

(2) 시력 · 굴절검사

두 눈의 시력을 각각 측정해서 비교하고, 굴절검사를 한다. 특히 소아에게는 조절마비제를 점안한 후 굴절검사를 실시한다. 원시나 두 눈 굴절이상의 차이(굴절부등)가 사시의 원인인 경우가 있기 때문이다.

(3) 시진*inspection*

사시가 한 눈인지, 교대성인지, 간헐성인지, 어느 쪽이 우세안인지를 관찰한다. 그 밖에 눈꺼풀처짐, 머리 위치*head position*와 안쪽눈구석주름*epicanthal fold* 유무도 관찰한다.

(4) 전안부 · 안저검사

사시는 대개 원인을 밝히기가 어렵지만 시각경로에 이상이 있어도 발생할 수 있다. 각막혼탁이나 백내장, 시신경위축이나 시신경형성부전 같은 시신경이상, 망막모세포종이 있는 경우에도 사시를 동반할 수 있다. 따라서 이런 원인 질환이 있으면 사시치료에 앞서 원인 질환을 진단하고 치료해야 한다.

(5) 한눈주시와 두눈주시 검사

1) 한눈주시검사*monocular fixation test*

환자의 한쪽 눈을 가리고 다른 눈으로 정면 앞 약 30cm 거리에 있는 작은 광점을 주시시켜 각막반사의 위치를 살핀다. 반사가 동공 중앙에 있어 움직이지 않으면 주시능력은 정상이다. 중심외주시가 있는 환자에서는 각막반사가 움직이지는 않으나 동공 중앙이 아닌 안쪽이나 바깥쪽에서 보인다.

2) 두눈주시검사*binocular fixation test*

한눈주시검사 후 두 눈을 모두 뜨고 정면 30cm 앞에 있는 작은 광점을 주시시켜 각막반사를 살핀다. 한눈주시 때와 같은 위치에서 반사가 보이는 것을 확인한 후에, 작은 광점을 눈에서 멀리했을 때와 가까이했을 때의 반사 위치가 같으면 두눈주시는 정상이고 정위 또는 사위임을 알 수 있다. 한쪽 눈의 반사 위치가 한

눈주시 때와 다르면 사시이다.

(6) 사시검사법

1) 가림검사*cover test*

주시물체로 작은 시표를 사용하고 원거리(5~6m)와 근거리(30cm)에서, 제일눈위치뿐만 아니라 내전, 외전, 상전, 하전을 하는 제이눈위치방향을 포함한 6개 주시방향에서도 검사할 수 있다.

① **한눈가림검사***monocular cover test* 두 눈으로 주시시킨 후 왼눈을 가리면서 오른눈의 운동을 관찰하고 다시 오른눈을 가리면서 왼눈의 운동을 관찰한다(그림 17-12). 두 눈이 모두 움직이지 않으면 현성사시*manifest strabismus*가 없는 것이며, 한쪽 눈이 주시 위치로 움직이면 사시가 있는 것이다. 이때 편위방향은 움직이는 방향과 반대방향이다.

② **가림-안가림검사***cover-uncover test* 두 눈으로 주시한후 한쪽 눈을 가리개로 가렸다가 떼면서 가렸던 눈의 움직임을 관찰하는 방법으로서 사시와 사위를 구별할 수 있다. 사위는 떼는 순간 가렸던 눈의 움직임이 보이나 현성사시안은 움직임이 보이지 않는다.

③ **교대가림검사***alternate cover test* 두 눈으로 작은 시표를 주시시킨 다음 오른눈을 가렸다가 눈가림을 신속하게 왼눈으로 옮기면서 오른눈의 움직임을 관찰하고, 다시 눈가림을 왼눈에서 오른눈으로 옮기면서 왼눈의 움직임을 관찰한다(그림 17-13B, C). 두 눈이 모두 움직이지 않으면 정위이고, 움직이면 사위 또는 사시이다. 외사위 또는 외사시일 경우에는 안쪽으로 이동하고 내사위 또는 내사시일 경우에는 가쪽으로 이동한다.

2) 사시각 측정법

① **각막반사검사***corneal reflex test*(허쉬버그검사*Hirschberg test*) 환자에게 원거리를 주시하게 하면서 환자의 30cm 앞에서 광원을 비추며 각막반사점의 위치를 관찰한다. 각막 중심에서 1mm 떨어지면 7°의 편위가 있다고 본다. 일반적으로 각막반사점의 위치가 동공가장자리*pupillary margin*에 있으면 15°, 동공가장자리와 각막가장자리*corneal limbus*의 가운데에 있으면 30°, 각막가장자리에 있으면 45°의 편위가 있는 것이다(그림 17-14). 간편하고 쉬운 방법이지만 정확하지 못해 카파각*angle kappa* 보정이 필요하다(그림 17-15). 환자가 어리거나 협조하기 어려울 때, 중심외주시가 있을 때 시험할 수 있는 검사방법이다.

② **프리즘반사검사***prism reflex test*(크림스키검사*Krimsky test*) 환자로 하여금 주시안으로 일정한 거리의 광점을 주시하게 하고 주시안 앞에 프리즘을 놓아 사시안의 각막 중심에 반사점이 오도록 했을 때의 프리즘 도수가 사시각이다. 카파각 보정이 필요하다. 편위안 앞에 프리즘을 대어 변형된 크림스키검사*modified Krimsky test*를 시행하기도 한다.

③ **프리즘가림검사***simultaneous prism cover test* 가림검사 시행 시 프리즘을 한쪽 눈 앞에 놓고(외사위나 외사시에서는 프리즘 바닥을 코쪽으로, 내사위나 내사시에서는 프리즘 바닥을 귀쪽으로) 안구의 복귀운동이 일어나지 않는 프리즘의 도수가 편위각이 된다(그림 17-13D, E, F). 사시각 측정 단위는 프리즘디옵터이다. 1프리즘디옵터는 1m 거리에서 광선을 1cm 편위시키는 프리즘의 굴절력을 말한다. △로 표시하고, 호*arc*의 1°는 약 1.7△이다.

④ **교대프리즘가림검사***alternate prism cover test* 두 눈을 교대로 가리면서 한 눈 앞에 프리즘을 바꿔 대면서 가리개로 가렸던 눈에서 더 이상 움직임이 일어나지 않을 때까지 프리즘의 양을 증가시켜 전체 편위량을 측정하는 방법이다. 사시와 사위를 구별할 수는 없지만 수술 목표량을 정할 수 있는 방법이다.

(7) 한눈운동검사*duction test*

한쪽 눈이 어느 정도 움직일 수 있는지를 검사하는 방법이다. 한쪽 눈을 가리고 다른 눈으로 30cm 거리에서 작은 그림이나 장난감 또는 불빛을 6개의 기본 주시방향으로 이동시키면서 따라 보게 하여 운동범

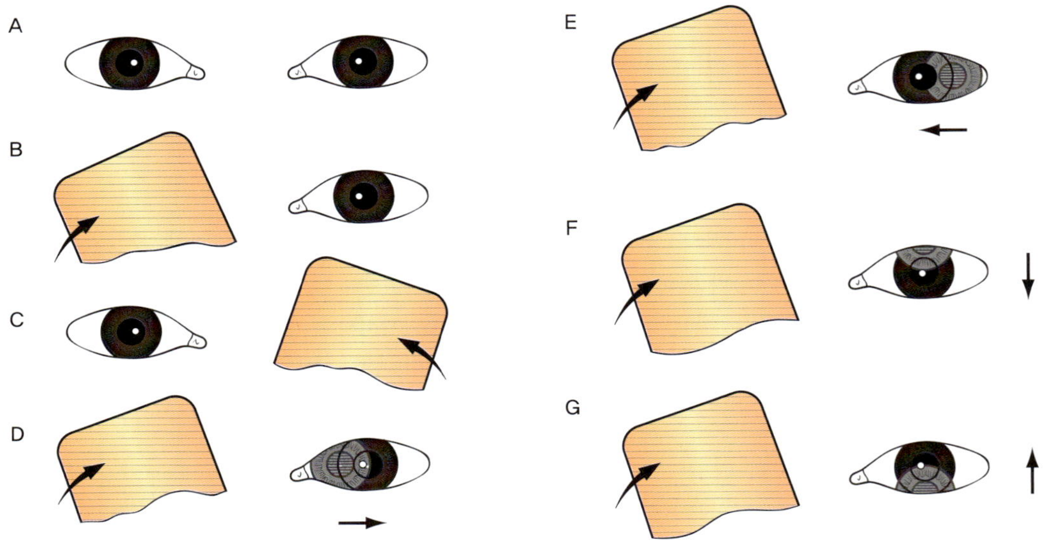

그림 17-12 한눈가림검사 A. 검사하기 전 눈의 위치 B. 오른눈을 가렸을 때 왼눈의 주시운동이 일어나지 않으므로 왼눈에 편위가 없다. C. 왼눈을 가렸을 때 오른눈의 주시운동이 일어나지 않으므로 오른눈에 편위가 없다. D. 오른눈을 가렸을 때 왼눈이 주시하기 위해 가쪽으로 움직였으므로 내사시이다. E. 오른눈을 가렸을 때 왼눈이 주시하기 위해 안쪽으로 움직였으므로 외사시이다. F. 오른눈을 가렸을 때 왼눈이 주시하기 위해 아래쪽으로 움직였으므로 상사시이다. G. 오른눈을 가렸을 때 왼눈이 주시하기 위해 위쪽으로 움직였으므로 하사시이다.

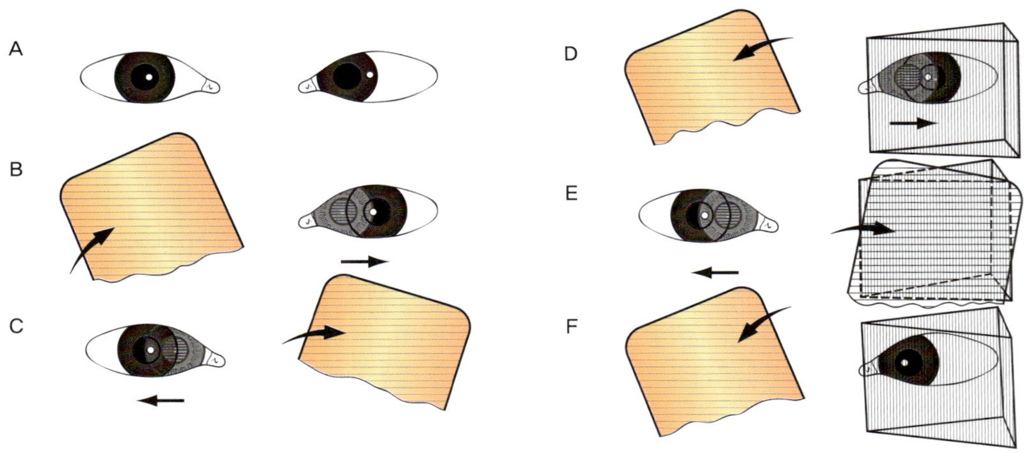

그림 17-13 교대가림검사와 프리즘가림검사 A. 왼눈내사시 B. 오른눈을 가렸을 때 왼눈이 주시하기 위해 가쪽으로 움직인다. C. 왼눈으로 옮겨 가렸을 때 오른눈이 주시하기 위해 가쪽으로 움직인다. D. 프리즘의 바닥을 귀쪽으로 하여 왼눈에 놓고 오른눈을 가리면 왼눈이 가쪽으로 움직이지만 B에서보다 적게 움직인다. E. 도수가 더 높은 프리즘을 왼눈에 놓고 가린다. F. 다시 오른눈을 가리면 왼눈에 주시운동이 일어나지 않는다. 이때 프리즘의 도수가 편위각이 된다.

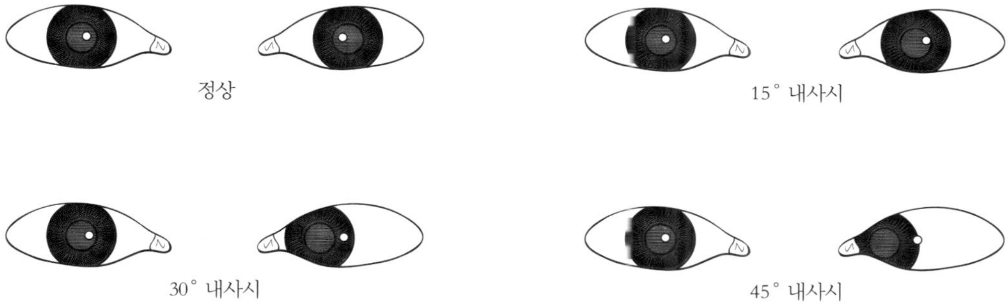

그림 17-14 각막반사검사

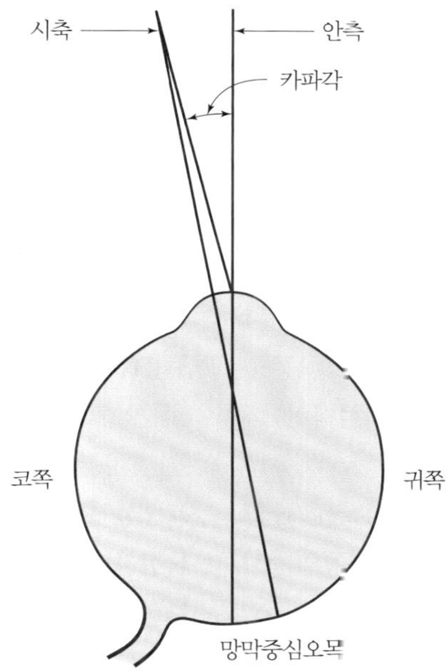

그림 17-15 카파각

위를 관찰하여 운동이 약한 외안근을 찾는다. 비일치성운동을 보이는 외안근의 운동제한은 뇌신경 또는 외안근이 마비되거나 해부학적 이상이 있을 때 일어난다.

(8) 두눈동향운동검사*version test*

두 눈을 뜨게 하고 눈 앞 30cm 거리에서 작은 그림이나 장난감 또는 불빛을 6개의 기본 주시방향으로 이동하여 환자에게 보게 한다. 이는 두 눈의 운동 상태를 검사하는 것으로 어느 근이 기능항진*overaction* 또는 기능저하*underaction*인지 알 수 있다. 기능항진은 대개 같은 눈의 대항근이나 다른 눈의 동향근 약화로 인해 이차적으로 발생한다.

(9) 눈모음검사

눈앞에 놓인 작은 그림이나 물건을 계속 주시하게 한 다음 머리의 정중선을 따라 물체를 환자의 눈에 가깝게 이동시킨다. 환자의 한쪽 눈이 눈모음으로 주시를 유지하지 못하고 밖으로 돌아갈 때의 거리를 눈모음근점*near point of convergence*이라 한다. 정상치는 보통 5~9cm이다.

(10) 감각기능검사

1) 입체시검사

환자에게 편광안경*polarized glasses*을 씌우고 각각의 눈에 양안시차*binocular disparity*를 일으키는 유사한 그림을 동시에 바라보게 하여 입체감을 느끼게 하는 검사법이다. 근거리에서 검사하는 란도트입체시검사*Randot stereo test*, 티트무스파리검사*Titmus fly test*, 랑검사*Lang test* 등이 있고, 원거리에서 검사하는 비바트*B-vat*, 프리스비*Frisby*검사가 있다.

2) 억제검사*suppression test*

4개의 색 불빛으로 검사하는 워트 4등검사*Worth 4 dot test*와 편광안경을 쓰고 그림이나 글자를 보고 읽는 벡토그램*vectogram*이 있다. 두 눈을 뜨고 볼 때 억제된 눈에는 불빛이나 그림이 보이지 않는다.

3) 이상망막대응검사

① **잔상검사***afterimage test* 한 눈에 수직잔상*vertical afterimage*, 다른 눈에 수평잔상*horizontal afterimage*을 보게 한 후 두 눈 망막중심오목의 시방향이 동일한지 검사한다.

② **바골리니선상렌즈검사***Bagolini striated lens test* 가는 빗금*striation*의 방향이 서로 다른 2개의 렌즈를 통해 불빛을 바라볼 때 선이 교차하는 모양으로 한쪽 눈의 망막 주변부와 다른 눈 망막중심오목의 시방향이 동일한지 검사한다.

(11) 카파각 측정

동공 중심에서 눈의 교점*nodal point*과 안구회전 중심을 통과하는 수직선인 안축*optic axis*과, 주시점과 망막중심오목을 연결하는 선으로 교점을 통과하는 시축*visual axis*은 일정한 각을 이룬다. 이 각은 실제로 측정하기가 어렵기 때문에 주시물체에서 각막과 안축의 교차점으로 연결한 선과 안축이 이루는 각을 측정하는데, 이를 카파각이라 한다(그림 17-15). 광선을 주시했을 때 각막반사가 동공 중심에 있으면 안축과 시축이 일치하므로 카파각이 없다. 각막반사가 동공 중심보다 안쪽에 있으면 양성카파각*positive angle kappa*이라 하며, 이 각이 크면 외사시처럼 보인다. 각막반사가 동공 중심보다 가쪽에 있으면 음성카파각*negative angle kappa*이라 하며, 이 각이 크면 내사시처럼 보인다. 정상인에게는 양성카파각이 많으며 5° 이하가 정상이다.

2. 사시의 종류

(1) 사위*phoria*

사위는 피곤하거나 공상을 하는 등 주시하려는 노력을 하지 않을 때나 한쪽 눈을 가려 융합을 방해할 때는 사시가 보이지만 금방 융합하여 정위가 되는 상태로, 잠복사시*latent strabismus*라고도 한다.

증상이 없으면 치료하지 않는다. 눈을 많이 사용한 후 잦은 피로감, 충혈, 눈의 통증과 두통, 복시 등을 호소할 수 있으며(눈피로*asthenopia*), 증상이 심하면 수술한다. 사시각보다는 환자의 성격과 직업 등에 따라 증상과 정도가 다르다. 일반적으로 수평사위는 각도가 크지 않으면 증세가 없지만 상사위와 회선사위는 각도가 미세하더라도 환자가 심한 증상을 호소한다. 원인은 사시와 같다.

1) 내사위*esophoria*

4~5△ 이상의 내사위는 눈피로를 가져온다. 필요하면 안경을 착용시켜 원시와 난시는 전교정하고 근시는 부족교정한다. 일반적으로 내사위는 굴절교정 안경으로 잘 치료되지만, 그렇지 않을 경우 사시각의 1/2~1/3 정도 되는 프리즘 바닥이 가쪽인 프리즘안경을 착용시킨다.

심하면 내직근후전술*medial rectus recession*을 시행한다.

2) **외사위***exophoria*

외사위는 내사위에 비해 증상이 없거나 심하지 않다. 사위 각이 크거나 오래 지속된 경우 눈피로나 복시 등의 증상을 호소할 수 있는데 이 경우 굴절이상을 교정하거나 편위도의 1/2~1/4 정도 되는 바닥안쪽 프리즘안경을 처방해볼 수 있다.

프리즘 바닥을 가쪽으로 하는 프리즘을 사용하여 눈모음을 강화해 보거나 눈모음부족형 외사시의 경우 눈모음운동*convergence exercise*을 시행하기도 한다. 쉽게 할 수 있는 방법으로는 작은 물체가 2개로 보이지 않을 때까지 반복해서 눈에 근접시켜 눈모음근점을 눈에 가깝게 하는 운동이 있다. 이 방법으로 증상이 호전되지 않으면 외직근후전술을 한다.

3) **상사위***hyperphoria*

편위도가 3~4△ 이상이면 증상을 호소하며, 수평사위와 동반되는 경우가 흔하다. 증상이 가벼우면 프리즘 바닥을 턱 쪽으로 한 프리즘안경을 착용시키고, 심하면 수술을 한다.

(2) **일치사시***comitant strabismus*

1) **내사시***esotropia*

두 눈의 시축이 교차하는 경우를 말하며 유아기에 가장 흔한 사시이다.

① **영아내사시***infantile esotropia*(그림 17-16) 대개 생후 6개월 이내에 발생하는 일치사시로 사시각이 30△ 이상으로 매우 크다. 굴절이상은 대개 +3디옵터 이하로 가벼우며 한쪽 눈에만 국한된 경우에는 약시가 동반되지만 양쪽 눈이 교대성인 경우에는 두 눈 시력이 좋다. 이때는 두 눈을 교차주시하여 가쪽으로 눈을 돌릴 필요가 없기 때문에 외전장애가 있는 것처럼 보이는데, 한쪽 눈을 가린 후 안구운동검사를 하면 외전장애와 구별할 수 있다. 항상 사시 상태이므로 두 눈을 맞춰 보는 기능은 떨어지며, 하사근기능항진이나 해리수직편위*dissociated vertical deviation*, 잠복눈떨림*latent nystagmus*이 흔히 동반된다.

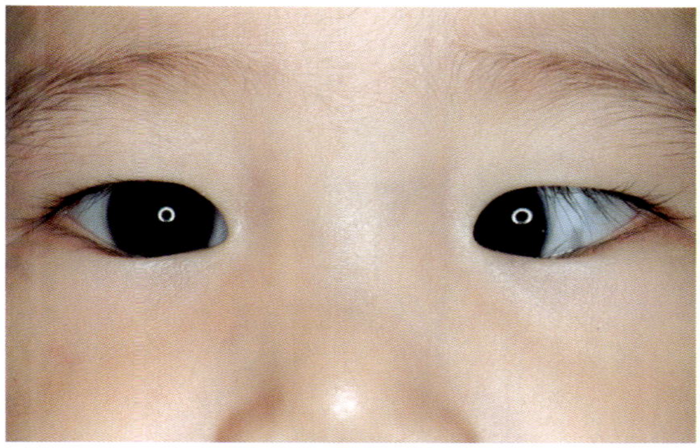

그림 17-16 영아내사시

사시각이 일정하면 가능한 한 일찍 수술한다. 두 눈 내직근후전술을 하거나 한쪽 눈에 내직근후전술과 외직근절제술을 시행한다. 수술 전에 약시가 동반된 경우 좋은 눈 가림치료를 시행해 교대주시를 만든 후 2세 이전에 수술하여 10△ 이내의 내사시나 정위를 만들어 주어야 한다. 수술 후 해리수직편위나 하사근기능항진이 잘 나타나며, 30~35%에서는 조절내사시*accommodative esotropia*가 동반될 수 있으므로 적어도 8세까지는 굴절검사를 반드시 정기적으로 받도록 한다.

② **조절내사시**(그림 17-17) 보통 1~3세경에 나타난다. 초기에는 아침에 일어나자마자, 피곤하거나 늦은 오후에 교대성으로 또는 가끔 근거리 주시 때만 나타난다. 계속 진행하면 원거리 주시 때도 나타나며 항상 한눈내사시*constant monocular esotropia*가 된다. 초기에는 복시가 나타나지만 사시안의 빠른 억제로 없어지며 중심암점이 생긴다. 조절내사시에는 굴절성과 비굴절성이 있다.

i) **굴절조절내사시***refractive accommodative esotropia*: 원시가 교정되지 않았을 때 물체를 정확하게 보기 위해 조절을 과도하게 하고 이에 따라 눈모음도 과도해져 내사시가 된다. 사시각은 원거리, 근거리 상관 없이 같다. 조절마비굴절검사를 시행하여 적절한 원시안경을 착용하면 사시가 교정되므로 수술은 필요 없다. 심하지 않은 원시는 사춘기 무렵에 없어지기도

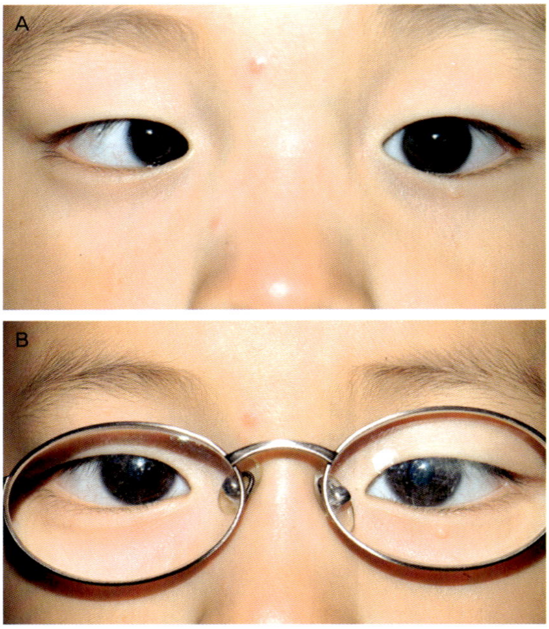

그림 17-17 조절내사시 **A.** 오른눈이 안쪽으로 몰려 보인다. **B.** 원시 안경으로 교정하면 정위가 된다.

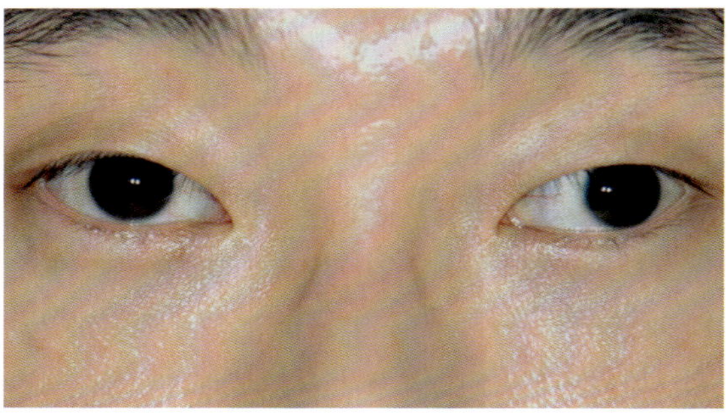

그림 17-18 외사시

하며 이 경우 사시도 사라진다.

ii) **비굴절조절내사시***nonrefractive accommodative esotropia* **또는 눈모음과다조절내사시**: 굴절이상은 +2.50디옵터 미만으로 적지만, 조절에 따른 조절성 눈모음의 과다(높은 AC/A비)[5]로 인해 근거리에서만 내사시가 생긴다. 이 경우에는 근거리 물체를 볼 때 +2.00~+3.00디옵터의 원시 도수를 안경 아래쪽에 추가한 이중초점안경을 착용시킨다.

iii) **부분조절내사시***partially accommodative esotropia*: 조절내사시와 비조절내사시가 동반된 사시이다. 원시를 교정하면 내사시각이 줄지만(조절성 부분) 완전히 없어지지는 않고 남아 있다(비조절성 부분). 조절성 부분에는 원시 안경을 처방하고 비조절성 부분에는 수술 교정을 시행한다. 수술하더라도 안경을 벗으면 나머지 조절내사시 부분 때문에 사시가 보이게 되므로 지속적으로 원시 안경을 착용해야 한다.

③ **후천비조절내사시***acquired nonaccommodative esotropia* 생후 6개월 이후 나타나는 비조절내사시로 굴절이상과 관계가 없다. 대개 아동기에 발생하며 원시가 동반되지 않고 정상 AC/A비를 보인다. 드물게 뇌종양과 연관된 사시가 비슷한 양상으로 나타나기도 하므로 뇌압 상승의 징후를 살펴보아야 한다.

2) 외사시

2~3세 전의 소아에게는 내사시가 흔하지만 성장하면서 외사시의 발생빈도가 증가한다. 내사시와 원시는 밀접한 관계가 있으나 외사시는 근시와 무관하다.

① **간헐외사시***intermittent exotropia* 우리나라, 일본, 중국 등 동양인에게 가장 많은 사시이며 유년기에 많이 나타난다.

아침에 일어났을 때, 피로하거나 TV를 볼 때 또는 열이 날 때 한쪽 눈이 가쪽으로 돌아간다. 근거리에서는 정상이며 주로 원거리에서 나타난다. 시력은 좋은 편이며 사시안의 약시 발생빈도도 적으나, 많은 환자에서 눈부심이 심하다. 원거리에서 억제가 나타나지만 근거리에서는 융합, 눈모음과 시력이 양호하여 치료 예후는 좋으나 수술 후 재발하는 경우가 적지 않다.

② **외사시***exotropia*(그림 17-18) 간헐외사시보다 발생빈도가 낮다. 출생 직후 또는 청년기 이후에 발생하기도 하는데, 간헐외사시가 진행하여 외사시가 되는 경

5 조절을 할 때 함께 일어나는 눈모음의 비율을 AC/A(accommodative convergence/accommodation)비라고 한다. 정상 AC/A비는 3~5이다.

우가 대부분이다. 약시와 이상망막대응은 드물다. 한쪽 눈의 시력상실 때문에 나타나는 외사시는 감각외사시라 한다.

③ **영아외사시***infantile exotropia* 간헐외사시보다 발생빈도가 훨씬 낮다. 대개 생후 6개월 이내에 발생하며 사시각이 비교적 크다. 해리수직편위 또는 하사근기능항진은 자주 동반되지만 눈떨림이 있는 경우는 흔치 않다. 생후 24개월 이내에 수술하는 것이 융합능력과 입체시 발달에 도움이 될 것으로 생각되나, 외사시가 성공적으로 교정되더라도 만족스러운 양안시 기능을 얻는 경우가 드물고 재발이 흔하여 지속적인 관찰이 필요하다.

3) 수직사시*vertical strabismus*

상사시와 하사시가 있으며 수평사시와 동반되는 경우가 많다. 오른눈이 물체를 주시할 때 왼눈이 위쪽에 있으면 왼눈상사시라고 한다(그림 17-19). 왼눈이 주시안일 때 오른눈이 아래쪽에 있으면 왼눈상사시 또는 오른눈하사시라고도 한다.

수직사시는 선천적 또는 후천적으로 발생할 수 있다. 선천적 원인으로는 외안근의 부착이상과 인대이상, 선천적 결손, 외안근마비, 신경마비 등이 있다. 후천적 원인은 대부분이 외상이고 그 밖에 중증근무력증, 다발경화증, 갑상샘중독증, 뇌 질환 등 전신질환의 합병증으로도 나타날 수 있다. 외안근마비로 발생하는 경우가 흔하며 불일치사시가 많다. 증상으로는 복시, 머리와 턱의 올림 또는 내림, 머리기울임 등이 있다.

4) 거짓사시*pseudostrabismus*

눈이 정위에 있지만 외견상으로 사시처럼 보이는 경우이다(그림 17-20). 얼굴에 살이 많고 눈이 작고 콧대가 낮은 유아에게는 위·아래눈꺼풀의 안쪽눈구석이 코쪽의 하얀 결막을 가리므로 눈이 몰려 보여 내사시처럼 보인다. 특히 한국인, 일본인, 중국인 같은 몽골인종*Mongolian*에서 많이 볼 수 있으며 성장하면서 콧대가 높아지고 얼굴의 살이 빠지면 자연스러워지므로 치료가 필요 없다. 눈이 크고 코가 높은 서양인은 반대로 외견상 외사시로 보이는 경우가 많다.

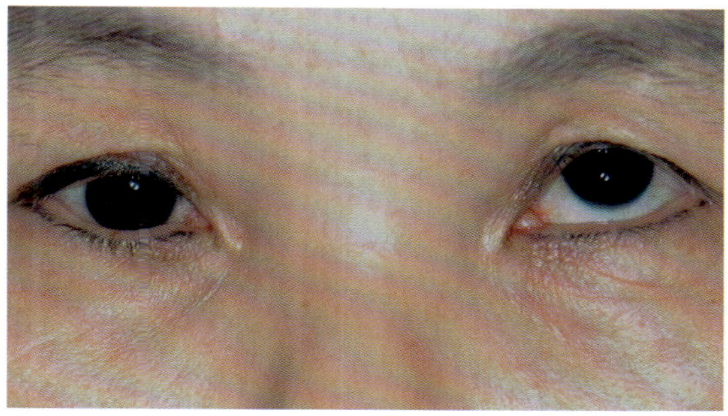

그림 17-19 왼눈상사시

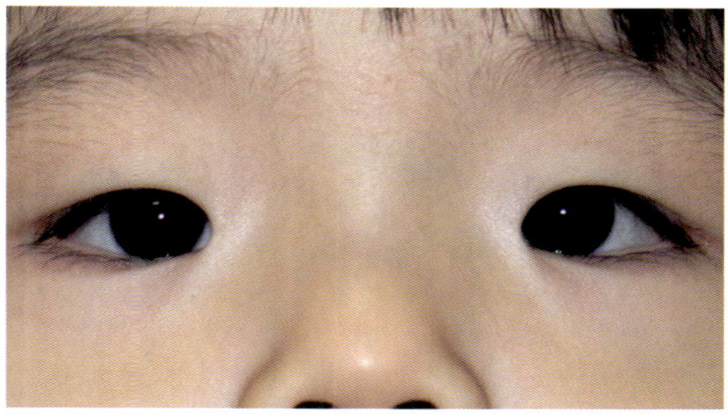

그림 17-20 거짓사시 내사시같이 보이나 각막반사점이 정상적으로 각막 중앙에 있다.

(3) 마비사시*paralytic strabismus*

외안근이 마비되어 두 눈의 안구운동이 일치하지 않는 사시이다. 마비 정도에 따라 완전마비*paralysis*와 불완전마비*paresis*로 나눈다. 원인은 안근 자체의 병변과 신경마비이다. 교통사고 등 각종 사고로 인한 눈과 머리의 외상, 뇌혈관 순환장애, 당뇨병, 두개강내 염증, 종양 등이 흔한 원인이다.

외안근마비의 원인으로 외향신경마비가 가장 흔하고 동안신경마비와 활차신경마비 순으로 나타난다. 동안신경마비는 외안근 중 한 근육만 마비되는 경우는 드물고, 지배하는 근육 몇 개가 동시에 마비되는 경우가 흔하다.

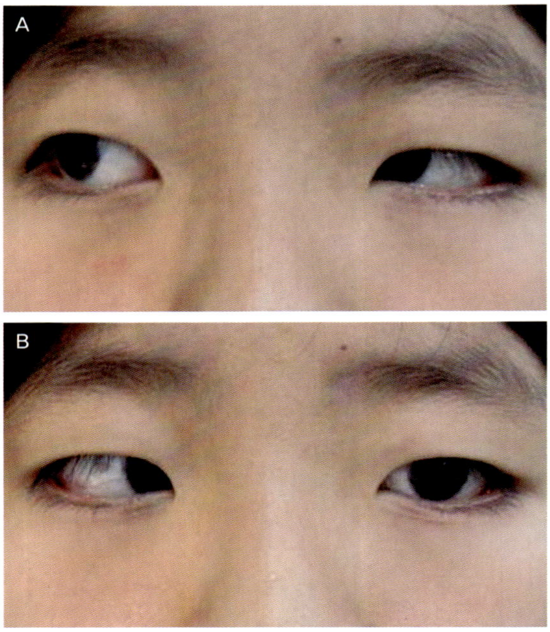

그림 17-21 왼눈의 외직근마비 **A.** 오른쪽주시 **B.** 왼쪽주시. 왼쪽으로 볼 때 왼눈의 귀쪽으로의 움직임이 없다.

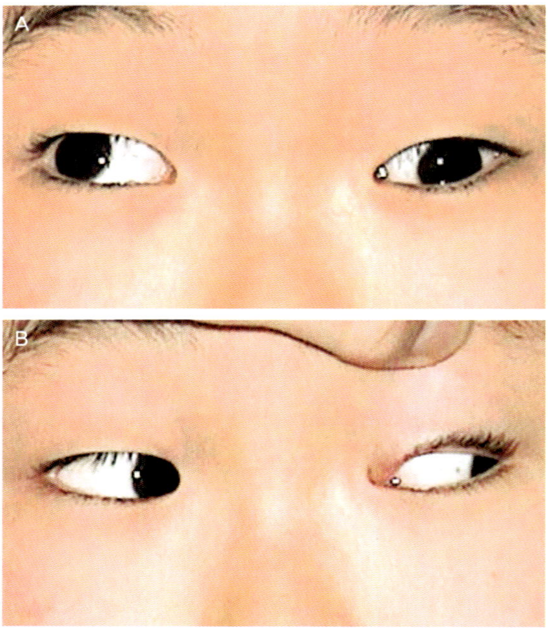

그림 17-22 왼눈의 내직근마비 **A.** 오른쪽주시 **B.** 왼쪽주시. 오른쪽으로 볼 때 왼눈의 코쪽으로의 움직임이 없다.

1) 마비사시의 증상

① **안구운동 제한** 마비근의 작용방향에서 안구운동이 제한된다(그림 17-21, 17-22).

② **복시** 주시물체의 상이 주시안의 망막중심오목과 마비안의 망막중심오목이 아닌 망막에 맺혀 물체가 2개로 보인다. 복시는 마비근의 작용방향으로 볼 때 가장 심하다. 예를 들면 오른눈 외직근마비는 오른쪽으로 볼 때, 오른눈 상사근마비는 왼쪽 아래로 볼 때 복시가 가장 심하게 나타난다. 복시로 인한 두통, 현기증, 구역 등이 동반되며 한쪽 눈을 가리면 물체의 상이 하나가 되어 증상이 없어진다.

외직근마비일 때는 정상 내직근의 작용으로 내사시가 되고 비교차복시*uncrossed diplopia*가 나타나며, 내직근마비일 때는 반대로 외사시가 되고 교차복시 *crossed diplopia*가 나타난다.[6]

③ **큰 제2편위각** 마비안으로 주시할 때의 사시각(제2편위*secondary deviation*)이 정상 눈으로 주시할 때(제1편위*primary deviation*)의 사시각보다 크다(헤링의 법칙).

④ **이상두위***abnormal head posture* 이상두위에는 머리돌림*head turn*과 머리기울임*head tilt*, 턱올림과 턱내림 등이 있다. 예를 들면 외직근마비 때는 머리를 마비안 쪽으로, 내직근마비 때는 정상 눈 쪽으로 회전하고, 상사근마비 때는 머리를 정상 눈 쪽으로 기울이고 턱을 내리며, 하사근마비 때는 머리를 마비안 쪽으로 기울이고 턱을 든다. 상직근마비 때는 턱을 올린다.

⑤ **방향오인***false orientation, false projection* 지시검사 *past-pointing test*로 진단한다. 정상 눈을 가리고 마비안으로 마비근의 작용방향에 있는 물체를 가리키라고 했을 때 실제 물체의 위치보다 마비근의 작용방향쪽으로 더 치우친 지점을 가리키면 방향오인으로 볼

6 외직근마비로 인한 내사시에서 물체의 상은 망막에서 본래 위치보다 안쪽에 맺혀 가상*false image* 위치가 실제보다 바깥쪽에 있게 되므로 비교차복시가 나타난다. 내직근마비로 인한 외사시에서는 그 반대이다.

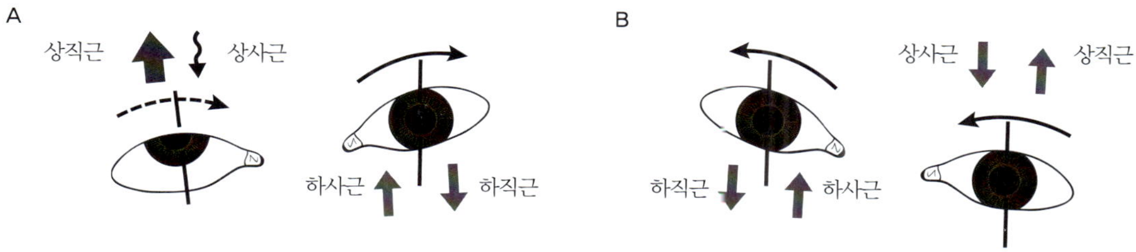

그림 17-23 빌쇼스키머리기울임검사: 오른눈 상사근마비 A. 오른쪽으로 머리를 기울이면 오른눈은 내회선, 왼눈은 외회선을 하게 된다. 왼눈의 외회선은 하직근, 하사근이 담당하고 이때 수직방향 힘은 서로 상쇄되어 위·아래 움직임 없이 외회선만 이루어진다. 오른눈에서는 내회선을 위해 상사근과 상직근이 작용해야 하지만, 상사근마비로 인하여 상직근이 더 힘을 쓰게 되고 수직방향 힘이 상쇄되지 않기 때문에 안구는 위로 올라가면서 내회선을 하게 된다. B. 왼쪽으로 머리를 기울이면 오른눈은 외회선, 왼눈은 내회선을 하게 된다. 오른눈의 외회선을 위해 하사근과 하직근이 작용하며 수직방향 힘은 상쇄되므로 위·아래 움직임이 없이 외회선만 이루어진다.

수 있다. 최근에 생긴 마비사시에서 나타나는 현상으로, 선천적인 경우와 달리 시간이 지나면 점차 없어진다.

2) 마비사시의 검사

① **근운동검사** 한눈운동과 두눈운동을 검사한다.

② **빌쇼스키머리기울임검사***Bielshowsky head tilt test* 수직편위도가 머리를 오른쪽으로 기울일 때 커지는지 왼쪽으로 기울일 때 커지는지를 판단한다(그림 17-23).[7]

③ **강제당김검사***forced duction test* 외안근의 마비 혹은 제한을 진단하는 검사방법이다. 모든 사시 검사에 활용되며, 특히 안와파열골절*blowout fracture of orbit*과 브라운증후군*Brown syndrome* 등 물리적 원인이 있을 때 유용하다. 각막가장자리에 가까운 결막을 유구겸자*forceps*로 잡아 안구운동장애가 있는 방향으로 강제로 움직여 외안근의 제한 유무를 판단한다.

④ **강제근력검사***force generation test*

⑤ **사시각 측정**

⑥ **핵보기검사***saccadic velocity test* 여러 방향에서 눈운동의 속도를 검사한다.

3) 마비사시의 치료

원인 질환에 대한 치료가 기본이다. 외안근마비 초기에는 복시를 피하기 위해 마비안을 가려 주고, 경우에 따라 프레넬프리즘*Fresnel prism*을 덧붙인 안경을 착용시킨다. 발병 후 최소 6개월에서 1년 동안 경과를 관찰하다가 증상이 회복되지 않으면 수술한다.

수술원칙은 마비근을 강하게 하는 방법, 동향근을 약하게 하는 방법, 마비근의 대항근을 약하게 하는 방법을 각각 또는 동시에 실시하는 것이다. 그 외의 방법으로 마비근 주변 외안근의 힘줄이식술이 있다. 힘줄이식술에는 외직근마비가 있을 때 상직근과 하직근을 분리하여 외직근의 부착점에 봉합하는 방법(허멜샤임수술*Hummelsheim operation*이나 냅수술*Knapp procedure*)과 위·아래 두 근육의 절반을 분리하여 외직근의 절반과 각각 묶는 방법(젠슨수술*Jensen operation*)이 있다(그림 17-24).

3. 사시의 치료

사시치료의 목적은 시력이 정상적으로 발달하도록 돕고, 양안단일시(입체시)를 획득·유지하며, 눈의 위치를 똑바르게 해서 외관을 보기 좋게 만드는 것 세 가지이다. 소아의 시력과 융합기능은 8세가 되어야

7 빌쇼스키머리기울임검사에서 수직편위도가 머리를 오른쪽으로 기울일 때 커지면 오른눈 상직근 또는 상사근의 마비가, 왼눈 하직근 또는 하사근의 마비가 의심된다. 그러나 상사근마비가 가장 흔하다.

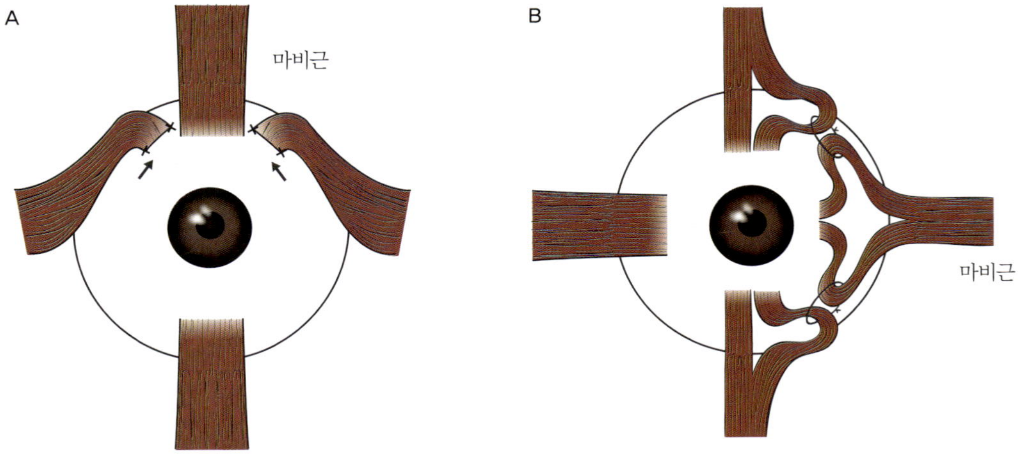

그림 17-24 마비근 주변 외안근의 힘줄이식술 A. 냅수술 B. 젠슨수술

완성되며, 8세 이전에 사시가 있는 경우에는 시력저하와 시기능손상이 나타날 수 있다. 그러므로 융합기능이 완성되기 전에 일찍 사시를 발견해서 치료하면 시력도 증진되고 시기능손상도 예방할 수 있다. 특히 융합을 할 수 없는 영아내사시일 때는 생후 4~5개월경부터 수술을 시행하며, 늦어도 2세 이전에는 수술하는 것이 일반적인 방법이다. 영아기 이후에 나타나는 소아의 후천사시도 경미한 경우를 제외하고는 발견하는 즉시 치료를 시작하는 것이 바람직하며, 시기능 저하를 야기하거나 외모로 인한 심리적 위축을 느끼기 전에 교정해 주는 것이 좋다.

(1) 비수술치료

1) 광학적 방법

조절마비굴절검사를 한 후 결과에 따라 안경을 착용시킨다. 내사시에서 원시, 난시는 전교정하고 외사시에서는 근시와 난시는 가급적 전교정하고 원시는 시력장애가 없을 정도로 부족교정하거나 교정하지 않기도 한다. 프리즘안경을 착용시킬 수도 있다.

2) 약물치료

조절내사시에서 원시 안경을 착용하는 대신 동공수축제를 장기간 점안해 내사시를 교정할 수 있으나 부작용 가능성 때문에 잘 사용하지 않는다. 수축된 외안근에 소량의 보툴리눔독소 A형*botulinum toxin type A*을 직접 주사하여 외안근을 마비시킴으로써 효과를 얻기도 하지만, 약효가 3~4개월간만 지속되므로 반복해서 주사해야 한다.

3) 약시치료

사시약시*strabismic amblyopia*일 때는 사시수술 전에 약시를 교정하여 시력을 향상시키는 것이 필요하다. 가장 좋은 방법은 좋은눈가림법을 시행하여 사시가 있는 눈을 자꾸 쓰게 만들며, 시력이 좋아질 때까지 지속적으로 실시한다. 시력과 융합이 완성되는 8세 전후까지 효과가 있으며 4세 이전에 치료해야 효과가 가장 좋다. 약시눈을 자꾸 사용하도록 하기 위해 가림패치로 시력이 좋은 눈을 가리거나 안경알을 특수한 불투명렌즈로 만들기도 한다.

4) 시각교정술*orthoptics*

눈모음, 눈벌림 훈련이 도움이 되는 경우가 있다.

(2) 수술치료

비수술치료로 교정되지 않는 사시는 수술해야 하는데, 일치사시일 경우 정상 눈이나 사시안 중 어느 쪽 눈을 수술해도 같은 효과를 얻는다. 사시 정도가 심

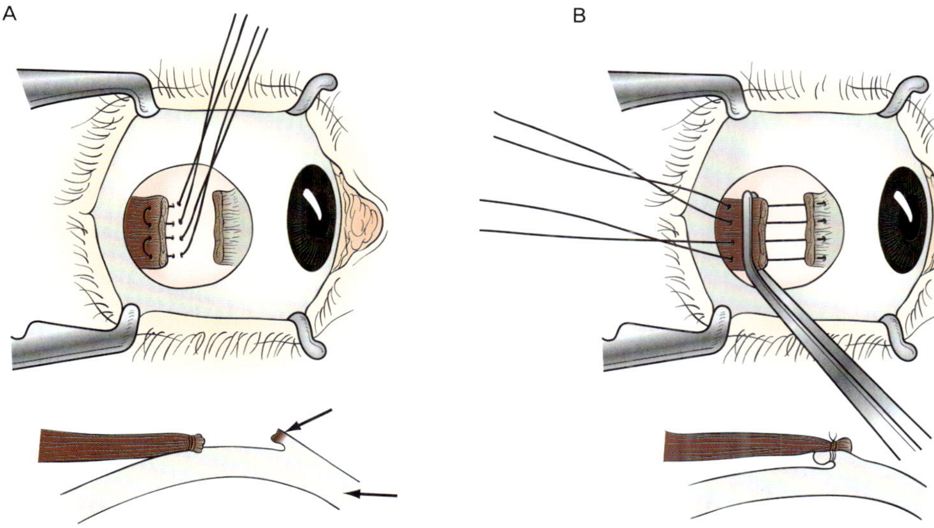

그림 17-25 사시의 수술방법 A. 후전술 B. 절제술

한 경우 동시에 한 눈에서 3개 이상의 직근을 수술하기도 하지만 앞섬모체동맥*anterior ciliary artery*에서 공급되는 혈액이 차단되어 안구앞부분허혈*anterior segment ischemia*을 일으킬 수 있으므로 조심해야 한다. 시술과정에 협조할 수 있는 소아와 성인에게는 수술 중 또는 수술 후 조정수술*adjustable surgery*[8]을 하기도 한다. 수술 중 또는 수술 후 깨어 있는 상태에서 수술한 외안근의 위치를 조절하여 눈위치를 바로잡아 주면 수술 횟수를 줄일 수 있다. 특히 재수술, 마비사시 등에 유용한 방법이다.

수술에는 외안근을 단축시켜 견인력을 강하게 하는 방법, 수축되어 짧아진 근의 견인력을 약하게 하는 방법이 있다. 전자에서는 사시각만큼 외안근을 절제한 후 근부착점에 다시 부착하는 절제술*resection*이 주로 쓰인다. 그 밖에 근육접치기*tucking, plication*와 전진술*advancement*도 있다. 후자에는 근의 부착부를 뒤쪽으로 이전하여 부착하는 후전술*recession*이 주로 쓰이고, 힘줄절제술*tenectomy*과 근연절단술*marginal myotomy*, 실리콘힘줄연장술 등도 이용할 수 있다(그림 17-25).

4. 특수 사시

(1) A형 사시*A pattern strabismus*, V형 사시*V pattern strabismus*

수평사시에서 위쪽주시와 아래쪽주시의 사시각이 상당한 차이를 나타내는 경우로, 수평사시의 약 10%에서 발견된다. A형은 위로 볼 때 눈이 모이고 밑으로 볼 때 벌어지며, V형은 그 반대이다. A형은 위쪽주시와 아래쪽주시 사이의 사시각 차이가 10△ 이상일 때, V형은 15△ 이상일 때로 기준을 정한다. 위쪽주시 사시각은 25° 상방, 아래쪽주시 사시각은 35° 하방을 보게 하고 측정한다.

종류는 A형 내사시, V형 내사시, A형 외사시, V형 외사시가 있다. 예를 들면 위쪽주시 때 사시각이 40△, 제일눈위치 때 30△, 아래쪽주시 때 20△ 외사시인 경우에 V형 외사시라 말하며, 사시각이 각각

8. 수술할 때는 근육을 봉합사로 완전히 묶지 않고 풀 수 있게 묶어 둔다. 수술 중 또는 수술 후 몇 시간 뒤나 다음 날 점안 마취를 해서 나비 모양 봉합을 풀고 눈의 위치를 바로잡은 다음 완전히 묶는다.

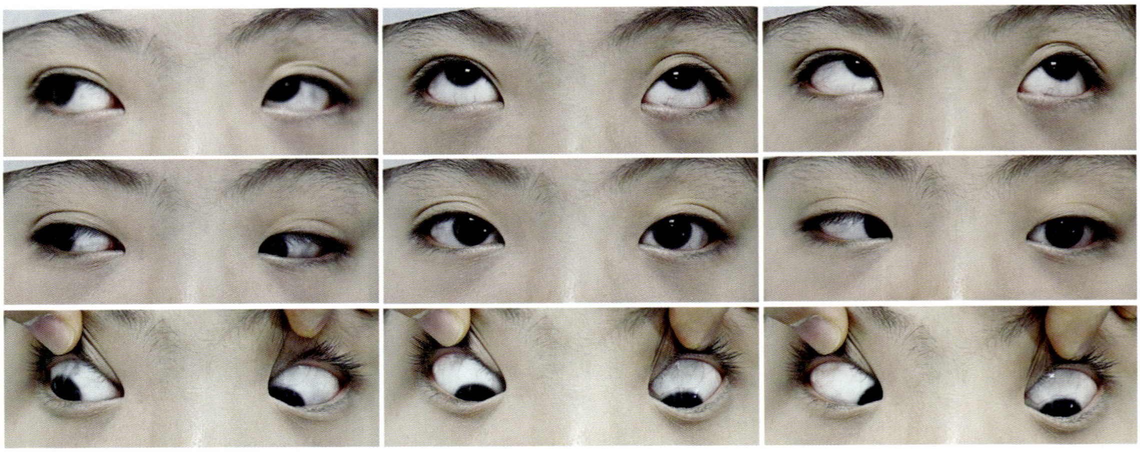

그림 17-26 왼눈 1형 듀안안구후퇴증후군

40△, 30△, 25△ 내사시를 보이는 경우에 A형 내사시라 말한다.

사근의 기능항진이나 저하, 위·하직근 또는 안쪽·외직근의 이상, 안와이상, 근육부착부이상 등이 원인으로 생각된다.

(2) 해리수직편위

해리수직편위는 피곤하거나 무심코 있을 때 두 눈이 교대로 위쪽으로 올라가는 것이다. 한 눈을 가려 융합을 방해하면 가린 눈이 위로 올라가며, 다음에 물체를 주시하고 있던 반대쪽 눈을 가리면 그 눈에도 위쪽편위가 일어난다. 협동근은 동시에 같은 양의 신경지배를 받는다는 헤링 법칙에 위배되는 눈운동을 보이므로 반대방향으로의 재주시 운동이 나타나지 않는 것이 일반적인 상사시와의 차이점이다. 영아내사시나 시력을 잃은 눈에서 흔히 볼 수 있으며 눈떨림을 동반하는 경우가 많다.

해리수직편위는 증상이 거의 없어 주로 미용상의 이유로 치료한다. 수술방법으로는 상직근후전술, 하직근절제술, 상직근의 후전과 후봉합술*faden operation*,[9] 하사근앞전치술 등이 있다.

(3) 감각사시*sensory strabismus*

한쪽에 현저한 시력장애가 있는 눈은 항상 주시물체를 향하지 못해 사시가 된다. 소아에서는 내사시, 성인에서는 외사시가 되는 경우가 많은데, 원인으로 백내장, 녹내장, 심한 굴절부등눈, 망막모세포종*retinoblastoma*, 시신경위축*optic nerve atrophy* 등이 있다.

(4) 듀안안구후퇴증후군*Duane retraction syndrome*

외안근의 신경지배 이상과 섬유화가 주요 원인이며 대부분 한쪽 눈에만 나타난다. 안구후퇴증후군의 종류는 외전장애만 있는 제1형과 내전장애가 있는 제2형, 두 가지가 함께 있는 제3형 등 세 가지가 있다. 이 중 제1형이 가장 흔하다(그림 17-26).

오른눈보다 왼눈에서 흔히 나타난다. 눈을 안쪽으로 돌릴 때 안구뒤당김, 눈꺼풀틈새축소, 안구의 갑작스러운 상전이나 하전 등의 소견을 보인다. 제일눈위치에서는 정상일 수 있으며 내사시 또는 외사시가 있을 수도 있다. 수평사시가 있는 경우 양안시를 얻기 위한 얼굴돌림이 있다. 약시는 드물고 눈운동제한이 있는 방향 외에는 입체시저하가 없다. 제일눈위치

9 상직근후봉합술은 상직근 부착부에서 12mm 이상 뒤쪽에 있는 공막에 근 후반부를 봉합사로 부착하여 상직근이 작용하는 상전에서만 견인력을 약화하는 수술방법이다.

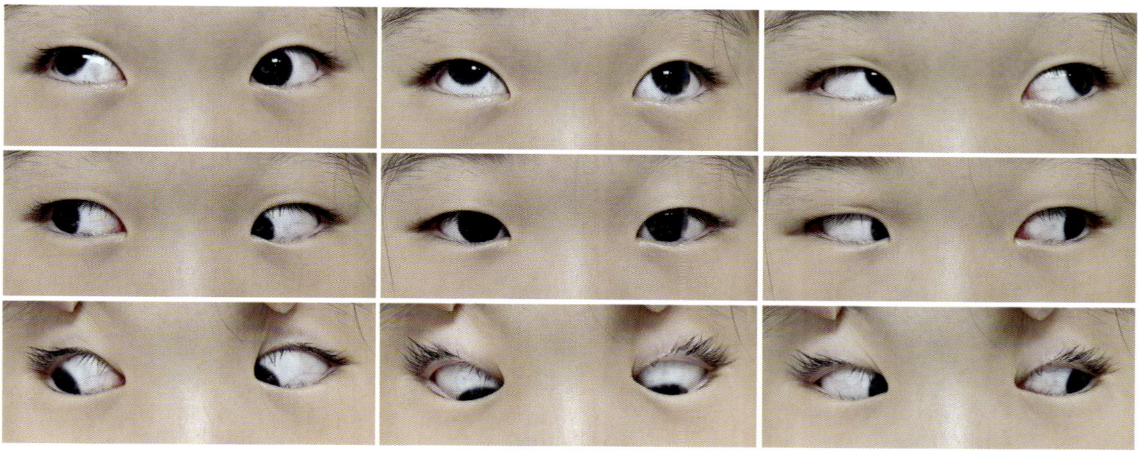

그림 17-27 왼눈 브라운증후군

에서 사시를 보이거나 얼굴돌림이 있을 때, 과도한 안구의 상전이나 하전, 뒤당김이 있을 때 수술한다.

(5) 브라운증후군*Brown syndrome* 또는 상사근건초증후군*superior oblique tendon sheath syndrome*

원인은 확실하지 않으나 선천적으로 상사근의 힘줄집*tendon sheath*이 단축되어 안구의 내전 상태에서 상전이 불가능한 상태이다. 후천적으로 염증이 원인일 수도 있다. 코쪽을 보게 한 상태에서 위쪽으로 안구를 당길 때(견인검사) 제한이 있다(그림 17-27).

사시가 있거나 얼굴돌림이 있을 때 수술한다. 짧아진 상사근힘줄을 절제*tenectomy* 또는 절단*tenotomy*하거나, 실리콘으로 연결해 힘줄의 길이를 늘리는 실리콘연장술 등을 시행한다.

(6) 중증근무력증*myasthenia gravis*

수의근이 이상피로 현상을 보이는 질환으로서, 초기에 눈꺼풀처짐과 외안근운동장애로 인한 복시가 나타난다. 하루 중에도 증상의 차이가 심하며 아침보다 오후에, 피로할 때 더 심하다. 초기에는 사시각이 일정하지 않고 변하며, 심해지면 외안근운동제한으로 인해 고정사시가 발생할 수 있다.

네오스티그민*neostigmine* 1.5mg을 근육주사하거나 염화에드로포늄*edrophonium chloride*(텐실론*Tensilon*) 10mg을 천천히 혈관으로 주사하여 안구운동장애가 호전되는지를 검사해서 진단한다. 네오스티그민브롬화물*neostigmine bromide*(프로스티그민*Prostigmin*), 피리도스티그민*pyridostigmine*(메스티논*Mestinon*)을 전신투여해서 치료한다.

사시각이 변하지 않고 고정된 상태가 오래된 경우 사시수술을 고려할 수 있다.

(7) 안와파열골절

외상을 입은 눈의 상전장애와 안구뒤당김*enophthalmos*이 주 증상이다. 강제당김검사가 양성이고 영상검사에서 안와 주위 뼈의 골절 부위가 보이면 진단할 수 있다.

(8) 눈벌림마비*divergence paralysis*

각각의 한눈운동은 정상이지만 근거리 주시 때보다 원거리 주시 때 사시각이 커지는 내사시를 보인다. 눈 앞의 일정한 거리 이내에서는 양안시가 가능하지만 이보다 원거리에 있는 물체를 보면 복시가 생긴다. 노인성인 경우가 많으나 머리외상, 다리뇌종양*pontine tumor* 등과 관계가 있을 수 있으므로 젊은 환자에서는 뇌자기공명영상검사가 필요하다.

(9) 눈모음마비*convergence paralysis*

각각의 한눈운동은 정상이지만 근거리 주시 때 눈모음장애로 인한 교차복시를 호소한다. 머리외상, 뇌염 등과 관련이 있다.

Ⅳ 약시

임상적으로 시력저하가 있으면서 안경 교정으로 정상 시력이 되지 않고, 시력표에서 두 눈 시력이 두 줄 이상 차이가 나며, 신경학적으로 정상일 때를 말한다. 사시, 굴절부등, 형태시 결핍에 의해 시력저하가 발생하며 이학적 검사에 이상이 없고 적절한 치료로 회복이 가능한 상태이다.

시력저하 발생기전은 크게 두 가지로, 비정상적인 두 눈 상호작용으로 인한 한눈 시력저하 또는 시각이 미숙한 시기에 형태시 결핍으로 인한 한 눈 또는 두 눈 시력저하이다.

1. 종류

(1) 사시약시*strabismic amblyopia*

4세 이전에 잘 발생한다. 사시로 인한 복시를 피하기 위해 황반기능이 억제되어 생긴다. 영아내사시에서 자주 발생하고 교대로 주시하거나 간헐성인 경우, 융합된 경우에는 약시가 거의 생기지 않는다. 4세 이전에 치료하면 시력이 잘 회복되지만 10세 이후에는 치료해도 회복하기가 힘들다.

(2) 시각차단약시*visual deprivation amblyopia*

한 눈 혹은 두 눈 망막에 시각적 자극이 없거나 약한 것이 시력저하의 주원인이다. 눈매체 혼탁을 일으키는 백내장, 각막혼탁, 유리체 출혈 또는 혼탁, 여러 가지 원인에 의한 눈꺼풀처짐과 눈꺼풀봉합술, 약시 치료로 과도한 가림 또는 아트로핀 처벌치료가 원인일 수 있다. 이전에 따로 분류했던 5~6디옵터 이상 두눈 고도원시나 심한 난시와 근시로 인한 굴절약시 등이 시각차단 약시에 포함된다.

소아에게 계속 안대를 착용시키면 가린 눈에 약시가 초래될 수 있으므로 가림치료를 할 때 가린 눈(좋은 눈)에 약시가 발생하는지 주의 깊게 관찰해야 한다.

(3) 굴절이상약시*ametropic amblyopia*

근시, 원시, 난시가 심한 경우 약시가 생긴다. 활동범위가 넓지 않은 소아는 근시보다 원시일 때 약시가 더 잘 생긴다. 난시가 1.50디옵터 이상일 때 약시가 발생할 수 있다.

(4) 굴절부등약시*anisometropic amblyopia*

두 눈 굴절이상이 달라 한쪽 망막에 상이 흐리게 맺히면 시피질의 능동적 억제가 유발되어 한 눈 시력이 정상적으로 발달하지 못하게 된다. 굴절부등원시에서는 1디옵터, 굴절부등근시에서는 2디옵터, 굴절부등난시에서는 1.5디옵터 정도라도 약시를 일으킬 수 있으므로 안경을 처방해야 한다. 일찍 발견하면 안경을 쓰게 하고 좋은눈가림법으로 예방과 치료가 가능하다.

(5) 기질약시*organic amblyopia*

기질적 문제가 있는 경우는 엄밀하게 약시의 정의에 부합하지 않는다. 그러나 시력저하가 있으며 망막 혹은 시각경로*visual pathway* 중 망막 이후 시신경과 시각경로의 각 부분에 이상이 있으므로 비가역적이며 치료가 불가능하다. 그러나 가림치료나 안경 등으로 남은 시기능을 최대한 끌어올리는 노력이 필요한 경우도 있다.

2. 약시의 치료

사시, 백내장, 눈꺼풀처짐 등의 기질적 원인을 치료한다. 근시, 난시, 원시 등의 굴절이상이 있으면 안경으로 교정하고 좋은눈가림법을 실시한다. 약시의 심한 정도에 따라 하루 종일 또는 단시간 눈가림을 하며 두 눈의 시력이 같아지거나 1.0의 정상 시력을 얻을 때까지 지속한다.

좋은눈가림법은 환자의 순응도에 따라 결과가 다르므로 세심한 주의가 필요하다. 만일 1년 이상 좋은눈가림법을 시행해도 약시인 눈의 시력이 개선되지 않거나 순응도가 현저하게 나쁘다면 가림치료 중단을 고려한다.

약시는 조기에 발견하여 적절히 치료하면 완치되는 경우가 많으므로 3~4세 이전 어린이를 대상으로 한 선별 시력검사가 중요하다.

V 저시력

여러 가지 원인 질환으로 인해 최종 교정시력이 0.3 이하이거나 시야가 중심부 10° 이내로 좁아진 경우를 저시력*low vision*이라 정의한다. 시력이 이 범위에 속하지 않지만 환자 본인이 일상생활을 하는 데 장애를 겪는 경우도 넓은 의미의 저시력에 해당한다.

저시력의 원인에는 많은 안과 질환이 있지만 안구나 시신경의 선천적 발달이상, 염증성 혹은 노인성 안질환이나 눈외상 후의 합병증, 유전성안질환 등이 있다. 소아에서는 피질시각장애, 유전성안질환, 눈백색증, 미숙아망막병증, 눈떨림, 선천백내장, 선천녹내장 등이 주요 원인 질환이다. 성인에서는 녹내장, 망막색소변성, 당뇨망막병증, 나이관련황반변성 등이 주요 원인이다.

저시력에 해당하는 환자 수는 전 인구의 3.65%라는 외국의 통계도 있으나 우리나라에는 아직 정확한 통계자료가 없다. 그러나 서양의 통계에 비추어 보면 전국적으로 약 55만 명 정도의 저시력 환자가 있을 것으로 예상된다. 우리나라의 시각장애 정도는 심한 장애와 심하지 않은 장애로 나뉘며, 심한 장애는 좋은 눈의 시력이 0.06 이하이거나 두 눈의 시야가 5도 이하로 남은 경우이다. 2005년 말 통계에 따르면 약 22만 명가량의 시각장애자가 있다.

모든 안과 치료가 끝난 상태에서 저시력의 후유증이 남으면 눈이 안 보인다는 절망감 때문에 삶의 의미를 상실하고 지내는 환자가 많다. 그러나 본인의 의지에 다라서는 적절한 보조기구를 사용하면 학교생활이나 사회활동이 충분히 가능하며, 이는 곧 환자의 삶의 질을 향상하는 일이기도 하다. 따라서 보조기구 사용은 환자들에게 적극 권장해야 할 일로 그 중요성이 크다.

저시력 환자를 위한 시력 보조기구는 이미 손상된 시기능을 치료하고 회복하는 것이 아니라, 질환을 치료한 후 최종적으로 남은 시기능을 최대한 활용할 수 있도록 도움을 주는 기구이다. 어느 한 가지 기구만으로는 근거리와 원거리를 모두 볼 수 없기 때문에 근거리용, 중간거리용, 원거리용 기구가 구분되어 있으며, 환자가 원하는 작업거리에 적당한 보조기구를 처방해야 한다.

저시력 보조기구는 원리에 따라 광학 기구, 비광학 기구, 전자기구로 나눌 수 있다. 광학 기구에는 근거리용으로 확대경(손잡이형, 스탠드형, 집광확대경)과 안경형 기구(프리즘안경, 현미경), 중간거리용으로 망원현미경*telemicroscope*, 원거리용으로 망원경*telescope*이 있다(그림 17-28). 환자가 보려고 하는 글씨나 사물을 확대하여 망막에 큰 상을 맺게 하는 것이 기본원리이다. 비광학 기구에는 조도를 높인 전등, 환자가 근거리에서 글을 읽는 것을 보조해 주는 독서대, 독서시력보조기*typoscope*, 글을 읽는 능력을 증진해 주는 확대교과서 등이 있다. 폐쇄회로 TV 모니터와 저시력

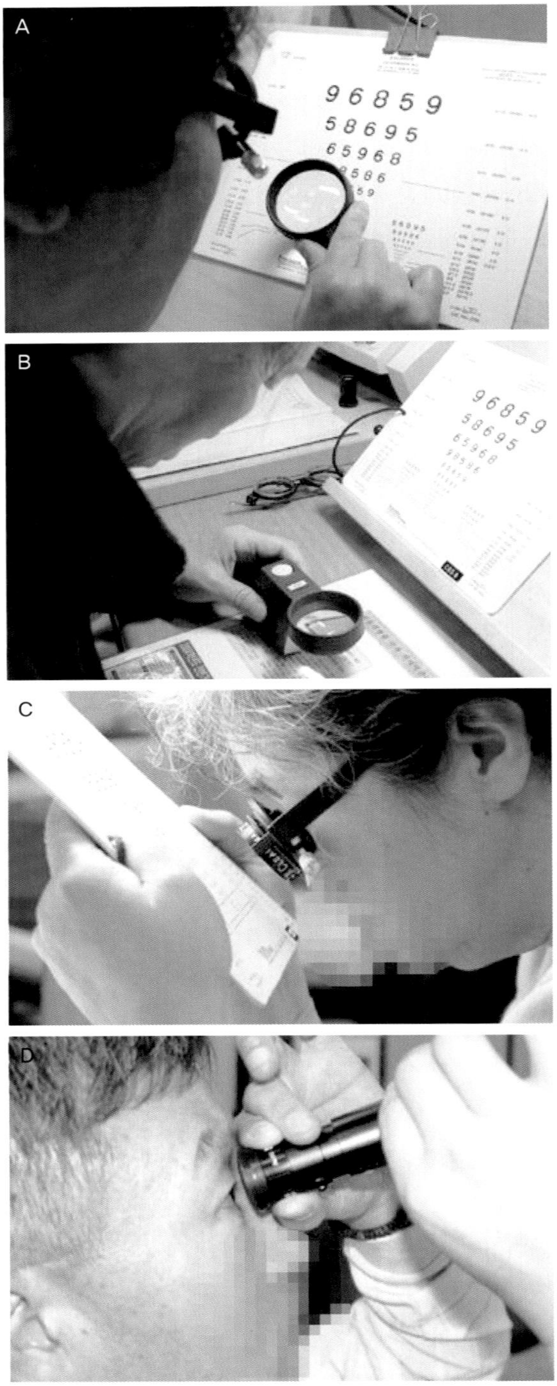

그림 17-28 여러 가지 저시력 보조기구를 사용하는 모습 A. 확대경을 손에 들고 글씨를 읽고 있다. B. 스탠드형 확대경의 조명·확대기능을 이용하여 글씨를 읽고 있다. C. 안경형 근거리 보조기구를 쓰고 글씨를 읽는 모습. D. 망원경 원거리 보조기구를 사용하는 모습.

증강 시스템 등 고가의 전자장비도 글을 읽는 능력을 향상할 수 있다.

저시력 진료란 저시력 환자에게 저시력 보조기구를 처방하는 데 그치지 않고 환자가 저시력에 적응해 살아갈 수 있도록 생활지도를 하는 것까지 포함한 종합적 재활을 의미한다. 그러려면 안과의사뿐만 아니라 사회적·제도적 뒷받침과 사회 구성원들의 이해와 협조가 필요하다.

흥미로운 증례

6세 여자아이가 간헐적으로 눈이 바깥쪽으로 빠져 안과에 내원하였다. 환아는 야외활동 시에 눈을 자주 찡그린다고 하였으며, 피곤할 때 가끔 초점이 맞지 않는 증상이 있다고 하였다. 내원 시 검사상 양안 교정시력은 0.5였으며, 조절마비굴절검사에서 정시였으며 망막도 정상이었다. 교대프리즘가림검사에서 30프리즘디옵터의 외사시가 관찰되었다. 상기 환자의 진단은?

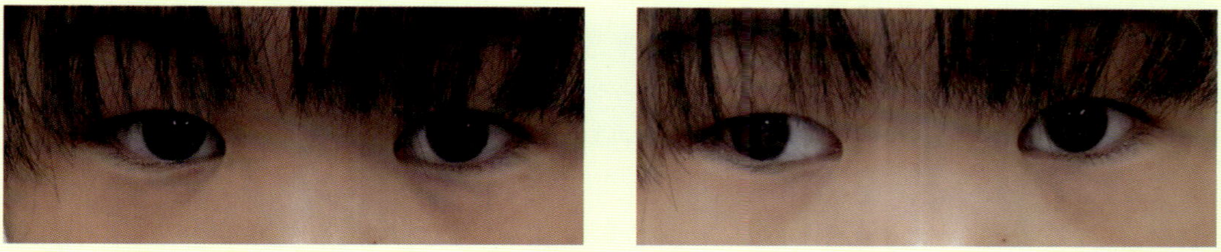

정답: **간헐외사시**

해설: 간헐외사시는 동양인에서 소아사시의 가장 흔한 원인이다. 사시는 간헐적으로 피곤하거나 멍하게 있을 때 나타나며, 양안 시력은 대부분 정상이고 약시가 발생하는 경우는 드물다. 간헐외사시 환자는 햇빛에 눈부심을 호소하는 경우가 있으며, 시력저하나 복시를 호소하는 경우는 매우 드물다. 가림치료 및 프리즘안경 치료를 시도해볼 수 있으며, 사시의 각도가 18~20프리즘디옵터 이상이며, 현성기가 자주 보이는 경우, 입체시가 저하되는 경우 혹은 사시안의 억제가 생기는 경우에 수술을 고려한다.

사시는 왜 생기나요?

눈 움직임에 관여하는 3번, 4번, 6번 뇌신경 마비나 외상으로 인한 직접적 외안근 손상 등 원인이 뚜렷한 후천사시를 제외하고 아직 대부분의 사시는 발생기전이 명확히 밝혀지지 않았습니다. 뇌나 신경의 신호전달체계에 문제가 있다는 의견과 근육이나 눈 주위의 구조적 문제가 원인이라는 의견이 맞서고 있는데 두 가지 모두 연관이 있는 것 같습니다.

두 눈이 똑바른 위치를 유지하고 함께 조화롭게 움직이도록 하는 것은 뇌의 역할입니다. 중추신경계의 80% 이상이 시각과 눈 움직임에 관여한다고 하니 굉장히 정밀하고 복잡하게 조절되는 셈입니다. 이 중 두 눈을 똑바르게 맞추는 역할을 하는 주된 영역은 후두엽과 두정엽인데, 여기에서 시작되어 두 눈으로 전달되는 신경신호 체계가 불완전하게 발달하거나 손상된 것이 사시의 원인이라고 생각됩니다. 신호가 바르게 전달되려면 두 눈의 시력이 좋아서 정상적인 자극이 뇌로 들어가야 하고, 후두엽의 양안시 기능을 담당하는 중추가 구조적, 기능적으로 잘 발달해 있어야 하고, 신호가 전달되는 복잡한 신경회로가 잘 갖추어져야 하는 등 기본 조건이 모두 만족되어야 하는데 이 중 어느 한 부분에라도 이상이 있으면 사시가 생길 수 있습니다.

시기능이 미완성인 상태로 출생한 신생아에서 두 눈에 고르게 시각 신호가 전달되지 못하면 시기능과 눈운동 기능의 발달이 멈추면서 사시가 생깁니다. 대표적인 예가 간헐외사시와 영아내사시입니다. 우리 주위에 가장 흔한 간헐외사시의 경우 눈을 모아 보는 기능이 일부는 발달되어 있어서 외사시의 발생 시기가 빠르지 않고 평소에는 눈 위치가 똑바르지만, 딴 생각을 하거나 피곤할 때는 눈이 밖으로 돌아가게 됩니다. 이런 기능이 아주 많이 약한 영아내사시는 출생 초기부터 심한 내사시가 생깁니다.

눈의 구조적 이상이 영향을 미치는 경우도 있습니다. 눈의 모양이나 눈에 근육이 붙은 위치, 눈 주위 뼈의 모양이 특이해서 사시가 잘 생기는 구조를 가진 환자가 있습니다. 이런 모양은 가족끼리 닮는 경우가 많으니 가족 중 여러 명에서 사시가 나타날 수 있습니다. 눈 근육 자체에 이상이 있는 환자도 간혹 있습니다. 근무력증, 갑상샘기능이상이 사시를 만드는 후천적 눈근육 이상의 대표적 원인입니다. 물론 근육 이상이 사시의 원인인지 아니면 오래된 사시 때문에 이차적으로 생긴 변화인지 구별하기가 쉽지는 않습니다.

18

시신경

시신경*optic nerve*은 망막의 신경절세포*ganglion cell*에서 시작하는 약 120만 개의 축삭*axon*으로 이루어지며 시자극을 대뇌로 전달한다. 눈속*intraocular*, 안와내*intraorbital*, 시신경관내*intracanalicular*, 두개내*intracranial* 부위로 나뉜다. 시신경은 중추신경계의 일부로서 손상되면 재생되기 어렵다.

시신경의 구조와 기능은 시력과 시야검사, 빛에 대한 동공반응검사(직접·간접대광반사), 검안경을 이용한 안저검사(시신경유두의 경계, 색, 크기, 혈관, 생리적 함몰), 색각검사(Hardy-Rand-Rittler; HRR검사, 100색상검사*100 hue test* 등), 대비감도검사, 두눈 빛밝기비교검사, 빛간섭단층촬영*optical coherence tomography*, 시유발전위*visual evoked potential; VEP*검사 등을 이용하여 측정한다.

Ⅰ 시신경 질환

1. 시신경염*optic neuritis*

(1) 임상증상과 특성

시신경염[1]은 50세 이하에서 주로 발생하며, 갑작스러운 시력감소, 색각이상과 시야결손을 보이다가 몇 주에서 몇 개월 동안 서서히 호전되는 질환이다. 대부분 눈을 움직이면 통증이 있고, 섬광시가 있을 수 있

[1] 시신경염은 시신경의 경로 중 어느 부위에서나 발생할 수 있다. 발생 부위에 따라 여러 가지 이름으로 불리는데, 검안경으로 보아 유두에 부종이 있으면 시신경유두염*papillitis*(그림 18-1), 유두에서 이상이 발견되지 않으면 눈뒤시신경염*retrobulbar optic neuritis*이라고 한다.

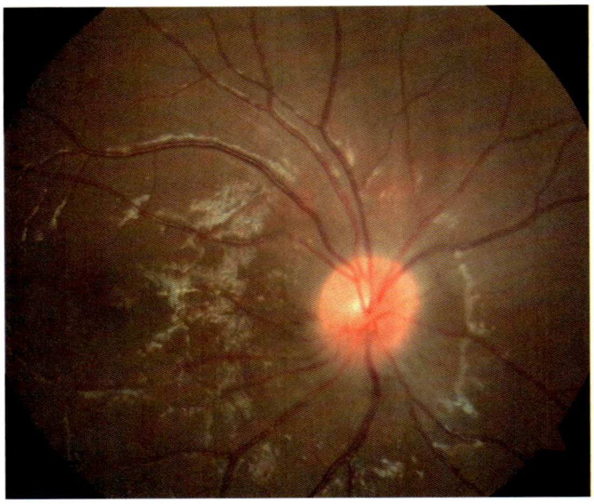

그림 18-1 시신경유두염 유두의 경계가 불분명하고 융기되어 있다.

다. 시력감소는 몇 시간에서 며칠 사이에 생기며 경미한 시력감소에서 빛인지불능까지 다양하다. 색각장애는 특정한 색을 인지하지 못하기보다는 전반적으로 색각이 떨어지는 증상으로 나타난다. 시야 변화는 중심암점, 중심부근암점, 주시점맹점암점, 활모양암점, 주변부 협착 등으로 다양하다. 상대구심동공운동장애는 두 눈 사이에 경미한 차이가 있어도 매우 예민하게 나타나는데, 시력보다는 시야의 변화와 일치한다.

안저소견은 정상이거나 시신경유두부종이 관찰되기도 하며, 시신경유두 주위에 출혈이 있거나 망막정맥이 확장되고 유리체 내에서 염증세포가 발견되기도 한다. 어린이의 시신경염은 두 눈에서 발생하고, 통증을 호소하지 않는 경우도 있고, 발열 질환이 동반되는 경우가 많다. 또한 시신경유두부종이 있는 유두염으로 나타나는 경우가 많아 꾀병*malingering*과 감별하는 데 안저소견이 도움이 된다.

(2) 치료와 경과

대부분 시력은 정상 또는 거의 정상으로 회복되는데, 그렇지 못한 경우도 있고 재발하기도 한다. 자주 재발하면 시력이 점차 저하되며 시신경이 위축된다. 다기관연구인 ONTT(Optic Neuritis Treatment Trial)의 연구 결과에 따르면 스테로이드제 경구투여는 시력 예후에 좋은 영향을 주지 못했고 오히려 시신경염의 재발률을 높인 반면, 정맥 내 투여는 시력 회복 기간을 앞당겼다. 정맥 내 스테로이드 투여가 2년 동안 임상적으로 명백하게 진단되는 다발경화증*multiple sclerosis*의 발병률을 낮추는 효과가 있었지만 3년 후부터는 다발경화증의 발병에 영향을 미치지 않았다. 따라서 시신경염의 경우 치료하지 않거나, 치료하는 경우에는 정맥 내 스테로이드제를 투여하고 경구투여는 하지 말아야 한다.

(3) 시신경염과 연관된 질환

1) 다발경화증*multiple sclerosis*

눈뒤시신경염*retrobulbar optic neuritis*의 가장 흔한 원인이다. 시신경염에서 뇌자기공명영상검사 결과가 정상이고, 남자이며, 시신경유두부종, 출혈, 면화반이 있는 경우, 빛인지불능, 동통이 없는 경우 다발경화증이 동반될 위험이 낮다. 시신경염과 다발경화증의 연관성은 인종에 따라 매우 달라, 백인의 경우 시신경염 중 60%가 다발경화증과 관련되었다는 보고가 있으나 동양인에서는 관련 빈도가 낮다. 동양인에서는 다발경화증과 관련된 시신경염은 시력 예후가 불량하다.

2) 시신경척수염*neuromyelitis optica*

Aquaporin-4 항체는 주로 신경아교세포에서 발현하는 Aquaporin-4라는 수로단백질*water channel protein*에 대한 항체이며, 이 항체가 시신경과 척수의 신경아교세포를 공격하여 시신경염과 척수염이 발생한다. 대개 두 눈에 나타나는 경우가 많고, 재발하는 경향이 있으며 전신적으로는 횡단척수염 때문에 하반신마비가 발생하며 사망하기도 한다. 일반적으로 특발성 시신경염보다 시력 예후가 나쁘다.

3) Myelin oligodendrocyte glycoprotein(MOG)-IgG 양성 시신경염

MOG-IgG 항체에 의해 시신경염이 발생하며, 척수염과 뇌염의 증상이 동반되기도 한다. 자주 재발하고 양안을 침범하는 경우가 많으며, 초기에 시신경부종이 심하고 시신경주위출혈이 동반되는 경우도 많다. MRI상에서 시신경 전체에 광범위한 조영증강을 보이기도 한다. 초기에 시력소실이 심하나 대체적으로 시신경척수염보다 시력 예후가 양호하다.

2. 허혈시신경병증*ischemic optic neuropathy*

시신경의 사상판앞부위*prelaminar portion*는 뒤섬모체동맥으로부터 혈액을 공급받는데, 이 부위의 경색으로 인해 나타나는 질환이다. 허혈시신경병증[2]은 시신경유두 변화가 보이는 앞허혈시신경병증과 보이지 않는 뒤허혈시신경병증으로 나눈다. 앞허혈시신경병증은 다시 원인에 따라 동맥염앞허혈시신경병증*arteritic anterior ischemic optic neuropathy*과 비동맥염앞허혈시신경병증*non-arteritic anterior ischemic optic neuropathy*으로 분류된다. 동양인은 서양인보다 동맥염앞허혈시신경병증이 드물다.

(1) 임상증상과 특성

주로 60세 이상에서 갑자기 시력장애와 시야결손(상하반맹, 중심암점, 신경섬유다발결손*nerve fiber bundle defect*, 사분맹*quadrantanopia*)이 나타나며, 대부분 통증이 없고 시신경염에 비해 색각이상이 경미하다. 대체로 한 눈에 먼저 발생하고 시간이 흐른 후 다른 눈에 생기기도 하는데, 드물게 두 눈에 동시에 나타날 수도 있다. 안저검사상 시신경유두의 일부 또는 전체에 부종이 나타나며 출혈까지 동반된다(그림 18-2). 고령, 흡연, 전신질환(고혈압, 당뇨, 고지혈증, 폐쇄뇌혈관 질환, 심장 질환, 편두통, 응고병증, 야간저혈압 등), 백내장수술 등과 관련되어 발생하기도 하며, 작은 유두함몰비가 위험인자가 될 수 있다.

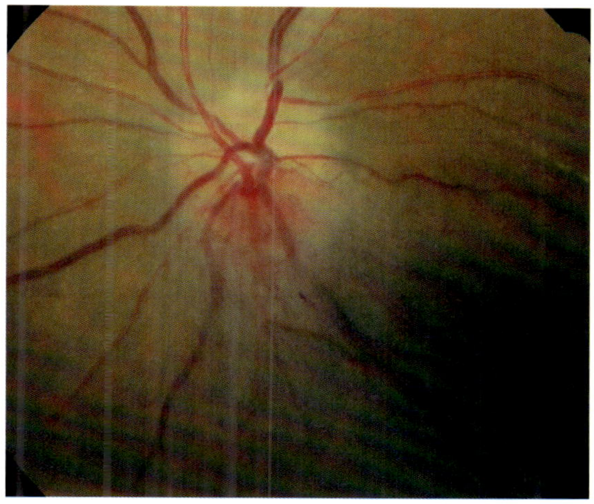

그림 18-2 허혈시신경병증

비동맥염앞허혈시신경병증을 진단할 때는 병력(노령, 급성, 동반된 전신질환이나 위험인자), 시야결손, 시신경과 혈관의 모양, 반대편 눈의 작은 유두함몰비 등을 고려한다. 동맥염앞허혈시신경병증을 진단할 때는 동반된 전신증상(두통, 관자동맥*temporal artery* 부위의 압통, 권태, 몸무게 감소, 식욕부진, 열, 근육통, 관절통 등), 턱관절 파행*jaw claudication*, 적혈구침강속도*erythrocyte sedimentation rate; ESR*와 C-반응단백질*C-reactive protein*의 증가, 혈소판 수치 증가, 관자동맥 생검 등이 도움이 된다. 허혈시신경병증이 한쪽에 먼저 발생해 시신경이 위축된 상태에서 다른 눈에 허혈시신경병증이 발생한 경우에는 포스터-케네디증후군*Foster-Kennedy syndrome*으로 오진할 수 있으므로 주의해야 한다.

[2] 뒤섬고체동맥의 병변으로 사상판앞시신경*prelaminar portion of optic nerve*이 혈액을 충분히 공급받지 못해 발생하는 시신경 질환으로, 특발형*idiopathic type*과 동맥염으로 인한 것*arteritic type*으로 나뉜다. 고혈압, 당뇨, 경동맥 질환, 아교질병, 저혈압, 색전증*embolism*, 혈액 질환 등과 관련되기도 한다.

(2) 치료와 경과

동맥염으로 인한 허혈시신경병증의 경우 다른 눈에서의 발생을 방지하고 전신증상을 경감하기 위해서 스테로이드제를 즉시 투여해야 한다.

동맥염앞허혈시신경병증의 경우에는 시력 회복을 기대하기 어려우며 결국 시신경이 위축된다. 비동맥염앞허혈시신경병증의 치료법 중에서 아직까지 확실한 효과가 입증된 것은 없다. 시간이 지나면 서서히 시력이 좋아지기도 하지만 크게 개선되지는 않으며, 재발하거나 반대쪽 눈이 침범될 수 있다.

3. 중독·영양시신경병증

(1) 영양시신경병증*nutritional optic neuropathy*

비타민 B_{12}, B_6, B_1 등이 부족해 발생하며 양눈에 시력장애가 나타난다.

(2) 담배-술중독시신경병증

담배나 술에 중독된 경우에 발생하며, 술이나 담배의 독성보다는 영양부족 때문인 것으로 생각된다. 양눈에 시력장애가 나타난다.

(3) 독성시신경병증*toxic optic neuropathy*

독성시신경병증의 원인이 되는 대표적 물질은 다음과 같다.

① 메탄올[3]

② 에탐부톨*ethambutol*[4]

③ 디기탈리스*digitalis*

④ 트리메타디온*trimethadione*

⑤ 스트렙토마이신*streptomycin*, 클로람페니콜*chloramphenicol*, 술파제*sulfa drug*

⑥ 퀴니딘*quinidine*

⑦ 리네졸리드*linezolid*

4. 외상시신경병증*traumatic optic neuropathy*

외상시신경병증은 직접적 또는 간접적 외상으로 인해 시신경이 손상된 것으로, 머리외상과 동반되면 종종 안과검사가 지연되거나 어려울 수 있다.

(1) 임상증상과 특성

시력감소, 시야결손과 색각장애가 나타나고 두 눈에 비대칭적 손상을 입은 경우 상대구심동공운동장애가 발생한다. 시신경에 고리출혈이 보이거나 아무런 변화가 없을 수도 있다. 앞방출혈이나 앞방각후퇴, 유리체출혈이나 망막손상이 동반되었는지 확인해야 한다. 시신경위축*optic atrophy*은 손상을 입은 후 적어도 2주 이상 경과해야 나타난다. 컴퓨터단층촬영은 골절이나 뼛조각을 발견하는 데 유용하다.

(2) 치료와 경과

스테로이드제제 투여나 시신경관감압술 등이 시도되고 있지만 그 효과는 확실하지 않다. 시력 예후는 예측하기 어려워서 시력이 점차 회복되는 경우부터 전혀 변동이 없는 경우까지 다양하다.

5. 유전시신경병증*hereditary optic neuropathy*

유전시신경병증은 에탐부톨 같은 독성물질로 인한 독성시신경병증과 유사한 점이 많다. 대부분 두 눈의 시신경유두황반다발의 신경섬유층이 소실되어 중심암점이나 주시점맹점암점이 나타나고 중심시력이

❸ 메탄올은 몸속에 들어와서 개미산염*formate*이 되며 이것이 시토크롬산화효소*cytochrome oxidase*의 작용을 억제하여 시신경이 손상된다. 심하면 실명하고, 회복하더라도 심한 중심암점이 남는다.

❹ 에탐부톨은 두 눈의 시신경과 시신경교차에 병변을 일으키고 중심암점 또는 주변부협착을 나타내며 양귀쪽반맹을 나타내기도 한다. 대개 약의 용량과 관계가 많으며, 투약을 중지하면 좋아지기도 하지만 회복되지 않을 수도 있다.

저하된다. 시신경위축은 주로 귀쪽창백*temporal pallor* 형태를 보인다. 색각장애가 동반되고 어려서부터 시력이 감소하면 눈떨림이 동반될 수 있다.

멘델의 유전법칙을 따르는 보통염색체우성, 보통염색체열성, X염색체연관시신경병증, 모계유전되는 사립체*mitochondria* 유전방식을 보이는 레버유전시신경병증*Leber's hereditary optic neuropathy*이 있다. 그중 보통염색체우성시신경병증과 레버유전시신경병증이 많고, 보통염색체열성이나 X염색체연관열성시신경병증은 드물다.

과거에는 가족력과 임상양상을 토대로 진단했으나 최근에는 분자유전학이 발달하면서 이전보다 확실한 진단이 가능하며, 유전 상담을 하거나 예후를 설명하기가 용이해졌다. 예를 들어 레버유전시신경병증의 유전 진단은 m.11778G>A, m.14484T>G, m.3460G>A에 대한 점돌연변이를 확인한다.

(1) 보통염색체우성시신경병증

시력저하가 10세 이전에 서서히 발생하여 나이가 들면서 천천히 악화된다. 증상을 호소하지 않는 경우도 많아서 부모나 형제에게 증상이 없더라도 안과검사에서 시신경위축이나 경미한 변화가 보일 수 있다. 시력저하 정도는 다양하여 손흔듦*hand motion*이나 손가락세기*counting finger*부터 1.0인 경우도 있다. 가계 간 시력 차이가 심하고, 심지어 동일 가계 내에서도 병의 정도가 현저하게 차이가 난다. 일반적으로 두 눈에서 시신경귀쪽창백이 관찰되지만, 심하면 전체적인 시신경위축으로 보이거나 가벼우면 거의 정상으로 보이기도 한다. 어떤 연령대에서든(특히 10~20세) 설명할 수 없는 두 눈의 시신경병증이 있는데, 서서히 진행할 경우에는 보통염색체우성시신경병증을 의심해야 한다.

(2) 레버유전시신경병증

주로 10~30대(넓게는 5~80세)의 젊은 남성에서 몇 주에 걸쳐 시력이 감소하고 색각이상과 중심암점을 보이는 질환이다. 통증은 없으며 대부분 두 눈에서 발생하고, 동시 또는 몇 주에서 몇 개월의 시차를 두고 발병한다. 1988년 D. C. Wallace가 사립체 DNA에서 11778 부위의 점돌연변이를 발견하여, 사립체 관련 질환 중 최초로 분자유전학 진단이 가능해졌다. 11778 부위의 사립체점돌연변이가 가장 많고 14484와 3460 부위의 사립체점돌연변이가 그다음으로 많다. 시력 예후는 14484 부위가 가장 좋고, 다음이 3460이며 11778 부위가 가장 나쁘다. 사립체는 세

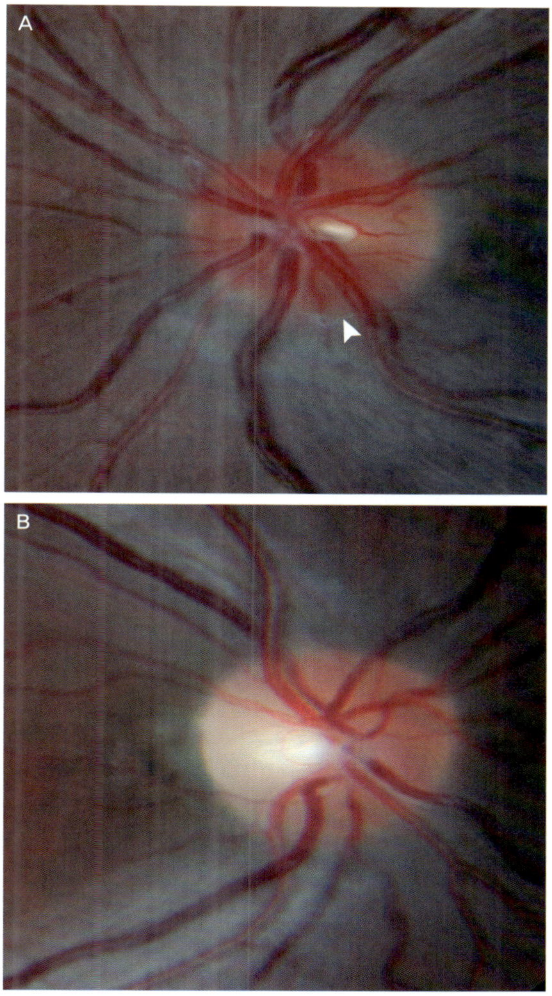

그림 18-3 레버유전시신경병증 **A.** 시신경의 충혈(화살촉) **B.** 시신경귀쪽창백

포질에만 존재하고 배아의 세포질은 난자에서 유래되므로 남자 환자는 후대에 사립체 질환을 전하지 않는다. 그러나 사립체점돌연변이가 있더라도 모두 질환이 생기지는 않으며 보인자*carrier*로 평생을 지내는 사람도 많다.

급성기에는 시신경이 충혈되어 보이면서(그림 18-3A) 시신경 주변부의 혈관이 늘어나고 신경섬유부종이 보이거나 정상 시신경 소견을 나타낸다. 시간이 지나면서 황반유두섬유다발*papillomacular bundle*이 선택적으로 얇아지고 시신경귀쪽창백이 나타나고(그림 18-3B) 나중에는 전체적으로 시신경이 위축된다.

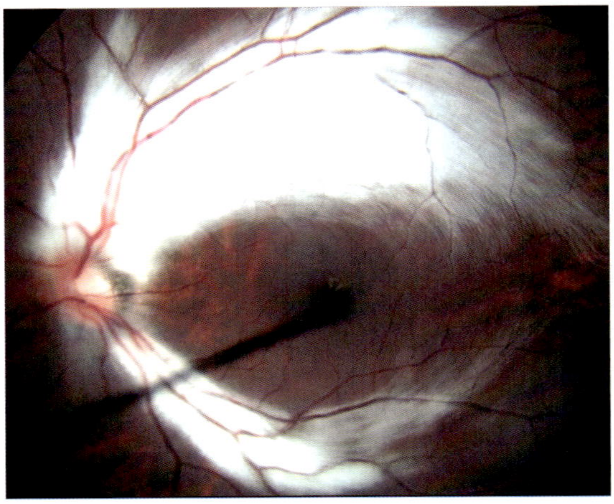

그림 18-4 말이집신경섬유

II 선천이상

1. 말이집신경섬유*myelinated nerve fiber*

말이집형성은 뇌에서 시작해 시신경으로 가는데 태어날 때는 사상판의 뒷면까지 도달한 다음 정지하므로 눈 속의 시신경유두와 망막신경섬유에서는 말이집신경섬유가 발견되지 않는다. 그런데 비정상적으로 말이집신경섬유가 발견되는 경우가 있다(그림 18-4). 고도근시가 동반되어 심한 약시가 있을 수 있고 시력 예후가 좋지 않을 수 있다.

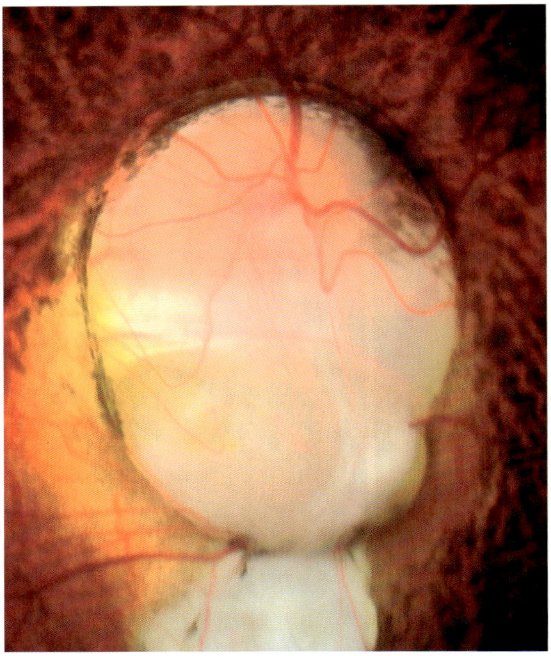

그림 18-5 시신경유두결손

2. 시신경유두결손*optic disc coloboma*

시신경유두결손(그림 18-5)은 태아틈새*fetal cleft*가 불완전하게 폐쇄되어 발생하며 때로는 주위의 포도막, 홍채의 결손을 동반한다. 두 눈에도 나타날 수 있으나 주로 한눈에 나타난다.

시신경유두오목*optic disc pit*은 불완전한 유두결손으로 짐작된다. 주위 색보다 약간 진하고 난원형의 경계가 뚜렷한 구멍이 시신경유두의 귀밑 쪽에 위치하며, 가끔 황반부의 망막 내 혹은 망막 하에 물이 차는 시신경유두오목황반병증*optic disc pit maculopathy*을 일으킨다.

3. 시신경형성부전*optic nerve hypoplasia*

시신경형성부전은 한 눈 또는 두 눈에 발생한다. 망막신경절세포의 신경섬유가 잘 발달되지 않았거나 시신경유두까지 도달하지 않은 상태로, 유두 크기가 작고 시력이 좋지 않다(그림 18-6). 중반부 반구간 뇌결손이나 내분비이상과 관련될 수 있다.

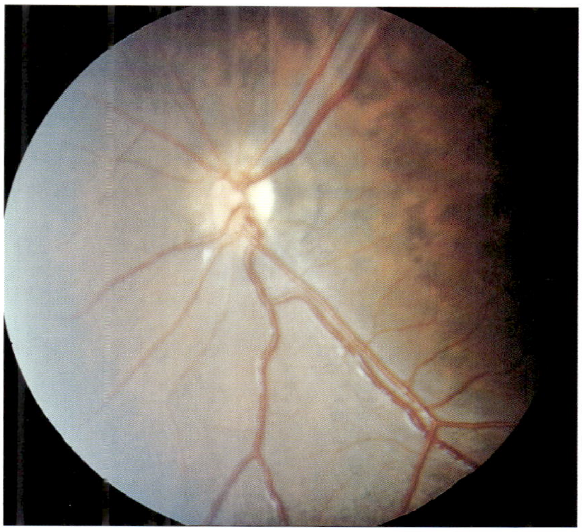

그림 18-6 시신경형성부전 바깥쪽의 경계가 아닌 안쪽 경계가 시신경유두의 경계인데, 정상보다 작고 시력도 나쁘다.

4. 거짓유두부종*pseudopapilledema*

안구가 작고 원시인 환자에서는 시신경이 지나가는 공막관*scleral canal, foramen*도 작기 때문에 이곳을 지나는 시신경섬유와 신경교조직이 밀집하게 되어 시신경유두가 융기되고 경계가 불분명해 보인다. 이를 거짓유두부종이라 하며 시신경드루젠이 원인인 경우가 많다. 유두부종에서 볼 수 있는 시신경 주위 출혈이나 정맥확장이 없고 시신경 경계 부위의 혈관이 뚜렷이 보이는 점 등으로 감별한다(그림 18-7).

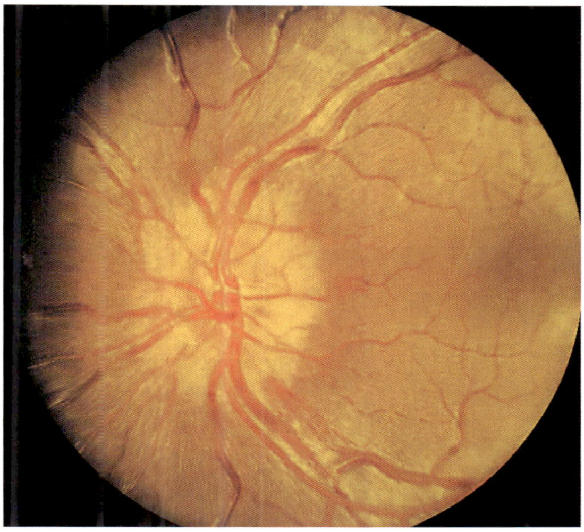

그림 18-7 거짓유두부종 시신경유두의 경계가 불분명하지만 시신경유두의 충혈이나 정맥울혈 등은 없다.

5. 시신경드루젠*optic disc drusen*

시신경드루젠은 시신경아래 유리질소체*hyaline body*로 불리는 점액다당류*mucopolysaccharide* 물질로 이루어진 단백 침착에 의해 발생하며, 나이가 들수록 석회화*calcification*된다. 유두가 융기되고 경계가 불분명하여 유두부종*papilledema*으로 오인되기도 한다.

Ⅲ 종양

1. 시신경아교종*optic nerve glioma*

(1) 양성시신경아교종*benign optic nerve glioma*

어릴 때 발생하며 서서히 진행한다. 안구돌출, 시력장애, 시신경부종, 시신경위축 등을 일으키며 시력상실로 인한 사시도 발생한다. 안와부와 시신경관, 두개강 내의 시신경에 모두 발생할 수 있으며 시신경교차에서도 발생한다. 1형 신경섬유종증*neurofibromatosis type 1*과 동반되는 경우가 많다.

(2) 아교모세포종*glioblastoma*

중년에 발생하며 악성이다. 시신경염처럼 시작해서 급격하게 진행하며 대개 3개월에서 2년 내에 사망한다. 양성시신경아교종이 아교모세포종으로 이행하지는 않는다.

2. 시신경집수막종*optic nerve sheath meningioma*

시신경집수막종은 시신경을 싸고 있는 수막이나 머리 속의 수막에서 퍼져 나와 발생한다. 주로 중년 여성에서 많이 생기며, 젊을 때 발생하는 시신경집수막종은 종종 2형 신경섬유종증*neurofibromatosis type 2*과 연관이 있다. 서서히 진행하며 안구돌출, 시력장애가 나타난다. 처음에는 시신경유두가 정상이지만 진행할수록 만성 시신경부종, 시신경위축이 발생하며 시신경섬모체정맥지름길*optociliary venous shunt*도 관찰된다.

Ⅳ 유두부종

유두부종*papilledema*이라는 용어는 두개내압이 증가하여 생긴 시신경부종에만 쓰이고 그 외의 경우에는 시신경부종*optic disc edema*이라고 한다.

1. 원인 질환

유두부종의 원인 질환으로 두개강내공간을 차지하는 병변(뇌종양, 특히 천막밑종양*subtentorial tumor*, 뇌출혈, 뇌농양*brain abscess*, 육아종, 기생충감염 등)과 물뇌증*hydrocephalus*, 머리속감염*intracranial infection*, 경막정맥굴*dural venous sinus*의 혈전증, 거짓뇌종양*pseudotumor cerebri*, 척수종양*spinal cord tumor*, 머리뼈붙음증*craniosynostosis* 등이 있다.

2. 임상증상과 특성

두개강내압이 상승하면 시신경의 거미막밑공간*subarachnoid space*으로 그 압력이 전달된다. 이때 망막의 신경절세포에서 시작하여 신경섬유다발을 흐르는 정상적인 축삭형질흐름*axoplasmic flow*에 장애가 생겨 뒤쪽 신경섬유로 흘러가지 못하고 시신경유두 부근에 축삭형질흐름이 모인다. 그러면 유두 부위의 신경섬유가 종창되고 기질부종*interstitial edema*이 동반되어 유두부종이 발생한다.

유두부종은 양쪽에 발생한다. 처음에는 유두 하극부에서 발생하기 시작하는데, 점차 상극부와 코쪽으로 진행하다가 결국 귀쪽까지 퍼져서 유두 전체에 부종이 생긴다. 두개강내압이 급격히 상승할 때는 24시간 이내에 유두부종이 나타날 수 있다. 전신증상으로 두통, 구역, 구토, 박동성 이명 등이 나타나며 가쪽곧은근마비로 인해 복시가 생길 수 있다.

시력은 초기에는 거의 정상이지만 계속 방치하면

시력을 잃게 된다. 몇 초간 안 보이는 증상이 있을 수 있고 시야에서 생리적 맹점*physiologic blind spot*이 커진다. 초기에는 색각장애도 없거나 경미하다.

안저소견으로 유두가 융기되어 주변부와의 경계가 명확하지 않고 충혈되며 정맥울혈, 출혈, 삼출물도 관찰된다(그림 18-8).

3. 감별 질환

유두부종과 감별해야 할 질환으로 유두염*papillitis*, 고혈압망막병증 Ⅳ단계, 시신경의 드루젠, 말이집신경섬유, 시신경종양 등이 있다.

4. 치료와 예후

초기에 원인을 제거하고 두개강내압을 정상화해 주면 대부분 2개월 이내에 유두부종의 증상이 모두 없어지나, 오래 방치되면 시력을 잃을 수도 있다. 원인을 제거하기 어려울 때는 시력 보존을 위해 시신경집감압*optic nerve sheath decompression*이나 허리복막지름길*lumboperitoneal shunt* 수술을 하기도 한다. 유두부종이 오래 지속되어 만성 유두부종이 되면 시신경위축이 발생한다. 또 원인을 제거하는 수술 후 시력이 갑자기 나빠지는 경우도 있다.

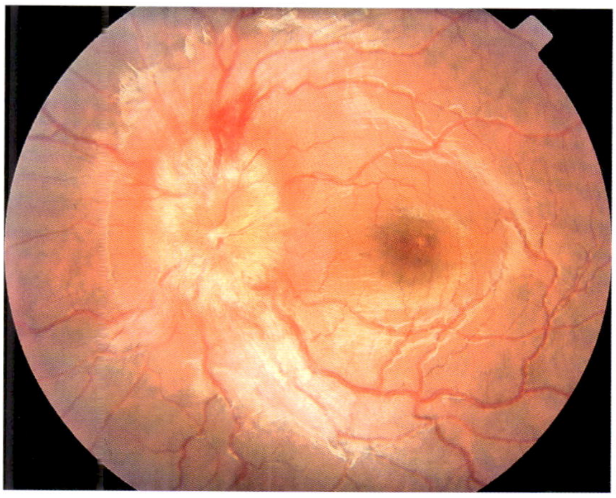

그림 18-8 유두부종 유두가 심하게 융기되어 있고 출혈과 함께 삼출물이 유두 주위에서 보인다.

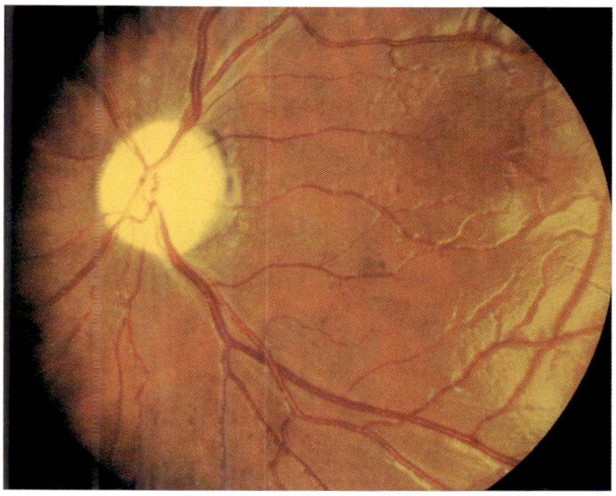

그림 18-9 시신경위축 유두의 경계가 명확하고 색깔이 창백하며 유두 주위의 신경섬유다발도 보이지 않는다.

V 시신경위축

시신경위축*optic atrophy*이란 시신경섬유가 파괴되어 시신경유두가 창백해 보이는 현상으로서 다양한 정도의 시력장애와 시야결손을 동반한다(그림 18-9). 시신경위축은 앞서 언급한 다양한 종류의 시신경병증의 결과로 나타날 수 있어 검진에서 시신경위축이 발견되었을 때 원인 질환을 감별하기 힘든 경우도 있다. 시신경위축은 시신경이 손상된 상태를 의미하므로 치료로 회복시킬 수는 없지만 종양, 염증 또는 전신질환 같은 병인이 계속 진행 중인 경우도 있어 원인 질환을 감별해야 한다.

1. 시신경이측창백*temporal pallor of optic disc*

시신경이측창백이 보이는 경우 중심시력저하가 있으면 독성시신경병증, 영양시신경병증 혹은 유전시신경병증에서 주로 나타난다. 따라서 자세한 병력청취, 복용약물에 대한 과거력 조사, 영양상태 평가 및 유전자검사를 고려해야 한다.

2. 나비넥타이모양 시신경위축*bow tie optic atrophy*

나비넥타이모양 시신경위축을 보이는 경우 시신경교차 혹은 나비넥타이모양 시신경위축을 보이는 반대편의 시각로*optic tract*에 원인이 있을 수 있다. 이전에 해당 부위에 뇌병변이 동반되었는지를 확인해야 하며, 필요한 경우 영상검사를 시행한다.

3. 상측 혹은 하측의 분절시신경위축*segmental optic atrophy*

고령의 환자에서 상측 혹은 하측의 분절시신경위축이 보이며 그에 해당하는 시야결손을 보인다면 비동맥염앞허혈시신경병증을 앓고 난 결과일 수 있다. 선천적으로 상측시신경분절결손*superior segmental optic nerve hypoplasia*를 보이는 경우도 있다.

4. 망막혈관질환 혹은 망막색소변성으로 인한 시신경위축

망막 병변이 망막신경절세포의 손상을 야기하고 그로 인해 이차적 시신경위축을 야기할 수 있다. 망막중심동맥폐쇄 후 나타나는 시신경위축은 망막동맥이 가늘어지고 망막혈관초 형성 및 망막신경절을 포함한 망막내층*inner retinal layer* 위축이 동반되어 있을 때 진단할 수 있다. 망막색소변성이 오래된 경우 시신경위축이 발생할 수 있다.

시각신호의 여정

눈으로 들어온 빛은 망막에서 전기신호로 바뀌어 전달됩니다. 망막에서 대뇌의 시피질까지 전달되는 시각경로는 모두 4개의 신경세포를 거치게 됩니다.

첫 번째 세포는 망막의 맨 아래층에 있는 시세포*photoreceptor*입니다. 320만 개의 원뿔세포*cone*는 황반부 주위에 집중적으로 분포하여 민감한 파장에 반응하며 빛 신호를 전기신호로 바꾸어 줍니다. 6천만 개의 막대세포*rod*는 망막 전체에 분포하며 빛의 세기와 명암, 움직임에 주로 반응합니다. 두 번째 세포인 두극세포*bipolar cell*는 1천만 개 정도로 시세포의 신호를 받아 세 번째 세포인 망막신경절세포*retinal ganglion cell*로 전달하는 역할을 합니다. 주변 망막에서는 여러 개의 시세포 신호가 하나의 두극세포에 전달되며 이런 현상은 망막신경절세포에서도 비슷하게 일어납니다. 망막신경절세포는 각각의 눈에 약 120만 개씩 있으며, 색 감지와 해상력에 관여하는 작은세포*parvocellular ganglion cell; P-cell*와 움직임과 명암을 감지하는 큰세포*magnocellular ganglion cell; M-cell*로 나뉩니다. 망막신경절세포의 축삭이 모여 시신경을 이루며 눈을 빠져나가게 됩니다. 망막신경절세포의 7%를 차지하는 멜라놉신함유세포는 스스로 빛을 받아들일 수 있으며 동공반응과 하루주기 리듬*circadian rhythm*에 영향을 준다고 알려져 있습니다. 망막신경절세포는 가쪽무릎체*lateral geniculate body*에서 시냅스를 하여 네 번째 세포인 슬상조거세포*geniculocalcarine neuron*로 신호를 전달합니다. 500만 개의 슬상조거세포가 대뇌 시피질에 도달하면 신호전달이 완료됩니다.

후두엽 표면에 분포한 시피질 신경세포는 약 5억 개로 각각의 눈에서 온 신호를 우선 한 구역에서 모아 받아들이고 이어서 두눈세포*binocular cell*가 두 눈에서 온 신호를 함께 받아서 입체시와 두눈보기에 필요한 일차적 분석을 합니다.

시피질의 신호 중 M-cell의 신호는 주로 두정엽으로 전달되어(등쪽 흐름) 뇌가 명암과 사물의 움직임을 인지하도록 하고, P-cell의 신호는 측두엽으로 전달되어(배쪽 흐름) 뇌가 사물의 형태, 특성을 감지하는 데 이용됩니다.

19 신경안과

Ⅰ 동공

1. 정상 동공과 신경지배

(1) 정상 동공

동공*pupil*은 각막의 중앙에서 약간 안쪽 아랫부분에 위치한 원형의 구멍으로, 눈 속으로 들어가는 빛의 양을 조절하고 각막 주변을 통과하는 빛을 차단해 주시물체를 선명하게 볼 수 있도록 한다. 동공의 크기는 2~4mm이며, 두 눈의 크기는 같다. 동공의 크기가 2mm보다 작으면 동공수축*miosis*, 4mm보다 크면 동공확대*mydriasis*라고 한다. 동공의 크기는 연령, 각성 상태, 눈 속으로 들어가는 빛의 양, 조절 정도에 따라 변한다. 신생아 시기에는 동공이 작지만 성장하면서 청년기까지 커졌다가 다시 60세까지 차차 작아진다.[1] 두 눈의 동공 크기가 병적으로 차이가 있는 상태를 동공부등*anisocoria*이라고 하는데, 0.5mm 이내의 차이가 있는 것은 대부분 생리적 동공부등*physiologic anisocoria*으로 병적인 것은 아니다.[2]

동공의 크기는 동공조임근과 동공확대근의 동적인 평형 상태에 따라 좌우되지만 보통 조임근의 긴장도*tonus*가 우세하여 주도적인 역할을 한다.[3]

(2) 동공의 신경지배

1) 동공조임근*sphincter pupillae muscle*

동공조임근은 부교감신경의 지배를 받는다. 동공조임근을 지배하는 신경은 동안신경(제3뇌신경)핵*oculomotor nerve* 속에 있는 에딩거-웨스트팔핵*Edinger-Westphal nucleus*에서 시작하여 동안신경처럼 중간

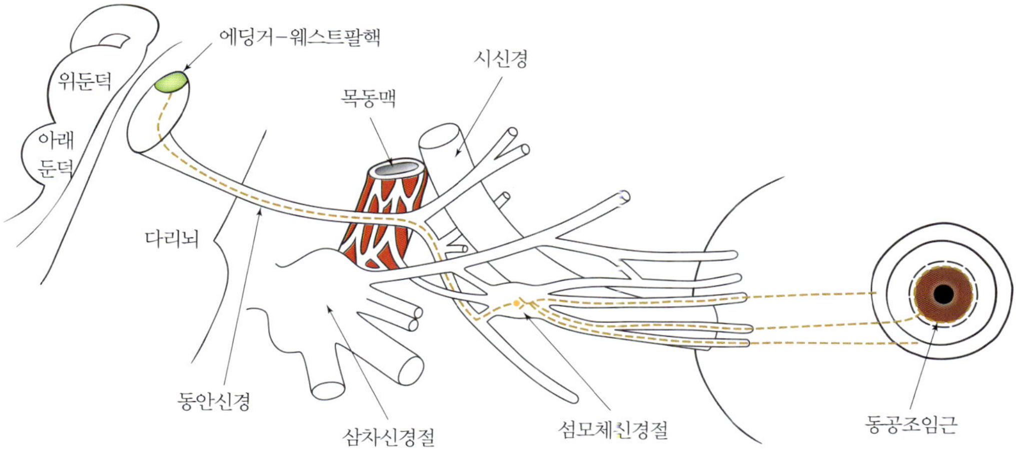

그림 19-1 동공조임근의 부교감신경로 에딩거-웨스트팔핵에서 시작해 동안신경을 따라서 나온 후 동안신경의 아래분지를 거쳐 하사근으로 가는 신경의 분지를 따라가다가 섬모체신경절로 가서 신경절이후섬유가 되어 섬모체와 동공조임근으로 간다.

뇌*midbrain*에서 나와 위안와틈새*superior orbital fissure*를 통해 안와로 들어가서 섬모체신경절*ciliary ganglion*에 도달한다. 여기서 신경절이후섬유*postganglionic fiber*가 되어 짧은뒤섬모체신경*short posterior ciliary nerve*을 따라서 안구 내로 들어가며 섬모체근과 동공조임근에 분포한다(그림 19-1).

2) 동공확대근*dilator pupillae muscle*

동공확대근은 교감신경의 지배를 받는다. 시상하부*hypothalamus*의 바깥쪽 뒤에 중추가 있고, 여기에서 시작하는 신경섬유는 뇌줄기*brain stem*를 지나 목뼈*cervical spine*의 아랫부분(C8)과 등뼈의 윗부분(T1, T2)까지 와서 같은 쪽의 섬모체척수중추*ciliospinal center*에 이른다. 이때 대부분의 신경섬유들은 같은 쪽으로 내려오지만 반대쪽으로 교차하는 것도 있다. 이 섬모체척수중추에서 신경절이전섬유*preganglionic fiber*가 나가고 이 신경절이전섬유는 아랫목신경절*inferior cervical ganglion*과 중간목신경절*middle cervical ganglion*을 지나 윗목신경절*superior cervical ganglion*에 이르며, 여기서 신경절이후섬유로 연결된다. 신경절이후섬유는 속목동맥*internal carotid artery*을 따라 목동맥신경얼기*carotid plexus*를 이루면서 두개강 내로 들어가 삼차신경의 제1가지인 눈신경*ophthalmic nerve*과 함께 안와 내로 가며, 여기서 코섬모체신경*nasociliary nerve*을 지나 긴뒤섬모체신경*long posterior ciliary nerve*이 되어 안구 내로 들어가서 홍채의 동공확대근에 분포한다(그림 19-2).

❶ 동공확대근을 지배하는 교감신경의 말단은 태어난 지 몇 주 후에야 기능하기 때문에 신생아 시기에는 동공이 작다.

❷ 어두운 곳에서는 정상인의 20%에서, 일반적인 실내에서는 10%에서 0.4mm 이상의 동공부등이 나타난다고 한다. 하지만 동공 크기의 차이가 0.6mm를 넘는 경우는 드물다. 정상 동공은 수축과 확대를 율동적으로 반복하지만 그 정도가 미약하기 때문에 육안으로 식별할 수 없다. 그러나 그 정도가 커서 육안으로 관찰되는 경우도 있는데, 이러한 현상을 동공동요*hippus, physiologic pupillary unrest*라고 한다. 이는 교감신경과 부교감신경의 율동적 변화에 따라 생기는 정상적 현상이다.

❸ 깨어 있을 때는 동공의 크기가 크지만 졸린 상태로 갈수록 동공의 크기가 줄어든다. 이것은 졸린 상태에서 대뇌나 사이뇌*diencephalon*의 기능이 활발하지 못해서 동공조임근 신경핵인 에딩거-웨스트팔핵에 대한 핵상로*supranuclear pathway*의 억제작용이 감소하기 때문이다. 전신마취 시 마취 초기에는 흥분 상태에 있기 때문에 동공이 커지지만 마취가 깊어짐에 따라 핵상로의 억제작용이 감소하여 동공이 작아지며, 마취가 위험 상태로까지 깊어져 중간뇌까지 영향을 받으면 동공이 커지고 광선에 대한 반사도 없어진다.

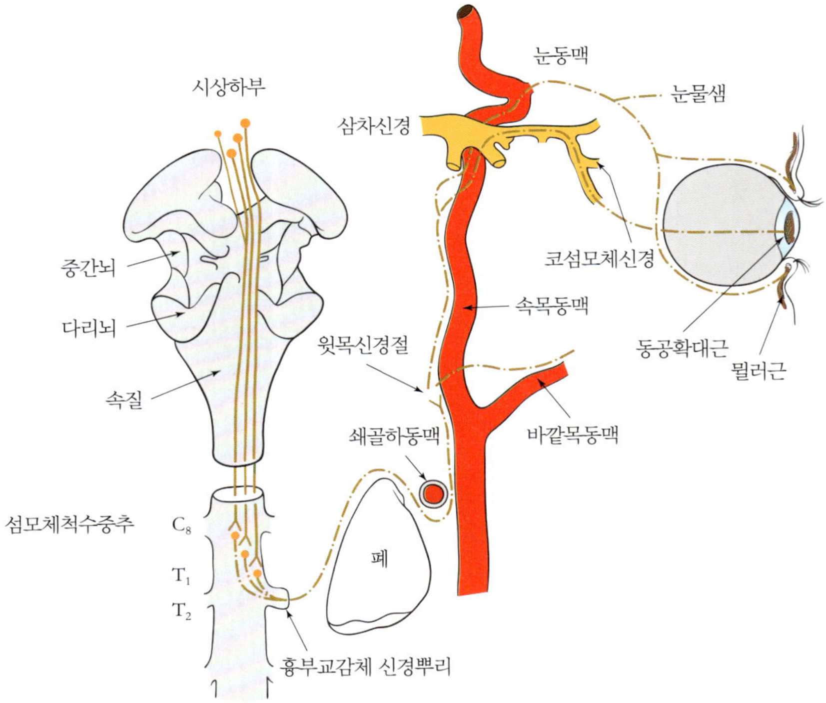

그림 19-2 동공확대근의 교감신경로 시상하부에서 섬모체척수중추까지는 중추신경이고, 윗목신경절까지는 신경절이전섬유이며, 그 이후는 신경절이후섬유이다.

3) 섬모체신경절*ciliary ganglion*

섬모체신경절은 외직근과 시신경 사이에 있는 신경절로 짧은뿌리*short root*(부교감신경섬유를 포함), 긴뿌리*long root*(지각신경을 포함), 교감신경뿌리*sympathetic root*(안구 내 혈관에 분포) 등 3개의 근이 있다. 섬모체신경절을 지난 모든 신경섬유는 짧은뒤섬모체신경을 통해 안구 내로 들어간다.

(3) 동공반사로

1) 대광반사*light reflex*

눈 속으로 광선이 들어가면 그 자극은 시세포와 두극세포*bipolar cell*, 신경절세포*ganglion cell*를 거쳐 시신경으로 가며 시신경교차에서 교차한다. 시신경교차에서는 황반의 귀쪽 망막에서 오는 섬유는 교차하지 않고 같은 쪽의 시각로*optic tract*로 가며, 황반의 코쪽 망막에서 오는 섬유는 교차하여 반대편의 시각로로 간다. 교차섬유와 비교차섬유의 비율은 53:47로 교차하는 섬유가 많다. 대광반사와 관련한 섬유들은 이렇게 시각로를 따라서 가다가 가쪽무릎체*lateral geniculate body*에 이르기 전에 시각로를 떠나 덮개앞구역*pretectal area*의 덮개앞핵*pretectal nucleus*에 도달한다. 여기서 신경세포를 교대하여 같은 쪽과 반대쪽의 에딩거-웨스트팔핵에 도달하는데 동일한 양의 신경 자극이 양쪽 에딩거-웨스트팔핵에 전달된다. 여기서부터는 앞에서 설명한 부교감신경의 경로를 따라 동공조임근에 이른다(그림 19-3).

동공의 대광반사는 0.2~0.5초의 잠복기를 거쳐 일어난다. 직접 자극받는 눈의 동공이 수축하는 것을 직접반사*direct reflex*라 하고 반대편의 자극받지 않는 눈의 동공이 수축하는 것을 간접반사*indirect reflex*(공감반사*consensual reflex*)라 한다. 한쪽 덮개 앞핵에서 양쪽의 에딩거 웨스트팔핵에 동일한 양의 신경자극

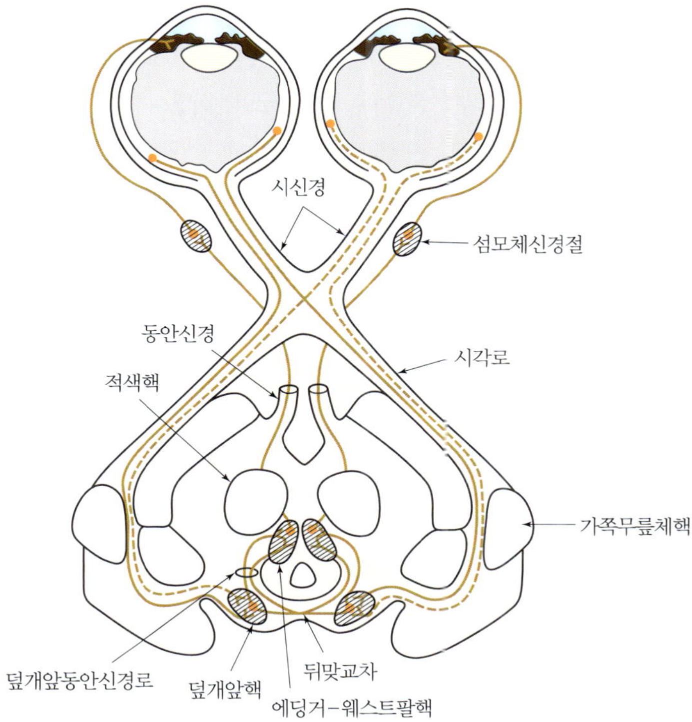

그림 19-3 대광반사의 경로 망막에서 시작된 흥분은 시신경, 시신경교차, 시각로를 거쳐 덮개앞핵에 도달하며 여기서 같은 쪽과 반대쪽의 에딩거-웨스트팔핵으로 연결된다.

이 전달되므로 한눈에 빛자극을 주었을 때 정상인에서는 동일한 정도의 직접반사와 간접반사를 관찰할 수 있다.

2) 근접반사*near reflex*

근접반사는 근거리주시 때 대응망막점에 선명한 상을 맺기 위해 눈모음, 수정체의 조절*accommodation*, 동공수축이 일어나는 것을 말한다. 이 세 가지 반응들은 서로 밀접한 관계가 있지만, 한 가지 반응을 중화하더라도 나머지 두 반응이 일어나므로 순수한 의미에서 반사라고 할 수 없다. 예를 들어 프리즘의 바닥을 안으로 해서(바닥안쪽프리즘*prism base-in*) 눈앞에 대고 근거리 물체를 주시하게 하면 내전 없이 동공의 수축과 조절이 일어난다. 볼록렌즈*convex lens*(플러스렌즈*plus lens*)를 눈 앞에 대고 조절이 일어나지 않게 한 상태에서 근거리 물체를 주시하게 해도 눈모음과 동공수축이 일어나는 현상을 볼 수 있다.

2. 동공의 약물반응

동공확대와 동공수축은 여러 가지 약물로 인해 일어날 수 있다. 동공확대제 중 특히 섬모체근을 마비시키는 것을 조절마비제*cycloplegics*라고 하며 굴절검사를 할 때 많이 사용한다. 이러한 약물들의 효과는 홍채의 색깔이나 환자의 전신 상태에 따라 다르다. 한쪽 눈에 이상동공반응이 있는 환자에게 약물검사를 할 때는 반드시 양쪽 눈에 점안하여 정상 눈과 비교해야 하고, 양쪽 눈에 이상동공반응이 있는 환자를 검사할 때는 한쪽 눈에만 점안하여 점안한 눈과 점안하지 않은 눈을 비교해야 한다.

(1) 동공수축제*miotics*

1) 부교감신경흥분제*parasympathomimetics*

① **아세틸콜린***acetylcholine* 동공조임근 세포에 직접 작용해 동공수축을 일으킨다. 콜린에스테라아제*cholinesterase*를 통해 빨리 분해되므로 약효가 오래 지속되지 않는다.

② **필로카르핀***pilocarpine* 아세틸콜린과 비슷한 구조로 동공조임근 세포에 작용해 동공조임근과 섬모체근을 수축시키므로 부교감신경이 차단되어도 동공수축을 일으킨다.

③ **메타콜린***methacholine*(메콜릴*Mecholyl*®) 아세틸콜린과 비슷한 구조로, 필로카르핀과 같은 작용을 한다.

④ **카르바밀콜린***carbamylcholine*(카르바콜*Carbachol*®, 도릴*Doryl*®) 동공조임근 세포에 직접 작용하고, 신경절이후콜린성신경종말*postganglionic cholinergic nerve endings*에 저장된 아세틸콜린을 세포 밖으로 유리하여 동공수축을 일으킨다.

⑤ **피소스티그민***physostigmine*(에세린*Eserine*®) 콜린에스테라아제의 작용을 억제한다. 유리된 아세틸콜린의 작용을 오랫동안 유지시켜 간접적으로 작용하는 약물이다. 부교감신경이 차단된 경우에는 효과가 없다.

⑥ **에드로포늄***edrophonium*(텐실론*Tensilon*®) 콜린에스테라아제의 작용을 억제하고, 신경근이음부*neuromuscular junction*에 직접 작용한다. 중증근무력증*myasthenia gravis* 진단에 주로 사용한다.

⑦ **유기인산에스테르***organic phosphate ester* 콜린에스테라아제억제제로 에코티오페이트*echothiophate*(포스폴린요오드화물*phospholine iodide*), 이소플루로페이트*isoflurophate*(DFP), 테트라에틸피로인산*tetraethylpyrophosphate*(파라티온*parathion*) 등이 있다.

⑧ **히스타민***histamine* 동공조임근에 직접 작용한다. 아트로핀으로 인해 확대된 동공에도 작용하여 동공수축을 일으킨다.

2) 교감신경억제제*sympatholytics*

① **티목사민***thymoxamine* 알파교감신경차단제*α-adrenergic blocker*로, 페닐에프린*phenylephrine*으로 동공이 확대된 경우에도 효과가 있다.

② **구아네티딘***guanethidine*(이스멜린*Ismelin*®) 노르에피네프린*norepinephrine*의 유리를 방지하며 신경종말에 저장된 노르에피네프린을 없앤다.

(2) 동공확대제*mydriatics*

1) 부교감신경억제제*parasympatholytics*

① **아트로핀***atropine*(오큐트로핀*Ocutropine*®) 아세틸콜린과 경합해서 부교감신경의 작용을 억제하여 동공확대를 일으킨다. 섬모체근을 마비시키는 강력한 조절마비제이다.

② **스코폴라민***scopolamine* 아트로핀과 같은 약리작용을 한다. 지용성으로 아트로핀보다 중추신경계 작용이 더 강하다.

③ **호마트로핀***homatropine*, **유카트로핀***eucatropine* 합성 부교감신경억제제이다.

④ **트로픽아미드***tropicamide*(미드리아실*Mydriacyl*®), 사이클로펜톨레이트*cyclopentolate*(사이클로질*Cyclogyl*®) 부교감신경억제제로 작용시간이 짧다. 트로픽아미드는 동공확대 작용이 강한 반면 조절마비 작용은 약하고, 사이클로펜톨레이트는 반대로 조절마비 작용이 강하지만 동공확대 작용은 비교적 약하다.

⑤ **글라이코피로늄***glycopyrronium* 부교감신경억제제로, 겨드랑이 다한증 치료제로 국소적으로 쓰인다. 눈에 접촉될 경우 동공확대를 일으킨다.

2) 교감신경흥분제*sympathomimetic drugs*

① **에피네프린***epinephrine* 동공확대근에 직접 작용하여 동공을 확대한다.

② **페닐에프린***phenylephrine*(네오신에프린*Neosynephrine*®) 동공확대근에 직접 작용하는 알파자극제*α-stimulator*이다. 대개 8시간 후에 작용이 소실되고, 그 후에는 반동동공수축*rebound miosis*이 일어나며 며칠 동안 지속된다.

③ **히드록시암페타민***hydroxyamphetamine* 교감신경종말

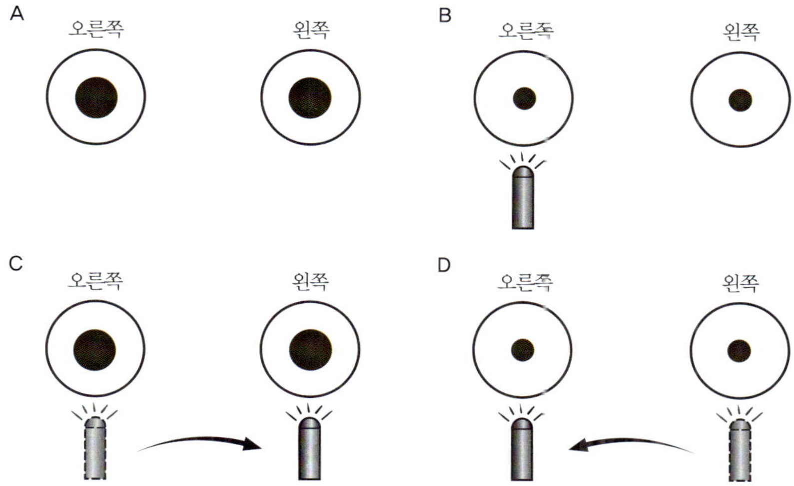

그림 19-4 구심동공운동장애(오른쪽: 정상 눈, 왼쪽: 질환이 있는 눈) **A.** 어두운 곳에서의 동공 **B.** 정상 눈에 불을 비추었을 때의 동공 **C.** B에서 바로 질환이 있는 눈에 불을 비추었을 때의 동공 **D.** C에서 바로 정상 눈에 다시 불을 비추었을 때의 동공

에 저장된 노르에피네프린을 세포 밖으로 방출하여 동공을 확대한다.

④ **코카인**cocaine 동공확대제 또는 국소마취제로 사용된다. 일단 신경종말에 유리된 노르에피네프린은 다시 교감신경종말에 재흡수reuptake되는데, 코카인은 이 재흡수를 방지함으로써 노르에피네프린의 효과를 지속시키는 약물이다. 그러므로 호너증후군Horner syndrome에서처럼 교감신경이 약화되어 노르에피네프린이 교감신경종말부에서 유리되지 않은 상태에서는 동공확대가 일어나지 않는다.

3. 이상동공*abnormal pupil*

(1) 구심동공운동장애*afferent pupillary defect*

정상 눈(오른쪽)에 빛을 비추면 직접대광반사와 반대 눈의 간접대광반사가 일어나 동공이 수축된다(그림 19-4B). 그러나 한쪽 눈(왼쪽)에 광범위한 망막 질환이나 시신경 질환 등이 있을 때, 질환이 있는 눈에 빛을 비추면 직접대광반사와 함께 반대 눈(오른쪽)의 간접대광반사가 소실되거나 감소된다(그림 19-4C). 이 현상을 구심동공운동장애라고 한다. 이때 다시 정상 눈(오른쪽)에 빛을 비추면 직접대광반사와 반대 질환이 있는 눈의 간접대광반사가 일어나 동공이 수축된다(그림 19-4D). 이렇게 빛자극을 교대로 주면서 대광반사를 관찰하면 동공수축의 정도가 두 눈 간에 차이가 나는 것을 관찰할 수 있다. 한 눈의 구심성 경로에 이상이 있어서 번갈아 빛자극을 줄 때 두 눈 간의 동공수축 정도가 차이가 나는 현상을 상대구심동공운동장애relative afferent pupillary defect라고 한다. 객관적이고 민감한 검사이므로 비대칭적인 구심경로의 이상을 진단할 때 매우 유용하다.

(2) 원심동공운동장애*efferent pupillary defect*

부교감신경계나 교감신경계의 이상으로 인하여 동공부등과 대광반사 이상이 나타나는 현상을 원심동공운동장애라고 한다. 임상적으로 동안신경마비, 긴장동공tonic pupil, 호너증후군, 동공조임근 손상 등이 흔한 원인이다. 동공의 직접대광반사와 간접대광반사가 모두 소실되거나 감소된다.

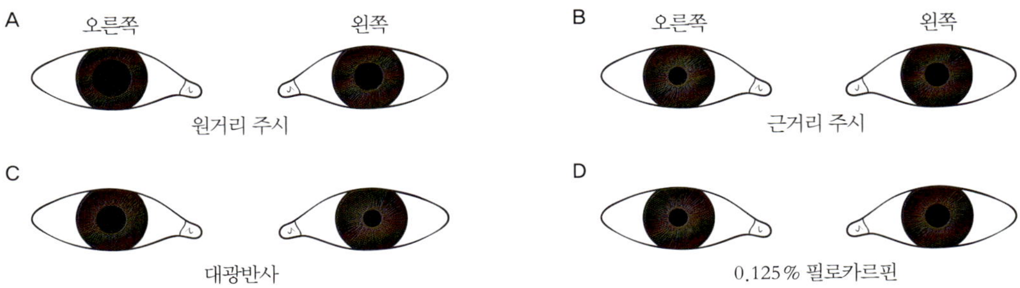

그림 19-5 오른눈의 긴장동공 A. 원거리를 볼 때 오른눈의 동공이 왼눈의 동공보다 크다. B. 가까운 거리를 볼 때 오른눈의 동공이 왼눈의 동공보다 작다. C. 대광반사를 보면 오른눈의 반응은 거의 없다. D. 0.125% 필로카르핀을 점안하면 오른눈의 동공은 과민반응을 나타내어 왼눈의 동공보다 작아진다.

(3) 긴장동공*tonic pupil*

긴장동공은 섬모체신경절이후의 부교감신경이 마비되어 동공산대와 조절마비가 발생하는 질환이다. 대개 20~40대 여성에서, 주로 한쪽 눈에, 알 수 없는 원인으로, 긴장동공과 더불어 깊은힘줄반사*deep tendon reflex*소실이 동반되는 질환을 에이디증후군*Adie syndrome*이라고 하며 긴장동공의 대부분을 차지한다.

동공은 정상 눈보다 크며 직접 또는 간접 대광반사가 없거나 아주 미약하다. 세극등으로 관찰하면 동공조임근의 어떤 부분은 대광반사를 일으켜 수축하지만, 어떤 부분은 수축하지 않는 상태를 관찰할 수 있다(부채꼴마비*sector palsy*). 근접반사는 대개 보존되어 근거리를 주시할 때 동공이 작아지는 것을 관찰할 수 있다. 이처럼 대광반사는 소실되었으나 근접반사는 남아 있는 현상을 대광-근접반사해리*light-near dissociation*라고 한다.[4] 남아 있는 근접반사는 정상보다 속도가 느리고 멀리 볼 때도 동공이 이완되는 속도가 정상보다 느리다. 이러한 이유로 긴장동공이라는 병명을 가지게 되었다.

긴장동공은 콜린성 물질에 대해서 과민반응을 일으킨다. 정상 동공은 0.125%의 저농도 필로카르핀에 동공수축이 일어나지 않지만 긴장동공에서는 동공이 수축한다. 신경제거초민감성*denervation supersensitivity* 때문이며 긴장동공의 진단에 이용된다(그림 19-5).

각막의 지각저하가 동반되기도 하며 자율신경병증, 길랑-바레증후군 등에서도 나타날 수 있다.

(4) 아르길-로버트슨동공*Argyll-Robertson pupil*

동공은 수축된 상태이며 대광반사에서 동공수축이 일어나지 않고 근접반사에서 동공수축이 일어난다(대광-근접반사해리). 홍채위축이 동반되어 동공의 모양이 둥글지 않고 비정상이며 동공확대제로도 동공이 잘 확대되지 않는다. 이 질환은 동공반사로 중 덮개앞동안신경로*pretecto-oculomotor tract*가 손상되어 발생하며 중추신경매독 환자에서 나타난다. 신경매독 검사에서 음성으로 나타나면 다른 관련 질환에 대한 검사가 필요하다. 아르길-로버트슨동공을 일으킬 수 있는 질환으로는 당뇨병, 다발경화증, 베르니케뇌병증, 데제린-소타스병*Dejerine-Sottas disease*, 샤르코-마리-투스병*Charcot-Marie-Tooth disease*, 대상포진, 라임병, 사르코이드증, 중간뇌병변 등이 있다.

(5) 호너증후군*Horner syndrome*

호너증후군은 시상하부에서부터 동공확대근에까지

4 대광-근접반사해리를 보이는 질환으로는 아르길-로버트슨동공*Argyll-Robertson pupil*, 긴장동공*tonic pupil*, 중간뇌동공*midbrain pupil*(파리노증후군*Parinaud syndrome*) 등이 있다.

이르는 교감신경로의 장애로, 병변이 있는 쪽 눈의 눈꺼풀처짐과 작은 동공, 병변이 있는 쪽 얼굴의 땀없음증*anhidrosis* 등의 증상을 나타낸다. 동공확대의 장애이므로 동공부등이 어두운 곳에서 더 심해진다. 어두운 곳에서 수 초 경과하면 작은 동공이 서서히 확장되어 동공부등의 정도가 감소하는 산동지연을 관찰할 수 있다. 진단은 임상소견과 코카인 또는 아프라클로니딘*apraclonidine* 등의 약물검사를 통해 이루어진다. 또한 히드록시암페타민을 사용하여 신경절전/신경절후 병변을 구별하는 데 도움을 받을 수 있다. 다만 코카인과 히드록시암페타민을 구하기가 어렵고, 신경절전/신경절후를 구별하는 데 있어 영상검사가 매우 발달해 있어서 두 약물을 통한 진단과 병변 위치의 구별은 임상적으로 잘 사용되지 않는다. 고전적으로는 호너증후군이 의심되면 코카인을 점안해 보고, 동공이 확대되지 않으면 호너증후군으로 진단한다. 다음 단계로 히드록시암페타민을 점안해 동공이 확대되면 중추성, 신경절이전섬유의 손상으로 인한 것이고, 동공이 확대되지 않으면 신경절이후섬유손상으로 인한 것으로 진단한다.

최근에는 아프라클로니딘을 두 눈에 점안하여 초과민성을 보는 방법을 흔히 진단에 사용한다. 병변쪽의 동공이 커지고 정상 동공은 그대로이거나 작아지면 호너증후군으로 진단할 수 있다.

II 눈운동

1. 눈운동의 핵상로와 장애

외안근에 대한 핵상로*supranuclear pathway*는 중간뇌에 위치한 동안신경과 활차신경, 외향신경의 핵들을 서로 연결하여 수평 또는 수직 방향으로 동향운동*conjugate movement*을, 눈모음*convergence*이나 눈벌림*divergence* 등의 이향운동*disjunctive movement*을 일으킨다.

(1) 눈운동의 핵상로

1) 전두엽눈운동중추*frontal eye field*

전두엽의 제2융기부*2nd frontal convolution*(브로드만영역 8)에서 시작한 신경섬유들은 속섬유막*internal capsule*의 앞다리*anterior limb*를 지나 등쪽*dorsal*경로, 배쪽*ventral*경로로 나누어진다. 등쪽경로는 위둔덕*superior colliculus*으로 연결되어 수의운동*voluntary movement*에 관여한다. 배쪽경로는 다시 둘로 나누어져 하나는 중간뇌로 가서 수직방향으로의 동향운동에 관여하고, 다른 하나는 중간뇌의 그물체*reticular formation*를 지나 중간뇌의 아랫부분, 다리뇌*pons*의 윗부분에서 반대쪽으로 교차하여 외향신경 부근의 다리뇌 아랫부분에 있는 시상다리뇌그물체*pontine paramedian reticular formation; PPRF*에 이른다. 이 시상다리뇌그물체는 수평방향 동향운동중추이다. 그래서 전두엽눈운동중추는 반대편으로의 수의운동이나 홱보기운동*saccadic movement*을 일으킨다.[5]

2) 두정후두엽눈운동중추*parietooccipital eye field*

두정후두엽에서 시작한 신경섬유들은 안쪽시상층*internal sagittal stratum*을 따라서 속섬유막의 뒷부분을 지나 뒤가쪽다리뇌핵*dorsolateral pontine nucleus; DLPN*으로 가며, 다시 소뇌를 거쳐 전정핵*vestibular nucleus*으로 가고 여기서 동안신경핵*oculomotor nucleus*으로 가서 같은 쪽으로의 따라보기*pursuit movement*를 일으킨다.[6]

❺ 홱보기운동이란 모든 빠른 눈운동을 가리키는 용어로, 자발적·불수의적 주시의 변화, 전정*vestibular*과 시운동눈떨림*optokinetic nystagmus*의 빠른단계, 자는 동안의 빠른안구운동*rapid eye movement* 등을 총칭한다.
❻ 따라보기는 움직이는 물체의 상을 망막중심오목이나 그 부근에 고정하여 잘 볼 수 있도록 눈이 따라가는 움직임을 말한다.

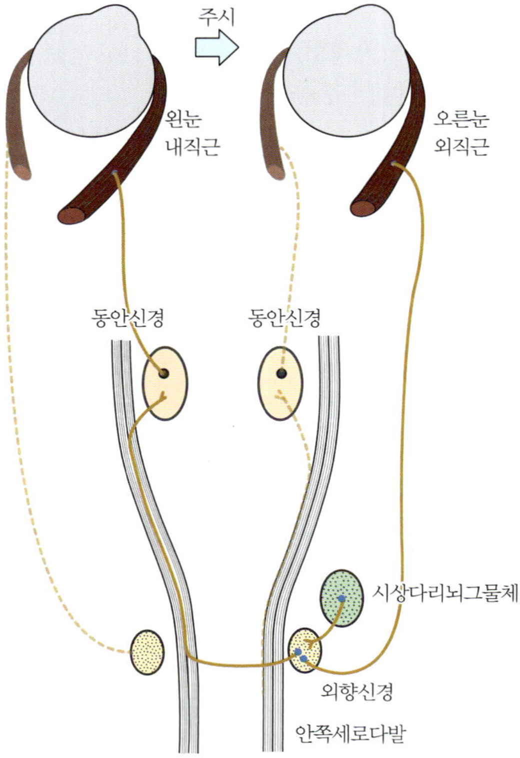

그림 19-6 오른쪽 수평동향운동 오른쪽 시상다리뇌그물체에서 시작한 신경섬유는 오른쪽 외향신경핵으로 간 후 ① 오른쪽 외향신경을 통해 오른눈 외직근과 연결되고, ② 왼쪽의 안쪽세로다발과 왼쪽 동안신경을 통해 왼눈 내직근과 연결되어 오른쪽으로의 주시운동을 일으킨다.

3) 안쪽세로다발 입쪽사이질핵*rostral interstitial nucleus of medial longitudinal fasciculus; riMLF*

사이뇌*diencephalon*와 중간뇌 사이에 있는 핵으로 수직 눈운동에 관여한다.

4) 중심곁다리뇌그물체*paramedian pontine reticular formation; PPRF*

같은 쪽으로의 수의운동을 일으키는 수평주시중추*horizontal gaze center*로, 여기서 같은 쪽(예: 오른쪽)의 외향신경핵으로 신경흥분이 전달된다. 외향신경핵에는 두 종류의 신경세포*neuron*가 있다. 하나는 운동신경세포*motor neuron*로 신경흥분을 같은 쪽의 외직근에 전한다. 또 다른 하나는 핵간신경세포*internuclear neuron*로 반대쪽의 안쪽세로다발을 따라 반대쪽의 내직근을 지배하는 동안신경핵에 신경흥분을 보내 수평운동*horizontal movement*을 일으킨다.

5) 안쪽세로다발*medial longitudinal fasciculus; MLF*

중간뇌의 위쪽부터 시작해서 척수*spinal cord*까지 이르는 쌍으로 된 섬유다발로, 각 외안근의 신경핵을 연결한다. 즉 외향신경핵(예: 오른쪽)에서 시작한 핵간신경세포는 반대쪽의 안쪽세로다발을 통해 내직근을 지배하는 동안신경핵으로 가서 같은 쪽으로 수평동향운동을 일으킨다(그림 19-6).

6) 전정반사*vestibular reflex*

전정반사는 어떤 물체를 주시하고 있는 동안 머리를 좌우·상하로 움직이거나 좌우로 기울이더라도 눈은 주시하고 있는 물체를 계속 주시할 수 있도록 도와주

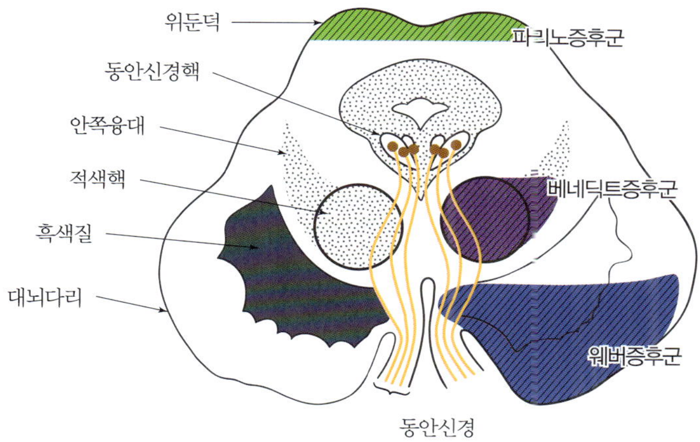

그림 19-7 중간뇌 위둔덕 위치의 단면

는 반사이다. 이러한 반사는 전정기관*vestibular apparatus*에서 발생한 자극이 안쪽세로다발을 통해 각각의 외안근신경핵으로 연결되어 일어난다.

(2) 눈운동의 핵상로장애*supranuclear disorders*

1) 전두엽눈운동중추의 병변

한쪽에 병변이 있을 때는 반대쪽으로의 수의운동마비가 일어나 병변 쪽으로 두 눈이 편위된다. 이러한 수의운동마비는 일시적이며 시간이 지나면 반대쪽 전두엽으로 보상된다.

자극적 병변*irritative lesion*이 있을 때는 반대쪽으로 두 눈이 편위된다.

2) 두정후두엽눈운동중추의 병변

이곳에 병변이 생기면 같은 쪽으로의 추종 또는 따라보기에 장애가 일어난다.

3) 등쪽중간뇌의 병변*dorsal midbrain lesion*, 파리노증후군*Parinaud syndrome*(그림 19-7)

송과선종*pinealoma*, 폐쇄수두증, 중간뇌의 혈관 질환, 외상, 종양 등으로 인해 등쪽 중간뇌 부위의 압박 혹은 손상에 의해 일어나는 증후군으로 주로 상방주시마비가 일어나지만 하방주시마비도 일어난다. 눈꺼풀뒤당김*lid retraction, Collier sign*, 눈모음장애, 동공의 반사장애[7]가 있다.

위쪽으로 핵보기눈운동을 하면 눈모음후퇴눈떨림*convergence retraction nystagmus*이 나타나는데, 이것은 파리노증후군의 특징적 증상이다.

(3) 신경핵사이눈근육마비*internuclear ophthalmoplegia*

안쪽세로다발에 병변이 있을 때 나타나는 특이한 눈운동이상이다(그림 19-8).

예를 들어 병변이 왼쪽 안쪽세로다발에 있을 경우 병변 반대쪽인 오른쪽으로 수평주시를 할 때 오른눈 외직근은 오른쪽 시상다리뇌그물체에서 외향신경핵을 통해 자극을 전달받아 벌어지지만, 왼쪽은 왼쪽 안쪽세로다발의 병변으로 오른쪽 시상다리뇌그물체를 통한 흥분이 왼쪽 내직근을 지배하는 동안신경핵에 전달되지 않기 때문에 내전이 이루어지지 않는다. 이때 벌어진 오른눈에 눈떨림이 나타난다. 안구가 안으로 움직이지 않으나*adduction deficit* 눈모음은 정상적으로 일어날 수 있다.

중년 이후의 신경핵사이눈근육마비는 뇌줄기 허혈 병변에 의한 경우가 많다. 양쪽 신경핵사이눈근육마비를 보이는 젊은 환자에서는 다발경화증*multiple*

7 동공의 대광반사는 없으나 근접반사로 인한 동공수축은 있다(대광-근접반사해리).

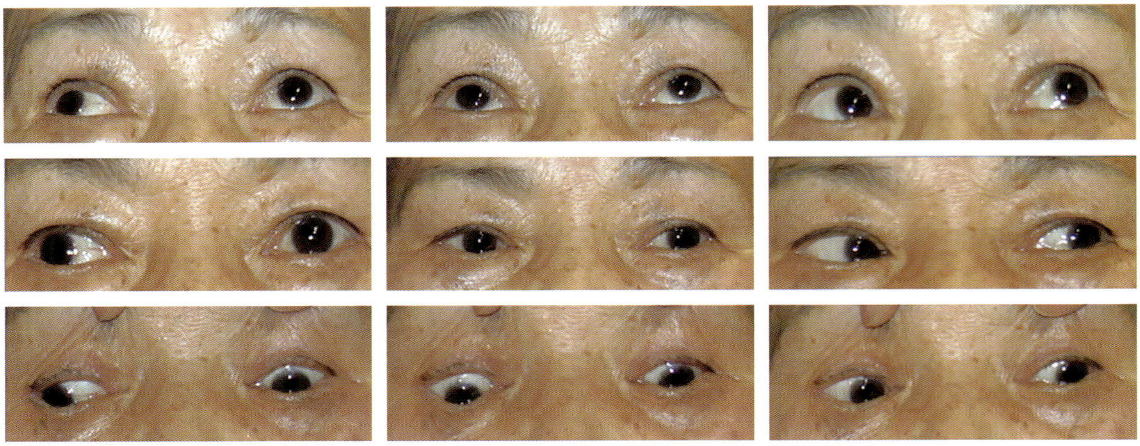

그림 19-8 왼쪽 신경핵사이눈근육마비

*sclerosis*도 의심해 보아야 한다. 양쪽 신경핵사이눈근육마비일 때는 반사수직주시*reflex vertical gaze*가 소실될 수도 있다.

(4) 1½증후군*one-and-a-half syndrome*

해부학적으로 시상다리뇌그물체, 외향신경핵, 안쪽세로다발은 인접해 있어서 동시에 이환되는 경우가 흔하다. 이 부위에 넓게 병변이 발생하면 시상다리뇌그물체 혹은 외향신경핵의 손상에 의하여 같은 방향으로 주시운동이 마비되며 동시에 같은 쪽 안쪽세로다발이 손상되어 같은 쪽 눈의 내전이 마비된다. 결과적으로 병변 쪽 방향으로 주시할 때는 두 눈 다 움직이지 않고 병변과 반대쪽으로 주시할 때는 반대쪽 눈만 외전한다. 즉 눈의 수평운동 중 반대쪽 눈의 외전만 남아 있는 상태가 된다.

2. 외안근지배뇌신경핵, 말초신경경로와 장애

(1) 외안근지배뇌신경핵과 말초신경경로(그림 19-9)

1) 동안신경*oculomotor nerve*

동안신경핵은 중간뇌의 위둔덕 위치의 실비우스수도관*Sylvian aqueduct* 아랫부분 수도관주위회백질*periaqueductal gray matter* 앞에 쌍으로 위치해 있으며 여러 개의 아핵*subnuclei*으로 구성되어 있다.

이 동안신경핵은 눈꺼풀올림근과 상직근, 하사근, 내직근, 하직근을 지배하는 핵·섬모체근과 동공조임근을 지배하는 부교감신경핵인 에딩거-웨스트팔핵 등을 포함한다. 눈꺼풀올림근에 이르는 신경핵은 1개로 양쪽 눈꺼풀올림근을 지배하지만 그 밖에는 모두 쌍으로 지배하며, 상직근을 지배하는 신경핵 외에는 모두 같은 쪽 눈바깥근육(외안근)과 눈속근육을 지배한다. 상직근은 반대쪽 신경핵의 지배를 받는다.

동안신경핵에서 나온 신경은 앞으로 향해 안쪽세로다발과 적색핵*red nucleus*, 흑색질*substantia nigra* 등을 지나 다리사이오목*interpeduncular fossa*에서 중간뇌를 나온다(그림 19-7). 거미막밑공간*subarachnoid space*과 해면정맥굴*cavernous sinus*을 지나서 위안와틈새를 통해 안와로 들어가며, 위가지*superior branch*와 아래가지*inferior branch*로 분리된다. 위가지는 눈꺼풀올림근과 상직근을, 아래가지는 내직근, 하사근, 하직근, 섬모체근과 동공조임근을 지배한다.

2) 활차신경*trochlear nerve*

중간뇌의 아래둔덕*inferior colliculus* 높이의 수도관주위회백질 앞에 위치해 있으며 동안신경핵의 아랫부분과 거의 연속해 있다. 핵에서 나온 신경은 처음에는 뒤쪽 바깥으로 주행하다가 다시 뒤쪽 안으로 회백질

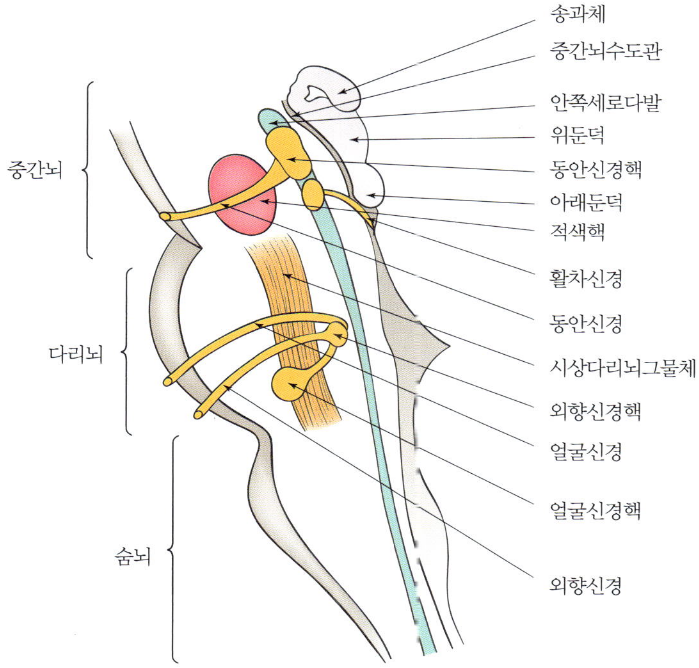

그림 19-9 외안근지배뇌신경핵의 수직 단면 위치

을 돌아서 아래둔덕의 아래에서 반대편으로 서로 교차하여 뇌줄기*brain stem*를 나온다. 계속해서 해면정맥굴을 지나 위안와틈새를 통해 안와로 들어가고 상사근에 분포한다. 그러므로 오른쪽신경핵에서 나온 섬유는 왼눈 상사근으로 분포하고 왼쪽신경핵에서 나온 섬유는 오른눈 상사근으로 분포한다(그림 19-10).

3) 외향신경*abducens nerve*

외향신경핵은 동안신경핵과 활차신경핵보다 아래쪽에 있으며, 다리뇌의 아랫부분 제4뇌실 바닥에 있는 얼굴신경속무릎고리*loops of internal genu of facial nerve* 속에 위치한다. 여기서 시작한 신경섬유는 앞으로 진행해서 다리뇌와 속질*medulla* 사이에서 뇌줄기를 떠나고, 다리뇌의 표면을 따라 올라가 해면정맥굴을 지나며 위안와틈새를 통해 안와로 들어가서 외직근에 이른다(그림 19-11).

(2) 뇌신경장애

1) 동안신경마비

눈꺼풀처짐이 나타나며 안구는 외편위된다. 상전·하전과 내전이 이루어지지 않으며 동공이 확대된다(그림 19-12). 환자는 복시와 눈꺼풀처짐을 호소한다. 외상, 뇌경색, 종양, 동맥류에 의한 압박, 허혈 등이 흔한 원인이며 원인을 찾지 못하는 경우도 많다.

① **동안신경핵마비***oculomotor nucleus palsy* 동안신경핵마비는 매우 드물며 한쪽 눈의 외안근만 마비되면 핵마비라고 할 수 없다. 핵마비의 증상은 한쪽 동안신경마비와 함께 반대쪽의 상직근마비와 눈꺼풀처짐이 나타난다.

② **동안신경 다발***fasciculus* **병변**

i) **베네딕트증후군***Benedikt syndrome*: 한쪽 눈의 동안신경마비와 반대쪽 불수의운동을 동반하며 중간뇌의 적색핵 부근에 병변이 있을 때 나타난다(그림 19-7).

ii) **웨버증후군***Weber syndrome*: 한쪽 눈의 동안신경

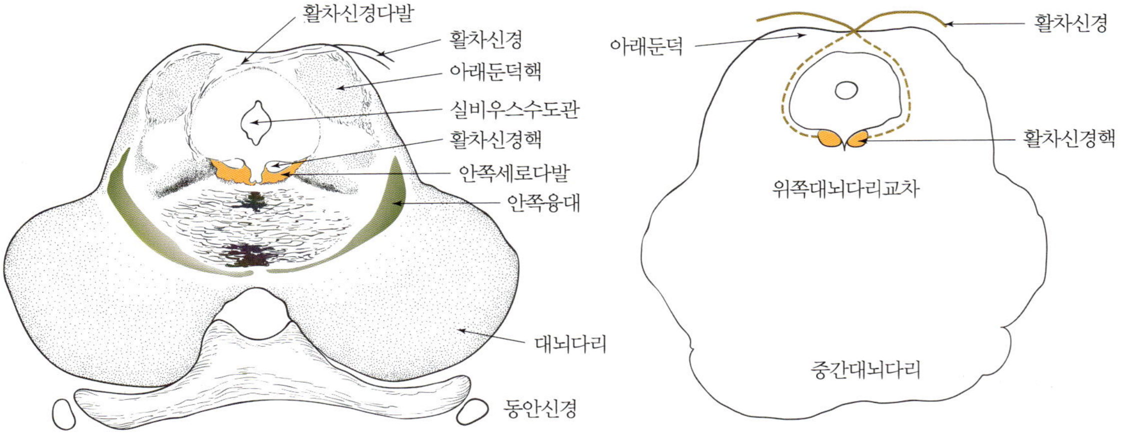

그림 19-10 중간뇌 아래둔덕 위치의 단면 활차신경핵에서 나온 신경섬유는 회백질을 회전하여 아래둔덕 아래에서 교차하여 반대편의 상사근으로 연결된다.

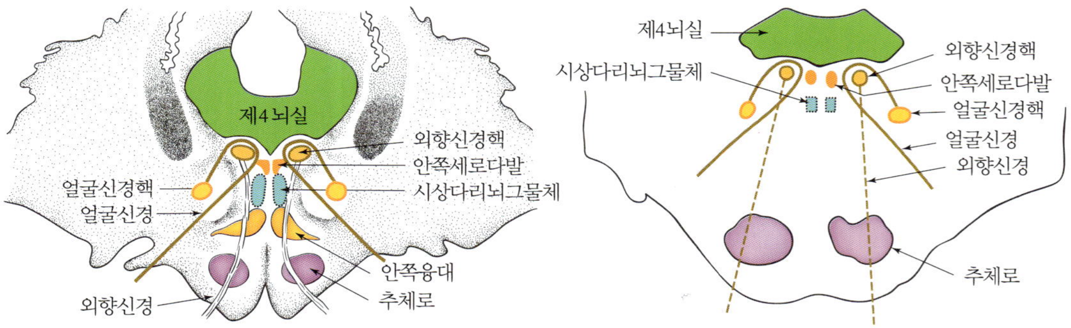

그림 19-11 다리뇌에서 외향신경핵의 위치와 주행 환자에게 눈운동검사통을 바라보도록 지시하고 천천히 돌리면서 환자의 눈움직임을 관찰한다.

과 겉질척수로*corticospinal tract*가 같이 침범되어 동안신경마비와 반대쪽의 반신불수*hemiplegia*가 발생한다. 중간뇌 적색핵의 앞부분, 즉 대뇌다리*cerebral peduncle* 부근에 병변이 있을 때 나타난다(그림 19-7).

③ **다리사이오목***interpeduncular fossa* **병변** 동안신경이 뇌줄기를 떠나는 부분의 병변으로, 대부분 뇌바닥동맥*basilar artery*의 상단부나 뒤교통동맥*posterior communicating artery*의 동맥류 등으로 인해 동안신경이 마비된다. 동맥류로 인한 경우에는 대부분 동공이 확대된다. 따라서 동공확대가 있는 동안신경마비 환자에서는 원인 감별을 위해 영상의학 검사를 시행해야 한다. 동안신경마비가 있으나 동공이 정상인 경우도 흔한데 이것을 동공보존 동안신경마비라고 한다. 이 경우에는 허혈성 원인(고혈압, 당뇨병 등)이 주된 병인이다. 동공이 침범된 동안신경마비는 동맥류가 원인일 가능성이 높아 즉각적인 진단 검사와 적절한 치료를 시도해야 한다. 그 밖의 원인으로 외상과 종양, 당뇨병, 신경염 등이 있다. 당뇨병으로 인한 동안신경마비가 발생한 경우에는 대부분 동공이 정상이다.

④ **해면정맥굴 내의 병변** 해면정맥굴 내의 병변으로 인한 동안신경마비는 종종 활차신경마비와 삼차신경마비, 외향신경마비를 동반하며, 때로는 교감신경마비

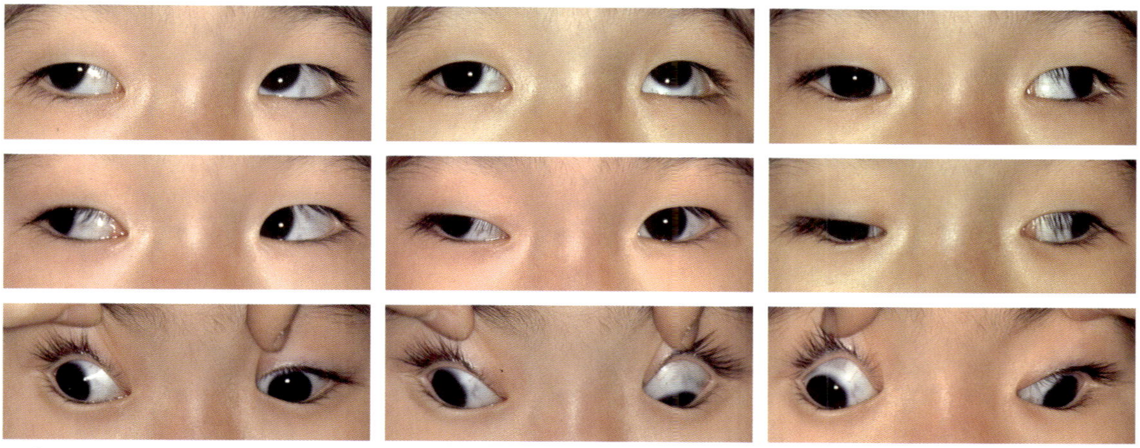

그림 19-12 오른쪽 동안신경마비

도 동반된다. 염증, 종양, 혈전, 목동맥해면굴샛길 *carotid cavernous sinus fistula* 등이 원인이 된다.

2) 활차신경마비*trochlear nerve palsy*

상사근이 마비되어 상사시와 안구의 외회선이 발생한다. 특징적으로 병변 쪽으로 머리를 기울이면 상사시가 심해지는 비엘쇼스키 현상*Bielschowsky phenomenon*을 관찰할 수 있다. 머리외상, 뇌혈관 질환, 종양, 허혈 등이 주된 원인이며 원인불명인 경우도 많다.

3) 외향신경마비*abducens nerve palsy*

단독 눈운동신경마비 중에서 가장 흔하다. 동측의 눈의 외전이 마비되고 환자는 복시를 호소한다. 머리외상, 허혈 등이 흔한 원인이며 원인불명인 경우도 많다.

① **핵 병변***nuclear lesion* 외향신경핵만 마비되는 경우는 흔치 않으며 외향신경핵은 수평주시운동의 중추이므로 같은 쪽으로 수평주시마비가 발생한다.

② **다발 병변** 다리뇌에는 다양한 구조물이 인접해 있어서 외향신경의 다발손상은 흔히 인접한 구조물 손상이 동반된 증후군으로 나타난다.

i) **포비유증후군***Foville syndrome*: 같은 쪽의 수평주시마비나 외직근마비와 같은 쪽의 얼굴신경마비, 얼굴지각마비*facial anesthesia*, 청신경(제8뇌신경)마비 등이 동반된다.

ii) **밀라드-구블러증후군***Millard-Gubler syndrome*: 같은 쪽의 외직근마비(외향신경마비), 반대쪽 반신불수, 얼굴신경마비 등이 동반된다.

iii) **그라데니고증후군***Gradenigo syndrome*: 같은 쪽의 외향신경마비와 삼차신경마비 또는 자극증상, 같은 쪽의 얼굴신경마비 등이 동반된다. 추체골첨단 *petrous bone tip*의 염증이 원인이다.

③ **말초 외향신경 병변** 거미막밑공간, 추체첨부, 해면정맥굴 위안와틈새, 안와 등이 가장 흔히 이환되는 부위이다. 동안신경과 활차신경, 삼차신경의 첫 가지, 외향신경 등이 동시에 마비되었을 경우 이 신경들이 함께 통과하는 위안와틈새의 병변을 의심할 수 있다(위안와틈새증후군*superior orbital fissure syndrome*). 여기에 더해 시신경 기능저하까지 나타난다면 안와꼭지의 병변이 원인일 수 있다(안와꼭지증후군*orbital apex syndrome*).

3. 신경근육장애*neuromuscular disorder*

대표적인 질환은 중증근무력증이다. 이것은 다른 신경장애 없이 가로무늬근*striated muscle*의 이상피로 현상을 나타내는 자가면역질환으로, 신경근이음부 이상으로 인해 발생한다. 이상피로 현상은 수시로 그 정도가 달라지며 외안근과 얼굴근육, 입인두근*oro-*

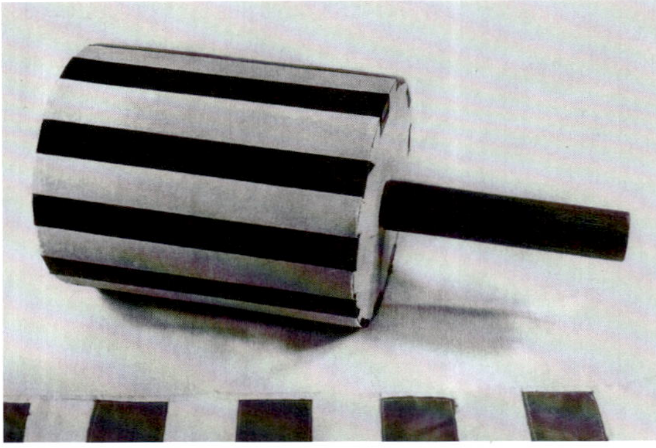

그림 19-13 시운동눈떨림 검사에 사용하는 줄무늬 원통

pharyngeal muscle 등에 잘 발생한다. 근무력증 환자의 약 90%에서 외안근 이상이 나타나며 모든 외안근을 각각 다른 정도로 침범할 수 있으므로 다양한 형태의 사시가 나타난다. 다른 눈증상으로 눈꺼풀처짐이 있고, 동공이 침범되는 경우는 드물다.[8]

근무력증은 갑상샘 질환, 아교질혈관질환*collagen vascular disease* 등과 함께 발병할 수 있다. 특히 가슴샘 질환과 관계가 있기 때문에 70%에서 가슴샘비후, 25%에서 가슴샘종양이 발견된다.

콜린에스테라아제억제제인 에드로포늄을 정맥주사하거나 네오스티그민*neostigmine*을 근육주사하여 외안근과 다른 근육의 마비증상이 호전되거나 소실되는지를 보고, 근전도검사, 항아세틸콜린수용체항체를 검사하여 진단한다.

치료로 콜린에스테라아제억제제인 피리도스티그민*pyridostigmine*, 네오스티그민, 코르티손*cortisone*제제를 투여하고 가슴샘절제술*thymectomy*, 혈장분리교환술*plasmapheresis* 등도 실시한다.

8 감별해야 하는 질환은 만성진행성외안근마비*chronic progressive external ophthalmoplegia*와 말초신경마비, 갑상샘눈병증, 기타 안와 질환 등이다.

4. 눈떨림*nystagmus*

규칙적으로 반복되는 안구의 불수의적 떨림으로, 한 눈 또는 두 눈에서 나타난다. 눈떨림의 속도가 양쪽 방향으로 일정하면 시계추눈떨림*pendular nystagmus*, 눈떨림의 속도가 한쪽 방향으로 느리고(느린단계*slow phase*) 반대방향으로 빠르면(빠른단계*fast phase*) 된눈떨림*jerky nystagmus*이라 한다. 이때 빠른단계의 방향으로 눈떨림의 방향을 표시한다. 눈떨림의 방향은 수평, 수직, 회전*rotary*, 사선*oblique*, 원형*circular* 등이며, 주시방향에 따라 눈떨림의 방향이 달라진다.

(1) 생리적 눈떨림*physiologic nystagmus*

정상인에서 관찰할 수 있는 눈떨림을 생리적 눈떨림이라고 한다.

1) 극위눈떨림*end-point nystagmus*

된눈떨림이며, 극단적으로 한쪽 방향을 주시할 때 나타난다. 눈떨림 방향은 주시방향 쪽이다.

2) 시운동눈떨림*optokinetic nystagmus*

된눈떨림으로 차창눈떨림*railroad nystagmus*이라고도 하며, 시자극을 일정한 방향으로 계속 움직일 때 나타난다. 즉 시자극을 천천히 왼쪽으로 움직이면 주시반사로 인해 왼쪽으로 느린단계가 일어나고, 다음에 오는 시자극을 보기 위해 오른쪽으로 빠른단계의 눈떨림이 나타난다. 시운동눈떨림은 줄무늬가 있는 원통*drum*이나 테이프로 검사한다(그림 19-13).

3) 생리적 전정눈떨림*vestibular nystagmus*

반고리뼈관*semicircular canal* 내림프*endolymph*의 자극으로 정상인에서 된눈떨림이 발생한다.

머리나 몸을 회전시키면 회전하는 방향과 반대방향으로 느린단계가 나타나고 같은 방향으로 빠른단계가 나타난다(회전눈떨림). 몸을 회전시키는 대신 바깥귀길에 냉수나 온수를 넣으면 된눈떨림이 발생하는데, 냉수를 넣으면 느린단계는 같은 쪽, 빠른단계는 반대방향으로 생기며 온수를 넣으면 결과는 냉수

를 넣었을 때와 반대이다(cold water-opposite, warm water-same side; COWS). 또 냉수나 온수로 양쪽 바깥귀길을 동시에 자극하면 냉수 때는 빠른단계가 위쪽으로, 온수 때는 빠른단계가 아래쪽으로 되는 된눈떨림이 나타난다(cold water-up, warm water-down; CUWD).

(2) 병적 눈떨림*pathologic nystagmus*

1) 영아눈떨림*infantile nystagmus*

생후 6개월 이전에 발생하며, 대개 생후 50~100일경에 생기는 눈떨림으로 유전적인 경우도 있다. 대개 두 눈에서 수평방향으로 시계추눈떨림이나 된눈떨림으로 나타나며, 주시방향에 따라 눈떨림이 심해지거나 약해진다. 눈떨림이 가장 약하거나 일어나지 않는 방향(정지영역*null zone*)으로 시선을 움직이거나 머리를 반대방향으로 돌려서 주시하며, 눈모음 때 눈떨림이 약해진다. 영아눈떨림이 있는 환자는 대부분 흔들려 보이는 증상(떨림보기*oscillopsia*)을 느끼지 않는다.

2) 잠복눈떨림*latent nystagmus*

영아기에 발생하는 눈떨림으로 사시와 흔히 동반된다. 해리성 사시가 동반될 수 있으며 한쪽 눈을 가릴 때 가리지 않은 눈의 방향으로 된눈떨림이 생긴다.

3) 끄덕임연축*spasmus nutans*

생후 4~18개월경에 발생하고 눈떨림과 끄덕임*head nodding*, 기운목*torticollis*이 특징적으로 나타난다. 시계추눈떨림이나 된눈떨림이 나타나며 수평, 수직 또는 회전성으로 나타날 수 있다. 대개 두 눈에서 동시에 나타나는데 한쪽 눈에만 나타날 수도 있으며, 양안의 눈떨림 정도가 다른 것이 특징이다. 끄덕임연축은 자라면서 1~2년 내에 대부분 없어지지만, 진단할 때는 눈떨림이 시신경교차 신경아교종*glioma* 같은 앞시각경로의 종양과 연관성이 있는지 확인해야 한다.

4) 주시유발눈떨림*gaze-evoked nystagmus*

주시유발눈떨림은 좌우방향이나 위쪽을 주시할 때 발생하는 눈떨림을 말하며, 주시방향으로 빠른 단계가 향하는 된눈떨림 형태로 나타난다. 술, 간질약, 진정제를 복용했을 때 나타나기도 하며, 주시를 고정하는 신경센터*gaze-holding neural complex*인 설하신경전위치핵*nucleus prepositus hypoglossi* 혹은 내측정전신경핵*medial vestibular nucleus*에 장애가 있을 때, 혹은 외안근마비가 있을 때 발생하기도 한다. 외안근마비와 연관된 주시유발눈떨림을 주시마비눈떨림*gaze-paretic nystagmus*이라고 부르기도 한다.

5) 전정눈떨림*vestibular nystagmus*

미로*labyrinth*, 전정신경 또는 그 핵과 신경경로에 병변이 있을 때 발생하며 병변과 반대방향으로 주시하려고 할 때 된눈떨림으로 나타난다.

미로염, 메니에르병*Ménière disease*, 바이러스 질환 등이 있을 때 나타난다. 말초기관에 병변이 있을 때는 시간이 지남에 따라 눈떨림이 소실되지만, 전정핵 또는 그 이상의 중추신경 질환이 있을 때는 시간이 지나도 눈떨림이 잘 소실되지 않는다.

Ⅲ 시각경로 질환

1. 시신경교차 병변*optic chiasmal lesion*

두 눈의 황반 안쪽에서 오는 시신경섬유들은 시신경교차에서 반대쪽으로 교차한다. 이 때문에 시신경교차 질환이 있으면 이 교차되는 시신경섬유가 주로 파괴되어 양귀쪽반맹*bitemporal hemianopsia*이 나타난다.

시신경교차 병변의 가장 흔한 원인은 뇌하수체종양이다. 종양이 자라서 시신경교차를 아래에서 위로 누르게 되면 망막 아랫부분에서 오는 신경섬유가 먼저 장애를 받게 되어 양위귀쪽사분맹이 나타난다. 여기서 더 진행하면 양귀쪽완전반맹이 되고, 더 진행하면 양쪽아래안쪽시야결손이 추가되며, 더 진행하면 시야의 완전결손이 나타난다(그림 19-14).

그 밖에 시신경교차에 영향을 주는 종양이나 질환

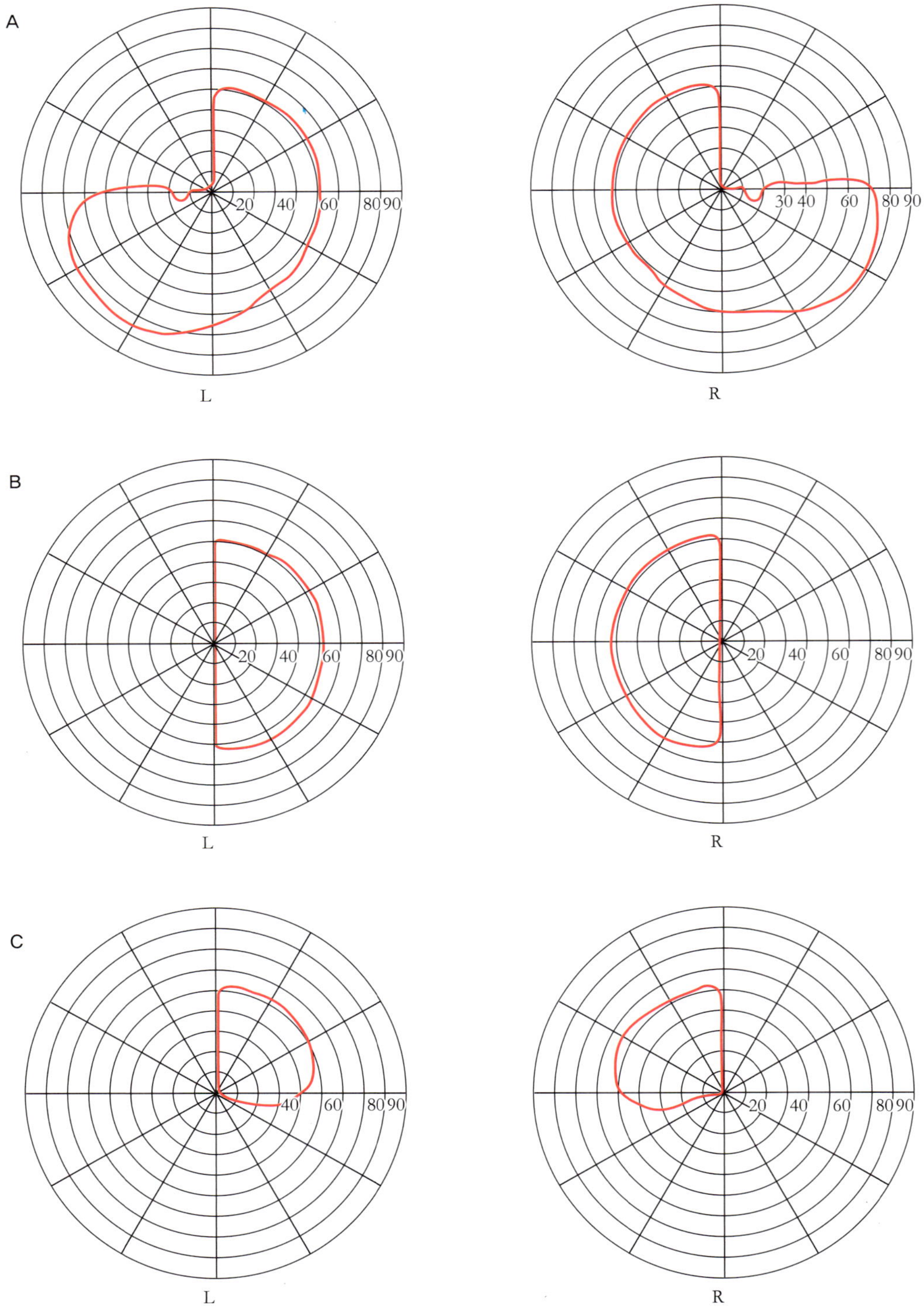

그림 19-14 뇌하수체종양으로 인한 시야 변화 A. 뇌하수체종양이 생기면 처음에는 양 귀쪽 윗부분에서부터 결손이 시작되어 점점 더 내려와 양 코쪽 아래쪽까지 진행한다. **B.** A보다 좀 더 진행된 시야이다. **C.** 진행되어 양 코쪽 윗부분의 시야만 남아 있다.

으로 두개인두종*craniopharyngioma*, 수막종*meningioma*, 신경아교종*glioma*, 윌리스동맥*Willis artery*의 동맥류 등이 있다.

2. 시신경교차 이후의 병변

시신경교차 이후에 질환이 있을 때는 황반을 수직으로 분할하는 선을 중심으로 양눈의 같은 쪽에 시야결손이 발생한다(그림 19-15). 결과적으로 시각로, 가쪽무릎체, 시각부챗살, 시피질의 병변들은 모두 유사한 형태의 시야결손을 일으킨다. 시피질에 이르기 전의 병변들은 두 눈의 시야결손이 약간 비대칭적이나 시피질에 이르면 시야결손이 정확히 대칭을 이룬다. 이것은 두 눈의 대응망막점에서 오는 시신경섬유들이 시피질에 접근할수록 가까이 배열되기 때문이다.

(1) 시각로 병변*optic tract lesion*

원인으로 두개인두종, 뒤쪽으로 자라 나가는 뇌하수체종양, 안장위동맥류*suprasellar aneurysm*, 신경아교종 등이 있으며 순환장애도 원인이 된다(그림 19-16).

(2) 가쪽무릎체 병변*lateral geniculate body lesion*

가쪽무릎체의 질환으로 인한 시야 변화는 드물다. 가쪽무릎체의 안쪽 장애로는 반대쪽의 아래사분맹*inferior quadrantanopia*, 바깥쪽 장애로는 반대쪽의 위사분맹*superior quadrantanopia*이 나타나며, 가쪽무릎체의 등쪽 부분 질환으로는 반대쪽 쐐기형태 시야결손*wedge-shaped sectoranopia*이 나타난다.

가쪽무릎체에 병변을 일으키는 질환은 그 주위의 시상*thalamus*이나 추체로*pyramidal tract*도 동시에 침범하게 되며 그로 인해 반대쪽의 감각장애, 중추성 통증과 운동장애 등이 나타날 수 있다. 가쪽무릎체 이후에 장애가 발생했을 때 동공의 대광반사는 정상이다. 원인은 혈관 질환, 종양, 외상 등이다.

(3) 시각부챗살과 시피질 병변*optic radiation and cortex lesion*

시각부챗살은 가쪽무릎체에서 시작해 후두엽에 이른다. 시각부챗살 질환이 있을 때 시야결손은 같은쪽반맹이며 앞쪽 시각부챗살에 병변이 있을 때 두 눈의 시야결손은 비대칭이다. 병변이 시각부챗살의 뒤쪽으로 갈수록 두 눈 시야결손은 대칭적이며 황반보존*macular sparing* 현상을 나타내는 경향이 있다(그림 19-17).

황반보존 현상을 나타내는 원인으로는 첫째, 시각부챗살 중 황반에서 오는 신경섬유가 차지하는 비율이 많기 때문이다. 둘째, 시각부챗살에는 2개의 동맥계통, 즉 중간대뇌동맥*middle cerebral artery*과 뒤대뇌동맥*posterior cerebral artery*의 새발톱고랑가지*calcarine branch*가 분포하므로 어느 한쪽의 동맥에 문제가 생기더라드 나머지 한쪽을 통해 혈액이 계속 공급되기 때문이다. 시각부챗살이 가쪽무릎체에서 시작해 시피질로 연결되는 과정 중 나타나는 각 부위의 변화는 다음과 같다.

(4) 측두엽 병변*temporal lobe lesion*

시각부챗살 중에서 망막의 아랫부분에서 오는 신경섬유는 측두엽 속에 있는 가쪽뇌실아래뿔*inferior horn of lateral ventricle*을 돌아가는 메이어루프*Meyer loop*를 형성하므로 측두엽 병변이 있을 때 메이어루프가 장애를 받아 반대쪽의 위사분맹을 일으키는 것이 전형적이지단 병변이 광범위하면 완전반맹이 일어날 수도 있다. 시야결손은 대칭적이거나 비대칭적일 수도 있다.

시야결손 외에 반신불수, 실어증, 실독증, 유형의 환시, 환각, 정신운동발작*psychomotor seizure* 등의 증상이 동반되는 경우도 있다. 원인으로는 순환장애와 종양이 많다(그림 19-18).

(5) 두정엽 병변*parietal lobe lesion*

해부학적 구조로는 아래사분맹이 나타날 수 있지만

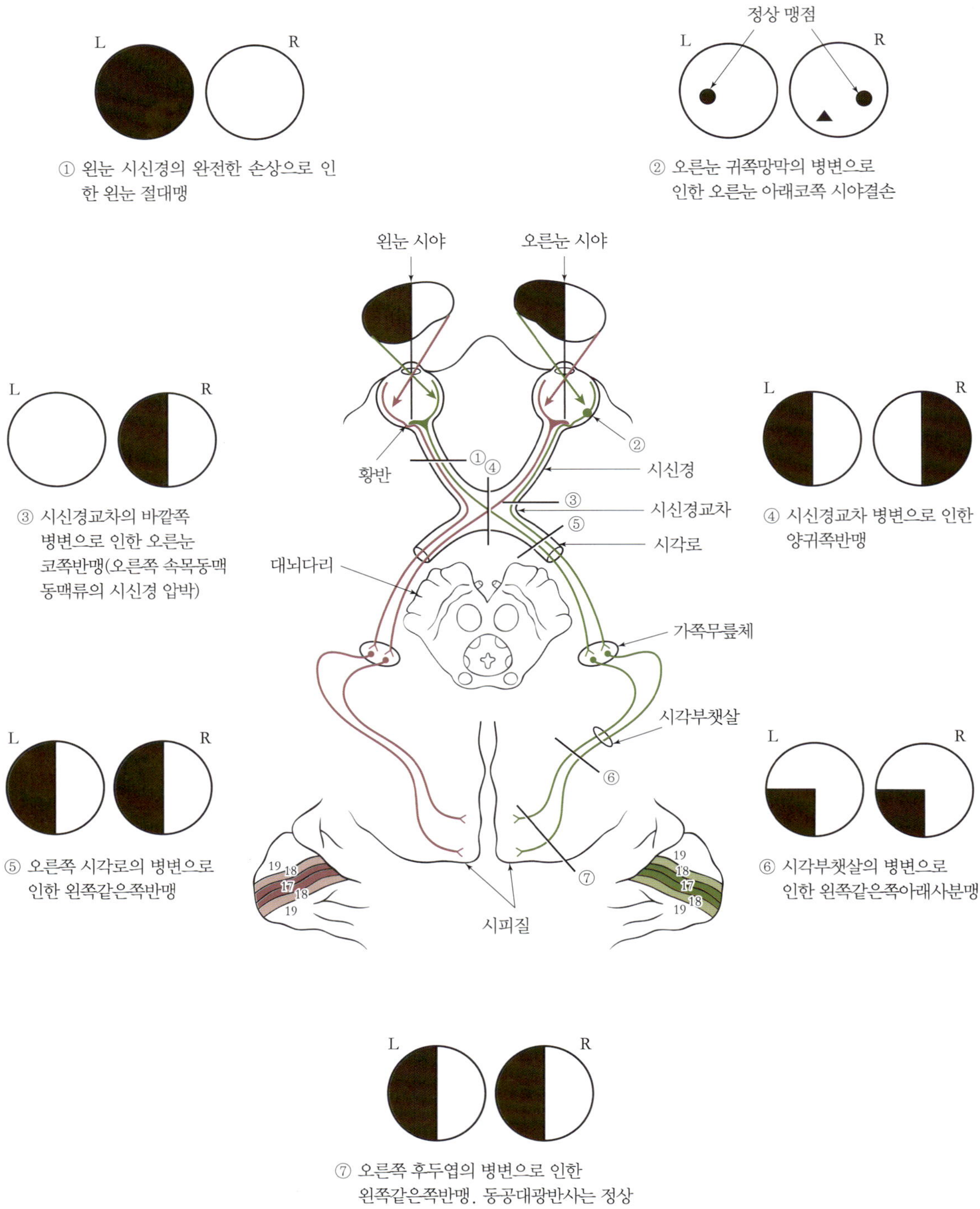

그림 19-15 시각경로의 장애 부위에 따른 시야 변화

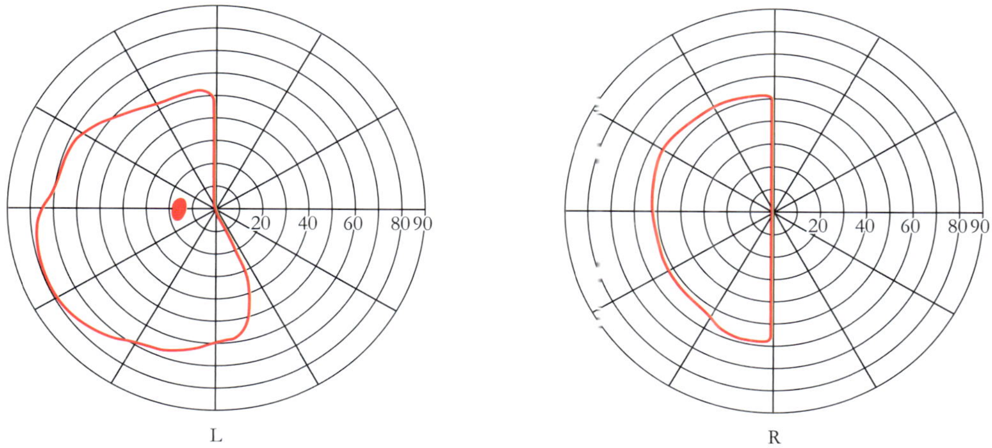

그림 19-16 시각로 질환의 시야 변화 시각로 질환이 있을 때의 시야결손으로, 황반부를 분할하는 같은쪽반맹이 나타나며 두 눈의 시야결손이 비대칭적이다.

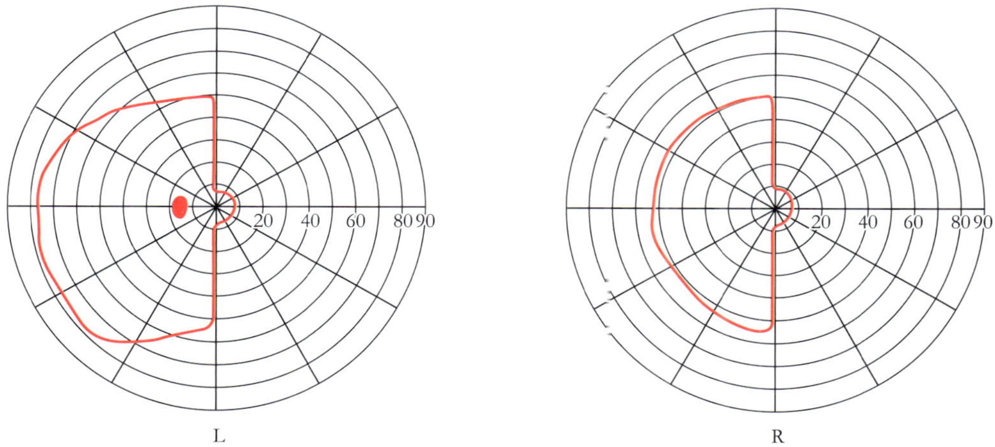

그림 19-17 시각부챗살과 시피질 병변의 시야 황반보존을 보인다.

대부분의 경우 반대쪽의 완전반맹이 나타나고 아래 사분맹은 드물다.

두정엽 병변에는 이러한 시야결손 외에 시운동눈떨림의 이상, 실어증, 실서증, 계산불능증, 좌우혼동 등 여러 가지 증상이 동반된다. 원인은 순환장애, 종양 등이다(그림 19-19).

(6) 후두엽 병변*occipital lobe lesion*

후두엽 병변으로 인한 시야결손은 두 눈에서 대칭적이며 같은쪽중심암점, 사분맹, 반맹 등 여러 형태로 나타나고 황반보존 현상이 있다. 그러나 후두엽 병변이 있을 때 황반보존이 나타나지 않을 수도 있으므로 황반보존이 있으면 시각부챗살의 뒷부분 또는 후두엽 병변이라고 생각할 수 있지만, 황반보존이 없다고 해서 시각부챗살 뒷부분 또는 후두엽 병변이 아니라고 할 수는 없다. 원인으로는 순환장애, 종양, 외상 등이 있다(그림 19-20).

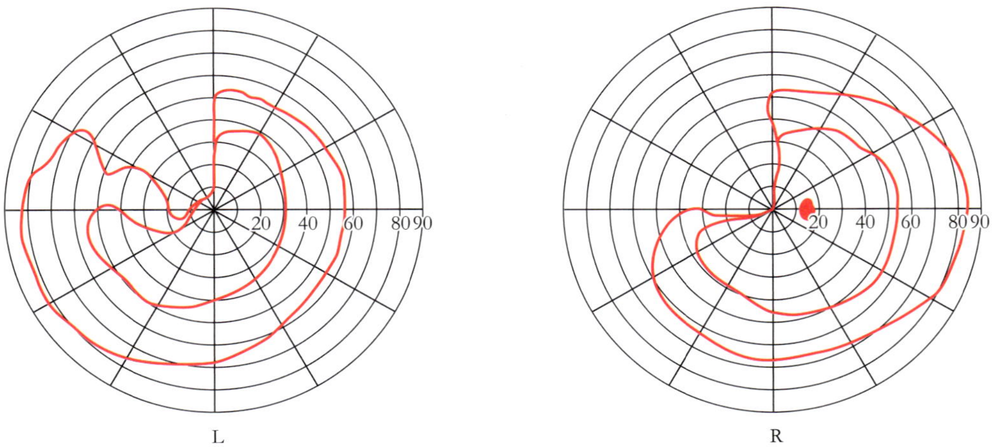

그림 19-18 측두엽 병변의 시야 같은쪽위사분맹으로 시야는 비대칭적이다.

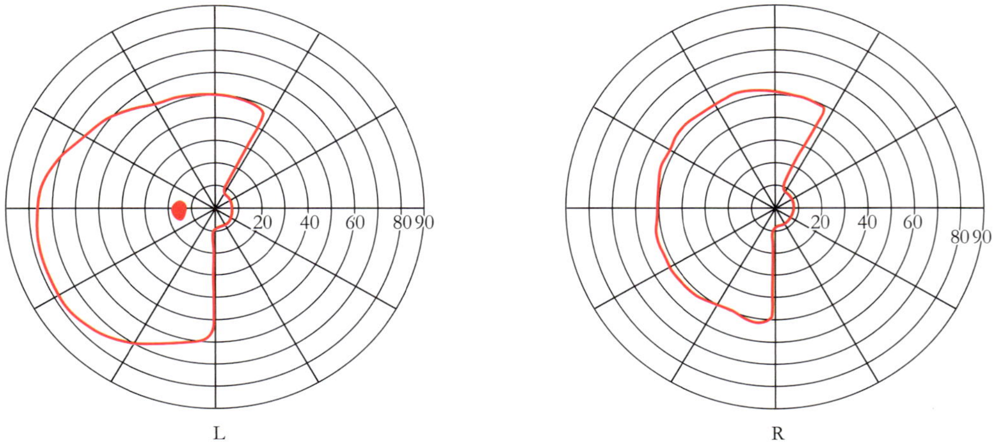

그림 19-19 두정엽 병변의 시야 두 눈의 시야가 대칭적이고 황반보존이 있다.

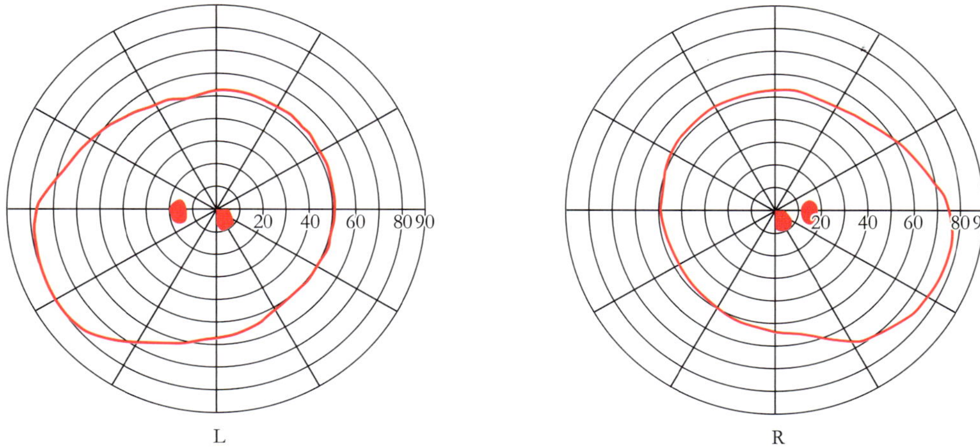

그림 19-20 후두엽 병변의 시야 대칭적인 같은쪽중심암점을 나타낸다.

1) 피질시각장애*cortical visual impairment*

후두엽에 광범위한 병변이 있으면 인해 시각정보가 처리되지 못하여 실명 상태가 되지만 동공의 대광반사와 안저소견은 정상이다.

2) 안톤증후군*Anton syndrome*

피질시각장애가 있는 환자에서 드물게 나타나는 증상으로, 자기의 시력상실을 인정하지 않는 경우를 말한다. 뇌의 기능이 전반적으로 저하되어 있다.

다윗과 골리앗

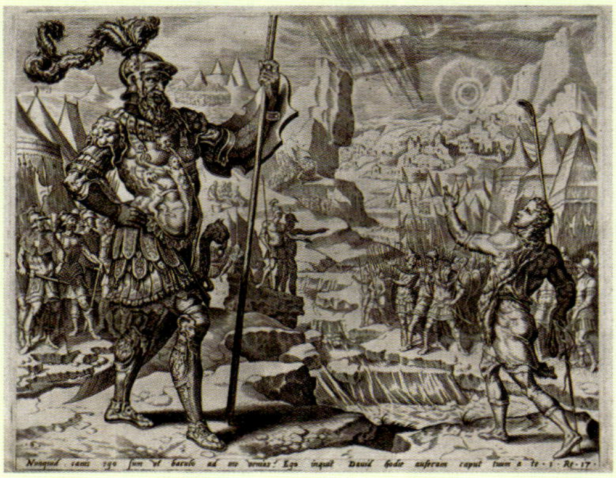

다윗과 골리앗의 이야기는 따로 설명할 필요가 없을 만큼 유명합니다. 3미터가 넘는 큰 키에 갑옷과 칼로 무장한 골리앗을 맨몸의 다윗이 가죽끈과 돌멩이만 가지고 물리친 이야기는 흥미롭기는 하지만 쉽게 납득이 가지 않습니다.

하지만 이렇게 생각해볼 수도 있습니다.

극히 일부의 키가 큰 가족을 제외하고 거인증*gigantism*의 원인은 대개 뇌하수체종양입니다. 앞쪽 뇌하수체에 선종이 발생하여 성장호르몬이 과다하게 분비되기 때문이지요. 그런데 뇌하수체 비대는 시기능 이상을 초래하는 경우가 많습니다. 두 눈에서 온 시신경이 만나 시신경교차를 이루는 부위 바로 아래에 뇌하수체가 자리 잡고 있기 때문에 뇌하수체가 커지면 시신경교차 중간 부위를 아래에서부터 누를 수 있습니다. 바깥쪽 반의 시야를 담당하는 안쪽 반 망막의 신경절세포 축삭이 시신경교차에서 반대편으로 넘어가므로 뇌하수체가 누르는 시신경교차의 중심 부분은 주로 교차섬유입니다. 그래서 시야 이상은 바깥쪽 시야에서 나타나게 됩니다. 종양이 더 커지면 안쪽 시야까지 좁아질 수 있습니다.

그렇다면 뇌하수체종양으로 인해 시야가 좁아진 골리앗이 가까이까지 다가온 다윗을 보지 못했던 것은 아닐까요?

20

전신질환과 눈

여러 전신질환으로 눈에 특징적 병변이 나타날 수 있으며 전신증상이 나타나기 전에 눈의 이상으로 전신질환이 발견될 수도 있다. 눈은 눈 속의 망막, 혈관, 시신경 등을 검사자가 직접 관찰할 수 있는 곳이다. 최근 안과 진단기술의 눈부신 발전으로 눈의 미세한 변화를 조기에 발견할 수 있어 영양장애, 대사이상, 류마티스 질환, 심혈관 질환 등 전신질환의 진단에 중요한 단서를 제공하고 있다.

전신질환과의 연관성을 조사하기 위해 안과적 진찰이 이루어지는 경우는 첫째, 전신질환의 증상이 나타난 후 눈침범 여부를 알기 위해, 둘째, 특정 전신질환이 의심되는 경우 눈의 이상을 통해 확진하고자 할 때, 셋째, 전신질환의 징후는 없으나 눈의 이상만 나타나는 경우이다. 세밀한 안과적 진찰을 통해 전신질환을 조기에 발견하고 치료를 시작할 수 있다.

I 내분비·대사 질환

1. 내분비 질환

내분비 이상은 다양한 눈증상을 유발한다. 갑상샘, 부갑상샘, 뇌하수체*pituitary gland* 이상 등이 있으며 이 중에서 갑상샘이상이 가장 흔하다.

(1) 갑상샘 질환

1) 갑상샘눈병증*dysthyroid ophthalmopathy*

40~50대에 가장 빈번히 발생하며 남성보다 여성에서 6배 정도 많이 발생된다. 갑상샘눈병증 환자의 대부분은 진단 시 갑상샘기능항진증(80~90%) 상태이지만 정상 갑상샘기능(6~18%), 갑상샘기능저하증(4~

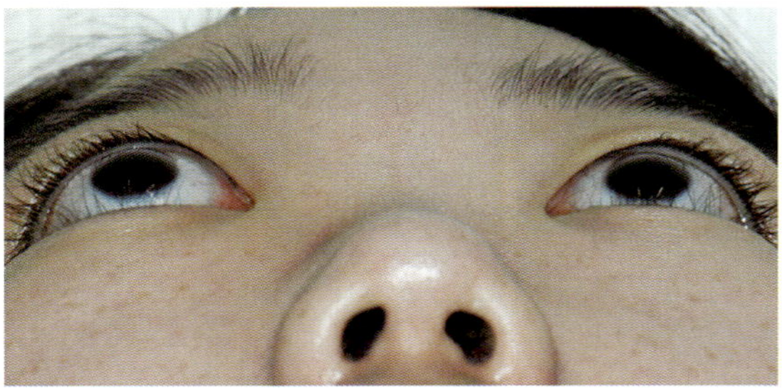

그림 20-1 안구돌출

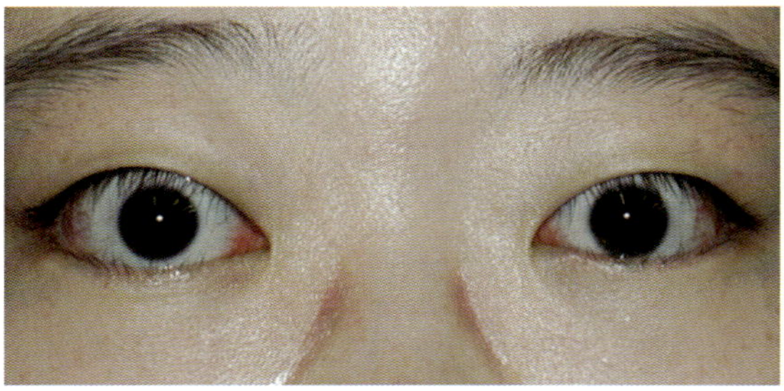

그림 20-2 눈꺼풀뒤당김

10%)인 경우도 있다. 하지만 일부 환자(10~20%)에서는 전신소견과 병리검사로는 갑상샘기능이상이 발견되지 않고, 단지 눈의 이상만 나타날 수 있다.

【발생기전】 갑상샘눈병증의 기전은 아직 정확히 밝혀지지 않았으나 자가면역현상으로 인해 나타나는 것으로 알려져 있다. 눈병증의 주요 특징은 안와조직의 염증과 비대이다. 이러한 변화는 외안근에 주로 나타난다. 점액다당류*mucopolysaccharide*가 침착해 외안근이 비대해지고 수분이 흡수되어 부종이 증가한다. 림프구, 형질세포, 대식세포, 비만세포 등이 기질에 침윤되고 근육섬유가 변성하여 섬유화된다. 체액이 정체되고 글리코사미노글리칸*glycosaminoglycan*이 축적되며, 안와지방과 결합조직이 팽창하여 안와 내용물이 증가하고 이차적으로 안압증가를 초래한다.

【임상증상】 눈의 건조감, 결막충혈, 결막부종, 안구돌출*exophthalmos*, 복시*diplopia*, 노출각막염, 시신경장애 등이 나타날 수 있다.

① **안구돌출** 정도가 매우 다양하고 대체로 비대칭적으로 나타난다(그림 20-1). 돌출 정도와 갑상샘의 기능상태는 서로 비례하지 않으며 연관성이 없다. 안와컴퓨터단층촬영*CT scan*을 통해 안와종양이나 기타 원인으로 인한 안구돌출과 감별할 수 있다.

② **안구운동장애** 갑상샘기능항진증*hyperthyroidism* 환자의 30~50%에서 안구운동장애가 일어나고 그중 50%에서 영구적 복시가 남는다. 안구의 올림제한이 가장 빈번하게 나타나는데 이는 하직근의 부종과 섬유화 때문이다.

③ **눈꺼풀증상***lid sign* 눈꺼풀뒤당김*lid retraction*(달림플징후*Dalrymple's sign*)(그림 20-2)은 안구돌출과 함께 갑상샘눈병증을 진단하는 중요한 소견이다.

그 밖에 아래로 볼 때 눈꺼풀 내림의 지연으로 상부 공막이 드러나는 눈꺼풀내림지체*lid lag*(그레페징후*Graefe sign*), 눈깜박임의 횟수가 줄어드는 스텔바그징후*Stellwag sign*, 눈꺼풀뒤집기가 어려운 지포드징후*Gifford sign*가 있다.

④ **시신경장애** 고연령 남자에서 호발한다. 진 총건륜*annulus of Zinn* 부위에서 외안근 비대로 안와첨단의 시신경이 압박되어 발생한다.

⑤ **각막이상** 안구돌출로 인해 각막이 노출되면 궤양을 유발할 수 있다. 위각막가장자리각결막염*superior limbic keratoconjunctivitis*이 일부 환자에서 나타나기도 한다.

【치료】 갑상샘기능이상이 동반된 경우에는 갑상샘기능이상도 치료해야 한다. 안과적으로 반드시 치료가 필요한 경우는 심한 안구돌출로 인한 각막궤양이 나타나거나 압박시신경병증이 동반되었을 때이다. 일차적으로 고용량의 스테로이드제제를 투여하고, 그래도 잘 반응하지 않으면 안와 내 용적을 늘려 주기 위해 안와의 안쪽벽, 아래벽, 가쪽벽 등의 골벽을 제거하는 안와감압술*orbital decompression*을 시행한다. 급성기에 심한 안와염증이 나타날 때에는 고용량의 스테로이드제제 투여, 면역억제제 투여, 또는 방사선치료를 한다.

2) **갑상샘기능저하증***hypothyroidism*, **점액부종***myxedema*

갑상샘눈병증과 같은 증상이 나타날 수 있지만 심하지는 않다. 갑상샘기능항진증 환자에서 갑상샘기능이 저하되면 눈증상이 더 빈번하게 나타날 수 있다. 갑상샘호르몬 저하로 인한 점액다당류 침착이 특징이다. 전반적인 영양부족으로 인한 모발과 눈썹의 소실, 점액다당류 침착으로 인한 결막부종과 눈썹의 소실, 눈 주위 부종과 백내장, 눈꺼풀처짐, 각막부종, 원추각막, 사시, 유두부종, 안구돌출, 시신경위축 등이 발생할 수 있다.

(2) **부갑상샘기능저하증***hypoparathyroidism*

갑상샘절제술을 시행하면서 부갑상샘을 절제했을 때 유발될 수 있다. 혈중 칼슘이 감소하고 혈중 인이 증가한다. 눈꺼풀연축*blepharospasm*과 눈꺼풀의 떨림*twitching*이 있으며 수정체의 피질혼탁이 유발되기도 한다. 드물지만 젊은 사람에게 백내장이 생긴 경우 선천부갑상샘기능저하증을 의심해볼 수 있다.

(3) **당뇨병***diabetes mellitus*

당뇨병은 주로 모세혈관의 이상을 초래하는 대사성 질환으로, 눈을 포함한 전신조직에 광범위한 장애를 초래한다. 당뇨병으로 인한 눈증상은 탄수화물 대사 장애뿐만 아니라 여러 인자로 인해 나타난다. 혈당 수치를 적절히 조절하더라도 발병 후 약 20년이 지나면 대부분 눈증상이 나타난다. 최근에는 당뇨병 치료법의 발전으로 생존율이 높아지면서 당뇨망막병증과 다른 합병증의 발생률이 더욱 증가하는 경향이 있다.

눈증상은 당뇨, 고혈당, 다뇨, 다음증 등이 생기기 전에 나타날 수도 있으므로 원인이 확실하지 않은 망막혈관이상, 백내장, 외안근마비, 시신경염, 굴절이상이 갑자기 나타난 경우에는 당뇨병의 가능성을 고려해야 한다. 당뇨로 인한 눈증상은 당부하시험*glucose tolerance test*의 장애가 생기기 전에도 나타날 수 있으며, 공복 시의 혈당치가 정상이라고 해서 당뇨병을 배제할 수는 없다.

당뇨망막병증은 25세 이상 성인의 시력을 손상하는 가장 흔한 원인이며, 시력 예후는 제1형 당뇨병이 제2형 당뇨병보다 더 나쁘다. 합병증은 다음과 같다.

1) **당뇨망막병증***diabetic retinopathy*

전체 당뇨병 환자 중 약 2%가 망막병증으로 인해 실명한다. 당뇨망막병증의 이환율은 유병기간이 15년 이하일 때 제1형 당뇨병이 98%, 제2형 당뇨병이 78%로 제1형 당뇨병이 더 높다. 당뇨망막병증의 발생과 중증도는 당뇨병의 심한 정도보다는 당뇨병의 유병기간과 관계가 있지만 당뇨병을 조기에 잘 조절하면 당뇨망막병증의 발생을 지연시킬 수 있고 증상도 경감된다.

당뇨망막병증의 발생기전은 완전히 밝혀지지 않았으나 고혈당과 대사이상이 주된 역할을 하며, 그 밖에 혈액 점성 증가나 혈소판과 백혈구의 비정상적 기능 등 혈액인자도 관여한다. 당뇨병 유병기간 이외에 당뇨망막병증의 발생과 진행에 영향을 끼치는 요인으로는 만성 고혈당증, 임신, 고혈압, 신장 질환, 고지혈증 등이 있다. 혈액역학적·생화학적 기전, 호르몬 영향, 유전적 요소 등이 상호작용하여 망막모세혈관폐쇄, 미세혈관류*microaneurysm*, 망막출혈, 삼출물과 신생혈관 등 특징적 변화를 나타낸다.

당뇨망막병증은 증식성*proliferative*과 비증식성*non-proliferative*으로 나눌 수 있다. 비증식당뇨망막병증은 미세혈관류, 망막출혈, 경성삼출물, 면화반, 망막 내 미세혈관이상, 염주정맥*venous beading*, 정맥고리 등의 안저소견을 보인다. 이 중에서 미세혈관류는 당뇨망막병증에서 가장 먼저 관찰할 수 있는 안저소견이다. 망막출혈, 미세혈관류, 망막 내 미세혈관이상, 염주정맥 등은 비증식성에서 증식성으로 진행되고 있다고 예측할 수 있는 주요 소견이다.

증식당뇨망막병증은 망막의 속경계막을 뚫고 유리체강 쪽으로 신생혈관이 자라는 것으로, 망막의 안쪽

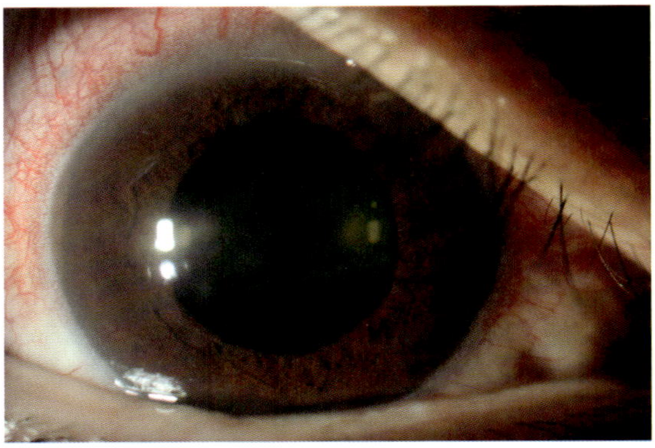

그림 20-3 홍채혈관신생

표면이나 시신경유두 표면 또는 유리체강 내로 신생혈관이 자라며, 홍채나 앞방각에 신생혈관이 생기기도 한다. 유두혈관신생이나 주변혈관신생 같은 혈관신생과 유리체출혈, 망막앞출혈, 섬유화 증식과 견인망막박리, 퇴행기 등의 안저소견이 나타난다.

당뇨병에서는 혈액 내의 포도당 증가로 A형 혈색소*hemoglobin A*와 결합한 당화혈색소*glycated hemoglobin A1c; HbA1c*가 증가하게 된다. 당화혈색소의 혈중치는 혈중지질치와 관계가 있으며, 당뇨병의 조절 상태를 평가하는 데 도움이 된다.

2) 수정체의 변화

당뇨병 환자는 정상인보다 노년백내장이 더 빨리 나타나고 진행속도도 빠르다. 발생기전으로 당뇨병 환자의 수정체 내 소르비톨*sorbitol*이 축적되어 삼투압이 증가하면 수정체섬유부종이 일어나고, 수정체 단백질의 당화*glycosylation*로 인해 산화가 유발되어 수정체가 혼탁해지는 것으로 생각된다. 간혹 당뇨백내장이 제1형 당뇨병 환자의 두 눈에 발생하는데, 수정체 전·후낭의 밑에 공포가 많이 모여 육안으로는 광범위혼탁처럼 보인다. 점차 눈송이*snow-flake* 모양의 혼탁이 피질 전체에 퍼지고, 수정체 전체가 혼탁해진다. 당뇨병이 잘 조절되지 않으면 고혈당으로 인해 수정체 내 당분이 증가하여 수정체가 두터워지고 굴절력이 증가하여 근시가 유발된다. 반면 혈당이 정상으로 돌아오면 반대로 원시방향으로 굴절이상이 변화한다. 당뇨병이 잘 조절된다면 이러한 변화는 잘 일어나지 않는다.

3) 홍채의 변화

홍채의 색소상피, 동공조임근과 동공확대근에 글리코겐*glycogen*이 침착되어 동공대광반사가 둔화된다. 당뇨병의 자율신경병증*autonomic neuropathy*으로도 이러한 변화가 일어날 수 있다.

홍채혈관신생은 심한 제1형 당뇨병에서 흔히 발견되는 증식당뇨망막병증의 합병증으로 홍채의 앞표면에서 주로 보인다(그림 20-3). 혈관신생이 앞방각을 침범하면 방수유출의 장애로 인해 속발녹내장이 발생하게 되는데, 이를 신생혈관녹내장이라 한다.

4) 외안근마비*extraocular muscle palsy*

당뇨병으로 인해 제3, 4, 6뇌신경이 경색*infarct*되어 외안근마비가 발생하고 복시가 갑자기 출현한다. 이 중 제3뇌신경이 가장 많이 침범된다. 종양이나 동맥류 등의 압박으로 인한 제3뇌신경과 달리 대개 동공대광반사가 정상이다. 안구운동은 몇 개월 내에 회복된다.

5) 홍채섬모체염*iridocyclitis*

제1형 당뇨병에서 흔히 나타난다. 부신피질호르몬제제와 동공확대제를 점안하면 증상이 완화된다.

6) 시신경병증*optic neuropathy*

당뇨병성 미세혈관 합병증으로 인해 시신경의 허혈이 초래되어 허혈시신경병증*ischemic optic neuropathy*이 발생할 수 있다. 그 밖에 제1형 당뇨병 환자에서 시신경유두부종과 유두주위 삼출물을 동반한 당뇨시신경유두병증*diabetic papillopathy*이 나타날 수 있다.

2. 대사질환

대부분의 대사질환은 특정 효소의 결핍으로 인해 특정 대사산물이 혈류를 통해 신체의 각 장기에 비정상적으로 많이 침착되어 발생하며, 대개 보통염색체열성유전을 한다. 시스틴증과 티로신혈증이 있을 때는 신체 질환보다 눈증상이 먼저 나타나는 경우가 많으므로 눈에 나타나는 징후만으로 대사질환을 감지할 수 있다.

(1) 단백질

1) 포르피린증*porphyria*

포르피린증은 포르피린*porphyrin*이라고 알려진 형광 침착물의 과다배출이 특징이다. 헤모글로빈의 색소 성분인 헴*heme*을 생성하는 데 필요한 효소이상 때문에 발생한다. 조직에 포르피린이 과도하게 침착되어 현저한 광과민성 반응이 나타나며 빛에 노출된 피부에 물집이 생긴다. 결막과 각막에 나타나는 증상은 광선에 노출된 정도에 비례하는데, 결막의 노출 부위에 물집이 생기며 결막붙음증, 결막주머니 수축, 눈물점이나 눈물소관의 협착 등이 일어난다. 눈꺼풀에 물집성 병변이 생긴 후 색소침착과 흉터 형성이 뒤따르고 공막염이 발생할 수 있으며, 각막의 합병증은 흉터눈꺼풀겉말림이나 작은 물집으로 인해 발생한다. 갈색 면화반*cotton-wool patch*이 생기는 망막부종이 나타나며, 3주 후에 더욱 짙어져 검고 둥근 반점이 되고 망막출혈과 고리 모양의 맥락막 병변이 나타날 수 있다. 심한 경우 망막의 신경절 세포와 신경섬유 위축, 시신경위축이 발생할 수 있다. 태양광선을 피하고 베타카로틴*β-carotene*을 경구로 투여하면 피부 과민성을 줄이는 데 효과가 있으며, 심한 공막염에는 스테로이드제제를 사용할 수 있다.

2) 통풍*gout*

통풍으로 인한 눈 소견은 드문 편이다. 눈 주위의 작열감과 함께 심한 충혈이 나타나는데, 특히 결막에 통풍결석이 침착되어 나타날 수 있다. 각막에 침착되는 경우 띠각막병증*band keratopathy*이 발생하기도 한다. 상공막염, 공막염이 동반될 수 있다. 혈중 요산염 수치를 낮추기 위해 프로베네시드*probenecid*, 살리실산염*salicylate*, 설핀피라존*sulfinpyrazone*, 알로퓨리놀*allopurinol* 등의 약물을 사용할 수 있으나 장기 사용 시 백내장 발생 위험이 있다.

3) 시스틴증*cystinosis*

시스틴증은 리소좀 내 시스틴 운반계의 이상으로 인해 여러 장기에 시스틴이 축적되는 질환이다. 유아기에 나타나는 시스틴증의 증상이 가장 심하며, 주로 판코니증후군*Fanconi syndrome*과 함께 발생한다. 가장 특징적인 눈증상은 번쩍거리는 바늘 모양의 시스틴 결정이 각막의 전 층에 침착해 발생하는 경도의 눈부심이다. 이 밖에 결막, 홍채, 섬모체, 맥락막, 망막색소상피에도 침착된다. 망막변성과 망막색소상피 소실 등의 망막병증이 생길 수 있는데 각막의 침착보다 먼저 나타나므로 조기진단에 도움이 된다. 결막생검을 통해 시스틴이 확인되거나 전자현미경을 통해 특징적인 결정체가 관찰되면 진단할 수 있다. 시스테아민*cysteamine*을 투여해 치료하며, 각막의 결정 축적을 막기 위해 시스테아민 점안액을 사용할 수 있다.

4) 기타

제2형 고티로신혈증*type II hypertyrosinemia*은 티로신아미노전이효소*tyrosine aminotransferase*가 부족해서 눈과 피부 병변을 일으키는 질환이다. 각막에 가지모양 병변이 생기며 사시, 백내장이 발생한다. 알캅톤뇨증*alkaptonuria*은 호모겐티신산*homogentisic acid*이 축적되는 질환으로 눈꺼풀틈새 부위의 외안근 부착부 바로 앞쪽에 색소가 침착된다. 아밀로이드증*amyloidosis*은 호산성 아밀로이드가 침착되는 질환으로 눈꺼풀피부에 가장 잘 생기며, 각막에 침착되면 격자이상증*lattice dystrophy*을 일으킨다.

(2) 지질

1) 점액지질증*mucolipidosis*

점액지질증은 점액다당류증과 기질대사장애의 공통 소견을 보이는 상염색체 열성 유전질환이다. 점액다당류, 스핑고리피드*sphingolipid*, 당지질이 축적되는 질환으로서 1~4형으로 분류된다. 제1형은 각막혼탁

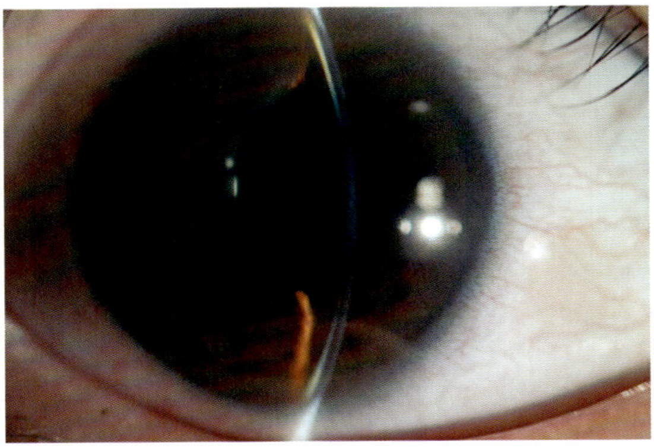

그림 20-4 카이저-플라이셔 고리 각막주변부에서 녹색의 카이저-플라이셔고리가 보인다.

은 잘 관찰되지 않으나 앵두반점*cherry red spot*, 바큇살모양백내장*spoke-like cataract*, 구불구불한 망막과 결막혈관, 사시 등이 나타난다. 제2형은 안구의 각막혼탁, 초기 피질백내장, 안구돌출, 녹내장, 시신경위축 등이 나타난다. 제3형은 미세한 각막혼탁이 동반되며, 제4형은 다른 형에 비해서 매우 심한 각막침범이 초기에 나타난다.

2) 파브리병*Fabry disease*

알파과당분해효소의 부족으로 인한 스핑고리피드증으로 특징적인 눈 소견이 나타난다.

가장 전형적인 눈 소견은 미세한 물결 모양의 표층부 각막혼탁으로, 모든 증상 중 가장 일찍 나타나고 이환된 남아의 90%에서 10세 이전에 나타난다. 그 밖에 구불구불하고 확장된 결막혈관, 망막부종, 시신경위축, 망막혈관 확장, 바큇살모양백내장이 보인다.

3) 이상지질단백혈증*dyslipoproteinemias*

이상지질단백혈증은 시력에 영향을 미치지 않지만 심혈관질환 및 말초혈관이상이 발생할 수 있으며, 다섯 가지 형태로 구분된다. 망막지질혈증*lipemia retinalis*과 눈꺼풀의 황색종*xanthoma*, 지질각막병증*lipid keratopathy* 등이 나타난다. 각막고리가 대부분의 형태에서 나타난다. 제1형에서는 간혹 관찰되지만 보통 보이지 않는다.

(3) 탄수화물

1) 점액다당류증*mucopolysaccharidosis*

점액다당류인 더마탄황산염*dermatan sulfate*, 헤파란황산염*heparan sulfate*, 케라탄황산염*keratan sulfate*이 과다축적되고 점액다당류의 분해과정에 결함이 생겨 발생하는 질환이다. 정상 각막은 4.0~4.5%의 점액다당류를 함유하며 이 중 약 50%가 케라탄황산염, 25%가 콘드로이틴*chondroitin*, 25%가 콘드로이틴-4-황산염*chondroitin-4-sulfate*이다. 점액다당류증이 있으면 과량의 더마탄황산염과 케라탄황산염이 각막에 축적되어 각막혼탁이 생기고 망막과 중추신경계에 헤파란황산염이 축적되어 망막색소상피변성, 시신경유두부종, 시신경위축이 일어난다.

2) 포도당-6-인산결핍증*glucose-6-phosphatase deficiency*

간과 신장이 커지고 심한 저혈당 증상이 나타나는 것이 특징이다. 눈증상으로 각막 주변부가 희미한 갈색으로 혼탁해지며 노란색을 띤 황반주변부이상이 생긴다.

(4) 무기질

1) 윌슨병*Wilson disease*

세룰로플라스민*ceruloplasmin*이 결핍되면 구리가 체내에 침착하는데, 특히 간뇌*diencephalon*의 대뇌바닥핵과 각막에 잘 침착한다. 특징적인 눈 소견은 데스메막*Descemet membrane*의 구리 침착으로 각막주변부 카이저-플라이셔고리*Kayser-Fleischer ring*이다(그림 20-4). 녹색이나 청색, 붉은색, 황색의 고리가 주변부 각막에 1~3mm의 폭으로 침착한다. 페니실라민*penicillamine*을 경구로 투여해 치료한다. 간혹 전낭의 해바라기*sunflower*백내장을 볼 수 있다.

2) 기타 질환

각막에 칼슘이 침착하면 띠각막병증이 발생한다. 류마티스관절염이나 아교질병증의 치료로 사용되는 금이 각막 내에 침착하거나 알레르기 반응을 일으켜 주변부 각막궤양과 각막염의 형태로 나타날 수 있다.

II 순환기·혈액 질환

1. 순환기 질환

(1) 동맥경화*arteriosclerosis*

동맥경화란 동맥관벽이 비후되고 탄력성이 상실되는 동맥관벽의 퇴행성 변화를 총칭한다.

망막동맥에 발생하는 동맥경화의 가장 흔한 형태는 내막죽경화증*intimal atherosclerosis*과 세동맥경화증이다. 이 두 가지는 각각의 특성과 임상적 중요성이 다름에도 불구하고 흔히 혼동되어 쓰이므로 주의 깊게 감별해야 한다.

내막죽경화증은 전신에 산발적으로 발생하며, 전신의 동맥에 발생해도 망막동맥에는 발생하지 않을 수도 있고 그 반대일 수도 있으므로 안저검사는 이 질환을 판단하는 데 큰 도움이 되지 못한다. 그러나 세동맥경화증은 전신에 광범위하게 발생하므로 안저의 특징적 변화가 신장 등 인체의 다른 기관에 나타나는 변화를 거의 정확히 반영하기 때문에 안저검사가 중요하다.

1) 내막죽경화증*intimal atherosclerosis*

30세 이후의 남성에게서 흔히 발견된다. 결합조직의 증식, 부종, 콜레스테롤결절과 지방의 침착으로 인해 동맥 내막에 죽종*atheroma*이 형성된다. 더 진행되면 혈관벽에 궤양이 형성되어 혈전을 유발하고 때로는 동맥관벽이 약해져서 동맥류가 생기거나 동맥관벽이 파열된다. 대동맥, 심장, 뇌 또는 사지의 동맥에 호발한다. 다발성으로 발생할 수도 있으나 어떤 동맥에 발생했다고 해서 다른 동맥에도 반드시 발생하지는 않는다. 원인이 명확히 규명되지는 않았으나 비만증, 고혈압, 고지질혈증*hyperlipidemia*, 유전 등

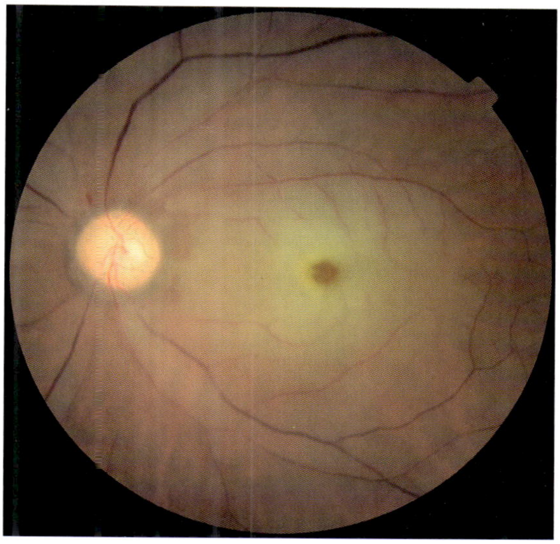

그림 20-5 망막중심동맥폐쇄증

과 관계가 있다.

안저에서는 망막중심동맥과 시신경유두에 인접한 분지에서 다음과 같은 소견이 검안경으로 관찰된다.

① **동맥의 가늘어짐 또는 국소적 가늘어짐** 유두가장자리 또는 이에 근접한 부분의 동맥이 국소적으로 협착되므로 혈류가 감퇴해 동맥 지름이 좁아진다.

② **동맥의 주행 변화** 중심동맥의 섬유화로 인해 유두가장자리를 지나가는 혈관의 수가 증가하며, 혈관이 유두방향으로 견인되어 동맥 주행이 직선화되고 분지각도 더욱 좁아진다.

③ **동맥폐쇄** 망막중심동맥이나 그 분지가 폐쇄되면 망막이 창백해지고 중심오목이 앵두반점으로 보인다(그림 20-5).

④ **정맥폐쇄** 유두 주변의 망막중심동맥과 정맥이 바깥막*adventitia*을 공유하고, 정맥의 내피는 동맥의 중간층과 직접 접촉하므로 정맥이 쉽게 폐쇄된다(그림 20-6).

2) 세동맥경화증*arteriolar sclerosis, arteriolosclerosis*

지속적인 혈압상승으로 인해 세동맥이 손상된 상태로서, 고혈압이 없더라도 노인성 변화로 경도의 경화가 나타난다. 전신의 세동맥에 전반적으로 나타나는

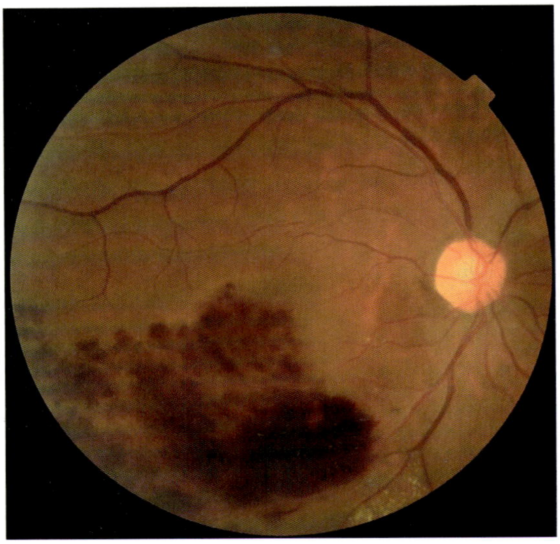

그림 20-6 망막분지정맥폐쇄증

변화로서, 처음에는 내막밑기초막에 유리질과 지방이 침착되다가 점차 근육섬유의 증식과 변성이 생기며 결국 전체 혈관벽이 협착된다. 안저검사를 할 때는 유두 근처에 호발하는 선천혈관이상과 구분하기 위해 유두가장자리로부터 유두 지름의 약 2배 거리를 벗어난 부위를 관찰해야 한다. 안저에서 다음과 같은 소견을 볼 수 있다.

① **세동맥의 가늘어짐** 세동맥이 전반적 또는 국소적으로 가늘어지며, 국소적 가늘어짐은 혈관이 경련된 경우에 흔히 나타난다. 동맥과 정맥의 지름 비율은 별 의미가 없으므로 세동맥의 지름을 세심히 관찰해야 한다.

② **반사선 증가**

i) **불규칙한 두께**: 가장 초기에 나타난다. 국소적 혈관 경련이 원인으로 생각된다.

ii) **반사선의 확장**: 정상은 혈관폭의 약 1/5이다.

iii) **구리선동맥***copper-wire artery*: 반사선이 넓어져 혈관폭 거의 전체로 확대된 경우를 말한다.

iv) **은선동맥***silver-wire artery*: 경화가 극도로 진행되어 혈관의 투명도가 없어져 혈관이 흰색 선으로 보이는 경우를 말한다.

③ **동정맥교차 현상**

i) **숨김***concealment*: 동맥벽이 두꺼워져 투명도가 상실되어 교차부 양쪽 끝에서 정맥이 보이지 않는다.

ii) **가늘어짐***tapering*: 동정맥 교차부 양쪽 끝에서 정맥의 끝이 가늘어지는 현상으로, 혈관벽 바깥층이 두꺼워져 혼탁해져 정맥의 일부가 가늘게 보인다.

iii) **확장***banking*: 정맥협착으로 인해 정맥혈액의 순환이 장애를 받아 교차부의 주변부 방향 정맥 끝이 확장된다.

iv) **편향***deflection*: 정맥이 동정맥 교차부에서 S형으로 주행을 바꾸어 동맥과 거의 직각으로 교차한다. 정맥이 동맥보다 망막 표층에 있으면 정맥이 돌출되는 현상*humping*도 이에 속한다.

④ **동맥의 꾸불꾸불함** 동맥은 동맥벽 비후와 함께 길이가 늘어나 꾸불꾸불해진다.

⑤ **집형성***sheathing* 혈관벽을 따라 회색 또는 흰색의 선이 나타난다.

⑥ **동맥과 정맥의 폐쇄**

(2) 고혈압망막병증*hypertensive retinopathy*

고혈압에 대한 망막혈관의 반응은 다양하다. 몇 가지 요인들 중 가장 중요한 것은 혈압상승 정도와 진행속도, 망막혈관의 원래 상태이다. 정상적인 망막혈관을 가진 젊은 사람에서 갑자기 혈압이 상승하면 망막출혈, 면화반, 맥락막경색, 심지어 장액망막박리까지 발생할 수 있다. 반면 동맥경화 소견을 보이는 노인에서는 동맥경화로 인하여 혈관이 보호를 받게 되어 심한 고혈압망막병증이 일어나지 않는다. 혈압이 상승하면 처음에는 세동맥의 기능적 변화로 인하여 혈관의 긴장도 항진이 나타나며, 이 상태가 오래 지속되면 경화 증상이 나타난다. 긴장도 항진이 심하면 망막세동맥의 전반적 또는 국소적 가늘어짐, 정맥의 가늘어짐, 망막출혈, 면화반, 경성삼출물*hard exudate*, 부종 등 여러 가지 변화를 일으킨다 (그림 20-7).

고혈압망막병증의 안저소견은 다양하며 특정 소견에 대한 판단은 검사자에 따라 달라질 수 있으므로, 일정한 분류법의 기준 내에서 판단하기보다는 망막 소견을 상세하게 묘사하는 것이 더 중요하다. 그러나 유사한 변화가 나타난 환자를 같은 범주로 분류하면 임상적으로 간편하며 고혈압 환자의 예후를 판정하는 데도 도움이 된다.

(3) 임신중독망막병증*toxemic retinopathy of pregnancy*

보통 임신 32주 후에 발생한다. 안저소견은 고혈압망막병증과 비슷하지만 심한 경우에는 세동맥의 전반적인 경련, 망막부종, 삼출물, 출혈 등이 나타나며, 때로는 장액망막박리가 합병되기도 한다. 출산이나 임신중절로 호전되지만, 본태고혈압*essential hypertension*이 이전부터 존재했던 경우에는 지속적으로 관찰해야 하며, 만일 혈압이 상승한 상태라면 치료해야 한다. 이는 자간*eclampsia*보다 전자간증*preeclampsia*일 때 흔하다.

전자간증은 임산부에서 혈압이 높아지는 다른 원인 없이 전반적인 부종과 25%에서 단백뇨가 있는 고혈압성 질환이다. 전자간증의 징후와 증상에 혼수 또는 경련이 동반되면 자간이라 한다. 임산부의 약 5%에서 전자간증이 발생하고 이 중 5%에서 경련을 동반한 자간이 나타나는데 초임, 다태임신, 혈관 질환, 양수과다증, 포상기태*hydatid mole*, 식이성 영양결핍이나 전자간증-자간증 가족력, 비만, 당뇨 등이 있는 경우에 생길 수 있다.

【눈소견】 임신중독망막병증 환자의 30~100%에서 시각 관련 증상이 나타난다. 흐려보임이 가장 흔하고 간혹 광시증, 암점과 복시가 발생한다. 망막과 망막혈관의 이상이 가장 흔하지만 결막, 맥락막, 시신경과 시피질에서도 이상이 나타날 수 있다.

임신중독망막병증에서 가장 흔한 이상소견은 망막혈관의 연축과 가늘어짐이다. 최초의 소견은 망막세동맥의 국소적 가늘어짐이지만 전자간증이 더욱 심해짐에 따라 전반적인 가늘어짐으로 진행할 수 있다. 망막혈관의 이상으로 인한 시력상실은 흔치 않지만 일시적 또는 영구적 실명을 초래할 수도 있다. 시신경 병변으로 시신경위축이 생겨 시력장애를 일으킬 수 있다. 심한 전자간증 환자의 1%와 자간 환자의 10%에서 중심장액망막박리가 생길 수 있다(그림 20-8). 보통 두 눈에 장액성 박리가 발생한다. 망막박리는 주로 임신 말기에 생기지만 분만 후 초기에 생길 수도 있다. 망막박리는 심한 시력상실을 초래하지만 분만 후 몇 주 내에 정상 시력을 회복한다. 그러나 망막색소상피 변화가 영구적으로 남아 황반변성이나 망막색소상피변성과 비슷한 엘쉬니히반점*Elschnig spot*을 남길 수 있다.

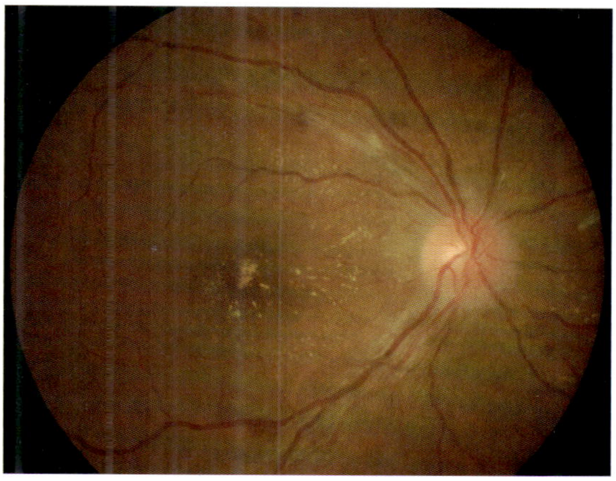

그림 20-7 고혈압망막병증 황반부 중심과 시신경유두주위까지 경성삼출물이 보인다.

【치료】 전자간증 환자의 증상은 분만 후 사라지기 때문에 분만시기 결정이 중요하다. 혈압 조절, 전해질 불균형 조절 등 내과적 치료에 반응이 없으면 보통 유도분만이나 제왕절개술을 시행한다.

【예후】 전자간증 환자의 1~3%에서 일시적 실명이 발생한다는 보고가 있지만 최종 시력 예후는 좋다. 망막혈관 병변으로 인한 이차적 시신경위축은 흔하지 않지만 시력장애를 일으킬 수도 있다. 망막박리로 인한 시력상실은 보통 일시적이며 분만 후 며칠 내에

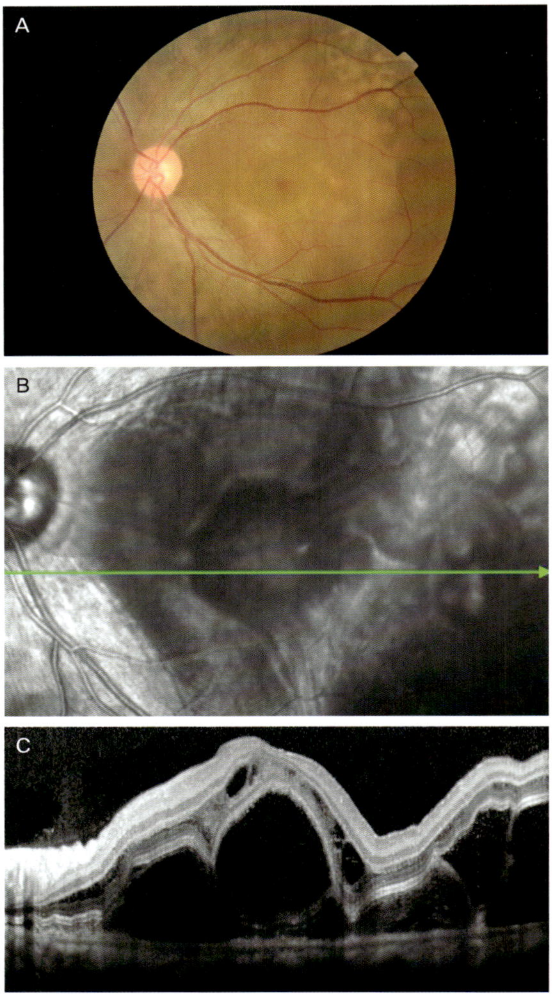

그림 20-8 전자간증 환자에서 보이는 중심장액망막박리 **A.** 망막 전체에 부종과 장액망막박리가 보인다. **B.** 인도시아닌혈관조영에서 장액망막박리로 저형광을 보인다. **C.** 안구광학단층검사에서 장액망막박리가 관찰된다.

회복된다. 하지만 국소적 황반부망막색소상피의 장애로 망막 재유착 후에도 시력장애가 남을 수 있다. 안저소견이 정상이면서 뇌부종으로 인한 시력장애는 매우 드물지만 나타나더라도 대부분 회복된다.

(4) 속목동맥폐쇄*occlusion of internal carotid artery*

속목동맥폐쇄의 가장 흔한 원인은 동맥관벽의 죽상판*atheromatous plaques* 형성, 유리질변성의 결과로 발생하는 내막죽경화증이다. 폐쇄 부위는 다발성으로 겉목동맥과의 분지점 주변, 속목동맥의 사이펀*siphon*에 가장 많다.

【증상】 눈증상은 속목동맥폐쇄 초기에 환자의 약 2/3에서 나타난다. 약 30～40%에서 일과성 흑암시*amaurosis fugax*가 나타난다. 갑자기 통증 없이 일시적으로 한쪽 눈의 시력이 상실되고 직접대광반사가 소실되었다가 약 4～5분 후에 회복되지만, 지속시간이나 시력장애의 정도와 빈도는 환자마다 다르다. 이는 전신혈압이 저하될 때 빈번히 볼 수 있는데, 시신경과 망막의 혈액순환에 문제가 생기기 때문이다. 그 밖에 반신마비, 얼굴마비, 실어증, 반신지각장애 등이 동반되기도 한다. 드물게 시신경유두의 혈액순환장애로 인해 안구 앞부분의 빈혈성 경색과 저안압녹내장 등이 초래된다. 일과성 흑암시가 중요한 지표이지만, 두 눈에 비대칭적인 망막소견이 있으면 속목동맥폐쇄를 의심해야 한다. 비대칭적인 망막소견으로 면화반, 정맥확장, 망막출혈, 부종, 미세혈관류 등이 관찰되는데 이를 정맥울혈망막병증*venous stasis retinopathy*이라 한다. 반대로 고혈압이 있는 경우에는 속목동맥폐쇄가 고혈압성 망막 변화를 보호하는 역할을 하여, 반대쪽 눈에 비해 경미한 고혈압성 망막 변화를 보이기도 한다. 그 밖에 안구로 가는 혈류의 감소로 인해 눈허혈증후군이 발생할 수 있다. 눈허혈증후군은 홍채혈관신생을 동반할 수 있다.

【진단】 임상소견을 바탕으로 이 질환의 가능성을 생각해야 한다. 눈동맥혈압측정*ophthalmodynamometry*을 해서 두 눈의 측정치가 20% 이상 차이가 나면 진단할 수 있다. 속목동맥과 겉목동맥이 갈라지는 목 부위를 청진하면 잡음을 들을 수 있고, 그 밖에 도플러초음파검사*Doppler sonography*, 목동맥혈관조영술*carotid angiography* 등이 도움이 된다.

【치료】 조기 발견이 중요하다. 안과적으로 신생혈관 등 안구허혈 합병증을 치료하고, 전신적으로 경동맥내막절제술을 시행한다.

(5) 아급성세균심내막염*subacute bacterial endocarditis*

과거에 손상되었던 심장조직에 잘 발생한다. 심장판막 조각, 혈소판과 섬유소원의 응집물이 다발성 색전을 초래하여 눈증상을 일으킨다. 눈증상으로는 결막출혈이 가장 흔히 나타나며, 망막에서는 면화반, 망막출혈, 로트반점*Roth spots* 등이 나타난다. 로트반점이란 망막출혈부 중심에 백혈구가 응집된 백점을 말한다(그림 20-9). 그 밖에 유두염, 망막동맥폐쇄, 맥락막염 등이 나타난다. 전신세균감염으로 인한 이차 세균안내염이 합병될 수 있다.

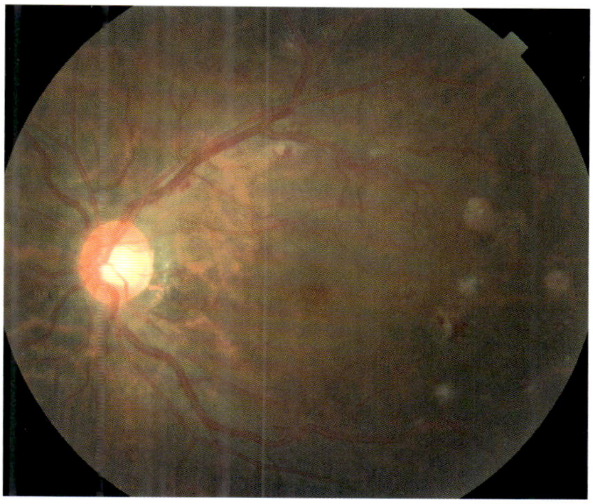

그림 20-9 로트반점

(6) 선천심장질환*congenital heart disease*

선천심장질환은 여러 가지이나 나타나는 눈증상은 거의 동일하다. 결막에서는 저산소증으로 인해 청색증*cyanosis*이 나타나며, 속발성으로 적혈구과다증이 있으면 벨벳 모양의 결막이 나타난다. 망막에서 혈관이 확장되고 구부러지며 때로는 망막부종, 유두부종*optic nerve head edema*까지 일어난다.

유두부종은 뇌압이 증가하지 않아도 고탄산혈증*hypercapnia*이나 저산소증만으로도 유발될 수 있으므로 선천심장질환에 동반된 유두부종이 반드시 뇌종양 등으로 인한 뇌압 상승을 의미하지는 않는다.

(7) 뇌동맥류*cerebral aneurysm*

동맥류는 윌리스동맥고리*circle of Willis*의 전반부, 특히 속목동맥의 분지부, 앞교통동맥*anterior communicating artery*에서 잘 발생하며, 동맥 분지점이나 태생기의 동맥이 퇴행한 부위에서 호발한다. 동맥류가 파열되기 전에는 뇌종양처럼 작용해 주위의 신경조직을 압박하여 해당 부위에 따른 증상과 소견을 나타낸다. 앞대뇌동맥, 앞교통동맥의 동맥류는 시신경교차를 위쪽에서 압박하여 양귀쪽반맹을 일으키며, 제3, 4, 6뇌신경도 압박하여 같은 쪽의 전체 눈근육마비를 일으킬 수 있다. 해면정맥굴*cavernous sinus* 내의 속목동맥류는 제3, 4, 5, 6뇌신경을 마비시키고, 뒤교통동맥*posterior communicating artery*과 뇌기저동맥의 혈관류는 제3, 4뇌신경마비 외에 뇌줄기*brain stem*장애 증상을 나타낸다.

동맥류가 파열되면 거미막밑출혈*subarachnoid hemorrhage*이 갑자기 발생하여 혼수, 뇌막자극 증상 등이 나타난다. 눈증상으로는 유두부종, 망막출혈, 시력장애, 제3, 4, 6뇌신경마비가 생긴다. 해면정맥굴 내의 동맥류 파열로 인해 박동안구돌출*pulsating exophthalmos*이 나타난다.

2. 혈액 질환

(1) 빈혈*anemia*

빈혈로 인한 눈 소견은 빈혈의 원인보다는 빈혈의 정도에 따라 다양하게 나타난다. 결막의 창백이 가장 흔히 나타나는 눈 소견이며, 빈혈이 심한 경우 다양한 형태의 망막출혈과 면화반이 발생할 수 있다(그림 20-10).

허혈로 인해 유두부종을 동반한 시신경병증이 나타날 수 있다. 이는 망막 병변과는 달리 지속적으로 남게 되고, 결국 시신경위축이 발생한다.

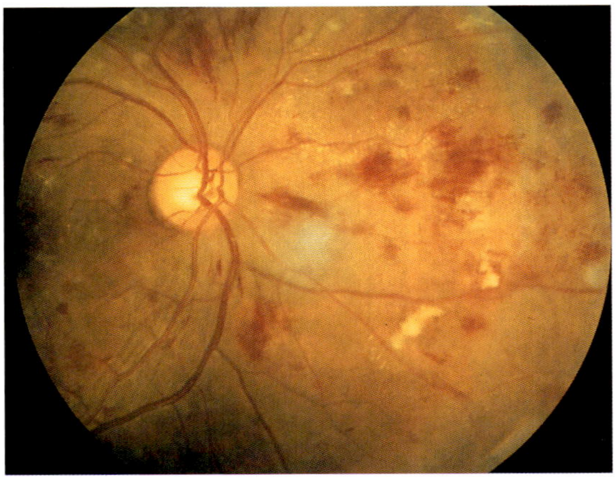

그림 20-10 빈혈망막병증

(2) **백혈병***leukemia*

백혈병 세포의 직접 침윤과 백혈병의 합병증에 기인한 간접적 소견으로 나눌 수 있다. 망막출혈, 망막앞출혈을 일으키며, 황반에서 출혈이 일어나면 급성 실명이 발생하기도 한다. 백혈구 수가 급격히 증가하고 혈액 점도가 높아져 망막혈관이 확대된다. 세동맥류, 심층점모양출혈과 함께 백혈구세포가 망막이나 맥락막 내에 응집되며 불규칙한 흰색 점이 나타나고 색소가 뭉쳐 보이기도 한다. 시신경 침윤 시 심각한 시력저하를 초래할 수 있다.

(3) **림프종***lymphoma*

림프종이 결막과 안와에 발생할 수 있고, 망막출혈도 나타난다. 원발림프종이 안구 내에서 발생하기도 한다.

그물세포육종*reticulum cell sarcoma*으로 인해 포도막염, 유리체혼탁, 시신경병증이 나타나기도 한다.

(4) **진성적혈구증가증***polycythemia vera*

눈의 병변은 속발성으로 나타나며 결막혈관 확장, 망막혈관의 진한 변색, 정맥폐쇄출혈, 유두부종 등이 나타난다. 시력장애가 발생하고 드물게 안구가 돌출되기도 한다.

(5) **과다점도증후군***hyperviscosity syndrome*

눈 전체의 혈류가 서행하며 결막과 안저의 혈관이 확장되고 색조가 진해지며 망막출혈, 세동맥류가 생기고 유두부종이 나타난다. 적혈구증가증, 다발골수종, 마크로글로불린혈증*macroglobulinemia* 등이 있을 때 나타날 수 있다.

(6) **낫적혈구증***sickle cell disease*

유전성으로 결막모세혈관이상이 나타나고, 망막동맥폐쇄, 이상혈관신생과 광범위한 모세혈관 폐쇄 등으로 인해 유리체출혈이 생긴다.

Ⅲ 자가면역질환

자가항체 때문에 정상 섬유성 물질이 신체 여러 부위의 기질조직 내에 침착하는 것으로, 아교질병*collagen disease*이라 하며 눈 소견을 많이 동반한다.

1. 류마티스관절염*rheumatoid arthritis*

건성각결막염, 주변부 각막염, 상공막염, 공막염 등 안구의 각막과 공막 질환이 자주 동반되며 포도막염이나 망막침범은 드물다. 뒤공막염에 이차적으로 맥락막박리와 삼출망막박리를 동반할 수 있다. 뒤공막염은 한 눈만 침범하는 경우가 많고 시력저하가 심하며, 눈을 움직이거나 만질 때 통증이 있다. 중·노년기, 특히 여성에서 많이 나타난다. 상공막염이나 앞포도막염은 스테로이드나 비스테로이드성 소염제를 국소 점안하여 치료하며, 공막염일 경우에는 스테로이드제제나 면역억제제의 전신투여가 필요하다.

2. 소아류마티스관절염*juvenile rheumatoid arthritis*

여아에게 더 흔하며 4~6세경에 발병하는 경우가 많다. 주로 무릎관절이 나빠지며 환자의 5~17%에서 만성 홍채염이 동반되는데 관절염에 몇 년 정도 앞서 발생하기도 한다. 대개 두 눈을 침범하며 비육아종포도막염*nongranulomatous uveitis* 형태로 홍채와 섬모체를 침범한다. 이로 인한 합병증으로 띠각막병증, 홍채뒤유착, 백내장, 속발녹내장 등이 온다. 낭포황반부종을 동반할 수 있으나 망막과 맥락막이 직접 침범되는 경우는 드물다. 포도막염이 동반된 환자의 88%가 항핵항체*antinuclear antibody; ANA* 양성을 보인다. 전반적으로 시력 예후가 불량하며, 75%에서는 녹내장과 백내장 때문에 시력저하가 발생한다. 스테로이드제제와 조절마비제를 점안하여 치료하며, 심한 경우 전신투여한다. 치료에 잘 반응하지 않으면 면역억제제를 사용하기도 한다.

3. 전신홍반루푸스*systemic lupus erythematosus*

젊은 여성에게 잘 발생하는 질환으로, 환자의 약 50%에서 눈이 침범된다. 전신증상보다 눈증상이 1~5년 정도 앞서 발생할 수 있으며 얼굴피부 변화와 눈꺼풀위축, 건성각결막염, 공막염, 각막염 등이 나타날 수 있다. 망막과 맥락막이 자주 침범되고, 혈관염 또는 미세혈관병증으로 인한 국소적 허혈 때문에 생기는 면화반이 가장 흔한 증상이다. 망막출혈, 시신경유두부종이 동반되기도 한다. 전신증상 위주로 치료하며 경구 스테로이드제제, 비스테로이드성 소염제, 면역억제제 등을 전신투여한다.

4. 베체트병*Behçet disease*

눈을 포함하여 피부, 순환기, 중추신경계에 폐쇄성 혈관염을 일으키는 전신질환으로서, 주요 증상은 포도막염, 아프타성*aphthous* 구강점막궤양, 외음부궤양이다. 눈 이외의 질환이 주요 증상이어서 눈 질환보다 먼저 나타나는 경우가 많다. 구강점막궤양은 전체 환자의 98%에서 나타나 1주일 안에 회복되지만 곧 재발한다. 눈증상은 전체 환자의 70%에서 나타난다. 처음에는 한 눈만 침범하지만 2/3에서는 결국 두 눈에 모두 발병한다. 심한 안내염으로 재발하며 앞방축농*hypopyon*을 동반한 홍채염이 나타난다. 재발이 반복되면 홍채뒤유착(그림 20-11), 주변홍채앞유착, 홍채위축, 녹내장이 합병될 수 있다. 망막혈관염이 특징적인 망막소견이며 동맥, 정맥을 모두 침범할 수 있고 혈관이 폐쇄된다. 혈관염이 반복되면 혈관폐쇄 범위가 광범위해져 허혈 변화가 생기고 이로 인해 혈관신생과 유리체출혈이 생길 수 있다.

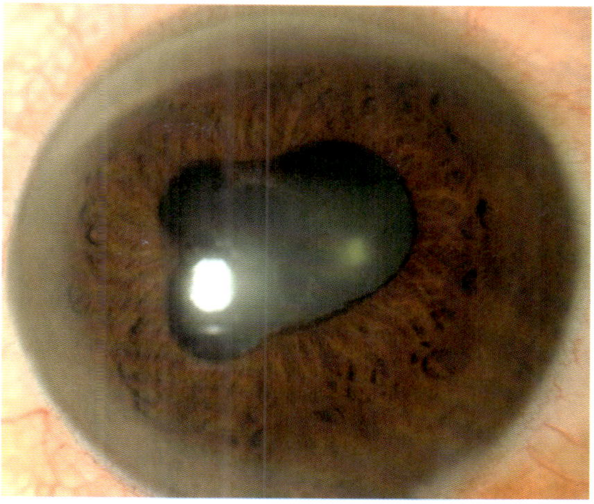

그림 20-11 홍채뒤유착

치료의 목적은 염증반응을 억제하여 재발의 횟수와 정도를 줄이고 망막 손상을 최소화하는 것이다. 최대한 빨리 치료를 시작하고 스테로이드제제, 클로람부실*chlorambucil* 등의 세포독성제*cytotoxic agent*, 사이클로스포린*cyclosporine* A, 콜히친*colchicine*을 병용하여 치료하기도 한다. 최근에는 생물학적 제제들이 좋은 치료 성적을 보여주어 사용빈도가 늘어나고 있다.

5. 결절다발동맥염*polyarteritis nodosa*

중간 크기나 작은 크기의 동맥에 괴사성 혈관염이 발생하는 질환으로, 환자 중 10~20%에서 눈증상이 나타난다. 주변부 각막궤양, 가벼운 홍채염, 유리체염, 상공막염, 공막염 등이 나타나며 망막과 맥락막의 혈관염이 가장 빈번하다. 망막혈관염과 함께 망막출혈, 면화반, 망막부종이 보이며 망막중심동맥폐쇄가 생길 수도 있다.

6. 베게너육아종증*Wegener granulomatosis*

40~50대에 많이 발생하는 육아종성의 괴사성 혈관염으로, 호흡기, 신장, 중추신경을 침범하고 환자 중 40~50%에서 눈증상이 나타난다. 거짓종양으로 인한 통증과 안구돌출이 가장 빈번한 증상이며 결막염, 공막염, 가장자리각막궤양, 포도막염, 망막염 등이 발생할 수 있다.

7. 기타 자가면역질환

피부경화증은 눈꺼풀피부의 경화와 위축 변화, 눈물샘의 섬유화로 인한 건성각결막염, 홍채염, 망막출혈, 망막염 등을 유발할 수 있다. 피부근염과 다발근육염에서 눈의 침범은 드문 증상이지만 외안근마비, 결막염, 공막염, 포도막염 등이 발생할 수 있다. 쇼그렌증후군*Sjögren syndrome*에서는 건성각결막염이 잘 생기며 강직척추염*ankylosing spondylitis*, 라이터병*Reiter disesase*은 포도막염을 동반한다.

Ⅳ 근골격계 질환

1. 마르팡증후군*Marfan syndrome*

보통염색체우성유전을 하는 중배엽성 질환으로 결합조직 성분인 피브릴린*fibrillin* 이상 때문에 발생하고, 눈과 골격계, 심혈관계에 이상을 초래한다. 섬모체소대의 퇴행성 변화 때문에 위쪽으로의 수정체탈구가 잘 생기며 공모양수정체, 근시, 거대각막, 백내장, 망막박리, 속발녹내장 등이 나타난다.

2. 마르케사니증후군*Marchesani syndrome*

보통염색체열성유전을 하며 공모양수정체, 앞쪽으로의 수정체탈구, 10~20디옵터에 달하는 심한 수정체근시, 홍채떨림*iridodonesis*, 녹내장 등이 나타난다.

3. 불완전뼈발생*osteogenesis imperfecta*

보통염색체우성유전을 하며 청색공막, 원추각막, 거대각막, 백내장 등이 나타난다.

Ⅴ 위장관 질환

궤양성대장염*ulcerative colitis* 및 크론병*Crohn disease* 환자의 4~12%에서 안구증상이 나타난다. 안구건조증, 상공막염*episcleritis*, 포도막염*uveitis*, 홍채염*iritis*, 결막염 등이 나타난다.

Ⅵ 감염 질환

1. 세균성

(1) 성홍열*scarlet fever, scarlatina*

스트렙토코쿠스피오게네스*Streptococcus pyogenes*가 원인균이다. 소아에서 잘 생기며 심한 결막충혈과 결막염이 주로 나타나고, 드물게 각막궤양, 앞포도막염, 안와연조직염*orbital cellulitis*이 합병될 수 있다.

(2) 단독*erysipelas*

주로 사슬알균*streptococcus*에 감염되어 발생한다. 노인과 어린이가 잘 걸리고 눈에 원발성으로 오는 예는 극히 드물다. 눈꺼풀에 먼저 나타나고 결막염, 물집각막염, 각막궤양, 포도막염, 유리체농양, 시신경염, 눈물샘염, 안와연조직염, 제3, 4, 5, 6뇌신경마비 등을 보인다.

(3) 디프테리아*diphtheria*

디프테리아균*Corynebacterium diphtheriae*에 의해 발생하며 막결막염, 각막궤양, 조절마비, 외안근마비 등이 합병된다.

(4) 장티푸스*typhoid fever*

장티푸스균*Salmonella typhi*이 원인균으로 결막염, 각막궤양, 포도막염, 시신경염을 유발하고 드물게 눈근육마비, 조절마비 등이 나타난다.

(5) 콜레라*cholera*

콜레라균*Vibrio cholerae*에 감염되어 발생한다. 눈을 뜨기가 힘들며 눈물분비 감소, 결막충혈, 제5뇌신경마비에 따른 각막궤양이 나타날 수 있고, 말기에 안구함몰, 포도막염 등이 나타난다.

(6) 폐렴*pneumonia*

급성 결막염, 포도막염, 이로 인한 앞방축농과 안내염이 생기고, 때로는 가지모양각막염이 발생한다.

(7) 임질*gonorrhea*

임균*Neisseria gonorrhoeae*에 감염되어 발생한다. 특히 신생아가 태어날 때 산도에서 균에 접촉되어 걸린다. 심한 결막염, 각막염이 발생하고 드물게 만성기에 포도막염으로 나타난다.

(8) 브루셀라증*brucellosis*

결막염, 포도막염, 시신경염, 시신경유두부종, 눈근육마비, 기질각막염 등이 나타난다.

(9) 결핵*tuberculosis*

결핵균*Mycobacterium tuberculosis*에 감염되어 발생하며 외안부의 원발성 감염은 극히 드물다. 플릭텐각막염은 결핵단백에 대한 과민성맥락막염 반응으로 각막 표층이나 결막에 결절궤양이 생기는 질환이다.

각공막염, 기질각막염, 포도막염, 시신경염, 맥락막염 등이 합병되고, 드물게 전체안구염*panophthalmitis*까지 발생한다. 항결핵치료제는 시신경독성이 있으므로 사용할 때 조심해야 한다.

(10) 나병*leprosy*

나균*Mycobacterium leprae*에 감염되어 발생한다. 결핵나병*tuberculoid leprosy*은 레프로민검사*lepromin test* 양성을 보이는 질환으로, 눈꺼풀이 두꺼워지고 결절을 만들며, 속눈썹과 눈썹이 탈락하고 안와섬모체신경이 침범된다. 나병종*lepromatous*형은 레프로민검사 음성을 보이는 질환으로, 눈의 전반부를 주로 침범하여 결막염, 표층각막염, 기질각막염, 포도막염 등을 유발한다.

(11) 매독*syphilis*

매독균*Treponema pallidum*에 감염되어 발생한다. 선천매독일 때는 맥락망막염, 각막간질염이 발생한다. 후천매독일 때는 초기에 단단한 결절이 눈꺼풀 또는 결막에 생긴다. 기질각막염, 공막염, 포도막염, 안와골막염 등도 발생한다. 시신경염은 시신경위축을 일으키고 아르길-로버트슨동공, 기타 중추신경장애가 동반된다. 전신치료로 항생제 투여가 필요하다.

(12) 기타

이질*dysentery*, 파상풍*tetanus*, 탄저병*anthrax*, 야토병*tularemia*, 페스트*pest*, 바일병*Weil disease*, 재귀열*relapsing fever* 등도 눈의 이상을 초래한다.

2. 바이러스성

(1) 단순포진

단순포진바이러스*herpes simplex virus*로 인해 유발되며 HSV-1로 인해 주로 눈증상이 나타난다. 일차 감염과 재발감염으로 분류된다. 일차 감염일 때는 대부분 눈의 증상은 없으며 경도의 열*mild fever*, 권태감*malaise*, 상기도감염*upper respiratory infection*을 유발한다. 일차 감염 후 바이러스가 감각신경절에 잠복해 있다가 재활성화되면 감각신경축삭을 따라 이동하여 조직에서 재발감염을 유발한다. 눈증상으로 눈꺼풀의 물집 형성, 결막염, 가지모양각막염, 원반각막염, 포도막염, 급성 망막괴사를 일으킨다.

(2) 대상포진

대상포진바이러스*herpes zoster virus*로 인해 유발된다. 수두*varicella, chicken pox*에 걸린 후 감각신경절에 잠복한 바이러스가 유발인자(면역저하, 스트레스 등)들로 인해 재활성화되면 감각신경을 따라 이동하여 특징적 증상들을 나타낸다. 대상포진 환자의 약 15%에서 제5뇌신경인 삼차신경의 제1가지인 눈신경이 침범되는데 이를 눈대상포진*herpes zoster ophthalmicus*이라 한다. 눈꺼풀피부에는 물집형성, 결막염, 각막염, 만성 앞포도막염, 공막염, 백내장, 때로는 속발녹내장을 일으킨다. 망막의 혈관 또는 혈관주위염, 급성 망막괴사, 시신경의 혈관주위염, 만성 연수막염, 긴뒤섬모체신경과 혈관의 염증도 발생한다. 항바이러스 제제의 투여가 필요하며 추가적으로 스테로이드 제제가 필요한 경우도 있다.

(3) 천연두*smallpox, variola*

눈꺼풀, 결막, 각막에 농포를 발생시키며 실명의 원인이 된다. 예방접종의 농액으로 접촉감염되어 각 조직에 심한 염증을 일으킬 수 있다.

(4) 수두

결막충혈과 눈꺼풀, 결막, 각막에 물집을 형성한다.

(5) 홍역*measles, rubeola*

급성 화농결막염이 흔하다.

(6) 전염물렁종*molluscum contagiosum*

눈꺼풀에 구진*papule*이 생기고 여포결막염, 각막염을 일으킨다.

(7) 보통사마귀*common wart, verruca vulgaris*

눈꺼풀가장자리에 생기면 결막염, 각막염을 일으킬 수 있다.

(8) 풍진*german measles, rubella*

50% 이상에서 눈증상이 나타난다. 선천백내장, 앞포도막염, 앞방각이상과 이로 인한 녹내장, 망막병증 등을 보인다.

(9) 성병림프육아종*lymphogranuloma venereum*

귓바퀴앞림프샘병증을 동반한 결막염, 각공막염 등

이 발생한다.

(10) 유행귀밑샘염*mumps*

눈물샘염, 눈근육마비, 각막염, 상공막염, 시신경염이 합병하여 발생한다.

(11) 거대세포포함병*cytomegalic inclusion disease*

거대세포바이러스*cytomegalovirus*로 인해 유발되며 거대세포바이러스망막염*cytomegalovirus retinitis*은 후천면역결핍증후군 환자에게 가장 흔한 눈증상이다. 망막에 다양한 염증이 발생하고 앞홍채염, 속발녹내장이 발생하기도 한다. 치료제로는 간시클로비어*ganciclovir*, 포스카르네트*foscarnet*, 시도포비어*cidofovir*, 포미버센*fomivirsen* 등을 사용한다.

(12) 유행출혈열*epidemic hemorrhagic fever*

결막출혈이 자주 나타나고 유리체출혈이 생기는 경우도 있다.

(13) 발진티푸스*typhus*

망막혈관폐쇄, 출혈, 결막밑출혈 등이 온다.

(14) 후천면역결핍증후군*acquired immunodeficiency syndrome; AIDS*

사람면역결핍바이러스*human immunodeficiency virus; HIV*로 인해 유발되며, 환자의 50~70%에서 눈이 침범된다. 가장 흔한 증상은 면화반과 망막출혈을 동반하는 망막미세혈관병증*retinal microangiopathy*이다. 원생동물, 바이러스, 곰팡이, 박테리아로 인한 기회감염으로 눈 부속기관, 안구 앞부분과 뒷부분에 염증을 일으킨다. 거대세포바이러스, 대상포진바이러스, 톡소포자충*Toxoplasma gondii* 등은 망막염을 일으키며 폐포자충*Pneumocystis carinii*, 크립토코쿠스*Cryptococcus*는 맥락막염을 일으킨다. 코곁굴염*paranasal sinusitis*, B세포림프종으로 인한 안와연조직염, 단순포진·대상포진바이러스로 인한 각막염이 발생하기도 하며, 아주 심한 눈대상포진을 일으키기도 한다. 그 밖에 눈꺼풀과 결막에 카포시육종*Kaposi sarcoma*, 편평세포암종*squamous cell carcinoma* 등이 생기며 건성각결막염, 앞포도막염, B세포림프종 등이 발생할 수 있다.

3. 진균성

자연계에는 여러 종류의 진균이 있지만 인체감염을 일으키는 것은 많지 않았다. 그러나 항생제 사용 이후 진균감염이 현저하게 증가했으며, 정맥주사의 과도한 사용, 면역억제제 사용, 만성 소모질환 환자의 수명 연장 등이 진균감염의 빈도를 증가시키고 있다. 진균감염으로 인해 눈진균증*oculomycosis*이 발생할 수 있다. 대부분 내인성으로 발생하고 흔하지는 않지만, 일단 발병하면 합병증으로 인해 심각한 시력장애를 초래하는 경우가 많다. 칸디다증이 가장 흔한 눈진균증이다.

(1) 칸디다증*candidiasis*

칸디다는 건강한 사람의 호흡기, 구강, 위장 등에 존재하며 면역기능 저하 시 기회감염을 일으킨다. 망막혈관을 통해 망막 또는 맥락막의 감염성 색전증*embolism*, 안내염이 생긴다. 한쪽 눈 또는 양쪽 눈에 심한 포도막염을 일으킬 수도 있다.

(2) 바퀴살균증*actinomycosis*

눈물소관염*canaliculitis*을 일으켜 눈물소관과 눈물점 부위가 붓고 눈물점 안에 찐득한 농이 보이고 눈곱과 결막충혈이 발생한다.

(3) 장선상균증*leptotrichosis*

육아종결막염과 귓바퀴앞림프샘종창, 화농이 나타난다.

(4) 아스페르길루스증*aspergillosis*

면역기능이 저하된 환자에게 발생하며 각막궤양을 일으킨다. 안내염의 경우 급성으로 진행한다.

(5) 분아진균증*blastomycosis*

눈꺼풀염, 결막염, 각막염, 각막궤양을 일으킨다.

(6) 히스토플라스마증*histoplasmosis*

뒤포도막염이 발생해 중심시력이 저하된다.

(7) 털곰팡이증*mucormycosis*

코 또는 코곁굴염의 털곰팡이가 인접한 안와로 직접 전파되어 화농성·혈전성 동맥염이 생기고 해면정맥굴혈전증을 일으킨다.

(8) 모닐리아증*moniliasis*

눈물소관폐쇄의 원인이며, 각막궤양, 홍채염 등이 발생한다.

4. 기생충성

(1) 톡소플라스마증*toxoplasmosis*

톡소포자충으로 인한 감염증으로, 흔히 볼 수 있는 질환이다. 모체감염으로 인한 선천톡소플라스마증과 출생 후 감염으로 인한 후천톡소플라스마증으로 나뉜다. 다양한 전신증상이 나타날 수 있고 눈에서만 증상이 나타날 수도 있는데, 눈톡소플라스마증은 망막 질환의 흔한 원인이며 시력손상을 초래할 수 있다. 톡소포자충은 빠른분열소체*tachyzoite*, 조직낭포*tissue cyst*, 난모세포*oocyte*의 세 가지 형태로 존재한다. 빠른분열소체는 혈류를 통해 신경조직을 침범하는데 망막 표층에 침범한 후 맥락막으로 퍼져 망막맥락막염을 유발한다.

선천톡소플라스마증, 후천톡소플라스마증, 면역저하 환자의 톡소플라스마증, 눈톡소플라스마증의 네 가지 형태로 분류된다. 선천톡소플라스마증은 태반전이를 통해 이루어지며 경련, 두개내석회화, 망막맥락막염의 전형적 임상양상을 보인다. 눈톡소플라스마증은 포도막염의 중요한 원인 중 하나로 망막에서 시작하여 맥락막까지 침범하며 심한 앞포도막염을 일으킬 수 있다.

특징적인 임상양상으로 진단할 수 있으며, 트리메토프림-설파메톡사졸*trimethoprim-sulfamethoxazole*이 치료제로 쓰인다.

(2) 기타 기생충성 질환

말라리아 감염으로 가벼운 포도막염, 망막출혈 등이 발생할 수 있다. 사상충증*filariasis*으로 인해 눈꺼풀 피부 부종, 안구돌출이 발생하며 결막 밑에 기생충이 나타나기도 한다.

포충증*hydatid disease*이 있으면 망막 밑에 촌충*Taenia*의 유충이 낭포로 나타나는데, 종양과 감별해야 한다.

개회충증*toxocariasis*은 망막내육아종, 섬모체육아종, 시신경염, 망막염 증상을 나타낸다.

Ⅶ 기타 질환

1. 호흡기계 질환

(1) 혈액내기체이상*blood gas abnormalities*

호흡기장애로서 동맥 내 저산소 상태에서는 망막혈관이 확장된다. 또한 망막정맥혈은 암흑색으로 충혈되어 보인다.

고탄산혈증일 때는 망막정맥 확장, 시신경유두의 모세혈관구부러짐이 생겨 유두부종 또는 황반부종과 출혈도 일어날 수 있다. 동공이 축소되기도 한다.

(2) 사르코이드증*sarcoidosis*
사르코이드증의 15~25%에서 눈이 침범된다. 눈꺼풀피부와 결막의 결절염증, 결절상공막염을 일으킨다. 눈물주머니와 코눈물관에 육아종성 염증이 생기면 눈물을 심하게 흘리기도 한다. 앞포도막염이 육아종성 만성 염증으로 나타나서 띠각막병증이 발생하며 속발녹내장도 생긴다. 뒤포도막염이 단독으로 생기는 경우도 있는데, 촛농 같은 독특한 모양의 정맥주위염을 나타내거나 맥락막염이 광범위하게 발생하기도 한다. 유두부종과 유리체혼탁이 발생할 수 있다. 만성 합병증으로 백내장, 녹내장이 있다.

(3) 지방색전증*fat embolism*
눈 이외의 부위에 외상을 입거나 호흡기 압박, 호흡곤란이 나타난 지 6~72시간 만에 발생한다.

2. 피부계 질환

눈꺼풀피부와 수정체는 태생학적으로 같은 표층외배엽으로 이루어져 있기 때문에 전신질환이 있을 때 피부와 눈이 서로 연관되어 이상을 일으킨다.

(1) 아토피피부염*atopic dermatitis*
피부염 발생에 따라 같은 쪽에 눈꺼풀염과 속발결막염이 생긴다. 백내장, 원추각막, 망막박리가 합병될 수 있다.

(2) 탄력섬유거짓황색종*pseudoxanthoma elasticum*
환자의 80~90%에서 안저에 혈관줄무늬*angioid streak*가 나타나며, 혈관줄무늬 소견이 나타나는 환자의 65%에서 탄력섬유거짓황색종이 있다. 10%에서 파제트병*Paget disease*, 엘러스-단로스증후군*Ehlers-Danlos syndrome*이 나타난다. 브루크막*Bruch's* membrane의 변성이 진행되어 망막밑출혈을 동반하며, 중심부를 침범하면 시력장애가 심해진다.

(3) 유사天疱집증*pemphigoid*
약 75%에서 눈에 합병증이 생긴다. 결막짓무름*conjunctival erosion*, 눈꺼풀, 각막에도 흉터가 나타나고 심한 통증, 눈물의 과다분비, 결막붙음증*symblepharon*이 있다. 점액성분 결핍, 눈꺼풀겉말림, 속눈썹난생 등이 생기며 각막혼탁으로 인해 환자의 약 25%가 실명한다.

(4) 딸기코*rosacea*
만성 눈꺼풀염, 결막염, 각막염이 합병된다. 상공막염, 공막염, 비육아종성 홍채섬모체염이 드물게 나타난다.

(5) 다형삼출홍반*erythema exudativum multiforme*
소아에게 잘 생기며 화농결막염으로 결막붙음증, 눈물샘관폐쇄, 눈건조증이 나타난다(스티븐스-존슨증후군*Stevens-Johnson syndrome*). 때로는 각막궤양, 천공, 전체안구염으로 실명할 수도 있다.

(6) 색소피부건조증*xeroderma pigmentosum*
눈꺼풀피부의 착색, 궤양, 위축과 결막의 결절형성, 각막혼탁이 생기며 악성종양으로 진행하는 경우가 많다.

(7) 건선*psoriasis*
표층각막염, 결막염이 합병된다.

3. 이비인후계 질환

(1) 코곁굴염*pansinusitis*
안와부종과 염증, 시신경관 부근의 골수염과 괴사를 일으킬 수 있다. 심하면 눈뒤시신경염 또는 시신경교차부의 거미막염*arachnoiditis*으로 인해 시력장애, 시야 변화가 초래된다. 때로 혈전정맥염*thrombophlebitis*, 안와연조직염과 안구돌출 등이 발생한다.

(2) 종양

코안, 코곁굴, 인후 부위의 종양이 안와로 전이되거나, 반대로 안와의 각종 종양이 코안과 코곁굴로 전이될 수 있다.

(3) 그라데니고증후군*Gradenigo syndrome*

화농중이염이 있고 그 감염이 가돌림신경과 삼차신경으로 파급되어 눈의 바깥곧은근마비와 두통을 초래한다.

4. 기타

(1) 보그트-고야나기-하라다증후군*Vogt-Koyanagi-Harada syndrome*

멜라닌 세포를 포함한 조직의 염증을 일으키는 자가면역질환으로 성인에서 양쪽 눈에 발생하는 포도막염, 탈모*alopecia*, 백모증*poliosis*, 백반증*vitiligo*, 청력장애가 동반된다. 임상양상은 특징적으로 전구기, 포도막염기, 회복기, 만성재발기의 4단계로 나뉜다. 포도막염 시기에 후극부에 장액망막박리가 다발성으로 발생하며 시신경부종이 동반될 수 있다. 만성기에 안저의 탈색소성 병변*sunset glow fundus*이 나타난다.

(2) 거대세포동맥염*giant cell arteritis, temporal arteritis*

대개 노년에 생긴다. 눈의 허혈시신경병증이 나타나며, 때로 망막중심동맥폐쇄로 인해 시력이 감퇴한다. 큰 동맥을 침범하는 염증성 질환으로 주로 50세 이상의 여성에서 잘 발병한다.

(3) 무맥증*pulseless disease, Takayasu disease*

소아 또는 젊은 여성에게 잘 발생한다. 망막혈관이 가늘어지고 망막중심정맥의 혈압강하와 혈관신생, 백내장 등이 나타난다.

(4) 베르너증후군*Werner syndrome*

보통염색체열성유전으로 드물게 발생하지만 소아백내장, 녹내장, 각막혼탁 등이 피부이상과 함께 나타난다.

(5) 로렌스-문-비들증후군*Laurence-Moon-Biedl syndrome*

색소망막병증이 생후에 생겨서 성인이 될 때까지 계속 진행한다. 보통염색체열성유전으로 근친결혼을 한 가계에서 잘 나타난다.

(6) 로우증후군*Lowe syndrome*

안뇌신증후군*oculocerebrorenal syndrome*이라고도 불리는 드문 질환으로 선천백내장, 녹내장, 눈떨림 등의 안구증상과 함께 건반사저하, 기능저하, 아미노산뇨 같은 신세뇨관 이상이 나타난다.

Ⅷ 암 전이

과거에는 암의 눈 전이가 극히 드물다고 생각되었으며 15만 명 중 1명꼴로 보고되었다. 그러나 오늘날 암으로 사망한 환자들 중 10% 이상에서 눈으로 암이 전이되었던 것으로 알려져 있다. 전이종양은 눈의 악성종양 가운데 가장 흔한 종양으로서, 가장 많이 전이되는 부위는 맥락막이며 망막으로 전이하는 경우는 매우 드물다. 전이암은 혈관을 따라 안구로 들어온다. 주로 맥락막에 90% 이상 전이되고, 10% 미만이 홍채와 모양체에서 발견된다.

1. 맥락막 전이

증상은 없을 수도 있으며 시야가 흐려지거나 통증, 광시증, 토끼눈*lagophthalmos*, 부유물, 시야결손 등의 증상이 나타날 수 있다. 다발성이고 양쪽에 나타나며 전형적으로 후극에 위치한다. 여성에서는 유방이 가장 흔한 원발병소이고, 남성에서는 폐가 가장 흔하며 원발병소를 모르는 경우도 많다. 형광안저혈관조영술, 초음파검사, 미세바늘흡인조직검사를 통해 진단할 수 있으며 전신검사로 원발암을 찾아야 한다.

맥락막전이암의 형광안저혈관조영 소견은 초기 단계에는 저형광이고 후기에는 고형광을 띤다. B스캔초음파에서 경계가 불명확하고 광범위하며 에코발생은 중등도이다(그림 20-12).

전이와 감별해야 할 질환은 맥락막흑색종, 맥락막혈관종, 망막박리, 후극부공막염, 거대세포바이러스 망막염 등이다. 눈속종양의 위치, 시력장애, 원발종양의 부위, 다른 부위로의 전이, 전신치료의 효과 등을 고려해 치료해야 한다. 항암화학요법, 호르몬치료, 방사선치료 등은 원발암의 종류에 따라 시행할 수 있다. 대부분의 맥락막전이암은 치료에 반응하며 눈과 시력보존 효과가 좋다. 그러나 눈에 전이된 환자는 원발암이 진행되어 전신적 예후가 좋지 않다.

2. 결막 전이

드물게 결막에 전이종양이 발생하며 유방암이나 피부의 흑색종 등으로 인해 이차적으로 발생한다. 분홍색 혈관성 종괴가 1개 이상 나타난다.

IX 모반증

모반증*phakomatoses*은 외배엽에서 기원하는 눈, 중추신경, 피부와 내장을 주로 침범하여 눈신경피부증후군이라고도 불린다. 대개 보통염색체우성유전을 하고 종양은 대부분 양성으로 자라지 않거나 천천히 자란다.

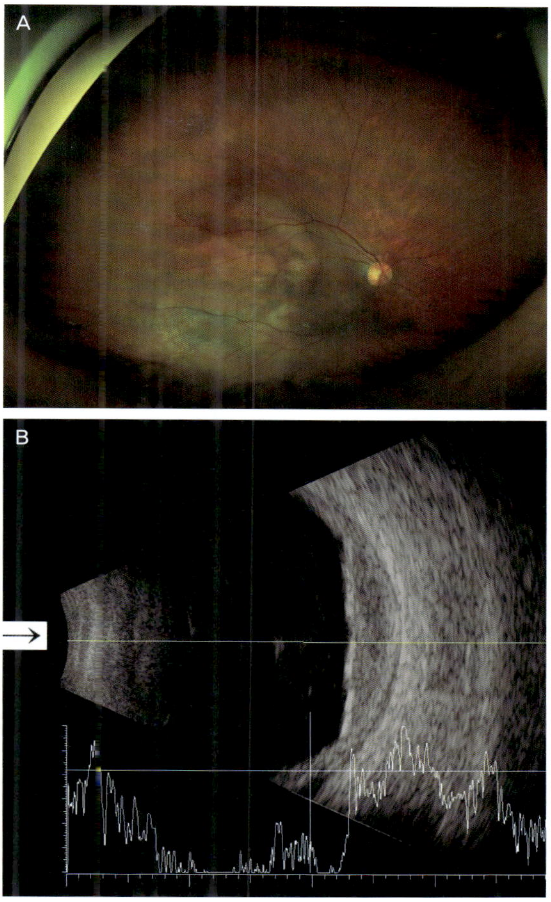

그림 20-12 맥락막 전이암 **A.** 오른눈 황반부에 장액성 망막박리를 동반한 전이암이 관찰된다. **B.** B스캔초음파에서 미만성의 경계가 불명확하고 음파증강이 중등도이다.

1. 신경섬유종증

(1) 제1형 신경섬유종증*neurofibromatosis(NF)-1*

신경조직의 세포 성장에 영향을 미치는 모반증으로, 17번 염색체 긴팔의 이상(17q11)이며 보통염색체우성유전을 한다. 중추신경계와 말초신경, 교감신경에 신경종양을 보이며 저신장, 경한 대두증, 얼굴반위축*facial hemiatrophy*의 모습도 보인다. 피부에 특징적인 담갈색반점*cafe au lait spot*, 얼기신경섬유종*plexiform neurofibroma*이 관찰된다. 눈증상으로 눈꺼풀의 신경섬유종과 홍채의 리쉬소결절*Lisch nodule*이 흔히 관찰되며 시신경아교종*optic nerve glioma*, 포도막걸말림*uveal ectropion*, 녹내장이 동반될 수 있다.

(2) 제2형 신경섬유종증*neurofibromatosis(NF)-2*

제1형보다 드물게 발생한다. 22번 염색체 긴팔의 이상이며 보통염색체우성유전을 한다. 전정신경집종*acoustic neuroma*이 10~20대에 청각상실, 귀울림과 함께 양쪽에 나타난다. 눈증상으로 백내장이 30세 이전에 후낭밑혼탁이나 후낭혼탁으로 나타나고 망막색소상피세포와 망막에 복합된 과오종*hamartoma*이 보인다. 10%에서 눈근육마비 증상이 동반될 수 있다.

2. 결절경화증*tuberous sclerosis*

경련, 정신지체, 피지샘종*adenoma sebaceum*이 특징인 모반증으로 보통염색체우성유전을 한다. 피부에 피지샘종, 회색나뭇잎반*ash leaf patch*, 샤그린반*shagreen patch*, 손발톱밑섬유종*subungual fibroma* 등을 보인다. 중추신경계와 신장, 심장, 폐, 갑상샘 등의 여러 장기에 과오종이 생기기도 한다. 눈증상으로 망막과오종과 드물게 홍채와 망막에 저색소성 반점, 시신경유두부종, 도르래신경마비가 나타난다.

3. 폰히펠-린다우병*von Hippel-Lindau disease*

생명을 위협하는 모반증으로, 중추신경계의 혈관모세포종과 신장의 악성종양, 갈색세포종*pheochromocytoma*을 보이며 신장, 췌장, 간, 난소 등에 생기는 낭종이 특징이다. 보통염색체우성유전을 하며 환자의 50%에서 망막과 시신경유두에 모세혈관종이 생긴다.

4. 스터지-웨버증후군*Sturge-Weber syndrome*

제5뇌신경의 분지를 따라 발생하는 얼굴불꽃모반*facial nevus flammeus*과 같은 쪽의 두개내 혈관종을 보이며, 종종 정신지체가 동반된다. 눈증상으로 불꽃모반과 같은 쪽 눈의 녹내장, 맥락막혈관종이 흔히 나타나며 드물게 상공막혈관종, 결막과 상공막의 모세혈관확장증이 나타난다. 녹내장은 환자의 30~70%에서 발생하며, 약물치료에 잘 반응하지 않는다.

X 면역결핍질환

면역력이 결핍되면 체내에서 박테리아, 바이러스, 곰팡이 등에 대한 저항능력이 감소하고 이에 따라 외부 균주뿐만 아니라 체내의 정상 균주로 인한 감염이 증가하게 된다. 눈에서는 바이러스로 인한 감염으로 단순포진바이러스, 대상포진바이러스, 거대세포바이러스로 인한 각막염이나 망막염 등이 발생한다. 곰팡이로 인한 감염은 대부분 내인성이며, 칸디다증, 아스페르길루스증, 크립토코쿠스증으로 인한 눈진균증이 발생한다.

XI 아동학대와 눈 질환

학대받는 어린이의 53~89%가 눈 손상을 입는다. 아이를 심하게 흔들면 눈, 머리, 가슴이 직접적으로 손상될 수 있고, 질식을 유발해 안구의 여러 곳을 손상시킬 수 있다. 가장 흔한 소견은 망막출혈이다. 망막출혈은 65~89%의 환자에서 일어나며 망막 전체층을 침범한다. 광범위망막출혈, 황반부주변주름, 면화반, 시신경부종, 정맥울혈이 나타날 수도 있고 유리체출혈, 망막박리, 망막층간분리*retinoschisis*, 맥락망막위축이 나타날 수 있다. 망막출혈은 두개내출혈에 앞서 나타날 수 있으며 첫 번째 징후일 수도 있다.

망막박리를 치료하고, 흡수되지 않는 유리체출혈에 대하여 유리체절제술을 시행한다.

당뇨망막병증의 진행 억제 방법으로 혈당 조절 외에 다른 방법이 있을까요?

당뇨병 환자는 일단 당뇨망막병증이 발생하면 당뇨병을 아무리 잘 조절해도 질병의 진행 자체를 막을 수 없다고 알려져 있습니다. 당뇨망막병증으로 인한 시력상실의 주된 원인은 망막신생혈관을 동반한 증식당뇨망막병증과 당뇨황반부종으로 인한 심각한 시력저하입니다. 당뇨망막병증 연구*diabetic retinopathy study*에 따르면 당뇨망막병증의 치료로 쓰이는 범망막광응고술은 고위험군의 증식당뇨망막증 치료 시 심한 시력저하를 2년까지 60% 정도로 낮출 수 있다고 알려져 있습니다. 하지만 치료 후 시야협착이나 야간시 이상 등의 부작용이 생길 수 있습니다. 더구나 범망막광응고술은 당뇨망막병증의 진행을 억제하는 것 이상의 시력개선 효과를 기대하기 어려웠습니다.

최근 임상연구에 따르면 당뇨망막병증에 자주 동반되는 당뇨황반부종 치료를 위한 유리체 내 항혈관내피세포성장인자 주입술이 환자의 시력을 호전시키고 당뇨망막병증의 진행 정도를 늦출 뿐 아니라, 오히려 당뇨망막병증의 정도를 두세 단계 개선하는 효과까지 있음이 보고되었습니다. 특히 증식당뇨망막병증에서 범망막광응고술에 비해 항혈관내피세포성장인자 주입술이 더 좋은 효과를 보였다는 연구 결과도 있습니다.

하지만 이 연구들은 단기 결과인 경우가 많습니다. 유리체 내 약물의 반감기에 따른 반복적인 주사로 인한 통증, 매우 드물지만 안구내염 같은 합병증 위험성, 환자의 치료비 부담 등도 고려해야 합니다. 향후 표준 치료로 자리 잡을지 판단하려면 좀 더 장기적인 연구가 필요한 실정입니다.

21
안외상

눈은 외부로 노출되어 외상을 입기 쉽지만 여러 방어 수단을 갖추고 있다. 안와는 물리적 외상으로부터 안와 내에 있는 여러 조직의 완충작용을 통해 안구를 보호한다. 또한 눈은 외부의 작은 자극에 눈을 감게 되는데, 눈을 감으면 안구가 위쪽으로 돌아가(벨현상 *Bell phenomenon*) 각막이 보호된다.

응급실로 내원한 안외상 환자의 경우, 안과 이외의 문제가 동반되는 경우가 많으므로 먼저 환자의 전신상태를 파악해야 하며, 자세한 병력청취를 통하여 외상의 원인을 알고, 안구 자체뿐만 아니라 안면골절이나 안와 깊은 부위의 손상 여부도 염두에 두고 필요한 검사를 시행하여야 한다. 외래로 내원한 안외상 환자의 경우에는 병력과 함께 사고 후 다른 병원에서의 진료내용을 확인하고, 부족한 내용이 있으면 추가 검사를 시행한다. 특히 외상 환자에서는 기록과 사진촬영 등을 철저히 하여 차후에 발생할 법적 문제로 곤란에 빠지지 않도록 해야 한다.

환자 검사에 앞서 가장 먼저 외상이 발생한 원인과 상황에 대한 병력을 청취해야 한다. 천공성 상처가 깊숙한 부위까지 이어진 것으로 의심된다면 어떤 기구에 의한 것인지, 이물질이 내부에 들어갔는지 등을 알아야 한다. 환자가 만취상태이거나 어린이일 경우 병력청취가 힘들어 주변 사람의 도움이 필요할 수 있다.

병력청취 후 환자를 세심히 살펴봄으로써 병력의 정확성을 확인하고 방사선검사가 필요한지도 결정한다. 큰 안면부 열상이나 눈꺼풀 열상이 작은 천공성 상처보다 심각해 보일 수 있으나, 천공성 상처는 비록 크기가 작아 보여도 더 깊은 부위까지 가해진 외상을 의미하고 눈, 안와, 혹은 뇌까지 영향을 준 심각한 상태일 수도 있다. 따라서 표면의 상처만 보고 상태의 경중을 미리 예측하지 않도록 한다. 이 외에 마취 및 치료약물 사용을 위하여 전신상태에 대한 병력청취와 파상풍 예방주사 접종 여부를 알아본다.

상처 부위를 깨끗이 닦기 전에 사진을 찍어서 외상의 심각한 정도를 남겨 두어 법적 문제에 대비한 근거를 마련해야 한다. 눈 외상은 눈에 국한해 나타날 수도 있으나 눈 주변의 안면부와 두부, 그 밖의 여러 장기에 외상이 함께 나타나는 경우도 많다. 안구에 천공성 열상이 있는 경우에 이를 모른 채 눈 주변부만 검사하면 안구에 추가로 더 많은 손상이 가해질 수 있으므로 이를 방지하기 위해 반드시 안구 자체에 대한 검사를 가장 먼저 시행해야 한다.

안외상은 안면외상과 함께 생기는 경우가 대부분이므로 타과에서 검사나 시술을 하기 전에 먼저 안과의사가 눈 상태를 보고 그 상황에서 가능한 모든 검사를 시행하는 것이 좋다. 만약 환자 상태가 어떤 검사를 하기에 부적절한 상태라면 회복된 후에 반드시 측정할 것을 권유하고 기록하도록 한다. 초진 때는 반드시 시력을 측정해야 한다. 환자 스스로 눈을 뜨지 못하여 눈검사를 하기가 어려우면 국소마취제를 점안하고 검사하며, 이때 상처가 더 악화되지 않도록 조심해서 다루어야 한다. 특히 안구파열이 의심될 때는 눈에 무리한 힘을 가하면 안 되고, 감염을 방지하기 위해 항생제 점안약을 투여할 수 있으며 본격적인 치료가 시작될 때까지 눈보호대로 눈을 가려 안정시킨다.

시력검사에서 뚜렷한 다른 이유를 찾을 수 없는데 한눈의 시력이 감소한 경우에는 외상시신경병증 *traumatic optic neuropathy*의 가능성을 생각하고 동공검사, 색각검사, 시야검사, 시유발전위검사 등 시신경에 대한 검사를 철저히 해야 한다.

I 비천공성 안외상

1. 각막상피찰과상

각막상피찰과상*epithelial abrasion*은 상피층의 일부나 전층에 결손이 생기는 손상으로 안구 표면 외상 중 가장 흔하다(그림 21-1). 이러한 종류의 외상은 다양한 원인으로 발생하는데 각막이 이물질에 의해 비스듬하게 손상되는 경우가 가장 흔하다. 유발 이물질로는 손톱, 종이, 화장용 솔, 나뭇가지나 풀 등이 있다.

2. 각막이물

각막 표면에 붙어 있는 이물(그림 21-2)은 쉽게 찾을 수 있으나 조직을 뚫고 들어간 것은 찾기 힘들다. 대부분의 경우 작은 금속성 또는 비금속성 이물이 위눈꺼풀 결막이나 각막 표면에 박힌 모습을 관찰할 수 있지만 다른 이물의 존재(눈속 이물의 가능성)에 대해 의심해야 한다. 동반된 출혈이나 부종이 있으면 발견하기가 더욱 어려우므로 세심하게 관찰해야 한다. 특히 눈꺼풀판밑고랑*subtarsal sulcus*에 있는 이물은 눈꺼풀을 뒤집고 검사해야만 찾을 수 있다. 이물이 크면 육안으로도 확인할 수 있지만 확대경이나 세극등현미경을 사용하여 작은 것도 발견해야 한다. 눈은 매우 예민한 조직이므로 작은 이물이더라도 눈 통증과 눈물흘림, 눈 충혈을 일으킨다.

이물이 눈 표면에 붙어 있으면 세척만으로도 제거되지만 각막이나 결막에 박혀 있으면 세척으로 제거되지 않는다. 이때는 국소마취제를 점안하고 끝이 뾰족한 주사기 바늘*needle* 또는 포셉*forcep*을 사용해 이물을 제거한다. 이물이 각막에 깊이 박혀 있어 제거하기 어려울 때에는 무리하게 제거하지 말고 이물로 인해 주변 각막에 부종이 생겨 제거하기 쉬워질 때까지 기다리는 것이 좋다. 하지만 부종으로 인해 조직이 약해져 있으므로 매우 조심스럽게 다루어야 한다. 철조각은 오래 방치하면 이물이 제거된 후에도 녹*rust*이 남기 때문에 가능한 한 빨리 제거해야 한다.

이물을 제거한 후에는 이차 감염을 방지하기 위해 항생제 점안약을 사용하고, 경우에 따라서는 항생제의 전신투여가 필요하다. 각막이물로 인한 손상이 각막상피세포층에만 국한된 때에 과거에는 압박안대를 하여 눈을 안정시키는 것만으로도 치유에 도움을 줄 수 있을 것으로 기대했다. 하지만 압박안대는 각막의 온도를 높여 눈물 내에 존재하는 미생물의 번식을 촉진하여 이차적 감염각막염의 위험을 증가시킬 수 있고 안대 사용으로 산소공급을 감소시켜 각막상피의 재생을 지연시킬 수 있다. 치료용 콘택트렌즈 착용은 감염의 위험성을 높일 수 있으므로 주의가 필요하다. 섬모체충혈이 있으면 포도막염의 발생이 의심되므로 세극등현미경으로 앞방 내 염증세포 유무를 검사하고, 포도막염이 있으면 조절마비제를 점안한다.

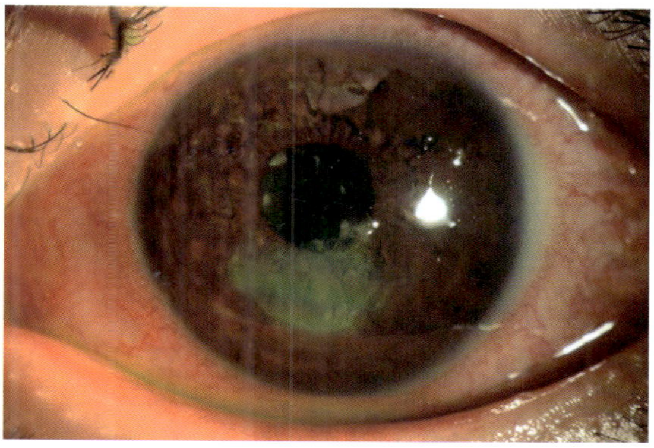

그림 21-1 각막상피찰과상

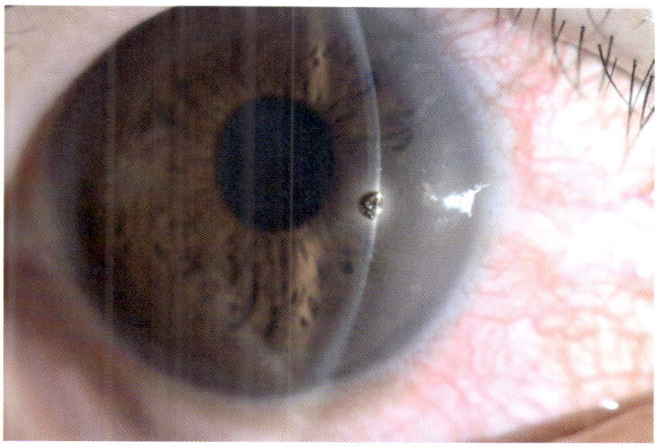

그림 21-2 각막이물

3. 화상

(1) 화학화상*chemical burn*

화학화상은 가정이나 산업현장에서 흔히 발생하는데 심한 경우 영구적 시력상실까지 일어나므로 초기의 신속한 진단과 응급처치가 향후 치유과정과 시력 예후에 매우 중요하다.

화학약품이 눈에 들어갔을 때는 가장 먼저 평형식염수액으로 약품이 모두 씻겨 나올 때까지 눈을 충분히 세척해야 한다. 평형식염수액이 준비되지 않은 경우에는 시간을 지체하지 말고 주위에 있는 멸균 생리식염수나 깨끗한 물로 씻어낸다. 화학약품을 취급하는 곳에서는 약품이 눈에 들어갔을 때 즉시 사용할 수 있는 샤워기를 눈에 잘 띄는 곳에 비치해야 한다. 세척 시 결막낭에 화학약품이 남아 있지 않은지 확인해야 하며, 적어도 30분 이상, 중력에 의해 흐르는 용액으로 자연스럽게 세척되도록 한다. 세척하는 동안 손상되지 않은 반대편 눈에 화학약품이 들어가지 않도록 세척액이 코쪽 방향에서 바깥쪽으로 흐르도록 머리를 기울여 세척하도록 하며, 수상하지 않은 눈을 가려 주는 것도 도움이 될 수 있다. 화학약품의 종류를 고를 때는 리트머스 시험지를 세척 전에 결막주머니에 삽입하면 pH를 알 수 있다. 화학적 대응물로 중화하면 이들의 상호작용 때문에 열이 발생하여 조직이 더 많이 손상될 수 있으므로 이 방법은 절대 사용하면 안 된다.

통증이 심하므로 국소마취제를 점안하거나 진통제를 투여한다. 괴사된 조직을 제거한 후 감염을 방지하기 위해 항생제를, 염증반응을 완화하기 위해 필요시 부신피질호르몬제제를 점안한다. 포도막염으로 인한 홍채뒤유착을 방지하고 통증을 감소시키기 위

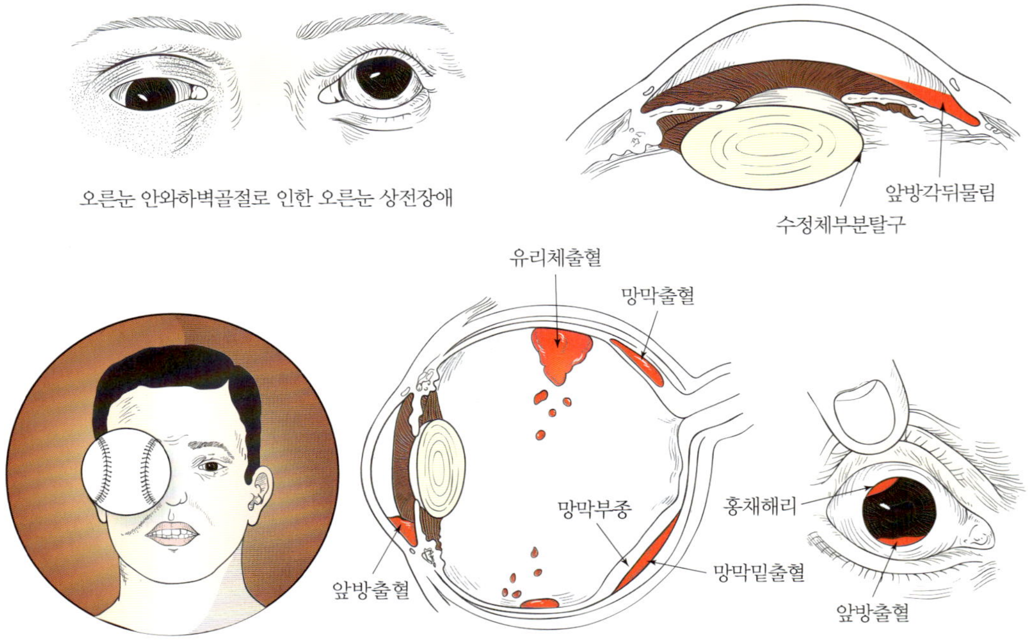

그림 21-3 눈 타박상에서 볼 수 있는 변화

해 동공확대제와 조절마비제를 점안한다. 국소마취제는 상처 치유를 지연시킬 수도 있으므로 장기간 사용을 금한다. 부신피질호르몬제제는 염증반응이 심한 초기에는 염증반응이나 단백질분해효소 생성을 억제하는 작용을 하나, 상처 치유를 지연시키는 부작용이 있으므로 장기간 사용은 금해야 한다. 눈을 움직이면 통증이 있으므로 상처가 치유될 때까지 두 눈을 가려 눈을 움직이지 않게 안정시키는 것이 좋다.

산성 약품으로 인한 화상일 때는 산성도가 높을수록 조직이 심하게 손상된다. 산은 음이온*anion*이 각막의 조직단백과 결합하여 불용성 응고물을 만들어 각막 깊은 곳으로의 침투가 지연되므로 조기에 적절히 치료하면 좋은 결과를 기대할 수도 있다.

알칼리성 약품은 조직단백을 용해시키면서 조직 깊숙이 침투하므로 산성 약품으로 인한 손상보다 예후가 나쁘다. 초기에는 조직 손상이 그다지 심하지 않아 보이더라도 시간이 경과함에 따라 괴사가 점점 악화되며, 안구벽이 얇아져 안구천공이 일어날 수 있다. 아세틸시스테인*acetylcystein*, 페니실라민*penicillamine* 또는 에틸렌디아민사아세트산*ethylenediamine tetraacetic acid; EDTA*을 점안하면 각막 아교질손상이 줄어들어 치유를 도와준다. 각막가장자리허혈과 각막손상이 심할수록 예후가 불량하다.

(2) 열화상*thermal burn*

폭발화염, 뜨거운 금속, 담뱃재, 뜨거운 기름 등에 화상을 입는 경우가 있다. 열에 직접 접촉하여 발생하는 손상은 대부분 얼굴과 눈꺼풀의 손상을 동반한다. 각막손상은 비교적 드문데 이는 눈꺼풀의 눈깜박임반사가 즉시 일어나고 눈꺼풀 자체가 어느 정도 열을 차단하기 때문이다.

눈꺼풀화상을 입었을 때는 괴사된 피부를 제거하고 항생제를 투여해 세균감염을 방지하고 자연치유를 기다린다. 치유된 후 피부위축으로 인한 눈꺼풀겉

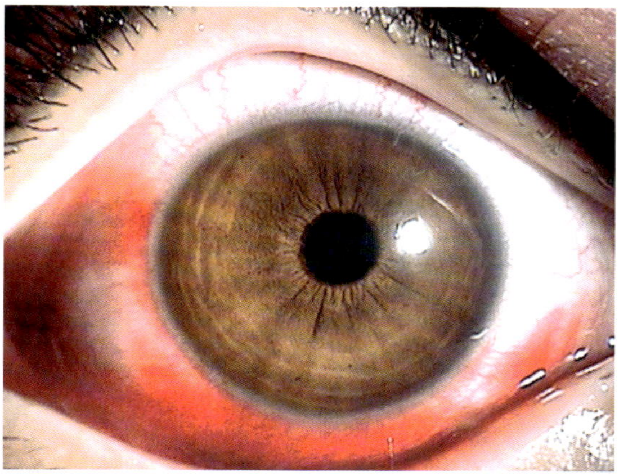

그림 21-4 결막밑출혈

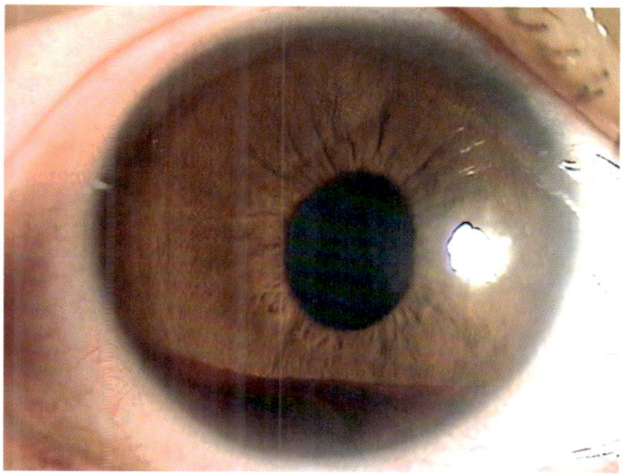

그림 21-5 앞방출혈

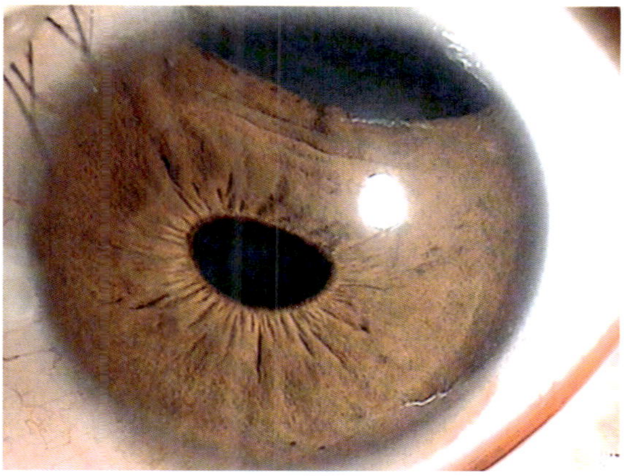

그림 21-6 홍채해리

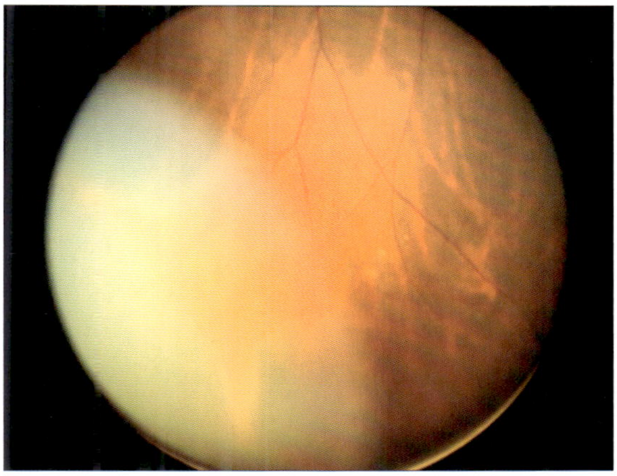

그림 21-7 수정체이탈

말림이 나타나면 피부이식으로 교정한다. 심한 경우에는 눈꺼풀봉합술로 위눈꺼풀과 아래눈꺼풀을 서로 봉합하여 눈꺼풀이 수축되는 것을 방지한다.

각막열화상은 경증의 경우 후유증 없이 치유되지만, 각막 깊은 곳까지 손상된 경우 대부분 영구적 반흔을 남기고 치유된다.

4. 타박상

눈은 직접적 충격뿐만 아니라 눈 주변의 외상으로 인한 간접적 충격으로도 손상을 받을 수 있다. 충격 후 조직의 변화는 외상 직후에 나타나기도 하지만 수개월 내지 수년 후에 나타나기도 하므로 외상 직후에 예후 판단을 해야 할 때는 신중해야 한다. 눈 타박상에서 볼 수 있는 변화는 다음과 같다(그림 21-3).

① 눈꺼풀피하출혈 또는 열상, 안와골절

② 결막밑출혈*subconjunctival hemorrhage*(그림 21-4)

③ 각막부종 또는 데스메막 파열

④ 앞방출혈*hyphema*(그림 21-5), 앞방각뒤물림*angle recession*

⑤ 동공확대와 조절마비

⑥ 홍채동공조임근파열*rupture of iris sphincter*, 홍채해리*iridodialysis*(그림 21-6)

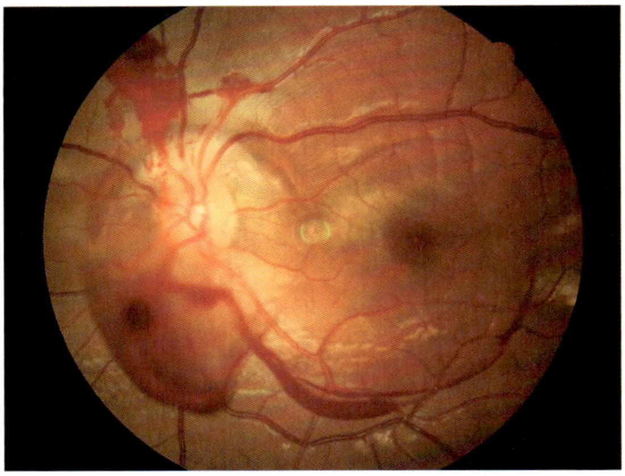

그림 21-8 유리체출혈

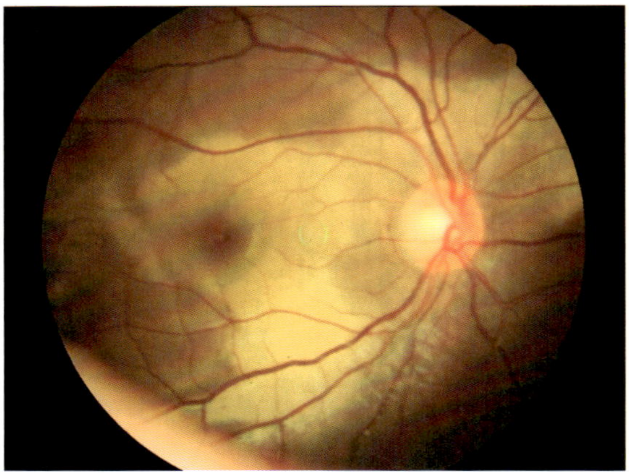

그림 21-9 망막부종

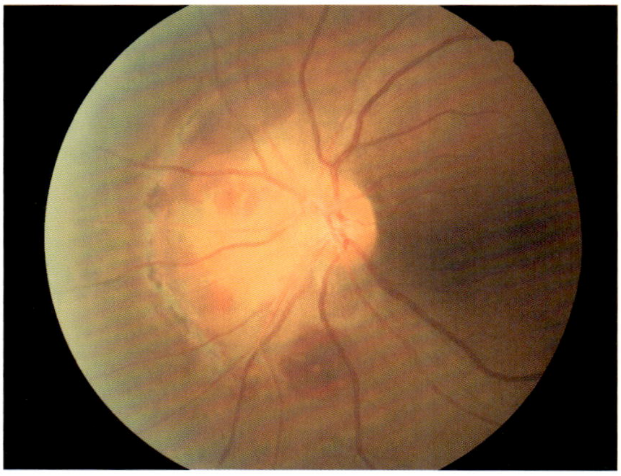

그림 21-10 맥락막파열

⑦ 수정체이탈*dislocation of lens*(그림 21-7), 외상백내장*traumatic cataract*

⑧ 유리체출혈*vitreous hemorrhage*(그림 21-8)

⑨ 망막출혈*retinal hemorrhage*, 망막부종*commotio retinae, Berlin edema*(그림 21-9), 망막열공*retinal tear*, 망막박리*retinal detachment*

⑩ 맥락막출혈*choroidal hemorrhage*, 맥락막파열*choroidal rupture*(그림 21-10)

5. 광선상해*light injury*

광선에 노출되면 광에너지에 따라 인체조직에서는 광화학반응*photochemical reaction*과 열반응*thermal reaction*이 일어난다. 이러한 광선에 대한 인체조직 반응을 이용해 레이저광선을 치료 목적으로 사용하기도 하지만, 부주의로 인해 광선상해를 입을 수도 있다. 광선에 대한 인체조직반응은 광선의 파장, 조직의 색소 함유량, 광선 조사량 등과 밀접한 관계가 있다. 파장이 긴 광선은 짧은 광선보다 투과성이 높아 조직 깊숙이 침투한다. 황반에 많이 있는 엽황소*xanthophyll*는 푸른색을, 혈액 내에 있는 혈색소는 노란색을 잘 흡수하며, 멜라닌색소는 대부분의 가시광선을 흡수한다.

자외선은 조직투과성이 낮기 때문에 대부분이 피부나 눈 표면에서 흡수되어 피부를 검게 만들거나, 각막염이나 결막염을 일으킨다. 이는 용접공, 등산가, 눈*snow*에 오랜 시간 노출된 사람에서 볼 수 있다. 자외선에 노출된 지 8~12시간 후에 통증, 눈부심 등의 증상이 나타난다. 대증적 치료로 대부분 48시간 이내에 호전된다.

적외선은 조직 깊숙이 침투하여 백내장을 일으킬 수 있다. 이러한 백내장은 유리제품을 만드는 사람에게서 볼 수 있어 유리제조공백내장*glass-blower's cataract*이라는 이름이 붙었다.

일식을 맨눈으로 볼 경우 광선이 황반에 초점을 맺

어 황반화상을 일으키는데, 이를 일광망막병증*solar retinopathy*이라고 한다.

X선은 전압이 낮으면(8~25kV) 표층에서 흡수되어 탈모나 각결막염을 일으키지만, 고전압(100kV 이상) 또는 방사성동위원소에서 나오는 감마선은 각결막염을 일으킬 뿐만 아니라 안구 속으로 깊이 들어가 백내장이나 망막염을 일으킨다. 잠복기가 길기 때문에 방사선에 노출된 후 몇 년이 지나서 나타나기도 한다. 과거에 군날개수술 후 재발 방지를 위해 사용하던 스트론튬 90에서 나오는 베타*beta*선은 조직투과성이 낮으나 눈 표면에 접촉하여 조사하는 경우 세포활성도가 높은 적도부 수정체세포에 영향을 주어 백내장을 일으킬 수도 있으므로 주의해야 한다.

영아의 눈은 성인의 눈보다 광선이 잘 투과되므로 고빌리루빈혈증*hyperbilirubinemia*을 치료할 때 사용하는 형광등의 광선도 망막을 손상시킬 수 있다. 따라서 광선치료를 할 때는 반드시 눈을 가려 주어야 한다.

레이저광선에도 손상을 입을 수 있는데, CO_2레이저는 각막, 결막, 공막에 열화상을 입힐 수 있고 루비레이저*ruby laser*나 야그레이저*YAG laser*는 홍채, 수정체, 망막에 손상을 입힐 수 있다. 또한 최근 시판되는 레이저 포인터를 응시하여 망막이 손상되는 사례가 다수 존재한다.

6. 분만외상

분만지연, 태아위치이상, 집게분만*forceps delivery* 등은 눈에 여러 형태의 상해를 입힐 수 있다. 결막출혈, 각막손상, 망막출혈, 앞방출혈이 나타나거나, 심하면 안와골절, 시신경관골절, 외안근마비, 수정체탈구 등이 발생한다.

산전 진단을 위해 양막천자*amniocentesis*를 하다가 천자침이 태아의 안구에 관통상을 입혀 각막천공, 외상홍채낭종, 외상백내장 등을 일으킨 희귀한 경우도 있다.

7. 안와이물*orbital foreign bodies*

안와내 이물은 두개부나 전신 외상과 동반하여 발생할 수 있는데 전체적인 외상의 심각성에 따라 치료가 지연되는 경우가 많다. 안와내 이물이 있을 때 원인이 무엇이든 간에 안와 또는 안구 천공이 동반될 수 있으므로 시력이나 안구운동, 시신경기능, 눈물배출기능 등을 검사해야 한다.

안와내 이물은 이물의 크기, 위치, 외상 시 이물이 들어온 속도 그리고 구성성분 등에 따라 증상이나 합병증이 다를 수 있다. 안구내 이물과 달리 안와내 이물은 시신경이나 안구에 영향이 없다면 시력감소를 유발하지 않는다. 가장 흔한 증상은 안구운동 신경이나 근육의 손상으로 생긴 복시현상이다. 안와내 이물의 크기는 증상 발생 여부 및 정도와 연관이 많으며 제거 여부를 결정하는 중요한 단서가 된다. 안와내 이물의 위치 역시 중요한데 안쪽눈구석 쪽에서 들어간 경우 눈물언덕이나 눈물배출기관을 손상하기도 한다. 물론 위눈꺼풀의 천공성 수상은 아래눈꺼풀보다 두개내로 침범하는 경향이 더 높다.

이물질의 성분은 그 제거 여부를 결정하는 데 매우 중요한 고려사항이다. 철, 알루미늄, 납 같은 금속은 염증이 동반되지 않는 한 안구나 안와 내에서 화학반응을 일으키지 않지만, 구리는 금속 중 유일하게 심한 염증을 유발한다. 놋쇠나 청동 같은 구리합금제는 만성적이면서 덜 파괴적인 반응작용을 일으키고 상당 기간 동안 잘 견뎌내기도 한다. 그 밖에 화학반응이 적은 물질로는 돌이나 유리가 있다. 반면 유기성 물질, 특히 나무 종류는 육아반응을 일으키므로 반드시 제거해야 한다.

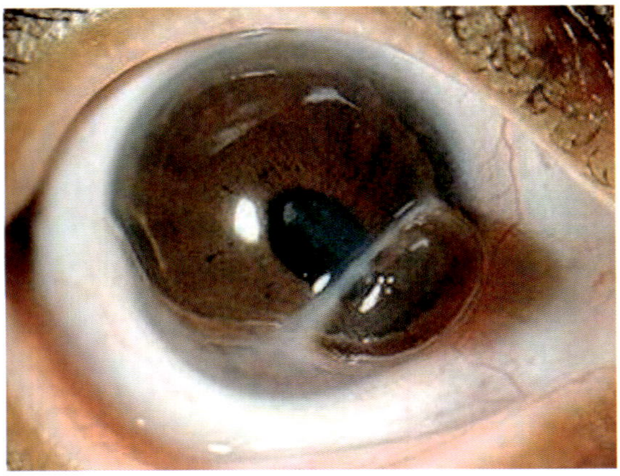

그림 21-11 안구파열 각막가장자리 파열창으로 탈출된 홍채 조직

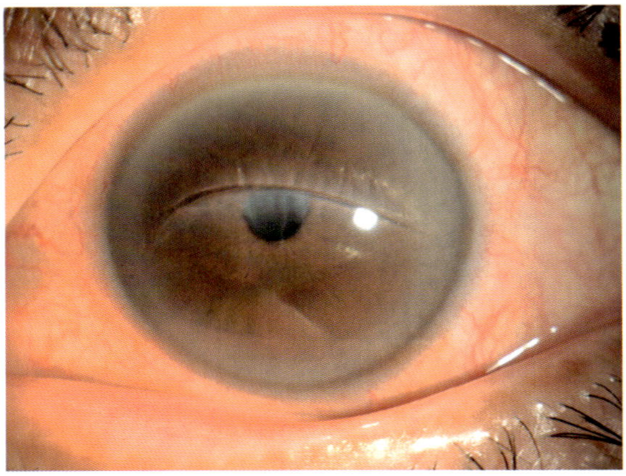

그림 21-12 각막열상

II 천공성 안외상

1. 안구파열*globe rupture, eyeball rupture*

심한 충격을 받으면 안구가 파열될 수 있는데, 충격을 받은 부위 또는 그곳과 대각선 방향에 잘 생긴다. 안구파열은 주로 각막가장자리에서 2~3mm 떨어진 곳이나 외안근 부착부 공막에 각막가장자리와 같은 방향으로 생기며 과거의 수술 부위에 발생하는 경우도 있다. 파열창을 통해 눈 속 내용물이 밖으로 나오며, 특히 각막가장자리가 파열되면 홍채나 섬모체가 밖으로 나온다(그림 21-11). 외부로 나온 조직이 소량이고 상처 부위가 깨끗하면 나온 조직을 원상복귀시키고 상처를 봉합해도 되지만, 시간이 오래 경과하여 조직 괴사가 의심되거나 외부로 나온 조직의 오염이 의심되면 밖으로 나온 조직을 절제한 후에 파열부를 봉합한다. 안정을 취하게 하고 감염을 방지하기 위해 항생제를 점안한다. 필요하면 항생제 결막밑주사나 전신투여를 겸한다. 발생빈도는 매우 낮지만 천공외상을 입은 지 4~8주 후 다친 눈의 염증이 심해지면서 다치지 않은 눈에 포도막염이 나타나는 경우가 있는데, 이를 교감안염*symphatic ophthalmia*이라 한다. 조직 손상이 커서 치유 후에도 정상 안구 형태를 유지하기 어렵고, 시력 회복의 가능성이 없으면 교감안염을 예방하기 위해 안구적출술*enucleation* 또는 안구내용제거술*evisceration*을 시행하기도 한다.

2. 열상*lacerations*

결막열상은 창상이 작으면 며칠 내에 자연치유되므로 항생제를 점안해 이차 감염을 방지하는 것만으로 충분히 치료될 수 있다. 그러나 1cm 이상의 결막열상은 봉합하지 않으면 이차 감염, 결막붙음증 등의 합병증이 발생할 수 있으므로 봉합해야 한다. 결막열상이 있으면 동반된 출혈로 인하여 찢어진 부위를 찾지 못할 수 있으므로 상처를 자세히 조사하고, 공막의 손상 여부를 반드시 확인해야 한다.

각막열상은 크기가 작으면 부종으로 상처가 저절로 막혀 치유되기도 하지만 때로는 열상 부위에 홍채가 끼이는 경우도 있다. 이렇게 되면 동공이 눈물방울 모양으로 변형된다(그림 21-12). 열상 부위가 크면 상처를 통해 홍채, 섬모체, 수정체, 유리체 등이 탈출된다. 홍채가 밖으로 나오지 않은 열상은 그냥 봉합해 주고, 홍채가 밖으로 나온 경우에는 상처가 오염되었거나 시간이 오래 경과되어 조직 괴사가 의심되면 밖으로 나온 홍채를 절제하고 봉합한다(그림 21-13).

공막열상이 있으면 홍채나 섬모체도 동시에 손상되고 심한 눈속출혈이 동반된 경우가 많으므로 예후가 좋지 않다(그림 21-14). 열상 부위는 봉합해야 하며 망막박리를 예방하기 위해 냉동치료나 투열치료 *diathermy*를 하기도 한다.

열상에 의하여 수정체가 손상되었을 때 상처가 작으면 부분혼탁만 남기고 더 이상 진행하지 않는 경우가 있지만, 대부분은 수술을 해야 할 정도로 혼탁이 진행된다. 때로는 수정체부종이 급격하게 발생하여 급성 폐쇄각녹내장이 합병되기도 한다. 수정체손상 부위를 통해 피질이 유출되면 녹내장이 일어나기도 한다. 이렇게 발생한 합병녹내장은 수정체를 남김없이 제거하고 앞방을 깨끗하게 세척하면 치료된다.

3. 눈속이물*intraocular foreign bodies*

눈속이물은 빠른 속도로 날아온 물질이 안구 외막을 뚫고 눈 속으로 들어가 생기며, 대부분이 작업 중에 일어난다. 이물질이 작으면 입구가 보이지 않을 수도 있다. 결막을 관통하여 공막을 뚫고 눈 속으로 들어간 경우에는 입구를 발견하기 어려우므로 세심하게 검사해야 한다. 병력으로 눈속이물이 의심되는 경우에는 동공을 확대하여 세밀한 안저검사를 해야 하며, 초음파검사나 안와 컴퓨터단층촬영 같은 영상검사를 반드시 시행해야 한다.

눈속이물로 인해 눈조직의 기계적 손상이나 눈속감염이 일어날 수도 있다. 특히 이물이 쇳조각일 때는 화학반응으로 인한 손상이 일어난다. 눈속이물은 위치에 따라 각각 앞방(그림 21-15)·수정체·유리체·망막 이물이라고 하며, 안구를 다시 관통하여 안와내이물이 되기도 한다. 수정체가 손상되면 외상백내장이 되고(그림 21-16) 섬모체, 맥락막, 망막 등이 손상되면 눈속출혈이 일어나기도 한다.

유리조각처럼 조직반응을 거의 일으키지 않는 것

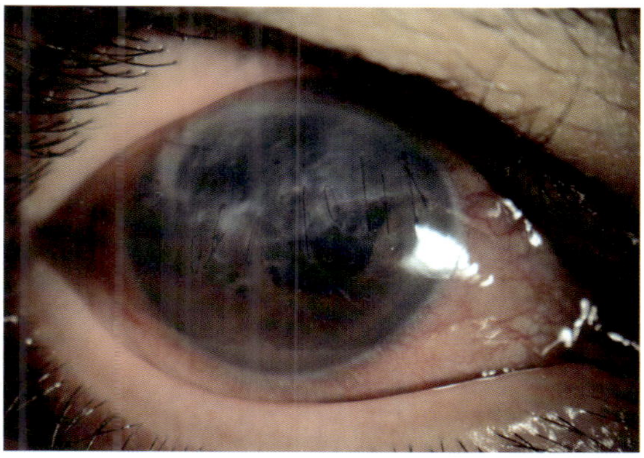

그림 21-13 각막열상 탈출된 홍채를 절제한 후 각막열상을 봉합한 모습

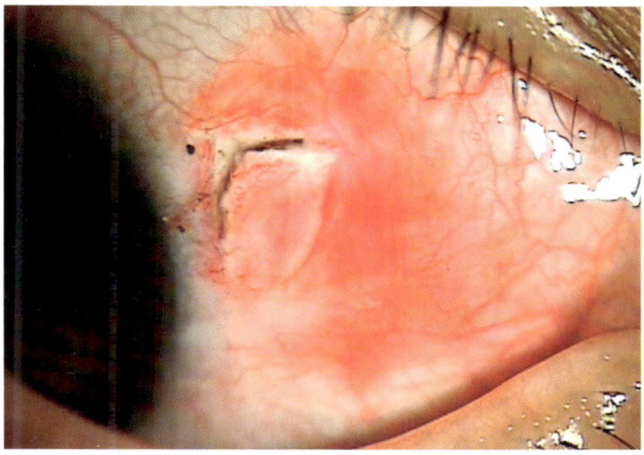

그림 21-14 공막열상

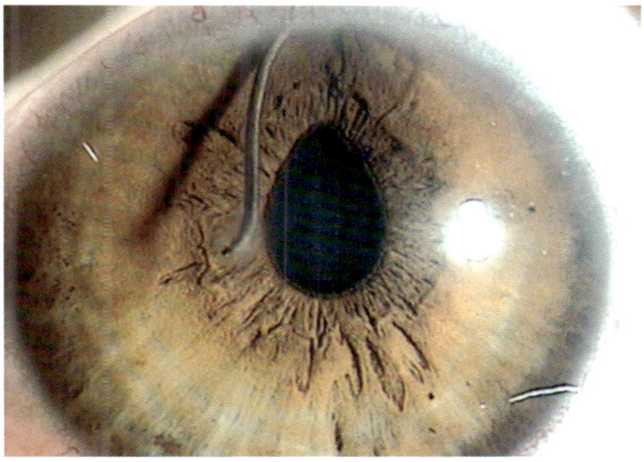

그림 21-15 앞방이물

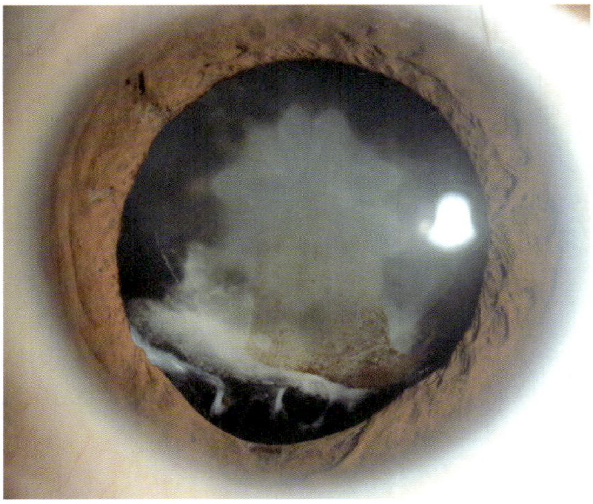

그림 21-16 외상백내장

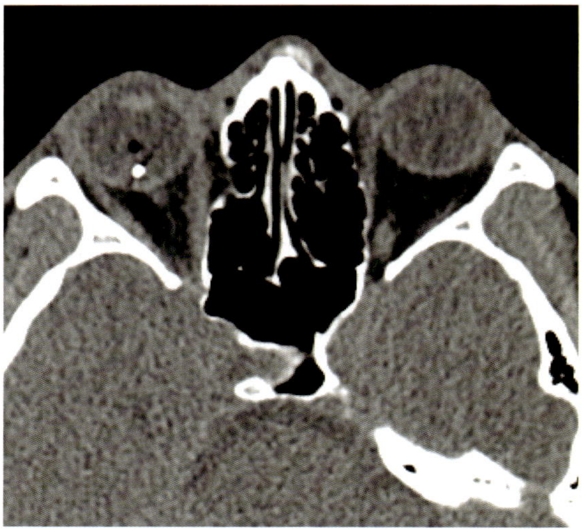

그림 21-17 컴퓨터단층촬영에 나타난 오른눈 눈속이물

도 있지만, 철의 경우 철이온이 각막, 망막, 수정체, 홍채 등에 결합하여 변성을 일으킨다. 이를 눈철침착*siderosis bulbi*이라고 한다. 구리는 동이온이 수정체낭에 흡착해 해바라기백내장*sunflower cataract*을 유발하며, 안내염을 일으켜 안구위축을 발생시키기도 한다(구리침착*chalcosis*). 아연도 무균성 화농성 염증을 일으킨다. 납*lead*은 눈 속에서는 표면이 탄산염으로 둘러싸여 비교적 조직반응이 적지만 오랜 시간이 경과하면 주위 조직을 변성시킨다. 금, 은, 백금은 비교적 조직반응이 적다. 돌은 그 성분에 따라 다르지만 다양한 정도의 조직반응을 일으킨다. 유리, 플라스틱 등은 비교적 무해하다. 나무, 식물성·동물성 물질 등의 유기물질은 심한 이물반응을 일으켜 육아염증을 일으키며, 곰팡이 감염의 위험성도 있다. 동물의 털이 눈에 들어가면 결절안염*ophthalmia nodosa*이 발생하며, 속눈썹이 앞방에 들어가면 낭*cyst*을 형성한다.

눈속이물의 위치는 검안경이나 세극등으로 대부분 발견할 수 있지만 그렇지 못한 경우에는 다음의 방법을 이용한다.

① **X선검사** 유리, 플라스틱, 나무 등의 이물질은 감지하지 못하지만 금속성 이물질은 발견할 수 있다.

② **초음파검사***ultrasonography* 초음파검사를 하는 동안 자석으로 눈속이물의 움직임을 유도하여 이물의 금속성 여부를 알 수 있다.

③ **컴퓨터단층촬영***CT scan* 이차원 및 삼차원 단층촬영으로 작은 이물까지도 찾을 수 있다(그림 21-17).

④ **자기공명영상***magnetic resonance imaging; MRI* 비금속성 눈속이물을 확인하고 위치를 파악하는 데 유용하다. 그러나 이물의 금속성 유무가 확실하지 않을 때는 금속성 이물이 자기장의 힘에 끌려 움직일 수 있으므로 MRI를 시행하면 안 된다.

눈속이물은 제거하는 것이 원칙이지만, 이물이 비교적 무해하고 눈속조직을 직접 손상하지 않은 경우에는 그대로 두기도 한다. 자성을 가진 눈속이물은 자석으로 제거할 수도 있지만, 이물이 눈속조직과 엉켜 있거나 이물 주위에 결체조직이 형성된 경우에는 제거할 때 주변 조직에 손상을 입힐 수도 있으므로 주의해야 한다.

눈속의 이물은 섬모체평면부의 절개창을 통해 눈속이물집게*intraocular foreign body forceps*로 제거하는 것이 좋다. 이물을 제거할 때는 절개창을 가능한 한 크게 만들어 이물을 끄집어낼 때 주변 조직에 손상을 입히지 않도록 해야 한다.

수정체이물은 이물로 인한 수정체혼탁이 국소적으로 한정되어 있고 혼탁이 더 이상 진행하지 않아 시력에 지장을 주지 않는다면 그냥 둘 수도 있지만, 백내장이 진행하거나 이물로 인한 염증이 발생하면 제거해야 한다.

눈속이물은 제거하더라도 시력을 잃을 위험이 높기 때문에 이를 예방하기 위해 작업 중에는 반드시 보호안경을 착용해야 한다.

Ⅲ 눈꺼풀외상

눈꺼풀의 외상으로 인한 미용문제와 기능장애를 예방하려면 눈꺼풀 외상을 유발한 이물질 제거, 정확한 창상 봉합, 결손조직 재건, 감염 예방 등 상황에 따른 적절한 치료를 하는 것이 중요하다. 외상 후 시간이 많이 지나면 눈의 노출로 인한 각막염 발생 가능성이 있고, 감염, 부종, 염증 때문에 봉합이 어려울 수 있으므로 되도록 빠른 시간 내에 수술하는 것이 좋다. 죽은 조직은 가능한 최소한으로 명백히 괴사된 조직에 한해 제거한다.

눈꺼풀의 열상은 눈꺼풀테*lid margin*의 손상 여부에 따라 수술방법이 다르다.

눈꺼풀테에 손상이 없으면서 눈꺼풀테와 평행한 열상일 때는 단순봉합을 하고 수직열상일 때는 Z성형술을 한다. 눈꺼풀테의 열상은 회색선*gray line*을 맞추어 봉합해야 한다. 눈꺼풀테의 절단면이 불규칙한 경우와 눈꺼풀테의 일부분이 소실된 경우 수술 후 눈꺼풀테패임*notching* 발생을 예방하기 위하여 외상 부위의 일부를 잘라내어 눈꺼풀테가 잘 맞도록 만든 다음 봉합해야 한다.

눈물점*lacrimal punctum*에서 코쪽으로 열상이 있을 때는 눈물소관 열상일 가능성이 있다. 이러한 열상은 작아 보이지만 보기보다 깊고 큰 경우가 많다. 따라서 눈물스관 열상이 의심된다면 눈물점을 통해 눈물길더듬자를 삽입하여 눈물소관의 끊어진 곳으로 나오는지 확인해 보아야 한다(그림 21-18). 눈물소관 열상이 동반된 경우에는 실리콘관을 삽입하고 눈물소관성형술(그림 21-18, 21-19)을 시행한다. 이 실리콘관은 눈물소관의 연결 부위가 아물 때까지 6주에서 6개월 동안 두어야 한다.

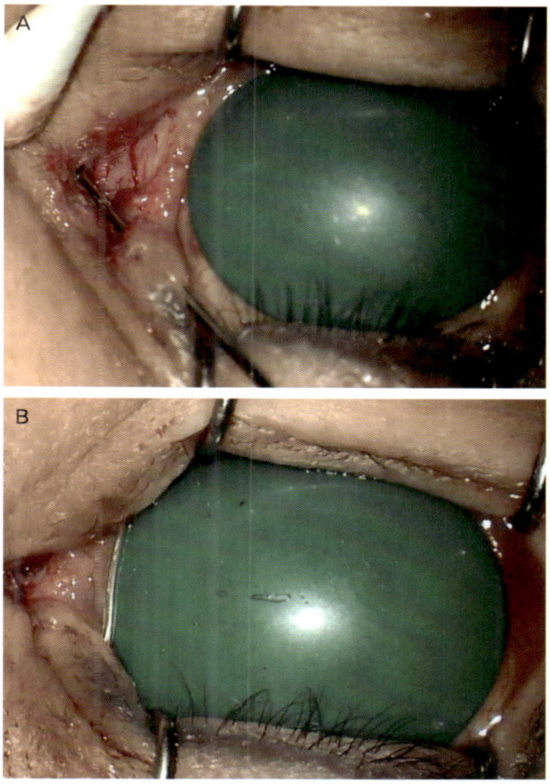

그림 21-18 눈물소관 열상 **A.** 눈물점을 통해 삽입된 눈물길더듬자가 눈물소관 열상 부위에서 관찰되는 모습 **B.** 실리콘관 삽입과 눈물스관성형술 후 모습

Ⅳ 안와골절

안와가장자리*orbital margin*는 단단한 뼈로 구성되어

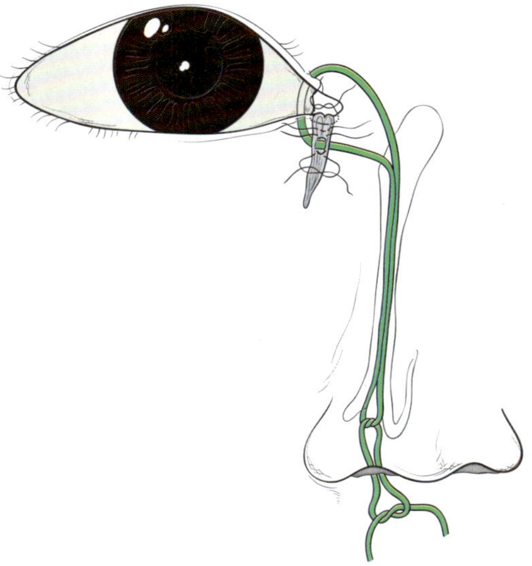

그림 21-19 아래눈물소관 열상에서 실리콘관 삽입과 눈물소관 성형술

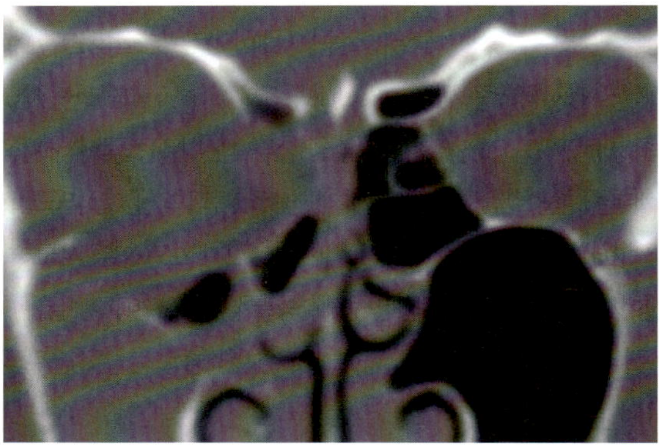

그림 21-20 안와내용물이 위턱굴과 벌집굴로 탈출된 안와내벽 및 하벽골절의 컴퓨터단층촬영 소견

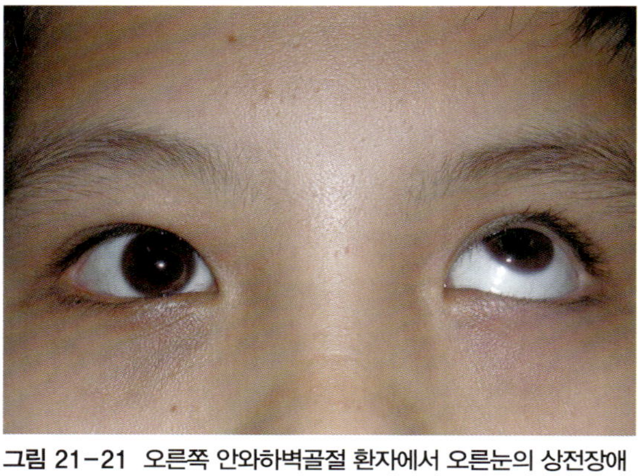

그림 21-21 오른쪽 안와하벽골절 환자에서 오른눈의 상전장애

있어 잘 골절되지 않으나, 안쪽의 안와하벽과 안와내벽은 얇으므로 골절이 잘 일어난다. 안와골절(그림 21-20)이 생기는 원리에 대해서 두 가지 가설이 있다. 첫 번째는 'Buckling theory'로 안와 앞쪽에서 안와가장자리 뼈를 통해 전달된 힘이 얇은 두께의 안와내벽으로 전달되어 골절이 생긴다는 것이다. 두 번째는 'Hydraulic theory'로 안와 내 연부조직으로 힘이 전달되고 연부조직의 위치가 옮겨지면서 안와내벽 골절이 생긴다는 가설이다. 대개 출혈과 부종이 동반되므로 정확한 손상 정도를 알아내기가 어렵다. 단순방사선촬영, 컴퓨터단층촬영으로 확진하는데, 컴퓨터단층촬영은 골절의 부위와 정도, 골절 부위를 통한 안와조직의 탈출과 손상 여부를 판정하는 데 매우 유용하다.

안와하벽의 골절로 인해 아래안와신경*infraorbital nerve*이 손상되면 같은 쪽 안면부 감각이상이 생긴다. 시신경관 손상으로 시신경이 압박되어 시력장애가 생긴 경우 조기에 압박을 제거하면 시력이 회복되는 경우도 있지만, 시신경이 손상되면 영구적 시력장애가 남는다. 안와골절이 있으면 주변 코곁굴에 있던 공기가 안와 내로 들어와 공기증*emphysema*을 일으킨다. 공기증은 안와내벽골절로 인해 벌집굴이 손상된 경우에 흔히 볼 수 있다. 따라서 안와내벽골절이 의심된다면 환자에게 코를 풀지 않게 하여 추가 손상을 방지해야 한다. 골절된 뼈 사이로 외안근이 함입되거나 안와출혈로 인해 외안근이 압박되면 안구운동장애로 복시가 생긴다(그림 21-21). 이 경우 안구를 집게로 잡고 움직이면(강제견인검사*forced duction test*) 저항이 느껴진다. 골절부가 커서 안와내용물이 주변의 코곁굴로 빠져나가면 안구함몰*enophthalmos*이 생긴다.

컴퓨터단층촬영에서 골절의 정도가 경미하고 다른 이상소견이 없을 때는 관찰만 한다. 수술 적응증은 근육이 골절 부위에 끼여 사시나 복시가 생겨 2주 이상 계속되거나, 2mm 이상의 안구함몰이 있거나, 골절부가 커서 안구함몰이 예상되거나, 안구의 하방편위가 뚜렷하거나, 안와주변 얼굴뼈골절이 동반된 경우이다. 다친 후 10~14일 내에 수술하는 것이 좋다.

V 안와혈종

안와혈종*orbital hematoma*은 외상이나 수술의 합병증으로 발생할 수 있다. 안와이물이나 안와골절이 원인이 되어 골막하 혈종이나 안와혈관 손상을 유발하여 생길 수 있다. 또 눈꺼풀성형술이나 안와감압술 같은 수술 후에도 합병증으로 나타날 수 있다. 대부분의 경우 몇 주에 걸쳐 저절로 호전되므로 시신경 기능이 정상이라면 대개 보존적 치료를 시행하지만 혈종이 안구 또는 시신경을 심하게 압박하거나 안구운동을 위협할 정도로 큰 경우에는 응급수술이 필요하다.

눈을 다쳤을 때는 어떻게 해야 할까요?

눈을 다친 후 부주의하게 조작하거나 미숙하게 처치하면 손상이 더 악화될 수 있습니다. 특히 안구파열이나 안구열상을 입었을 때 안구에 압박을 가하면 파열 부위나 열상 부위를 통하여 안구 내 중요 구조물이 탈출되어 손상이 더 악화될 수 있습니다.

눈에 강력한 물리적 충격이 가해지거나 날카로운 물체에 의해 안구가 손상된 경우 또는 이물이 안구에 들어간 경우 개방성 안구손상이 발생할 수 있습니다. 이러한 경우 응급조치가 필요할 수 있으므로 지체없이 병원에 방문하는 것이 가장 중요합니다. 개방성 안구손상이 의심되는 상황에서는 눈이 불편하다고 눈을 비비거나, 눈에서 피가 날 때 피를 닦거나 지혈하려고 눈을 누르는 행동은 안구를 압박할 수 있으므로 피해야 합니다. 눈꺼풀이 심하게 부어올라 눈이 떠지지 않을 때 손가락으로 눈꺼풀을 벌려서 억지로 뜨게 하는 행동도 눈을 압박할 수 있으므로 피해야 합니다.

눈에서 피가 흘러나오면 눈을 압박하지 않을 정도로 거즈를 가볍게 붙여 주어야 합니다. 수상 이후에는 의도하지 않은 외부 충격이나 압박으로부터 안구를 보호하기 위하여 눈에 직접 닿지 않는 눈보호대를 붙여 주어야 합니다. 적절한 눈보호대가 없다면 아래 부분을 잘라낸 종이컵을 눈앞에 대고 테이프로 붙여 주는 방법도 효과적일 수 있습니다.

22

생체조직과 인공조직

의학과 공학의 발전으로 손상된 눈의 기능을 조직이나 인공안구 부품을 이용하여 복원하는 방법이 시도되고 있다. 그러나 이러한 방법이 시력을 잃은 모든 눈에 가능하지는 않으며, 많은 방법들은 실제 환자의 치료에 적용할 수 있는 수준이 아닌 연구단계에 머물러 있다. 아직까지 안구 전체 이식은 불가능하다. 눈의 각 부분마다 조직 구성과 역할이 다르기 때문에 눈의 생체조직 이식이나 인공조직 이식에 대한 연구는 눈의 부분별로 진행되고 있다. 인공지능과 빅데이터가 이끄는 4차 산업혁명 시대를 맞아 안과 역시 변화의 중심에 서 있다. 이미지 분석을 통한 자동 진단부터 질병의 진행이나 치료 효과 예측, 가상현실을 이용한 수술훈련 시스템까지 새로운 개념들이 속속 도입되고 있다.

I 인공각막과 이종각막이식

각막이 심각하게 손상되거나 회복 불가능할 정도로 혼탁해진 경우 그동안 전체층각막이식이 유일한 치료방법이었다. 하지만 기증 각막의 부족과 이식 거부반응이 난제로 대두되고 있어, 최근 들어 이를 해결하기 위해 여러 곳에서 새로운 치료방법을 연구, 시도하고 있다.

1. 인공각막

이식한 각막이 잘 살아남으려면 결막과 눈물에 의한 영양 공급과 보호가 반드시 필요한데, 심한 전안부 화상이나 자가면역질환 등으로 인하여 결막 표면

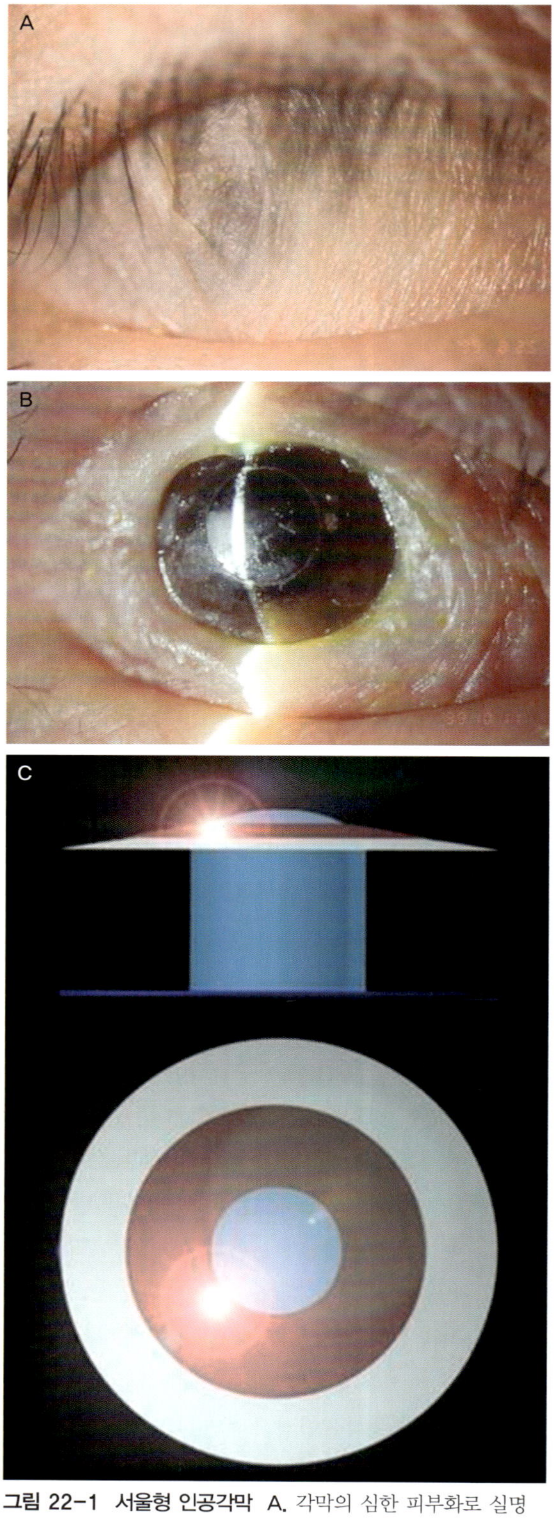

그림 22-1 서울형 인공각막 A. 각막의 심한 피부화로 실명한 눈 B. 인공각막 이식을 시행한 눈 C. 인공각막의 측면도와 평면도

이 망가지고 눈물이 제대로 공급되지 않는다면 생체 각막을 이식하여도 대부분 살아남을 수 없다. 이러한 환자들을 위하여 투명하고 생체적합성을 가진 인공각막을 만들어 이식하려는 연구가 진행되고 있다.

처음에는 각막의 투명함과 굴절률 복원만을 생각하였기 때문에 플라스틱 원판 형태로 인공각막을 제작하여 전체층각막이식과 비슷하게 시술하였으나 인공각막과 공막의 연결 부위가 유착되지 않거나 공막이 괴사하여 실패하였다. 이후 눈꺼풀을 봉합한 다음 각막을 눈꺼풀에 나사처럼 고정하는 형태, 눈 안의 고정부가 치마처럼 퍼진 샴페인 병뚜껑 형태, 눈 내부-외부에 각각 다공성 지지판이 있는 단추 형태 등 다양한 형태의 인공각막이 개발되었지만 지지 부위 노출, 안내염, 안압 조절 실패, 각막 후면에 불투명 막 증식, 망막박리 등의 문제들이 보고되었다. 수술 후 인공각막의 지지부가 공막과 유착되지 않고 점차 노출되다가 눈을 유지하지 못하게 되는 문제를 극복하기 위하여 어금니 부위의 뼈와 구강결막을 한꺼번에 떼어낸 후 여기에 투명한 광학부를 이식, 가공한 치아 인공각막도 시도되고 있다. 하지만 수술을 준비하기가 너무 어렵고, 이식 후 시간이 지나면서 뼈가 조금씩 녹아서 수술 부위가 불안정해진다는 문제가 있다.

서울형 인공각막은 원기둥 형태의 광학부와 PTFE (Polytetrafluoroethylene) 재질의 다공성 지지부, 안쪽 고정 링, 동공착색으로 구성된 인공각막이다(그림 22-1). 각막 후면의 불투명 막 증식을 억제하고, 수술 부위 유착을 촉진하여 지지부 노출을 줄였으며, 동공착색으로 눈부심을 줄이고 자연스럽게 보이도록 만들어졌다. 실명 환자의 시력이 0.7까지 회복된 사례가 있지만 안압 조절과 망막박리 발생 시의 수술이 아직 해결해야 할 문제로 남아 있다.

2. 이종각막이식

각막 손상으로 실명에 이른 경우 각막이식이 현재의

표준 치료이다. 그러나 각막 기증이 원활하지 않은 국가 또는 지역에서는 이식이 필요한 사람에 비해 제공되는 각막이 매우 적어 치료 대기 환자가 많은 것이 현실이다. 이 문제를 해결하기 위한 방법 중 하나로 다른 동물의 각막을 활용하는 방법이 연구되고 있다. 이 중 가장 성공적인 연구는 돼지 각막을 이용한 이종각막이식이다.

최근 연구에서는 적절한 면역억제제를 투여하면서 야생형 돼지의 각막을 영장류에 이식하여 6개월 이상 이식편이 생존할 수 있음을 확인하였다.

II 인공수정체

무봉합 미세각막절개창과 초음파수정체유화술을 이용한 수정체제거술, 접힘형 인공수정체의 개발로 백내장 치료는 비약적으로 발전하였다. 최근에는 단초점 인공수정체의 단점을 극복하기 위하여 다초점 인공수정체, 조절형 인공수정체, 주입형 인공수정체 등이 개발되고 있다.

다초점 인공수정체는 광학부의 초점을 여러 개로 만들어서 원거리와 근거리의 물체를 모두 잘 보이도록 한다. 다초점 인공수정체가 적절히 시술되면 환자는 근거리와 원거리 모두 안경 없이 잘 볼 수 있지만, 초점에 따라 광량이 분산되어 단초점 인공수정체보다는 시야가 어두워 보일 수 있다.

조절형 인공수정체는 수정체 제거 후 남기는 수정체낭이 모양체근에 의하여 긴장-이완되는 현상을 이용하여 인공수정체에 조절력을 부여하려는 시도이다. 수술 초기에는 조절력이 좋지만 수정체낭이 딱딱해지고 불투명해지는 후낭 백내장이 발생하면 결국 조절력을 잃어버리거나 인공수정체가 이탈하게 되므로 이에 대한 연구가 필요하다.

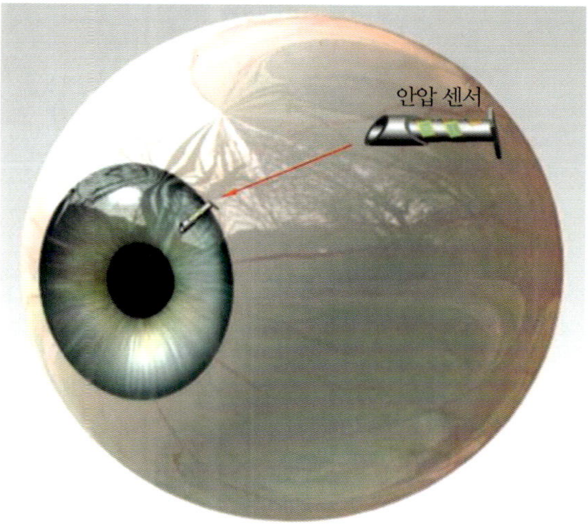

그림 22-2 인공지능 방수유출조절기 앞방각 내부에 이식하고 안압을 자동으로 측정하여 방수유출을 조절하는 장치

III 안압조절기

방수생성을 억제하거나 방수유출을 증진하는 약물치료나 수술치료로도 충분한 안압하강 효과를 얻기 어려운 경우에는 앞방과 테논낭 밑을 연결하는 가느다란 관을 설치하여 테논낭 밑으로 방수를 배출하여 외부로부터의 감염 위험을 줄이면서도 안압을 낮추는 방법이 시도된다. 앞방관과 연결된 배수판을 테논낭 밑에 넣는 몰테노밸브*Molteno valve*가 개발됨에 따라 보다 안전한 수술이 가능해졌다. 또한 저안압을 어느 정도 예방하면서 배수판 주변의 액체가 앞방으로 역류되는 현상을 줄여 주는 단방향성 밸브*one-way valve*가 추가된 아메드밸브*Ahmed valve*가 도입되어 안압 조절의 성공률이 높아지고 있다.

최근에는 안압을 실시간으로 측정하여 그때그때 안구 방수유출을 조절해주는 능동형 밸브가 개발 중이며, 섬유주관과 쉴렘관을 직접 연결할 수 있는 초소형 도관도 시험 중이다(그림 22-2). 또한 인공수정체에 초소형 압력 측정기를 넣어 백내장 수술 후에 지속적으로 안압을 측정할 수 있는 안내삽입형 안압측

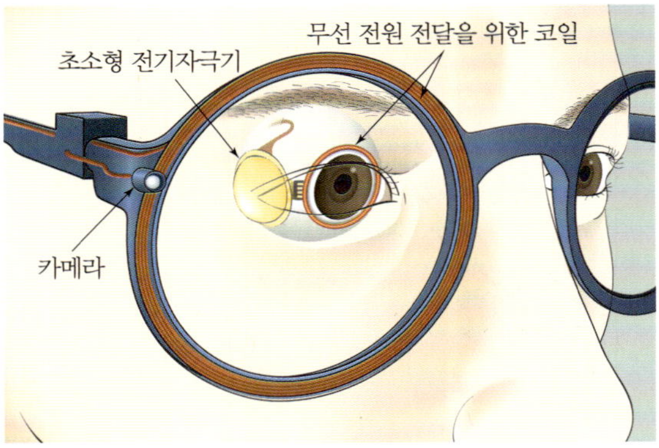

그림 22-3 인공망막 시스템의 모식도 카메라로 얻은 화상을 전기신호로 변환하여 전송하면 눈 안에 심은 초소형 전기자극기가 망막을 자극하여 시각을 얻는 원리이다.

정기도 연구되고 있다.

Ⅳ 망막이식과 인공망막

광수용세포가 손상되어 빛을 느끼지 못하는 환자에게 다시 빛을 느끼게 해주기 위하여 다양한 연구들이 진행되고 있다. 망막색소상피세포 변성에 뒤이은 광수용세포 손상을 해결하고자 망막색소상피세포들을 이식해 보기도 하였으나 곧 이식한 세포들이 소실되었다. 광수용세포를 이식하는 시도 역시 이식한 광수용세포들이 기존에 남아 있던 양극세포와 신경연접을 이루지 못하거나 사멸하여 성공하지 못하였다. 최근 광수용세포와 색소상피세포로 분화 가능성이 높은 줄기세포를 이식하려는 시도도 있는데, 그 결과는 아직 미지수이다.

보다 직접적인 방법으로, 광수용세포가 소실된 후에도 남아 있는 양극세포나 신경절세포를 전기적으로 자극하여 시각을 유발하려는 인공망막 연구가 매우 활발하다. 과거에는 불가능하다고 여겼던 일이지만 최근 전자공학이 급속히 발전하면서 신경을 정밀하게 자극할 수 있는 초미세 생체전극이 개발됨에 따라, 이를 이용하여 외부의 빛을 시각신경계가 해석할 수 있는 생체전기신호로 바꾸어서 전달해 줌으로써 시각을 복원하는 것이다(그림 22-3).

인공망막은 기능에 따라 화상 획득부, 화상 처리부, 신호 전송부, 신경세포 자극부, 전원 공급부로 구성된다. 광수용세포의 역할을 대신하는 화상 획득부는 외부의 빛신호를 전기적 영상신호로 바꾸어 주는 부분으로서, 소형 카메라를 안경에 장착한 형태로 만든다.

화상 처리부는 영상신호를 실제 신경세포 자극에 필요한 형태로 바꾸는 부분으로서, 해상도 조정, 윤곽선 강조, 대비감도 강조 등 망막 내부에서 일어나는 신호처리 과정을 흉내낸다. 화상 획득부와 화상 처리부를 아무리 소형화, 경량화한다 하더라도 현재까지의 기술로는 눈 안에 삽입하여 장기간 안전하게 유지시킬 수 있을 정도로 작게 만들기가 어렵기 때문에 화상 획득부와 화상 처리부는 눈 밖에 두고, 처리된 영상신호만 눈 안으로 보내어 망막 자극이 가능하도록 해주는 신호 전송부가 필요하다. 이를 위하여 안구 내부와 외부를 직접 도선으로 잇거나, 상호유도전류 혹은 레이저를 이용하여 무선으로 신호를 전송하는 방법이 시도되고 있다.

신경세포 자극부는 광수용세포가 손상된 후 남아 있는 망막의 신경세포와 직접 접촉하여 신경세포를 전기적으로 활성화하는 역할을 한다. 자극기는 그 위치에 따라 망막밑, 망막앞, 맥락막상강 자극기와 망막 이후의 부분을 자극하는 시신경 자극기, 시피질 자극기로 나눌 수 있다. 신경세포와 직접 접촉하여 장기간 유지되어야 하므로 생체적합성이 높은 물질을 전극 재질로 사용하며, 폴리이미드, 실리콘, 고무 등의 재질에 금, 백금 등으로 도선을 만들어 사용한다. 전원 공급부는 이러한 모든 부분들에 필요한 전원을 전달하는 부분이다.

1970년대에 미국에서 전기적 시피질 자극으로 시각 복원을 시도하였으나 만족스러운 결과를 얻지 못하였다. 2000년대 초반에는 벨기에에서 시신경 자극기를 환자에게 시술하였고, 빛의 방향을 분간하는 정도의 시각 자극을 만들어낼 수 있었다. 최근에는 미국과 독일에서 망막 자극기를 일부 환자들에게 시술하여 사물의 움직임과 형태, 큰 글자를 알아보게 하는 데 성공하였다. 국내에서도 서울형 인공망막을 개발하여 동물실험을 통해 시자극에 성공한 바 있으며, 유전성망막색소변성으로 실명한 환자들이 'Argus Ⅱ (Second Sight Medical Products, Sylmar, CA, USA)' 인공망막을 이식해서 일부 시력을 회복하기도 하였다.

Ⅴ 인공지능

딥러닝*deep learning*을 대표로 하는 인공지능*artificial intelligence; AI* 기술이 발달하면서 이를 의료에 도입하려는 노력이 경주되고 있다. 특히 의료영상을 이용한 딥러닝이 활발하게 연구되고 있으며, 흉부 X-ray, CT 등 전통적인 영상의학 영역을 넘어 확대되고 있는 양상이다.

안과 분야에서 가장 활발하게 인공지능 연구가 진행되는 분야는 당뇨망막병증이다. 이미 2016년부터 구글의 연구를 바탕으로 인공지능을 활용한 당뇨망막병증 안저 이미지 분석이 민감도, 특이도 면에서 충분히 높은 결과를 얻었음을 보여 주었다. 당뇨망막병증과 관련해서는 이미 실용화 단계에 접어들었으며, 2018년 IDx-DR(IDx, Iowa, USA)이라는 인공지능 당뇨망막병증 검진 프로그램이 미국 FDA 승인을 받은 바 있다. 녹내장성 시신경병증, 나이관련황반변성, 미숙아망막병증 등에서도 인공지능을 이용한 진단에 높은 정확도를 보이는 알고리듬이 발표되었다. 최근에는 안저 혈관의 특징을 분석하여 심혈관계 위험인자를 예측하는 모델과 녹내장성 시신경병증의 진행을 예측하는 모델도 발전하고 있다.

OCT를 활용한 인공지능 분석도 활발하게 시도되고 있다. 나이관련황반변성에서 신생혈관이나 황반부종 확인의 정확도가 높은 프로그램이 개발되고 있으며 안구내 주사의 치료 효과를 예측하는 모델도 발표되었다.

Ⅵ 가상현실을 활용한 수술 훈련

의학 교육에 가상현실*virtual reality; VR* 기술이 도입되어 교육의 효과를 높이고 있다. 가장 활발한 분야는 해부학이나 임상 술기 교육인데, 마네킨을 이용하거나 동물 사체를 활용한 임상 교육*Wet-lab*에 비해 반복 학습, 복습 등이 가능하다는 장점이 있다.

백내장으로 대표되는 안과 수술에서도 VR을 활용한 교육이 시행되고 있다. 최근 Eyesi Surgical simulator(VR Magic, Mannheim, Germany)라는 상용화된 VR 기반 백내장 훈련 기기를 통해서 백내장 수술 훈련을 한 결과, 초심자들의 술기 능력 향상에 도움을 주었음을 보여준 연구가 발표되기도 하였다. Eyesi Surgical simulator는 초음파유화술과 관련한 시뮬레이터이며 Manual Small Incision Cataract Surgery(MSICS)를 위한 시뮬레이터도 개발되는 등 미세수술을 위한 훈련기기로서 VR은 더욱 활발하게 사용될 것이다.

23

증상에 따른 감별진단

증상에 따른 눈 질환의 감별진단 과정을 순서도로 정리하였다. 가장 흔한 증상과 소견을 골랐고, 순서도에 써진 증상 또는 소견의 유무에 따라 다음 단계로 진행하고 최종적으로 해당 질환들을 설명하였다.

질환의 일반적 양상을 기준으로 순서도를 정리하였고 임상에서는 여러 증상이 함께 있는 경우가 흔하므로 개별 사례들이 이 순서도와 일치하지 않을 수 있으며, 실제 진료현장에서는 세극등, 안압, 글절, 안저 검사 등의 기본 검사로 직접 이상을 확인하는 경우가 많기 때문에 문진과 검사의 흐름이 순서도와 다른 경우가 많다. 하지만 순서도를 증상에 따른 감별진단에 유용한 지침 자료로 활용할 수 있다.

여기에서는 시력장애, 충혈, 통증, 눈피로, 눈꺼풀처짐, 눈꺼풀부종, 시야결손, 복시, 날파리증, 마비사시에 의한 이상머리위치 순으로 설명하였다.

| 시력장애

잘 안 보인다, 전혀 안 보인다, 뿌옇게 보인다, 희미하게 보인다, 부분적으로 안 보인다 등 다양한 표현으로 증상을 호소한다. 시야결손과 시력장애를 호소하는 표현이 유사한 경우가 많아 감별해야 하며 시력장애의 뚜렷한 원인이 없다면 시야결손이 주증상이 아닌지 확인해야 한다.

안경으로 교정이 가능한지 확인하여 시력장애의 원인이 굴절이상인지 기질적 이상인지를 먼저 판단한 다음 접근할 수도 있다.

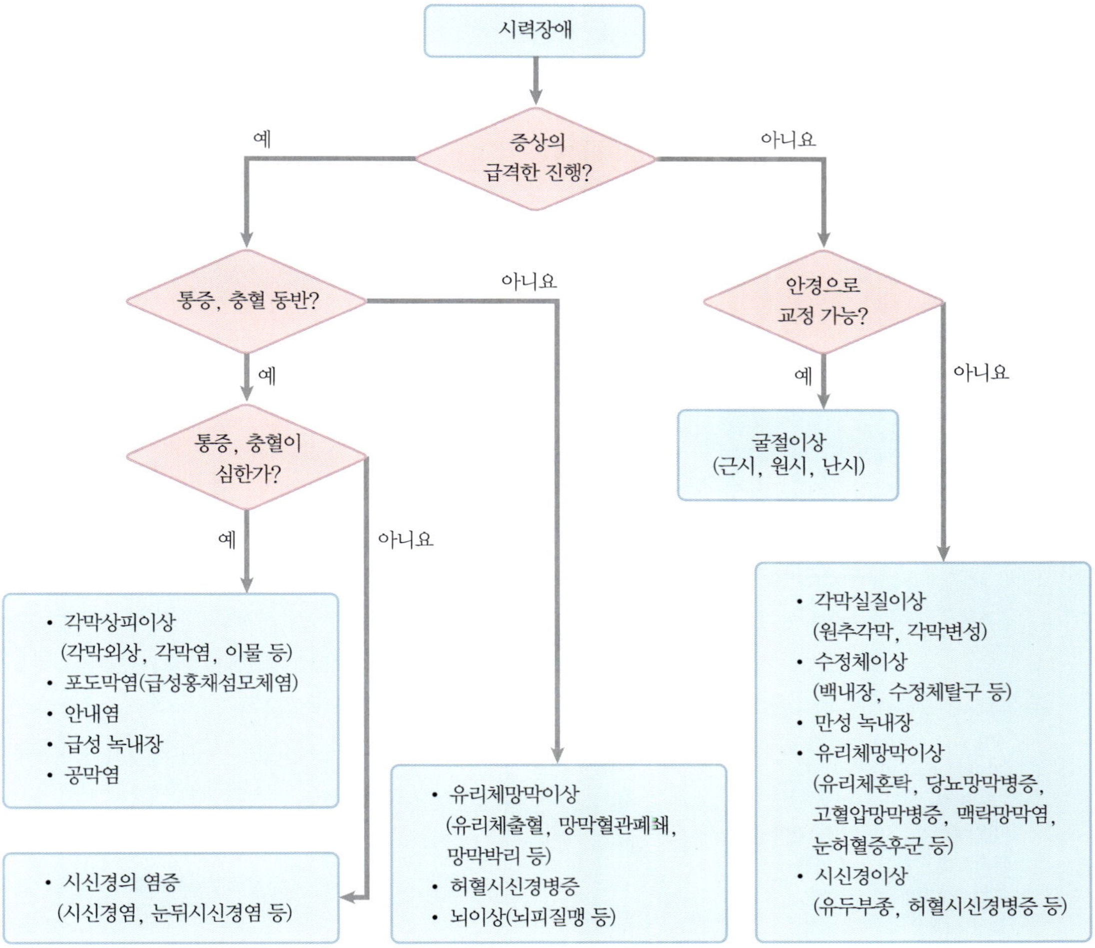

II 충혈

눈이 빨갛다, 충혈되었다, 눈병에 걸렸다라고 표현한다.

결막하출혈을 충혈되었다고 호소하는 경우가 많아 구별해야 하며, 충혈과 결막하출혈이 함께 있는 경우도 많다.

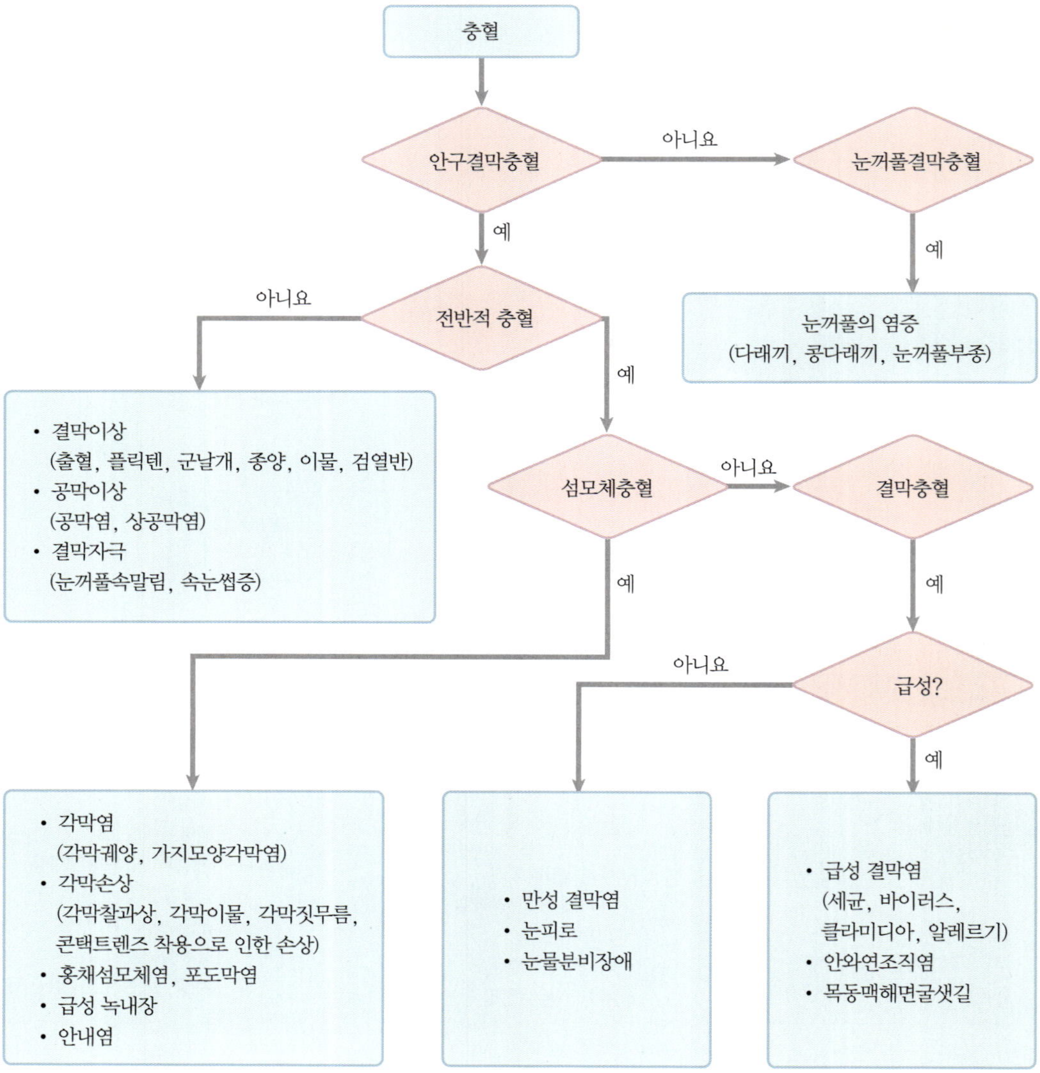

Ⅲ 통증

눈이 아프다는 호소가 일반적인데 때로는 가려움, 압박감, 이물감 등으로 표현하는 환자들이 있다.

통증의 양상이 이물감인지 안구 전체가 아픈 것인지를 확인하여 흔한 안구 표면의 원인을 먼저 진단하거나 배제할 수도 있다. 안과적 원인 외에 부비동염 및 두통에 의한 안구통도 있다.

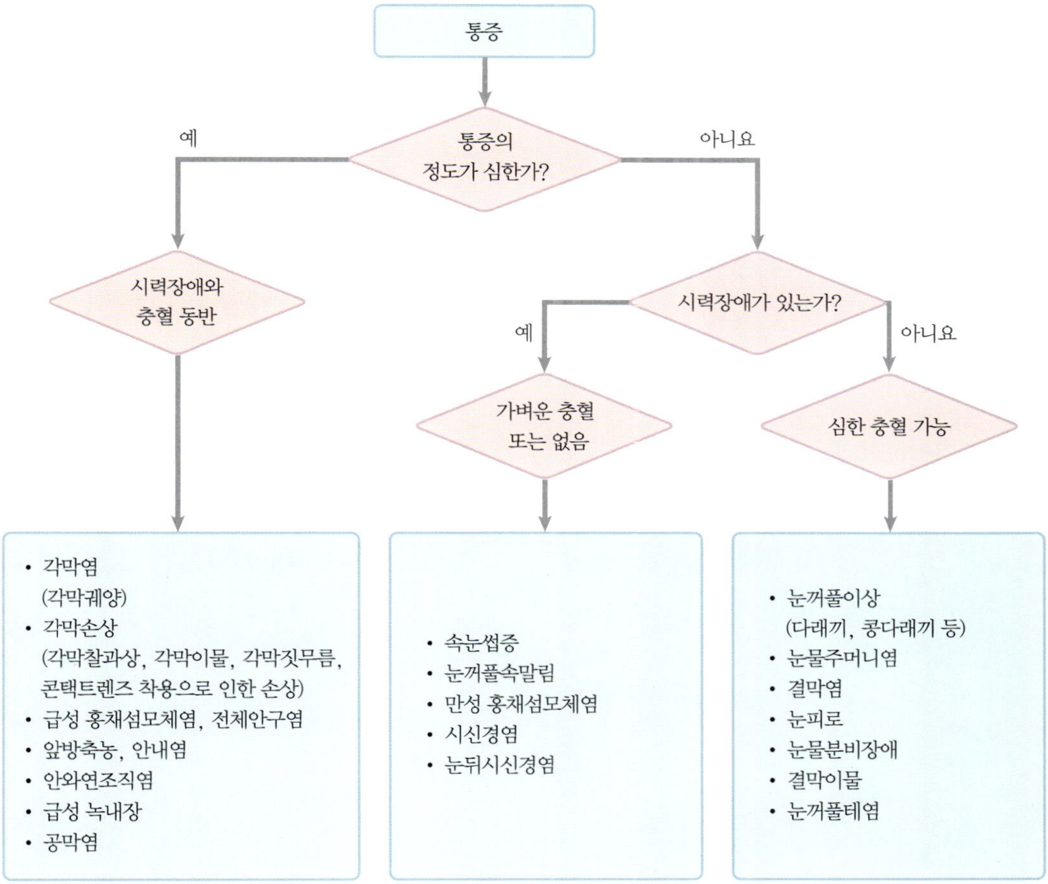

Ⅳ 눈피로

눈이 쉽게 피로해진다, 오후에 특히 심해진다라고 표현한다.

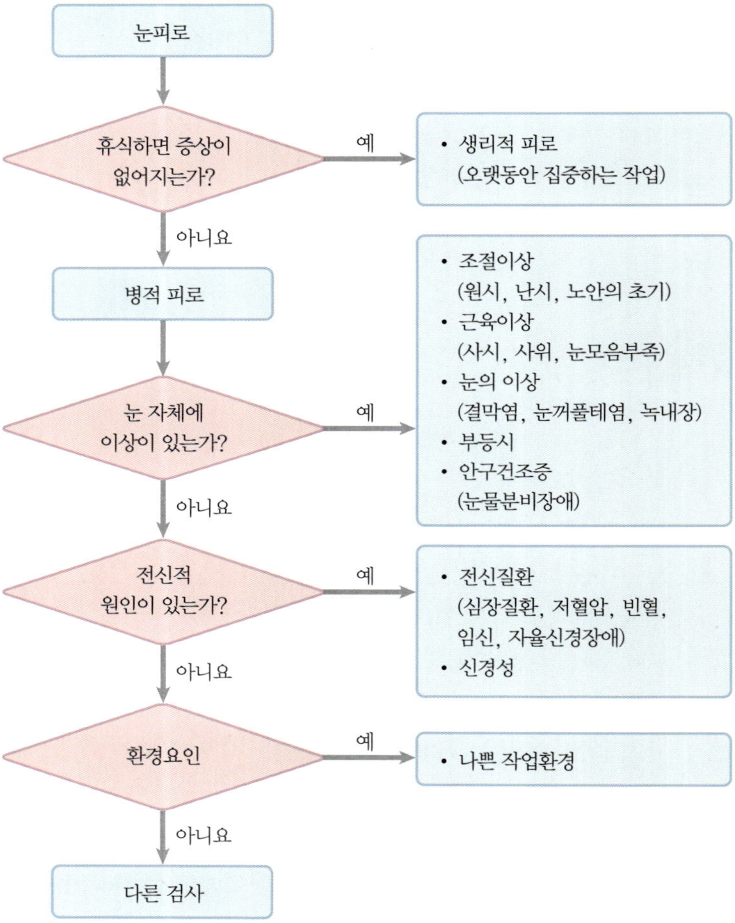

V 눈꺼풀처짐

눈꺼풀이 처진다, 눈이 잘 안 떠진다, 오전에는 괜찮으나 오후에 자주 감긴다, 눈이 감겨 앞이 잘 안 보인다라고 표현한다.

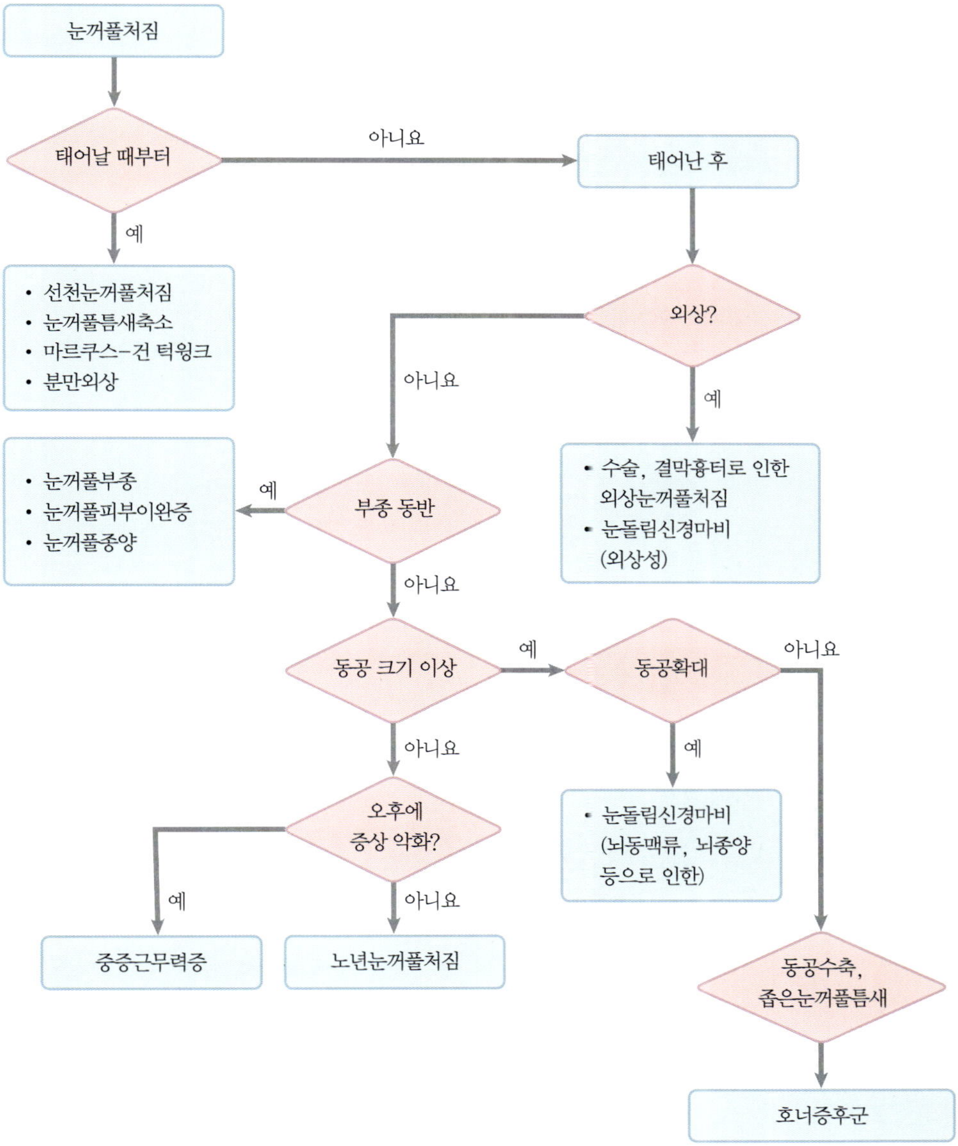

VI 눈꺼풀부종

눈 주변이 부었다, 눈이 부었다라고 표현한다.

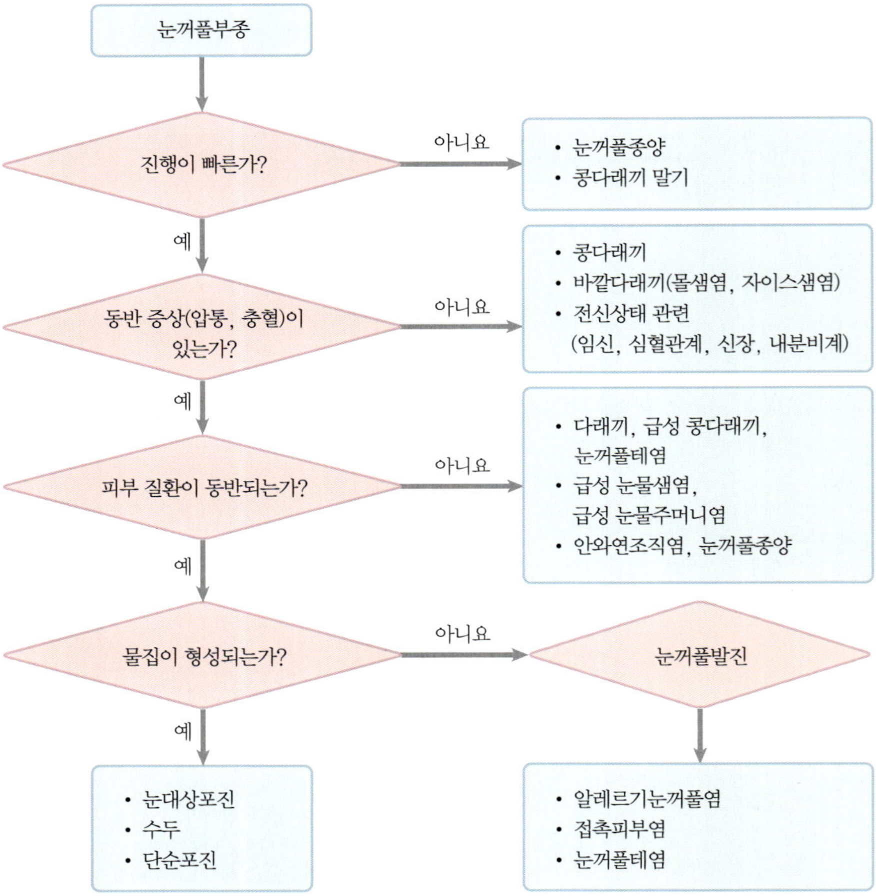

Ⅶ 시야결손

앞이 좁아 보인다, 위 또는 아래가 커튼으로 가린 듯하다, 시력이 떨어진 것 같다 등 다양한 표현으로 증상을 호소한다.

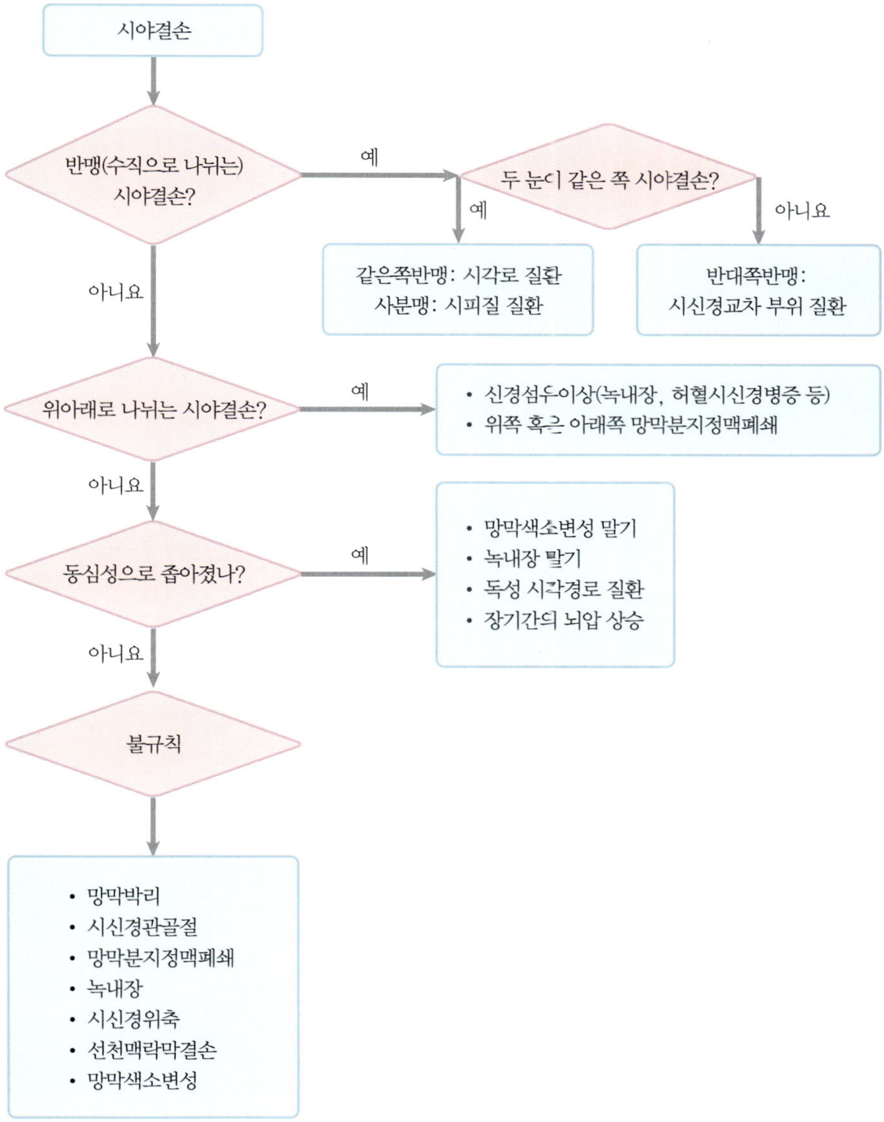

Ⅷ 복시

사물이 2개로 보인다고 증상을 호소한다. 사물이 흐리게 보이는 시력장애를 2개로 보인다고 표현하는 경우도 많다.

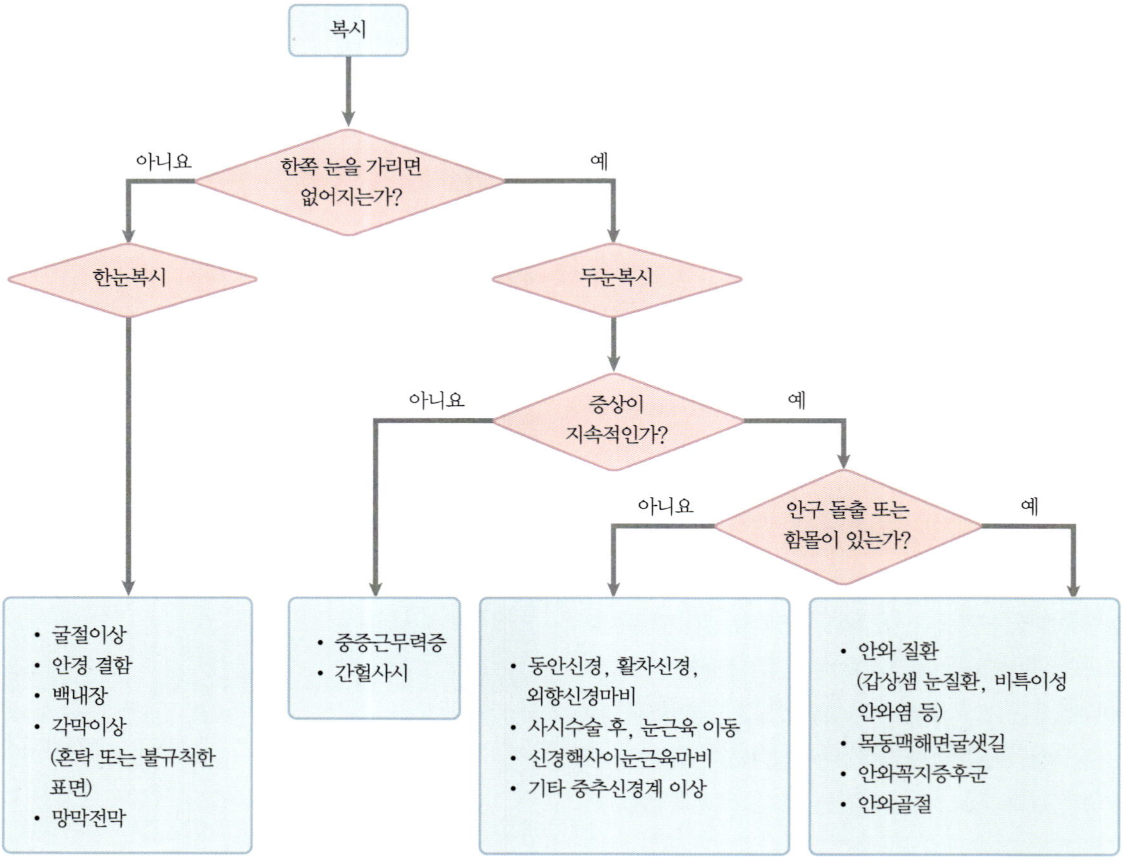

Ⅸ 날파리증

비문증이라고도 하며 환자는 눈에 무언가 떠다니는 것이 보인다고 증상을 호소한다. 떠다니는 무엇을 날파리, 실타래, 실오라기 등 다양하게 표현한다. 날파리증은 유리체의 일부분이 보이는 것으로 출혈, 염증, 유리체액화나 뒤유리체박리 등이 원인이며, 감별해야 한다. 그중에서 가장 흔한 유리체액화와 뒤유리체박리는 정상적인 노화 과정에서 생기는 증상이지만 출혈과 망막열공이 동반될 수 있다. 특히 망막열공은 예방적 레이저 치료를 하지 않으면 열공망막박리로 진행할 수 있기 때문에 반드시 확인해야 한다.

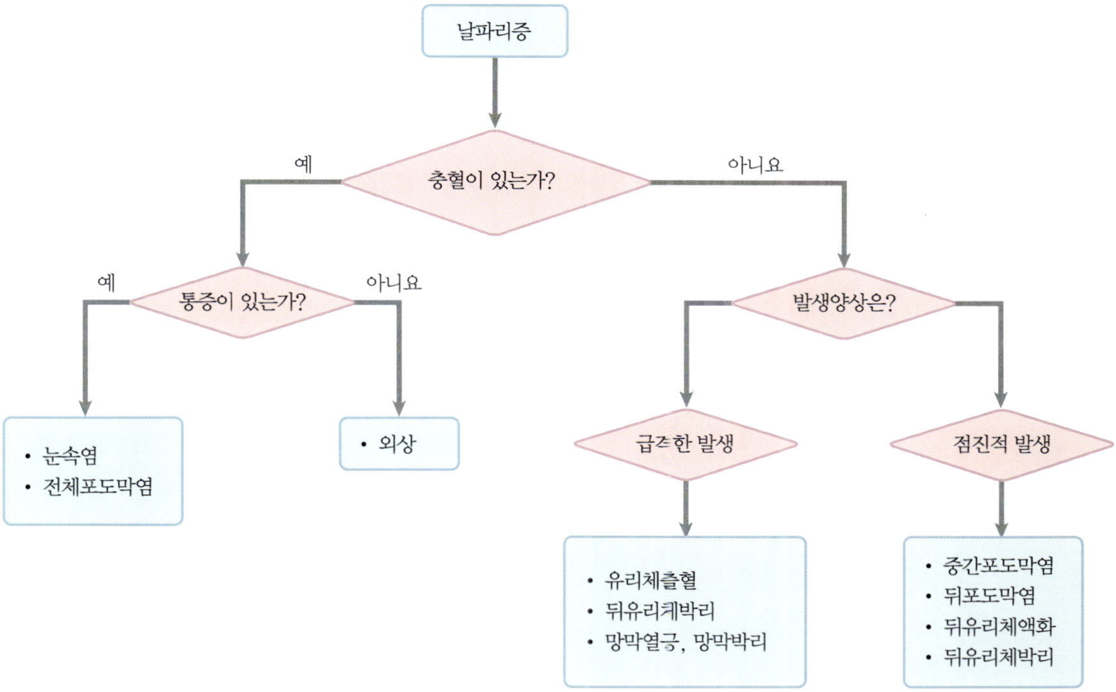

X 마비사시에 의한 이상머리위치

텔레비전을 볼 때 고개를 기울이고 본다, 자꾸 고개를 기울인다라고 표현한다. 이러한 이상머리위치에는 눈의 이상에 의한 경우와 눈 이외의 이상에 의한 경우가 있을 수 있다. 눈의 이상에 의해 이상머리위치가 발생한 경우에는 사시, 안진, 굴절이상, 부동시, 눈꺼풀처짐이 원인이 될 수 있다. 여기에서는 마비사시에 의해 이상머리위치가 발생한 경우의 감별 진단방법을 소개한다.

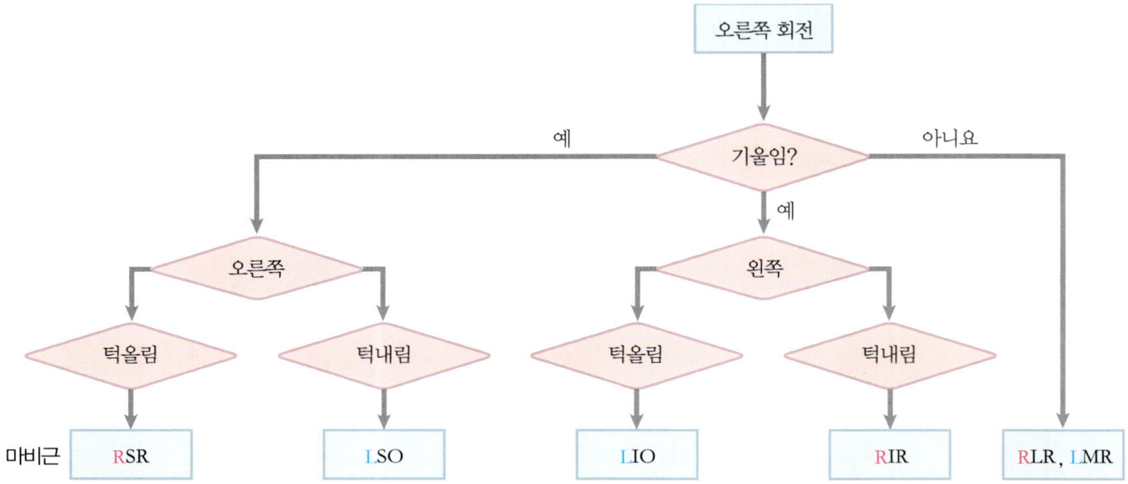

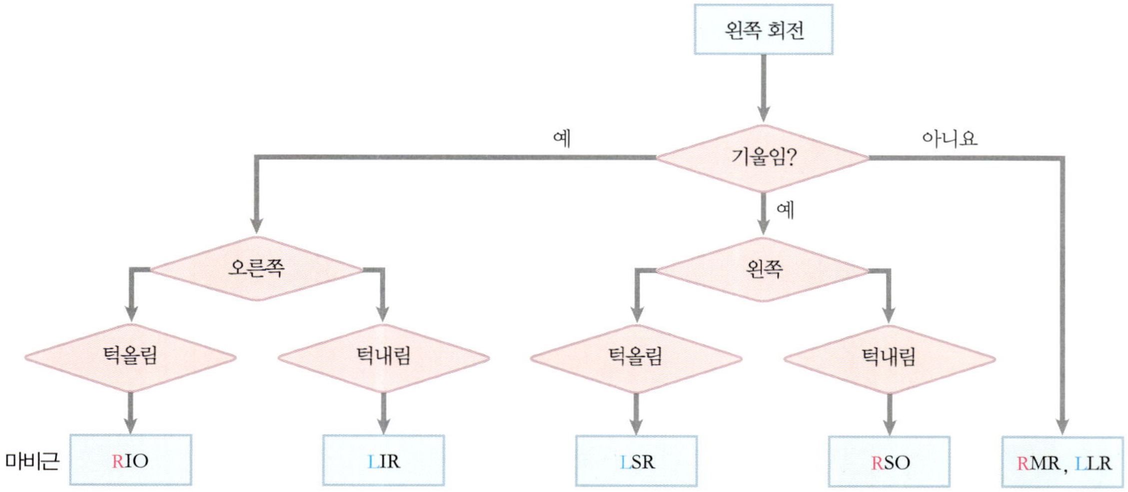

R: right, 오른쪽　SR: superior rectus muscle, 상직근　IO: inferior oblique muscle, 하사근　LR: lateral rectus muscle, 외직근
L: left, 왼쪽　SO: superior oblique muscle, 상사근　IR: inferior rectus muscle, 하직근　MR: medial rectus muscle, 내직근

참고문헌

대한성형안과학회. 『성형안과학』. 제3판. 서울: 내외학술; 2015.

이종극. 『질병 유전체 분석법』. 제3판. 서울: 월드사이언스; 2015.

한국녹내장학회. 『녹내장』. 개정5판. 서울: 최신의학사; 2012.

한국망막학회. 『망막』. 제4판. 서울: 진기획; 2015.

한국사시소아안과학회. 『최신사시학』. 제3판. 서울: 내외학술; 2013.

한국외안부학회. 『각막』. 제3판. 서울: 일조각; 2013.

Albert DM, Miller J, Azar D, Blodi B. Albert & Jakobiec's Principles and Practice of Ophthalmology. 3rd ed. Philadelphia: Saunders; 2008.

Kaufman PL, Alm A. Adler's Physiology of the Eye. 11st ed. St. Louis: Mosby Year Book; 2011.

Miller NR, Newman NJ, Biousse V, Kerrison JB, eds. Walsh & Hoyt's Clinical Neuro-Ophthalmology. 6th ed. Philadelphia: Lippincott Williams and Wilkins; 2005.

Black EA, Nesi FA, Calvano CJ, Gladstone GJ, Levine MR, eds. Smith and Nesi's Ophthalmic Plastic and Reconstructive Surgery. 3rd ed. New York: Springer; 2012.

Nussenblatt RB, Whitcup SM. Uveitis, Fundamentals and Clinical Practice. 4th ed. St. Louis: Mosby; 2010.

Ryan SJ, ed. Retina. 5th ed. St. Louis: Mosby; 2013.

Smolin G, Thoft RA, eds. The Cornea: Scientific Foundations and Clinical Practice. 4th ed. Boston: Little, Brown & Co.; 2004.

Steinert RF, ed. Cataract Surgery. 3rd ed. Philadelphia: Saunders; 2010.

Taylor D, Hoyt CS, eds. Pediatric Ophthalmology and Strabismus. 4th ed. Edinburgh: Elsevier Saunders; 2012.

Riordan-Eva P, Cunningham E. Vaughan and Asbury's General Ophthalmology. 18th ed. New York: McGrow-Hill Medical Pub.; 2011.

Von Noorden GK, Campos EC. Binocular Vision and Ocular Motility. 6th ed. St. Louis: Mosby; 2002.

Yanoff M, Duker JS. Ophthalmology. 3rd ed. St. Louis: Mosby Elsevier; 2008.

Yanoff M, Sassani JW. Ocular Pathology. 6th ed. St. Louis: Mosby; 2009.

찾아보기: 가나다순

ㄴ

ㄷ

ㄹ

ㅁ

◎

ㅈ

ⓒ

ⓚ

찾아보기: 알파벳순

Ⓑ

©

Ⓓ

Ⓔ

Ⓕ

G

H

Ⓘ

Ⓙ

Ⓚ

Ⓛ

Ⓜ

Ⓝ

Ⓞ

Ⓟ

Q

R

Ⓢ

Ⓣ

Ⓤ

제13판

안과학

초　판 1쇄 펴낸날 1986년 3월 10일
제13판 1쇄 펴낸날 2023년 2월 28일
　　　　2쇄 펴낸날 2025년 9월 15일

대표집필 | 곽상인·김영훈·김찬윤·송종석
펴낸이 | 김시연

편집 | 오지은
디자인 | 최정희

펴낸곳 | (주)일조각
등록 | 1953년 9월 3일 제300-1953-1호(구 : 제1-298호)
주소 | 03176 서울시 종로구 경희궁길 39
전화 | 02)734-3545 / 02)733-8811(편집부)
02)733-5430 / 02)733-5431(영업부)
팩스 | 02)735-9994(편집부) / 02)738-5857(영업부)
이메일 | ilchokak@hanmail.net
홈페이지 | www.ilchokak.co.kr

ISBN 978-89-337-0815-6 93510
값 75,000원